Textbook of Guideposts
to Antimicrobial

항생제의 길잡이

대한감염학회 편

제**4**판

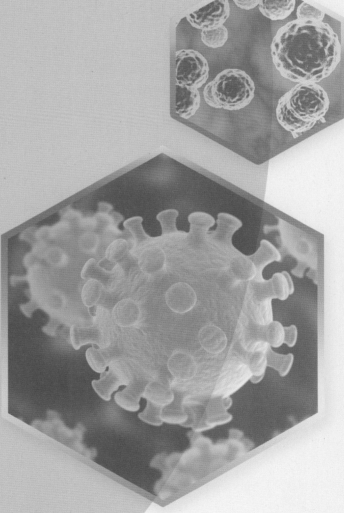

항생제의 길잡이 제4판

넷째판 1쇄 인쇄 | 2016년 4월 19일
넷째판 1쇄 발행 | 2016년 4월 27일
넷째판 2쇄 발행 | 2019년 4월 29일

지 은 이　대한감염학회
발 행 인　장주연
출 판 기 획　김도성
편집디자인　박은정
표지디자인　김재욱
일 러 스 트　일러스트부
발 행 처　군자출판사(주)
　　　　　등록 제 4-139호(1991. 6. 24)
　　　　　본사 (10881) **파주출판단지** 경기도 파주시 회동길 338(서패동 474-1)
　　　　　전화 (031) 943-1888　팩스 (031) 955-9545
　　　　　홈페이지 | www.koonja.co.kr

ISBN 979-11-5955-039-3

정가 90,000원

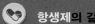
〈가나다순〉

>>> 편찬위원장 <<<

유진홍　가톨릭대학교 의과대학 내과학교실

>>> 편찬위원 <<<

김윤정　가톨릭대학교 의과대학 내과학교실

김효열　연세대학교 원주의과대학 내과학교실

박대원　고려대학교 의과대학 내과학교실

박상원　서울대학교 의과대학 내과학교실

서　민　단국대학교 의과대학 기생충학교실

송영구　연세대학교 의과대학 내과학교실

엄중식　한림대학교 의과대학 내과학교실

염준섭　성균관대학교 의과대학 내과학교실

용동은　연세대학교 의과대학 내과학교실

이미숙　경희대학교 의과대학 내과학교실

이　혁　동아대학교 의과대학 내과학교실

최수미　가톨릭대학교 의과대학 내과학교실

최영화　아주대학교 의과대학 내과학교실

최은화　서울대학교 의과대학 내과학교실

최희정　이화여자대학교 의과대학 내과학교실

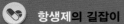

집필진

〈가나다순〉

강진한	가톨릭대학교 의과대학 소아과학교실
강철인	성균관대학교 의과대학 내과학교실
곽이경	인제대학교 의과대학 내과학교실
기현균	건국대학교 의학전문대학원 내과학교실
김경효	이화여자대학교 의과대학 소아과학교실
김기환	가톨릭대학교 의과대학 소아과학교실
김남중	서울대학교 의과대학 내과학교실
김동민	조선대학교 의과대학 내과학교실
김민자	고려대학교 의과대학 내과학교실
김백남	인제대학교 의과대학 내과학교실
김상일	가톨릭대학교 의과대학 내과학교실
김성민	인제대학교 의과대학 감염내과
김성한	울산대학교 의과대학 내과학교실
김신우	경북대학교 의과대학 내과학교실
김양리	가톨릭대학교 의과대학 내과학교실
김양수	울산대학교 의과대학 내과학교실
김연숙	충남대학교 의학전문대학원 내과학교실
김영근	연세대학교 원주의과대학 내과학교실
김우주	고려대학교 의과대학 내과학교실
김윤정	가톨릭대학교 의과대학 내과학교실
김의석	서울대학교 의과대학 감염내과
김의종	서울대학교 의과대학 검사의학교실
김종현	가톨릭대학교 의과대학 소아과학교실
김창오	연세대학교 의과대학 노년내과
김태형	순천향대학교 의과대학 내과학교실
김택수	서울대학교 의과대학 검사의학교실
김홍빈	서울대학교 의과대학 내과학교실
김효열	연세대학교 원주의과대학 내과학교실
류성열	계명대학교 의과대학 내과학교실
박대원	고려대학교 의과대학 내과학교실

박상원	서울대학교 의과대학 내과학교실
박선희	가톨릭대학교 의과대학 내과학교실
박완범	서울대학교 의과대학 내과학교실
박윤선	국민건강보험공단 일산병원 감염내과
박윤수	국민건강보험공단 일산병원 감염내과
방지환	서울대학교 의과대학 감염내과
배인규	경상대학교 의학전문대학원 내과학교실
배현주	한양대학교 의과대학 내과학교실
백경란	성균관대학교 의과대학 감염내과
서 민	단국대학교 의과대학 기생충학교실
손경목	충남대학교 의학전문대학원 내과학교실
손장욱	고려대학교 의과대학 내과학교실
손준성	경희대학교 의과대학 내과학교실
송영구	연세대학교 의과대학 내과학교실
송재훈	성균관대학교 의과대학 내과학교실
송준영	고려대학교 의과대학 내과학교실
신소연	가톨릭관동대학교 의과대학 내과학교실
신형식	국립중앙의료원 감염병센터
엄중식	한림대학교 의과대학 내과학교실
염준섭	성균관대학교 의과대학 내과학교실
오명돈	서울대학교 의과대학 내과학교실
오원섭	강원대학교 의학전문대학원 감염내과
오지은	고신대학교 의과대학 소아과학교실
우준희	울산대학교 의과대학 내과학교실
우흥정	한림대학교 의과대학 내과학교실
위성헌	가톨릭대학교 의과대학 내과학교실
유진홍	가톨릭대학교 의과대학 내과학교실
윤기욱	서울대학교 의과대학 소아과학교실
이경원	연세대학교 의과대학 진단검사의학교실, 세균내성연구소

이기덕	을지대학교 의과대학 내과학교실	**정진원**	중앙대학교 의과대학 내과학교실
이꽃실	명지병원 감염내과	**정희진**	고려대학교 의과대학 내과학교실
이동건	가톨릭대학교 의과대학 내과학교실	**최강원**	국군수도병원 내과
이미숙	경희대학교 의과대학 내과학교실	**최상호**	울산대학교 의과대학 내과학교실
이상오	울산대학교 의과대학 내과학교실	**최수미**	가톨릭대학교 의과대학 내과학교실
이선희	부산대학교 의학전문대학원 내과학교실	**최영주**	국립암센터 내과
이승순	한림대학교 의과대학 내과학교실	**최영화**	아주대학교 의과대학 내과학교실
이창섭	전북대학교 의학전문대학원 내과학교실	**최원석**	고려대학교 의과대학 내과학교실
이 혁	동아대학교 의과대학 내과학교실	**최정현**	가톨릭대학교 의과대학 내과학교실
장현하	경북대학교 의과대학 내과학교실	**최준용**	연세대학교 의과대학 내과학교실
전재범	울산대학교 의과대학 내과학교실	**최희정**	이화여자대학교 의과대학 내과학교실
정동식	동아대학교 의과대학 감염내과	**한상훈**	연세대학교 의과대학 내과학교실
정두련	성균관대학교 의과대학 내과학교실	**한승범**	가톨릭대학교 의과대학 소아과학교실
정석훈	연세대학교 의과대학 진단검사의학교실, 세균내성연구소	**허지안**	영남대학교 의과대학 내과학교실
정숙인	전남대학교 의과대학 내과학교실	**홍성관**	차의과대학교 의학전문대학원 내과학교실

머리말 제4판

　"항생제의 길잡이"제4판 개정판 발간을 축하드리면서, 유진홍 편찬위원장님과 100여 편찬위원님들의 노고에 심심한 감사를 드립니다.

　항생제의 길잡이는 1983년 정희영 명예회장님이 처음 발간한 이후 어느 덧 33년, 성년의 나이가 되었습니다. 감염병의 역사에서 항생제는 매우 중요한 역할을 했으며, 미생물의 도전에 응전하는 인류에게는 비장의 무기였습니다. 　그러나 항생제는 감염병으로부터 인류를 구한 "기적의 약"에서 이제 항생제 내성균의 발호와 효과적으로 사용할 수 있는 항생제의 수가 줄어 고심하면서 선택해야 될 "아껴써야 하는 약"이 됐습니다. 지난 제3판이 발간된 2008년과 비교해봐도 이제는 다제내성균이 병원내에서 뿐만 아니라 지역사회에 까지 넘쳐 확산되어 선택가능한 항생제가 없는 슈퍼박테리아까지 출현한 실정입니다. 그에 반하여 인류는 일찌기 미생물과의 싸움은 이겼다며 한동안 항생제 개발을 등한시한 결과, 새로운 작용기전의 항생제를 보기란 소위 하늘의 별따기와 같아 졌습니다. 항생제 내성균은 넘쳐나고 새로운 항생제는 제한적인 현 상황에서 항생제를 꼭 필요한 경우에 효과적인 약제를 "적재적소"에 사용하는 의사의 지혜가 필요한 상황입니다. "항생제의 길잡이"는 항생제 내성균 시대에 어려움을 겪는 임상의사에게 적절한 항생제 선택의 나침반입니다. 항생제 내성은 일부 항생제 남용 또는 오용의 결과이므로 항생제를 필요한 상황에 유효한 용량으로 정해진 기간 투약하는 것으로써 극복할 수 있습니다. 아이러니하게도 항생제 내성균은 항생제를 사용하지 않으므로 써 출현이 예방됩니다. 따라서 항생제의 길잡이는 항생제 투여가 필요하지 않은 경우의 길잡이가 되기도 합니다. "항생제의 길잡이"가 지역사회 개원의부터, 종합병원의 봉직의, 전공의에 이르기 까지 널리 활용되어 많은 인명을 살리고, 항생제 내성을 극복하는데 공헌할 수 있기를 바랍니다. 2015년 메르스 유행 당시 임상현장에서 불철주야 노심초사하면서 귀중한 시간을 내어 옥고를 써주신 편집위원님들과 뛰어난 리더십으로 "항생제의 길잡이"제4판 개정판을 마무리한 유종지미를 보여주신 편집위원장님께 다시 한번 감사드립니다. 마지막으로 책 편집을 실무적으로 뒷바라지하신 군자출판사 담당자들께도 감사드립니다.

2016년 4월
전 대한감염학회 이사장 **김우주**

대한감염학회는 학회 명예회장이신 정희영 교수님께서 1983년에 저술하신 "항생제의 길잡이"를 교수님의 허락을 받아 2000년에 학회 주관으로 개정판을 발행한 바 있습니다. 개정판의 발간 이후에 새로운 항생제들이 다수 개발되었고, 다제 내성균의 종류가 많이 늘어나고 있습니다. 또한 최근 항생제 내성기전에 대한 국내의 연구수준이 크게 향상되어 우리나라에 독특한 내성세균도 발견되고 있습니다. 따라서 현 시점에서 감염증을 치료하기 위하여 항생제의 적절한 사용에 도움이 될 수 있도록 새롭게 보완하고 국내 실정에 맞는 지침서를 발간하게 되었습니다.

대한감염학회는 고 전종휘 교수님을 비롯한 감염관련 교수님들이 1961년 11월에 창립한 이래 감염학의 발전은 물론 우리나라 감염병 치료와 전염병 퇴치에 큰 기여를 하고 있습니다. 감염내과뿐만 아니라 소아청소년과, 진단검사의학과를 비롯하여 감염병에 관심이 있는 의사, 감염관련 정부기관과 산업체 등 다양한 회원으로 구성된 대한감염학회는 다학제가 공동으로 발전할 수 있는 국내에서 유일한 학회라고 할 수 있습니다. 항생제의 길잡이 제3판의 발간을 위하여 원고를 집필하고, 편집하는 과정을 통하여 이 사업이 회원들을 서로 단합하게 하는 계기가 되었다고 생각합니다.

항생제의 길잡이 제3판은 주로 학생, 전공의, 개원의들이 항생제에 대해 궁금할 때 쉽게 찾아볼 수 있도록 집필하였습니다. 제1부 항생제의 사용원칙에서는 예방적 항균요법과 특수한 환자에서의 항생제사용에 관한 내용을 추가하였으며, 제2부 항생제 각론에서는 새로운 항균제, 항바이러스제 및 항진균제를 다수 추가하였습니다. 또한 쉽게 찾아볼 수 있도록 원인균주에 따른 항생제 선택, 신기능 감소시 항생제 용량, 임산부 항생제 위험도 분류, 국내에서 사용 중인 항생제 목록과 희귀약품 리스트를 부록으로 추가하였습니다.

바쁘신 일정에도 불구하고 귀중한 원고를 집필해주신 모든 저자들에게 감사를 드립니다. 또한 항생제의 길잡이 제3판이 나오기까지 헌신적으로 수고하신 편찬실무위원회 최영화 위원장과 이혁 위원장을 비롯한 편찬실무위원들에게 진심으로 감사를 드립니다.

2008년 11월
대한감염학회 회장 **김의종**
이사장 **우준희**
전 이사장 **김준명**

머리말 ^{제2판}

국내에서 항생제 생산액이 이미 1조원을 넘었으며, 그 종류도 150여 가지나 됩니다. 사용 목적에 따라 다르겠지만 그 많은 항생제 중에서 어느 항생제를 사용하느냐 하는 것은 감염 전문의라 하여도 쉬운 일이 아닐 것이며, 하물며 일반 임상의에게는 더욱 힘든 일로서 자신이 잘 아는 몇 가지 항생제만을 사용하는 경우도 있을 것입니다. 그러나 국내에서는 항생제의 선택에 관하여 도움이 될만한 책이 별로 없어 감염을전공하는 사람으로 매우 안타까운 일이라 생각합니다.

1983년에 학회 명예회장이신 정희영 교수께서《항생제의 길잡이》라는 책자를 발간하시어 당시 임상의사들은 물론이고, 의과대학생을 비롯한 많은 사람들에게 호평을 받은 것으로 알고 있습니다. 그러나 벌써 17년이란 세월이 흘러 그 동안 많은 변화가 있었으며, 새로운 약도 많이 선을 보였습니다. 정희영 교수의 정년퇴임 후 그 사업을 지속시켜야겠다는 생각으로 개정판을 발간하려고 몇 사람이 시도하였으나 역부족이었으며, 학회장이 된 후 학회 차원에서 발간을 하면 좋겠다는 생각을 하여 이에 대한 승낙을 받은 것이 약 2년 전입니다. 1998년 10월에 첫 모임을 가졌고, 책이름도 전과 같은《항생제의 길잡이》로 정하였으며, 책의 골격도 그대로 유지하는 것을 원칙으로 하였습니다. 많은 회원들의 도움과 편찬실무위원들의 헌신적인 노력으로 그 후 몇 차례 철야작업을하기도 하였고 금년 들어서는 아침부터 밤까지 작업을 여러 차례 실시한 결과 이제야 빛을 보게 되었습니다. 이 책이 많은 의료인들의 책상 위에서 사랑받은 책이 되고, 항생제가 올바르게 사용되는 데 많은 참고가 된다면 더 이상 바랄 나위가 없습니다.

모든 약제를 소개하려고 하였으나 본의 아니게 누락된 약제도 일부 있으며, 또한 국내의 자료만으로 책을 구성하였으면 더욱 좋았겠지만 아직 우리 나라의 여건상 그러한 자료가 많지 않다는 문제점이 있어 부득이 외국의 자료가 많이 포함된 것을 아쉽게 생각합니다. 앞으로 새로운 개정판을 발간할 때마다 부분적으로 수정하도록 노력하겠습니다.

끝으로 그 동안 1년 6개월이라는 장시간을 책 발간을 위하여 혼신의 힘을 기울여주신 김준명 위원장을 비롯한 편찬실무위원들과 뒷바라지를 위하여 많은 고생을 하신 강진한 총무에게 진심으로 감사를 드립니다.

2000년 6월
대한감염학회 회장 **강문원**

머리말 제1판

　환자를 앞에 두고 어떤 항생제를 사용할 것인지를 생각한다. 병원균, 감염부위에 따라서 또는 외래환자인지 입원환자인지에 따라서 사용할 항생제가 달라지고 이밖에도 고려되어야 할 문제가 한두 가지가 아니다.

　좋은 항생제도 많고 새로운 항생제도 많지만 최선의 항생제는 한 가지뿐일 터이니 항생제의 선택이란 그리 쉽지가 않다. 선택의 첫째 조건이 되는 병원체가 무엇인지도 모르면서 최선의 항생제를 찾는다는 자체가 생각하기에 따라서는 의사의 욕심 같기도 하다.

　그러나 이러한 무리를 피하지 못하는 것이 의사이고 보니 적중되지는 않더라도 그리 빗나가지 않는 항생제를 쉽게 선택할 수 있는 지름길이 없을까 하고 생각하게 된다. 이러한 생각을 정리한 것이 이 책이라고 할 수 있다.

　이러한 목적으로 쓰다 보니 자연히 전문의보다는 모든 환자를 다루는 의사들과 새로 항생제를 다루기 시작하는 젊은 의사들을 대상으로 생각하게 되었고 이분들이 바쁜 시간에 이 책 저 책을 뒤적거려야 하는 번거로움을 덜기 위하여 저자와는 거리가 있는 분야의 감염질환까지도 다루는 무리를 저지르게 되었다. 따라서 옳지 못한 부분도 없지 않으리라고 생각하지만 이러한 과오는 앞으로 시정하여 갈 생각이다.

　불충분한 내용으로 선을 보이게 되어 부끄러운 생각이 앞서지만 독자 여러분의 진료에 조금이라 도움이 된다면 이보다 큰 기쁨이 없겠다.

1990년 1월
의학박사 **정희영**

편집 후기

아시다시피 '항생제의 길잡이' 초판은 1983년 정희영 교수님께서 저술하셨습니다. 물경 수백 쪽에 달하는 방대한 내용을 4백자 원고지에 만년필로 빼곡하게 '혼자서' 쓰신 겁니다. 상상이 가십니까? 정희영 교수님과 故 전종휘 교수님께서 남기신 자취들을 접할 때마다 항상 경외심이 듭니다. 도대체 그 당시 이분들은 어떤 분들이셨을까? 거의 일당백, 초인간의 시대였을까 하는 생각마저 듭니다. 이런 유형의 저술을 오늘날의 우리 후학들은 감히 엄두도 낼 수 없습니다. 물론 능력 부족이 가장 큰 이유이겠지만, 80년대부터 현재까지의 세월동안 지식과 정보의 기하급수적인 폭발도 이에 못지않게 주된 이유일 것입니다.

2016년 벽두에 대한민국 뿐 아니라 전 세계에 충격을 주었던 인공지능 알파고를 예로 들어도 그렇습니다. 알파고가 보여준 지적 능력은 단일 개체가 아닌 천여 개가 넘는 대규모 지능들의 총체에서 비롯되었습니다. 이 인공지능이 시사한 교훈 중 하나가 바로 지식 혹은 지성에 대한 재정의라고 생각합니다.

이제, 그리고 다가올 미래에도 지식은 개개인이 갖추는 차원이 아니라는 것. 결국 초인의 시대는 저물고 집단 지성의 시대에 본격적으로 들어섰다는 것입니다. 이것은 경계심을 보이기보다는 오히려 반겨야 할 변화라고 생각합니다.

교과서는 지식을 집단 지성들(우리 회원들)에게 전승하기 위한 매개체입니다. 저는 교과서를 DNA, RNA reading frame 에 비유하곤 합니다. 이러한 틀을 통하여 지식은 전승되며, 새로운 지식이 탄생하는 토대가 되곤 합니다. 이 얼마나 아름다운 모습입니까?

자, 이제 '항생제의 길잡이'를 최신 지식으로 재무장 시켜서 발간합니다. 기쁜 건 물론이고, 마치 잘 키운 자식을 세상에 내보내는 양 걱정과 기대가 혼재된 심정입니다. 돌이켜보면, 제가 대한감염학회 회원으로 들어온 지 이십여 년의 세월동안 특히 교과서와의 잦은 인연을 남다르게 겪어 왔습니다. 어느 틈에 감염학 교과서 두 차례와 이번 '항생제의 길잡이' 까지 도합 세 차례나 편찬위원장 일을 했네요. 이제는 익숙해질 만도 하건만 이번 발간에도 감회가 다시금 새롭습니다.

본 개정판에 기꺼이 열성적으로 동참해 주신 우리 100여명의 집필진들께 감사의 마음을 전하며, 이번 개정판의 이면에는 존경스러운 선배 제현 분들의 자취들이 스며있다는 것 또한 잊지 않으며 경의를 표합니다. 우리는 지금도 거인의 어깨를 타고 저 먼 곳에 있는 진리를 발견하고 있습니다. 항상 학자로서의 겸손을 잊지 않으며, 미래에는 후학들에게 기꺼이 어깨를 내주는 우리가 될 것임을 다시금 다짐합니다.

2016년 4월
가톨릭대학교 의과대학 내과학교실 감염내과
편찬위원장 유진홍

제2장 항생제 각론

부록 APPENDIX

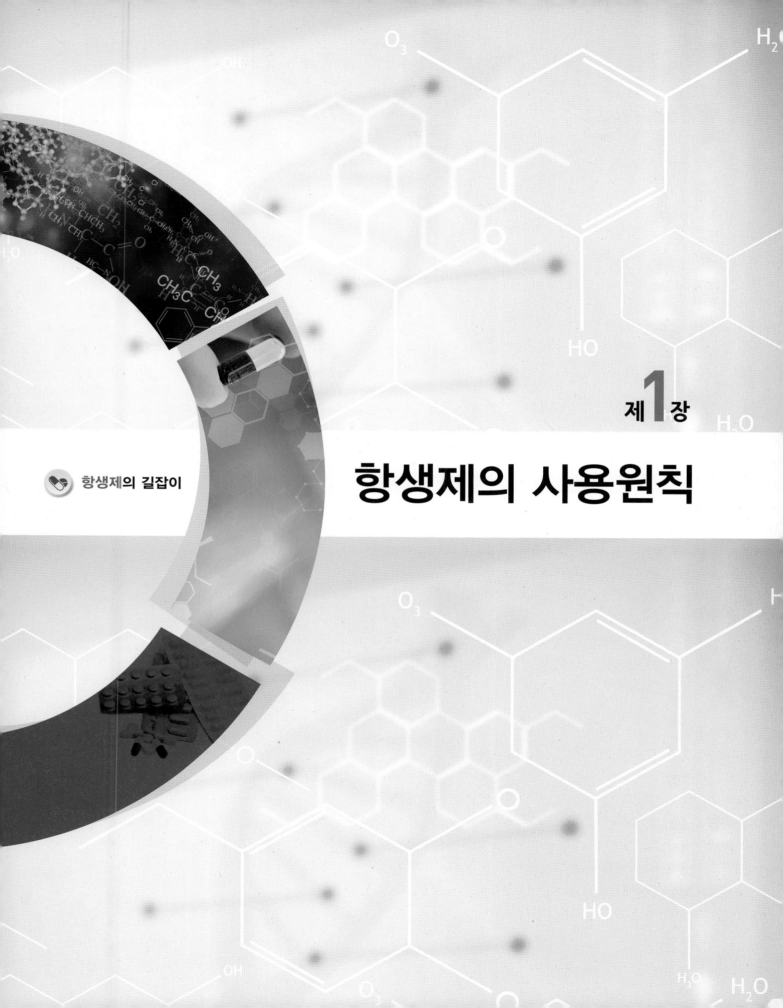

제 **1** 장

항생제의 길잡이

항생제의 사용원칙

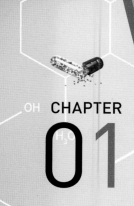

CHAPTER 01

항생제의 역사

유진홍 (가톨릭대학교 의과대학 내과학교실)

1. 항생제 관련 용어들의 정의와 유래

항생제, 즉 antibiotics는 antibiosis(항생)에서 유래된 용어로, 1942년 Selman Waksman에 의해 처음 사용되었다. 이는 미생물이 내는 물질로, 다른 미생물의 성장을 억제하거나 죽이는 기능을 보이는 것을 통칭하였다. 그러나 넓은 의미에서 보면 미생물이 만들어내는 물질에 추가해서 화학적으로 합성된 약물, 혹은 기존 항생제 구조를 일부 변형해서 다시 만든 반합성 약물 등도 항생제에 포함시킨다. 항생제는 세균을 겨냥한 개념이며, 항바이러스제, 항진균제와의 구별을 위해 항균제라는 용어가 더 정확하다고 할 수 있다. 항균제, 항바이러스제, 항진균제, 항기생충제 등을 통틀어서 항미생물 제제(antimicrobial agents)라고 한다.

2. 항생제 이전 시대(pre-antibiotic era)

항생제 이전 시대를 보다 자세하게 풀어서 말하자면 '인류가 항생제를 보유하게 되기 이전까지의 시대'라고 할 수 있다. 여기서 항생제를 '발명'한 것이 아닌 '보유'하게 된 것으로 표현한 것에 주목하시기 바란다. 항생제 또는 항생물질은 만들어진 게 아니고 '찾아낸' 것이기 때문이다. 항생물질은 미생물이 지구상에 나타난 시점부터 이미 존재하고 있었다. 수 없이 많은 미생물들이 각자의 세력을 구축하게 되고 생존 경쟁을 하게 되면서 상호간에 온갖 견제 수단을 작동시켰고, 항생 물질은 이런 수단 중 하나였다. 수없이 많은 항생 물질에 대항하는 수단들도 자연스럽게 나오게 되었는데, 이것이 바로 내성이다. 항생제의 '발견'과 마찬가지로, 내성 기전 또한 항생제 사용 시대에 새로이 '만들어진' 것이 아닌 '발견'된 것이다.

인류는 항생제를 본격적으로 보유하기 위해 20세기 초까지 기다려야 했다.

그 직전까지의 세월이 항생제 이전 시대라 할 수 있는데, 지금으로 보자면 과학적 근거가 부족한 온갖 민간 요법으로 감염질환에 대항했으며, 당연히 결과는 참담할 수밖에 없었다. 물론 오늘날 항말라리아제로 쓰이는 quinine 같은 약제도 있으나 대부분은 현대 과학적 근거가 희박한 민간요법의 한계를 극복하지 못했다.

항생제의 역사가 본격 시작된 것은 19세기말 경부터 다시금 재평가 받으면서 본격적으로 다뤄지기 시작한 세균설(germ theory)과 그 궤적을 같이 한다.

이 당시 Pasteur는 세균들끼리 주고 받는 길항작용의

3

본질을 알아낼 수 있다면 세균 질환 치료에 대단한 해결책을 마련할 수도 있다는 의견을 피력하였다. 항생제가 본격 대두하기 전에 이미 항생(antibiosis) 개념의 실제 응용에 대해 혜안을 갖고 있었던 셈이다. 1877년 Pasteur와 Koch는 어떤 공기 매개성 세균이 탄저균을 억제하는 현상을 보고하였으며, 서두에서 언급했다시피 1942년 Waksman은 이를 antibiotics라 명명하였다.

이렇게 미생물이 내는 물질로 다른 미생물을 잡는다는 개념을 바탕으로 한 연구가 시작되는 한편, 다른 연구진들은 화학물질 합성을 통하여 항생제를 개발하는 방향을 이끌고 있었다. 대표적으로 19세기말부터 독일의 Paul Ehrlich는 일부 아닐린 염료 물질이 생물 종을 가려 가면서 착색되는 결합 선택성이 있다는 점에 착안해서, 세균에게 착색되긴 하되, 사람의 세포에는 결합하지 않는 화학물질을 합성 개발하면 항생제로 쓸 수 있겠다는 가설을 세우고 개발을 시작하였다. 이러한 제반 연구들의 성과물들이 축적됨과 동시에 상품화 노력이 합해지면서 20세기 들어 드디어 항생제의 시대가 시작되었다.

3. 처음으로 선보이게 된 항생제들(1907년부터 제2차 세계대전 전후)

1) Arsphenamine (Salvarsan 606)

Ehrlich는 비소 화합물 수백 가지를 만들어 놓고 일일이 전수 검토를 하였고, 결국 1907년에 606번째 물질로 최종 결정하였다. 이것이 최초의 항생제인 arsphenamine이며 Salvarsan 606으로 불리기도 하고, 마법의 탄환이라는 별명으로 부르기도 하였다. 1910년 들어 본격적으로 치료에 사용되기 시작하였다. 개발 초기의 용도는 매독의 치료이었고, 기존의 매독 치료제이던 수은은 더 이상 쓰이지 않게 된다. 또한 파동편모충증(trypanosomiasis)에도 사용되었다. 그러나 비소 자체가 가지고 있는 독성과 여러 가지 부작용으로 인해 제품 개선이 불가피하였으며 마침내 1912년에 개선된 약인 neoarsphenamine을 개발하게 되지만 여전히 부작용 문제는 남아 있어서, 결국 1940년대 들어 매독 치료는 penicillin이 대신하게 된다.

2) Sulfonamide

1932년부터 독일 Bayer에서는 역시 염료에서 비롯된 화학물질인 sulfonamide 제제를 개발하기 시작하는데, 마침내 1935년 Domagk이 prontosil을 선보이게 된다. 이 약은 특히 단독 등의 사슬알균 치료에 유용하게 사용된다. 이 항생제는 penicillin이 본격적으로 사용되는 제2차 세계대전 즈음까지도 널리 쓰이며 많은 치료 성과를 낸다. 당시 sulfonamide 제제로 목숨을 건진 이들 중에 유명인으로 영국의 윈스턴 처칠 경도 있었다.

Domagk은 이 공로로 1939년 노벨상을 수상한다.

3) Gramicidin

1939년 Rene Dubos는 Bacillus brevis에서 나온 물질인 tyrothricin (gramicidin + tyrocidine)이 다른 세균의 억제에 효과가 있음을 발견하였다. 이는 미생물에서 유래한 물질을 항생제로 만든 최초의 사례이며(penicillin이 최초가 아니다), 때마침 발발한 제2차 세계대전에서 특히 창상 치료에 유용하게 쓰인다. 그러나 심한 독성으로 인해 전신 투여는 불가능하였다. 그리고 이 약제는 전쟁 당시 소련군에서만 쓰였으며, 유럽이나 미국 동맹국과는 공유를 하지 않았다.

4) Penicillin

Penicillin이 본격적으로 사용된 것은 1942년부터이다. 그러나 Fleming이 *Penicillium* 곰팡이에서 우연히 발견했을 때는 1928년이었는데, 실제 임상에서 쓰일 약제로 완성되는 데에 15년 가까운 세월이 필요하였다. 1942년 Florey와 Chain이 처음으로 순수 penicillin인 penicillin G를 분리 정제하는 데 성공하였고, 1945년 들어 널리 사용된다. 앞서 개발된 sulfonamide나 gramicidin 같은 제제들과 비교하여 전례 없이 월등한 치료 성공률을 보여 단숨에 최고의 항생제로 떠올랐다. Fleming, Florey, 그리고 Chain은 penicillin 개발 공로를 인정받아 1945년 노벨상을 수상한다. 이는 50년대의 procaine penicillin, Benzathine penicillin으로 개발이 계속된다.

5) Streptomycin

1943년에는 Waksman 연구소에서 일하던 Albert Schatz에 의해 Streptomycin이 처음 발견되는데, 이는 aminoglycoside의 시초임과 동시에 당시로서는 난치병이었던 결핵의 치료에 최초로 시도된 항생제라는 점에서 의미가 있다. 제2차 세계대전 말기부터 미국 군부대에서 치료제로 시도를 하게 되며 첫 번째와 두 번째 환자는 치료에 실패하지만, 1946년 세 번째 환자부터 성공을 거두게 되며, 이 세 번째 환자가 훗날 미 상원의장과 세 차례나 미 대통령에 대권 도전을 했던 Robert Dole (Bob Dole)이다.

1946년부터 1947년까지 streptomycin의 결핵 치료 효과에 대한 최초의 양자 맹검 임상 시험이 치러지며, 성공적인 성과를 얻어서 결핵 치료제로 본격 사용되기 시작한다.

6) Quinine

원래 페루에서 키니네 껍질로 치료를 하던 데서 비롯되어 17세기경부터 유럽에서도 말라리아 치료제로 사용되었으나, 한정된 생산지와 생산량의 문제가 있었다. 그러나 1944년 들어 미국에서 quinine을 화학적으로 합성 생산하는 데 성공함으로써 저변화의 물꼬를 트게 된다. 이후 말라리아 치료제로 1947년에 chloroquine이 개발되어 추가된다.

7) Chlortetracycline

1948년에 *Streptomyces aureofaciens*에서 chlortetracycline을 추출함으로써 최초의 tetracycline이 나오게 된다. 이어서 곧장 다음 해에는 *Streptomyces rimosus*에서 oxytetracycline이 추출되고, 이를 토대로 tetracycline의 구조식이 확립되면서 다양한 종류의 tetracycline 생산을 하는 시발점이 된다.

8) Chloramphenicol

Chloramphenicol은 *Streptomyces venezuelae*에서 분리되어 1949년에 시판되었다. 이는 대량 생산으로 공급되게 된 첫 사례가 된다.

4. 1950년대: 첫 macrolide, isoniazid, 개발 이후 수십년간의 잊혀짐(vancomycin, colistin), 그리고 첫 항진균제

1) Erythromycin

1952년 *Saccharopolyspora erythraea*로부터 추출한 erythromycin이 나오면서 첫 macrolide가 세상에 나오게 된다. 이 약제는 산에 약하다는 단점이 문제였으며, 이를 극복하기 위한 노력에 의하여 70년대에 clarithromycin의 개발로 결실을 맺게 되고 이후 차세대 macrolide 개발이 현재까지 활발하게 이뤄진다.

2) Isoniazid

같은 해에 isonicotinylhydrazine (INH), 즉 isoniazid가 시중에 선을 보인다.

이 약은 이미 20세기 초에 합성되었으나, 항결핵제로서의 용도를 알게 된 것은 50년대 초에 들어서이다. 당시 심각한 결핵 문제를 안고 있었던 나바호 원주민 사회에 항결핵제로서 처음 시도를 하여 성공적으로 치료 성과를 거둠으로써 Streptomycin에 이은 두 번째 항결핵제로 인정을 받게 된다.

3) Vancomycin

1953년, 보르네오 정글에서 얻은 흙 검체에 포함된 *Amycolatopsis orientalis*의 추출물을 재료로 하여 vancomycin이 처음으로 분리된다. 원래는 penicillin 내성 포도알균의 치료 목적으로 사용되었고(정복한다는 의미를 가진 영어 단어 vanquish에서 이름이 유래하였다) 1958년에 미 식품의약국의 승인을 받아 시판되었다. 그러나 곧장 이어서 개발된 methicillin, nafcillin, cloxacillin이 더 우수한 치료 효과를 보이고(methicillin 내성 포도알균, MRSA가 아직 출현하기 전이었다), 정제 면에서 완벽하지 못하여(별명이 '미시시피 진흙'이었을 정도로) 유발되는 각종 부작용들 때문에 경쟁에서 밀렸다. 그러나 결국 MRSA가 주요 내성 문제로 대두하면서 다시 재평가 및 각광을 받기 시작한다.

4) Amphotericin B와 flucytosine

1955년 본격적으로 전신 투여가 가능한 항진균제인 amphotericin B가 나온다. 이는 베네주엘라의 오리노코 강 유역에서 얻은 흙 속에 있던 *Streptomyces nodosus* 에서 추출되었다. 이름의 유래는 화학 구조상 산으로도, 또한 염기로도 반응할 수 있는 양성 이온성(amphoteric) 구조라는 데서 나왔다. 이후 1957년에 또 다른 항진균제인 flucytosine이 처음 합성되었으나, 항진균 작용이 있다는 것을 알게 되기까지는 1964년까지 기다려야 했다.

5) Colistin (Polymyxin E)

1949년에 일본에서 처음 만들어졌고 1958년부터 임상 에 사용된다. 그러나 심각한 신장 독성의 문제로 거의 쓰 이지 않게 되며, Carbapenem을 비롯한 다약제 내성 그 람음성균들이 대두되는 최근에 와서야 재조명 받고 있다.

5. 1960년대 : 다양한 penicillin 제제, cephalospo-rin의 출현, 항 혐기균 제제, rifampin, 그리고 첫 quinolone의 등장

1) 다양한 penicillin들

1960년에 접어들어 methicillin을 필두로 oxacillin, flucloxacillin, dicloxacillin 등이 나온다. 1961년에는 ampicillin이 나오게 되는데, 당시까지 그람양성균에만 듣 던 penicillin 계에 처음으로 그람음성균에도 듣는 첫 제 제로서의 의미가 컸다.

2) 항 혐기제제: metronidazole, clindamycin

역시 1960년에 metronidazole이 나와서 원충과 혐기 균 치료에 쓰이게 된다. 1968년에는 lincosamide 계열로 clindamycin이 선보인다. 원래는 그람양성균의 치료 목적 이었고, 혐기균에도 효과가 있음이 밝혀져서 metronida-zole과 더불어 대표적인 항 혐기균 항생제로 인정 받게 되 었다.

3) Gentamicin-aminoglycoside 의 발전

1963년 *Micromonospora purpurea*에서 gentamicin 이 만들어진다.

4) Cephalosporin의 시작

그리고 1964년에 cefalotin이 나온다. 원래 1948년 사 르디니아의 하수구에 사는 *Cephalosporium acremoni-um*에서 추출되었는데, penicillin 구조인 6-aminopen-icillanic acid와 유사한 구조인 7-aminocephalospo-ranic acid 구조를 가지고 있었고 여기에 달린 가지 구조 물들에 변형을 가하여 살균 작용을 강화한 결과 cefalo-tin 이 1964년에 시판된다.

5) Rifampicin

Rifampicin 또는 rifamycin은 1957년 French Riv-iera 해변에서 채취한 흙에서 배양된 *Amycolatopsis rifamycinica*에서 추출되었다. 이름의 유래는 당시 프랑 스에서 인기 있던 범죄소설 및 영화인 'Rififi'에서 따 왔 다. 이 물질은 더욱 잘 합성 및 정제되어 1959년 rifam-picin이 만들어졌고, 1967년에 항결핵제제의 대열에 본격 적으로 합류하였다.

6) 첫 번째 quinolone인 nalidixic acid

Quinolone은 원래 60년대 초에 chloroquine을 제조 하던 와중에 부산물로서 발견되었으며 1967년에 nali-dixic acid가 임상에 처음으로 쓰이게 되어 향후 현재까지 널리 쓰이는 quinolone의 효시가 되었다.

6. 1970년대: 말라리아약제, aminoglycoside, 1~2 세대 cephalosporins, 그리고 항바이러스제의 신 기원

1) Artemisia 혹은 qing hao su

1972년 중국에서는 말라리아 약제 역사상 최대의 사건 이자 성과가 벌어진다. 오늘날 열대열 말라리아의 1순위 선 택 약제인 artemisin이 처음 추출된 것이다.

말라리아는 베트남 전쟁이 한창이던 60년대에 미국과 베트남 양쪽 모두의 해결 과제였다. 이에 베트남 정부가 중국에 말라리아 문제 해결의 도움을 요청하였고, 마오쩌둥의 지시에 의해 중국 전역의 말라리아 치료 약제나 방법들을 전수 검증하는 사업을 시작하였는데, 이를 523 프로젝트라 하였다. 당시 수십만종의 처방들이 검토되었다고 하며, 결국 고대부터 말라리아 치료 비법으로 쓰이던 개똥쑥(qing hao su)이 최종 선택되었다. 그리하여 1971년 말라리아 원충 억제 물질을 추출하였고, 이듬해 artemisinin을 분리하는데 성공한다.

이후 연구가 거듭되어 오늘날 열대열 말라리아의 첫 번째 치료 선택 약제로 정립된다.

2) Mefloquine

한편 말라리아로 유명한 월터 리드 군병원에서는 월남전이 끝난 직후인 1975년에 mefloquine을 개발해 낸다. 미 식품의약국에서 3상 임상연구를 생략하며 이례적으로 신속하게 승인을 받는다.

3) Aminoglycosides의 추가 개발

1975년에 tobramycin이, 그 다음 해에 amikacin이 개발되었다.

4) 1~2차 cephalosporin의 개발

1971년 cefazolin이 나왔으며, 1977년 들어 cefamandole, cefoxitin, cefuroxime 등의 2세대 cephalosporin들이 개발되었다.

5) Acyclovir

1979년에 개발된 acyclovir는 항바이러스 치료에 신기원을 열었다. 카리브해에서 잡힌 해면에서 분리한 nucleosides가 acyclovir 합성의 토대가 되었다. 이 약제의 개발로 herpes virus 종류들에 대한 선택적인 치료가 본격적으로 시작된다.

7. 1980년대: 3세대 cephalosporin, carbapenem과 beta-lactamase 억제제, 2세대 fluoroquinolones, 새 macrolide, 그리고 첫 항 HIV 약제 zidovudine

1) 3세대 cephalosporins

1980년 첫 3세대 cephalosporin인 cefotaxime이 시중에 첫 선을 보인다. 이듬해에 cefoperazone이 나오고, 1982년에 ceftriaxone이 시판된다.

2) Carbapenem과 beta-lactamase 억제제

Carbapenem과 beta-lactamase 억제제는 개발의 역사를 같이 한다. Beta-lactam 항생제 내성이 증가하는 추세에 대한 대처로 beta-lactamase 억제제의 개발 연구가 활발히 진행되었는데, 1976년에 *Streptomyces clavuligerus*에서 첫 beta-lactamase 억제제인 olivanic acids가 추출된다. 이 물질은 carbapenem을 주요 뼈대로 구성되었으며 광범위 beta-lactam 항생제의 성질을 보유했다. 그러나 화학적으로 불안정하고 살균 작용이 미흡하여 더 이상의 진전을 보지 못했다. 이후 지속된 연구에서 중요한 beta-lactamase 억제제들이 두 가지 추가 개발되는데, 하나가 clavulanic acid이고 나머지 하나가 *Streptomyces cattleya*에서 추출된 thienamycin이며, 1980년에 imipenem/cilastatin이 시판되어 carbapenem 항생제의 시조가 된다. Clavulanic acid는 amoxicillin과 결합하여 1981년에 출시되며 1986년에는 ticarcillin/clavulanic acid가 나오고, 1987년에 새로운 beta-lactamase 억제제인 sulbactam이 결합된 ampicillin/sulbactam이 시판된다.

3) Ofloxacin과 ciprofloxacin

1982년 ofloxacin이 개발되고 1990년에 미 식품의약국의 승인을 받는다. 이 항생제에서 비롯된 이성체(isomer)인 levofloxacin이 후속 개발되어 1987년 특허를 취득하고 90년대에 시판이 된다.

한편, 1979년에 기존 quinolone 구조에 불소 원자를 붙이면(norfloxacin) 항균력이 월등하게 높아진다는 보고가 기폭제가 되어 fluoroquinolone의 개발이 활발하게 진행된다. 그리하여, 기존 norfloxacin 구조에 일부 변경을 가한 ciprofloxacin이 1983년에 처음 소개가 되고 1987년에 시판이 되어 2세대 quinolone 시대가 시작된다.

4) Zidovudine-본격적인 AIDS 치료의 시작

Zidovudine은 원래 1964년에 이미 만들어진 약제였으나 동물실험에서 만족스러운 성과를 거두지 못하여 20년 가까이 방치되었었다. 1981년 첫 AIDS 환례가 보고되고 이어서 역전사 바이러스인 HIV가 원인으로 밝혀지면서, 역전사 효소 억제제제들을 중심으로 치료 약제를 강구하게 되었다. 그 결과 1987년 zidovudine이 첫 번째 치료제로서 승인된다. 이후 didanosine, zalcitabine, stavudine, lamivudine, abacavir, emtricitabine, 그리고 tenofovir 가 차례로 나오게 되었다.

5) 새로운 macrolides

1987년에 roxithromycin, 1988년에 azithromycin이 나온다.

6) Teicoplanin

1988년에는 반합성 glycopeptide인 teicoplanin이 유럽에서 시판된다.

8. 1990년대: 1세대 triazole, 3~4세대 fluoroquinolones, 4세대 cephalosporins, 활발한 AIDS 치료제 개발, AmbiSome, neuraminidase 억제제

1) Fluconazole

1990년에 fluconazole이 시판되는데, 첫 번째 triazole 항진균제라는 점에서 중요한 의의를 가진다. 기존 azole 항진균제들은 imidazole 환 구조였는데, 이는 국소 도포용으로만 사용되었다. 반면에 triazole 환 구조를 지닌 항진균제는 전신 투여가 가능하기 때문에 항 진균제에 있어서 혁신을 가져온 것이라 할 수 있다.

2) Levofloxacin, trovafloxacin, moxifloxacin

Levofloxacin은 1987년에 제조되어 1996년에 시판되기 시작한다. 광범위 fluoroquinolone으로 주목을 받았던 trovafloxacin은 급성 간부전 등의 부작용과 1996년 나이지리아에서 시행된 소아 수막염에의 임상 시험에서 발생한 사망례들 등의 문제 때문에 판금되었다. 또 다른 4세대 fluoroquinolone인 moxifloxacin은 1997년 특허 취득 후 1999년 시판 허가를 받는다.

3) 4세대 cephalosporins

1992년에 cefpirome이, 1994년에 cefepime이 시판된다.

4) AIDS 치료제들

(1) Saquinavir : 단백분해효소억제제(protease inhibitor, PI) 의 시작

Nucleoside (혹은 nucleotide) 역전사 효소 억제제(NRTI) 종류만 있던 AIDS 치료제들에 드디어 새로운 기전의 약제들이 추가되기 시작한다. 1995년에 최초의 PI 인 saquinavir가 정식 승인되고, 이듬해 ritonavir까지 허가를 취득한다.

이 약들이 사용되면서부터 AIDS의 사망률이 감소하기 시작하였다.

(2) Nevirapine : 비 nucleoside 역전사 효소 억제제의 시작

이어서 세 번째 치료 기전인 비 nucleotide 역전사 효소 억제제(NNRTI)인 nevirapine이 1996년에 승인된다. 이후 1997년에 delavirdine, 1998년에 efavirenz가 속속 승인된다. 이렇게 다양한 기전의 치료제들이 개발됨에 따라 병합 요법이 시도되는 계기를 마련하게 된다.

5) Liposomal amphotericin B (AmBisome)

기존 amphoteric B의 제한 요소인 신독성 등의 부작용을 감안하여, 지질 구조에 약제를 넣는 시도들이 활발히 수행되었고, 그 결과 liposomal amphotericin B가 1999년에 도입되었다.

6) Oseltamivir와 zanamivir

Oseltamivir는 중국 붓순나무의 열매인 팔각회향에서 추출한 성분으로 제조되었으며, 1999년에 influenza 치료 제로 허가를 받았다. 같은 해에 흡입제제인 zanamivir도 허가를 취득한다.

9. 2000년대: Oxazolidinone, ketolide, 국내 첫 개발 항생제 gemifloxacin, glycylcycline, integrase 억제제, lipoglycopeptide

1) Linezolid

Linezolid의 기본형인 oxazolidinone은 이미 50년대에 있었으나, 항생물질로서의 가능성은 70년대 들어서야 인지되기 시작했다. 이후 꾸준히 항생제로서의 개발이 시도되었으나, 초벌로 만든 물질들은 심각한 간독성을 보여서 더 이상의 개발을 못하고 중단되었다. 90년대 들어 다시 개발이 시도되었는데, 결국 eperezolid 와 linezolid 의 두 가지 제제를 만드는 데까지 성공하였고, 제1상 임상 시험에 들어간다. 그 결과 linezolid가 항생제 약동학 면에서 더 나음이 증명되어 최종 선택되고 2000년 들어 시판이 허가되었다.

2) Telithromycin

Macrolide의 일종인 ketolide는 erythromycin의 구조 일부를 변형하여 항균 범위를 넓힌 약제다. 2001년에 telithromycin이 시판 허가를 받았다. 그러나 허가를 받는 과정과 이후의 검증에서 안전성 면에서의 문제와 임상 시험 과정에서 적지 않은 의혹들이 제기되는 등, 많은 문제점을 보였다. 현재 폐렴 치료 약제로 허가를 유지하고는 있으나, 미 식품의약국에서는 이 약의 안전성에 대하여 가장 강한 경고문을 붙이고 있다(자세한 사항은 각론을 참조하기 바람).

3) Gemifloxacin

광범위 quinolone 항생제 gemifloxacin은 2003년에 시판을 허가 받는다. 이 약제는 우리나라에서 처음 개발

하여 해외에 시판하게 된 첫 사례로서의 의의가 있다.

4) Tigecycline

Tetracycline 내성 극복을 위해 개발되기 시작한 glycylcycline 제제는 결국 minocycline의 구조 변형을 통하여 tigecycline으로 만들어지게 된다. 이는 2005년에 시판 허가를 받았으며, 최근 문제가 되고 있는 다약제 내성 그람음성균의 치료에 일익을 담당하게 된다.

5) Raltegravir

새로운 기전의 AIDS 치료제로서 integrase 억제제가 개발되었으며, 2007년에 raltegravir가 승인을 받아, 후속으로 elvitegravir와 dolutegravir가 개발되는 시발점이 되었다.

6) Telavancin

새로운 종류의 항생제인 lipoglycopeptide로 telavancin이 2009년에 승인을 받았으며, 5년 후 dalbavancin, oritavancin이 추가로 허가를 받는다.

10. 2010년대: 5세대 cephalosporin, fidaxomicin, bedaquiline, stribild, 국내 두 번째 개발 항생제 tedizolid

1) Ceftaroline

Ceftaroline이 2010년 미 식품의약국에서 승인되면서 5세대 cephalosporin 시대가 열린다. 또 다른 후보인 ceftobiprole은 현재까지 승인을 받지 못한 상태다.

2) Fidaxomicin

2011년 *Dactylosporangium aurantiacum subspecies hamdenesis*에서 추출된 macrocyclic 항생제인 fidaxomicin이 승인되었다. 장에서 흡수가 거의 되지 않으며 *Clostridium difficile* 감염의 치료제로 우수한 성적을 거두고 있다.

3) Bedaquiline

새로운 항결핵제인 bedaquiline이 2012년에 승인되었다. 이는 항 결핵제로서는 거의 반세기만에 새로 개발된 것으로 다약제 내성 결핵의 치료제로 사용되고 있다.

4) Stribild

AIDS의 치료에 있어서 걸림돌 중 하나가 복용하는 알약의 수가 너무 많다는 것이었다. 이 문제를 해결하기 위하여 복합제제들이 여럿 시도되어 왔으며, 특히 약동학적으로 하루 한 번만 복용하면 되는 방향으로의 개선에 주안점을 두었다. 그 결과 2012년에 elvitegravir, cobicistat, emtricitabine, tenofovir가 한 알에 집약된 stribild가 승인된다. 이 약제를 기점으로 보다 다양한 단일복합제제들이 개발되어 승인을 기다리고 있다.

5) Tedizolid

Tedizolid는 oxazolidinone 약제로, 2000년대의 gemifloxacin에 이어 국내 기술로 항생제를 개발한 두 번째 성과 사례이다. 2014년에 시판 허가를 취득하였다.

■ 참고문헌

1. 강문원. 항생제의 역사 *in* 항생제의 길잡이 제3판. MIP, 2008.
2. Khardori N. Antibiotics-Past, present, and future. Med Clin N Am 2006;90:1049-1076.
3. Papp-Wallace KM, *et al.* Carbapenems: past, present, and future. Antimicrob Agents Chemother 2011;55(11):4943-4960.
4. Zaffiri L, *et al.* History of antibiotics. From Salvarsan to Cephalosporins. J Invest Surg 2012;25:67-77.

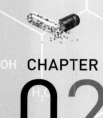

CHAPTER 02

항생제의 약동학/약력학

김성민 (인제대학교 의과대학 감염내과)

약 동 학

항생제 치료의 목적은 감염 부위에서 미생물을 박멸하는 것이다. 이 목적을 달성하기 위해서는 적절한 항생제를 선택하여야 하며, 용량용법을 올바르게 설정하여 최대의 효과를 얻으면서 독성을 피하여야 한다. 특정 감염증에 대하여 적절한 항생제를 고르는 데는 원인균, 항생제에 대한 원인균의 감수성, 감염 부위 및 그 부위로의 유리(free) 항생제 침투, 국소 요소(산소의 존재 여부, pH, 균 접종수 등), 내성 발현의 가능성, 숙주 요소(면역 상태, 병발 질환, 장기 기능, 병용 약물 등), 그리고 잠재적인 부작용 등 많은 요소들이 고려되어야 한다. 일단 항생제를 선택하면 약동학 및 약력학적 특성에 따라 최적의 용량용법을 결정할 수 있다.

약동학(pharmacokinetics)은 체내 약물동태의 특성을 일컫는 것이다. 약동학은 약물의 흡수, 생체이용률, 단백결합, 대사, 그리고 배설 등의 중요한 개념들을 포함한다. 약동학의 원리들은 감염 질환의 분야에서 널리 이용되어 왔으며 가장 대표적인 것은 aminoglycoside 같은 항생제의 적절한 농도를 유지하는 데 이용하는 것이 그 예이다. 항생제의 약력학(pharmacodynamics)은 보다 새로운 개념으로서 시간에 따른 작용부위에서의 약물농도와 항균작용 간의 상호작용에 관련된 분야이다.

1. 흡수

약물의 급속 정맥주사 후의 흡수는 빠르고 완전한 것으로 간주된다. 반대로 경구 또는 근육주사 제제 등 혈관 외 투여 후의 흡수는 상대적으로 느리기 때문에 최고 혈중농도 도달시간에 지연이 일어나며(대개 1~2시간), 흡수가 되는 동안에도 약물의 소실이 일어나므로 최고 혈중농도도 정맥주사 시보다 낮다. 또한 일부 환자에서 경구 또는 근육주사 제제의 흡수는 불규칙하거나 불완전할 수 있다. 초회통과효과(first-pass effect)는 약물이 장내 흡수 후 간을 통과하면서 전신순환에 도달하기 전에 그 일부가 대사되는 것을 일컫는 용어이며, 경구투여 된 약물의 혈중농도를 낮추는 원인이 될 수 있다. 따라서, 경구투여 시의 생체이용률(bioavailability, 전신순환에 도달하는 활성 약물의 분율)은 흔히 정맥주사 시의 생체이용률보다 낮다.

많은 경구투여 약물들은 중증의 감염증에 효과를 보이기에 충분한 농도에 도달하지 못하기 때문에 이 경우 약물요법은 흔히 정맥주사로 시작한다. 그러나 fluoroquinolone, fluconazole, rifampicin, metronidazole, doxy-cycline, chloramphenicol, co-trimoxazole 등의 약물들은 뛰어난 흡수를 보여 경구투여 시 정맥주사 시와 비슷한 혈중농도를 보인다. 이들의 경구용 제제는 비용이 적게 들고, 카테터 관련감염 및 정맥염 등 주사요법과 관련된 위험성을 피할 수 있고, 환자들이 선호하기 때문에, 많은 의료기관에서 가능한 경우에 높은 생체이용률을 보이는 경구용 제제의 사용을 권장하고 있다. 이러한 방법은 장폐색, short bowel syndrome, 장허혈, 구토, 설사 등 경구 흡수를 저해할 수 있는 요소를 지닌 일부 환자에서는 부적절 할 수 있다.

또한 위장관 내에서의 약물상호작용이 일부 약물의 경구 흡수를 감소시킬 수 있다. 예를 들어 제산제, 철분 제제, 일부 복합비타민-미네랄 제제, sucralfate에 함유된 2가 또는 3가 양이온(cation)의 투여는 chelation을 통하여 경구투여된 quinolone 또는 tetracycline의 흡수를 상당히 저해할 수 있다. 위장관 pH의 변화도 일부 항생제의 흡수에 영향을 줄 수 있다. Itraconazole, ketoconazole, cefuroxime axetil, cefpodoxime proxetil 등은 최대 흡수를 위하여 위 산도, 즉 낮은 위액의 pH가 요구된다. 중환자, 면역억제 환자, 또는 노인 환자에서는 위액의 pH가 증가할 수 있으므로 이들 제제의 흡수가 저하될 수 있다. 또한 위액의 pH를 증가시키는 약물(H$_2$ 길항제, proton pump 억제제, 제산제 등)의 투여도 이들 약물의 흡수를 감소시킬 수 있다. 일부 항생제에서는 위내 음식물의 존재 여부, 심지어는 지방 및 단백질 함량 등 음식물의 종류까지도 경구 흡수에 영향을 미친다. 약물 흡수에 영향을 미칠 수 있는 상호작용을 피하기 위해서는 경구용 항생제를 처방하기 전에 해당약물의 정보를 참조하여 음식물 및 다른 약물과 관련하여 알맞은 투약시간을 결정하여야 한다.

2. 분포

약물의 체내 분포에 영향을 주는 요소는 많다. 약물을 조직에 분포시키기보다는 혈장 내에 머무르게 하는 요소로는 낮은 지용성, 단백결합의 증가, 낮은 조직결합 등이 있다. 약물을 조직에 보다 많이 분포시켜 혈중농도를 낮추는 요소로는 높은 지용성, 단백결합의 감소, 그리고 높은 조직결합 등이 있다.

분포용적(volume of distribution; Vd)은 약물의 분포를 나타내는 약동학적 지표이다. 분포용적은 약물이 체내 전체에 혈중농도와 같은 농도로 존재한다고 가정하였을 때 체내 약물의 총량을 함유하는 데 필요한 용적의 크기를 의미한다. 분포용적은 실질적인 체내 구획이 아닌 가상적인 용적이므로 "겉보기" 분포용적("apparent" Vd)이라고 칭하는 것이 보다 정확하다. 분포용적은 일종의 비례상수로 생각할 수 있고, 체내 약물의 양을 알고 혈중농도를 예측할 때, 혹은 원하는 혈중농도에 도달하기 위한 투여용량을 산출할 때 유용하며, 정맥 투여의 경우 다음 식으로 표현된다.

$$Vd = \frac{체내 \ 약물의 \ 양}{측정된 \ Cp} = \frac{투여용량}{투약직후 \ Cp - 투약직전 \ Cp}$$

(Cp=혈장 또는 혈중농도)

세포외액 또는 혈장에 주로 분포하는 약물은 세포외액 구획과 비슷한 작은 분포용적을 가질 것이고 특정 용량에 대하여 상대적으로 높은 혈중농도를 나타낼 것이다. Aminoglycoside는 이러한 약물의 예로서 분포용적이 약 0.3 L/kg이다. 이와는 반대로 조직, 세포, 또는 혈장외 체액에 넓게 분포하는 약물은 큰 분포용적과 상대적으로 낮은 혈중농도를 나타낼 것이다. 예를 들어, azithromycin은 세포내 농도 및 조직 농도가 상당히 높고 혈중농도는 상대적으로 낮으며, 분포용적은 약 30 L/kg로서 매우 크다.

분포용적의 중요한 임상적 응용은 부하용량(loading dose)의 결정이다. 부하용량은 항정상태(steady state)가 될 때까지 기다리지 않고 항생제의 치료적 농도를 즉시 얻기 위하여 이용될 수 있다. 부하용량은 중증의 감염증, 신부전 환자, 그리고 반감기가 긴 약물들에 흔히 이용된다. 정맥주사 부하용량은 유지용량(maintenance dose)보다 많으며 다음 식으로부터 계산될 수 있다.

부하용량=분포용적(Vd)×원하는 최고 혈중농도

(만약 경구용 제제이면서 생체이용률이 100%가 아닐 때는 전신순환에 도달하는 분율을 고려하여 보정하여야 한다.)

부하용량 식에 근거하여 볼 때, 신장 또는 간기능장애 등 약물 소실 특성의 변화가 부하용량에는 영향을 미치지 않음을 볼 수 있다. 그러므로 신기능 또는 간기능과 관련하여 부하용량을 변경할 필요는 없다. 그러나 이후의 유지용량에는 신기능 및 간기능을 고려하여야 한다. 위 식에서는 또한 분포용적이 클수록 원하는 혈중농도를 얻기 위하여 보다 큰 부하용량이 필요함을 보여주고 있다. 특정 질환은 일부 약물의 분포용적에 영향을 줄 수 있으며, 원하는 혈중농도를 얻기 위한 부하용량에도 영향을 미친다. 예를 들어 aminoglycoside는 주로 세포외액에 분포하기 때문에 세포외액 용적을 변화시킬 수 있는 요소는 부하용량에 영향을 미칠 수 있다. 울혈 심부전, 체액과다, 심한 화상, 비만, 패혈증, 중환에서는 흔히 분포용적이 크므로, 원하는 혈중농도를 얻기 위해서는 일반 환자보다 더 많은 aminoglycoside 부하용량을 필요로 할 것이다.

항생제 치료가 시작된 다음 현재 혈중농도보다 높은 농도를 빠르게 얻고자 할 때에는 증분 부하용량(incremental loading dose)을 이용할 수 있다. 측정된 혈중농도가 원하는 농도보다 낮을 때, 다음 식에 의하여 정맥주사 증분 부하용량을 결정할 수 있다.

증분 부하용량 = Vd×(원하는 혈중농도－이전 혈중농도)

분포용적이 약물의 조직분포 정도에 대한 정보를 주기는 하지만, 약물이 어디에 분포하는가를 알려주지는 않는다. 예를 들어, 약물이 큰 분포용적을 가진다고 해서 그 약물이 뇌척수액 또는 전립선액에 어느 정도로 분포하는가를 알려주지는 않는다. 그러므로 감염부위 및 그 약물

이 감염부위에 얼마나 잘 침투하는가에 대한 세부 정보를 아는 것이 중요하다.

약물이 감염부위에 얼마나 잘 침투하는가에 따라 항생제의 용량을 변경하는 것이 필요할 수 있다. 예를 들어, aminoglycoside는 기관지 분비물에 잘 침투하지 못하므로 폐 감염증에는 보다 높은 용량이 사용되어야 한다. 마찬가지로 많은 항생제들은 중추신경계에 잘 침투하지 못하므로 뇌막염을 치료하는 데에는 보다 높은 용량의 적절한 항생제(penicillin, 3세대 cephalosporin, vancomycin 등)가 사용된다. 대조적으로 소변 등 배설부위에서는 혈중에 비하여 약물농도가 상당히 높을 수 있으며, 보다 낮은 용량을 사용하는 것이 적절할 수 있다. 덧붙여 *Chlamydia*, *Legionella*, *Brucella* 등은 세포내에 존재하는 경향을 보이므로, 약물이 세포내에 침투하여 활성을 보이는 항생제(macrolide, tetracycline, fluoroquinolone 등)로 치료해야하는데, 항생제의 세포내 농도가 분포용적으로부터 예측될 수는 없다.

감염부위의 혈류공급은 항생제의 분포 및 효능에 영향을 주는 또 다른 요소가 될 수 있다. 예를 들어 당뇨병 환자에서 족부가 감염된 경우처럼, 심한 혈관질환을 가진 환자는 말초 감염부위에 충분한 양의 약물을 운반하기에는 충분치 못한 혈류공급을 보일 수 있다. 또한 많은 항생제들이 눈, 뇌, 전립선 등 투과장벽을 가진 격리 부위의 감염에 잘 침투하지 못하기 때문에 치료가 어려울 수 있다. 이러한 종류의 감염에서는 약물의 지용성, 분자량, pKa, 각 체액 pH에서의 이온전하, 능동수송펌프 등이 중요한 고려 사항이다. 따라서 감염을 치료하기 위해서는 원인균의 종류, 감염부위, 그리고 약물이 그 부위에 분포하여 활성을 나타내는가 등에 대한 지식을 가지고 있어야 한다.

3. 배설 및 대사

약물의 소실은 배설 또는 대사를 통하여 일어난다. 배설 과정은 대부분 신장에서 일어나며, 일부 약물들은 담즙 등 분비물을 통하여 배설되고 다른 일부 약물, 특히 휘발성 물질은 호흡을 통하여 배설될 수 있다.

대사는 일반적으로 체내 약물 소실의 주된 기전이며 대부분 간에서 일어나나, 약물에 따라 신장, 피부, 폐, 혈액, 위장관 벽 등 다른 조직에서도 대사가 일어날 수 있다. 일부 약물들은 대사 없이 전적으로 신장에서 소실되나, 약물 전체로 볼 때 그러한 약물들은 상대적으로 적은 편이다.

여기에서는 항생제들의 소실을 크게 신장 배설 및 비신장 소실(주로 대사)로 나누어 살펴보고자 한다.

1) 신장 배설

대부분의 β-lactam, vancomycin, aminoglycoside 등 많은 항생제들의 소실은 주로 신장에서 사구체 여과, 세뇨관 분비, 또는 두 가지 모두에 의하여 일어난다. 이러한 항생제들의 경우 신기능이 감소한 환자에서는 유지 용량의 조정이 필요하다. 신기능장애에 대한 용량 조정은 투여간격을 늘리거나, 용량을 줄이거나, 또는 두 가지를 혼합한 방법을 사용할 수 있다. 용량을 일정하게 유지하면서 투여간격을 늘리는 방법은 최고 농도와 최저 농도간의 차이를 증가시키며, aminoglycoside 등 약물의 효능이 높은 최고 농도에 의존하는 경우에 선호될 수 있다. 투여간격을 그대로 유지하면서 용량을 줄이는 방법은 보다 일정한 약물농도(즉 최고 농도와 최저 농도간의 기복이 적어짐)를 나타내고, 이러한 투여방법은 투여간격의 대부분 기간 동안 약물농도를 원인균의 최소 억제농도(minimal inhibitory concentration; MIC) 이상으로 유지하는 것이 중요한 β-lactam 같은 경우 이에 해당할 수 있다.

어떠한 경우이든 환자의 신장 청소율에 대한 추정이 필요한데, 계산된 크레아티닌청소율(creatinine clearance; Ccr)은 사구체 여과율의 추정이며 여러 가지 식으로부터 구할 수 있으나, 실질적으로 가장 널리 쓰이는 Cockcroft-Gault 식은 다음과 같다.

$$Ccr(남자) = \frac{(140 - 연령) \times 체중[kg]}{72 \times 혈청 크레아티닌[mg/dL]}$$

$$Ccr(여자) = (남자\ 값) \times 0.85$$

크레아티닌은 근육량에 의존하기 때문에, 대부분의 경우 위 식에 마른체중(lean body mass)을 사용한다. 그러나 만약 실제체중이 마른체중보다 적다면 실제체중을 사용하여야 한다.

용량용법을 설계하는 데 있어서 흔한 오류 중의 하나는 단순히 혈청 크레아티닌 값이 "정상"이기 때문에 용량 조정이 필요하지 않다고 생각하는 것이다. 크레아티닌청소율은 환자의 연령, 체중, 성별을 함께 고려하기 때문에 단순한 혈청 크레아티닌 값의 결과보다는 신기능 예측에 있어서 상당히 정확하다. 예를 들어 노인 환자들은 "정상" 혈청 크레아티닌 값을 가지고도 대개 크레아티닌청소율이 감소해 있으며 흔히 신장으로 소실되는 약물들의 용량 조정이 필요하다. 경우에 따라서는 크레아티닌청소율도 오해를 일으킬 수 있는데, 크레아티닌은 근육에서 생산되기 때문에 예를 들어 악액질, 영양실조, 적은 근육량, 수족절단 환자, 그리고 일부 노인의 경우 매우 낮은 혈청 크레아티닌 값을 가지고 있다. 이러한 낮은 혈청 크레아티닌 값을 위 식에 대입하여 얻은 신장 청소율은 인위적으로 높은 값을 가지게 된다. 이러한 환자들에서 신장 청소율을 추정하는 최적의 방법에 대해서는 논란이 있다. 혈청 크레아티닌 값이 인위적으로 낮다고 생각될 때, 일부 임상가들은 그 값을 1 mg/dL 또는 그 환자의 성별 및 연령에서의 "정상 범위"의 값으로 올림하여 사용하는 방법을 제안하였다. 직접 크레아티닌청소율을 측정하는 것도 도움이 될 수 있다. 또한 신기능이 빠르게 변하는 환자들에서는 위의 크레아티닌청소율 계산식이 별로 유용하지 못하다는 것을 유념하여야 한다.

2) 비신장 소실(Non-renal elimination)

어떤 항생제들은 주로 비신장 기전을 통하여 소실된다. 예를 들어 macrolide, clindamycin, chloramphenicol, 그리고 protease inhibitor 등은 주로 간을 통하여 소실된다. 약물이 간질환 환자에서 어떻게 영향을 받는가를 결정하는 요소는 많다. 간질환의 종류 및 정도, 그리고 대사 과정의 종류가 약물 청소율에 영향을 줄 수 있다. 예를 들어, 간경화에서는 간염보다 약물 소실이 더욱 더 감소 될 수 있고, 산화성 대사(oxidative metabolism)가 glucuronide 결합(conjugation)보다 더 감소될 수 있다. 더군다나, 간경화에서 CYP (cytochrome P-450)의 서로 다른 동종효소(isoenzyme)들은 다양한 정도로 영향을 받는 것으로 보이고, 같은 동종효소에 의하여 대사되는 약물이라도 다르게 영향을 받을 수 있다. 간내 및 간외 혈류 단락에 의한 간혈류의 감소는 간제거율(extraction ratio)이 높은 약물들의 혈중농도를 높일 수 있다(혈류-의존성 청소율). 간질환에서 흔히 볼 수 있는 알부민 농도의 감소는 일부 약물들의 단백결합을 감소시켜 활성 유리약물의 농도 및 잠재적인 독성을 증가시킬 수 있다. 간경화와 연관된 적응 생리반응 및 약물에 대한 조직 반응성의 증가에 의하여 약물들의 치료적 반응 또한 달라질 수 있다. 유의할 것은 간질환이 있는 환자에서 혈청 크레아티닌 값이 정상이더라도 흔히 신기능의 변화가 있다는 점이다. 따라서 간질환 환자에서도 신장으로 소실되는 약물들의 용량 감소가 필요할 수 있다.

현재 간기능 손상의 정도를 판정하는 민감하고 특이한 기준은 확립되어 있지 않다. 그러므로 간기능장애가 있는 환자에서 필요한 용량 변경을 추정하기 위한 간단한 공식은 없는 실정이다. 이들 환자에서는 가능한 경우 치료적 약물 모니터링(therapeutic drug monitoring; TDM)이 권장된다.

간을 통하여 소실되는 약물들에 있어서 몇몇 중요한 약물상호작용이 일어날 수 있으며, CYP계에 의하여 대사되는 경우 더욱 그러하다. 예를 들어 erythromycin, clarithromycin, ketoconazole, itraconazole, protease inhibitor 등의 약물들은 같은 동종효소(CYP3A계열)를 통하여 대사되는 다른 약물들의 혈중농도를 증가시킬 수 있는데, 이들과 중요한 상호작용을 일으키는 약물에는 cisapride, astemizole, terfenadine 등이 있다. 이 상호작용은 간 대사 억제로 인하여 cisapride, astemizole, terfenadine의 혈중농도가 증가하여 torsade de pointes 등 잠재적으로 치명적인 심부정맥을 유발할 수 있다. 반대로 rifampicin, rifabutin, efavirenz, nevirapine 등의 항생제, 항바이러스제등은 같은 동종효소의 기

질인 다른 약물들의 간 대사를 유도하여 잠재적으로 혈중 농도를 치료농도 이하로 감소시킬 수 있다. 간에서 대사되는 약물을 처방할 때는 반드시 환자가 투약 중인 병용 약물들을 검토하여 가능한 약물상호작용을 피하여야 한다.

약물을 대사하는 CYP 동종효소 중 CYP2C19, CYP2D6, CYP2C9 등은 유전적인 다형성을 보인다. CYP2C19의 *CYP2C19*2*, *CYP2C19*3*와 같은 유전형은 단일뉴클레오티드다형태(single nucleotide polymorphism, SNP)에 의해 전사 과정 중 잘라이음(splicing) 오류를 일으키거나 stop codon이 생겨 기능이 없는 mRNA가 생기고 결과적으로 효소의 활성이 없는 동형 변형접합체(homovariant), 즉 빈약대사집단(poor metabolizer, PM)이 생긴다. 반면 정상적인 효소능을 가진 군을 광범위 대사집단(extensive metabolizer; EM)이라하고 효소능이 결핍된 유전자와 정상 유전자의 이형 접합체(heterozygous)는 중등도대사집단(intermediate metabolizer, IM 또는 heterozygous EM)이라 한다. CYP2C19의 다형성은 처음 mephenytoin의 수산화(hydroxylation)에서 발견되었으며, omeprazole, proguanil, diazepam, citalopram과 같은 약물의 주요 대사 경로를 담당한다. CYP2C19의 다형성에 의한 임상효과는 유전형에 따른 omeprazole 치료 효과로부터 알려졌다. Omeprazole (amoxicillin과 함께 20mg을 투여시)의 *Helicobacter pylori* 치료 효과를 보면 EM 유전형의 경우에는 완치율이 29%로서 PM의 100% 완치에 비해 치료 효과가 크게 줄어든다. 이것은 omeprazole의 권장 용량(20 mg)에서 CYP2C19 EM의 경우 위산 분비 억제와 궤양 치료 효과가 상대적으로 적은 것을 반영한다. Mephenytoin의 수산화 결핍 빈도로 본 PM 표현형의 빈도는 백인의 경우 3~5%인 반면, 한국인, 일본인 및 중국인의 경우에는 15~20% 정도이다. 이런 PM 빈도의 차이에 따라 인구집단의 평균 대사능에서도 인종간의 큰 차이를 보인다. 항진균제 voriconazole의 대사 과정이 CYP2C19에 의해 크게 영향을 받으며 백인과 일본인에서 연구결과에 의하면 PM의 경우 EM과 비교시 평균 4배의 혈장 농도를 보인다. 이형 접합체인 IM은 2배 높은 농도를 보인다. 이러한 유전형에 따

른 약동학 특성의 차이는 치료 효과나 부작용, 약물상호 작용의 개인차의 중요한 원인이 된다.

기타 소실 경로에는 담즙 배설이 있고, 예로는 penicillinase resistant penicillin, mezlocillin, piperacillin 등이 있으며, doxycycline은 담즙을 통한 대변으로의 소실이 주 경로가 될 수 있다. 최근 연구에 의하면 이런 항생제의 배설 과정이나 소화관 흡수 그리고 조직 분포 과정에 중요한 역할을 하는 것이 세포막에 존재하는 P-glycoprotein (MDR2)을 포함한 많은 다양한 수송체이다. 이들 수송체의 SNP에 의한 유전적인 다형성이나 약물상호 작용에 의한 활성의 변화가 항생제의 약동학/약력학 특성의 개인차를 야기하는 원인 중 하나로 작용한다.

3) 소실 반감기

소실경로와는 관계없이, 소실속도(rate of elimination)는 흔히 약물의 반감기(half life)에 의하여 표현된다. 반감기는 혈중약물농도가 반으로 감소하는데 걸리는 시간으로 정의된다.

반감기는 여러 가지 중요한 사항에 응용할 수 있다. 예를 들어 반감기를 알면 항정상태에 언제 도달할지 예측할 수 있다. 약물을 반복투여 시 체내 약물의 양은 평형이 일어날 때까지 축적이 일어나고, 이 평형상태에서는 각 투약 간격 동안에 투여된 용량이 투약간격 동안에 소실된 약물의 양과 같으며 이러한 상태를 항정상태라고 한다. 항정상태에 도달하는 시간은 전적으로 약물의 반감기에만 의존한다. 대부분의 임상적인 상황에서는 약물 반감기의 4~5 배가 지난 후 항정상태에 도달하였다고 생각할 수 있다. 약물농도는 항정상태에서 측정하는 것이 대개 바람직한데, 그 이유는 용량용법 또는 약동학적 지표가 변하지 않는 한, 이후 투약에 의한 해당시간의 약물농도가 변하지 않는다고 볼 수 있기 때문이다. 또한 항정상태에서 최고 혈중농도 및 최저 혈중농도를 측정하면 두 농도로부터 반감기 및 분포용적 등 환자의 개별 약동학적 지표를 산출할 수 있다. 이 정보는 특정한 용량용법 변화에 의한 혈중 농도 변화를 예측하는 데 이용될 수 있다. 대조적으로, 항정상태 이전에 최고 혈중농도 및 최저 혈중농도를 측정하

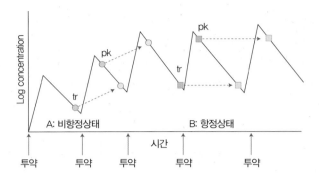

그림 1.약물의 혈중농도 변화.

A) 항정상태 이전에 측정한 최고(peak, pk) 및 최저(trough, tr) 혈중농도는 특정 투약에 관련된 약물농도 정보만을 제공한다. 이후 투약에서 최고 및 최저 농도는 변한다. B)항정상태에서 측정한 최고 및 최저농도는 용량용법 또는 약동학적 지표가 변하지 않는 한, 이후 투약에 의한 해당시간의 약물농도가 같다고 볼 수 있다.

면 다음 투약에 의하여 농도가 계속적으로 변하기 때문에 경시적인 농도변화 중 특정 투약에 대한 단면적인 정보만을 얻게 된다(그림 1). 비항정상태 농도로부터 약동학적 정보를 산출할 수 있으나, 그러한 방법은 대개 추가 농도 측정을 필요로 한다.

4. 혈중농도의 해석

혈중농도를 해석하기 위해서는 여러 요소들을 고려하여야 한다. 독성 및 유효 농도범위 등 치료적 농도범위를 알아야 하는데, 많은 약물들에 있어서 혈중농도와 효능 또는 독성간의 관계를 밝힌 연구가 많지 않다. 예를 들어 vancomycin의 최고 혈중농도 및 최저 혈중농도는 흔히 측정되고 있으나, 최고 혈중농도와 효능 또는 독성간의 관계를 잘 규명한 연구결과는 보고된 바 없다. 약물의 혈중 농도가 항정상태에서 측정되었는가도 위에서 언급한 바와 같이 중요하다. 부가적으로, 혈중농도는 혈중의 농도만을 측정할 뿐이며 꼭 작용부위에서의 농도를 대변하는 것은 아니라는 사실을 기억하여야 한다. 혈중농도가 적절한지 평가하기 위해서는 약물이 어디에 어떻게 분포하는가, 혈 중농도와 감염부위 약물농도간의 관계는 어떠한가, 그리고 감염부위에서의 약물의 활성이 어떠한가에 대한 지식

이 필요하다. 마지막으로, 대개 혈중농도 측정에서는 총 약물농도가 측정되는데, 항균작용을 가지고 있는 것은 유리약물 뿐이다. 이것은 단백결합이 큰 약물들에 있어서 중요한 요소가 될 수 있다.

만약 혈중농도가 예상보다 높게 또는 낮게 보고되었다면, 여러 가능한 원인들을 검토하여야 한다. 예상치 못한 약물농도의 원인중 하나는 그 환자에서의 약물 청소율이 예상보다 높거나 낮은 경우이다.

혈중농도가 예상보다 낮을 때는 특정질환, pH 변화, 약물상호작용에 의한 경구 흡수의 변화 뿐 아니라 비순응(non-compliance) 또는 투약 누락 등의 상황을 고려하여야 한다. 정맥 투여한 약물의 투약 후 농도가 예상외로 높을 때는 약물이 주입된 관으로부터 검체가 채취되지 않았나 확인하여야 한다. 카테터에 남아 있는 약물은 혈중약물농도를 인위적으로 증가시킬 수 있다. 투약시간과 관련된 검체 채취시간도 자세히 조사되어야 한다. 검체를 계획보다 빨리, 또는 늦게 채취하게 되는 경우가 많기 때문에, 농도측정이 계획된 시간에 정확하게 채취되었을 것으로 생각해서는 안된다. 그러므로 측정된 농도와 관련된 정보를 가지고 용량에 관한 결정을 내리기 전에, 언제 약물이 투여되었으며 정확히 언제 검체가 채취되었는가 확인하여야 한다. 경구투여된 약물의 완전한 흡수가 이루어지기 전이나 초기 분포기에 채취된 검체에 근거한 혈중농도는 결론을 내리는 데 있어 오류를 일으킬 수 있다.

마지막으로, 약국에서의 조제 오류, 약물의 부적절한 처리 또는 보관, 검사실에서의 측정 오류 등은 예상외로 높거나 낮은 혈중농도의 가능한 원인이 된다. 예상외 농도의 원인 파악 또는 설명이 불가능하다면, 가장 현명한 행동은 용량용법 결정에 앞서 농도 측정을 반복해보는 것이다.

약력학

최소 억제 농도(minimum inhibitory concentration; MIC) 및 최소살균농도(minimum bactericidal concen-tration; MBC)는 항생제를 선택하는 데 있어서 오래 전부터 임상적으로 이용되어 왔다. 이들은 유용한 정보를 제공하기는 하지만, 몇몇 제한점이 존재한다. MIC 및 MBC는 정적인 약물농도를 이용하는 데 반하여, 생체에서 약물농도는 시간에 따라 변화한다. 또한 MIC와 혈중농도 관계를 이용하는 것은 감염부위에서의 유리약물농도를 대변하지 못할 수 있기 때문에 유효하지 않을 수 있다. 예를 들어, 신장으로 소실되는 약물의 요중 농도는 혈중농도보다 훨씬 높을 수 있고, 중추신경계, 농양, 전립선 등 격리된 부위의 약물농도는 혈중농도보다 상당히 낮을 수 있다.

감염부위의 국소 요소들도 MIC를 결정하는 시험 조건과 상당히 다를 수 있다. MIC나 MBC를 정하는데 사용하는 표준 접종수(inoculum)는 접종수가 더 높거나 낮은 약물 작용부위에서의 항균력을 대변하지 못할 수 있다. 이것은 항균력을 예측하고자 할 때 중요한 문제가 될 수 있다. 감염부위에서 발견될 수 있는 큰 접종수는 항생제의 선택적 압력 하에서 내성균들이 우위를 차지할 수 있게 한다. 또한 미생물의 밀집된 집락은 β-lactamase 등의 효소를 다량으로 생산할 수 있어 항생제를 불활성화시킬 수 있다. 부가적으로, 큰 접종수의 미생물은 MIC의 측정에 이용되는 것보다 증식이 느릴 수 있다. 증식이 느린 균의 존재는 활발히 증식하는 개체에 가장 효과적인 β-lactam 등의 약물 효과를 저하시킨다. MIC 및 MBC 측정은 pH, 산소 농도, 양이온 농도 등의 시험조건에 의하여 또한 영향받을 수 있으며, 이들이 감염부위에서의 국소 조건을 대변하지 못할 때 결과는 잘못 해석될 수 있다. 예를 들어, 일부 항생제들은 특정 pH에서 효과가 더 좋거나 나쁠 수 있다. 또한, aminoglycoside 등의 항생제는 산소 함량이 적은 농양 등의 환경에서는 좋은 반응을 나타내지 않는다.

MIC와 MBC가 유용한 정보를 제공하기는 하지만, 이것들의 제한점이 인식되어야 한다. 새로운 약력학적 연구들은 최적의 항균요법을 결정하는 데 있어서 MIC 및 MBC 측정과 함께 이용될 수 있는 다른 중요한 지표들을 제시하였다(그림 2).

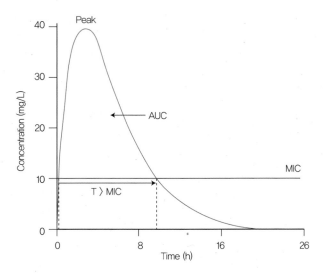

그림 2. 약력학적 지표.

위 그림에서 AUC, MIC, peak/MIC (40/10=4), T>MIC (10-0.5=9.5h) 등을 알수 있다.

AUC, area under the plasma concentration time curve; MIC, minimum inhibitory concentration; T>MIC, time that the serum concentration exceeds the MIC.

표 1. 항생제 약동력학 지표의 목표치*

항생제 종류	주요 약동력학 지표	약동력학 지표 목표치
Aminoglycisides	Cmax/MIC	10-12
Fluoroquinolones	AUC/MIC	>25[a], >100[b]
Beta-lactams	T>MIC	>50[a], >70[b]
Linezolid	AUC/MIC	>80
Daptomycin	AUC/MIC	189[c]
Tigecycline	AUC/MIC	7, 20[d]

* Scaglione, 2008
[a] 경미한 감염, 면역비억제 상태
[b] 중증 감염, 면역억제 상태
[c] 전임상연구결과
[d] Staphylococci, Streptococci

1. 항균작용에 대한 약물농도의 영향

시험관 내 실험에서 어떤 항생제들은 농도-의존적인 활성을 보이는 반면, 어떤 약물들은 농도가 일단 MIC의 4~5배까지 도달하면 항균작용이 더 이상 농도 증가에 영향받지 않는다. 이러한 시험관내 실험과 동물실험을 근거로 3가지의 항생제 효능과 관련된 지표, 즉 1) 항생제 농도가 MIC를 초과하여 유지되는 시간(time over MIC; T>MIC), 2) 최고 혈중농도: MIC의 비(peak/MIC 혹은 Cmax/MIC), 3) 혈중농도곡선하면적(area under the concentration time curve; AUC)과 MIC의 비(AUC/MIC)가 제시되었다. 그리고 전통적으로는 각 항생제를 이 3부류로 분류해왔다.

한편, 인체에서 반감기의 3~4배 이내의 간격으로 투여하는 경우에는 이러한 구분이 뚜렷하지 않으며, 모든 항생제의 효능은 AUC/MIC를 공통 지표로 하여 설명할 수 있다는 주장도 있었다.

예를 들어 vancomycin의 경우, 일반적인 용법용량으로 투여하면 혈중농도가 항상 치료대상세균의 MIC보다 높기 마련이다. 그러나 실제 임상에서는 vancomycin으로 치료에 실패하는 경우가 많은데, 24시간 AUC/MIC가 400이상인지 그 미만인지를 기점으로 치료성공과 치료실패가 결정된다는 임상연구가 있었다. 이를 토대로, vancomycin은 AUC/MIC 의존 항생제로 재분류되었다.

최근에는 β-lactam와 aminoglycoside만 각각 T>MIC 의존 항생제, peak/MIC 의존 항생제로 남아있고, 나머지 항생제는 대부분 AUC/MIC 의존 항생제로 분류된다.

항생제 효능관련 지표의 목표치에 대해서도 논란이 있어왔다. 최근엔 이전보다 높은 목표치를 제시하는 추세이다(표 1). 이런 변화는, 비임상실험에서 주로 살균효과가 아닌 정균효과를 기준으로 지표목표치를 제시해왔지만, 빠른 치료 효과를 거두고 내성발현을 억제하기 위해서는 살균효과를 목표로 해야한다는 반성에서 비롯되었다.

2. 약력학적 요소에 근거한 용량용법 설계

Aminoglycoside는 peak/MIC 의존적인 항균제이며, 또한 여러 미생물에 대하여 postantibiotic effect를 나타낸다. Postantibiotic effect란 항생제에 잠시 노출된 뒤에 균의 재증식이 금방 일어나지 않고 한동안 억제되는 것을 의미한다.

이러한 약력학적 특징 때문에 aminoglycoside를 1일 1회 투여하는 용법이 시도되었다. 하루에 여러 번 적은 양을 투여하는 것보다 한꺼번에 많은 양을 투여하면, 최고농도를 높여 항균 효과를 높일 수 있는 반면, 혈중농도가 MIC 이하로 떨어져도 postantibiotic effect 때문에 세균의 재증식이 곧 일어나지는 않을 것이기 때문이다. 한편 aminoglycoside의 부작용은 최소농도가 낮게 오래 유지될수록 적게 발생할 것이라 예상되므로, 이점에서도 aminoglycoside의 1일 1회 투여는 유리할 수 있다.

실제 임상에서 시도된 여러 자료를 메타 분석(meta-analysis)한 결과, aminoglycoside 1일 1회 투여법은 기존의 투여 방법과 비교하여 그 효과가 적어도 같으면서, 신독성은 비슷하거나 더 낮은 빈도로 나타난다는 것이 밝혀졌다. 그러나 중증 감염이나 면역억제환자에서는 아직 aminoglycoside 1일 1회 요법이 권고되지 않으며, 그람양성균 감염증 등 일부 종류의 감염증 및 신 장애, 복수, 체액격리, 심한 화상, 또는 큰 청소율을 가진 환자 등 일부 환자 집단에 대한 자료는 제한되어 있다.

β-lactam은 T>MIC 의존인인 항생제이며 많은 미생물에 대하여 postantibiotic effect가 짧거나 없다. 이러한 약력학적 원리를 근거로, penicillin이나 일부 cephalosporin처럼 짧은 반감기를 가지는 항생제의 경우, 보다 자주 투약하거나 지속주입하는 방법이 시도되고 있는데, 아직 그 우월성에 대해선 더 많은 임상연구가 필요하다.

3. 항생제 약동력학의 미해결 논제

유리 항생제만 세포외액으로 투과하여 세균에 항균 작용을 발휘할 수 있다는 이론적 근거 하에, 항생제의 약동력학 지표치를 산출할 때 단백결합 비율을 감산해야한다고 일반적으로 생각한다. 그리고 항생제의 유리 농도를 계산할 때, 보통 총 혈중농도에 단백결합율을 일률적으로 곱셈하여 그 부분만큼 감산한다. 하지만 약물의 단백결합은 고정적이 아니라 농도에 따라 지속적으로 변하는데, 같은 약물이라도 총 농도가 높을수록 단백결합율이 낮고, 낮은 총 농도에서는 상대적으로 높기 마련이다. 그리고 혈관외

액의 완충효과 때문에, 분포용적이 높은 항생제의 경우 단백결합율이 아주 높지 않다면, 총 농도와 유리농도는 크게 차이나지 않을 수 있다. 또한 단백에 결합한 상태에서도 항생제가 항균작용을 나타내는 경우도 보고되고 있다. 따라서 총 농도의 정도와 분포용적과 상관없이 고정 단백결합율을 일률적으로 적용하여 계산하면, 그 수치는 항생제의 유리농도와 항생 작용을 나타내는 농도를 실제적으로 반영하지 못할 가능성이 크다. 항생제의 단백결합의 문제는 더 연구와 논의가 필요하다.

국소 조직에서의 항생제 약동학에 대해서도 논란이 있다. 조직을 분쇄하여 균질액을 만들어 농도를 측정하는 경우, 항생제의 세포내 투과율에 따라, 조직 균질액의 농도가 항생 작용을 나타내는 부위인 세포외액의 실제 농도와는 크게 다를 수 있다. 폐조직의 항생제 농도를 대변한다고 생각하고 측정하고 있는 폐포의 epithelial lining fluid (ELF, 이후 ELF) 농도도 비슷한 오류를 범할 가능성이 있다. ELF 내에 존재하는 세포의 오염, 검체채취 및 처리과정에서의 오차 등으로 인해, 기관지 폐포세척(bronchoalveolar lavage; BAL)을 통해 측정한 ELF 농도는 실제 ELF 농도를 반영하지 못할 가능성이 있다. 그리고 폐렴이 발생하는 경우 폐포가 많이 파괴되기 때문에, 정상인에서 측정한 ELF 농도가 폐렴환자에서 항생제가 작용하는 폐조직의 농도를 반영한다고 생각하기도 어렵다.

항생제의 항균작용에 관계하는 인체방어기전의 영향도 아직 잘 규명되지 않았다. 비임상실험은 이런 면역체계가 없거나(시험관내 실험), 혹은 억제된 상황(호중구감소를 발생시킨 동물실험)에서 시행되기 때문에, 이 요인을 파악하지 못한다. 앞으로 더 연구되어야 할 부분이다.

표 2에는 흔히 사용되는 항생제들의 약동학적 지표가 요약되어 있다.

4. 항생제 약동력학의 가치와 응용

지난 30여 년간 연구되어 온 항생제 약동력학의 개념은, 항생제 내성이 증가하는 반면 사용할 수 있는 효과적인 항생제의 수는 제한된 현 상황에서, 항생제를 보다 합

표 2. 항생제의 약동학적 지표

	경구 생체이용률 (%)	요중배설 (%)	혈중 단백결합 (%)	청소율 (mL/min/kg)	분포용적 (L/kg)	반감기 (hr)
Amikacin	-	98	4±8	1.3±0.6 CL=0.6Ccr+0.14	0.27±0.06	2.3±0.4
Amoxicillin	93±10	86±8	18	2.6±0.4	0.21±0.03	1.7±0.3
Amphotericin B	-	2~5	>90	0.46±0.20	0.76±0.52	18±7
Ampicillin	62±17	82±10	18±2	CL=1.7Ccr+0.21	0.28±0.07	1.3±0.2
Azithromycin	37	12	7~50	9	31	40
Cefaclor	-	52±17	25	6.1±1.5	0.36	0.67±0.33
Cefazolin	>90	80±16	89±2	0.95±0.17	0.14±0.04	1.8±0.4
Cefotaxime	-	55±10	36±3	3.7±0.6	0.23±0.06	1.1±0.3
Cefotetan	-	67±11	85±4	CL=0.23Ccr+0.14	0.14±0.03	3.6±1.0
Ceftazidime	-	84±4	21±6	CL=1.05Ccr+0.12	0.23±0.02	1.6±0.1
Ceftriaxone	-	49±13	90~95	0.24±0.06	0.16±0.03	7.3±1.6
Cefuroxime	68	96±10	33±6	CL=0.94Ccr+0.28	0.20±0.04	1.7±0.6
Ciprofloxacin	60±12	65±12	40	6.0±1.2	1.8±0.4	4.1±0.9
Clarithromycin	55±8	36±7	42~50	7.3±1.9	2.6±0.5	3.3±0.5
Clindamycin	~87	13	93.6±0.2	4.7±1.3	1.1±0.3	2.9±0.7
Doxycycline	93	41±19	88±5	0.53±0.18	0.75±0.32	16±6
Enoxacin	87±16	45±11	-	5.0±1.2	1.6±0.4	4.5±1.0
Erythromycin	35±25	12±7	84±3	9.1±4.1	0.78±0.44	1.6±0.7
Fluconazole	>90	75±9	11±1	0.27±0.07	0.60±0.11	32±5
Gentamicin	-	>90	<10	CL=0.82Ccr+0.11	0.31±0.10	2~3
Imipenem	-	69±15	<20	2.9±0.3	0.23±0.05	0.9±0.1
Itraconazole	55	<1	99.8	23±10	14±5	21±6
Ketoconazole	-	<1	99.0±0.1	8.4±4.1	2.4±1.6	3~8
Lomefloxacin	97±2	65±9	10	3.3±0.5	2.3±0.3	8.0±1.4
Metronidazole	99±8	10±2	11±3	1.3±0.3	0.74±0.10	8.5±2.9
Netilmicin	-	80~90	<10	1.3±0.2	0.20±0.02	2.3±0.7
Norfloxacin	30~40	26~32	15~20	7.2±3.0	3.2±1.4	5.0±0.7
Ofloxacin	100	64±16	25±6	3.5±0.7	1.8±0.3	5.7±1.0
Piperacillin	-	71±14	30	2.6±0.7	0.18±0.03	0.93±0.12
Rifampicin	?	7±3	89±1	3.5±1.6	0.97±0.36	3.5±0.8
Sulfamethoxazole	~100	14±2	62±5	0.32±0.04	0.21±0.02	10.1±4.6
Tetracycline	77	58±8	65±3	1.67±0.24	1.5±0.08	10.6±1.5
Tobramycin	-	90	<10	CL=0.98Ccr±0.32	0.33±0.08	2.2±0.1
Trimethoprim	~100	63±10	37±5	1.9±0.3	1.6±0.2	10±2
Vancomycin	-	79±11	30±	1.4±0.1 CL=0.79Ccr+0.22	0.39±0.06	5.6±1.8

CL, 청소율; Ccr, 크레아티닌청소율[mL/min/kg]

리적으로 사용할 수 있는 기초를 마련하였다.

또한 항생제 약동력학은 항생제 감수성 기준을 보다 과학적으로 결정하는데 기여하였다. 이전의 항생제 감수성의 기준은 대상 세균의 MIC 분포와 제한된 임상효과 자료를 토대로 수명의 전문가들이 토의하여 결정하여 왔다. 하지만 이제는 대부분의 감수성 기준이 항생제 약동력학을 기초로 정해지고 있다. 즉 대상 세균을 제어하는데 필요한 각 항생제의 약동력학적 지표의 목표치를 설정하고, 이를 만족시킬 수 있는 MIC를 감수성의 기준으로 결정하는 것이다.

항생제 약동력학은 임상 시험을 시행하지 않고도, 특정 집단에서의 항생제 효과를 추정해볼 수 있는 방법도 제시하였다. 어떤 집단의 약동학과 관련된 자료(신장 청소율 등)와 대상세균의 MIC 분포자료가 있으면, Monte Carlo 시뮬레이션 등 컴퓨터 시뮬레이션을 통해, 해당 항생제가 그 집단에서 어느 정도 효과를 발휘할지 추정해볼 수 있다.

앞으로 항생제 약동력학의 개념을 통해 항생제의 개인맞춤요법이 가능하리라 예상된다. 현재의 항생제 용량용법은 대충의 구분으로 제시된다. 가령 신장을 통해 배설되는 항생제의 경우, 신장 청소율에 따라 2~3범주로 분류한 후, 이에 해당하는 용법용량을 권하고 있다. 하지만 신장 청소율은 어떤 범주로 나누어지기보다, 혈청 크레아티닌치와 선형의 관계를 이룬다. 따라서 현재의 권고를 따르면, 신장 청소율의 같은 범주 내에서도 항생제가 과할 수도 있고 모자랄 수도 있다. 또한 같은 신장 청소율을 가진 사람이라도 인종간, 지방 분포 등의 요인에 따라 항생제의 청소율이 다를 수 있으므로 이런 요인도 고려해야 한다. 항생제를 투여받을 사람의 항생제 청소율을 추정할 수 있다면, 항생제 약동력학 지표 목표치를 만족시킬 수 있는 항생제 투여량을 구할 수 있다. AUC는 약물의 투여량을 청소율로 나눈 값과 같다. 즉 AUC = F·Dose/Clearance (F: 생체이용률, 정맥주사의 경우 1)의 관계가 있으므로, 이 관계식을 통해 특정 청소율을 지닌 사람에서 목표 AUC를 얻기 위한 항생제 투여량을 계산할 수 있다. 이 방법은 초기 항생제의 투여량을 결정하거나 TDM이 가능하지 않은 경우 유용하게 사용될 수 있을 것이다. TDM이 가능한 경우, 주요 항생제의 용량용법을 TDM 통해 조절한다면, 보다 효과적인 항생제의 개인맞춤요법이 가능할 것이다.

이를 위해 아직 해결되지 않은 항생제 약동력학의 난제에 대한 연구가 더 진행되고 기존의 항생제 약동력학 지식도 보다 정교하게 다듬어가야 할 필요가 있다.

■ **참고문헌**

1. Akira T. Impact of transporter-mediated drug absorption, distribution, elimination and drug interactions in antimicrobial chemotherapy. J Infect Chemother 12:241-50, 2006.

2. Andes D, Craig WA:Pharmacokinetics and phar-macodynamics of outpatient intravenous antimi-cro-bial therapy. Infect Dis Clin North Am 12:849-60, 1998.

3. Benet LZ, Oie S, Schwartz JB:Appendix II. Design and optimization of dosage regimens; Phar-aco-ki-netic data, In:Hardman JG et al (editors). Good-man and Gilman's The Pharma-cological Basis of Therapeutics, 9th ed. McGraw-Hill, 1996.

4. Drusano GL, Pharmacokinetics and pharmacodynamics of antimi-crobials. Clin Infect Dis. 45:S89-95, 2007.

5. Drusano GL, Preston SL, Fowler C, Corrado M, Weisinger B, Kahn J. Relationship between fluoroquinolone area under the curve:minimum inhibitory concentration ratio and the probability of eradication of the infecting pathogen, in nosocomial pneumonia. J Infect Dis. 189:1590-7, 2004.

6. Estes L:Review of pharmacokinetics and pharmaco-dynamics of antimicrobial agents. Mayo Clin Proc 73:1114-22, 1998.

7. Hyatt JM, McKinnon PS, Zimmer GS, Schentag JJ:The importance of pharmacokinetic/phar-maco-dyna-mic surrogate markers to outcome. Focus on anti-bac-terial agents. Clin Pharmacokinet 28:143-60, 1995.

8. Jumbe N, Louie A, Leary R, Liu W, Deziel M, Tam V, Bachhawat R, Freeman C, Kahn J, Bush K, Dudley M, Miller M, Drusano George L. Application of a mathematical model to prevent in vivo amplification of antibiotic-resistant bacterial populations during therapy. J Clin Invest 112:275-85, 2003.

9. Kiem S, Schentag JJ. Interpretation of antibiotic concentration ratios measured in epithelial lining fluid. Antimicrob Agents Che-mother 52(1):24-36, 2008.

10. Mattie H:The importance of pharmacokinetics and pharmacody-namics for effective treatment of infec-tions. Clin Investig 71:480-

2, 1993.

11. Sahai J. Avoiding the Ciprofloxacin-Didanosine Interaction Annal Int Med. 123(5):394-5, 1995.

12. Scaglione F, Paraboni L. Pharmacokinetics/pharmacodynamics of antibacterials in the Intensive Care Unit: setting appropriate dosing regimens. Int J Antimicrob Agents 32(4):294-301, 2008.

13. Schentag JJ, Nix DE, Forrest A, Adelman MH. AUIC--the universal parameter within the constraint of a reasonable dosing interval. Ann Pharmacother 30:1029-31, 1996.

14. Wise R. Protein binding of beta-lactams: the effects on activity and pharmacology particularly tissue penetration. II. Studies in man. J Antimicrob Chemother 12:105-18, 1983.

항생제 내성

정석훈, 이경원 (연세대학교 의과대학 진단검사의학교실, 세균내성연구소)

항생제 내성은 모든 항미생물제에 대해 생길 수 있는데, 이 장에서는 항균제에 대한 내성만을 언급하고, 그 외의 항바이러스제, 항진균제, 항기생충제 등에 대한 내성에 관해서는 각 약제의 본문에 기술한다.

항균제 개발과 내성균의 출현

항균제가 임상에 사용되기 시작한 초기에는 감염증에 대한 치료 효과는 극적이었다. 20세기 전반에 있어서 주요 사망 원인은 감염증이었으나, 이러한 감염증에 의한 사망률이 sulfa제 사용으로 낮아지기 시작하였고, penicillin, streptomycin 등의 항균제 개발로 1950년대 중반까지는 현저히 감소하였다. 그러나 그 후 60여년 동안 내성균의 출현과 새로운 항균제의 개발이 반복되었고, 현재의 세균은 내성 유전자로 완전무장한 상태라고 까지 비유된다. 1950년대에 penicillin 내성 *Staphylococcus aureus*가 증가하여 큰 위협이 되었으나, 1960년대에는 penicillin 구조의 측쇄 변경으로 penicillin 내성인 *Staphylococcus*에 대해서도 항균력이 있는 methicillin 등의 항균제가 개발되었고, 이어서 cephem 항균제가 개발되어 *S. aureus* 문제는 적어졌다. 그람음성막대균에 대해서는 penicillin에 amino기를 도입하여 항균력이 넓어졌고, 자연 내성이 흔한 *Pseudomonas aeruginosa*에 대해서는 carboxyl 기의 도입으로 항균력이 높아졌으며, cephem에 amino-thiazole기를 도입하여 항균력이 강해졌고, cephamycin의 출현과 methoxyimino기의 도입으로 β-lactamase에 안정해졌으며, 또한 모핵의 변경으로 항균력과 항균범위 모두가 향상된 항균제가 개발되었다. 그러나 cephem의 *S. aureus*에 대한 항균력은 약해졌고, 1980년대 부터는 methicillin 내성 *S. aureus* (MRSA)가 큰 문제가 되었다. 최근에는 extended-spectrum β-lactamase, metallo-β-lactamase 등을 생성하여 3세대 cephalosporin, monobactam, carbapenem 등 광범위 β-lactam 항균제에 내성을 나타내는 그람음성막대균과 *vanA* 등 내성유전자 획득에 의하여 glycopeptide 내성인 그람양성알균이 증가하여 새로운 문제가 되고 있다.

주요 세균의 항균제 내성 경향

Staphylococcus, *Enterobacteriaceae* 및 포도당 비

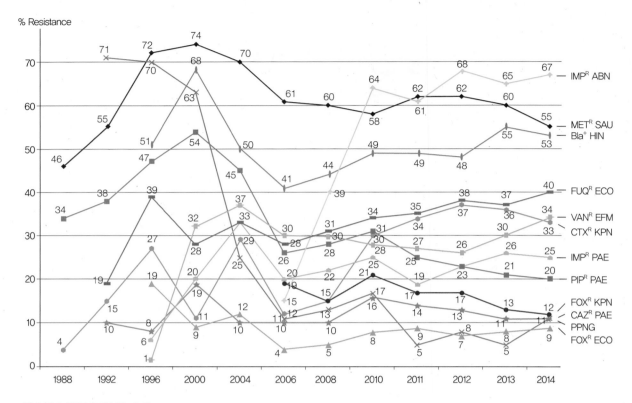

그림 1 주요 균종의 내성율 추이.

IMP^R ABA, imipenem-resistant *A. baumannii*; MET^R SAU, methicillin-resistant *S. aureus*; Bla^+ HIN, β-lactamase-producing *H. influenzae*; FUQ^R ECO, fluoroqui-nolone-resistant *E. coli*; VAN^R EFM, vancomycin-resistant *E. faecium*; CTX^R KPN, cefotaxime-resistant *K. pneumoniae*; IMP^R PAE, imipenem-resistant *P. aerugi-nosa*; PIP^R PAE, piperacillin-resistant *P. aeruginosa*; FOX^R KPN, cefoxitin-resistant *K. pneumoniae*; CAZ^R PAE, ceftazidime-resistant *P. aeruginosa*; PPNG, penicil-linase-producing *N. gonorrhoeae*; FOX^R ECO, cefoxitin-resistant *E. coli*.

발효 그람음성막대균의 내성 문제는 이미 잘 알려져 있다. *Haemophilus*, *Neisseria*, *Streptococcus* 중에는 내성균이 없어서 감수성 시험이 필요없다고 생각했던 시기가 있었으나, 이제는 이들 중 일부의 내성문제가 심각하다.

내성균의 비율은 입원환자에서 분리된 균주가 외래환자에서 분리된 균주보다 더 높다. 이는 내성균의 원내전파 때문이다. 우리나라에서 보고된 내성률은 대부분이 입원환자에서 분리된 균주에 대한 것이고, 원외감염균의 내성에 관한 자료는 적다. 1988~2014년 우리나라 일개 대학병원 환자에서 분리된 주요 균종의 내성추이는 그림 1과 같다. 주요 항균제에 대한 내성 경향을 대학병원 환자에서 분리된 균종을 중심으로 좀 더 자세히 살펴보기로 한다.

1. *Staphylococcus*

*S. aureus*는 환자에서 흔히 분리되는 중요한 병원균이다. Penicillin에 감수성인 균주가 드물어진 것은 이미 오래전 일이고, 현재는 methicillin 내성균(MRSA)의 증가가 문제이다. 우리나라 분리주 중 MRSA 비율은 1970년대에는 10% 미만이었으나, 1980년대에는 40%, 1990년대에는 50%를 넘었으며, 2011년에는 66%에 달했고, 특히 중환자실의 MRSA 분리비율은 85% 이상으로 매우 흔하다.

과거 MRSA 감염은 주로 병원에서 발생하는 것으로 알려졌으나(health care-associated MRSA, HA-MRSA), 2005년 미국에서 발생한 MRSA 감염의 13.7%는 지역사회 연관 MRSA (community-associated

MRSA, CA-MRSA) 감염인 것으로 보고되었다. 미국에서 유래된 USA300 클론은 전세계적으로 확산되어 CA-MRSA 중 가장 유명한데, 이 클론은 HA-MRSA가 생성하지 않는 Panton-Valentine leukocidin (PVL) 독소를 생성하여 독성이 강하고, sequence type 8 (ST8)에 속하며 SCCmec IV를 지니는 특징이 있다. 국내에서 가장 흔한 CA-MRSA는 ST72-SCCmec IV로 알려져 있으나, USA300 클론도 최소 3례가 보고되었다.

1998년 methicillin 내성인 S. aureus와 coagulase 음성 staphylococci는 각각 70%와 53%이었으나, 국제진단검사표준(Clinical and Laboratory Standards Institute; CLSI)의 감수성 breakpoint가 변경되어 2011년에는 66%와 73%로 두 균종의 내성률이 비슷해졌다. 덴마크와 스웨덴에서는 1990년대 초 MRSA 비율이 1% 미만이었지만 최근 CA-MRSA 감염의 증가에 따라 비율이 높아지고 있다. 2002년 스페인의 MRSA 비율은 30.5%였으며, 일본에서는 우리나라와 비슷하게 높고, 미국도 1980년 후반부터 급격히 증가하여 2004~2005년에는 52.9%에 달하였음이 보고되었다.

MRSA는 흔히 heterogenous형으로 알려져 있으나, 근래 분리주 중에는 homogenous형이 많아서 이들 균주에 대한 methicillin의 MIC는 512 μg/mL 이상인 경우가 많다. 일본에서는 고농도 methicillin 내성인 coagulase II형이 많아졌는데, 우리나라 분리주 중에도 II형이 증가하고 있다.

MRSA 감염 치료에는 모든 β-lactam제, 즉 penicillin, cephalosporin, carbapenem, monobactam이 효과가 없다. 또한 MRSA는 다른 계열 항균제에 대해서도 다제내성이다. 일본에서는 MRSA 감염 치료에 aminoglycoside 제제인 arbekacin이 사용되고 있다. 우리나라에서 분리된 MRSA 중에는 이 항균제에 내성인 균주는 없었으며, 따라서 이 항균제의 임상효과에 대하여 검토가 필요할 것으로 생각된다.

최근 glycopeptide 항균제 vancomycin에 내성인 S. aureus가 출현하였으며, 이는 심각한 임상적 위협으로 간주되고 있다. 1996년 일본에서 vancomycin의 MIC가 8 μg/mL로 중간내성인 VISA (vancomycin-intermediate S. aureus)가 분리되었고, 그 후 미국, France 및 홍콩에서도 VISA에 의한 감염이 보고되었다. 우리나라에서도 1997년 직장암으로 대학병원에 입원하였던 45세 남자 환자의 혈액에서 VISA가 분리된 이 후 이 세균의 검출이 드물게 보고되고 있다. VISA 균주에서는 vanA나 vanB는 검출되지 않았으나, 세포벽이 두껍고 PBP 2와 PBP 2a가 증가된 특징이 관찰되었다. 2002년 미국 미시간에서는 40세 여성 당뇨병 환자의 피부궤양 검체에서 vanA 유전자 획득에 의하여 vancomycin MIC가 32 μg/mL 이상인 진정한 의미의 VRSA (vancomycin-resistant S. aureus)가 검출되었으며, 이 후 미국에서 최소 13례의 VRSA가 보고되었다. 또한 2013년에는 포르투갈에서 유럽 최초의 VRSA가 검출되었다. 국내에서는 아직 VRSA 검출이 보고되지 않았다.

2006년 미국의 CLSI는 vancomycin 감수성 기준을 종래의 MIC 4 μg/mL 이하에서 2 μg/mL로 변경하여, 기존에 감수성으로 판정하였던 MIC 4 μg/mL인 균주를 감수성이 저하된 균주로 정의하였다. Vancomycin에 감수성이 저하된 균주(MIC, 4 μg/mL)의 임상적 의의에 대해서는 아직 명확하지 않으나 일부 치료실패 예가 보고되었다. 2001년 국내 27개 병원에서 검출된 MRSA 3756주 중 18주(0.5%)와 2006년 국내 45개 병원에서 수집된 S. aureus 8,409주 중 17주(0.2%)가 vancomycin에 감수성이 저하된 균주로 확인되어 향후 이에 대한 주의가 필요할 것이다.

2. Streptococcus

Streptococcus pyogenes는 소아 세균성 인두염의 가장 흔한 원인균이다. 이 세균이 penicillin에 대한 내성 획득 예는 세계적으로 아직 보고된 바 없으나, 세균성 인두염의 치료제로 흔히 사용되는 erythromycin에 대한 국내 진주 지역의 내성률은 2002년 44.8%에서 2009년 4.6%로 현저하게 감소하였는데, 이는 macrolide 사용 감소와 함께 유행 clone의 변화 때문인 것으로 생각된다. Strep-

tococcus agalactiae 역시 penicillin에 대한 내성 획득 예는 보고되지 않았지만, 국내에서 2002년에 분리된 균주의 erythromycin과 clindamycin에 대한 내성률은 각각 41%와 48%에 달한 것으로 보고되었다.

*Streptococcus pneumoniae*는 지역사회 감염을 주로 일으킨다. 2011년에 시행한 국내 32개 병원이 참가한 한국내성세균조사 프로그램(Korean Nationwide Surveillance of Antimicrobial Resistance, KONSAR)에 따르면 참여병원에서 분리된 *S. pneumoniae*의 penicillin 내성률은 70%, erythromycin 내성률은 74%로 외국에 비해서 현저히 높았다. 국내에서 분리되는 *S. pneumoniae* 대부분은 *erm (B)*와 *mef (A)* 유전자를 동시에 지니고 있으며, erythromycin과 clindamycin뿐 아니라 penicillin, cefuroxime, tetracycline 및 cotrimoxazole에도 동시에 내성인 경우가 흔한 것으로 알려졌다. Fluoroquinolone에 대한 내성률은 6%로 아직 높지 않으나 내성률이 점차 높아지고 있는 것으로 보고되었다.

한편 2002년에 국내 11개 대학병원에서 수집된 *S. pneumoniae* 188주 중 2주가 vancomycin-tolerant *S. pneumoniae* (VTSP)로 판별되었다. VTSP 2주 모두는 penicillin과 cefotaxime에 내성이어서 이 균주에 의한 뇌수막염 발생시 치료에 어려움이 클 것으로 우려되며, VTSP의 확산에 대한 지속적인 감시가 필요한 것으로 생각된다.

3. *Enterococcus*

*Enterococcus*는 장내 상재균이고, 감염을 일으키는 일이 드물었다. 그러나 근래 그 분리수가 현저히 많아져서 원내감염에서 분리되는 균종 중 제 4위를 차지하게 되었음이 미국에서 보고되었다. 이는 cephalosporin의 빈번한 사용 때문으로 생각되는데, 이러한 경향은 우리나라에서도 관찰된다. 2011년 KONSAR에 참가한 국내 32개 병원에서 분리된 *S. aureus*의 균주수는 27,314주이었는데, *Enterococcus faecalis*는 12,916주, *Enterococcus faecium*은 9,757주이었다. 대부분의 균주는 요검체에서 분리

되어 원내감염으로 생각되었다.

*Enterococcus*는 *Streptococcus*보다 여러 항균제에 자연내성이고, 또한 β-lactam 항균제에 대한 내성 정도도 높다. *Enterococcus* 중에서는 *E. faecium*의 내성률이 더 높다. 2011년 국내 분리주의 ampicillin 내성율은 *E. faecalis*가 3%, *E. faecium*이 92%이었다. *Enterococcus*는 저농도 aminoglycoside에 내성이고, β-lactam 항균제에 대한 감수성이 낮지만, 두 약제가 공존할 때는 상승작용을 나타내어 이 세균에 의한 심내막염 치료시 두 약제의 병합요법이 시행되었다. 그러나 β-lactam이나 고농도 aminoglycoside에 내성주에 대해서는 상승효과가 없다.

미국에서는 vancomycin 내성 장구균(VRE)이 증가하여 문제되고 있다. 우리나라에서는 1990년 중반부터 소수의 분리 예들이 보고되었으며, 2000년대 들어 그 분리수가 현저히 증가하여 2011년 KONSAR에 참가한 국내 32개 병원에서 분리된 *E. faecium*의 34%와 30% 및 *E. faecalis*의 1%와 1%가 vancomycin과 teicoplanin에 각각 내성이었다. VRE는 주로 요 검체에서 분리되었다. VRE는 주로 원내감염에 의하여 확산되는 것으로 생각된다. 장구균의 vancomycin 내성은 주로 *vanA*, *vanB* 및 *vanC* 유전자에 의하는데, 이 중 임상적으로 중요한 *vanA*와 *vanB*는 다른 균주로 수평적 전달될 수 있다. 염색체성 *vanC* 유전자를 선천적으로 가지고 있는 *Enterococcus gallinarum*, *Enterococcus casseliflavus* 등은 glycopeptide에 대해 저농도 내성이고, 전달성이 없어서 감염관리의 대상이 아니다. 국내에서 분리되는 VRE 대부분은 *vanA* 유전자를 갖고 있으며, VRE의 pulsed-field gel electrophoresis 유형은 매우 다양하나 *vanA* 유전자가 위치한 transposon Tn*1546*의 구조는 비슷하여서 내성 유전자의 수평적 확산에 의하여 VRE가 확산되고 있는 것으로 추측된다.

4. *Neisseria gonorrhoeae*

β-lactamse를 생산하는 penicillinase-producing

N. gonorrhoeae (PPNG)는 1979년 처음 국내에서 보고되었는데, 그 비율은 점차 증가하여 1998년 분리주 중 74%이었으나, 이 후 지속적으로 감소하여 2014년에는 11%로 낮아졌다. 이에 반하여 fluoroquinolone (FQ)에 내성인 균주의 비율은 현저한 상승 경향을 보여서, 2011~2013년에 국내에서 수집된 균주 중 ciprofloxacin 내성 균주의 비율이 무려 97%에 달하였다. *N. gonorrhoeae*는 *gyrA* 혹은 *parC* 유전자의 점 변이에 의하여 FQ에 대한 내성을 획득하며, 이들 내성 균주는 클론성으로 확산되고 있는 것으로 생각된다. 한편 2013년에 국내에서 분리된 임균은 모두 spectinomycin에 감수성이었으나, ceftriaxone, cefixime, cefpodoxime 및 cefotaxime에 비감수성인 균주의 비율은 25%, 25%, 18% 및 30%였다. Ceftriaxone 내성 균주는 아직 국내에서 발견되지 않았으며, 전세계적으로 지금까지 4주만 보고되었다.

5. *Enterobacteriaceae*

*Enterobacteriaceae*에 속하는 세균은 임상검체에서 흔히 분리된다. Ampicillin 내성균은 대단히 흔해졌으며, plasmid성 extended-spectrum β-lactamase (ESBL) 혹은 AmpC β-lactamase 생성에 의하여 광범위 cephalosporin에 대한 내성을 획득한 균주도 확산되고 있다. 또한 KPC β-lactamase, metallo-β-lactamase (MBL) 등 carbapenemase 생성에 의해 carbapenem 내성을 획득한 균주도 확산되고 있다. FQ는 그람음성막대균에 대해 항균력이 우수한 약제인데, 과거 *Enterobacteriaceae*의 FQ 내성획득 기전은 염색체성 DNA gyrase (topoisomerase II) 및 topoisomerase IV 유전자에 축적되는 변이에 국한되는 것으로 알려졌었다. 그러나 최근 plasmid에 매개되며 FQ에 저농도 내성에 관여하는 *qnr* 및 *aac (6')-Ib-cr* 유전자를 가진 균주가 국내에 드물지 않음이 보고되었다. 또한 aminoglycoside 내성을 부여하는 plasmid성 methylase 생성 균주의 국내 존재 역시 확인되었다.

*E. coli*와 *K. pneumoniae*의 ESBL 생성률은 1990년대 5%와 20%에서 2003년에는 9%와 23%, 2007년에는 16%와 39%, 2014년에는 30%와 38%로 꾸준한 증가 양상을 보이고 있다. 과거 국내에 흔하였던 ESBL은 SHV-2a, SHV-12, TEM-52 등이었으나 최근에는 CTX-M-3, CTX-M-14, CTX-M-15 등이 흔해졌다. 최근에는 동남아시아에 흔한 VEB-1 생성 *Proteus mirabilis*와 carbapenem에 대한 내성에 관여하는 GES-5 생성 *K. pneumoniae*의 국내 출현이 보고되었다.

과거 AmpC β-lactamase 유전자는 염색체에만 존재하는 것으로 알려졌으나, 1989년 plasmid 매개 AmpC β-lactamase (PABL) CMY-1 생성 *K. pneumoniae*가 처음 보고된 후, MIR-1, BIL-1, MOX-1, FOX-1 등 다양한 PABL 생성 균주가 확산되고 있다. 2011년 KONSAR 참가 국내 32개 병원에서 분리된 *E. coli*와 *K. pneumoniae*의 8%와 14%가 cefoxitin에 내성이었으며(표 1), 이들 대부분이 PABL을 생성하는 것으로 추정된다. 국내에서는 2000년대 초부터 DHA-1, CMY-2, CMY-10 등 PABL이 급속하게 확산되고 있는 것으로 알려졌다.

Citrobacter freundii, *E. cloacae* 및 *Serratia marcescens*는 중요한 원내감염균이며, 여러 가지 항균제에 대한 내성율이 높다. 이들은 염색체성 AmpC β-lactamase를 생성하는데, 항균제에 노출되는 동안 유도(induction)에 의해 다량의 효소를 생성하고, 특히 변이가 생기면 항균제 노출과 관계없이 영구히 다량의 효소를 생성하는 탈억제(derepression) 세균이 된다. 이들 탈억제 세균은 3세대 cephalosporin에 내성을 보이지만 cefepime에는 감수성을 보이게 된다. 2011년 국내에서 분리된 *E. cloacae* 중 33%가 cefotaxime에 내성이어서 탈억제 세균이 흔함을 보여준다. 그러나 cefepime에 대한 내성률이 7%로 낮지 않아 ESBL을 생성하는 균주도 드물지 않음을 시사한다.

Enterobacteriaceae 감염증 치료의 마지막 보루인 carbapenem에 대한 내성을 획득한 균주의 출현 역시 심각한 문제이다. *Enterobacteriaceae*가 carbapenem 내성을 획득하는 기전은 1) ESBL 혹은 PABL 생성 균주가 세포외막 porin을 소실하거나 유출펌프(efflux pump)를 과량생성하거나 2) carbapenemase를 생성하는 것이며,

임상 및 감염관리에 후자가 매우 중요하다. *Enterobacteriaceae*가 생성하는 carbapenemase로는 1) class A의 KPC (*Klebsiella pneumoniae* carbapenemase)와 GES (Greece extended-spectrum β-lactamase), 2) class B의 MBL (IMP, VIM, NDM 등), 및 3) class D의 OXA-48과 그의 변이 효소가 있다. 국내에서는 2005년에 GES-5를 생성하는 *K. pneumoniae*가 처음 검출되었으며, 2010년에는 KPC-2를 생성하는 *K. pneumoniae*가 등장하였다. VIM-2 MBL은 2002년 *S. marcescens*에서 처음 검출되었으며, 2012년에는 NDM-1 생성 *K. pneumoniae*가 검출되었다. 또한 2014년에는 OXA-48의 변이 효소인 OXA-232를 생성하는 *K. pneumoniae*에 의한 화상중환자실에서의 대규모 집단감염이 보고되었다.

2011년 *E. coli*와 *K. pneumoniae*의 FQ 내성률은 36%와 27%에 달하여 FQ 내성이 급속히 확산되고 있음을 보여준다. 국내의 한 대학병원에서 2001~2003년에 분리된 *E. coli* 2주에서 *qnrA1*이 검출된 바 있으며, 2005년 분리된 *C. freundii*와 *E. cloacae* 중 38%와 29%가 *qnr* 유전자를 지니고 있었다는 보고도 있다. 또한 국내 분리 *E. coli* 중 *aac (6')-Ib-cr* 유전자를 가진 균주가 드물지 않음이 보고된 바 있다. FQ 내성 *Enterobacteriaceae*의 국내 확산은 *qnr* 및 *aac (6')-Ib-cr* 유전자의 수평적 확산과 깊은 상관관계가 있을 것으로 추측된다.

16s rRNA methylase는 plasmid에 매개되며 ami-

표 1. 주요 호기성 그람음성막대균의 내성률(2011년 전국 32개 병원 분리주)

항균제	내성률(%)					
	ECO (37,308)	KPN (16,404)	ECL (4,499)	SMA (2,577)	PSA (15,032)	ACI (11,671)
Ampicillin	68	NA	NA	NA	NA	NA
Piperacillin	65	99	38	27	29	67
Ampicillin-sulbactam	34	37	NA	NA	NA	55
Piperacillin-tazobactam	6	15	24	11	25	66
Cephalothin	31	38	NA	NA	NA	NA
Cefotaxime	17	24	33	24	80	70
Ceftazidime	8	24	31	14	20	66
Cefoxitin	8	14	NA	NA	NA	NA
Aztreonam	10	25	29	17	21	80
Imipenem	0.1	0.4	0.3	2	22	64
Meropenem	0.04	0.4	0.1	1	19	63
Amikacin	1	8	3	9	16	51
Gentamicin	27	17	11	17	25	67
Tobramycin	12	22	16	23	22	57
Trimethoprim-sulfamethoxazole	35	22	19	11	NA	63
Fluoroquinolone	36	27	8	14	33	71
Tetracycline	43	18	12	56	NA	40
Colistin	NA	NA	NA	NA	1.8	1.9

( ): 시험균주수.

ECO, *E. coli*; KPN, *K. pneumoniae*; ECL, *E. cloacae*; SMA, *S. marcescens*; PSA, *P. aeruginosa*; ACI, *Acinetobacter* spp.; NA, not applicable.

kacin, isepamicin, gentamicin, tobramycin 등 ami-noglycoside 대부분에 내성에 관여한다. *armA*, *armB*, *rmtA*, *rmtB*, *rmtC* 등 다양한 유전형이 알려졌으며, 국내에서는 *C. freundii*, *E. cloacae*, *S. marcescens* 등이 *armA*를 흔히 갖고 있으며, *rmtB*를 지닌 *K. pneumoniae*도 1주 보고되었다. 국내에서 2011년에 분리된 *K. pneumoniae*, *E. cloacae* 및 *S. marcescens*의 amikacin 내성률은 10% 이하였으며, 16s rRNA methylase가 주요 내성 기전일 것으로 추측된다.

사회경제적 환경의 개선에 따라 과거 우리나라 수인성 및 식품매개성 장염의 가장 흔한 원인균이던 *Salmonella* Typhi와 *Shigella*의 분리 수는 현저히 감소하였다. 그러나 햄버거 등 식생활의 변화에 따라 non-typhoidal *Salmonella*에 의한 장염이 흔해졌으며, 집단급식의 확산에 따라 *Shigella sonnei*에 의한 집단감염도 사회적 문제가 되고 있다. *Salmonella* 및 *Shigella*에 의한 장염 치료에 선택할 수 있는 약제는 ampicillin, quinolone 및 trimethoprim-sulfamethoxazole로 제한되어 있으며, 이 중 quinolone은 연골판 성장 장애를 유발할 수 있어서 소아에 사용하기 곤란하다. 2014년 전국 35개 병원에서 수집된 *Salmonella*의 ampicillin, ciprofloxacin 및 trimethoprim-sulfamethoxazole에 대한 내성률은 각각 31%, 0.7% 및 5%였다. 또한 TEM-52, CTX-M-14, CTX-M-15 ESBL 생성균주와 CMY-2 PABL 생성 균주도 보고된 바 있다. 한 조사에 따르면 국내 분리 non-typhoidal *Salmonella* 중 *gyrA* 유전자 변이를 갖고 nalidixic acid에 내성을 보이는 비율이 1995~1996년의 1.8%에서 2000~2002년에는 21.8%로 증가하였으며, nalidixic acid에 내성인 균주 모두는 cirpofloxacin에 감수성이 저하된 양상을 보였다고 한다.

*Shigella*의 내성 획득도 심각한 문제가 되고 있다. 최근 국내에서 집단감염을 유발한 *S. sonnei* 대부분은 ampicillin과 trimethoprim-sulfamethoxazole에 동시에 내성이었다. 특히 quinolone 치료가 곤란한 소아에서의 다약제 내성 *Shigella* 집단감염은 치료의 어려움을 더하고 있다. 또한 1991~2002년에 분리된 *Shigella* 중 20

주(0.3%)가 TEM형 및 CTX-M-14 ESBL을 생성함이 확인된 바 있다. 2013년에는 CTX-M-55 생성 *S. sonnei*가 보고되었다. 2015년엔 Vietnam에서 유입된 ciprofloxacin 내성 CTX-M-15 ESBL 생성 *S. sonnei*에 의한 집단감염이 보고되었다.

6. *P. aeruginosa*와 *A. baumannii*

병원감염의 중요 원인균인 *Pseudomonas aeruginosa*와 *Acinetobacter baumannii*의 항균제 내성 문제는 특히 심각하다. 2011년에 국내에서 분리된 균주 중 *ceftazidime*, *imipenem*, *amikacin* 및 FQ에 대한 내성률은 *P. aeruginosa*의 경우 20%, 22%, 16% 및 33%, *Acinetobacter*의 경우 66%, 64%, 51% 및 71%에 달한다. 기존 모든 항균제에 내성인 균주가 계속 확산됨에 따라서 최근에는 colistin을 내성세균 감염증의 치료제로 사용하는 예가 늘어나고 있으나, 최근에는 colistin 치료 후 생체 내에서 이 항균제에 대한 내성을 획득하는 예가 보고되었다.

국내 *P. aeruginosa*가 carbapenem 내성을 획득하는 중요한 기전은 porin 소실 및 MBL 생성이다. 국내 *P. aeruginosa*가 가장 흔히 생성하는 MBL은 IMP-6이며, VIM-2를 생성하는 경우도 드물지 않다. 국내에서 분리되는 MBL 생성 *P. aeruginosa* 대부분은 ST235에 속하는 것으로 보고되었다.

국내 *A. baumannii*가 carbapenem 내성을 획득하는 가장 중요한 기전은 class D의 OXA-23 carbapenemse 생성이며, 염색체성 OXA-51 과량생성에 의해 저농도 내성을 획득하는 경우도 드물지 않다. 과거 IMP-1, VIM-2 혹은 SIM-1 MBL 생성에 의해 carbapenem 내성을 획득한 균주들이 반복적으로 보고되었으나, 최근에는 드물어졌다. 국내 분리 carbapenem 내성 *A. baumannii* 대부분은 clonal complex 92 (CC92)에 속하는 것으로 보고되었다.

7. *Haemophilus influenzae*

Ampicillin은 이 세균 감염증에 유효한 항균제이었으나, 근래 β-lactamase 생성 세균이 증가하여 이 약제에 내성인 균주가 많아졌다. 국내 일개 대학병원에서 2006년 분리주의 β-lactamase 생성률은 41%였으나 2014년에는 53%로 점차 증가하는 양상을 보였다. 국내에서 분리되는 ampicillin 내성 *H. influenzae* 대부분은 β-lactamase를 생성하는 것으로 알려졌으나, 일본에서는 최근 type b β-lactamase-negative ampicillin resistant *H. influenzae* (BLNAR)가 증가하여 문제가 되고 있다. 국내에서는 type b *H. influenzae* 백신이 소아 예방주사 스케줄에 포함되어 접종되고 있으며, 2006~2007년에 시행된 한 연구에서는 국내 소아 비강흡인액에서 분리된 *H. influenzae* 중 22.8%가 BLNAR이었음을 보고한 바 있어 국내에서도 이에 대한 주의가 필요한 것으로 생각된다.

8. Anaerobic bacteria

무산소성 세균 중에서 비교적 자주 분리되고 내성이 문제되는 균종은 *Bacteroides fragilis*이다. 우리나라에서 분리된 *B. fragilis* 군 세균은 외국의 분리주에 비하여 clindamycin을 포함한 여러 항균제에 내성인 균주가 많고, 특히 clindamycin 내성은 염색체에 있는 내성 유전자가 전달시험에 의해 전달됨이 보고된 바 있다. 2012년에 국내 4개 대학병원에서 분리된 *B. fragilis* 균주의 내성율은 piperacillin에 대해 48%, clindamycin 52%, cefoxitin 4%, imipenem 4%, moxifloxacin 12% 및 tigecycline 17%였으며, carbapenem 내성 균주 2주는 상류(upstream)에 삽입서열(insertion sequences, IS)이 동반된 *cfiA* 유전자를 지니고 있었다. Chloramphenicol과 metronidazole에 내성인 균주는 없었다.

세균의 항균제 내성 기전

세균의 항균제 내성에는 균종의 특성인 개발 초기부터의 자연내성과 원래는 감수성이었던 세균이 변이 또는 다른 세균에서 유전자를 획득하여 내성을 나타내는 획득내성이 있다. 획득 내성의 경우 내성유전자는 염색체나 plasmid 등에 존재하며, 형질전환, 형질도입 혹은 접합을 통해 감수성 세균에 전달된다. 내성 세균이 많아지는 주된 이유는 감수성 세균이 내성 세균으로부터 내성유전자를 획득하기 때문인데, 이에 관여하는 인자는 표 2와 같다.

1. 내성인자의 위치

1) 플라스미드(Plasmid)

Plasmid는 염색체와는 별개로 세포질 안에 있는 DNA로서, 그 크기와 수 및 종류는 다양하며, 세균의 생존에 필수적인 것이 아니다. Plasmid 중에는 내성유전자를 가진 것이 있고, 이를 R plasmid라고 한다. 이질균에는 크기가 다른 수종의 plasmid가 있으며, 그 중에는 내성을 지배하는 것이 있다. Tetracycline, chloramphenicol, streptomycin, sulfonamide, ampicillin 등 초기의 항균제에 대한 그람음성 막대균의 내성 유전자는 거의 모두가 plasmid에 있다. Plasmid 중에는 다른 세균으로 스스로 전이할 수 있는 것(self-transmissible plasmid), 스스로는 전이하지 못하지만 다른 plasmid의 도움으로 전이되는 것, 스스로 전이하지 못하는 plasmid를 도와서 전이할 수 있게 하는 plasmid가 있다.

2) 전위유전단위(Transposon)

여러 가지 항균제 내성 유전자가 transposon에 위치해 있다. Transposon은 내성 유전자의 양측에 삽입서열(insertion sequence; IS)이라고 하는 38개 내지 1,500개의 같은 염기서열을 끼고 있는 구조가 특징이다. Transposon은 한 단위로 염색체나 plasmid에서 다른 염색체나 plasmid로 전이하는 성상이 있어서 jumping gene이라고도 한다. Transposon의 전달 범위는 plasmid보다 더 넓어서 그람양성과 음성 세균사이에도 전이가 된다. 장내세균의 TEM β-lactamase는 *H. influenzae*로, 이어서 *N. gonorrhoeae*로 전이되었고, Tn7은 *Vibrio cholerae*로, 그람양성 세균의 *tetM*은 *N. gonorrhoeae*, *Mycoplasma hominis*, *Gardnerella* 및 *Haemophilus*로 전이되었다.

표 2. 내성 유전자의 확산에 관여하는 여러 인자의 성상

인 자	성 상	내성 유전자 확산의 역할
Self-transmissible plasmid	환상. 스스로 복제. 접합에 필요한 유전자 보유	내성 유전자의 전이. 내성유전자를 가진 다른 인자를 이동시킴
Conjugative transposon	통합된(integrated) 인자임. 절단되어 환상 전이 중간체를 이룸. 복제되지 않음. 접합에 필요한 유전자 보유	Self-transmissible plasmid의 역할과 같음
Mobilizable plasmid	환상. 스스로 복제. 스스로 접합하는 plasmid의 접합 기능을 이용할 수 있는 유전자 보유	내성 유전자의 전이
Non-replicating Bacteroides unit (NBU)	통합된 인자이지만 절단되지 못하며 스스로 전이되지 못함. 접합성 transposon에 의해서 절단과 전이가 이루어짐. 전이 중간체는 복제 안되는 환상체임	내성 유전자의 전이
Transposon	한 세포의 DNA 이곳 저곳으로 이동 가능	내성 유전자를 염색체에서 plasmid로, 또는 그 반대로 이동
Gene cassette	환상. 복제 안되는 DNA 조각으로 openreading frame만을 보유. Integron에 삽입됨	내성 유전자 보유
Integron	Integrase, promoter, gene cassette의 삽입 부위로 이루어짐	Integron promoter의 제어를 받는 내성 유전자의 집단을 이룸

Common region element는 과거에는 'orf513'으로 표기되었으나 현재는 'insertion sequence CR (ISCR)'로 표기된다. 이 인자는 rolling-circle transposition이라는 기전에 의하여 주변의 DNA sequence를 transpose하며, 항균제 내성 유전자 대부분의 이동성에 관여한다. ISCR은 class 1 integron에 연관되어 complex class 1 integron (sul1-type class 1 integron)을 구성하며, class 1 integron에 유동성을 부여하기에 integron이 함유하는 다항균제 내성 유전자를 동시에 전달하는 강력한 수평적 내성전달 기작이다. ISCR과 연관되어 complex class 1 integron을 구성하는 것으로 알려진 내성 유전자로는 β-lactam 항균제에 내성을 부여하는 CTX-M ESBL과 CMY 및 DHA AmpC β-lactamase, trimethoprim에 내성을 부여하는 dfr, FQ에 내성을 부여하는 qnr, aminoglycoside에 내성을 부여하는 methylase 유전자 등으로 매우 다양하다. 한편 CTX-M ESBL 대부분은 ISEcp1-like insertion sequence에 의하여 수평적으로 전달되는 것으로 알려졌다.

3) 인테그론(Integron)

Plasmid나 transposon에는 integron이라고 부르는 유전자 단위가 들어있는 경우가 있다. Integron에는 내성 유전자 단위인 cassette가 한 개 이상 들어있다. Cassette는 스스로의 이동을 지배하는 유전자는 가지고 있지 않지만, integron에 있는 integrase의 작용으로 이동이 가능하고 여러 개의 cassette가 줄줄이 배열되게 된다. Integron 중의 cassette 들의 배열 순서는 쉽게 바뀔 수 있는데, 사용하는 종류의 항균제에 대한 내성 유전자를 가진 cassette가 promoter 가까이로 이동하여 가장 강한 발현을 하게된다.

Integron에 들어 있는 유전자로는 β-lactamase (OXA, PSE, CARB, MBL), aminoglycoside 변형효소 (aacA4, aacC1, aadB 등), trimethoprim 내성(dhfrI, dhfrIIa 등), chloramphenicol 내성(cmlA, cat), FQ 내성(aac (6')-Ib-cr) 등이다. 세균이 처한 환경에는 내성유전자가 있으며 세균은 이를 세포질 내로 받아들여서 gene cassette나 integron을 R plasmid 또는 transposon 중에 보유하여 내성을 나타내게 된다. 내성 세균은 증식하면

서 확산되며 또한 다른 균종이나 균속으로 내성유전자를 전달하게 된다.

2. 내성 기전

1) 항균제 투과성의 감소와 능동적 유출

(1) 막투과성 감소

세균의 외막에 존재하는 투과공(porin channel)은 본래 세균 균체 내로 영양물질을 투과시키고 대사산물을 방출하는 기능이 있다고 생각된다. 그람음성 세균의 항균제 감수성은 그람양성 세균보다 일반적으로 낮은데, 이는 그람음성 세균이 외막을 가지고 있어서 항균제의 투과장애 요인이 되며 이로 인해 약제에 대한 내성이 더 높음을 이해할 수 있다. Porin은 투과공을 형성하는 단백질로서, 대장균은 주로 OmpF, OmpC 및 PhoE의 세가지 porin을 가지고 있다. 이들은 공통적으로 친수성인 물질을 잘 통과시킨다. OmpF와 OmpC는 모두 양이온 선택성이 있는데, 그 선택성은 OmpC가 OmpF보다 수 배 내지 수십 배 높다. β-lactam은 음으로 하전된 것이 많으므로 OmpC를 통한 투과량은 OmpF를 통한 투과량보다 현저히 적다. 외막의 변화로 cephem에 내성인 대장균 중에는 OmpF 결손주가 대부분을 차지한다. PhoE porin은 인산 농도가 낮은 환경에서 유도되는 단백질이므로 이것이 차지하는 역할은 낮은 것이 보통이다. Porin을 통해 투과되는 항균제로서는 β-lactam 항균제 외에도 tetracycline, chloramphenicol, 친수성 quinolone, aminoglycoside가 있으며, 이들은 투과공을 통해서 높은 효율로 세균 세포내로 들어간다.

대장균 등의 porin은 외막 단백질의 약 50%를 차지한다. 따라서 이와 같은 세균은 여러 가지 항균제가 투과공을 통해서 비교적 효율 좋게 투과된다. 반대로 원래부터 porin 생산이 적은 *P. aeruginosa*, *Stenotrophomonas maltophilia*, *Acinetobacter baumannii* 등이나, 공경이 작은 *Burkholderia cepacia*, *P. aeruginosa*, *A. baumannii* 등은 약제에 자연내성을 보일 수 있다. *P. aeru-ginosa*의 porin은 OprC, OprD 및 OprE의 세가지인데, porin 공경은 대장균과 비교할 때 현저히 작아서 여러 가지 항균제의 투과율이 극히 낮다. 그러나 imipenem 등의 carbapenem은 OprD를 통해서 높은 효율로 투과된다.

Porin이 감소된 세균이 항균제에 내성을 나타냄은 당연하다. Porin 변이주의 경우, 변이된 porin의 종류와 양이 투과율에 영향을 미친다. 대장균의 경우 투과율은 OmpF를 통한 것이 OmpC를 통한 것보다 높으므로 막투과성 저하가 원인인 변이주 중에는 OmpF가 감소된 균주가 많다. 그러나 OmpC가 전혀 역할을 안하는 것은 아니므로 OmpF와 OmpC가 함께 감소된 변이주의 일부 약제에 대한 내성은 OmpF만이 결손된 변이주보다 더욱 높다. 그러나 porin이 전혀없는 세균은 영양물도 흡수하지 못하므로 존재할 수 없다. 소량의 porin만 있어도 소량의 항균제는 이를 통해서 투과하므로 porin 생산량의 감소만으로 고도 내성을 나타내기는 어렵다. 따라서 불투과성에 의한 내성 기전은 다른 기전에 의한 경우보다 내성 정도가 낮으며, 항균제의 투여량을 높이면 이 내성이 극복될 수도 있다.

(2) 유출(Efflux)

항균제가 세균 세포내로 들어오는 대로 밖으로 내보내어 세포내의 항균제 농도를 낮게하여 내성을 나타내는 세균이 있다. 이러한 내성 기전이 잘 알려진 항균제는 tetracycline인데, 유출 시에는 Mg^{2+} 등의 2가 양이온과 결합하여 배출되는데 proton과 1:1로 역수송되며, 이는 pH 구배(gradient)라는 에너지에 의해서 작동된다. 최근에는 세균의 tetracycline 유출계 외에도 다제 유출계가 보고되었는데, 세균에는 현재 5가지 system이 알려져 있다. 이들은 1) ATP 가수분해로 에너지를 얻는 ATP-binding cassette (ABC) transporter와 2) proton motive force (pmf)를 이용하는 secondary multidrug transporter로 크게 나눈다. 후자는 4가지 superfamily로 나누며, 이들은 1) major facilitator superfamily (MFS), 2) small multidrug resistance (SMR) family, 3) multidrug and toxic compound extrusion (MATE) family 및 4) resistance-nodulation-cell division (RND) superfamily이다. 다제 유출 단백을 발현하는 유전자는 plasmid나 염색체에 있으며, 이들은 tetracycline 외에도 fluoroquinolone, chloramphenicol, erythromycin, β-lactam 등의 여러 항균제를 유출시킨다. 또한 이들 단백의 일부는 소독제인 제 4급 암모늄에도 내성을 나타낸다.

2) 항균제의 불활화

임상 분리주에서 가장 흔히 관찰되는 내성 기전으로, β-lactam, aminoglycoside, chloramphenicol 제제에 대한 내성의 가장 중요한 기전이다.

(1) β-lactamase

β-lactam 제제에 대한 내성 기전 중에서 가장 흔한 것은 β-lactamase에 의한 분해이다. β-lactamase는 여러 가지가 있는데, 그 종류에 따라서 아미노산 서열이 상당히 다르다. β-lactamase의 유전자 염기서열 중 단지 한 개가 변이되어도 β-lactamase의 기질 특이성이 달라질 수 있

다. 내성유전자의 단계적인 점변이로 β-lactamase의 기질 범위는 순차적으로 확대되어 새로운 β-lactam에 내성을 나타내 왔다. 이러한 변화는 특히 *Enterobacteriaceae* 균종에서 흔히 일어난다.

또 다른 기전으로는 β-lactam의 계속된 사용으로 인해 up-promoter가 변이되거나, 혹은 전사 조절의 변화로 염색체 매개 β-lactamase 유전자가 많이 발현되어 β-lactamase를 다량 생성해서 내성을 나타내는 것이다. β-Lactamase 유전자가 쉽게 변이되어 기질 특이성이 달라지는 이유는 다른 유관 protease와 마찬가지로 한 개의 활성 부위를 가지고 있고, 다른 cofactor를 필요로 하지 않기 때문이다. β-lactam 이외의 항균제를 변형하는 효소는 두 개의 활성부위를 가지고 있다.

β-lactamase를 아미노산 서열에서 class A, B, C 및 D로 분류할 수 있으며, Bush 등의 기능에 의한 분류와 항균제 분해능 및 clavulanic acid에 의한 저해를 요약하면 표 3과 같다. Class A, C 및 D 효소의 활성 중심에는

표 3. β-lactamase의 분류*

분자구조에 의한 class (Ambler)	기능군 (Bush)	활성†							Clavulanate에 의한 억제	대표 효소
		PEN	CAR	OXA	CEP	CTX	AZT	IMP		
Serine β-lactamase										
A	2a	+++	+	-	+/-	-	-	-	++	그람양성세균의 penicillinase
	2b	+++	+	+	++	-	-	-	++	TEM-1, TEM-2, SHV-1
	2be	+++	+	+	++	++	++	-	++	TEM-3, SHV-2
	2br	+++	+	+	+				-	TEM-30
	2c	++	+++	+	+	-	-	-	+	PSE-1
	2e	++	++	-	++	++	++	-	++	*P. vulgaris*의 유도성 cephalosporinase NMC-A, Sme-1
	2f	++	+	?	+	+	++	++	+	그람음성 세균의 AmpC
C	1	++	+/-	저해	+++	+	저해	-	-	OXA-1
D	2d	++	+	+++	+	-	-	-	+/-	*B. cepacia*의 penicillinase
미정	4	++	++	++	v	v	-	-		
Zinc β-lactamase										
B	3	++	++	++	++	++	-	++	-	*S. maltophilia* L1

*Livermore, 1995

†성상 및 가수분해정도:+++, 가장 잘됨; ++, 잘됨; +, 됨; +/-, 약간 됨; -, 안됨; v, 일정치 않음; ?, 불확실

PEN, penicillin; CAR, carbenicillin; OXA, oxacillin; CEP, cephaloridine; CTX, cefotaxime; AZT, aztreonam; IMP, imipenem serine이 있어서 이들을 serine β-lactamase라고 한다. 이 serine 잔기와 β-lactam이 일시적으로 공유결합을 형성하고 acyl 중간체를 거쳐서 β-lactam환 가수분해가 진행된다. Class B metallo-β-lactamase (MBL)는 serine β-lactamase와는 달리 활성 중심에 serine이 없으며, 대신에 활성 중심 pocket의 cystine, cysteine에 둘러싸인 아연(Zn)과 glutamine산 잔기와의 공동작용으로 β-lactam환을 가수분해한다.

Class A β-lactamase의 생성은 대부분이 plasmid에 의해서 지배되고, 그람양성 세균에 있어서는 유도효소로서, 그람음성 세균에 있어서는 구성효소로서 생산된다. S. aureus의 penicillinase 및 그람음성 막대균의 carbenicillinase는 전형적인 penicillinase형 기질 특이성이 있으며, cephalosporin을 거의 분해하지 않는다. 그러나 그람음성 장내세균에 널리 분포된 TEM, SHV, CTX-M, PER, VEB, PER 등 ESBL은 가수분해 활성 범위가 넓어서 penicillin, 협범위 및 광범위 cephalosporin, aztreonam 등도 분해한다. TLA와 일부 GES ESBL은 carbapenem에 대한 활성도 있다.

Class C β-lactamase는 그람음성 균종이 생산하며 모두 염색체성인 균종 특이성 β-lactamase이다. 원래는 유도 효소이지만 쉽게 구성형으로 변이된다. 따라서 임상분리주 중에서는 유도형과 구성형의 두가지가 관찰되며, 구성형 균주의 내성 정도가 더 높다. Class C 효소는 전형적인 cephalosporinase형으로 cephalosporin을 더 잘 분해한다. Class A 효소의 기질 특이성은 극히 다양한데 반해서, class C 효소의 기질 특이성은 장내세균과 녹농균의 경우와 같이 분류학적으로 거리가 먼 종 사이에서도 유사하다.

Class D β-lactamase는 모두가 그람음성 장내세균이 구성적으로 생산하는 plasmid 매개 β-lactamase이다. 전에는 기질특이성을 근거로 class A penicillinase로 분류되었는데, 기질 특이성이 전형적인 penicillinase 형이지만 oxacillin계 penicillin을 쉽게 분해하므로 oxacillin 분해형 β-lactamase라고 하고, 아미노산 서열이 다르기 때문에 class D로 분류되었다. 최근에는 광범위 cepha-losporin에 가수분해 활성이 있는 OXA 효소도 등장하였으며, OXA-23, OXA-24 등 일부 효소는 carbapenem에 대한 가수분해능이 있다.

Class B β-lactamase는 과거 Bacillus cereus, S. maltophilia, B. fragilis 등의 일부 균종에서만 관찰되었지만, 최근에는 A. baumannii, P. aeruginosa 등에 확산되었으며, K. pneumoniae, E. cloacae 등 Enterobacteriaceae 중에도 plasmid 매개 MBL 생성에 의해 carbapenem 내성을 획득한 균주가 등장하고 있다. MBL 생성균주에 의한 감염증은 적절한 치료제의 선택이 어려우며, 최근에는 colistin을 이용한 치료가 시도되고 있다.

(2) Aminoglycoside 변형효소

Aminoglycoside는 1960년대 이후에 여러 가지가 사용되기 시작하였는데, 그후 aminoglycoside 내성 유전자를 가진 세균이 생겼다. 임상분리주의 aminoglycoside 내성 기전은 aminoglycoside 변형효소에 의한 약제의 불활성화가 대부분이며, ribosome 등 작용점의 변화나 약제 투과성의 저하로 인한 것은 드물다. β-lactam 항균제를 분해하는 효소는 β-lactam환 한 곳만을 분해하지만 aminoglycoside를 분해하는 효소가 작용하는 부위는 효소에 따라서 다르다. Aminoglycoside 변형효소는 aminoglycoside의 특정 amino기를 acetyl화하거나, hydroxyl기를 인산화하거나 adenyl화하여 aminoglycoside를 불활화한다. 이 내성 기전은 1967년 처음 규명된 이후 여러 가지 acetyltransferase (AAC), phosphotransferase (APH) 및 adenyltransferase (ANT)가 계속해서 발견되었다. 변형되는 amino기 또는 hydroxyl기의 위치에 따라서 AAC (6')와 같이 표기한다. 이 효소를 생성하는 유전자는 거의 모두가 plasmid에 있어서 같은 균종 사이나 다른 균종 사이로 전파되지만, 유전자가 transposon에 있어서 plasmid와 염색체 사이에 전이되기도 한다. 이들 효소 생산을 지배하는 유전자는 aac, aph 및 ant (aad)와 같이 표기한다.

16s rRNA methylase는 plasmid에 매개되며 amikacin, isepamicin, gentamicin, tobramycin 등 aminoglycoside 대부분에 내성에 관여한다. *armA*, *armB*, *rmtA*, *rmtB*, *rmtC* 등 다양한 유전형이 알려졌다. 이 유전자는 강력한 수평적 이동 기작인 *ISCR1*의 downstream에서 흔히 검출되며, 최근 amikacin 및 arbekacin 내성 균주 확산의 주요 기작으로 생각된다.

(3) Chloramphenicol acetyltransferase (CAT)

CAT는 chloramphenicol을 acetyl화하여 이 약제가 ribosome에 결합하지 못하게 하는 것으로 chloramphenicol 내성 기전 중 가장 흔한 것이다. CAT를 만드는 유전자는 여러 균속의 병원균에서 관찰되며 적어도 10여 가지 형의 CAT 유전자가 있는데, 이들은 plasmid나 염색체에 있다. 이들이 만드는 acetyltransferase는 유사하지만 동일하지는 않다. Aminoglycoside 변형효소 유전자들이 독자적으로 생긴 것처럼, 각 형의 CAT 유전자도 독자적으로 생겼다고 생각된다. 즉, CAT 유전자 중에는 점변이 정도의 차이만 있는 유사한 것이 없기 때문이다.

Type I CAT 유전자는 transposon Tn*9*에 위치해 있는데, chloramphenicol을 acyl화하는 이 외에 fusidic acid와 결합하여 항균력을 없앤다. 이것은 plasmid에 의한 유일한 fusidic acid 내성이다. Chloramphenicol과 fusidic acid는 구조가 다름에도 불구하고 이 효소는 경쟁적으로 이들 항균제에 결합한다. 이들 항균제는 세균의 단백합성을 저해하여 항균작용을 나타내는 공통점이 있다. 즉, type I CAT는 다른 기전으로 두 항균제에 내성을 나타내는 두 가지 기능을 가지고 있다.

3) 항균제 표적의 변화

표적이 변화하여 항균제와의 친화성이 낮거나 전혀 없는 경우, 새로운 표적이 역할을 대신하는 경우, 다량의 표적이 생성되어 낮은 농도의 항균제가 작용을 못하게 하는 경우가 있다.

(1) Ribosome의 변화

Ribosome의 약제 결합 부위가 변화되어 항균제가 작용을 못하는 경우이다. Tetracycline, macrolide, lin-cosamide 및 aminoglycoside 내성에서 볼 수 있다. 호기성 및 혐기성 그람양성 세균의 macrolide, lincos-amide 및 streptogramin (MLS)에 대한 내성의 주요한 기전이며 plasmid와 염색체에 유전자가 있다. Tetracy-cline 내성 유전자인 *tetM* 유전자는 그람양성 세균, *Mycoplamsa*, *Ureaplasma*, *Campylobacter* 및 *Neisseria* spp.에서 흔히 관찰된다. *Enterococcus*에서는 aminoglycoside 항균제 중에 streptomycin 내성이 잘 알려져 있고, gentamicin, tobramycin, amikacin 내성은 흔하지 않다.

(2) 세포벽 전구체의 변화

Glycopeptide 항균제인 vancomycin과 teicoplanin은 그람양성 세균의 세포벽합성을 저해하여 항균력을 나타낸다. 이들 항균제의 작용점은 peptidoglycan 전구체인 pentapeptide 측쇄의 D-Ala-D-Ala 말단 부위이다. Vancomycin 내성 장구균(VRE)이 최근 증가하고 있어 문제가 되고 있다. VRE 중에는 VanA, VanB 및 VanC형이 흔한데, VanA 및 VanB형은 *E. faecium*과 *E. faecalis*에서 흔히 관찰된다. 이 세균의 peptidoglycan 전구체의 말단은 D-Ala-D-Ala 대신에 vancomycin이 결합하지 못하는 D-Ala-D-lactate이므로 세포벽 합성이 계속되어 내성을 나타낸다. 내성 유전자는 plasmid와 염색체에서 모두 관찰되며 내성이 전달될 수 있다. *VanC* 유전자는 염색체에 있고, *E. gallinarum*와 *E. casseliflavus* 균주 대부분에서 볼 수 있는 자연내성이다. 이 세균의 pepti-doglycan 전구체의 말단은 D-Ala-D-Ala가 아니고 D-Ala-D-Ser이므로 vancomycin 결합량이 적어서 저농도의 내성만을 나타내는 것으로 생각된다.

(3) 표적효소의 변화

① β-lactam

그람양성 세균에는 그람음성 세균과는 달리 외막이 없으므로 항균제의 투과를 저지하여 내성을 나타내기는 어렵다. 대신에 그람양성 세균에서는 β-lactam제의 표적효소인 PBP (penicillin-binding protein)의 변화에 의한 내성이 흔히 관찰된다. 그람양성 세균 중 PBP 변화로 인한 내성이 문제가 되는 균종은 *S. pneumoniae, Enterococcus* 및 *Staphylococcus*이다. β-lactam 내성인 그람양성 세균의 PBP 변화는 균종이나 분리균주에 따라서 매우 다양하다. Penicillin 내성 *S. pneumoniae*는 변이된 PBP2b를 흔히 가지고 있어서 penicillin과의 결합친화성이 저하되어 있다. 또한 *E. faecium*의 penicillin 내성은 penicillin 결합 친화성이 낮은 PBP5의 과잉생산 때문이다. 근래 특히 문제되고 있는 methicillin 내성 *S. aureus*의 β-lactam 내성도 PBP의 변화때문인데, 이 경우는 *S. aureus*가 원래 가지고 있던 PBP가 변이를 일으킨 것이 아니고, β-lactam과 친화성이 낮은 PBP2a (2')를 만드는 유전자를 외부로부터 획득하였기 때문이다.

그람음성 세균의 PBP는 외막이나 효소가 보호하고 있어서 외막이 없는 그람양성 세균에 비해서 항균제에 노출될 기회가 적다. 따라서 그람음성 세균 중에는 PBP가 변이된 내성균이 흔하지 않으며, 이미 알려진 균종으로는 *Neisseria, H. influenzae, P. aeruginosa, B. fragilis* 등이 있다.

② Sulfonamide와 trimethoprim

이들 약제의 내성은 세균이 이들 약제의 영향을 받지 않는 효소를 생성하여 엽산을 만드는 경우와, 약제의 영향을 받지만 다량을 생산하여 내성을 나타내는 경우가 있다. 즉, sulfonamide에 대해서는 이 약제와 결합친화성이 낮은 dihydropteroate synthase를, trimethoprim에 대해서는 dihydrofolate reductase를 생성하여 내성을 나타낸다.

③ Quinolone

Quinolone의 주요 표적효소는 DNA gyrase인데, 근래 topoisomerase IV도 표적효소임이 밝혀졌다. DNA gyrase 구조는 subunit A와 B의 2분자로 구성된 4량체 구조를 하고 있다. 이들의 구조유전자는 *gyrA, gyrB*이며 염색체에 존재한다. Topoisomerase IV도 DNA gyrase와 마찬가지로 4량체의 구조를 하고 있으며, *parC*와 *parE* 유

전자에 의해 지배된다. 가장 흔한 quinolone제 내성은 이들 유전자의 변이에 의한 표적효소의 변화인데, 균종에 따라서 변이 유전자의 종류 또는 내성 정도가 다르다.

그람음성 세균에 있어서는 DNA gyrase가 주요 표적효소이고, *gyrA* 유전자의 변이가 주요 내성 기전이다. 따라서 대장균, 임균, *H. influenzae*에 있어서는 *gyrA* 유전자의 변이 없이 *parC* 유전자만이 변이된 경우는 내성을 나타내지 못하고, *gyrA* 변이 후 *parC* 변이가 동반된 경우는 fluoroquinolone 내성 정도가 더 높아진다.

S. aureus, S. pneumoniae 및 *E. faecalis* 등 그람양성 알균도 fluoroquinolone 내성은 *gyrA*와 *parC* 유전자의 변이 때문이지만, 그람음성 세균과는 달리, topoisomerase가 1차 표적효소일 수도 있다. Quinolone제에 따라 표적효소가 다른 경우가 있어 *S. pneumoniae*에 있어서는 sparfloxacin 표적효소는 DNA gyrase이지만, ciprofloxacin은 topoisomerase IV임이 보고된 바 있다.

최근에는 plasmid에 매개되며 fluoroquinolone (FQ)에 저농도 내성을 부여하는 *qnr* 및 *aac (6')-Ib-cr* 유전자를 지닌 균주가 출현하였다. *qnr* 유전자로는 *qnrA, qnrB* 및 *qnrS*가 있다. Plasmid에 매개되는 FQ 내성은 염색체 유전자의 변이에 의한 내성과 달리 plasmid의 수평적 전달에 의해 균주 혹은 균종간에 용이하게 확산될 수 있다. 더욱이 *qnr* 유전자의 일부는 강력한 수평적 이동 기작인 *ISCR1*의 downstream에서 흔히 검출되기 때문에 FQ 내성의 급속한 확산이 우려된다.

▣ 참고문헌

1. 이경원, 정윤섭, 정석훈 등 : 다약제 내성 *Acinetobacter, Pseudomonas* 및 *Stenotrophomonas*. 서울, 서흥출판사, 2014.
2. 정윤섭, 이경원:병원균의 항균제 내성과 기전. 서울, 서흥출판사, 1997
3. 정윤섭, 이경원:그람양성 세균과 그람음성 구균의 항균제 내성. 서울, 서흥출판사, 1998.
4. 항균제내성 소식:Antimicrobial resistance of clinical isolates of bacteria in 2014. 23:1-2, 2015.
5. Bae SM, Lee JH, Lee SK et al.: High prevalence of nasal carriage of β-lactamase-negative ampicillin-resistant *Haemophilus influen-*

zae in healthy children in Korea. Epidemiol Infect 141:481-9, 2013.

6. Bennett PM: Plasmid encoded antibiotic resistance: acquisition and transfer of antibiotic resistance genes in bacteria. Br J Pharmacol 153 Suppl 1:S347-57, 2008.

7. Bush K, Jacoby GA, Medeiros AA:A functional classification scheme for β-lactamases and its correlation with molecular structure. Antimicrob Agents Chemother 39:1211-33, 1995.

8. Jeong SH, Lee KM, Lee J et al.: Clonal and horizontal spread of the $bla_{OXA-232}$ gene among *Enterobacteriaceae* in a Korean hospital. Diagn Microbiol Infect Dis 82:70-2, 2015.

9. Kim Y, Bae IK, Lee H et al.: *In vivo* emergence of colistin resistance in *Acinetobacter baumannii* clinical isolates of sequence type 357 during colistin treatment. Diagn Microbiol Infect Dis 79:362-6, 2014.

10. Lee H, Unemo M, Kim HJ et al.: Emergence of decreased susceptibility and resistance to extended-spectrum cephalosporins in *Neisseria gonorrhoeae* in Korea. J Antimicrob Chemother 70:2536-42, 2015.

11. Lee Y, Park YJ, Kim MN et al.: Multicenter study of antimicrobial susceptibility of anaerobic bacteria in Korea in 2012. Ann Lab Med 35:479-86, 2015.

12. Lee Y, Kim YR, Kim J et al.: Increasing prevalence of bla_{OXA-23}-carrying *Acinetobacter baumannii* and the emergence of $bla_{OXA-182}$-carrying *Acinetobacter nosocomialis* in Korea. Diagn Microbiol Infect Dis 77:160-3, 2013.

13. Livermore DM: β-lactamases in laboratory and clinical resistance. Clin Microbiol Rev 8:557-84, 1995.

14. Ryoo NH, Kim EC, Hong SG et al.: Dissemination of SHV-12 and CTX-M-type extended-spectrum β-lactamases among clinical isolates of *Escherichia coli* and *Klebsiella pneumoniae* and emegence of GES-3 in Korea. J Antimicrob Chemother 56:698-702, 2005.

15. Seok Y, Bae IK, Jeong SH et al.: Dissemination of IMP-6 metallo-β-lactamase-producing *Pseudomonas aeruginosa* sequence type 235 in Korea. J Antimicrob Chemother 66:2791-6, 2011.

16. Toleman MA, Walsh TR: Combinational events of insertion sequences and ICE in Gram-negative bacteria. FEMS Microbiol Rev 35:912-35, 2011.

CHAPTER 04

항생제 감수성 검사

김의종, 김택수 (서울대학교 의과대학 검사의학교실)

감염질환을 치료하기 위해서는 임상 검체에서 분리된 병원균의 항생제에 대한 감수성을 조사하여 항균력이 있는 약제 중에서 약리 작용과 임상적인 경험을 근거로 항생제를 선택해서 사용한다.

항생제 감수성 검사는 항생제 치료를 요하는 감염환자에서 분리된 균주에 대해, 특히 해당 균종의 동정 결과만으로 감수성 여부를 예측하기 어려울 때에 시행하게 된다. 항생제 내성 기전으로는 약제를 무력화하는 효소 생산(production of hydrolysis enzyme), 약제의 목표 물질 변경(drug target modification), 약제의 세포 내 유입을 차단(porin loss)하거나 반대로 내보내는(efflux pump) 기전 등을 들 수 있다. 흔히 특정 항생제로 쉽게 치료가 가능한 감염균종인 경우에는 항생제 감수성 검사가 필요하지 않을 수 있으나, 환자에 따라(페니실린 알레르기를 갖고 있는 *S. pyogenes* 환자에서 macrolide 계열 항생제를 대신 사용해야 할 때 등) 타 항생제에 대해 항생제 감수성 검사를 수행할 수도 있다.

일반적으로 다균종 감염의 가능성을 고려하여 검체를 직접 이용하여 항생제 감수성 검사를 수행하지 않도록 한다. 즉 항생제 감수성 검사를 수행할 때에는 단일균종의 집락을 이용하도록 한다. 다만, 그람 염색 상에서 한 가지 균종의 감염이 의심되는 응급상황에서는 검체 자체를 이용하여 항생제 감수성 검사를 수행할 수도 있다.

항생제 감수성 여부를 조사하기 위한 방법으로 임상미생물검사실에서는 주로 표현형을 이용한 검사법을 사용하고 있으며, 특정 세균이나 특정 항생제에 대한 감수성 여부 확인을 위해 유전형을 이용한 검사법이 보조적으로 사용되고 있다.

액체배지 또는 고체배지를 이용한 희석법으로 항생제 감수성 검사를 시행한 경우, clinical breakpoint와 최소 억제 농도(minimal inhibitory concentration, MIC)에 의해 감수성 여부가 결정되며 디스크확산법의 경우에는, clinical breakpoint와 억제대의 지름(diameter of inhibition zone)으로 감수성 여부가 결정된다. Clinical breakpoint란 약물의 용량 및 용법, 약력학, 내성 기전, 최소 억제 농도의 분포나 억제대 지름 분포, 약동학 및 epidemiological cutoff values (ECOFFs)를 바탕으로 임상미생물검사실에서 환자 치료에 도움을 주기 위해 매일 참고하는 기준으로 Clinical Laboratory Standards Institute (CLSI)나 European Committee on Antimicrobial Susceptibility Testing (EUCAST) 등의 기관에서 매년 업데이트하여 제공하고 있다. Clinical breakpoint에 따라 해석기준을 감수성(susceptible), 중간(intermediate), 내성(resistant), 비감수성(nonsusceptible)으로 나눌 수 있으며, 최소 억제 농도를 측정한 후 clinical breakpoint와 비교, 해석하여 감수성 여부를 임상의료진에게 제공하게 된다.

감수성은 감염질환 치료로 권장되는 통상적인 항생제 용법으로 획득할 수 있는 혈중농도로 해당 감염균의 성장이 억제될 때를 의미하며, 내성은 이와 반대로 억제되지 않을 때나, 경험적 치료를 통해 효용을 얻지 못하는 경우에 해당한다. 또는 β-lactamase와 같이 내성 기전이 명확하여 그 항생제의 치료 효과가 없다고 밝혀진 경우에도 내성으로 판정한다.

중간은 혈액 또는 조직 내 농도가 최소 억제 농도보다는 낮은 수준이기는 하나, 감염된 인체부위가 항생제가 농축될 수 있거나(소변 등), 용법을 증량하여 치료할 수 있는 경우에 해당한다.

비감수성 기준은 내성 균주가 보고된 바 없거나 매우 드물게 출현하는 경우로 감수성 기준만 설정 가능할 때 사용된다. 즉, 특정 항생제에 비감수성으로 결과가 해석될 때에는 해당 균주에 대해 동정 및 항생제 감수성 검사결과를 다시 확인할 필요가 있다.

CLSI에서는 추가로 정규 검사 또는 추가 검사 시 어떤 항생제를 포함할지에 대해 항생제별로 A, B, C, U, O, Inv.의 6그룹으로 나누어 기술하고 있다. 그룹 A는 정규 검사 시 기본적으로 수행해야 하는 검사 대상 항생제를 의미하며 해석 및 보고도 일차적으로 수행해야 하는 항생제 그룹이다. 그룹 B는 정규 검사에 수행하는 것이 권장되나, A군에서 동일 기전의 항생제가 내성인 경우, 뇌신경계나 요로계와 같은 특정 부위의 감염, 다균종 감염, 다기관 감염, 환자의 특성(알레르기, 불내성, 그룹 A 항생제에 치료 반응 없는 경우)에 따라 해석 및 결과 보고 여부를 선택할 수 있는 항생제 그룹이다. C 그룹은 주로 1차 항생제에 대해 내성을 보이는 균주가 유행하고 있는 병원 등에서 감염 관리 등의 목적으로 추가적으로 검사 및 해석할 수 있는 그룹이다. U 그룹은 비뇨기계 감염에서 주로 사용하는 항생제들을 포함하는 그룹이라, 임상미생물검사실에서는 비뇨기계 검체 외의 검체에 대해서는 이 그룹의 항생제를 검사해서는 안된다. 그 외 O와 Inv. 그룹도 있으나 미국 FDA 승인 여부 등을 반영하는 분류로 국내에서 쓰일 일은 상대적으로 적다.

감염증 환자를 치료하기 위하여 처음에는 이미 밝혀진 치료법에 따라 사용이 권장되는 항생제를 투여하지만, 항생제 감수성 검사결과가 나온 후에는 다음과 같은 상황이면 사용하고 있던 항생제를 다른 항생제로 바꾸거나 그 용량을 높여야 한다. 환자에서 분리된 세균이 현재 사용하는 항생제에 대해 내성인 경우 항생제 감수성 검사에서 감수성을 보인 항생제로 바꾸어야 하며, 경우에 따라서는 항생제 감수성 검사의 결과에 따라 투여량을 조절해야 한다. 그러나 비록 내성의 검사 결과를 보인 항생제이더라도 그 항생제를 투여하여 감염증의 증상이 호전되고 있는 환자의 경우에는 반드시 항생제를 변경할 필요가 없다. 또한 항생제 감수성 검사에서 감수성을 나타낸 항생제가 여러 종류이면, 이중에서 가격이 싸고 효과가 좋은 항생제를 선택해야 한다.

항생제 감수성 검사를 위하여 선택하는 항생제의 종류를 모든 병원에 일률적으로 적용하기 어렵다. 왜냐하면 병원에 따라 사용하는 항생제의 종류가 다르기 때문이다. 따라서 항생제 감수성 검사를 담당하고 있는 진단검사의학과에서는 병원에서 사용하고 있는 항생제의 종류를 파악하고, 임상의사와 긴밀한 토의를 거친 다음 임상의사가 항생제 감수성 검사의 결과를 감염증 환자의 치료에 적절하게 활용할 수 있도록 각 병원의 실정에 가장 적합한 항생제들을 감수성 검사 종목에 포함해야 한다.

항생제 감수성 검사 방법

1. 표현형을 이용한 방법

1) 배지희석법(dilution method)

보통 사용하고자 하는 항생제를 일정한 농도 범위로 액체배지에 접종하거나 고체배지 제조 시에 첨가한다. 보통 항생제의 최종 농도가 512~0.125 μg/ml 범위가 되도록 2 배로 단계 희석하게 되는데, 오류를 방지하고자 연속하여 단계 희석을 시행하지는 않고 4가지 농도의 원액을 우선 만들어 희석하는 방법으로 총 12단계의 농도를 만들고 마지막으로 대조군으로 항생제가 첨가되지 않은 배지를 만들게 된다(총 13단계). 그 후 0.5 McFarland 농도의 균액을 특정 농도로 희석한 후, 각 단계의 항생제 희석액 또는 희석된 항생제가 포함된 고체배지에 접종하여 배양하게 된다. 보통 35±2℃에서 16~20시간 배양한 후 판독하게 되며, 최소 억제 농도는 2배로 진행되는 단계희석농도에 따라 2의 지수 형태로 나타나게 된다. 실제적인 항생제 살균 여부를 확인하기 위한 최소살균농도(minimal bactericidal concentration, MBC)도 추가로 측정할 수 있다는 장점이 있으나, 최소살균농도의 확인을 위해서는 추가 배양이 필요하므로 임상미생물검사실에서 실제적으로 적용하기 쉽지 않다.

(1) 액체배지희석법(broth dilution method)

배지희석법을 액체배지를 이용해 수행한 경우이며, 시험관을 이용하는 방법(broth macrodilution method)과 마이크로웰 플레이트를 이용한 방법(broth microdilution method, 액체배지미량희석법)으로 나눌 수 있다. 시험관을 이용해 양이온(Ca^{++} 20~25 mg/L, Mg^{++} 10~12.5 mg/L)을 첨가한 MHB(Mueller-Hinton broth, pH 7.2~7.4)에 항생제를 두 배씩 연속적으로 희석한다. 일반적으로 균집락을 cation-adjusted MHB에 풀어 0.5 McFarland 농도(10^8 CFU/mL)로 만들고 희석하여, 최종 접종균수가 5×10^5 CFU/mL이 되도록 한다. 시험관을 이용하는 방법은 시약이 많이 소모되고 넓은 작업공간 및 배양공간도 필요하며 폐기물도 많이 발생한다는 단점이 있어 임상미생물검사실에서 일반적으로 시행하기 어렵다. 따라서, 액체배지미량희석법을 주로 사용하게 된다. 현재, 임상미생물검사실에서는 주로 액체미량희석법에 기반을 둔 상품화된 제품을 이용하고 있다. 상업화된 항생제 감수성 검사 시스템은 1980년대에 임상미생물검사실에 처음 소개되어 1990년 이후로는 대부분의 임상미생물검사실에서

사용되고 있다. 대부분의 항생제 감수성 검사 시스템은 균 동정도 가능하며, 검사정보시스템(laboratory information system, LIS)과 연동할 수 있는 기능을 가지고 있다. 우리나라에서는 VITEK2 system (bioMérieux, Lyon, France)과 Microscan Walkaway system (Beckman Coulter, Brea, CA, USA), Phoenix (BD Diagnostics, Sparks, MD, USA) 등이 수입되어 여러 병원에서 사용하고 있다. Microscan system은 항생제 감수성 검사 표준법에 근거하여 end-point에서 MIC를 측정한다. Vitek2 는 내장된 컴퓨터가 균의 성장곡선을 작성하여 기울기를 구한다. 성장곡선의 기울기와 최소 억제농도와의 관계가 알려져 있으므로, 성장곡선의 기울기가 정해지면 최소 억제농도로 환산된다. 자동화 기기를 사용하면 객관화된 결과를 얻을 수 있고 편리하다는 장점이 있으나, 외국에서 수입된 항생제 패널을 사용해야 하므로 우리 나라에서 많이 사용하고 있는 항생제를 검사할 수 없는 경우도 발생한다. 또한 기기에서 설정된 breakpoint를 세심하게 검토해야 한다. 액체배지희석법의 정확도와 재현성을 관리하기 위하여 최소 억제 농도 범위를 알고 있는 정도관리균주와 함께 검사한다. 액체배지희석법의 정도관리를 위한 대표적인 표준 균주는 S. aureus ATCC 29213, E. coli ATCC 25922, P. aeruginosa ATCC 27853, S. pneumoniae ATCC 49619 등이 있다.

(2) 한천배지희석법(agar dilution method, 고체배지희석법)

Mueller-Hinton agar (MHA, pH 7.2~7.4)를 기본배지로 사용하여 배지가 굳어지지 않도록 50℃에서 두 배씩 연속적으로 희석한 항생제를 첨가한 후 실온에서 굳힌다. 3~5개의 균집락을 Mueller-Hinton broth에 풀어 0.5 McFarland 농도(10^8 CFU/mL)로 만들고 10배 희석한 다음 replicator를 사용하여 배지 표면에 1~2 μL를 접종한다. 따라서 최종접종균수는 한 점당 10^4 CFU가 된다. 35±2℃에서 16~20시간 배양한다. 즉, 배지희석법을 한천배지(고체배지)에 수행한 경우를 의미하며, 하나의 배지에 여러 환자의 검체를 동시에 접종할 수 있어 주로 유행 조사 때 많이 사용하게 된다.

2) 확산법

(1) 디스크확산법(disk diffusion method)

디스크확산법은 하루만에 균집락을 형성할 수 있는 세균에만 적용할 수 있다. 느리게 자라는 세균은 디스크확산법으로 검사할 수 없고, 액체배지희석법으로 검사해야 한다. 항생제디스크는 특정 제조사들을 통해 구입할 수 있으며, 보통 6 mm 직경을 가지고 있다. 개봉 전까지는 냉장 또는 냉동해두되, 서리방지기능을 가진 가정용 냉동고에 보관해서는 안된다. β-lactam 계열의 항생제디스크는 냉동할 것을 권장한다. 비선택 한천배지에 18~24시간 배양한 신선한 집락을 이용하여 0.5 McFarland 농도의 균액을 제조하여, MHA에 고르게 펴서 바르되, 이 과정을 60도씩 배지를 돌려가며 2회 정도 반복, 마지막으로 배지 가장자리를 빙 둘러 펴바른다. 3~5분정도 기다려 습기가 사라지면 검사할 항생제디스크를 배지 위에 얹도록 한다. 배지로는 MHA를 사용하는데 그 이유는 재현성이 좋고, 항생제에 대한 억제 성분이 거의 없으며, 대부분의 병원균이 잘 자라고, 현재까지 MHA를 사용하여 얻은 자료가 많이 축적되어있기 때문이다. 보통 100 mm 직경의 MHA를 사용하게 되며, 검사할 항생제 수가 많으면 150 mm 직경의 MHA를 사용할 수 있으나, 최대로 접종할 수 있는 항생제디스크의 수는 100 mm의 경우 5개, 150 mm의 경우 12개를 넘지 않도록 한다. 항생제디스크를 접종한 후 15분 이내에 35℃에서 배양을 시작하도록 하며, Haemophilus spp., N. gonorrhoeae, N. meningitidis 와 streptococci 균종에 대해서는 CO_2농도(5%)도 고려하도록 한다. 배양 시작 후 보통 16~18시간 후에 판독하도록 한다. 육안으로 보이는 억제대의 직경을 측정하되, 디스크의 직경을 포함하도록 한다. 현미경이나 확대경을 통해 확인 가능한 미세 집락은 무시하도록 한다.

디스크확산법은 별다른 장비의 필요없이 손쉽게 검사를 수행할 수 있으며, 다양한 항생제에 대해 검사가 가능하다는 장점이 있으나, 비교적 빨리 증식하는 병원균에만 적용할 수 있으므로, 실시하기에 편리하지만 검사가 가능한 세균의 종류가 한정되어 있다는 단점이 있다. Entero-bacteriaceae, Staphylococcus, Pseudomonas, Acinetobacter와 일부 Streptococcus 균종은 디스크확산법으로 검사할 수 있다. 무산소성 세균뿐만 아니라 MHA에서 증식하지 않는 균은 디스크 확산법으로 검사할 수 없다. 단, Haemophilus influenzae, Neisseria gonorrhoeae, Neisseria meningitidis, Streptococcus pneumoniae, β-hemolytic streptococci와 viridans group streptococci 는 일부 항생제에 한하여 디스크확산법으로 검사할 수 있다.

MHA에 포함된 thymidine 또는 thymine의 양이 너무 많은 경우 sulfonamide와 trimethoprim의 항균 효과를 억제하여 위내성(false-resistance)로 검사결과가 나올 수 있다. 칼슘이온과 마그네슘이온이 MHA에 많으면 P. aeruginosa의 경우 aminoglycoside와 tetracycline에 대해 위내성 결과를 초래할 수 있다. 그 반대로 양이온 농도가 낮으면 위감수성으로 나타난다. 아연이온 농도가 과다하면 카바페넴(carbapenem)의 억제대가 줄어든다.

디스크확산법의 정확도와 재현성을 관리하기 위하여 억제대 직경의 범위를 알고 있는 정도관리 균주와 함께 검사한다. 디스크확산법의 정도관리를 위한 대표적인 표준 균주는 S. aureus ATCC 25923, E. coli ATCC 25922, P. aeruginosa ATCC 27853 등이 있다.

(2) Etest

Etest strip은 가늘고 불활성이며 구멍이 없는 플라스틱으로, 너비 5 mm, 길이 50 mm이다. strip의 한 면에는 항생제 농도(μg/mL)가 기록되어 있다. 항생제 농도 범위는 각각의 항생제에 따라 0.016~256 μg/mL 또는 0.002~32 μg/mL의 연속적인 농도(gradient concentration)로 구성된다. 검사하려는 균집락 3~5개를 액체 배지에 풀어 McFarland 농도 0.5에 맞춘다. 면봉으로 MHA에 균을 바르고 Etest strip을 놓는다. 35℃ 항온기에서 16~18시간 배양하면 strip의 둘레에 대칭적인 억제대가 타원형으로 생기게 된다. 타원형 억제대의 가장자리가 strip과 교차하는 지점의 값이 MIC가 된다.

3) 발색을 이용한 내성검출방법

상용화된 다양한 발색한천배지(chromogenic agar)를 이용해 특정 균종이나 특정 항생제 내성 여부를 확인할 수 있다. 주로 감염관리 목적으로 메티실린 내성 황색포도알균(methicillin resistant *S. aureus*, MRSA), 반코마이신 내성 장알균(vancomycin resistant enterococci, VRE) 등의 검출에 사용된다. Nordmann 박사가 개발한 Carba NP 검사법의 경우, pH 변화에 따른 지시제의 색상 변화를 통해 카바페넴 분해효소 생성 장내세균속(carbapenemase producing *Enterobacteriaceae*, CPE)을 검출할 수 있다.

β-lactamase 검사에 사용되는 nitrocefin은 원래 색이 없는데, β-lactamase에 의해 분홍색으로 변한다. 이 성질을 이용하여 β-lactamase를 생성하는 세균을 검출할 수 있다. *Haemophilus* spp., *Neisseria gonorrhoeae*와 *Moraxella catarrhalis* 및 일부 무산소성 세균에서 매우 유용한 검사이며, 이 균종에서 양성인 경우 penicillin, ampicillin과 amoxicillin에 대해 내성으로 간주한다. Staphylococci와 enterococci에서 β-lactamase 양성이면 모든 penicillin계에 대해 내성이다. *Enterobacteriaceae*, *Pseudomonas* spp.와 기타 그람음성간균에서는 β-lactamase 검사결과가 β-lactam계 항생제의 감수성 여부와 관계가 없기 때문에 β-lactamase 검사를 실시할 필요가 없다.

4) 분자검사를 이용한 방법

세균의 항생제 내성 기전과 관련된 유전자는 매우 다양하며, 현재 내성 관련 유전자가 전부 밝혀진 상태도 아니다. 이런 관계로, 분자유전학적인 방법이 일반적인 항생제 감수성 검사로 널리 사용되고 있지는 않다. 다만, 일부 균종에 있어 내성 유전자 및 그 기전이 잘 알려진 경우(메티실린 내성 황색포도알균에서의 *mecA* 유전자, 반코마이신 내성 장알균에서의 *vanA*, *vanB* 유전자)나 특정 유전형을 확인하고자 할 때 유용하게 사용할 수 있다.

균종에 따른 검사대상 항생제와 결과 해석

1. *Staphylococcus* spp. (포도알균)

Penicillin에 대해 감수성인 포도알균은 penicillin, cephem 및 carbapenem에 대해 모두 감수성을 나타낸다. Penicillin에 대하여 내성이지만 oxacillin에 대하여 감수성인 균주는 β-lactamase에 의해 파괴되는 penicillin에 대하여는 내성이지만, β-lactamase에 안정한 penicillin, β-lactamase inhibitor 병합제, 적절한 cephem, carbapenem 등에 대하여 감수성이다. Oxacillin에 대해 내성인 포도알균은 현재 쓰이는 모든 β-lactam 항생제에 대해 내성이다. 그러므로 포도알균에서 β-lactam 항생제에 대한 감수성 및 내성 여부는 penicillin과 oxacillin을 검사함으로써 알 수 있으며, 다른 penicillin β-lactam/β-lactamase inhibitor, cephem 또는 carbapenem에 대한 감수성 검사는 일반적으로 필요하지 않다.

Penicillin에 대하여 내성이지만 oxacillin에 대하여 감수성인 *S. aureus*는 β-lactamase를 생성하며, 이 검사를 위하여 ampicillin 디스크 보다 10 unit penicillin 디스크가 더 좋다. Penicillin에 대한 검사결과는 ampicillin, amoxicillin, azlocillin, carbenicillin, mezlocillin, piperacillin, ticarcillin과 같은 β-lactamase에 의하여 파괴되는 penicillin 항생제들을 대표한다. β-lactamase 생성시험을 하여 양성인 경우에도 이 항생제들에 대해 모두 내성인 것으로 판단한다.

Staphylococcus spp.에서 디스크확산법으로 methicillin에 대한 내성 검사를 실시할 때 cefoxitin 디스크를 사용한다. *S. aureus*의경우 *mecA* 유전자로 인한 methicillin 내성을 검사하는데 oxacillin 디스크와 cefoxitin 디스크의 결과는 동일하다. 그러나 cefoxitin 디스크의 억제대를 판독하는 것이 oxacillin 디스크의 경우보다 더 쉽기 때문이다. 더구나 *S. lugdunensis*는 반드시 cefoxitin 디스크로 검사해야 한다.

*S. aureus*의 판정기준이 coagulase-negative staphylococci의 경우와 서로 다르기 때문에 주의해야 한다. S. aureus와 S. lugdunensis의 경우 cefoxitin (30 µg)에 대한 억제대 직경이 21 mm 이하이면 내성으로 판정하고, 22 mm 이상이면 감수성으로 판정한다. Coagulase-negative staphylococci의 경우 cefoxitin (30 µg)에 대한 억제대 직경이 24 mm 이하이면 내성으로 판정하고, 25 mm 이상이면 감수성으로 판정한다. MIC법에서는 S. aureus와 S. lugdunensis의 경우 oxacillin에 대한 MIC가 2 µg/mL 이하이면 감수성으로 판정하고, 4 µg/mL 이상이면 내성으로 판정한다. Coagulase-negative staphylococci의 경우 MIC가 0.25 µg/mL 이하이면 감수성으로 판정하고, 0.5 µg/mL 이상이면 내성으로 판정한다.

대부분의 methicillin-resistant staphylococci는 다른 β-lactam, aminoglycoside, macrolide, clindamycin과 tetracycline에 대해 다제내성을 갖는다. 이들 항생제에 대해 내성인 경우 methicillin에 대해 내성일 것이라는 단서가 되며, 다제내성을 보이는 균주는 oxacillin-salt agar 선별검사를 실시한다.

MRSA를 정확하게 검출하기 위하여 oxacillin-salt agar 선별검사를 실시한다. 4% NaCl과 6 µg/mL의 oxacillin을 첨가한 Mueller-Hinton agar에 0.5 McFarland standard로 맞춘 균액을 면봉에 묻혀 접종한다. 35℃에서 24시간 배양한 다음 균집락을 관찰한다. 균집락이 두 개 이상 자랐으면 oxacillin에 대해 내성으로 판정한다. 정도관리를 위하여 S. aureus ATCC 29213(감수성 균주)과 S. aureus ATCC 43300(내성 균주)을 사용한다.

디스크법에서 vancomycin에 대한 clinical break-point 기준이 없기 때문에, staphylococci는 모두 vancomycin에 대해 MIC를 측정한 다음 판정해야 한다.

S. aureus에서 vancomycin에 대한 MIC가 2 µg/mL 이하이면 감수성, 4~8 µg/mL이면 중간, 16 µg/mL 이상이면 내성으로 판정한다. Coagulase-negative staphylococci에서는 vancomycin에 대한 MIC가 4 µg/mL 이하이면 감수성, 8~16 µg/mL이면 중간, 32 µg/mL 이상이면 내성으로 판정한다.

2. Enterococcus spp.

Enterococcus spp.에서 cephalosporin, aminoglycoside, clindamycin과 trimethoprim-sulfamethoxazole은 비록 검사결과가 감수성일지라도 임상적으로 효과가 없는 항생제이기 때문에 감수성으로 보고하지 말아야 한다. 단, aminoglycoside에 대한 고도내성 검사는 예외이다.

Enterococcus spp.에서 penicillin 또는 ampicillin에 대한 MIC가 8 µg/mL 이하이면 감수성, 16 µg/mL 이상이면 내성으로 판정한다. Penicillin에 대한 감수성 검사는 β-lactamase를 생성하지 않는 enterococci에서 ampicillin, amoxicillin, ampicillin-sulbactam, amoxicillin-clavulanic acid, piperacillin과 piperacillin-tazobactam에 대한 감수성을 예측하는 데도 적용할 수 있다. 그러나 ampicillin에 대해 감수성이라고 하여 penicillin에 대해 감수성일 것으로 판단할 수 없다. Penicillin MIC가 64 µg/mL 이하이거나 ampicillin MIC가 32 µg/mL 이하인 enterococci에 의한 감염증의 경우 비록 내성일 지라도 고용량의 penicillin을 gentamicin 또는 streptomycin과 병합하여 치료하면 상승효과를 기대할 수 있다. Penicillin MIC가 128 µg/mL 이상이거나 ampicillin MIC가 64 µg/mL 이상인 enterococci에 의한 감염증의 경우 상승효과를 기대할 수 없다.

Enterococcus spp.에서 ampicillin 또는 penicillin감수성검사로써 β-lactamase 생성유무를 알 수 없다. 따라서 혈액과 뇌척수액에서 분리된 Enterococcus spp.는 β-lactamase 검사가 권장된다. β-lactamase양성인 enterococci는 penicillin, aminopenicillin, carboxypenicillin과 ureidopenicillin에 대해 내성이다.

심내막염과 같은 중증 감염에서 ampicillin 또는 penicillin과 aminoglycoside와의 병용요법을 일반적으로 이용한다. 심내막염과 같은 중증 감염증에서 vancomycin을 사용할 때는 aminoglycoside와 병용요법이 일반적으로 권장된다.

Aminoglycoside에 대한 고도내성 검사(high level

aminoglycoside resistance: HLAR)를 위하여 genta-micin과 streptomycin을 사용한다. 이 결과로서 ami-noglycoside와 함께 ampicillin, penicillin 또는 van-comycin을 병용하였을 때 상승효과를 예측할 수 있다. 이 때 gentamicin과 streptomycin 이 외에 다른 amino-glycoside 항생제는 enterococci에 대해 항균 효과가 gentamicin과 streptomycin에 비하여 탁월하지 않으므로 굳이 gentamicin과 streptomycin 이 외에 다른 aminoglycoside 항생제를 검사할 필요가 없다.

Enterococcus spp.에서 vancomycin에 대한 MIC가 4 μg/mL 이하이면 감수성, 8~16 μg/mL이면 중간, 32 μg/mL 이상이면 내성으로 판정한다.

1) Gentamicin 고도내성 선별검사

Gentamicin이 500 μg/mL 들어있는 BHI 한천배지에 0.5 McFarland standard로 맞춘 균액 10 μL를 접종하고 35℃에서 24시간 배양한 다음 균집락 수를 관찰한다. 균집락이 두 개 이상 자랐으면 내성으로 판정한다.

2) Streptomycin 고도내성 선별검사

Streptomycin이 2,000 μg/mL 들어있는 BHI 한천배지 (BHI broth의 경우 1,000 μg/mL)에 0.5 McFarland standard로 맞춘 균액 10 μL를 접종하고 35℃에서 24시간 배양한 다음 균집락 수를 관찰한다. 만일 증식하지 않았으면 24시간 더 추가로 배양한다. 균집락이 두 개 이상 자랐으면 내성으로 판정한다.

3) Vancomycin 내성 선별검사

Vancomycin이 6 μg/mL 들어있는 BHI 한천배지에 0.5 McFarland standard로 맞춘 균액 1~10 μL를 접종하고 35℃에서 24시간 배양한 다음 균집락 수를 관찰한다. 균집락이 두 개 이상 자랐으면 내성으로 판정한다. 간혹 이 배지에서 증식할 수 있는 자연내성(VanC형)을 갖는 enterococci인 *E. gallinarum*과 *E. casseliflavus*를 감별하기 위하여 운동성 및 색소생성 여부를 관찰한다. 자연내성을 갖는 균종들은 vancomycin에 대한 MIC가 주로

8~16 μg/mL로서 병원감염관리의 대상이 되지 않는다. Vancomycin에 대해 내성인 enterococci의 경우 chlor-amphenicol, erythromycin, tetracycline, rifampin에 대한 감수성 검사를 할 수 있으나, 감염전문의에게 자문을 구해야 한다.

정도관리 균주로서 *E. faecalis* ATCC 29212(감수성 균주)와 *E. faecalis* ATCC 51299 (내성 균주)를 사용한다.

3. *Streptococcus pneumoniae*

Pneumococcus에 의한 감염증을 치료하기 위하여 amoxicillin, ampicillin, cefepime, cefotaxime, cef-triaxone, cefuroxime, imipenem과 meropenem을 사용할 수 있다. 그러나 이 항생제들에 대한 디스크확산법이 확립되지 않았기 때문에 MIC를 측정해야 한다. 수막염 또는 균혈증과 같은 중증 감염증 환자의 혈액이나 척수액에서 분리된 *S. pneumoniae*는 penicillin의 MIC뿐만 아니라 cefotaxime, ceftriaxone 또는 meropenem에 대해 MIC를 측정해야 한다. 또한 이 균주는 vancomycin에 대하여 배지희석법이나 디스크확산법으로 반드시 검사한다.

Oxacillin (1 μg) 억제대 직경이 20 mm 이상(MIC는 0.06 μg/mL 이하)이면 penicillin에 대해 감수성으로 판정하며, 이 경우 ampicillin, amoxicillin, amoxicillin-clavulanic acid, ampicillin-sulbactam, cefaclor, cefdinir, cefepime, cefetamet, cefixime, cefprozil, cefotaxime, ceftibuten, ceftriaxone, cefuroxime, cefpodoxime, ceftizoxime, ertapenem, imipenem, loracarbef, meropenem에 대하여 모두 감수성으로 간주하며 이 항생제들에 대해 따로 검사할 필요가 없다.

Oxacillin (1 μg)의 억제대 직경이 19 mm 이하이면 이 균주는 penicillin에 대해 내성이거나 중간내성이지만 간혹 감수성일 수도 있다. 따라서 이 경우 penicillin과 함께 cefotaxime 또는 ceftriaxone 중 하나의 MIC를 측정해야 한다. Pneumococcus에서 oxacillin (1 μg)의 억제대 직경이 19 mm 이하라는 사실만으로 penicillin에 대해 내성 또는 중간으로 보고하지 말아야 한다.

뇌척수액 검체에서 배양된 *S. pneumoniae*에서 penicillin에 대한 MIC가 0.06 μg/mL 이하이면 감수성, 0.12 μg/mL 이상이면 내성으로 판정한다. 뇌척수액에서 배양된 *S. pneumoniae*는 cefotaxime과 ceftriaxone에 대한 MIC가 0.5 μg/mL 이하이면 감수성, 1 μg/mL 이면 중간, 2 μg/mL 이상이면 내성으로 판정한다. 뇌척수액 이외의 검체에서 배양된 *S. pneumoniae*는 penicillin에 대한 MIC가 2 μg/mL 이하이면 감수성, 4 μg/mL이면 중간, 8 μg/mL 이상이면 내성으로 판정하며, cefotaxime과 ceftriaxone에 대한 MIC가 1 μg/mL 이하이면 감수성, 2 μg/mL 이면 중간, 4 μg/mL 이상이면 내성으로 판정한다.

4. *Streptococcus* spp. (pneumococcus 제외)

혈액 또는 뇌척수액 등 체액에서 분리된 viridans streptococci는 penicillin에 대한 MIC를 측정해야 한다. Penicillin에 대한 MIC가 4 μg/mL 이상이면 내성이고, 0.25~2 μg/mL이면 중간, 0.12 μg/mL 이하이면 감수성이다. 디스크확산법에 의한 penicillin, ampicillin, levofloxacin, ofloxacin, daptomycin의 판정기준은 베타용혈 연쇄구균에만 적용된다. Viridans streptococci에서 디스크법에 의한 penicillin, ampicillin, oxacillin의 결과는 믿을 수 없다. 소변 등 요로에서 분리된 균주의 경우 erythromycin, chloramphenicol, clindamycin의 결과를 보고하지 않는다. *Streptococcus pyogenes*에 의한 감염증을 치료하기 위하여 penicillin을 비롯한 β-lactam 항생제에 대한 감수성 검사를 통상적으로 실시할 필요가 없다. 왜냐하면 vancomycin과 마찬가지로 β-lactam에 대한 내성 균주가 아직까지 발견되지 않았기 때문이다. 단, penicillin (10 unit) 디스크의 판정기준을 정해 놓은 이유는 앞으로 내성 균주가 출현할 지도 모르기 때문이다. 만일 penicillin의 억제대 직경이 19 mm 이하로 내성이거나 또는 20~27 mm로 중간내성인 경우 반드시 이를 확인해야 한다. *Streptococcus agalactiae*의 경우, 간혹 penicillin에 대해 중간내성인 균주가 발견된다.

Penicillin 또는 ampicillin에 대해 중간내성인 균주에 의한 감염증의 경우 살균효과를 위하여 aminoglycoside와 함께 투여한다.

Penicillin에 대해 감수성인 연쇄구균은 ampicillin, amoxicillin, amoxicillin/clavulanic acid, ampicillin/sulbactam, cefaclor, cefdinir, cefprozil, cefotaxime, ceftibuten, ceftriaxone, cefuroxime, cefpodoxime, ceftizoxime, imipenem, loracarbef, meropenem에 대해 모두 감수성이므로 이 항생제들에 대해 따로 검사할 필요가 없다.

5. Extended-spectrum β-lactamase 양성 그람음성간균

E. coli, *Klebsiella pneumoniae*, *K. oxytoca*, *Proteus mirabilis*의 일부 균종에서 extended-spectrum β-lactamase (ESBL)를 생산한다. ESBL 양성 균주의 경우 비록 penicillin 및 cephalosporin 항생제와 aztreonam에 대하여 감수성 검사에서는 감수성일지라도 이 항생제들을 사용하여 감염증이 치료되지 않을 수 있다. 이 균주들의 extended-spectrum cephalosporin이나 aztreonam에 대한 억제대 직경의 범위는 감수성 균주들이 보이는 억제대 직경의 분포범위보다 좁기 때문에 디스크 확산법의 억제대 직경의 크기를 선별검사로 사용한다. ESBL을 생성하는 균주의 억제대는 clavulanic acid를 추가했을 경우 넓어진다. ESBL을 생성하는 균주는 모든 penicillin 및 cephalosporin와 aztreonam에 대해 내성으로 보고해야 한다.

디스크확산법에 의하여 ESBL을 생성하는 균주를 검출하기 위한 일차 선별검사는 2010년 이전의 CLSI 지침을 적용하고 있는 기관에서만 적용할 것을 권장하고 있으며, 2010년 이후의 CLSI clinical breakpoint를 적용하고 있는 기관에서는 적용할 필요가 없다. 다만, 감염관리나 유행조사의 목적으로는 여전히 유용하게 쓰일 수 있겠다. 검사방법은 cefpodoxime (10 μg), ceftazidime (30 μg), aztreonam (30 μg), cefotaxime (30 μg) 또는 ceftriaxone (30 µg)으로 검사하여 억제대가 각각 17 mm, 22 mm, 27 mm, 27 mm, 25 mm 이하로 나오면 일단 ESBL을 생성하는 균주로 의심한다(P. mirabilis 제외). ESBL을 생성하는 균주를 확인하려면 ceftazidime (30 µg)과 ceftazidime-clavulanic acid (30/10 µg)와 동시에 cefotaxime (30 µg)과 cefotaxime-clavulanic acid (30/10 µg) 디스크를 사용하여 ceftazidime이나 cefotaxime중 어느 하나라도 clavulanic acid가 첨가한 경우의 억제대가 5 mm 이상 증가하면 ESBL을 생성하는 균주로 확인할 수 있다.

액체배지법에 의하여 ESBL을 생성하는 균주를 검출하기 위한 일차 선별검사로는 cefpodoxime (4 µg/mL), ceftazidime (1 µg/mL), aztreonam (1 µg/mL), cefotaxime (1 µg/mL) 또는 ceftriaxone (1 µg/mL)가 첨가된 CAMHB에 배양하여 균이 증식하면 일단 ESBL을 생성하는 균주로 의심한다. ESBL을 생성하는 균주를 확인하려면 ceftazidime과 ceftazidime-clavulanic acid의 MIC와 함께 cefotaxime과 cefotaxime-clavulanic acid MIC를 측정하여 ceftazidime이나 cefotaxime중 어느 하나라도 clavulanic acid가 첨가한 경우의 MIC가 8배 이상 증가하면 ESBL을 생성하는 균주로 확인할 수 있다.

6. *Pseudomonas aeruginosa*와 non-*Enterobacteriaceae*

*P. aeruginosa*에서 carbenicillin에 대한 MIC가 128 µg/mL 이하이면 감수성, 256 µg/mL 이면 중간, 512 µg/mL 이상이면 내성으로 판정한다. *P. aeruginosa* 이외의 non-*Enterobacteriaceae*에서는 carbenicillin에 대한 MIC가 16 µg/mL 이하이면 감수성, 32 µg/mL 이면 중간, 64 µg/mL 이상이면 내성으로 판정한다.

*P. aeruginosa*에서 piperacillin-tazobactam에 대한 MIC가 64/4 µg/mL 이하이면 감수성, 128/4 µg/mL 이상이면 내성으로 판정한다. *P. aeruginosa* 이외의 non-*Enterobacteriacea*에서는 piperacillin-tazobactam에

대한 MIC가 16/4 µg/mL 이하이면 감수성, 32/4-64/4 µg/mL 이면 중간, 128/4 µg/mL 이상이면 내성으로 판정한다.

*P. aeruginosa*에서 colistin에 대한 MIC가 2 µg/mL 이하이면 감수성, 4 µg/mL 이면 중간, 8 µg/mL 이상이면 내성으로 판정한다. *Acinetobacter* spp.에서는 colistin에 대한 MIC가 2 µg/mL 이하이면 감수성, 4 µg/mL 이상이면 내성으로 판정한다.

7. *Haemophilus* spp.

생명을 위협하는 감염증(수막염, 균혈증, 후두개염, 안면봉소염) 환자의 혈액과 척수액에서 분리된 *H. influenzae*는 ampicillin, 3세대 cephalosporin 중 하나, chloramphenicol과 meropenem에 대한 감수성 검사를 반드시 실시해야 한다.

Haemophilus spp.로 인한 호흡기감염증을 치료하기 위하여 경험적으로 amoxicillin/clavulanic acid, azithromycin, clarithromycin, cefaclor, cefprozil, loracarbef, cefdinir, cefixime, cefpodoxime 또는 cefuroxime axetil을 경구투여한다. 이 항생제에 대한 감수성 검사결과는 환자를 치료하는데 도움이 되지 않을 수 있다. 그러나 역학조사를 하거나 내성 균주의 출현을 감시하는데 도움이 된다.

Amoxicillin의 항균 효과를 예측하기 위하여 ampicillin에 대한 감수성 검사결과를 이용한다. Ampicillin과 amoxicillin에 대해 내성인 *H. influenzae*는 대부분 TEM-type β-lactamase를 생성한다. 따라서 대부분의 경우 β-lactamase 검사를 하면 ampicillin과 amoxicillin에 대한 내성여부를 알 수 있다.

β-lactamase 음성인데 ampicillin에 대해 내성인 *H. influenzae* 균주(BLNAR)는 amoxicillin/clavulanic acid, ampicillin/sulbactam, cefaclor, cefamandole, cefetamet, cefonicid, cefprozil, cefuroxime, loracarbef와 piperacillin/tazobactam에 대해 감수성 검사결과에 관계없이 모두 내성으로 간주한다. 따라서 *H. influ-*

enzae 균주는 ampicillin에 대한 감수성 검사와 β-lactamase 검사를 둘 다 실시해야 한다.

8. *Neisseria* spp.

*N. meningitidis*에서 ampicillin, penicillin과 rifampicin에 대한 디스크법의 결과는 믿을 수 없다. 이 경우 MIC를 측정해야 한다.

*N. gonorrhoeae*에서 β-lactamase 양성 균주는 penicillin, ampicillin과 amoxicillin에 대해 내성이다. 그러나 β-lactamase 검사는 다른 기전으로 인한 penicillin에 대한 내성을 알아낼 수 없다. 염색체 내성을 갖는 균주는 디스크법 또는 MIC를 측정해야 penicillin 내성을 알 수 있다.

9. *Salmonella*와 *Shigella*

*Salmonella*와 *Shigella* spp.는 ampicillin, quinolone계 중 하나(ciprofloxacin)와 trimethoprim-sulfamethoxazole (cotrimoxazole)에 대하여만 항생제 감수성 검사를 실시한다. 우리 나라에서는 ampicillin과 cotrimoxazole에 대해 모두 내성인 균주가 간혹 출현하고, 소아에서는 ciprofloxacin을 사용할 수 없기 때문에 cefixime을 추가로 검사하는 것이 좋을 것이다. *Salmonella*의 경우 장외 분리균주(extraintestinal isolate)는 chloramphenicol과 3세대 cephalosporin계인 cefoperazone, cefotaxime, ceftizoxime과 ceftriaxone 중 하나를 선택하여 위의 3가지 항생제와 함께 추가로 감수성 검사를 시행한다.

*Salmonella*와 *Shigella* spp.은 1세대와 2세대 cephalosporin과 cephamycin에 대해 비록 생체외 검사에서 감수성일지라도 임상적으로 이 항생제들은 치료 효과가 없기 때문에 *Salmonella*와 *Shigella* spp.에서 1세대와 2세대 cephalosporin과 cephamycin에 대한 감수성 검사는 실시할 필요가 없다.

10. 무산소성 세균

일반적으로 무산소성 세균의 항생제 감수성 검사는 통상적으로 실시할 필요가 없다. 그러나 뇌농양, 심내막염, 골수염, 관절감염증, 균혈증 등에서 분리한 무산소성 세균은 항생제 감수성 검사가 필요하다. 따라서 무산소성 세균의 항생제 감수성 검사를 위하여 진단검사의학과는 환자 병증에 대하여 임상의사와 긴밀한 정보를 교환해야 한다.

무산소성 세균의 항생제 감수성 검사는 일반 검사실에서 일상적으로 실시하기에는 매우 어렵기 때문에 surveillance testing을 권장한다. 매년 50-100균주를 모아서 한번에 감수성검사를 실시하여 해마다 감수성 추이를 파악한다. 최소한 *Bacteroides* spp. 20주와 기타 흔히 배양되는 무산소성 세균 10주를 검사해야 한다.

무산소성 세균의 항생제 감수성 검사는 한천희석법이 표준법이다. Brucella agar에 laked sheep blood, hemin과 vitamin K1을 첨가한 특수배지를 사용하는 Wadsworth 법이 권장되고 있다.

Cefoxitin에 대한 MIC가 16 μg/mL 이하이면 감수성, 32 μg/mL이면 중간, 64 μg/mL 이상이면 내성으로 판정한다. Clindamycin에 대한 MIC가 2 μg/mL 이하이면 감수성, 4 μg/mL이면 중간, 8 μg/mL 이상이면 내성으로 판정한다. Metronidazole에 대한 MIC가 8 μg/mL 이하이면 감수성, 16 μg/mL이면 중간, 32 μg/mL 이상이면 내성으로 판정한다.

B. fragilis group은 대부분 β-lactamase 양성이므로 β-lactamase 검사를 실시할 필요가 없다. 그러나 *B. fragilis* group 이외의 무산소성 세균은 MIC를 측정하기 전에 β-lactamase 검사를 실시한다. β-lactamase 양성 무산소성 세균은 penicillin, amoxicillin, ampicillin에 대해 내성이다. β-lactamase 음성이더라도 다른 기전으로 내성일 수 있기 때문에 penicillin, amoxicillin, ampicillin에 대해 감수성으로 판정할 수 없다.

결핵균의 항생제 감수성 검사

결핵균의 항생제 감수성 검사는 크게 표현형에 기반을 둔 검사법과 분자유전학적 방법으로 나눌 수 있고, 표현형 기반 검사법은 다시 크게 직접법과 간접법으로 나눌 수 있다. 직접법은 오염제거와 집균 과정을 거친 도말 양성 검체를 직접 시험 배지에 접종하는 방법으로 검사시간이 단축되는 장점이 있으나, 오염으로 인한 검사실패율이 높아 일반적으로 사용하지 않는다. WHO와 International Union Against Tuberculosis가 제시한 간접법은 크게 세 가지로 나뉘는데, 절대농도법(absolute concentration method), 내성비례법(resistance ratio method), 내성비율법(proportion method)이 그것이다.

1. 절대농도법

약제를 2배로 희석하여 고체배지나 Lowenstein-Jensen 배지에 첨가하거나 액체배지에 첨가하는 방법이다. 고체 배지를 이용하는 것이 표준화하기 용이하다. 내성 여부는 20개의 집락 미만으로 성장을 억제하는 최소 억제 농도를 내성기준농도(critical concentration)와 비교하여 판정하게 되는데, 접종하는 균량을 정확히 맞추는 것이 가장 중요하여 항생제가 첨가되지 않은 배지를 이용해 접종량을 표준화하는 과정이 필수적이다.

2. 내성비례법

이 방법은 절대농도법을 좀 더 다듬은 형태로, 감수성을 갖는 표준균주(H37Rv 등)를 이용해 얻은 최소 억제 농도로 검사대상 균주의 최소 억제 농도를 나눈 내성비(resistance ratio)를 이용하는 방법이다. 내성비가 2 이하이거나 8 이상인 경우, 각각 감수성 또는 내성으로 간주할 수 있으나, 중간의 경우는 판정하기 어려운 단점이 있다. 역시 접종량의 표준화가 필요하나 감수성 균주와 직접 비교하는 관계로 절대농도법에서 적용되는 내성기준농도를 참고할 필요는 없다.

3. 내성비율법

항생제 별로 내성기준비율을 산정하여 각 균주별로 이러한 비율을 초과하는지를 확인하여 내성 여부를 확인하는 방법이다. 예를 들어 isoniazid와 rifampicin에 대해서는 내성기준비율이 1%로 산정되어 있으며, 항생제가 첨가되어 있지 않은 배지에서의 집락 수에 대해 항생제가 첨가되어 있는 배지에서의 집락 수가 1% 미만인 경우 감수성으로 판정하게 된다. 위의 두 방법에 비해 접종량이 결과에 미치는 영향이 상대적으로 적으며, 상용화 시스템에 채택, 적용되고 있다.

4. 분자유전학적 방법

결핵균은 배양에 있어 일반 세균보다 훨씬 긴 시간이 소요되는 관계로 검사소요시간이 짧고 방법에 따라 집락이 필요하지 않은 분자유전학적 방법이 유리할 수 있다. 다만, 새로운 돌연변이로 인해 내성이 발현되는 경우 등에 대해서는 검출에 실패할 수 있으므로 항상 결과 해석에 주의를 요하며, 표현형을 기반으로 하는 검사도 같이 수행할 것이 권장된다.

가장 널리 이용되는 대상 유전자는 *rpoB*로 rifampin에 내성을 보이는 균주 중 해당 유전자의 81bp 구간에 돌연변이를 보이는 경우가 95% 전후로 알려져 있다. Isoniazid 내성과 관련된 유전자는 좀 더 복잡하여 최소 4가지 이상의 유전자가 관련하고 있는 것으로 알려져 있다.

진균의 항생제 감수성 검사

항진균제감수성검사는 CLSI와 EUCAST에서 표준화된 검사법을 제시하고 있기는 하나, 판독기준은 *Candida* 종에 대해서만 제공하고 있다. *Candida* 종에 있어 echinocandin계 및 azole계 항진균제에 대한 최소 억제 농도를 이용한 판독기준은 표 1과 표 2와 같다.

Candida 종에 있어 디스크확산법을 이용한 판독기준

표 1. Interpretive guidelines for *in vitro* susceptibility testing of *Candida* spp. (echinocandins)

Antifungal Agent	Species	MIC Range (μg/mL)		
		S	I	R
Anidulafungin	C. albicans	≤ 0.25	0.5	≥ 1
	C. glabrate	≤ 0.12	0.25	≥ 0.5
	C. tropicalis	≤ 0.25	0.5	≥ 1
	C. krusei	≤ 0.25	0.5	≥ 1
	C. parapsilosis	≤ 2	4	≥ 8
	C. guilliermondii	≤ 2	4	≥ 8
Caspofungin	C. albicans	≤ 0.25	0.5	≥ 1
	C. glabrata	≤ 0.12	0.25	≥ 0.5
	C. tropicalis	≤ 0.25	0.5	≥ 1
	C. krusei	≤ 0.25	0.5	≥ 1
	C. parapsilosis	≤ 2	4	≥ 8
	C. guilliermondii	≤ 2	4	≥ 8
Micafungin	C. albicans	≤ 0.25	0.5	≥ 1
	C. glabrata	≤ 0.06	0.12	≥ 0.25
	C. tropicalis	≤ 0.25	0.5	≥ 1
	C. krusei	≤ 0.25	0.5	≥ 1
	C. parapsilosis	≤ 2	4	≥ 8
	C. guilliermondii	≤ 2	4	≥ 8

Abbreviations: I, intermediate; MIC, minimal inhibitory concentration; R, resistant; S, susceptible.

표 2. Interpretive guidelines for *in vitro* susceptibility testing of *Candida* spp. (azoles)

Antifungal Agent	Species	MIC Range (μg/mL)		
		S	S-DD	R
Fluconazole	C. albicans	≤ 2	4	≥ 8
	C. glabrata	-	32	≥ 64
	C. krusei	-	-	-
	C. parapsilosis	≤ 2	4	≥ 8
	C. tropicalis	≤ 2	4	≥ 8
Voriconazole	C. albicans	≤ 0.12	0.25~0.5	≥ 1
	C. glabrata	-	-	-
	C. krusei	≤ 0.5	1	≥ 2
	C. parapsilosis	≤ 0.12	0.25~0.5	≥ 1
	C. tropicalis	≤ 0.12	0.25~0.5	≥ 1

Abbreviations: MIC, minimal inhibitory concentration; R, resistant; S; susceptible; S-DD, susceptible-dose dependent.

표 3. Zone diameter interpretive standards and corresponding minimal inhibitor concentration (MIC) breakpoints for selected antifungal agents against *candida* spp.

Antifungal Agent	Disk Content	MIC Range (μg/mL)				Equivalent MIC Breakpoints (μg/mL)			
		S	S-DD	R	NS	S	S-DD	R	NS
Caspofungin	5 μg	≥ 2	-	-	≤ 10	≤ 2	-	-	> 2
Fluconazole	25 μg	≥ 19	15~18	≤ 14	-	≤ 8	16~32	≥ 64	-
Voriconazole	1 μg	≥ 17	14~16	≤ 13	-	≤ 1	2	≥ 4	-

Abbreviations: MIC, minimal inhibitory concentration; NS, nonsusceptible; R, resistant; S; susceptible; S-DD, susceptible-dose dependent.

은 표 3과 같다.

항진균제에 있어서의 해석 기준 중 SDD는 suscepti-ble-dose dependent를 의미하며, 여러가지 투약 용법이 가능한 경우에 한해 적용할 수 있다. 표준 용법(flucon-azole의 경우 6 mg/kg/일)보다 고용량으로 투약하는 경우, 감수성과 같은 치료반응을 기대할 수 있다.

☑ **참고문헌**

1. 대한진단검사의학회: 진단검사의학 완전개정판. 제5판, p580-594, 범문에듀케이션, 2014.

2. 이남용, 허희재, 김현영 외: 눈으로 보는 임상진균학. p21-25, 범문에듀케이션, 2015.

3. Clinical and Laboratory Standards Institute: Performance Standards for Antimicrobial Disk Susceptibility Tests; Approved Standard, 11th ed., CLSI, 2012.

4. Clinical and Laboratory Standards Institute: Methods for Antimicrobial Susceptibility Testing of Anaerobic Bacteria; Approved Standard, 8th ed., CLSI, 2012.

5. Clinical and Laboratory Standards Institute: Methods for Dilution Antimicrobial Susceptibility Tests for Bacteria That Grow Aerobically; Approved Standard, 9th ed., CLSI, 2012.

6. Clinical and Laboratory Standards Institute: Performance Standards for antimicrobial Susceptibility Testing; 25th informational supplement, CLSI, 2015.

7. Clinical and Laboratory Standards Institute: Reference Method for Broth Dilution Antifungal Susceptibility Testing of Yeasts; 4th informational supplement, CLSI, 2012.

8. Clinical and Laboratory Standards Institute: Zone Diameter Interpretive Standards, Corresponding Minimal Inhibitory Concentration (MIC) Interpretive Breakpoints, and Quality Control Limits for Antifungal Disk Diffusion Susceptibility Testing of Yeasts; 3rd informational supplement, CLSI, 2009.

9. EUCAST: http://www.eucast.org/clinical_breakpoints/, EUCAST, last visited in Nov. 2015.

10. F. Drobniewski, S. Rusch-Gerdes, S. Hoffner: Antimicrobial Susceptibility Testing of Mycobacterium tuberculosis (EUCAST document E.DEF 8.1)-Report of the Subcommittee on Antimicrobial Susceptibility Testing of Mycobacterium tuberculosis of the European Committee for Antimicrobial Susceptibility Testing (EUCAST) of the European Society of Clinical Microbiology and Infectious Diseases (ESCMID), Clin Microbiol Infect 13:1144-56, 2007.

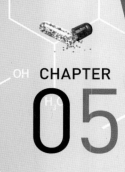

항생제 사용의 일반원칙

오명돈(서울대학교 의과대학 내과학교실), **최강원**(국군수도병원 내과)

감염증의 치료에 있어서 적절한 항생제의 선택과 사용의 중요성은 새삼 강조할 필요가 없을 것이다. 적절한 항생제 요법을 위해서 고려할 중요한 인자로는 (1) 원인 병원체, (2) 숙주의 특성, (3) 항생제의 3요소가 있다. 항생제를 제대로 선택하려면 무엇보다 감염증을 일으킨 원인 병원체를 알아야 하며, 나아가서 그 병원체의 항생제 감수성도 파악해야 한다. 환자의 특성(숙주 인자)을 고려하여 환자에게 안전한 항생제를 적절한 용량과 투여경로를 선택해야 하며, 또한 항생제의 약력학적, 약동학적 특성도 고려해야 한다(표 1).

병원체 동정 및 감수성 검사에 근거한 항생제 요법

1. 원인 병원체의 동정(혹은 추정)

항생제를 선택하려면 먼저 감염증을 일으킨 병원체가 무엇인지 알아야 한다. 항생제를 투여한 다음에는 균이 잘 자라지 않아 원인 미생물을 분리하기 어려워지므로, 항생

표 1. 감염증의 항생제 요법에서 중요한 인자들

병원체의 특성
항생제 감수성
증식속도
세균수(감염부위)
항생제 분해물질
숙주측 인자
숙주 방어기전의 장애
감염 부위
이물질, 손상 조직의 존재
폐쇄성 병변
항생제측 요인
항균요법의 시작 지연
투여 방법
감염 부위에서의 농도
국소 조직내 침투
안전 범위
용량
치료기간
작용기간
단백결합 및 불활성화

제를 투여하기에 앞서 필요한 미생물학적 검사를 의뢰해야 한다.

그람염색검사는 환자의 체내에서 증식한 미생물과 이에 대항하는 숙주의 염증세포가 어떤 것인지를 현미경으로 관찰하는 검사이다. 건강한 사람에서 무균인 체액(뇌척수액, 복수, 관절액 등)에서 그람염색 결과 미생물이 보이면 이는 병원체로 간주할 수 있다. 객담, 대변처럼 건강한 사람에서 상재균이 존재하는 검체도 그람염색이 중요한 정보를 제공할 수 있다. 예를 들면, 설사 환자의 대변 그람염색 결과 백혈구가 많이 보이면 세균성 장염을 의심할 수 있다.

병원체의 항원을 latex 응집법이나 효소면역 측정법과 같은 면역학적 검사를 이용하여 신속히 검출할 수 있다. 또한 병원체의 유전물질을 분자 생물학적 기법(PCR, DNA probe 등)으로 검출하기도 한다. 그러나 항원이나 유전물질만 검출하여서는 항생제를 제대로 선택하기 어렵다. 왜냐하면, 문제의 병원체가 어떤 항생제에 잘 듣는지를 파악하려면 항생제 감수성 검사가 필요한데, 여기에는 살아서 증식할 수 있는 온전한 미생물이 필요하기 때문이다.

항생제를 시작하기 전에 병원체가 이미 밝혀지고 거기에 작용하는 항생제를 투여하는 경우를 특이적 항생제 요법이라고 한다. 그러나 실제 상황에서는 항생제를 시작하기 전에 병원체를 확인, 동정하기 어려운 경우가 많다. 이러한 경우에는 임상적, 역학적 상황을 고려하여, 가능성이 가장 높은 미생물을 추정하고, 이를 표적으로 항생제를 선정하는데, 이를 경험적 항생제 요법이라고 한다.

2. 원인 병원체의 항생제 감수성

미생물 검사에서 병원체가 분리되면 이것이 어떤 항생제에 잘 듣는지 알기 위해서 항생제 감수성 검사를 한다. 분리된 미생물이 상재균이나 오염균인 경우에는 항생제 감수성 검사 결과에 따라서 감수성인 항생제를 선택하더라도 치료에 실패할 것이다. 그러므로 항생제를 선택하기에 앞서 분리된 미생물이 감염증을 일으킨 원인균인지 아니면 상재균이나 오염균인지를 해석해야 한다.

예를 들면, 임상적으로 폐렴을 의심할만한 주관적 증상(새로운 기침이나 가래)이나 객관적 소견(새로운 폐 침윤, 청진에서 crackles)이 없는 환자의 가래에서 분리된 미생물은 구강 상재균일 가능성이 높다. 요검사에서 백혈구나 세균이 보이지 않는데, 대장균이 분리되었다면, 이것은 요도끝의 상재균일 가능성이 높다.

분리된 미생물이 원인균이라고 판단하면, 그 다음에는 항생제 감수성 결과를 해석한다. 임상 검사실에서는 항생제 감수성 검사 결과를 S(감수성), R(내성), 그리고 I(상황에 따라서 감수성 또는 내성)로 나누어 보고한다. 필요한 경우에는 항생제 감수성을 정확히 정량하여 최소 억제 농도를 결정할 수 있다. 항생제 감수성 검사의 구체적인 방법은 다른 장에서 자세히 다루므로 여기서는 생략한다.

항생제 감수성 검사에서 "S"로 나온 항생제라고 하더라도 실제 임상에 사용하면 치료에 실패하는 경우가 있다. 이는 항생제 감수성 검사를 하는 시험관 내의 환경이 환자 체내의 환경과 사뭇 다르기 때문이다. 몇 가지 중요한 차이점과 그 예를 들면 다음과 같다.

(1) 시험관 내에서는 미생물을 직접 항생제에 노출시킨다. 그러나 인체에 침입한 병원체는 중추신경계에 숨거나 세포질내에 숨거나 또는 생체막내에 숨어서 항생제에 직접 노출되지 않는다. 예를 들면, 시험관 내에서 장티푸스균은 1세대세팔로스포린이나 아미노글리코사이드로 억제되더라도, 체내에서장티푸스균은 세포질내에서 증식하므로, 이들 항생제로는 장티푸스를 치료하지 못한다.

(2) 시험관 내에서는 세균수를 일정하게 맞춰서 항생제에 노출시킨다. 그러나 환자에서는 그 보다 훨씬 더 많은 세균이 존재한다. 특히 감염이 시작된 후 늦게 치료를 시작할수록 세균수는 더 많아진다. 세균수가 적을 때는 효과를 발휘하는데 세균수가 많으면 효과가 줄어드는 경우가 있으며, 세팔로스포린 항생제에서 볼 수 있다.

(3) 시험관 내에서는 세균이 급격히 증식하는(logarithmic growth)시기에 있다. 그러나 환자에서는 세균 증식이 이미 끝난 시기(stationary phase)에

있다. 사슬알균이 세팔로스포린에 잘 들더라도, 피부연조직 감염증으로 독성쇽증후군에 빠진 환자에게 세팔로스포린만 가지고 환자가 호전되기 어렵다. 왜냐면, 환자 체내의 사슬알균은 이미 증식을 끝내고 독소 단백을 생산하고 있기 때문에 세포벽합성을 저해하는 세팔로스포린에는 별로 영향을 받지 않는다.

(4) 시험관 내의 환경이 체내에서 미생물이 처한 환경과 다르다. 시험관 내에는 백혈구도 없고, 항체도 없으며, pH도 다른 경우가 있다.

이외에도 우리가 파악하지 못한 조건이 서로 다를 가능성이 얼마든지 있다. 그러므로 감수성 검사에서 어떤 항생제가 "S"로 나왔다는 결과는 그 항생제를 선택하는 충분조건이 아니라는 점을 명심해야 한다. 다시 말하면 항생제 감수성 검사만 가지고는 치료 효과를 예측할 수 없으므로, 그 항생제의 치료 효과가 임상 시험을 통해서 입증되었는지를 확인하는 것이 항생제 선택에서 매우 중요하다.

원인 미생물이 분리 동정되지 않은 경우에는 경험적으로 항생제를 선택한다. 여기에서 경험적이란 '통계를 바탕으로 한 항생제 선택'을 말하며, 필요한 통계는 (1) 원인미생물의 종류와 그 빈도, (2) 이들 미생물의 항생제 감수성 비율이다.

요로감염증에 대한 경험적 항생제 선택을 예로 들면, (1) 요로감염증 환자로부터 분리된 병원체는 *E. coli*와 *Klebsiella*가 80%를 차지한다. (2) 이들에서 분리된 E. coli와 Klebsiella 가운데 ciprofloxacin에 감수성인 것은 85%, cefoxacime감수성은 80%, bactrim감수성은 30%이다. 그러므로 요로감염증이 의심되면, 원인균이 밝혀질 때까지는 우선 ciprofloxacin으로 치료를 시도해 본다.

항생제에 대한 감수성은 시대에 따라 변화할 뿐만 아니라, 같은 시기라도 지역에 따라서 다르며, 같은 지역이라도 의료기관에 따라서 달라질 수 있다. 폐렴구균은 1980년대 말까지 거의 모든 균주가 penicillin에 대하여 감수성이던 것이 1990년대에 들어서면서 대부분의 균주가 내성을 나타내게 되었다. 그러므로, 경험적으로 항생제를 선택하려

면 그 지역에서 문제의 감염증을 일으키는 미생물의 상대적 빈도와 이들의 항생제 감수성에 관한 최신 데이터를 잘 파악하고 있어야 한다.

항생제 요법에서 중요한 인자

1. 숙주측 인자

병원체와 항생제 감수성에 못지않게 중요한 것은 숙주(환자)측 인자이다. 환자 자신의 방어기전의 장애, 감염 부위, 이물질의 존재나 폐쇄성 병변 등이 항생제 요법의 성패를 좌우하는 중요한 인자이다(표 2). 그 밖에 환자의 나이, 유전적 요인, 신장이나 간기능이 항생제 선택과 사용에 영향을 끼친다.

1) 숙주 방어기전

병원체는 여러 가지 숙주 방어기전에 의하여 우리 몸으로부터 제거되는데, 이러한 숙주 방어기전에 결함이 있으면 항생제의 효과가 크게 떨어진다. 또 항생제 자체가 면역

표 2. 항생제 효과에 영향을 미치는 숙주측 인자

전신적, 비특이적 인자
화학주성, 포식, 살균
자연 살해세포 기능
싸이토카인
염증반응
기저 질환
전신적, 특이적 인자
세포면역
체액면역
감염 부위
부위 특이적 면역 반응
농양
이물질
산소 농도

기능에 변화를 초래하는 수도 있으며, 특히 세포벽에 작용하는 항생제를 써서 세균의 용해가 일어나면 싸이토카인 등에 의하여 염증 반응이 심해지고, 오히려 더 나쁜 결과를 초래하는 수도 있다. 따라서 전신적인 숙주 방어기전의 이상(예, 과립구 감소증) 또는 국소적 숙주 방어기전의 이상(예, 심내막염, 수막염)을 가진 환자의 치료는 원칙적으로 살균 항생제를 선택하여야 한다.

2) 감염부위

숙주 측 인자는 항생제 요법에서 고려해야 할 숙주 측 인자 가운데 가장 중요한 인자이다. 똑같은 미생물이 일으킨 감염증을 치료하더라도 그 감염증을 일으킨 미생물이 해부학적으로 어디에 있느냐에 따라서 선택할 항생제의 종류는 물론이고, 투여 경로와 용량도 달라질 수 있다.

감염은 대개 신체의 특정 부위에서 발생하는데, 항생제 치료 효과는 감염부위에 항생제가 얼마나 제대로 도달하느냐에 따라서 결정된다. 만일에 감염부위에 도달한 어떤 항생제의 농도가 원인 미생물을 억제할 수 있는 최소 농도에 이르지 못 한다면 그 항생제로는 치료 효과를 기대하기 어려울 것이다. 혈액에 도달한 항생제는 분포-대사-배설 과정을 거치면서 감염부위에 나오게 되는데 국소부위의 항생제 농도가 혈액의 농도와 다른 경우는 다음과 같다.

(1) 혈관에서 조직으로 이행하는데 장벽이 있는 부위. 혈관-뇌 장벽이 있는 중추신경계가 대표적인 예이다. cefazolin이나 아미노글리코사이드는 혈관-뇌 장벽을 통과하기 어려워 뇌척수액에 치료 농도가 나오지 않는다. 그러므로 성인의 세균성 수막염치료에는 3세대 세팔로스포린이나 페니실린계 항생제(ampicillin, nafcillin 등)와 같은 혈관-뇌 장벽을 통과할 수 있는 항생제를 다량으로 투여한다. 전립선도 베타락탐 항생제나 아미노글리코사이드 항생제가 잘 침투하지 못하는 조직이다. 퀴놀론은 전립선에 잘 들어간다.

(2) 조직학적 구조가 항생제 침투에 불리한 부위. 심장 판막이나 동맥의 혈관벽은 섬유질로 구성되어 있어서 항생제가 스며들기 어려운 조직이다. 인공구조물

은 그 자체에 혈관이 없기에 항생제가 그 안으로 들어가지 못한다. 심장판막치환술 후 판윤부위의 감염증(ring abscess)이 항생제에 잘 반응하지 않는 것이 대표적인 예이다.

(3) 감염이 진행하면서 일어난 조직학적 변화로 항생제가 침투하지 못하는 부위. 뼈 감염증이 진행하면 감염된 뼈는 주위의 뼈조직으로부터 떨어져 나가서 섬(sequestrum)을 만드는데, 이 섬은 혈관 연결이 끊겨 있다. 세균성 심내막염에서 만들어지는 우종(vegetation)도 항생제가 침투하기 어려운 구조이다. 미생물이 혈관을 침범하면 혈관 폐색으로 출혈(혈종)이나 조직 괴사가 생기는데, 이런 부위에는 항생제가 나오기 어렵다.

(4) 조직농도보다 분비액/배설액의 농도가 더 중요한 부위. 방광염에서는 방광조직의 항생제 농도보다 소변의 항생제 농도가 더 중요하다. 담관염의 치료에는 cefazolin이나 아미노글리코사이드보다 간 담도계를 통해서 배설되는 ceftriaxone이 더 유리하다. 기관지염에는 기관지상피세포를 덮고 있는 체액의 항생제 농도가 치료 효과를 좌우한다.

항생제의 농도가 충분하더라도 감염부위의 미세 환경에 따라서 효과를 발휘할 수 없는 항생제도 있다. 아미노글리코사이드는 산성 pH, 저산소 상태에서 그 효과가 떨어진다. 농양 속에는 헤모글로빈과 베타락탐분해효소가 있는데 이들은 페니실린에 결합하거나 베타락탐 항생제를 분해함으로써 항생제가 듣지 않게 된다.

혈청내 항생제 농도의 측정은 비교적 측정이 용이하기 때문에 흔히 치료의 지표로 삼기는 하나, 균혈증이 아닌 경우에는 대부분 항생제의 효과는 혈중농도보다는 국소 조직 농도에 의하여 결정된다. Azithromycin 등 macrolide계 항생제는 세포내 농도가 훨씬 높아 혈청내 농도 측정만으로는 효과를 예측할 수 없다. 또한 혈청 단백과의 결합은 항생제의 조직내 분포와 항균력에 영향을 끼친다. 시험관 내에서는 비결합(유리형, free form) 항생제만이 병원체에 대하여 항균 효과를 나타낸다. 그러나 단백결합

은 가역적이기 때문에 단백결합의 비율이 높아도 항균력이 절대적으로 제한을 받는 것은 아니다. 또한 항생제의 간질내 침투도 유리형만이 모세혈관 벽을 통과하기 때문에 단백결합의 영향을 받는다. 그러나 조직내 항생제의 농도를 평가하는 것은 여러 국소적 인자간의 복잡한 상호작용때문에 어렵다. 막을 통한 비 이온 확산은 지방 용해도에 좌우되므로 chloramphenicol, rifampicin 등은 aminoglycoside처럼 이온화된 물질보다 막을 더 잘 통과하므로 혈관–뇌 장벽을 보다 잘 통과하여 뇌척수액내 농도가 높다.

3) 나 이

나이에 따른 위 산도의 변화로 경구 항생제의 흡수가 영향을 받게 된다. 미숙아나 1년 이내의 어린이는 신기능이 아직도 미숙하여 penicillin, aminoglycoside의 용량을 조절하여야 한다. 노인이 되면 신기능이 저하되지만 BUN, Cr 수치는 정상처럼 보일 수 있으므로 주의하여야 한다. 노인에서 penicillin이나 cephalosporin의 혈중농도가 높아지면 경련, 혼수 등을 유발할 수 있으므로 이들 항생제를 다량 투여할 때는 주의해야 한다.

신생아는 간기능이 아직 미숙한 상태에 있는데, 만일 이들에게 chloramphenicol을 다량 투여하면 glucuronyl transferase의 부족으로 unconjugated chloramphenicol이 증가하여 쇼크나 사망이 일어날 수 있다. Sulfonamide는 혈청 알부민의 결합부위에서 빌리루빈과 경합하기 때문에 신생아에서 사용하면 핵황달을 초래할 수 있다. Tetracycline은 뼈나 치아에 친화력이 커서 발육기에는 치아의 형성부전이나 착색을 유발할 수 있으므로 8세 미만에서는 사용하지 않는 것이 원칙이다. Quinolone은 동물에서 연골 손상이 생길 수 있다는 보고가 있으므로 소아에서는 다른 항생제를 선택할 수 없는 경우에 신중하게 사용한다.

일부 부작용은 나이가 들면서 더 흔히 나타난다. INH로 인한 간독성은 20세 이하에는 거의 없으나 20~34세 사이에는 0.3%, 50세 이상에서는 3.4%로 증가한다. 과민반응도 일반적으로 고령에서 더 흔한 경향을 보인다.

4) 유전적 이상

약물대사에 관련된 유전적 이상에 따라 항생제 선택과 사용이 영향을 받을 수 있다. Isoniazid의 rapid acetylator는 우리나라를 비롯하여 동양인에서 훨씬 많으며 말초신경염은 slow acetylator에서 더 흔히 발생한다. 또 glucose–6–phosphate dehydrogenase (G6PD)결핍이 있는 사람은 특정 항생제(nitrofurantoin, sulfonamide, chloramphenicol 등)에 대하여 용혈성 빈혈을 일으킨다.

5) 임 신

임신과 수유 역시 항생제 선택시 반드시 고려해야할 사항이다. 많은 약물이 태반을 통과하여 태아에 영향을 미칠 수 있지만, 이런 약물이 태아에 미치는 영향과 안전성에 관한 인체자료가 부족한 경우가 많다. 그러므로 임신부에게는 최근에 개발된 약보다는 과거부터 사용되어 안전성이 비교적 잘 알려진 항생제를 선택하는 것이 현명하다.

임신부에게 사용하더라도 비교적 안전하다는 것이 경험적으로 입증된 항생제는 penicillin (ticarcillin 제외), cephalosporin, erythromycin 등이다. Metronidazole, ticarcillin 등은 설치류에서 기형을 일으키는 것이 확인되었기 때문에 임신 중에는 사용하지 않는 것이 바람직하겠다. Tetracycline은 임신 중에 사용하면 태아의 치아와 뼈의 발육을 저해할 뿐 아니라 임산부에서 급성 지방간을 유발하므로 사용하지 않는다. Aminoglycoside는(특히 임신 제 2기에) 태아에서 제 8뇌신경 손상을 일으킬 수 있다. 그러므로 aminoglycoside는 반드시 사용해야 하는 적응증이 있으면서 다른 대체약이 없는 경우에 한해서 선택한다.

6) 신장애 및 간장애

신장을 통하여 배설되는 약물은 신기능이 저하되면 체내에 축적되어 혈중농도가 상승하고, 따라서 독성을 나타낼 위험이 커진다. 신기능이 저하된 환자에게 투여량을 줄이지 않고 penicillin, imipenem, carbenicillin 등을 투여하면 과흥분성, 경련이나 혼수 등이 나타날 수 있다. Carbenicillin, moxalactam, cephalothin 등은 혈소판

장애를 유발하여 출혈이 생길 수도 있다. 또 aminogly-coside, vancomycin 등은 혈중농도가 상승하면 제 8뇌신경 손상을 일으키고, aminogly-coside, polymyxin B는 호흡정지 등 신경 독성을 일으킬 수 있다. 신기능이 저하된 환자에서 tetracycline을 사용하면 요독증이 악화되고 간독성도 증가될 수 있다. 특히 aminoglycoside는 안전 범위가 매우 좁아서 쉽게 독성을 나타내고, 거의 모두 신장을 통하여 배설되기 때문에 신기능에 따른 용량의 조절과 혈중농도의 모니터링이 필요하다.

Erythromycin, chloramphenicol, lincomycin, clindamycin 등은 주로 간에서 대사되고 배설되는 항생제이다. 그러므로 이들 항생제를 간기능 장애가 있는 환자에게 투여할 때에는 주의해야 한다. Chloramphenicol은 간기능장애가 있는 환자에서 골수 억제를 일으키기 쉽고, 따라서 간경변 등 심한 간질환이 있는 환자에서는 용량을 반으로 줄여서 사용한다. Tetracycline은 간질환이 있는 경우에는 사용하지 않는 것이 좋다. Rifampicin, isoniazid, fluconazole, itraconazole, ketoconazole, metronidazole, pyrazinamide, nitrofurantoin 등도 주의하여 사용해야 할 약물이다. 또 간담도를 통하여 배설되므로 정상인에서는 담즙 내 농도가 높은 ampicillin, nafcillin 등도 간담도 질환이 있는 환자에서는 담즙 내 농도가 현저히 낮아지는 것을 볼 수 있다.

2. 미생물(병원체)측 인자

감염부위의 세균수는 여러 요인에 의하여 결정된다. 일반적으로 항생제의 효과는 감염초기에 훨씬 강력하다. 감염 초기는 균의 수가 적고, 균들이 급속하게 증식하고 있는 시기(logarithmic phase)에 있어서 β-lactam 항생제와 같은 세포벽 합성을 저해하는 항생제의 효과가 크다는 것이 잘 알려져 있다. 그러나, 세균수가 증가하면서 세균의 증식속도가 급격히 떨어지면서 정체기(stationary phase)에 들어가고 이에 따라서 β-lactam항생제의 효과도 떨어지게 된다. 균수가 많아지면서 살균력이 떨어지는 현상을 "접종량 효과"(inoculum effect)라고 한다.

표 3. 항생제 효과에 영향을 미치는 미생물측 인자

접종균수(Inoculum size)
발육단계(Growth phase)
독성인자(Virulence factors)
독소(toxin)
세포외 효소(extracellular enzymes)
대사산물
부착인자(Adherence factors)
혈청내성(Serum resistance)

Fluoroquinolone은 β-lactam과 달리 급속 분열기는 물론이고 증식 정체기에도 살균력이 있어서 감염 초기나 확립기 어느 시기에나 효과가 있다. 이러한 현상은 시험관 내에서 증명된 것이지만, 생체 내에서도 이에 해당하는 현상을 볼 수 있으므로 항생제 요법에서 이를 응용할 수 있다(표 3).

3. 항생제측 인자

1) 살균 항생제와 정균 항생제

살균 항생제는 최소 억제 농도(minimum inhibitory concentration; MIC)와 최소살균농도(minimum bactericidal concentration; MBC)의 수치가 거의 비슷하여 MBC가 2~4배 정도 MIC보다 큰 것을 가리키며, 정균 항생제는 MBC가 MIC의 16배를 넘는 것(32배 이상)을 지칭한다. 일반적으로 세포벽 합성을 저해하는 항생제는 살균적으로 작용하고, 중간 대사나 단백 합성을 방해하는 것은 정균적 혹은 살균적으로 작용한다(표 4).

면역 기능이 완전한 환자의 감염증을 치료하는데 있어서 살균 항생제가 정균 항생제보다 반드시 우월한 치료 효과를 나타내는 것은 아니다. 정균 항생제를 사용하여 세균 증식이 정지되면, 인체 방어기전이 제대로 작동하여 병원체가 제거되고, 결국 감염증이 해소되기 때문이다. 그러나 전신적 혹은 국소적으로 숙주 방어기전에 장애가 있는 환자는 살균 항생제가 더 유리하다. 이러한 예로는 감염성 심내막염, 세균성 수막염, 호중구 감소 환자에서의 감염,

표 4. 살균 및 정균 항생제

살균 항생제	정균 항생제
Penicillin	Erythromycin
Cephalosporin	Tetracycline
Aminoglycoside	Sulfa drug
Vancomycin	Trimethoprim
Fluoroquinolone	Chloramphenicol
Rifampicin	Clindamycin
Isoniazid	Ethambutol
Pyrazinamide	
Metronidazole	
Bacitracin	

골수염 등이 있다.

감염성 심내막염의 우종은 혈관이 없어서 염증 반응이 제한적이고, 탐식작용이 없기 때문에 감염부위에 국소적 방어기능장애가 있다고 볼 수 있고, 따라서 치유에는 살균 항생제의 사용이 필요하다. 또 천천히 증식하는 세균을 근절하기 위하여 오랫동안 항생제를 투여하여야 하며, 그렇지 않으면 재발하기 쉽다. 실제로 *S. aureus* 심내막염의 치료에 정균 항생제를 사용하면 재발이 빈번하지만, 혈청 살균력 검사(serum bactericidal test)에서 역가가 1:8 내지 1:16을 넘으면 살균속도가 빠르고 실험적 심내막염의 완치율이 높았다. 세균성 수막염에서도 뇌척수액 내에 국소적 체액성 면역(항체 및 보체)과 탐식 기능이 저하되어 있어 일종의 국소적 면역 저하 상태에 해당한다. 따라서 신속한 살균을 위하여 살균 항생제가 필요함은 물론 MBC 보다 훨씬 높은 항생제 농도를 요구한다.

보통은 살균적으로 작용하는 항생제이지만 MIC와 MBC간의 차이가 32배가 넘는 농도에서 살균 항생제가 마치 정균 항생제처럼 작용하는 현상을 항생제 관용(寬容: tolerance)이라 부른다. 이러한 현상은 penicillin과 폐구균, 포도구균 등에서 관찰된다. 살균력이 요구되는 감염증인 심내막염, 수막염, 골수염 등에서 원인균이 항생제 관용 현상을 나타내는 것이 치료 실패의 원인으로 제시되기도 하지만 이 현상의 임상적 의의는 아직 확실하지 않다.

살균력은 치료대상 세균의 종에 따라서 달라지기도 한다. Chloramphenicol은 통상 정균 항생제로 분류지만, *H. influenzae*, *S. pneumoniae*, *N. meningitidis*, *Salmonella*, Enterobacteriaceae 일부에 대해서는 살균 항생제로 작용한다. 반대로 penicillin은 장구균에 대하여 정균 항생제로 작용하지만 aminoglycoside와 함께 투여하면 살균 항생제로 작용한다.

2) 항생제의 병용

숙주 방어기전에 이상이 없는 환자에서 감염증을 치료하는 데는 항생제를 하나만 사용하는 것이 원칙이다. 그렇게 함으로써 정상 상재균과 내성균에 의한 영향을 방지할 수 있고 이에 따르는 독성의 증가와 비용의 증대를 막을 수 있다. 그러나 여러가지 균에 의한 감염증이나, 한가지 항생제만으로 감당할 수 없는 세균에 감염되었을 때에는 항생제를 여러 개 동시에 투여할 필요가 있다. 이처럼 둘 이상의 항생제를 병용사용하는 경우가 실제로 많은 것이 현실이다. 항생제의 병용사용이 필요한 경우는 다음과 같다.

(1) 다균성 감염(polymicrobial infection)

감염증을 일으킨 원인균이 여럿이면 치료에도 항생제가 2가지 이상 필요하게 된다. 그러나, 최근에는 항균스펙트럼이 넓은 항생제가 개발되어서 한가지 항생제만 가지고도 필요한 항균범위를 확보할 수 있게 되었다. 예를 들면, 복강내 감염이나 골반 감염은 호기성 세균과 여러 혐기성 세균의 혼합감염이 흔한데, 이들 감염증의 치료에 과거에는 aminoglycoside + metronidazole을 함께 사용하였으나, 이제는 cefamycin, carbapenem 등 한가지 항생제로 치료할 수 있게 되었다.

(2) 중증 감염의 초기치료

중증 감염증이 발생한 환자에게는 초기부터 효과가 확실한 항생제를 투여해야 한다. 그런데 치료 초기에는 병원체가 아직 밝혀지지 않은 단계이므로 여러 가능성을 고려하여 항생제를 선택하며, 그 결과 항생제를 2개 이상 투여하는 경우가 많다. 예를 들면, 호중구감소증 환자가 열이 나면 β-lactam과 amikacin을 병용하여 초기에 사용하고, 나중에 균배양 결과가 나오면 항생제를 조정하게 된다.

패혈쇼크의 초기 치료에서도 이러한 원칙이 적용될 수 있다. 그러나, 이것은 항생제 오남용의 가장 큰 원인이 되기도 하므로 미생물 검사 결과가 나오기 전까지 잠정적으로 적용하는 원칙이라는 점을 명심해야 한다. 최근에는 carbapenem, 4세대 cephalosporin 등의 광범위 항생제의 출현으로 처음부터 단독요법도 가능하게 되었다.

(3) 내성 출현의 방지

세균은 표적 단백을 만드는 유전자에 돌연변이를 일으켜 내성을 획득하게 되고, 특히 항생제의 국소 농도가 낮으면 내성균만 선택되어 치료에 실패하게 된다. 이 때 작용기전이 다른 항생제를 동시에 사용하면 이러한 내성균의 발현과 선택을 억제할 수 있다. 결핵의 치료에서 명백히 증명된 바와 같이 몇 가지 항생제를 동시에 투여하면 내성균의 출현 가능성은 훨씬 줄어든다. 포도구균 감염의 치료에 rifampicin과 vancomycin (또는 oxacillin), gentamicin을 병용하는 것도 급속한 내성 발현을 방지하기 위한 것이다.

(4) 상승작용

항생제 두 가지를 동시에 투여하면 하나만 투여할 때보다 살균 작용이 훨씬 더 높게 나타나는 경우가 있는데 이러한 효과를 상승작용이라고 한다. 한 가지 항생제로 치료하기 어려운 감염증이라도 두 가지 항생제를 투여하여 치료에 성공할 수 있는데, 가장 잘 알려진 예는 *Enterococcus* 심내막염에 penicillin과 aminoglycoside를 병합 투여하는 것이다. *Enterococcus* 심내막염에 penicillin 단독 투여하면 재발이 많다. 그러나 penicillin과 aminoglycoside (gentamicin, streptomycin)를 동시에 투여하면 재발을 막을 수 있는데, 이는 penicillin이 aminoglycoside의 세포벽 침투력을 높여 준 결과, 살균효과가 상승되기 때문이다.

*Viridans streptococci*의 치료에 penicillin+streptomycin 병합요법으로, *S. aureus*의 치료에 oxacillin (nafcillin)+gentamicin 병합요법으로 신속한 살균을 비롯한 상승효과를 기대할 수 있다. 이와 유사하게 *Pseudomonas aeruginosa* 감염의 치료에 β-lactam (azlocillin, mezlocillin, ticarcillin, piper-acillin) + aminoglycoside (amikacin, gentamicin)병합요법도 상승효과를 나타낸다.

Sulfamethoxazole과 trimethoprim 병용은 엽산(folic acid)대사 과정을 연속 차단함으로써 상승효과를 발휘할 수 있다. 세포벽 합성과정에서 peptidoglycan 합성의 초기에 작용하는 fosfomycin과 합성의 말기에 작용하는 β-lactam의 병용이나 amdinocillin과 aztreonam처럼 다른 PBP에 작용하는 항생제간의 병용도 상승적 살균작용을 나타낼 수 있다. Amphotericin B에 5-fluorocytosine이나 rifampicin, tetracycline을 병용하는 것도 역시 진균 감염치료에 상승효과가 있다. β-lactam 항생제와 β-lactamase 억제제를 병용하는 것은 β-lactam 항생제를 파괴하는 효소(β-lactamase)를 무력화시킴으로써 상승효과를 얻을 수 있다.

시험관 내에서 상승효과가 있는 항생제는 많으나, 실제로 사람의 감염증 치료에서 상승효과가 증명되는 경우는 훨씬 드물다. 이것은 숙주의 방어기전 등이 복합적으로 작용한 결과일 것이다. 반대로 숙주의 방어기전이 현저히 저하된 상태, 예컨대 호중구감소증이 심한 경우의 감염 치료에서는 항생제간의 상승효과 여부에 따라 치료의 성패에 차이가 나타날 수 있다. 그러므로 호중구 감소나 패혈증 등에서는 가능한 상승작용이 기대되는 방향으로 항생제를 선택하는 것이 바람직하다.

(5) 독성의 감소

Aminoglycoside, amphotericin B와 같이 투여량이 많아지면 독성이 나타나기 쉬운 항생제는 다른 항생제와 병용함으로써 그 투여량을 줄이면, 이들 항생제로 인한 용량 의존성 독성의 위험성도 그만큼 줄일 수 있다. 그러나, aminoglycoside, amphotericin B 외에는 이러한 원칙을 적용할 수 있는 항생제를 찾기가 어렵다.

3) 병용요법의 단점

항생제를 2가지 이상 병용하여 투여하는 것이 적절한

경우는 위에서 기술한 몇 가지 특수한 상황에 그치고, 많은 경우에는 항생제 병용요법이 특별한 이득이 없거나 혹은 오히려 손해를 초래할 가능성도 있다. 환자에게 불리하게 작용할 요인으로는 다음의 몇 가지를 들 수 있다.

(1) 길항작용

정균 항생제를 세포벽 합성을 저해하는 살균 항생제와 병용하면 길항 작용이 나타난다. 가장 고전적인 예는 1951년 Lepper와 Dowling의 폐구균 수막염의 치료결과에서 볼 수 있다. Penicillin 단독 치료시 치명율이 21%인데 비하여, penicillin과 chlortetracycline을 병용 사용하였을 때 치명율은 79%로 증가하여 병용투여로 오히려 길항 효과를 보였다. 소아의 수막염 치료에서도 ampicillin 단독 투여에 비하여 ampicillin+chloramphenicol+strepto-mycin 병합치료의 치명율이 더 높았다(4.3% vs 10.5%). 다행히, 시험관 내에서 길항효과를 보이는 항생제를 환자에게 투여하더라도 임상적으로 두드러지게 길항효과가 나타나는 일은 드문데, 이것은 숙주의 방어기전 등이 작용하기 때문이라고 여겨진다. 길항작용에 의한 항균력 약화는 정상 숙주에서는 겉으로 잘 드러나지 않지만, 수막염이나 심내막염 등 국소 방어기전에 장애가 있는 환자의 감염에서는 치료의 성패를 좌우할 수 있다.

최근 β-lactam 항생제끼리 병용사용이 늘고 있으나, *Enterobacter, Serratia, P. aeruginosa* 감염의 치료에 β-lactam과 β-lactam을 병용하는 경우 그 중 한쪽의 항생제(cefoxitin, imipenem 등)가 β-lactamase를 유도하여 함께 투여한 다른쪽 항생제(ureidopenicillin)를 불활성화시킴으로써 길항작용을 나타낼 수다.

세포 내에서의 이러한 길항 작용 외에 그 이전 단계에서도 불리한 약물상호작용이 있을 수 있다. Chloram-phenicol과 erythromycin을 같은 수액 내에 섞으면 침전이 생기면서 항균력이 소실되며, penicillin계 항생제(carbenicillin, ticarcillin 등)를 aminoglycoside와 혼합하면 생체 내외에서 후자가 항균력을 잃게 된다.

(2) 비용

항생제의 가격이 상당히 비싼 점을 감안하면 항생제를 여러가지 투여하면 그 만큼 의료비가 상승한다. 특히 불필요한 항생제 병용은 "경제적인 부작용"을 유발한다.

(3) 부작용

항생제로 인한 부작용은 무시할 수 없는 빈도로(투여받는 환자의 약 5%) 나타나고, 병용투여하면 그 만큼 '육체적인 부작용'의 위험성도 더 증가한다.

(4) 균교대 감염

항생제의 투여로 원래 제거하려던 병원체가 제거되면 치료에 성공하는 것이지만, 동시에 정상 상재균도 함께 억제됨으로써 '미생물학적 부작용'이 나타나게 된다. 특히 위장관 상재균이 억제되면 투여한 항생제에 내성이 있는 다른 병원체가 과증식을 하여 새로운 감염증이 발생한다. 여기에 대표적인 예는 *C. difficile* 장염, VRE보균, candida 균교대 감염 등이다.

특히 여러 항생제의 병용사용으로 항균 스펙트럼이 넓어질수록 내성균 감염증의 위험성은 증가한다. 따라서 강력한 여러 항생제를 동시에 사용하여 넓은 스펙트럼을 확보할수록 좋을 것이라는 생각은 위험하다.

약력학의 치료적 응용

시험관 내에서 항생제의 감수성을 검사하는 MIC나 MBC는 생체 내 항생제의 약동학적 변동을 고려하지 않음은 물론 감염부위에서 항생제에 노출된 세균수의 변화와 양자간의 상호작용을 정확히 고려하지 않는 매우 단순화한 개념이다. 따라서 항생제를 투여한 후 감염부위의 병원체에서 생기는 변화를 제대로 이해하기 위해서 약동학과 약력학적 개념이 도입되어야 한다(표 5).

감염부위에서 유리 항생제의 농도가 MIC보다 높아야 한다는 조건은 단백결합이나 지용성, 농도의 역동적 변화 등의 이유로 단순하지 않으며, 낮은 pH나 혐기성 환경, 세

표 5. 치료 효과에 영향을 미치는 항생제측 인자

약력학(Pharmacodynamics)
억제 활성(inhibitory activity)
아억제 활성(subinhibitory activity)
초억제 활성(suprainhibitory activity)
살균 활성(bactericidal activity)
농도의존 활성(concentration-dependent activity)
시간의존 활성(time-dependent activity)
"Eagle effect"
항생제 후유효과(postantibiotic effect)
약동학(Pharmacokinetics)
흡 수
분 포
단백결합
대 사
배 설
세포내 농도
투 과
항생제 내성
자연 내성(intrinsic resistance)
획득 내성(acquired resistance)

균의 밀집도 및 발육단계 등이 시험관 내 조건과는 다르다. 이처럼 변동하는 세균수와 항생제의 농도, 시간적 변동 등을 고려한 것이 이른바 시간-살균 검사(time-kill study)이다. 또 항생제에 노출된 세균을 항생제가 없는 배지에 넣더라도 얼마 동안은 증식을 하지 못하는 현상을 post-antibiotic effect (PAE)라고 하는데, aminogly-co-side나 fluoroquinolone, tetracycline, clindamy-cin, rifam-picin 등은 감수성이 있는 세균에 대하여 강력한 PAE를 나타낸다. 이에 반해 세포벽 합성억제제(β-lactam, vancomycin)은 그람양성 구균에 대하여 약 2시간의 PAE를, 그람음성 간균에 대하여는 거의 PAE를 나타내지 않는다. PAE 기간동안에도 세균은 탐식세포의 항균작용 하에 있으며, 이를 항생제 후 백혈구 효과(postantibiotic leukocytic effect, PALE)라 한다. 형태

학적 변화를 일으키는 최저 항생제농도를 최소 항균농도(minimum anti-bacterial concentration; MAC)라 부른다. 항생제에 노출될 당시의 세균수는 MIC, MBC, PAE 등에 영향을 미치는데 특히 β-lactam에서 현저하다.

β-lactam 항생제의 살균 작용은 항생제의 농도가 점차 높아지더라도 이에 따라서 더 상승하지는 않으며, 항생제 농도가 MIC 이상으로 유지되는 시간이 얼마나 오래 가느냐가 더 중요하다. 따라서 β-lactam 항생제는 지속적 주입에 의하여 MIC 이상의 농도를 오래 유지하는 것이 치료에 유리한 '시간-의존형' 항생제이다. 이와는 대조적으로 aminoglycoside와 quinolone은 농도가 높으면 높을수록 살균력도 따라서 증가되는 '농도-의존형' 항생제이다. 그러므로 aminoglycoside는 1일 1회 투여하여 높은 농도에 도달하는 것이 치료 효과의 측면에서 더 유리하다. 또 이들 농도 의존형 항생제는 농도가 높을수록 PAE의 지속시간도 길어지는 특성을 가지고 있다.

그림 1에서 보는 바와 같이 항생제를 투여하면 세균수는 약물과 숙주 방어기전의 결과로 감소한다. 살균 항생제를 주어 유리 항생제의 농도가 감염부위에서 MBC보다 높으면 항생제와 방어기전에 의하여 치료 초기에 세균수가 감소한다. 정균 항생제를 투여한 후 MIC 이상 농도에서는 숙주 방어기전만으로 세균수가 감소한다. 농도 의존형 항생제(quinolone, aminoglycoside)의 경우 농도가 높을수록 살균 속도는 빨라지고, 남은 세균 수는 적어질 것이다. MBC와 MIC 사이의 농도에서는 세균수가 숙주 방어기전에 의하여 감소하나, MIC 이하로 농도가 떨어지면 MAC나 PALE에 의한 항균 효과로 세균의 수는 감소될 것이다. 설사 항생제 농도가 더 낮아지고 숙주 방어기전이 저하되어 있더라도 일단 항생제에 노출되었던 세균은 PAE에 의하여 상당기간 증식이 억제될 것이다. β-lactam처럼 접종균량 효과(inoculum eff-ect)가 있는 항생제의 경우에는 이처럼 세균수가 감소하면 항균력이 증가하여 낮은 농도로도 항균 효과를 발휘할 수 있다. 그러나 이러한 잔존 항균 효과가 결국 사라지면 세균은 다시 자라서 증가하기 시작할 것이며, 따라서 재증식 시작 직전에 다음 용량을 투여하는 것이 이상적인 투여방법이 될 것이다. 이런 과정이 반복되

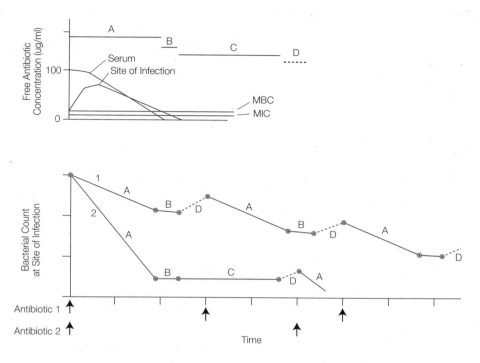

그림 1. 항생제의 약력학

A:유리 항생제 농도 > MBC, B:MBC > 유리 항생제 농도 > MIC, C:항생제 지속 효과(PAE, MAC, PALE), D:재 증식, 항생제 1:시간 의존형, 항생제 2:농도 의존형.

면 병원균은 점차 감소되고 결국은 모두 소멸된다.

이와 같이 농도 의존형 항생제는 간헐적으로 고용량을 투여하면 감염부위에서 높은 농도로 강력한 살균력을 발휘할 뿐 아니라 내성균의 출현 및 선택을 방지할 수 있고, 치료기간의 단축이 가능하게 된다. MIC 이하로 최저 농도가 떨어져도 세균의 재증식은 한동안 억제된다(PAE). 재증식이 억제되는 기간은 항균 잔류효과, 세균수, 성장속도, 숙주 방어 등의 여러 요인에 의하여 결정된다.

β-lactam과 같은 시간의존형 항균제는(그람음성 간균에 대한) PAE가 짧으며, 소량을 여러 번 혹은 지속적 정맥주입을 하여 MIC 이상으로 계속 유지하는 것이 간헐적 고용량 주입보다 우월한 살균효과를 나타낸다. 따라서 β-lactam 항생제의 경우 고용량을 한 번에 주는 것은 별 도움이 안된다. 그러나 aminoglycoside를 병용하여 상승 효과가 나타나면 살균력은 증폭되고 PAE도 이에 따라 증가한다. 최저 농도는 항상 MIC 이상으로 유지되어야 하며, 그렇지 않으면 곧 세균의 재증식이 시작된다.

항생제의 투여 및 혈중농도 측정

투여할 항생제의 종류가 정해지면 이 항생제를 투여할 경로를 선택해야 한다. 투여 경로는 정맥주사, 근육주사, 경구투여 가운데 하나이다. 정맥주사는 환자의 생명을 위협하는 급박한 경우에 항생제의 유효 농도에 즉시 도달하는 데 유리하다. 특히 패혈성 쇼크가 발생하면 위장관 혈류가 감소하여 경구투여 약물의 흡수가 떨어져서 혈중농도를 보장할 수 없기 때문에 항생제를 정맥으로 투여한다. 항생제의 농도를 높게 유지해야 치료 효과를 기대할 수 있는 뇌막염, 골수염, 심내막염의 치료에도 항생제를 정맥으로 투여한다. 말초정맥으로 삽입한 중심정맥카테터를 이용하면 정맥 투여를 오랜 기간 동안 유지할 수 있다. Aminoglycoside나 polymyxin 항생제는 근육주사로 투여하면 충분한 혈중농도를 얻을 수 있다.

활력징후가 안정되고, 환자가 먹을 수 있고(구역, 구토가 없고), 열이 떨어지기 시작하고, 백혈구등 염증지표가 호전되는 쪽으로 가면 항생제도 경구로 투여할 수 있다. Linezolid와 fluoroquinolone의 경구 흡수율(oral bio-availability)은 100%에 가깝기 때문에 경구투여 후 혈중 농도가 정맥 투여 후 혈중농도와 같다. 그러나 vanco-mycin, aminoglycoside, polymyxin, amphotericin B 등은 위장관에서 거의 흡수되지 않으므로 치료하려는 표적 병원체가 위장관 밖에 있으면 (즉, 전신감염증의 치료) 정맥주사 또는 근육주사로 투여한다. 제산제(Ca^{++}, Mg^{++})나 철분(Fe^{++})이 포함된 약제는 위장관에서 tetracycline 이나 fluoroquinolone과 결합하여 녹지않는 chelate를 만들기 때문에 함께 투여하지 않는다.

항생제의 혈중농도를 측정하는 것은 몇 가지 점에서 매우 중요하다. 숙주 방어기능이 저하된 환자에서는 특히 MIC 이상으로 감염부위의 항생제 농도를 유지하는 것이 중요하며, 정상 방어능력이 있는 환자에서도 aminogly-coside의 최고 혈중농도(gentamicin > 5 μg/ml; ami-kacin > 20 μg/ml)와 그람음성 간균 균혈증의 성공적 치료간에는 상관관계가 있다. 항생제의 혈중농도의 측정은 특히 독성을 피하는데 매우 중요하다. Aminoglycoside의 최저 농도가 증가하면 신 및 이독성을 초래하기 쉽다.

Vancomycin 혈중농도도 자주 측정하고 있다. 그러나, 신기능이 안정적이고 치료기간이 길지 않는 환자에서는 nomogram을 이용해서 투여용량을 결정할 수 있으므로 모든 vancomycin 투여 환자를 대상으로 항생제 혈중농도를 측정할 필요는 없다. Vancomycin 혈중농도 측정이 유용한 환자로는 혈액투석을 받는 환자, 신기능이 불안정한 환자, 신독성 이독성의 다른 위험요인을 가진 환자, 투여기간이 긴 환자, 최소 억제 농도가 높은 균에 감염된 환자 등이다.

항균요법의 기간

항생제 치료 기간은 치료 대상이 된 감염증의 발생 부위, 그 감염증을 일으킨 병원체의 종류 및 특성, 그리고 숙주의 면역능력 등에 따라 달라진다. 예를 들면, 같은 폐

표 6. 항균요법의 기간

질 병	치료기간(일)
균혈증	10~14
봉와직염	10
방광염	3
급성신우신염	14
세균성 심내막염	14 (~28): viridans streptococci 28~42: Enterococcus 14 (Rt. side)~28; S. aureus
수막염	10~14: pneumococci 7: H. influenzae, N. meningitidis
비임균 요도염	7
인두염	10
폐렴	최소 5일(열없이 3~5일까지): S. pneumoniae 21~28: S. aureus 21~42: Enterobacteriaceae
전립선염	28~42
급성골수염	42
중이염	10
쯔쯔가무시병	7 (또는 3)
감염성 관절염	14~21
급성부비동염	10~14
장티푸스	7 (3~14)

구균이 일으킨 감염증이라도 폐구균 수막염은 2주일간 치료하지만, 폐구균 폐렴은 1주일만 치료해도 잘 낫는다. 그러나, 같은 폐렴일지라도 황색포도구균이 일으킨 폐렴은 3주 이상 치료해야 한다(표 6).

그러나, 많은 감염증에서는 치료 기간이 확립되어 있지 않아서 경험에 의존하여 치료 기간을 결정하는 수가 많다. 또한, 교과서에 나오는 치료 기간은 대개 임상 시험을 통해서 확립되었는데, 임상 시험은 모든 환자를 참여시키는 것이 아니라 그 시험에 참여할 수 있는 조건을 만족시키는 일부 환자만 포함되었다는 것을 기억해야 한다. 따라서 임상 시험에 포함된 환자보다 더 나쁜 기저 질환이나 상태를 가지고 있는 환자를 치료하는 경우에는 치료 기간이 더 길어질 수 있다.

일반적으로 세균 감염증은 염증 소견이 소실되면 항생제를 끊을 수 있다. 그러나 환자의 증세나 감염증의 징후가 모두 없어진 다음 곧바로 항생제를 끊으면 재발하는 감염증이 있다. 이러한 감염증을 치료할 때는 재발을 막기 위해서 임상적으로는 아무런 문제가 없어 보일지라도 항생제를 계속 투여하게 된다. 여기에 해당하는 대표적인 감염증은 결핵, 심내막염, 장티푸스, 골수염 등이다.

항균요법의 판정, 실패 요인

항생제 요법의 효과 판정에서는 임상적 판단이 중요시되어 왔다. 예컨대 발열 환자에서는 열이 떨어지거나, 소실되는 것이 예민하고 신뢰할 수 있는 지표로 생각되었다. 항생제를 투여하면 세균 감염증은 대개 3~5일 이내에 효과를 나타내기 시작하지만, 완전히 해열되는 것은 감염증에 따라서 수 주가 걸리는 것도 있어 일률적으로 말하기 어렵다. 특히 결핵에서는 1개월 이상 수 개월까지 걸리는 수도 있다.

열 이외에도 임상 증상의 변화와 검사성적도 도움이 되며, 결핵이나 감염성 심내막염 등에서는 항생제를 시작한 다음에도 추적 배양검사를 실시하여 치료에 대한 반응을 관찰하여야 한다.

항생제 치료에 반응하지 않으면 치료 실패의 원인을 찾아야 한다. 항생제 투여에도 불구하고 환자가 좋아지지 않은 경우에는 다음과 같은 원인을 점검해 본다(표 7).

(1) 감염증이 아니다. 감염증으로 진단하고 항생제를 투여하였으나, 환자의 진단이 감염증이 아니기에 항생제에 반응하지 않는다. 감염뿐만이 아니라 종양, 류마티스질환, 약제도 발열의 중요한 원인이다. 항생제 투여로 열이 일단 떨어졌다가 다시 올라간 경우에는 약열(drug fever)을 의심해야 한다.

(2) 감염증이지만 항생제에 들지 않은 미생물이 원인이다. 바이러스 감염증인데 항박테리아제 또는 항진균제를 투여한 경우가 여기에 해당한다.

(3) 세균 감염증은 맞는데 항생제 선택이 틀렸다.

표 7. 치료 실패의 원인

진단, 치료의 지연
진단의 잘못
감염증이 아닌 경우
세균 감염이 아닌 경우
복합 감염
감수성 검사의 잘못
접종균량 효과
내성 아군
감염부위에서의 낮은 항생제 농도
부적절한 용량
높은 단백결합
감염 부위로의 운송 지연
감염부위에서의 낮은 항생제 활성
화학적 인자(pH 등)
항생제 길항작용
기타 요인
배농이 필요한 화농
괴사 조직
이물질
다른 숙주측 요인
면역 장애
격리된 부위의 감염
항생제 내성의 출현
균교대감염

MRSA감염증에 cefazolin을 선택하거나, ESBL E. coli감염증에 cefotaxime을 선택한 경우가 대표적인 예이다.

(4) 항생제는 제대로 선택하였으나 투여한 항생제가 감염부위에 충분히 도달하지 못한다. 혈관이 막힌 부위(당뇨환자의 발 궤양), 이물질 삽입부위, 농양이 대표적인 예이다.

(5) 내성균의 출현. 처음에 투여한 항생제에 듣는 세균은 모두 없어지고, 서서히 내성균이 선택적으로 증식하면 처음에는 치료에 반응하다가 나중에 실패하게 된다. 항박테리아제를 투여중에 발생하는 침습

성 칸디다 감염증, 결핵에서 볼 수 있는 'fall and rise' 현상, 항생제 관련 *C. difficile* 장염은 모두 여기에 해당한다.

(6) 치료가 늦었다. 항생제 투여를 늦게 시작하면 늦게 시작할수록 그만큼 치료성적이 나쁘다. 감염부위의 염증성 사이토카인은 양성 되먹이기 기전으로 인해서 시간이 갈수록 점차 폭발적으로 증가하여 이른바 "사이토카인 폭풍"이 일어나는데, 이는 항생제로 억제할 수 없다. 세균에 의한 균혈증은 적절한 항생제를 투여하더라도 치사율이 20~30%에 이른다.

항생제 투여에도 불구하고 환자의 상태가 좋아지지 않으면 위에 열거한 여러 가지 원인을 검토해 보아야 한다. 열이 계속된다고 그저 새로운 항생제를 하나 더 추가해 보는 것은 좋은 방법이 아니다.

■ 참고문헌

1. 정희영:항생제의 길잡이. 제1판, p11, 서울, 수문사, 1983.
2. 최강원:항균제의 올바른 사용. 대한의학협회지 38: 596-602, 1995.
3. Archer GL, Polk RE. Treatment and Prophylaxis of bacterial infections: In Harrison's Principles of Internal Medicine. 18th ed. p1133, New York, McGraw Hill, 2012.
4. Burgess DS:Pharmacodynamic principles of antimi-crobial therapy in the prevention of resistance. Chest 115:19-23, 1999.
5. Craig WA, Gudmundsson S:Antibiotics in Laboratory Medicine. 4th ed. p296, Baltimore, 1996.
6. Craig WA:Pharmacokinetic/pharmacodynamic para-meters: rationale for antibacterial dosing of mice and men. Clin Infect Dis 26:1-7, 1998.
7. Cunha BA, Ortega AM:Antibiotic failure. Med Clin North Am 79:663-72, 1995.
8. Drusano GL:Pharmacology of anti-infective agents:In Principles and Practice of Infectious Diseases. 4th ed. p225, New York, Churchill and Livingston, 1995.
9. Eliopoulos GM, Moellering RC:Antibiotics in Labora-tory Medicine. 4th eds. p330, Baltimore, Williams and Wilkins, 1996.
10. Hatala:Once daily aminoglycoside dosing in immuno-competent adults:A meta-analysis. Ann Int Med 124:717-25, 1996.
11. Hessen MT, Kaye D:Principles of selection and use of antibacterial agents. Infect Dis Clin North Am 9: 531-45, 1995.
12. Levison ME:Pharmacodynamics of antimicrobial agents:bacteri cidal and postantibiotic effects. Infect Dis Clin North Am 9:483-95, 1995.
13. Rybak MJ, McGrath BJ:Combination antimicrobial therapy for bacterial infection. Guideline for the clinicians. Drugs 52:390-405, 1996.
14. Pillai SK, Elliopoulos GM, Moellering RC:Principles of antiinfective therapy:In Principles and Practice of Infectious Diseases. 7th ed. p267, Philadelphia, Churchill Livingstone Elsevier, 2010.
15. Schwab JC, Mandell GL:The importance of pene-tration of antimicrobial agents into cells. Infect Dis Clin North Am 3:461-8, 1989.

예방적 항균요법

수술시 예방적 항균제 사용

김양수 (울산대학교 의과대학 내과학교실)

수술 부위 감염은 원내감염 중 두 번째로 흔하다. 청결 수술 부위의 약 2~5%에서, 복강 내 수술의 경우 많게는 20%에서 수술 부위 감염이 발생하는 것으로 알려져 있다. 대한감염관리학회에서 시행했던 연구에 의하면 수술 부위 감염이 발생하는 경우 재원 일수가 추가로 평균 20.4일 늘어나고, 진료비도 상당히 증가하는 것으로 보고되고 있다.

수술 부위 감염은 여러 가지 요인들에 의해서 발생하며, 이러한 요인들을 교정, 차단함으로써 수술 부위 감염의 발생을 최소화 할 수 있다. 수술 부위 감염을 최소화하기 위한 수단으로는 환자의 감염 위험 요소를 교정하는 방법, 수술 기법이나 수술 환경을 최상으로 유지하는 방법, 병독이 있는 세균이나 내성 세균이 수술 부위에 접종되는 것을 최소화하는 방법 등이 있다. 환자의 영양 상태를 개선하고 비만을 교정하는 것, 담배를 끊는 것, 당뇨병 조절을 극대화하고 수술 전 후 고혈당을 최소화 하는 것 등이 환자의 위험 요소를 교정하는 방법에 속한다. 수술

기법이나 수술 환경을 최상으로 유지하기 위한 방법으로는 수술 시 무효 공간, 괴사 조직, 혈종의 발생을 최소화하는 것, 보조적인 산소 요법을 시행하는 것, 정상 체온을 유지시켜 주는 것, 수분과 영양을 유지시켜 주는 것 등이 포함된다. 병독이 있는 세균이나 내성 세균이 수술 부위에 접종되는 것을 최소화하는 방법으로는 수술 전 항균제 사용을 피하는 것, 수술 전 입원 기간을 최소화하는 것, 황색포도알균의 비강 내 보균 상태를 제거하는 것, 다른 부위의 감염을 완치하는 것, 적절하게 수술 부위의 체모를 관리하는 것, chlorohexidine이 포함된 비누로 수술 전에 샤워하는 것, 예방적 항균제를 적절하게 사용하는 것 등이 포함된다. 여기에서는 수술 시 적절한 예방적 항균 요법에 대하여 주로 다루고자 한다.

입원 환자의 약 1/3에서 항균제가 처방되고 있는데, 이들 중의 약 1/2은 수술 부위 감염을 예방할 목적으로 항균제가 투여되는 것이다. 수술 시 예방적 항균제를 적절하게 사용함으로써 수술 부위 감염의 예방을 최대화하면서, 항균제 사용에 따라 발생할 수 있는 문제점 들을 최소화해야 할 것이다. 수술 시 예방적 항균제 투여는 수술 부위의 감염을 예방하기 위한 것이지, 수술 후에 발생할 수 있는 폐렴, 요로감염 등 다른 부위의 감염을 예방하기 위한 것

이 아님을 명심해야 한다.

지금은 당연한 것으로 받아들여지고 있지만, 예방적 항균제를 사용하기 시작한 초기에는 피부 소독제 사용에 추가하여 예방적 항균제를 투여하는 것이 더 효과적일지에 대하여 의구심이 있었다. 표준적인 소독을 하는 경우 피부 관련 세균의 숫자가 감소할지언정 완전히 제거되지 않는다는 것이 확인되면서, 예방적 항균제 투여가 일반적인 요법으로 받아들여지게 되었다. 피부 소독제를 사용함에도 불구하고 피부 관련 세균이 완전히 제거되지 않는 이유는 피부 관련 세균의 약 20%가 모낭이나 기름샘 등의 피부 부속기에 위치하기 때문이다.

수술 시의 적절한 예방적 항균제 사용을 위하여 많은 연구들이 이루어졌음에도 불구하고, 선택적 항균제의 종류, 항균제 투여 빈도, 투여 기간 등에 관하여 여전히 해결되지 않은 이슈들이 많음을 먼저 밝혀 둔다.

1. 수술 부위 감염을 일으키는 원인균

수술 부위 감염을 일으키는 원인의 대부분은 수술 부위에 정상적으로 존재하는 정상 상재균이다. 그 밖에도 오염된 수술 기구에 의한 경우, 기존에 존재하는 다른 부위 감염으로부터의 혈행성 전파에 의한 경우, 수술장 의료진의 피부, 점막, 옷 등으로부터 오염이 발생하는 경우 등을 통하여 원인균이 제공될 수 있다.

청결 부위 수술인 경우 황색포도알균(*Staphylococcus aureus*) 및 표피포도알균(*Staphylococcus epidermidis*)을 포함한 코아귤라제 음성 포도알균(coagulase-negative staphylococci) 등 피부의 정상 상재균이 수술 부위 감염의 주요 원인균이다. A형의 β-lactamase를 분리하는 황색포도알균에 의한 수술 부위 감염이 발생할 수 있다. 이들 균주는 검사에서는 감수성이 있는 것으로 보고될 수 있지만, 이들 균주가 생성하는 β-lactamase에 의하여 cefazolin과 같이 덜 안정적인 cephalosporin이 분해될 수 있기 때문에 cefazolin을 적절하게 투여하더라도 수술 부위 감염이 발생할 수 있다. 의료기관 관련 MRSA의 확산, 지역사회 관련 MRSA 등의 출현 등도 항균제의 선택

을 어렵게 하는 요인이다. 오염이 발생되는 수술인 경우에는 수술 과정 중 다루게 되는 장기의 정상 상재균이 가장 흔한 원인균이다. 예를 들면 대장 수술의 경우 장내에 정상적으로 서식하는 세균에 의하여 감염이 발생되며, 배양 검사를 하면, 다수의 균종이 분리 배양된다. 이들 중에서는 수술 부위 감염을 일으킬 수 있는 병독을 갖고 있는 것들이 문제인데. 실제로는 대장균 등의 그람음성 간균과 *Bacteroides fragilis*가 수술 부위 감염의 주요 원인균이다. 예방적 항균제는 가장 빈번하게 수술 부위 감염을 일으키는 세균에 효과적인 것을 선택하면 될 뿐이지, 존재하는 모든 종류의 세균에 대하여 효과가 있는 항균제를 사용할 필요는 없다.

일반적으로 알려진 수술 부위 감염의 원인균을 정리하면 다음과 같다. 심장 수술, 신경외과 수술, 혈관 수술, 인공삽입물을 넣는 수술 등의 경우에는 황색포도알균, 표피포도알균이 가장 흔한 원인이다. 유방 수술의 경우에는 황색포도알균, 표피포도알균이 흔하고 연쇄알균이 원인일 수 있다. 안과 수술과 정형외과 수술에는 황색포도알균, 표피포도알균이 흔하고 그람음성균이 원인일 수 있다. 심장 이외의 흉부 수술에는 황색포도알균, 표피포도알균이 흔하고 폐알균, 그람음성균도 원인일 수 있다. 충수돌기염 수술, 담도 수술, 결장직장 수술 등에는 그람음성균과 혐기성 세균이 흔한 원인이다. 위십이지장 수술에는 그람음성균, 연쇄알균, 구인두의 혐기성 세균이 흔한 원인이다. 구강인구를 절개해야 하는 두경부 수술에는 황색포도알균, 연쇄알균, 구인두의 혐기성 세균이 흔한 원인이다. 산부인과 수술의 경우 그람음성균, 장구균, 그룹 B 연쇄알균, 혐기성 세균이 흔한 원인이며 비뇨기과 수술의 경우에는 그람음성균이 흔한 원인으로 작용한다.

2010년 7월부터 2011년 6월까지의 12개월 동안 전국의 300병상 이상의 43개 종합병원 및 대학병원에서 시행된 연구 결과가 '전국 수술부위감염 감시체계 결과보고'의 이름으로 학술지에 발표되었다. 개두술 수술 부위 감염 23건의 주요 원인균은 그람양성균이었는데, *S. aureus* 7건, coagulase-negative staphylococci 3건이었으며 모두 메티실린에 내성을 보이는 균주였다. 특이하게도 23건 중

6건에서 *Serratia marcescens*가 수술 부위 감염의 원인균으로 밝혀졌다. 척추후궁절제술 수술 부위 감염 4건 중 3건의 원인균이 coagulase-negative staphylococci였으며, 이중 2건은 메티실린에 내성을 보이는 균주였다. 위수술에서 동정된 원인균은 enterococci가 가장 흔했으며 *S. aureus, Enterobacter cloacae, Pseudomonsa aeruginosa, E. coli*, streptococci 등 그람양성균과 그람음성균이 동정되었다. 대장수술의 수술 부위 감염 중 약 절반 가량에서 두 가지 이상의 균이 동정되었고, *E. coli*가 가장 흔하였으며 enterococci, *P. aeruginosa* 등도 흔하게 동정되었다. 직장수술도 약 절반 가량에서 두 가지 이상의 균이 동정되는 혼합 감염이었다. 흔한 원인균은 *E. coli*, enterococci 등이었다.

2. 예방적 항균제의 선택

적절한 예방적 항균제를 선택하는 기준은 수술 부위 감염을 일으키는 원인균에 대한 항균력 보유 여부, 항균제에 대한 환자의 부작용 병력, 항균제의 가격, 개별 의료기관에서의 수술 부위 감염 원인균에 대한 정보, 항균제의 조직 침투성, 적절한 투여 간격과 투여 방법 존재 여부 등이다.

넓은 항균 범위와 적은 부작용 때문에 대부분의 수술에서 cephalosporin이 선택적 항균제로서 사용되고 있다. 예방적 항균제들은 우선 포도알균에 대한 항균력을 보유하고 있어야 한다. Cephalosporin은 황색포도알균과 표피포도알균에 대한 항균력을 보유하고 있으며, 수술 부위 감염을 일으킬 수 있는 그람음성균(*E. coli, Klebsiella pneumoniae* 등)에 대한 항균력도 갖고 있다. 둘째로는 이상 약물 반응이 거의 없어야 한다는 점인데, 이는 예방적 항균제 선택에 있어서 매우 중요하게 고려해야 할 점이다.

청결-오염 부위 수술과 오염 부위 수술에서는 예방적 항균제의 사용이 필요하다. 청결 부위 수술의 경우에는, 혈관 내 인공 삽입물 또는 인공 관절이 삽입되는 수술이나, 심장 수술, 혈관 수술, 대부분의 신경외과 수술 등은 감염이 발생하는 경우 심각한 상황이 야기되기 때문에 예방적 항균제의 사용이 추천된다. 대장 수술에 대한 최근의 한 연구는 비경구적 예방적 항균제 사용과 더불어서 경구용 항균제를 병합하여 사용하는 경우 수술 부위 감염이 줄어든다고 보고한 적도 있다. 경구용 항균제 병용의 추천이 언급된 지침서는 없지만, 미국 등지와 국내에서도 많은 경우에서 실제로 시행되고 있다.

반감기가 길고, 가격이 저렴하기 때문에 청결부위 수술의 경우에는 cefazolin이 월등히 많이 사용되고 있다. 자궁 적출술이나 담낭 절제술과 같은 청결-오염 수술의 경우에는 혐기성 세균에 대한 항균력이 향상된 cephalosporin이 추천되기도 하지만, 다수의 임상 연구 결과에서는 cefazolin이 동등한 예방 효과를 보이는 것으로 보고되었다. 하부 위장관 수술 등 혐기성 세균 감염이 문제가 될 수 있는 수술의 경우에는 metronidazole을 추가하여 사용하거나, 혐기성 세균에 대한 항균력을 보유한 cephamycin (cefotetan, cefoxitin, cefmetazole 등) 계열의 항균제가 추천된다. 광범위 cephalosporin은 포도알균에 대한 항균력이 약하고, cephamycin에 비하여 *B. fragilis*에 대한 항균력이 우수하지 않으며, 가격이 비싸고 내성균의 발현을 증가시킬 수 있기 때문에 권장되지 않는다.

MRSA가 빈번히 분리되는 의료기관의 경우, vancomycin을 예방적 항균제로서 고려해 볼 수 있다는 보고들이 있지만, 최근의 연구 결과들은 cefazolin을 사용한 군과 비교할 때 vancomycin을 사용한 군에서의 수술 부위 감염률이 더 낮지 않음을 보고하고 있다. 따라서 MRSA가 빈번히 분리되는 의료기관에서 일상적으로 vancomycin을 사용해야 할 증거가 있다고 보기는 어렵다. 다만, MRSA 보균자임이 밝혀지는 경우 vancomycin을 예방적 항균제로 선택하는 것이 바람직할 수 있다.

β-lactam 계열의 항균제에 알레르기가 있는 경우에는 다른 계열의 항균제를 사용하는 것이 권장된다. 그람양성균이 감염의 주 원인균인 수술에서는 clindamycin이나 vancomycin을 사용이 추천되지만, 의료기관별 원인균의 분포 및 항균제 내성 양상에 대한 사항들을 고려하여 결정해야 한다.

3. 항균제 투여와 관련된 사항 들

1) 항균제 첫 번째 투여 시점

피부 절개를 시작할 때부터 최종적으로 피부를 봉합하는 수술의 전 기간에 걸쳐서 혈액 및 수술 부위 조직 내에 원인균의 최소 억제 농도를 초과하는 충분한 농도의 항균제가 존재하여야 한다. 정확한 최초 투여 시점에 대하여는 지침서와 임상 연구에 따라 다소 차이가 있지만, 피부 절개 시작 전 30분에서 2시간 사이에 투여하는 것을 추천한다. 평균적으로는 피부 절개 시작 60분 이전에 최초 항생제 투여가 이루어지는 것이 적절하다. 절개 시작 전 너무 일찍 투여하거나, 절개 시작과 너무 가까운 시점에 투여하면 조직 내 농도가 적절한 상태가 되지 못한다. Fluoroquinolone이나 vancomycin의 경우 한두 시간에 걸쳐서 약물이 주입되어야 하기 때문에, 피부를 절개하기 2시간 이내로부터 투여를 시작해야 한다. 추천되는 시점에 항균제를 투여한다는 것이 쉬운 일이 아니기 때문에, 의료기관의 특성에 따라 시점 준수를 위한 여러 가지 방안이 동원되어야 한다. 실제에서는 마취를 유도하는 시간에 마취과 의사나 수술장 간호사가 항균제를 투여하는 것이 편리하고 안전한 방법이 될 수 있다. 정형외과 수술에서 지혈대를 사용하는 경우 지혈대를 부풀리기 전에 항균제가 모두 주입되어야 한다.

2) 수술 중 반복적 투여가 필요한 경우

수술 부위를 완전히 봉합할 때까지 조직 내에 적절한 항균제 농도가 유지되어야 한다. 항균제를 처음 투여한 후 두 번의 반감기가 지나도록 수술이 진행 중이라면, 수술 도중 항균제를 반복하여 투여해야 한다. 비교적 긴 반감기를 갖는 항균제인 cefazolin은 매 4시간마다 투여하는 것이 권장되며, cefuroxime은 4시간마다, cefoxitin은 2시간 마다, cefotetan은 6시간마다 반복적으로 투여하는 것이 권장된다. Cephalosporin 이외의 항균제의 경우 clindamycin은 6시간마다, piperacillin-tazobactam은 2시간마다 투여하는 것이 권장된다.

3차병원에서 수술 예방적 항생제 사용의 적정성 평가 연구가 수행되었다. 2012년 한 해 동안 시행된 수술 27,320건을 대상으로 후향적 의무기록 검토가 이루어졌다. 이중 19,637건에서 수술 예방 항생제가 투여되었다. 수술 시간이 수술 전 투여한 항생제 반감기의 두 배를 초과하였던 수술 중에서 항생제를 추가 투여한 경우는 1.2% (13/1,299)에 불과하였으며, 수술 중 실혈량이 1,500 mL 이상인 수술에서 항생제를 추가 투여한 경우도 3.3% (9/273)밖에 되지 않았다. 수술이 길어지거나, 대량 실혈을 하는 경우, 혹은 비만인 경우에는 예방적 항균제의 투여 용법을 재조정해야 함에도 불구하고 매우 미흡하게 이루어지고 있음을 알 수 있었다.

3) 항균제의 용량 결정

항균제의 용량은 환자의 체중, adjusted dosing weight, body mass index 등을 참고로 하여 결정한다. 비만 환자에서 수술 부위 감염률이 증가하는 것으로 알려져 있다. 비만 환자의 경우 약력학적인 지표들이 변화할 수 있기 때문에 체중을 기준으로 용량을 결정하는 것이 추천된다. 비만 환자에서 cefazolin 1 g을 투여하는 경우 혈액 및 조직에의 농도가 원인균의 최소 억제 농도에 미치지 못한다는 연구 결과가 있고, 2 g을 투여하는 경우 1 g을 투여한 경우에 비하여 수술 부위 감염의 빈도가 감소하였다는 연구 결과도 있다. 체중이 80 kg을 넘는 경우 cefazolin 2 g을 투여하는 것이 바람직하다.

4) 항균제 투여 기간

절개 부위가 봉합된 뒤에는 항균제를 사용할 필요가 없다는 것이 일반적으로 권장되는 사항이지만, 수술 후 항균제 사용이 필요한지의 여부 및 사용 기간에 대하여는 의견의 불일치가 상당히 많다. 항균제를 1회 투여한 경우와 여러 번 투여한 경우를 비교한 연구 논문의 대부분은 여러 번 항균제를 투여하더라도 추가적으로 얻을 수 있는 이득이 없다는 연구 결과를 보고하고 있다. 그동안 발표된 여러 지침서에서는, 대부분의 수술에서 예방적 항균제를 24시간 이내로 사용할 것을 권장한다. 수술 부위에 드레인관이 유치된 경우나 혈관 내 카테터가 있다고 하여 수술 후에 항균제를 투여하는 것은 권장되지 않는다.

4. 예방적 항균제 투여의 부작용

약물 자체에 의한 이상반응이 있을 수 있는데, 항균제를 최소한으로 사용함으로써 줄일 수 있다. 수술 시 예방적 항균 요법이 내성균 발현 및 확산에 미치는 선택적 압력은 매우 크고 중요하다. 항균제를 처방 받는 경우 다른 환자에게서 존재하던 내성균이 수술 환자에게 전달될 수 있는 가능성이 커지며, 수술 환자 본인에게 소수로 존재하던 내성균이 다수로 전환될 수도 있는데, 이 점 역시 예방적 항균제를 적절히 사용함으로써 최소화할 수 있다. 항균제의 종류 선택이 잘못되거나 사용 기간이 부적절하게 길어지는 경우, 항균제 사용 자체의 비용이 증가할 수 있으며, 예방 효과가 저하됨으로써 나타날 수 있는 여러 가지 부담도 증가할 수 있다. 항균제를 투여해 놓고 모든 감염이 예방될 것으로 방심하게 되는데, 철저한 수술기법과 주의 깊은 수술 전후의 처치가 감염 예방의 기본임을 항상 명심해야 한다.

예방적 항균제의 선택, 최초 투여 시점, 투여 기간 등에 대하여 발표된 지침서와 연구 논문을 참고로 하여 일반적인 원칙을 언급하였다. 대부분의 경우 일반적 원칙의 준수함으로써 수술 부위 감염을 최소화 할 수 있을 것으로 기대된다.

지침서나 문헌에 언급되지 않은 예외적인 상황이 수시로 발생할 수 있음도 명심해야 할 것이며, 의료기관 별로 수술 부위 감염의 원인균 및 항균제 감수성 양상이 다를 수 있고 동일한 의료기관 내에서도 시간의 경과에 따라 원인균 및 항균제 감수성 양상이 변할 수 있기 때문에, 더욱 진일보된 예방적 항균제 지침을 보유하기 위해서는 수술 부위 감염에 대한 감시 체계를 갖추고 임상 역학적 정보를 확보하는 것이 필요하다.

■ 참고문헌

1. 김영근, 김효열, 김의석, 김홍빈, 진혜영, 이지영 등. 전국 수술부위감염 감시체계 결과보고: 2010년 7월부터 2011년 6월까지. 병원감염관리 2012;17:1-12.

2. 남은영, 김홍빈, 배현옥, 문소영, 나선희, 김세용 등. 3차병원에서 수술 예방항생제 사용의 적절성 평가. 병원감염관리 2014;19:64-70.

3. Bolon MK, Morlote M, Weber SG, Koplan B, Carmeli Y, Wright SB. Glycopeptides are no more effective than β-lactam agents for prevention of surgical site infection after cardiac surgery: A meta-analysis. Clin Infect Dis 2004;38:1357-63.

4. Bratzler DW, Patchen Dellinger E, Olsen KM, Perl TM, Auwaerter PG, Bolon MK et al. Clinical Practice Guidelines for Antimicrobial Prophylaxis in Surgery. Surg Infect 2013;14:73-156.

5. Bratzler DW, Houck PM. Antimicrobial prophylaxis for surgery: an advisory statement from the National Surgical Infection Prevention Project. Clin Infect Dis 2004;38:1706-15.

6. Classen DC, Evans RS, Pestotnik SL, Horn SD, Menlove RL, Burke JP. The timing of prophylactic administration of antibiotics and the risk of surgical-wound infection. N Engl J Med 1992;326:281-6.

7. Engelman R, Shahian D, Shemin R, et al., The society of thoracic surgeon practice guideline series: antibiotic prophylaxis in cardiac surgery, part II: antibiotic choice. Ann Thorac Surg 2007;83:1569-76.

8. Epsin-Basany E, Sanchez-Garcia JL, Lozoya-Trujillo, et al., Prospective, randomized study on antibiotic prophylaxis in colorectal surgery. Is it really necessary to use oral antibiotics? Int J Colorectal Dis 2005;20:542-6.

9. Finkelstein R, Rabino G, Mashiah T, et al., Vancomycin versus cefazolin prophylaxis for cardiac surgery in the setting of a high prevalence of methicillin-resistant staphylococcal infections. J Thorac Cardiovasc Surg 2002;123:326-32.

10. Fletcher BN, Sofianos D, Berkes MB, Obremskey WT. Prevention of perioperative infection. J Bone Joint Surg Am 2007;89:1605-18.

11. Harbarth S, Samore MH, Lichtenberg D, Carmeli Y. Prolonged antibiotic prophylaxis after cardiovascular surgery and its effect on surgical site infections and antimicrobial resistance. Circulation 2000;101:2916-21.

12. Mangram AJ, Horan TC, Pearson ML, Silver LC, Jarvis WR. Centers for Disease Control and Prevention (CDC) Hospital Infection Control Practices Advisory Committee Guideline for Prevention of Surgical Site Infection, 1999, Am J Infect Control 1999;27:97-132.

13. Nichols RL. Preventing surgical site infections: a surgeon's perspective, Emerg Infect Dis 2001;7:220-4.

14. Prokuski L. Prophylactic antibiotics in orthopaedic surgery. J Am Acad Orthop Surg 2008;16:283-93.

15. Smith RL, Bohl JK, McElearney ST, et al., Wound infection after elective colorectal resection. Ann Surg 2004;239:599-605.

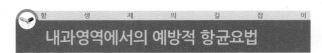

내과영역에서의 예방적 항균요법

이상오 (울산대학교 의과대학 내과학교실)

류마티스 열

A군 사슬알균(*Streptococcus pyogenes*)에 의한 상기도 감염 이후에 급성 류마티스 열의 발생을 막기 위해 항균제를 투여하는 것을 1차 예방이라고 하며, 항균제의 종류별 용량, 투여 경로와 사용 기간에 대한 미국심장학회(American Heart Association)의 권고안은 표 1과 같다.

류마티스 열을 경험한 환자에서 재발을 방지하여 만성 류마티스성 심질환과 판막 손상을 막기 위한 것을 2차 예방이라고 한다(표 2). 2차 예방 기간에 대해서는 논란이 많으나 미국심장학회의 권고안에 따르면 심장염이 동반되지 않았을 경우 급성 류마티스 열 이후 21세까지 최소 5년, 심장염이 동반되었으나 판막 질환이 남지 않은 경우 21세까지 최소 10년, 판막 질환이 남은 경우에는 10년 또는 40세까지(고위험군은 평생) 항생제를 투여하도록 권고하고 있다.

표 2. 류마티스 열의 2차 예방법

항생제	용량 용법	투여 경로
Benzathine penicillin G	체중 ≤ 27 kg: 60만 단위 체중 > 27 kg: 120만 단위 매 4주 마다	근주
Penicillin V	250 mg 1일 2회	경구
Sulfadiazine	체중 ≤ 27 kg: 0.5 g 1일 1회 체중 > 27 kg: 1.0 g 1일 1회	경구
Penicillin 과민반응 있는 경우, Macrolide	종류에 따라 다르다.	경구

수막알균 감염증

수막알균 감염증 환자와 밀접한 접촉을 한 사람은 2차 감염의 위험이 증가한다. 수막알균은 비말을 통해 전파가 되므로 비말이 최대한 멀리 퍼질 수 있는 거리인 3피트(약 90 cm) 이내에서 접촉한 것을 밀접한 접촉이라고 한다. 같이 집에서 거주하는 가족(특히 유아), 유아원이나 유치원에서 접촉한 경우, 환자의 경구 분비물에 직접 접촉(예를 들면 구강 대 구강 소생법, 기관삽관, 경기관지 튜브 조작 등)한 경우들이 이에 해당한다.

2차 감염의 발생률은 환자의 병이 발생한 후 수일 이내

표 1. 류마티스 열의 1차 예방과 A군 사슬알균 인두염의 치료

항생제	용량 용법	투여 경로	사용 기간
Penicillin			
Benzathine penicillin G	체중 ≤ 27 kg: 60만 단위 체중 > 27 kg: 120만 단위	근주	1회 투여
Penicillin V	체중 ≤ 27 kg: 250 mg씩 1일 2~3회 체중 > 27 kg: 500 mg씩 1일 2~3회	경구	10일
Amoxicillin	50 mg/kg 1일 1회(최대 1 g)	경구	10일
Penicillin 과민반응 있는 경우			
1세대 cephalosporin	종류에 따라 다르다.	경구	10일
Clindamycin	20 mg/kg/일 1일 3회 분복(최대 1.8 g/일)	경구	10일
Azithromycin	12 mg/kg 1일 1회(최대 500 mg)	경구	5일
Clarithromycin	15 mg/kg/일 1일 2회 분복 (최대 250 mg씩 1일 2회)	경구	10일

표 3. 수막알균 감염증의 예방적 화학요법

약제	연령	용량 용법	투여 경로
Rifampin	성인	600 mg 12시간 간격 4회	경구
	소아, ≥ 1달	10 mg/kg 12시간 간격 4회	경구
	소아, < 1달	5 mg/kg 12시간 간격 4회	경구
Ciprofloxacin	성인	500 mg 1회	경구
Ceftriaxone	성인	250 mg 1회	근주
	소아, < 15세	125 mg 1회	근주

에 가장 높으므로 예방적 화학요법은 노출 후 가능한 빨리 시행하여야 하며, 발병 14일 이후에는 효과가 없다. Ciprofloxacin, ceftriaxone, rifampin 등이 사용되며 인후 보균을 줄이는데 90~95%의 효과가 있다(표 3). Rifampin은 임산부에서 사용할 수 없고 경구 피임약 복용자에서 사용에 주의가 필요하다. Ciprofloxacin은 1회 투여로 간편하지만 18세 미만이나 임신부, 수유 중인 산모에서 사용할 수 없다. Ceftriaxone은 근육주사로 맞아야 하는 단점이 있다.

감염성 심내막염

미국심장학회는 1955년부터 1997년까지 9차례에 걸쳐 감염성 심내막염에 대한 예방지침을 발표한 바가 있다. 1997년에 개정된 권고안에서는 심장 질환들을 감염성 심내막염이 발생할 위험도에 따라 구분하고 고위험군과 중등도 위험군에서는 예방적 항균요법을 권고하였고 저위험군에서는 예방이 필요없다고 하였다. 또한 고위험군과 중등도 위험군 환자에서 감염성 심내막염을 유발할 수 있는 치과, 호흡기, 소화기와 비뇨기계 시술들을 자세히 구분하고 각각에 따른 예방적 항균요법을 따로 권고하였다. 그러나 이 예방지침이 너무 복잡하고 어떤 부분은 해석하기가 애매한 부분들도 있어서 실제 현장에서 의료진들이 적용하는 데 어려움이 많다는 지적을 받아 왔다.

이에 미국심장학회에서는 미국 내와 국제적인 관련 학회 및 전문가 단체와 협력하여 2007년 10월에 새로운 권고안을 발표하였다. 우선 예방적 항균요법의 적응이 되는 심장 질환을 구분하는 기준을 달리 하였다. 1997년 예방지침에서 중등도 위험군으로 분류하였던 심장 질환들은 '일생 동안 감염성 심내막염에 이환될 확률이 일반 인구군에 비해 높은 군'을 의미하는데, 실제로 그런 지에 대한 자료는 사실 부족하다. 대표적인 예로 승모판 탈출증(mitral valve prolapse)의 경우 전체 승모판 탈출증 환자 중에서 감염성 심내막염이 발생하는 환자는 매우 적으며, 발생하더라도 보통은 예후가 좋은 편이다. 과거에 고위험군으로 분류하였던 심장 질환들은 '감염성 심내막염이 발생하였을 때 예후가 좋지 못할 위험군'이라는 의미에서 좀더 구체적으로 기술하였다. 2007년도 새 권고안에서는 과거 중등도 위험군으로 분류하였던 심장 질환에서는 예방적 항균요법을 더 이상 권고하지 않고, 대신 감염성 심내막염이 발생하였을 때 예후가 나쁠 가능성이 높은 과거의 고위험군에 더 초점을 맞추어 이들에 대해서만 예방적 항균요법을 하자고 권고하였다(표 4).

1997년 권고안에서는 예방적 항균요법이 필요한 심장질환을 가진 경우에 감염성 심내막염을 유발할 수 있는 치과, 호흡기, 소화기와 비뇨기계 시술들을 자세히 구분하고 각각에 따른 예방적 항균요법을 따로 권고하였다. 2007년 권고안에서는 예방이 필요한 시술도 보다 간편하게 정리하였다. 우선 호흡기, 소화기와 비뇨기계 시술에 대해서는 이들과 감염성 심내막염과의 인과관계를 확정적으로 증명한 자료들이 없으므로 예방적 항균요법이 필요없다고 하였다. 예외적으로 기도점막을 절개하는 호흡기계 시술을 하는 경우에는 예방이 필요하지만, 이때에도 치과 시술을 할 때

표 4. 감염성 심내막염이 발생하면 예후가 나쁠 가능성이 높아서 예방이 필요한 경우

인공삽입물(prosthesis)을 이용하여 심장판막을 교체 또는 교정(repair)한 경우
감염성 심내막염의 과거력이 있는 경우
선천성 심장병*
임시 또는 영구적인 교정술을 받지 않은 청색증성 선천성 심장병
인공삽입물을 이용한 수술이나 시술로 영구적인 교정술을 받고 첫 6개월 동안†
인공삽입물을 이용하여 교정하였으나 인공삽입물 주위로 결손이 남아 있어 내피세포증식에 방해가 되는 경우
심장이식을 받은 환자에서 심장판막병이 발생한 경우

* 그외의 선천성 심장병에 대해서는 더 이상 예방적 항균요법이 필요하지 않다.

† 시술 후 인공삽입물 주위로 내피세포증식(endothelialization)이 일어나려면 6개월이 소요되므로 이 기간 동안 예방적 항균요법이 필요하다.

표 5. 치과 시술을 위한 감염성 심내막염에 대한 예방적 항균요법

	약제	성인 용량	소아 용량
경구투여	Amoxicillin	2 g	50 mg/kg
경구투여 못하는 경우 근주 또는 정주 투여	Ampicillin	2 g	50 mg/kg
	또는		
	Cefazolin 또는 ceftriaxone	1 g	50 mg/kg
	Cephalexin*†	2 g	50 mg/kg
	또는		
Penicillin, ampicillin 과민반응 - 경구투여	Clindamycin	600 mg	20 mg/kg
	또는		
	Azithromycin 또는 Clarithromycin	500 mg	15 mg/kg
Penicillin, ampicillin 과민반응 - 경구투여 못하는 경우 근주 또는 정주 투여	Cefazolin or ceftriaxone†	1 g	50 mg/kg
	또는		
	Clindamycin	600 mg	20 mg/kg

위의 모든 경우에서 시술하기 30분에서 60분 전에 1회분을 투약한다.

* 대신 다른 1세대, 2세대 cephalosporin을 성인, 소아 용량에 맞추어 사용할 수 있다.

† Penicillin이나 ampicillin에 anaphylaxis나 혈관부종(angioedema), 두드러기(urticaria)의 과거력이 있는 경우에는 cephalosporin도 사용하지 말아야 한다.

사용하는 예방적 항균요법에 준하여 투약을 하면 될 것이다(표 5). 장내구균(enterococci)에 의한 요로감염이나 요 집락형성이 있는 환자에서 비뇨기계 시술이 필요한 경우에는 예방적 항균요법보다는 소변에서 장내구균을 적절한 항균제 치료로 제거한 후 시술을 하는 것이 더 합당하다.

치과 시술의 경우에는 감염성 심내막염에 대한 예방적 항균요법이 필요한 경우를 잇몸 조직이나 치첨(periapical) 부위를 시술하거나 구강점막을 통과하는 시술로 제한하였다. 이렇게 보다 간편하게 개정한 데에는 다음과 같은 배경이 있다. 감염성 심내막염은 여러가지 시술 후에 발생하는 균혈증보다 칫솔질 등의 일상적인 활동 때 발생하는 균혈증이 더 흔한 원인이므로 예방적 항균요법보다 고위험군의 환자들에게 평소 최상의 구강건강과 위생상태를 유지하는 것이 더 중요하다는 점을 강조하기 위해서이다.

잠복결핵

결핵은 특징적으로 접촉(노출), 감염, 발병(환자)의 3단계를 거친다. 감염된 환자의 약 90%는 면역기전에 의하여 결핵균을 육아종(granuloma) 내에 잘 격리함으로써 발병하지 않고 수명을 다하게 된다. 그러나 약 10% 정도에서는 결핵균이 다시 성장하기 시작하여 발병으로 진행되고 이중 일부는 전염성을 갖게 된다. 전염성 환자가 다시 다른 사람에게 전염을 시켜 새로운 감염자를 만드는 순환을 반복하게 된다.

과거에는 '결핵 관리'전략 아래 전염성이 있는 결핵 환자를 조기에 발견하여 치료하고, 전염성 환자와 밀접한 접촉을 한 사람들 중 아직 감염이 되지 않은 사람들을 대상으로 미리 예방적 치료를 하는 '감염 예방'에 주력하였다. 그러나 최근에는 좀더 적극적으로 '결핵 제거'전략 아래 이미 결핵균에 감염이 되었으나 아직 발병은 하지 않은 잠복결핵(latent tuberculosis)을 찾아내서 이들을 치료하여 '발병 예방'을 하는 데 초점을 맞추고 있다.

이러한 새로운 전략의 첫 번째 단계는 잠복결핵을 찾아내는 것이다. 그러나 모든 사람을 대상으로 잠복결핵을 찾아 치료제를 투약할 수는 없으므로 결핵 발병의 위험이 높은 고위험군을 정하고, 이들을 대상으로 검사를 시행하는 것이 중요하다.

우리나라의 2008년도 결핵관리지침에서는 활동성 결핵 환자의 접촉자에 대하여 흉부 X선 검사와 피부 반응검사를 권고하였으나 2009년 이후부터는 인터페론감마분비검사(interferon-gamma releasing assay, IGRA)의 사용에 대하여 언급하고 있다. 잠복결핵의 치료 대상자도 과거에는 전염성 폐결핵 환자와 접촉한 만 6세 미만인 소아와 HIV 감염자만을 언급하였다가 이후 학교 집단 발병에서의 감염자와 종양괴사인자(TNF) 길항제 사용 예정자가 대상에 추가되었다. 이외에도 우리나라에서 장기이식 환자나 면역억제제를 장기간 사용하는 환자들에서 결핵의 발병이 증가한다는 보고들이 있으므로 이들도 고위험군으로 생각하고 적극적인 잠복결핵에 대한 진단과 치료가 필요할 것으로 생각된다.

지금까지도 잠복결핵 진단에 많이 쓰이는 진단법은 PPD (Purified Protein Derivative)를 이용한 피부 반응검사인 투베르쿨린 검사이다. 이 중에서도 주입되는 tuberculin의 양이 일정하지 않은 multiple-puncture법 대신 Mantoux법이 잠복결핵의 기본 진단법으로 이용되고 있다. 미국의 경우에는 발병 위험도를 고, 중, 저로 나누고 이에 따라 투베르쿨린 검사의 양성 기준을 달리 적용하여 잠복결핵을 진단하고 있으나, 대다수의 국민이 비씨지 접종을 받고 있는 우리나라에서도 똑같이 적용할 수 있을 지에 대해서는 아직 자료가 부족하다. 현재 우리나라에서는 2 TU (tuberculin unit)의 PPD RT-23을 이용하여 피부 반응 검사를 하고 48~72시간 후에 판정하여 비씨지 접종력, 기저면역상태와 무관하게 경결(induration)이 10 mm 이상일 때를 양성으로 판정하고 있다.

잠복결핵의 표준 치료는 isoniazid (5 mg/kg/일, 최대 300 mg/일) 9개월 요법을 권고하나, rifampin 4개월 또는 isoniazid/rifampin 3개월 요법도 선택적으로 고려할 수 있다. 최근 전염성 결핵 환자의 접촉자인 경우에는 약제 선택 시 전염원(index case)의 약제 감수성검사 결과를 참고한다.

말라리아

개인적으로 말라리아에 걸리지 않기 위한 예방 방법에는 모기에 물리지 않도록 노력하는 것과 치료 약제를 이용한 예방적 화학요법이 있다. 예방적 화학요법의 주된 대상은 중증 말라리아로 이어질 수 있는 열대열 원충(*Plasmodium falcifarum*)에 의한 열대열 말라리아이며, 우리나라도 최근 들어 열대열 말라리아가 유행하는 지역으로 가는 해외여행객들이 점차 늘고 있다. 예방적 화학요법이 100% 효과적인 것은 아니며, 적절하게 예방약을 투약하였어도 삼일열 원충(*P. vivax*)이나 난형열 원충(*P. ovale*)에 의한 재발을 막는 데는 충분하지 않으므로 여행지에서 돌아온 후 고열 등의 증상이 있을 때는 병원에서 진료를 받는 것이 좋다.

표 6. 말라리아의 예방적 화학요법

지역구분	성인 용량 용법	소아 용량 용법	기간
Chloroquine 내성 열대열 원충에 대한 보고가 없는 지역*	Chloroquine 500 mg (300 mg base) 주 1회 경구 복용	5 mg/kg, (최대 300 mg base) 주 1회 경구 복용	여행 1~2주 전에 시작, 여행 중, 여행 후 4주까지
Chloroquine 내성 열대열 원충에 대한 보고가 있는 지역	Mefloquine 250 mg (228 mg base) 주 1회 경구 복용	< 15 kg: 권장되지 않음 15~19 kg: 62.5 mg 20~30 kg: 125 mg 31~45 kg: 187.5 mg > 45 kg: 250 mg 주 1회 경구 복용	여행 1~2주 전에 시작, 여행 중, 여행 후 4주까지
	Doxycycline 100 mg 매일 1회 경구 복용	< 8세: 사용금기 > 8~12세: 2 mg/kg (최대 100 mg) 매일 1회 경구 복용	여행 1~2일 전에 시작, 여행 중, 여행 후 4주까지
	Atovaquone-proguanil 250-100 mg 매일 1회 경구 복용	< 11 kg: 권장되지 않음 11~20 kg: 62.5~25 mg 21~30 kg: 125~50 mg 31~40 kg: 187.5~75 mg > 40 kg: 250~100 mg 매일 1회 경구 복용	여행 1~2일 전에 시작, 여행 중, 여행 후 7일까지

* Chloroquine 내성이 있는 지역에서 사용하는 약제도 모두 사용이 가능하다.

예방적 화학요법을 위한 약제의 선택은 일반적으로 여행 지역, 기간, 약물의 부작용, 금기사항 등에 따라 결정한다(표 6). Chloroquine에 내성인 열대열 원충이 아직 보고된 적이 없는 지역으로 여행을 할 때에는 클로로퀸을 예방 약제로 사용할 수 있다. 우리나라에서는 클로로퀸을 구하기 어려우므로 대신 hydroxychloroquine을 사용할 수 있는 데 400 mg이 chloroquine 500 mg (300 mg base)에 해당한다. 클로로퀸 내성에 대한 보고가 없는 지역이 점차 줄어들고 있어서 여행을 떠나기 전에 반드시 확인해 보는 것이 좋다. Chloroquine 이외에 표 6에 나와 있는 내성 지역에서 사용하는 약제들도 모두 사용이 가능

하다.

Chloroquine 내성인 열대열 원충에 대한 보고가 있는 지역을 여행할 때에는 주 1회만 복용하면 되는 mefloquine을 우선 선택할 수 있다. 그러나 태국-캄보디아 국경, 태국-미얀마 국경, 캄보디아 서부지역, 미얀마 동부지역, 중국-미얀마 국경, 라오스-미얀마 국경, 남부 베트남 등과 같은 mefloquine에도 내성이 있는 지역에서는 매일 복용하는 doxycycline이나 atovaquone-proguanil 복합제제를 사용하여야 한다.

Chloroquine, mefloquine과 doxycycline은 혈액에 있는 말라리아 원충만 죽이므로 간에서 4주간 성숙한 후

혈액으로 나오는 원충까지 죽이려면 여행 후 4주를 더 복용해야 한다. 반면 atovaquone-proguanil은 간에 있는 원충도 죽일 수 있어 여행 후 7일까지만 복용하면 된다.

임신부에서 doxycycline은 금기이며 mefloquine도 임신 첫 3개월에는 피하는 것이 좋다. Atovaquone-proguanil은 임신 중 사용이 가능하지만 미국 식품의약국(FDA)에서 아직 승인을 받지는 못하였다. Mefloquine은 심장전도장애, 경련이나 정신질환 등이 있을 때는 금기이므로 주의해야 한다.

■ **참고문헌**

1. 결핵진료지침개정위원회; 대한결핵 및 호흡기학회, 질병관리본부. 결핵진료지침(개정판), 2014.

2. Bilukha OO, Rosenstein N, National Center for Infectious Diseases, Centers for Disease Control and Prevention : Prevention and control of meningococcal disease. Recommendations of the Advisory Committee on Immunization Practice (ACIP). MMWR Recomm Rep 54(RR-7):1-21, 2005.

3. Genton B, D' Acremont V: Malaria prevention in travelers. Infect Dis Clin North Am 26:637-54, 2012.

4. Gerber MA, Baltimore RS, Eaton CB, et al: Prevention of rheumatic fever and diagnosis and treatment of acute streptococcal pharyngitis: a scientific statement from the American Heart Association Rheumatic Fever, Endocarditis, and Kawasaki Disease Committee of the Council on Cardiovascular Disease in the Young, the Interdisciplinary Council on Functional Genomics and Translational Biology, and the Interdisciplinary Council on Quality of Care and Outcomes Research: endorsed by the American Academy of Pediatrics. Circulation 119:1541-51, 2009.

5. Wilson W, Taubert KA, Gewitz M, et al : Prevention of infective endocarditis: guidelines from the American Heart Association: a guideline from the American Heart Association Rheumatic Fever, Endocarditis, and Kawasaki Disease Committee, Council on Cardiovascular Disease in the Young, and the Council on Clinical Cardiology, Council on Cardiovascular Surgery and Anesthesia, and the Quality of Care and Outcomes Research Interdisciplinary Working Group. Circulation. 116:1736-54, 2007.

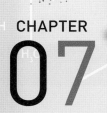

CHAPTER 07

특수한 환자에서의 항생제 사용

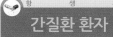

간질환 환자

김양리 (가톨릭대학교 의과대학 내과학교실)

1. 일반원칙

대부분의 약물들이 간을 통해서 대사된다. Phase I 대사는 oxidation(예, CYP isoenzyme을 통해), reduction, hydroxylation, hydrolysis와 demethylation을 포함하고, Phase II 대사(conjugation)는 glucuronidation, acetylation, sulfation, methylation과 glycine-glutathione conjugation을 포함한다. 모든 대사과정이 간질환에 의해 꼭 같은 정도로 영향을 받는 것은 아니어서, phase II에 의해 대사되는 약물은 간질환에 의해 별로 영향을 받지 않는 반면, phase I에 의해 대사되는 약물은 간질환의 영향을 많이 받는다. 간질환의 중증도(표 1)도 약물의 대사과정에 영향을 미치는데, 간세포의 괴사가 있으면 전체적인 대사 능력이 많이 감소하고, 간경화에서는 산화대사가 주로 손상된다. 또한 간질환에 의한 문맥고혈압으로 간문맥에서 간정맥으로 혈액단락이 일어나고 문

맥-체순환 단락이 생기면 약물의 최고 혈중농도가 정상인에서보다 훨씬 높아진다. 일반적으로 약물의 대사 장애는 간기능 이상과 비례하는 것으로 알려져 있지만, 간의 대사 능력이 90% 이상은 감소해야 비로소 약물 대사 감소로 인한 용량 조절이 필요해진다.

간부전이 심해지면 약물대사의 변화에 더하여 단백결합, 분포면적, 신장을 통한 제거 등, 약물의 약동학 지표에도 변화가 나타난다. 간내혈류(hepatic blood flow)가 감소하면 간을 통한 first-pass metabolism이 적어지고, 이로 인해 생체이용률이 높아지면서 혈중약물농도가 상승된다. 간경화로 인해 저알부민혈증이 되면 단백결합이 감소하고 단백결합이 높은 약물(예, nafcillin)의 비결합 농도가 높아진다. 또한 상대적으로 혈장 단백결합이 높은 지용성 약물(예, clindamycin)의 분포용적이 증가하게 된다. 간경화로 인한 복수가 생겨도 베타락탐과 같은 수용성 약물의 분포용적이 증가한다. 일반적으로 간질환시 용량조절을 고려해야 하는 항생제는 표 2와 같다.

특이반응으로 약물에 의한 간 손상이 발생하기도 하지만 예측이 어렵고 임상적, 병리학적 반응이 다양하며, 한 가지 약제가 여러 가지 양상의 간 손상을 유발하기도 한다. 약물 투여와 간 손상이 일어나기까지의 시간(latency)

표 1. Child-Pugh Score

Component	Points Scored		
	1	2	3
Encephalopathy *	None	Grade 1~2	Grade 3~4
Ascites	None	Mild or controlled by diuretics	Moderate or refractory despite diuretics
Albumin	> 3.5 g/dL	2.8~3.5 g/dL	< 2.8 g/dL
Total bilirubin or	< 2 mg/dL	2~3 mg/dL	> 3 mg/dL
Modified total bilirubin	< 4 mg/dL	4~7 mg/dL	> 7 mg/dL
Prothrombin time (seconds prolonged) or	< 4	4~6	> 6
International normalized ratio (INR)	< 1.7	1.7~2.3	> 2.3

* Encephalopathy Grades

    Grade 1: Mild confusion, anxiety, restlessness, fine tremor, slowed coordination

    Grade 2: Drowsiness, disorientation, asterixis

    Grade 3: Somnolent but rousable, marked confusion, incomprehensible speech, incontinencé, hyperventilation

    Grade 4: Coma, decerebrate posturing, flaccidity

\# Modified bilirubin used for patients who have Gilbert's syndrome or who are taking indinavir or atazanavir.

Child-Pugh Classification	Total Child-Pugh Score
Class A	5~6 points
Class B	7~9 points
Class C	> 9 points

표 2. 간질환시 용량조절이 필요한 약제

항균제		항진균제	항바이러스제	
ceftriaxone	nafcillin	caspofungin	abacavir	indinavir
chloramphenicol	rifabutin	itraconazole	atazanavir	lopinavir/ritonavir
clindamycin	rifampin	voriconazole	darunavir	nelfinavir
fusidic acid	tigecycline		delavirdine	nevirapine
isoniazid	tinidazole		efavirenz	rimantadine
metronidazole			enfuvirtide	ritonavir
			fosamprenavir	Stribild

도 수일에서 수 주까지 다양하며, 원인이 되는 약제를 중단하고 수 주 후에 간 손상이 나타나기도 한다. 일반적으로 간 손상은 병리학적으로 hepatocellular, cholestatic, 또는 혼합형으로 나타난다(표 3). 간경화와 같이 기존의 간손상이 있는 경우, 약물에 의한 간 손상의 예후가 더 안좋고, 합병증 발생도 더 많다.

간 손상 정도 외에도 항생제 적응증, 감염부위와 중증도, 항생제 사용기간 등을 고려하여 용량 조절을 결정해야 한다. 예를 들어 경한 감염증이거나 수술시 예방적 요법으로 단기간 항생제를 사용하는 경우에는 용량조절이 필요하지 않다. 일반적으로 간부전이 심하고, phase I 대사를 거치는 약물이고, 단백결합이 90% 이상 높거나 간독성을 잘 일으키는 약물이고 농도-의존성 독성을 보이는 경우에는 용량 조절을 반드시 고려해야 한다.

표 3. 항생제의 간대사, 단백결합, 간독성 양상

약제	간 대사 (Phase I 또는 II)	단백결합 (%)	간독성 양상과 빈도(%)
azithromycin	I	12~50	cholestatic (<1)
cefotaxime	II	30~50	hepatotoxicity not reported but possible (<1)
ceftriaxone	nonenzymatic(biliary clearance)	83~96	cholestatic (<1)
ciprofloxacin	I	20~40	hepatocellular, cholestatic (<1)
clarithromycin	I	42~50	cholestatic (<1)
clindamycin	I	60~95	hepatocellular, mixed (<1)
doxycycline	nonenzymatic	80~90	hepatocellular, cholestatic (<1)
erythromycin	I	73~96	cholestatic (1~5)
isoniazid	II	4~30	hepatocellular (1~5)
linezolid	I	31	steatosis (<1)
metronidazole	I, II	< 20	hepatocellular (<1)
minocycline	I	76	hepatocellular (<1)
moxifloxacin	II	30~50	hepatocellular, cholestatic (<1)
nafcillin	I	90	cholestatic (<1)
nitrofurantoin	unknown	90	hepatocellular (<1)
norfloxacin	I	14	hepatocellular, cholestatic (<1)
pyrazinamide	I	5~10	hepatocelluar (>5)
rifabutin	II, I	72~85	hepatocellular (1~5)
rifampin	II, I	60~90	hepatocellular (1~5)
tigecycline	II	71~89	cholestatic (<1)
trimethoprim	I (trimethoprim)	44	hepatocellular, cholestatic (<1)
-sulfamethoxazole	II (sulfamethoxazole)	70	

2. 항생제

1) Cephalosporin

1세대, 2세대 cephalosporin은 대부분 신장에 의해 제거되기 때문에 간기능 이상시 용량 조절이 필요하지 않다.

3세대 cephalosporin 중 cefotaxime과 ceftriaxone은 상당량이 신장을 통하지 않고 제거된다. Cefotaxime의 40~50%는 간에서 대사되어 active deacetylated metabolite로 전환되는데, 일부 연구에서는 간경화시 건강인에 비해 반감기가 3배 정도 연장된다고 하지만, therapeutic index가 넓어서 간 손상시 반드시 용량조절을 할 필요는 없다. Ceftriaxone은 농도 의존성 단백결합을 보이며 담즙을 통해 30~60%가 제거된다. 간경화시 반감기는 큰 차이가 없으나, 혈장내 단백비결합 비율은, 복수가 없는 간경화 환자에서 건강인과 비교하여 84% 증가, 복수가 있는 간경화 환자에서는 222%까지 증가했다는 연구가 있고, 분포용적도 각각 35%, 60% 증가했다고 한다. 또한 간경화와 신부전이 함께 있는 환자에서 단백비결합 약물 청소율이 매우 낮다. 따라서 치료농도범위가 넓기 때문에 용량 조절이 필요하지 않지만, 간기능 손상이 매우 심하거나 간부전과 신부전이 함께 있는 경우에는 50% 정도의 감량을 고려해야 한다. Cefoperazone은 단백 결합률이 높고 분자량이 크며 많은 부분이 담도계를 거쳐 배설되어, 심한 간질환시 감량이 필요하다.

Cefepime과 새로운 cephalosporin인 ceftaroline은 주로 신장을 통해 배설되므로 간 손상시 용량조절이 필요하지 않다.

2) Penicillin

대부분의 페니실린계 약물은 신장의 세뇨관 분비를 통해 제거되고, 담즙을 통해 제거되는 부분이 있어도 그 양이 매우 적어서 간 손상시 용량 조절이 필요하지 않지만, nafcillin은 예외이다. 간경화에서 nafcillin의 혈장내 청소율은 반으로 감소하고, 소변을 통한 배설은 두 배 정도 증가한다는 연구가 있어, 간 손상으로 인한 이상을 신장에서 어느 정도 보상해 주는 것 같다. 하지만 간과 신장 모두 이상이 있는 경우에는 감량을 고려하는 것이 좋다.

3) Carbapenem

모든 carbapenem 제제는 신장을 통해 배설되고, 간기능 이상시 용량 조절이 필요하지 않다.

4) Fluoroquinolone

모든 fluoroquinolone은 혈장단백결합률이 낮은 편이고, 간에서의 대사는 약제마다 다양하다. Levofloxacin은 대부분 신장을 통해 배설되고 간에서의 대사는 미미하다. Norfloxacin과 ciprofloxacin은 신장과 간, 양쪽 모두를 통해 대사되는데, 간경화시 용량 조절을 필요로 하지는 않는다. 모든 fluoroquinolone 중에 moxifloxacin이 가장 간에서의 대사가 많은데, 투여량의 반 정도가 간에서 비활성화 대사물로 전환된다. 그러나 간 손상의 중증도에 상관없이 용량 조절이 필요하지는 않다.

5) Macrolide

Macrolide 중 erythromycin과 azithromycin은 주로 간을 통해 대사되지만, clarithromycin은 간과 신장을 통해 배설된다. Erythromycin은 cytochrome P-450 (CYP) 3A4 enzymes과의 상호작용 때문에 많이 사용되지 않는다. 1980년대 연구에 의하면 알코올성 간경화에서 erythromycin의 반감기가 길어지고, 청소율이 감소하고,

비결합 erythromycin의 농도가 증가했다고 한다. 간 손상 정도에 따른 용량조절 지침이 정해져 있지는 않지만, 약동학적 특징을 볼 때 심한 간 손상시 감량을 고려해 보아야 한다.

Clarithromycin은 간에서 일부 활성 대사물인 14-hydroxyclarithromycin으로 대사된다. Erythromycin보다 정도는 덜하지만 약물상호작용의 가능성도 높다. Child-Pugh class B 또는 C 환자에서, 건강인과 비교하여 약동학적 인자의 유의한 차이가 없다는 연구가 있어, 간경화에서 용량조절이 필요한 것 같지는 않다.

Azithromycin은 주로 담즙을 통해 배설되는데, macrolide 중에서 CYP enzyme에 대한 효과가 가장 적은 약제이다. 경증 또는 중등도의 간경화에서는 용량 조절이 필요하지 않고, 심한 간경화에서의 연구는 없다.

6) Oxazolidinone

Linezolid는 35%는 신장을 통해, 65%는 간에서 비활성 대사물로 oxidation되어 배설된다. 경증 또는 중등도의 간경화에서는 용량 조절이 필요하지 않고, 심한 간경화에서의 연구는 없다. 하지만 신부전과 간부전이 동반된 경우에는 용량조절이 필요할 수 도 있다.

7) Tetracycline과 Glycylcycline

Tetracycline계 약제는 정도는 다르지만 모두 담즙을 통해 배설되고, 혈중농도보다 담즙내 농도가 수 배에 달한다. Doxycycline은 간내 CYP enzyme system에 의해 대사되지 않지만, minocycline과, 정도는 훨씬 덜하지만 tigecycline은 간에서 대사된다.

간 손상시 doxycycline이나 minocycline의 용량 조절에 대한 지침은 없지만, 장기간 minocycline을 투여한 자가면역성 간염에서 간독성이 발생했다는 보고가 있어, 간질환 환자에서 사용시 주의해야 한다. Tigecycline은 Child-Pugh class A 또는 B에서는 정상인과 약동학 인자에 차이가 없지만, class C 에서는 AUC가 2배 이상 높아지고, 제거율은 반으로 떨어진다. 따라서 간손상이 심한 경우에는 tigecycline 유지용량을 50% 감량해야 한다.

8) Metronidazole

Metronidazole은 간에서 다섯 가지 대사물이 되는데, 그 중 hydroxy metabolite가 가장 많은 부분을 차지하고 metronidazole의 30~65% 정도의 항균력을 가진다. 알코올성 간경화 환자에서는 반감기가 길어지고, 청소율이 감소하고 hydroxyl metabolie 생산도 감소한다. 경미한 간기능 이상 시에는 상용량대로 투여하고, 말기 간기능 부전시에는 용량을 50%로 줄여서 12시간 간격으로 투여하도록 권장된다.

9) Clindamycin

Clindamycin은 간에서 두 개의 활성 대사물로 전환되고, 혈장 단백 결합이 60~94%이며, 혈청에 비해 담즙 내 농도가 2~3배 더 높다. 중등도 내지 중증의 간경화 환자에서 반감기가 길어지고, 혈중농도가 증가하며, 소변 내 농도가 2배 정도 증가하는 것으로 보아 간기능 이상을 보상하는 기전인 것으로 보인다. 일반적으로 위중한 간질환 시 50% 감량이 권장된다.

10) Trimethoprim-Sulfamethoxazole

대부분 소변을 통해 배설되는데, trimethoprim은 변화없이 배설되는 반면, sulfamethoxazole은 간에서 몇 개의 대사물로 전환된다. 자발성세균성복막염이 있는 간경화 환자에서 감량 없이 사용해도 문제가 없었다고 한다.

3. 항결핵제

간질환 환자에서 항결핵제를 사용할 때에는 특히 간독성이 나타나는지 주의를 기울여야 하며, 간질환 및 결핵의 중증도에 따라 항결핵제를 선택하도록 한다. 일차 약제 중 isoniazid, rifampin, pyrazinamide 모두 간독성을 일으킬 수 있고, 이차 약제 중에는 prothionamide, PAS가 간독성을 보일 수 있으나 일차 약제에 비해 경미한 편이며, 주사제와 quinolone, cycloserine은 간독성을 잘 보이지 않는다.

만성 간질환의 임상적 증거가 없는 간염 바이러스 보균자, 급성 간염의 과거력, 알코올 중독자에 대해서는, 간질환이 없는 환자와 같이 치료하면서 간독성이 나타나는지 관찰해야 한다. 만성 간질환 환자이지만 간손상이 심하지 않은 경우는 ① 일차약 중에서 pyrazinamide를 제외하고 isoniazid, rifampin, ethambutol로 9개월 간 치료하거나, ② rifampin, ethambutol, pyrazinamide로 6~9개월 치료, ③ 주사제를 포함한 2개월 간의 isoniazid, rifampin, ethambutol, streptomycin을 2개월 간 투여한 이후, 6개월 간 isoniazid, rifampin을 투여하는 방법, ④ 2개월 간 streptomycin을 포함한 총 12개월의 isoniazid와 ethambutol, ⑤ 12~18개월 간 rifampin과 ethambutol을 사용하면서 경우에 따라 이 조합에 quinolone과 같이 간독성이 적은 약제를 추가하는 방법 등이 제시되고 있으나, 임상적 효과에 대해서는 뚜렷한 결론이 없다.

만성 간질환 환자이면서 Child-Pugh class B 이상의 간경화 환자 또는 ALT가 정상의 3배 이상인 불안정한 간기능 변화를 보이는 경우, 간성 혼수가 있거나 과거에 있었던 경우처럼 매우 심한 간질환을 가지고 있는 환자에서는 간독성 약물을 포함하지 않는 ethambutol, aminoglycoside 주사제, quinolone, cycloserine의 조합으로 18~24개월 간 치료해 볼 수 있다.

1) Isoniazid

Isoniazid는 간에서 acetylhydrazine과 isonicotinic acid로 대사된다. Acetylhydrazine은 hydrazine으로 hydrolysis 되거나 diacetylhydrazine으로 acetylation 된다.

Isoniazid의 간독성은 hydrazine이 원인이 되고, 실제 slow acetylator는 fast acetylator에 비해 간독성이 더 많이 발생하는 것 같다. Isoniazid와 rifampin을 함께 사용하면 간독성이 더 잘 생기는데, rifampin이 isoniazid hydrolase를 유도하여 hydrazine 생산이 증가하기 때문이다. Isoniazid의 반감기는 간경화에서 2배 늘어난다. 치료 시작 후 7일이 넘어가면 간질환이 있는 환자는 isoniazid가 혈청에 비해 30% 더 축적된다. Rifampin을 복용하든 안 하든 이러한 약동학에는 차이가 없는 것 같다. 약동학 연구가 제한적이어서 용량 조절에 대한 지침은 없으나, 간경화에서 주의 깊은 관찰이 필요하다.

2) Rifamycin

Rifamycin은 주로 간에서 대사되고, 활성 대사물과 비활성 대사물이 되어 담즙과 대변을 통해 배설된다. Rifampin은 강력한 CYP3A inducer로, 1A2와 2C 같은 다른 간효소 생산을 유도할 수 있다. Rifabutin은 CYP3A 효소의 inducer이자 substrate이기 때문에, rifampin에 비해 상대적으로 CYP3A에 대한 inductive potency가 낮다. Rifampin과 rifabutin 모두 자신을 대사시키는 autoinducer이고, 투여 후 일주일 정도가 지나야 steady-state condition에 도달한다. 단독으로 사용할 때에는 간독성이 1% 정도이지만, isoniazid나 pyrazinamide와 같은 다른 항결핵제와 함께 투여하게 되면 간독성이 증가한다.

간경화와 같은 간질환 시 rifampin의 농도가 증가하고 반감기는 2배 정도 길어지지만, autoinduction 때문에 혈청 농도가 약간은 감소하게 된다. 심한 간질환 시에는 6 mg/kg로 감량하는 것이 건강인에서 12 g/kg 용량과 비슷한 정도를 보인다. rifabutin도 간 손상 정도와 비례하여 AUC와 반감기가 증가하므로, 심한 간경화 시에는 감량을 고려해야 한다.

3) Pyrazinamide

항결핵제 중 가장 간독성이 큰 pyrazinamide는 간에서 대사되어 소변으로 배설되는데, 간독성의 정확한 기전은 밝혀져 있지 않다. 간경화에서 AUC는 34% 증가하고, 반감기는 64% 더 길어지며, 총 배설은 43% 감소하므로 간경화 시 50% 감량이 권장된다는 연구가 있으나, Child-Pugh 분류에 따른 연구가 아니어서, 전 stage에 적용될지는 확실치 않다. Pyrazinamide는 가능하다면 간경화 시 가장 피해야 할 항결핵제이다.

4. 항진균제

1) Caspofungin

Child-Pugh class A의 간경화 시 caspofungin의 배설이 감소하므로, 상용량 1일 50 mg을 35 mg으로 감량하도록 권장된다.

2) Voriconazole

Child-Pugh class A, B의 간경화 시 유지용량을 50% 감량하도록 권장된다.

5. 항레트로바이러스제

뉴클레오시드 역전사효소 억제제 중 zidovudine은 cytochrome P450 효소의 기질로서 간질환 시 영향을 받는 약물이기는 하나 그럼에도 불구하고 용량 조절은 필요하지 않다.

비뉴클레오시드 역전사효소 억제제는 cytochrome P450 효소에 의해 간에서 대사되고 간기능 이상 시 약물 농도나 부작용에 영향을 받는데, 특히 nevirapine의 경우는 C형 간염이 있는 에이즈 환자에서의 사용을 금한다. 대부분의 단백분해효소억제제는 간에서 대사되고 간기능 이상 시 영향을 받게 되며, 심한 간 손상의 경우 용량 조절을 고려해 보아야 한다. 간기능 이상 시 감량이 필요한 항레트로바이러스제의 용량 조절은 표 4와 같다.

표 4. 간기능 이상 시 감량이 필요한 항레트로바이러스제의 용량 조절

성분명(상품명) *약자	상용량	간기능 이상 시 용량
NRTIs		
Abacavir (Ziagen) *ABC	300 mg PO BID	• Child-Pugh score 5~6: 200 mg PO BID (use oral solution) • Child-Pugh score >6: Contraindicated

표 4. 간기능 이상 시 감량이 필요한 항레트로바이러스제의 용량 조절(계속)

성분명(상품명) *약자	상용량	간기능 이상 시 용량
NNRTIs		
Delavirdine (Rescriptor) *DLV	400 mg PO TID	• No dosage recommendation; use with caution in patients with hepatic impairment
Efavirenz (Stocrin) *EFV	600 mg PO once daily, at or before bedtime	• No dosage recommendation; use with caution in patients with hepatic impairment
Efavirenz + Tenofovir Disoproxil Fumarate + Emtricitabine (Atripla) *EFV/TDF/FTC	1 tablet PO once daily	• No dosage recommendation; use with caution in patients with hepatic impairment
Nevirapine (Viramune or Viramune XR) *NVP	200 mg PO BID or 400 mg PO once daily (using Viramune XR formulation)	• Child-Pugh Class A: no dosage adjustment • Child-Pugh Class B or C: Contraindicated
PIs		
Atazanavir (Reyataz) *ATV	400 mg PO once daily or (ATV 300 mg plus RTV 100 mg) PO once daily	• Child-Pugh class B: 300 mg once daily • Child-Pugh class C: Not recommended • RTV boosting is not recommended in patients with hepatic impairment (Child-Pugh class B or C)
Atazanavir + Cobicistat (Evotaz) *ATV/COBI	1 tablet PO once daily	• No dosage recommendation; not recommended in patients with hepatic impairment
Darunavir (Prezista) *DRV	• ARV-Naive Patients and ARV-Experienced Patients with No DRV Resistance Mutations: (DRV 800 mg plus RTV 100 mg) PO once daily • ARV-Experienced Patients with at Least One DRV Resistance Mutation: (DRV 600 mg plus RTV 100 mg) PO BID	• Mild-to-moderate hepatic impairment: No dosage adjustment • Severe hepatic impairment: Not recommended
Darunavir + Cobicistat (Prezcobix) *DRV/COBI	1 tablet PO once daily (only recommended for patients without DRV-associated resistance mutations)	• Child-Pugh class A or B: No dosage adjustment • Child-Pugh class C: Not recommended

Fosamprenavir (Lexiva) *FPV	1400 mg PO BID or (FPV 1400 mg + RTV 100~200 mg) PO once daily or (FPV 700 mg + RTV 100 mg) PO BID	• PI-Naive Patients only:
		  - Child-Pugh score 5~9: 700 mg BID
		  - Child-Pugh score 10~15: 350 mg BID
		• PI-Naive or PI-Experienced patients:
		  - Child-Pugh score 5~6: (700 mg BID + RTV 100 mg) once daily
		  - Child-Pugh score 7~9: (450 mg BID + RTV 100 mg) once daily
		  - Child-Pugh score 10~15: (300 mg BID + RTV 100 mg) once daily

표 4. 간기능 이상 시 감량이 필요한 항레트로바이러스제의 용량 조절(계속)

성분명(상품명) *약자	상용량	간기능 이상 시 용량
Indinavir (Crixivan) *IDV	800 mg PO q8h	• Mild-to-moderate hepatic insufficiency because of cirrhosis: 600 mg q8h
Lopinavir/ritonavir (Kaletra) *LPV/r	(LPV 400 mg + RTV 100 mg) PO BID or (LPV 800 mg + RTV 200 mg) PO once daily	• No dosage recommendation; use with caution in patients with hepatic impairment.
Nelfinavir (Viracept) *NFV	1250 mg PO BID	• Mild hepatic impairment: No dosage adjustment • Moderate-to-severe hepatic impairment: Do not use.
Ritonavir (Norvir) *RTV	As a PI-Boosting Agent: 100~400 mg per day	• Refer to recommendations for the primary PI
Saquinavir (Invirase) *SQV	(SQV 1000 mg + RTV 100 mg) PO BID	• Mild-to-moderate hepatic impairment: Use with caution. • Severe hepatic impairment: Contraindicated
Tipranavir (Aptivus) *TPV	(TPV 500 mg + RTV 200 mg) PO BID	• Child-Pugh class A: Use with caution • Child-Pugh class B or C: Contraindicated
INSTIs		
Dolutegravir (Tivicay) *DTG	50 mg once daily or 50 mg BID	• Child-Pugh class A or B: No dosage adjustment • Child-Pugh class C: Not recommended
Elvitegravir (Vitekta) *EVG	85 mg or 150 mg once daily	• Child-Pugh class A or B: No dosage adjustment • Child-Pugh class C: Not recommended
Elvitegravir + Cobicistat + Tenofovir Disoproxil Fumarate + Emtricitabine (Stribild) *EVG/COBI/TDF/FTC	1 tablet once daily	• Mild-to-moderate hepatic insufficiency: No dosage adjustment necessary • Severe hepatic insufficiency: Not recommended
Raltegravir (Isentress) *RAL	400 mg BID	• Mild-to-Moderate Hepatic Insufficiency: No dosage adjustment necessary • Severe Hepatic Insufficiency: No recommendation
CCR5 Antagonist		
Maraviroc (Selzentry) *MVC	The recommended dose differs based on concomitant medications and potential for drug-drug interactions.	• No dosage recommendations. • Concentrations will likely be increased in patients with hepatic impairment.

■ 참고문헌

1. 결핵진료지침 개정위원회 대한결핵 및 호흡기학회, 질병관리본부. 결핵진료지침 2014. 4.

2. Bennett JE, Dolin R, Blaser MJ: Principles and practice of infectious diseases. 8th ed, Philadelphia, Elsevier Saunders, 2015.

3. Chernow B: The pharmacologic approach to the critically ill patients. 3rd ed, Baltimore, Williams & Wilkins, 1994.

4. Gilbert DN, Chambers HF, Eliopoulos GM, Saag MS: The Sanford guide to antimicrobial therapy. 45th ed, Virginia, Antimicrobial Therapy Inc. 2015.

5. Halilovic J, Heintz bh. Antibiotic dosing in cirrhosis. Am J Health-Syst Pharm 2014;71:1621-34.

신부전 및 투석 환자

배현주 (한양대학교 의과대학 내과학교실)

어떤 약물의 투여 방법을 결정하기 위해서는 약물의 약력학(pharmacodynamics)과 약동학(pharmacokinetics)을 고려하여야 한다. 약력학이란 약물이 몸에 미치는 약물 효과로서 작용 부위로 분포된 약물이 수용체와 상호작용을 하고 이어서 세포, 조직, 장기, 나아가 개체의 반응으로 나타나는 과정을 말하는 것이고, 약동학이란 투여된 약물이 흡수 과정을 거쳐 혈장과 조직으로 분포하고 다른 물질로 변화하거나 체외로 배설되는 과정을 말한다. 이러한 약물의 약력학과 약동학은 환자들의 다양한 인자들에 의해 좌우되나, 많은 약물에서 약효의 개인차는 흔히 약동학적 차이에 기인하는 것으로 알려졌다. 항생제는 신체 내 약물농도가 항균 작용 및 내성의 발현과 상관관계가 깊으므로 임상 의사들은 항생제의 약력학 및 약동학을 잘 알아야 한다.

신장은 몸의 수분과 전해질을 조절하는 주요 기관이고 약물과 그 대사산물의 주 배출 경로이므로 신기능이 저하되어 있는 환자에서는 여러 약제의 약동학에 커다란 변화가 생기게 된다. 신부전 환자에서 약제의 효과적 사용과 약제에 의한 부작용을 줄이기 위해서는 신부전 환자에서 발생하는 생리 변화에 대한 이해가 필수적이라고 하겠다.

약동학

약물의 혈중농도는 투여량, 생체이용률, 분포 용적 및 대사와 배설에 의하여 결정된다.

1. 흡수와 분포

생체이용률이란 경구투여 이후 혈관 내로 흡수되는 비율로 정의한다. 일부 항생제는 생체이용률이 높아서 혈관 투여한 것과 유사한 혈중농도를 보인다. 생체이용률이 높은 대표적인 항생제는 quinolone, doxycycline, rifampin, linezolid, clindamycin, trimethoprim-sulfamethoxazole 등이다. 베타락탐을 포함하는 다른 약물들은 흡수되면서 일차 간 대사(first pass hepatic metabolism)를 거치므로 생체이용률이 낮다. 또한 분자량이 큰 약제들은 일반적으로 생체이용률이 낮아서 비경구 요법으로 사용된다.

분포용적(Vd)이란 약물이 분포하는 가상적 체내 용적으로서 체내 약물량을 혈장 내 농도로 나눈 값이다. 혈중 평형 상태(steady state)란 약물의 흡수 및 분포가 대사 및 배설과 같아지는 시점이다. 일반적으로 혈중 단백 결합이 높은 약물은 주로 혈관 내에 분포하므로 분포용적이 작고, 반면에 지질 용해성이 높은 약물은 조직 내로 쉽게 침투되므로 분포 용적이 커서 몸 수분량의 전체보다도 큰 분포 용적을 갖게된다. 혈중 단백 결합을 하지 않은 약물이 효과를 나타내므로 단백 결합이 높은 약제들은 단백 결합률이 변하면 약물 효과가 달라질 수 있다.

2. 대사와 배설

약물의 주된 배설 경로는 신장과 간이다. 일부 적은 양이 땀, 침, 호기 및 젖으로 배설된다. 대부분의 항생제는 일차 약역학(first order kinetic)에 따라 배설된다 즉, 배설 속도는 신체 내에 있는 약물의 양에 비례하여 결정되어서 체내 약물의 양이 많은 경우 배설량이 많아진다. 이를 수식으로 정리하면

Rate of elimination=
   K × amount of drug in body
   (K = elimination constant)

신체 내의 약물양은 분포 용적과 혈장의 약물농도의 곱이므로

Rate of elimination =
   K × Vd × plasma concentration이 된다.

혈장 내 약물 청소율은 약물의 배설 속도를 혈장 내 약물농도로 나눈 값이므로

Plasma drug clearance = K × Vd이다.

일반적으로 혈장 내 약물의 청소율은 약물의 반감기($T_{1/2}$)로 표현하고, 약물의 농도는 시간에 대해 semilogarythmic plot으로 감소하므로

$T_{1/2} = ln2/K = 0.693/K$가 되고

K를 위의 식에서 대입하면
$T_{1/2} = (0.693)(Vd)/plasma\ clearance$가 된다.

따라서 약물의 반감기는 약물의 분포 용적과 약물의 청소율에 의해 결정되며 이 두 가지의 인자에 변화가 오면 약물의 반감기는 변화된다.

신부전 환자에서의 약력학

만성신부전 환자에서 약물의 생체이용률이 낮은 것으로 알려져 있으나 연구가 부족하다. 흔히 사용하는 phosphate binding 제제와 함께 투여하면 tetracycline이나 fluoroquinolone의 흡수가 저하된다. 이는 칼슘, 마그네슘 혹은 성분 내의 sevelamer 등이 약물과 킬레이트되기 때문이다. 구토나 당뇨성 위장관 운동 기능 저하 및 장점막 부종 또한 약물의 흡수를 감소시킨다. 또한 위점막에서 요소가 분해되어 암모니아를 형성하므로 위의 pH가 상승하고 제산제 사용으로 인해 낮은 pH에서 흡수가 잘되는 약제의 흡수에 영향을 줄 수 있다. 그 외에 만성신부전 환자에서 소장의 흡수율이 감소되어있다는 보고도 있다.

약물의 약리 작용은 혈중 단백과 결합되지 않은 유리 약물에 의하여 나타나므로 약물의 혈중 혹은 조직 내 단백 결합능은 약물의 분포 및 배설에 커다란 영향을 미친다. 요독증에서는 단백 결합이 감소하고 유리 약물이 증가

하여 약물 작용 부위에 활동성 약제가 증가되는 반면 분포 용적이 증가하여 약물의 청소율은 감소한다. 그러므로 신부전 환자에서 약물 부작용이 흔하게 생길 수 있다. 부종과 복수가 있는 경우 약제 분포 면적이 증가하여 혈중농도가 예상보다 낮게 유지되며 단백 결합이 높거나 수용성인 항생제에서 희석 효과가 더욱 크게 나타난다.

신기능이 저하되면 약물이 신장을 통하여 배설되는 분율과 약물의 혈장 청소율이 저하된다. 신부전 환자에서 약물의 용량이나 투여 간격을 결정할 때 약력학(pharmacodynamics)을 고려한다. Time-dependent 항생제(예; β-lactam)는 T>MIC (투여간격중 혈중농도가 MIC 이상 유지되는 시간)가 항균력에 중요하므로 용량을 줄여서 투여 간격은 같게 투여하고, concentration-dependent 항생제(예; aminoglycoside)는 혈중 최고 농도가 항균력에 중요하므로 같은 용량을 투여 간격을 늘려서 투여하는 것이 좋다. 신부전 환자에서도 간장의 약물 대사가 변화될 수 있으나 glucuronidation, sulfated conjugation 및 oxidation에는 영향이 없는 것으로 알려졌다.

신기능 평가

신장에 의한 약물의 배설은 주로 사구체 여과율(Glomerular filtration rate; GFR)에 의해 결정된다. 실제 약물의 신장 배설은 사구체 여과, 세뇨관 분비 및 재흡수에 의하여 결정되고 사구체 여과는 약물 크기와 단백질 결합 정도에 의해 영향을 받는다. 약물의 단백질 결합력이 크면 사구체 여과율은 감소하고 세뇨관 분비가 증가할 수 있다. 베타락탐 항생제가 대표적으로 세뇨관으로 활동적으로 분비되는 약물이다. 신장 기능이 저하되면 사구체 여과율과 세뇨관 분비가 감소하여서 약물농도가 증가할 수 있다.

임상적으로 사구체 여과율을 측정하기 위해 크레아티닌청소율(Ccr)을 측정할 수 있지만 24시간 소변을 모으는 것이 불편하고 시간이 많이 걸리므로 혈청 크레아티닌 치를 이용하여 Ccr을 결정하는 여러 방법이 있다. 그 중 가장 많이 이용하는 Cockroft와 Gault법은 다음과 같다.

$$\frac{(140-\text{age in years})\times\text{ideal body weight (kg)}}{72\times\text{serum creatinine (mg/dL)}}$$

여성은 위의 값의 85%로 결정한다. 위의 식은 혈청 크레아티닌 값이 안정된 환자에게 적용할 수 있으며 요량 감소를 보이면서 혈청 크레아티닌 값이 증가하는 급성 환자에서는 Ccr이 10 mL/min 이하로 계산하는 것이 옳다.

사구체 여과율을 계산하는 새로운 방정식으로 Modification of Diet in Renal Disease (MDRD) Study에 기반을 둔 새로운 방정식이 만들어졌다. 이는 체중보다는 체표면적을 변수로 사용하며 6개의 변수를 넣으면 계산된다. 2005년 이를 더욱 간편하게 재조정하여 4개의 변수로 구성된 새로운 공식이 만들어졌고 이 공식에 기초하여 최근 임상 랩에서 estimated GFR을 보고하고 있다.

새로운 공식은 다음과 같다.

GFR=175×standardized (serum creatinine) − 1.154×(age)−0.203×0.742 (if female) and×1.212 (if black)

새로운 MDRD 공식은 유용하게 사용될 수 있으나 아직 이 공식에 의거한 항생제 용량 조절 경험이 미흡한 점은 주의가 필요하다. 환자가 위중한 상태이거나, 나이가 많거나, 영양실조이거나 비만하거나 다른 신독성이 있는 약제를 동시에 투여할 때는 위의 공식에 의거한 GFR이 정확하지 않을 수 있으므로 주의한다. 이런 경우는 24시간 소변을 모아서 GFR을 측정하는 것이 필요하다.

혈청 크레아티닌 값은 GFR과 신체의 근육양에 의해 결정되므로 노인 환자나 영양 실조인 쇠약한 환자에서는 신장 기능이 감소되어도 값이 정상으로 나올 수 있다. Trimethoprim이나 cimetidine은 원위세관에서 크레아티닌과 경쟁적으로 분비되어 신기능 저하 없이 크레아티닌 값이 상승할 수 있다. Cefoxitin, cephalothin 및 5-flucytosine 등도 크레아티닌 측정을 방해하여 크레아티닌청소율 감소 없이 혈청 크레아티닌을 증가시킬 수 있다.

신부전 환자의 항균제 투여 용량

1. 부하용량

부하용량은 혈중 약물농도가 빨리 적정 농도에 도달할 필요가 있을 때에 사용한다. 부하용량을 주지 않을 경우 대개 유지용량을 네 번 주면 혈중농도가 평형 상태에 이르는데 신부전 환자에서는 약물의 반감기가 길어져 평형 상태에 이르는데 오래 걸릴 수 있다. 부하용량을 줄 것인지는 환자의 상태와 약물의 반감기를 보아 결정하여야 한다. 부하용량은 분포 용적에 기초하므로 신부전 환자에서도 대부분 같은 용량을 투여하나 혈장 단백 결합율이 높은 약제나 분포 용적이 작은 약물 등은 분포 용적이 변화될 가능성이 있으므로 주의해야 한다. 일반적으로 복수나 부종이 있으면 더 많은 양의 부하용량이 필요하고 탈수된 환자에는 적은 용량이 필요하다.

2. 유지용량

부하용량이 약물의 분포 용적에 따라 결정되는 데에 비해 유지용량은 약물의 청소율에 비례하므로 신기능에 따라 조절해 주어야 한다. 방법은 크게 세 가지로서 첫째, 투여 간격을 조절하는 방법, 둘째, 투여 용량을 조절하는 방법, 셋째, 투여 간격과 용량을 모두 조절하는 방법이 있다. 첫 번째 방법은 최고 혈중농도가 높아 유효 농도에 쉽게 도달하고 최저 혈중농도가 낮아 부작용이 적으나 유효 농도에 도달하지 못하는 시간이 지나치게 길다는 단점이 있다. 두 번째 용량 조절법은 부하용량을 투여하지 않을 경우 유효농도까지 도달하는 데에 시간이 많이 소요된다. 세 번째 방법인 용량과 간격을 조절하는 경우는 최고 혈중농도와 최저 혈중농도를 유지하여 좋으나 각 약물마다 개별적인 투여 방법이 제시되어야 한다는 단점이 있다.

표 1은 각 항생제의 신부전 시 유지용량 및 투여 간격에 관한 지침이다.

표 1. 신부전 환자에서 항생제 용량

항생제	정상 용량	GFR (mL/min)			투석 후 보충량		
		>50	10~50	<10	혈액투석	복막투석	CRRT
Aminoglycoside							
Amikacin	5 mg/kg q 8 hr	60~90% q 12 hr	30~70% q 12~18 hr	20~30% q 24~48 hr	2/3 normal after HD	15~20 mg lost/L/d	Dose for GFR 10~50
Gentamicin	1~1.7 mg/kg q 8 hr	60~90% q 8~12 hr	30~70% q 12 hr	20~30% q 24~48 hr	2/3 normal after HD	3~4 mg lost/L/d	Dose for GFR 10~50
Netilmicin	2 mg/kg q 8 hr	50~90% q 8~12 hr	20~60% q 12 hr	10~20% q 24~48 hr	2/3 normal after HD	3~4 mg lost/L/d	Dose for GFR 10~50
Spectinomycin	2~4 g	100%	100%	100%	None	None	None
Streptomycin	1 g/d	q 24 hr	q 24~72 hr	q 72~96 hr	1/2 normal after HD	20~40 mg lost/L/d	Dose for GFR 10~50
Tobramycin	1~1.7 mg/kg q 8 hr	60~90% q 8~12 hr	30~70% q 12 hr	20~30% q 24~48 hr	2/3 normal after HD	3~4 mg lost/L/d	Dose for GFR 10~50
Cephalosporin							
Cefaclor	250~500 mg q 8 hr	100%	50~100%	50%	250 mg after HD	250 mg q 8~12 hr	Not applicable
Cefadroxil	0.5~1.0 g q 12 hr	q 12 hr	q 12~24 hr	q 24~48 hr	0.5~1.0 g after HD	0.5 g/d	Not applicable
Cefamandole	0.5~1.0 g q 4~8 hr	q 6 hr	q 6~8 hr	q 12 hr	0.5~1.0 g after HD	0.5 g~1 g q 12hr	Dose for GFR 10~50
Cefazolin	0.5~2.0 g q 8 hr	q 8 hr	q 12 hr	q 24~48 hr	0.5~1.0 g after HD	0.5 g q 12 hr	Dose for GFR 10~50
Cefdinir	300 mg q 12 hr	q 12 hr	q 12 hr	q 24 hr	300 mg after HD	Not applicable	Not applicable
Cefditoren	200~400 mg q 12 hr	100%	50%	50% q 24 hr	No data	No data	No data
Cefepime	0.25~2 g q 8 hr	q 12 hr	q 16~24 hr	q 24~48 hr	1 g after HD	Dose for GFR<10	Not recommended
Cefixime	200 mg q 12 hr	100%	75%	50%	300 mg after HD	200 mg/d	Not applicable
Cefmenoxime	1 g q 6 hr	1.0 g q 8 hr	0.75 g q 8 hr	0.75 g q 12 hr	0.75 g after HD	0.75 g q 12 hr	Dose for GFR 10~50
Cefmetazole	2 g q 6~12 hr	q 16 hr	q 24 hr	q 48 hr	Dose after HD	Dose for GFR<10	Dose for GFR 10~50
Cefoperazone	2 g q 12 hr	100%	100%	100%	1 g after HD	None	None
Cefotaxime	2 g q 8 hr	q 8~12 hr	q 12~24 hr	q 24 hr	1 g after HD	0.5~1 g q 24 hr	2 g q 12~24 hr
Cefotetan	1~2 g q 12 hr	100%	50%	25%	1 g after HD	1 g/d	1~2 g q 24 hr
Cefoxitin	2 g q 8 hr	q 8 hr	q 8~12 hr	q 24~48 hr	1 g after HD	1 g/d	Dose for GFR 10~50
Cefpodoxime	200 mg q 12 hr	q 12 hr	q 16 hr	q 24~48 hr	200 mg after HD	Dose for GFR<10	Not applicable

표 1. 신부전 환자에서 항생제 용량(계속)

항생제	정상 용량	GFR (mL/min)			투석 후 보충량		
		>50	10~50	<10	혈액투석	복막투석	CRRT
Ceftaroline	600 mg q 12 hr	100%	30~50: 400 mg q 12 hr 15~30: 300 mg q 12 hr	<15: 200 mg q 12 hr	200 mg q 12 hr	No data	No data 1 hr infusion for all dosages
Cefprozil	500 mg q 12 hr	250 mg q 12 hr	250 mg q 12~16 hr	250 mg q 24 hr	250 mg after HD	Dose for GFR<10	Dose for GFR<10
Ceftazidime	1~2 g q 8 h	q 8~12 hr	q 24~48 hr	q 48 hr	1 g after HD	0.5 g/d	Dose for GFR 10~50
Ceftibuten	400 mg q 24 hr	100%	50%	25%	400 mg after HD	Not applicable	Not applicable
Ceftizoxime	2 g q 8 hr	q 8~12 hr	q 12~24 hr	q 24 hr	1 g after HD	0.5~1 g/day	Dose for GFR 10~50
Ceftobiprole	500 mg q 8~12 hr	500 mg q 8~12 hr	30~50: 500 mg q 12 hr over 2 hrs 10~30: 250 mg q 12 hr over 2 hrs	No data	No data		
Ceftriaxone	1~2 g q 12~24hr	100%	100%	100%	none	750 mg q 12 hr	Dose for GFR 10~50
Cefuroxime-axetil	250~500 mg q 12 hr	100%	100%	100%	Dose after HD	Dose for GFR<10	Not applicable
Cefuroxime-sodium	0.75~1.5 g q 8 hr	q 8 hr	q 8~12 hr	q 24 hr	Dose after HD	Dose for GFR<10	1 g q 12 hr
Cephalexin	250~500 mg q 6~12 hr	q 8 hr	q 12 hr	q 12 hr	Dose after HD	Dose for GFR<10	not applicable
Cephalothin	0.5~2.0 g q 6 hr	q 6 hr	q 6~8 hr	1 g q 12 hr	Dose after HD	1 g q 12 hr	1 g q 8 hr
Cephradine	0.25~2.0 g q 6 hr	100%	50%	25%	Dose after HD	Dose for GFR<10	Not applicable
Latamoxef	1~2 g q 8~12 h	q 8~12 hr	q 12~24 hr	q 24~48 hr	Dose after HD	Dose for GFR<10	Dose for GFR 10~50
Penicillins							
Amoxicillin	250~500 mg q 8 hr	q 8 hr	q 8~12 hr	q 24 hr	Dose after HD	250 mg q 12 hr	Not applicable
Ampicillin	0.25~2 g q 6 hr	q 6 hr	q 6~12 hr	q 12~24 hr	Dose after HD	250 mg q 12 hr	Dose for GFR 10~50
Amoxicillin-clavulanic acid	500/125 mg q 8 hr	500/125 mg q 8 hr	250~500 mg (amox 용량) q 12 hr	250~500 mg (amox 용량) q 24 hr	Dose for GFR<10, extra-dose after HD		No data GFR<30 do not use 875/ 125 or 1000/ 62.5 AM/CL

표 1. 신부전 환자에서 항생제 용량(계속)

항생제	정상 용량	GFR (mL/min)			투석 후 보충량		
		>50	10~50	<10	혈액투석	복막투석	CRRT
Ampicillin-sulbactam	2 g AM-1 g SB q 6 hr	q 6 hr	q 8~12 hr	q 24 hr	Dose after HD	q 24 hr	1.5 g AM~0.75 g SB q 12 hr
Dicloxacillin	250~500 mg q 6 hr	100%	100%	100%	None	None	Not applicable
Nafcillin	1~2 g q 4~6 hr	100%	100%	100%	None	None	None
Penicillin G	0.5~4 million U q 4 hr	100%	75%	50%	Dose after HD	Dose for GFR<10	Dose for GFR 10~50
Piperacillin	3~4 g q 4 hr	q 4~6 hr	q 6~8 hr	q 8 hr	Dose after HD	Dose for GFR<10	Dose for GFR 10~50
Ticarcillin	3 g q 4 hr	1~2 g q 4 hr	1~2 g q 8 hr	1~2 g q 12 hr	3 g after HD	Dose for GFR<10	Dose for GFR 10~50
Piperacillin/tazobactam	3.375~4.5 g q 6-8 hr	100%	2.25 g q 6 hr <20: q 8 hr	2.25 g q 8 hr	GFR<10+0.75 g after HD	4.5 g q 12 hr	2.25 g q 6 hr
Ticarcillin/clavulanic acid	3.1 g q 4 hr	3.1 g q 4 hr	3.1 g q 8-12 hr	2 g q 12 hr	extra 3.1 g after HD	3.1 g q 12 hr	dose for GFR 10~50
Quinolone							
Ciprofloxacin	400 mg q 12 hr or 500~750 mg PO q 12 hr	100%	50~75%	50%	50% q 12 hr	50% q 8 hr	50% q 12 hr
Levofloxacin	750 mg q 24 hr	750 mg q 24 hr	20-49: 750 mg q 48 hr	<20: 750 mg once, then 500 mg q 48 hr	Dose for GFR<20	Dose for GFR<20	Dose for GFR 10~50
Lomefloxacin	400 mg/day	100%	50~75%	50%	Dose for GFR<10	Dose for GFR<10	Not applicable
Moxifloxacin	400 mg q 24 hr	100%	100%	100%			
Norfloxacin	400 mg q 12 hr	q 12 hr	q 12~24 hr	Avoid	Not applicable	Not applicable	Not applicable
Ofloxacin	400 mg q 12 hr	100%	50% q 12 hr	25~50% q 24 hr	100 mg bid	Dose for GFR<10	300 mg/day
Erythromycin and clindamycin							
Erythromycin	250~500 mg q 6 hr	100%	100%	50~75%	None	None	None
Azithromycin	250~500 mg/d	100%	100%	100%			
Clarithromycin	500~1,000 mg q 12 hr	500 mg q 12 hr	500 mg q 12-24 hr	500 mg q 24 hr	Dose after HD	None	Dose for GFR 10~50
Clindamycin	150~900 mg q 6~8 hr	100%	100%	100%	None	None	None
Carbapenem							
Doripenem	500 mg q 8 hr	500 mg q 8 hr	30~50: 250 mg q 8 hr 10~30: 250 mg q 12 hr	No data	No data	No data	500 mg q 8 hr

표 1. 신부전 환자에서 항생제 용량(계속)

항생제	정상 용량	GFR (mL/min)			투석 후 보충량		
		>50	10~50	<10	혈액투석	복막투석	CRRT
Ertapenem	1 g q 24 hr	100%	100%	50%	150 mg after HD	No data	No data
Imipenem	0.25~1 g q 6 hr	100%	50%	25%	Dose after HD	Dose for GFR<10	Dose for GFR 10~50
Meropenem	1 g q 8 hr	1 g q 8 hr	1 g q 12 hr	0.5 g q 24 hr	Dose after HD	Dose for GFR<10	Dose for GFR 10~50
Glycopeptide							
Teicoplanin	6 mg/kg q 24 hr	24 hr	q 48 hr	72 hr	Dose for GFR 10	Dose for GFR<10	Dose for GFR 10~50
Televancin	10 mg/kg q 24hr	10 mg/kg q 24 hr	30~50: 7.5 mg/kg q 24hr	<30: 10 mg/kg q 48hr	No data	No data	No data
Vancomycin*	1 g q 12 hr	15~30 mg/kg q 12 hr	15 mg/kg q 24~96 hr	7.5mg/kg q 2~3 days	For trough conc of 15~20 ug/mL, give 15 mg/kg if next dialysis in 1 day: give 25 mg/kg if next dialysis in 2 days: give 35 mg/kg if next dialysis in 3 days		500 mg q24~48 hr. new membrane, check level
Miscellaneous							
Aztreonam	1~2 g q 8~12 hr	100%	50~75%	25%	0.5 g after HD	Dose for GFR<10	Dose for GFR 10~50
Chloramphenicol	12.5 mg/kg q 6 hr	100%	100%	100%	None	None	None
Colistin	Loading dose: 3.5x2xbody wt in kg (ideal or actual). 1st maintain dose is given 12 hrs later- Maintain dose: 3.5x[1.5xCrCln*]+ 30] divide q 8 hr or 12 hr	3.5 x [(1.5 x CrCln)+30] x (pt BSA in m2/1.73m2)CrCln = normalized Ccr based on BSA (body surface area): pt BSA/1.73 m^2			Intermittent HD: Calculation dose: 3.5 (30)=105 mg (Ccr=0) no HD day: give 105 mg divided bid HD day: give supplement 50% by dose so, 150 mg divided bid. Half during last hour of HD, half 12 hours later	160 mg q 24 hr	For average serum level of 3.5 ug/mL, 672 mg. dose divided q 12hr

표 1. 신부전 환자에서 항생제 용량(계속)

항생제	정상 용량	GFR (mL/min)			투석 후 보충량		
		>50	10~50	<10	혈액투석	복막투석	CRRT
Daptomycin	4~6 mg/kg q 24 hr	q 24 hr	Ccr<30, 6 mg/kg q 48 hr		HEMO & CAPD: 6 mg/kg q 48 hr (during or after q 48hr dialysis if possible). If next planned dialysis is 72 hrs awa, give 9 mg/kg		8 mg/kg q 48 hr
Linezolid	600 mg q 12 hr	100%	100%	100%	Dose for GFR<10	CAPD&CRRT: no dose adjustment	Accumulation of 2 metabo-lites; risk unkown
Metronidazole	7.5 mg/kg q 6 hr	100%	100%	50%	Dose after HD	Dose for GFR<10	Dose for GFR 10~50
Nitrofurantoin	50~100mg	100%	Avoid	Avoid	Not applicable		
Sulfamethoxa-zole	1.0g q 8 hr	q 12hr	q18hr	q 24 hr	Extra 1g ad	1g q 24hr	Dose for GFR 10~50
Synercid	7.5 mg/kg 8~12 hr	100%	100%	100%	None	None	None
Telithromycin	800 mg q 24 hr	100%	600 mg q 24 hr (<30mL/min)	600 mg q 24 hr	600 mg after HD	No data	If Ccr<30, reduce dose to 600 mg once daily. If both liver and renal failure, dose is 400 mg once daily.
Trimethoprim	100~200 mg q 12 hr	q 12 hr	> 30: q 12 hr 10~30: q 18 hr	q 24 hr	Dose after HD	q24 hr	Dose for GFR 10~50
Temocillin	1~2g q 12 hr	1~2g q 12 hr	1~2 g q 24 hr	1 g q 48 hr	1 g q 48 hr ad	1 g q 48 hr	
Trimethoprim-sulfamethoxazole-DS (dose based on TMP component)							
Treatment (based on TMP component)	5~20 mg/kg/day divided q 6~12 hr	No dose adjust-ment	30~50: no dose adjust-ment 10~29: reduce dose by 50%	Not recom-mended: but if used: 5~10 mg/kg q 24 hr	Not recom-mended: but if used: 5~10 mg/kg q 24 hr after HD		5~7.5 mg/kg q 8 hr
Prophylaxis	1 tab po q 24 hr or 3 times per week	100%	100%	100%			
Tetracyclines							
Doxycycline	100 mg q 12 hr	100%	100%	100%	None	None	None
Minocyclines	100 mg q 12 hr	100%	100%	100%	None	None	None
Tetracycline	250~500 mg qid	q 8~12 hr	q 12~24 hr	q 24 hr	None	None	None
Tigecycline	100 mg: then 50 mg q 12 hr	100%	100%	100%	None		
진균제							
Amphotericin-B	0.4~1.0 mg/kg/day	q 24 hr	q 24 hr	q 24 hr	IHD, CAPD, CRRT: no dose adjustment		

표 1. 신부전 환자에서 항생제 용량(계속)

항생제	정상 용량	GFR (mL/min)			투석 후 보충량		
		>50	10~50	<10	혈액투석	복막투석	CRRT
Fluconazole	200~400 mg q 24 hr	100%	100~200mg q 24hr	100~200 mg q 24hr	100% after HD	Dose for GFR<10	Dose for GFR 10~50
Flucytosine	37.5 mg/kg q 6 hr	q 6 hr	q 12 hr	q 24 hr	Dose after HD	0.5~1.0 g/d	Dose for GFR 10~50
Itraconazole	200 mg IV q 12 hr	100%	Ccr<30, do not use IV accumulation of cyclodextrin				
Itraconazole	100~200 mg PO/day	100%	100%	50%	oral solution; 100 mg q 12~24 hr		No adjustment
Ketoconazole	200 mg/d	100%	100%	100%	None	None	None
Posaconazole	300mg q 24 hr	Q 24 hr	Recommend avoidance of drug				
Terbinapine	250 mg q 24 hr	250 mg q 24 hr	No data; Avoid is recommend				
Voriconazole	6 mg/kg q 12 hr 2times, then 4 mg/kg q 12 hr	100%	Ccr<50 vehicle (cyclodextrin) accumulation; change to po or avoid				4 mg/kg po q 12hr
항바이러스제							
Acyclovir	5~12.4 mg/kg q 8hr	q 8 hr	q 12~24 hr	2.5 mg/kg q 24 hr	Dose after HD	Dose for GFR<10	5~10 mg/kg q 24 hr
Adefovir	10 mg q 24 hr	10 mg q 24 hr	10mg q 48~72 hr	10 mg q 72 hr	q 7days after HD	No data	
Amantadine	100 mg q 12 hr	q 12 hr	q 48~72 hr	q 7 days	IHD & CAPD: dose for GFR,10		Dose for GFR 10~50
Atripla	1tab daily		Do not use Ccr<50				
Cidofovir							
Induction	5 mg/kg/week x 2 times	5 mg/kg/week once	Contraindicated Ccr<55 mL/min		No data		
Maintenance	5 mg/kg q 2week	5 mg/kg q 2week	Contraindicated Ccr<55 mL/min		No data		
Didanosine	<60 kg: 125 mg q 12 hr >60 kg: 200 mg q 12 hr	<60 kg: 125 mg q 12 hr >60 kg: 200 mg q 12 hr	<60 kg: 125 mg q 24 hr >60 kg: 200 mg q 24 hr	<60 kg 100 mg q 24 hr >60 kg 150 mg q 24 hr	Doseafter HD	Dose forGFR<10	Dose for GFR<10
Emcitratabine/ Tenofovir	200~300 mg q 24 hr	100%	30~50: q 48 hr	Ccr <30: do not use			
Entecavir	0.5 mg q 24 h	0.5 mg q 24 h	0.15~0.25 mg q 24 hr	0.05 mg q 24 hr	0.05 mg q 24 hr	0.05 mg q 24 hr	

표 1. 신부전 환자에서 항생제 용량(계속)

항생제	정상 용량	GFR (mL/min)			투석 후 보충량		
		>50	10~50	<10	혈액투석	복막투석	CRRT
Famciclovir	500 mg q 8 hr	q 8 hr	500 mg q 12~24 hr	250 mg q 24 hr	Dose after HD	No data	Not applicable
Foscarnet		GFR mL/min/kg only for foscarnet					
		>1.4　　1.0~1.4　　0.8~1.0　　0.6~0.8			0.5~0.6　　0.4~0.5　　<0.4		
Induction	60 mg/kg q 8 h for 2~3 weeks	60 q 8h　　45 q 8 h　　50 q 12h　　40 q 12 h			60 q 24 h　　50 q 24h		Do not use
Maintenance	90~120 mg/kg q 24 hr	120 q 24h　　90 q 24h　　65 q 24h　　105 q 48h			80 q 48 hr　　65 q48 hr		Do not use
Ganciclovir							
Induction	5 mg/kg q 12 hr	70~90: 5 mg/kg q 12 hr 50~60: 2.5 mg/kg q 12 hr	25~49: 2.5 mg/kg q 24 hr 10~24: 1.25 mg/kg q 24 hr	1.25 mg/kg x 3/week	Dose after HD	Dose for GFR<10	
Maintenance	5 mg/kg q 24 hr	2.5~5.0 mg /kg q 24 hr	0.6~1.25 mg /kg q 24 hr	0.625mg/kg x 3/week	0.6 mg/kg after HD	Dose for GFR<10	
	1.0 g po tid	0.5~1.0 g tid	0.5~1.0 g q 24 hr	0.5 g x 3/week	0.5 g after HD		
Lamivudine	300 mg q 24 h	300 mg q 24 h	50~150 mg q 24 hr	25~50 mg q 24 hr	Dose after HD	Dose for GFR<10	1st day: 100 mg then 50 mg/day
Mariviroc	300 mg bid	300 mg bid					
Oseltamivir	75 mg bid	75 mg bid	30~50: 75 mg bid <30: 75 mg qd	No data	30 mg qd non-dialysis day	30 mg q week	75 mg po bid
Peramivir	600 mg q 24hr	600 mg q 24hr	31~49:200 mg q 24hr 10~30:100 mg q 24hr	100mg (single dose) then 15mg q 24hr	100mg (single dose) then 100mg 2hrs ad (HD days only)		http://www.cdc.gov/h1n1flu/eva/peravir.htm
Ribavirin	Use with caution in pts with Ccr<50						
Stavudine	30~40 mg q 12h	100%	50% q 12~24 h	> 60 kg: 20 mg/day < 60 kg: 15 mg/day	Dose for GFR<10	No data	Full dose
Stribild	1tab daily	Ccr<70 do not use	Ccr<50 discontinue				
Tenofovir	300 mg q 24h	300 mg q 24 h	Ccr 30~50: 300 mg q 48 h, Ccr 10~30: 300 mgx2/week	No data	300 mg q 7 days or after 12 hrs of HD		

표 1. 신부전 환자에서 항생제 용량(계속)

항생제	정상 용량	GFR (mL/min)			투석 후 보충량		
		>50	10~50	<10	혈액투석	복막투석	CRRT
Valacyclovir	1 g q 8 hr	100%	1 g q 12~24h	0.5 g q 24 hr	Dose after HD	Dose for GFR<10	Dose for GFR 10~50
Valgancyclovir	900 mg bid	100%	450 mg q 24 h or q 2 days	Do not use			
Zalcitabine	0.75 mg q 8h	0.75 mg q 8h	0.75 mg q 12h	0.75 mg q 24h	Dose after HD	No data	Dose for GFR 10~50
Zidovudine	300 mg q 12 hr	100%	100%	100 mg q 8hr	Dose for GFR<10 after HD	Dose for GFR<10	Dose for GFR 10~50

Abbreviation: CAPD, continuous ambulatory peritoneal dialysis; CRRT, continuous renal replacement therapy; GFR, glomerular filtration rate; HD, hemodialysis

투석 환자의 항균 요법

신부전이 진행되면 투석이 필요하고 다양한 투석 방법을 이용한다. 투석은 약물이 배설되는 하나의 경로이므로 투석 후 용량의 보충이 필요하다. 투석 방법과 약물의 성질에 따라서 배출되는 용량이 달라지고 이에 맞추어 보충량을 결정한다.

1. 혈액투석

주 3회 간헐적 혈액투석은 만성신부전 환자의 표준 치료법이다. 약제의 특징(분자량, 전하, 지용성/수용성, 분포용적, 단백질 결합 및 막부착성 등)과 혈액투석 방법(혈류속도, 투석막의 종류, 투석막 넓이, 막 투과성 및 구멍 크기 등)에 따라 항생제의 청소율이 달라진다. 분자량 500 달톤 이하의 작은 약제들은 혈류 속도, 투석액 유속 및 투석막 넓이에 의하여 청소율이 결정되고 분자량 500 달톤 이상의 큰 약제들은 기존의 혈액투석으로 잘 제거되지 않는다. 그러나 최근에는 구멍 크기가 크고 투과성이 좋은 투석막(high-flux)을 사용하여 500~12,000 달톤 크기의 약제들의 투석 효율이 좋아졌으므로 항생제의 적합한 혈중농도를 유지하기 위하여 혈액투석이 끝난 후 항생제를 투여하고 약물 용량을 높게 투여할 것이 권장된다.

일반적인 항생제들의 혈액투석 후 보충량은 이미 알려져 있으나 정보가 부족할 때는 요소 분자량에 대한 약물 분자량의 비율을 요소 청소율로 곱하여 추측할 수 있다. 이를 수식으로 표현하면

$$K_x = K_{urea} \times (60/MW_x)$$

(X = 원하는 약물, K_{urea} = clearance of urea, urea의 분자량 = 60)이다.

급성신부전으로 혈액투석을 주 3회 이상 실시하는 경우는 혈액투석 전후로 혈중 항생제 기저 농도를 자주 측정하고 보충량을 조절하여 과용량에 의한 부작용을 줄인다. 혈중농도를 측정하기 위한 혈액 채취는 투석 후 혈액이 바람직하지만 시간상 대개 투석 전에 채취하여 투석 후 투여용량을 결정한다.

급성신부전에서 간헐적 혈액투석을 하는 빈도는 주 3회 이상인 경우가 흔하고 이에 따라 항생제 용량이 부족한 경우가 발생할 수 있으므로 투석 스케줄을 잘 알아야 하며 항생제 혈중농도를 자주 측정하는 것이 좋다.

2. 지속적 신대치요법(Continuous renal replacement therapy)

급성신부전 치료에 지속적 신대치요법(CRRT, conti-

표 2. 각 항생제의 sieving coefficient

항생제	Sieving Coeffcient
Amikacin	0.9
Amphotericin B	0.3
Amphotericin B, liposomal	0.1
Ampicillin	0.7
Cefoperazone	0.3
Cefoxitin	0.6
Ceftazidime	0.9
Ceftriaxone	0.2
Ciprofloxacin	0.8
Gentamicin	0.8
Imipenem	1.0
Linezolid	0.8
Metronidazole	0.8
Mezlocillin	0.7
Oxacillin	0.02
Penicillin	0.7
Piperacillin	0.7
Sulfamethoxazole	0.9
Vancomycin	0.8

nuous renal replacement therapy)이 자주 사용된다. CAVH (continuous arteriovenous hemofiltration), CVVH (continuous venovenous hemofiltration), CAVHD (continuous arteriovenous hemodialysis), CVVHD (continous venovenous hemodialysis) 이나 둘을 병합한 CAVHDF/CVVHDF (continous hemodi-afiltration) 등이 지속적 신대치요법에 이용된다.

혈액여과(hemofiltration)에서는 주로 투과성이 좋은 synthetic membrane을 이용한다. 혈액여과에서 용질은 확산이 아닌 대류(convection)에 의하여 혈장과 함께 이동하므로 용질의 이동이 막을 통과하는 능력을 표현하는 sieving coeffcient (SC)에 의해 결정된다. SC는 초여과액(ultrafiltrate) 내의 약물농도를 혈액 내 약물농도로 나눈 값인데 SC가 1이면 용질이 막을 자유롭게 통과하는 것을 의미하며 SC가 0이면 약물이 막을 전혀 통과하지 못하는

것을 의미한다. 약물의 청소율은 SC×초여과율(ultrafil-tration rate)이다. 용질의 크기가 매우 크거나 혈장 단백 결합이 높으면 SC가 낮아진다(각 항생제의 SC는 표 2 참고). 임상에서 혈액여과로 제거된 용량은 두 방법으로 계산할 수 있다. 항생제 제거량(mg) = 투석액 내 항생제 농도(mg/L)×초여과율(L/min)×시간(minutes)으로 계산하거나, 항생제 제거량(mg) = 혈중농도(mg/L)×unbound fraction×초여과율(L/min)×시간(minutes)으로 계산할 수 있다(unbound fraction 값은 참고문헌 12 참고). 이 때 혈중농도는 평형 상태에 도달한 혈중농도여야 하므로 적어도 세 번의 반감기를 지난 후 유지용량 투여 중간 시점에 혈액을 채취하여야 한다.

1980년대부터 간헐적 혈액 투과를 할 수 없는 중한 급성신부전 환자들을 위하여 지속적인 혈액투석법이 개발되어 흔히 이용되고 있다. 지속적으로 느린 속도로 체액와 용질을 제거하므로 간헐적 혈액투석보다 혈류역학적으로 안정하게 투석이 가능하다. 최근에는 정맥에서 정맥으로의 서킷을 이용하는 CVVHDF가 많이 이용된다. 이 경우 혈장의 물은 연동 혈액 펌프(peristaltic blood pump)를 통해 형성되는 관류 압력(perfusion pressure)으로 한외여과(ultrafiltration)되고 용질은 대류와 확산에 의하여 제거된다. 따라서 약물의 단백 결합 정도와 약물의 크기가 확산 정도를 결정하는 중요 인자이다.

3. 복막투석

국내에서는 2011년 투석이 필요한 말기 신부전 환자의 15.3%가 미국에서는 2014년 9.7%가 복막투석을 이용한다. 일반적으로 2 L의 투석액을 복강에 채우고 4~6시간 동안 보유한 후 제거하고 다시 새로운 복막투석액을 채우는 것을 일일 4회 시행한다(지속외래복막투석, CAPD, contin-uous ambulatory peritoneal dialysis). 최근 낮에는 투석을 하지 않고 밤에만 복막투석 기계로 투석하는 자동 복막투석(APD, automated peritoneal dialysis) 혹은 지속 사이클 복막투석(continuous cycling peritoneal dialy-sis)의 사용이 증가하고 있다. 국내는 2011년 복막투석의

표 3. 지속외래복막투석 환자에서 복강 내 항생제 투여 지침. 신기능이 남아 있는 환자(일일 요량 >100mL)에서는 용량을 25% 증량

Atibiotics	Intermittent (per exchange, once daily)	Continuous (mg/L, all exchange)
Aminoglycosides		
Amikacin	2 mg/kg	LD 25, MD 12
Gentamicin	0.6 mg/kg	LD 8, MD 4
Netilmicin	0.6 mg/kg	LD 8, MD 4
Tobramycin	0.6 mg/kg	LD 8, MD 4
Cephalosporins		
Cefazolin	15 mg/kg	LD 500, MD 125
Cefepime	1 g	LD 500, MD 125
Cephalothin	15 mg/kg	LD 500, MD 125
Cephradine	15 mg/kg	LD 500, MD 125
Ceftazidime	1000~1500 mg	LD 500, MD 125
Ceftizoxime	1000 mg	LD 250, MD 125
Penicillins		
Azlocillin	ND	LD 500, MD 250
Ampicillin	ND	MD 125
Oxacillin	ND	MD 125
Nafcillin	ND	MD 125
Amoxicillin	ND	LD 250~500, MD 50
Penicillin G	ND	LD 50,000 unit, MD 25,000 units
Quinolones		
Ciprofloxacin	ND	LD 50, MD 25
Others		
Vancomycin	15~30 mg/kg 5~7 days	LD 1,000, MD 25
Aztreonam	ND	LD 1,000, MD 250
Antifungals		
amphotericin B	NA	1.5
Combinations		
Ampicillin/sulbactam	2 g q 12 hours	LD 1,000, MD 100
Imipenem/cilastatin	1 g bid	LD 500, MD 200
Quinupristin/dalfopristin	25 mg/L in alternate bag*	

bid, two times per day; LD, loading dose, im mg; MD, maintenance dose, in mg; NA, not applicable; ND, no data

* given in conjuction with 500 mg intravenously twice daily

from Piraino B, et al. Peritoneal dialysis-related infections recommendations: 2005 update. Peritoneal Dialysis International 2005;25:107

23%가 자동 복막투석을 이용하였다.

복막투석 중 복강 내로 항생제 부하용량과 유지용량을

투여할 수 있다. 항생제 복강 내 투여는 하루에 한 번 투여할 수도 있고(간헐적 투여) 복막액을 바꿀 때마다 투여(지

속 투여)할 수도 있다. 간헐적으로 투여할 때는 약물이 적어도 6시간 이상 체류하여야 제대로 흡수된다. 간헐 투여도 지속 투여만큼 효과적인 것으로 알려졌다. 복강 내로 항생제를 투여하면 복강 내 농도가 높고 복막염 시 체내 흡수율이 증가되므로 복막염 치료에 정맥 보다 복강내 투여가 흔히 이용된다. 복강 내 투여 용량은 표 3에 있고 복막투석 환자의 정맥주사 용량은 표 1에 있다. APD에서 항생제 복강 내 투여는 CAPD만큼 자료가 많지 않다. APD에서는 복막액의 복강내 잔류 시간이 짧고 좀 더 자주 복막액을 교환하므로 항생제 농도가 부족할 수도 있다. APD를 하는 소아 환자에서 복강 내 잔류 시간을 길게 하면 간헐적 vancomycin 투여가 CAPD 만큼 효과가 좋다는 보고가 있다. APD 환자에서는 약물농도를 자주 측정하는 것이 좋다.

분자량과 복막투석률은 반비례한다. 항생제의 복막투석 청소율은 요소청소율(20 mL/min)×√60(요소 분자량)/√항생제 분자량으로 구할 수 있다. 전하를 띤 약물은 중성 약물보다 천천히 걸러지고 혈액투석으로 청소되지 않는 약제는 복막투석으로 걸러지지 않는다.

일부 항생제와 항결핵제 용법

1. Aminoglycosides

Aminoglycoside는 오래된 약이지만 아직도 그람음성균 치료의 중요한 약제이다. Aminoglycoside는 혈중 약물 최고 농도와 항균력이 비례하므로 약력학적 특징을 살려서 최근 1일 1회 투여법이 많이 이용되고 있다. 실제로 1일 1회 요법은 1일 3회 요법에 비하여 항균력은 비슷하면서 독성은 낮은 것으로 알려졌다. 신부전 환자에서도 48시간 간격으로 투여할 수 있으나 크레아티닌청소율이 20 mg/mL 이하인 환자에서 1일 1회 요법의 효과는 아직 명확하지 않다. 현재 1일 1회 투여법이 적합한 질환으로는 그람음성균 패혈증, 골반염, 요로감염, 백혈구감소증하 발열 및 호흡기감염이며, 심내막염, 중추신경감염 및 골감염에

서는 효과가 아직 연구되지 않았다.

Aminoglycoside는 치료 지수가 낮고 대부분 대사되지 않은 채로 신장으로 배설된다. 신부전 환자에서는 신 및 이독성의 위험이 증가되므로 신부전 환자에 사용 시 주의를 요한다. Aminoglycoside를 1일 1회 투여할 때 혈중 최고 농도보다 최저 농도가 더욱 중요하며 대개 투여 후 18시간에 혈액을 채취하여 농도를 측정하고 그 농도에 따라 다음 용량을 결정하는 것이 권장된다(표 4). Gentamicin과 tobramycin을 1일 1회 투여할 때 혈중 최고 농도는 대개 15~20 μg/mL이고 혈중 최저 농도는 1 μg/mL 이하를 유지하도록 한다. Amikacin은 15 mg/kg 용량으로 투여하면 대개 최고 농도가 60 μg/mL 정도가 유지된다. 최근 증가하는 다약제내성 그람음성균도 amikacin에는 감수성이 높은 편이다.

2. Cephalosporins

혈액투석 환자에서 혈류 감염이나 혈관 감염이 생기면 vancomycin과 gentamicin을 경험적으로 사용하여 왔다. Vancomycin을 투석 후 주사하면 다음 투석까지 혈관 주사를 할 필요가 없어서 편리하다. 그러나 최근 vancomycin에 중등도 혹은 내성인 포도상구균이 증가하고 있어서 투석 환자에서 vancomycin을 불필요하게 사용하지 않도록 주의하여야 한다. 혈액투석 환자에서 발생한 MSSA (methicillin-sensitive *Staphylococcus aureus*) 패혈증에서 vancomycin보다 cefazoline을 사용한 군이 치료 실패율이 낮다는 연구가 있고, high-flux 혹은 high-efficiency 투석을 받고 있는 환자들에서 cefamezine 15 mg/kg을 혈액투석 직후 투여한 경우 혈중농도가 감수성균의 최소 억제 농도(8 μg/mL) 이상으로 유지된다고 하였다. 이 연구에 포함된 일부의 환자는 무뇨 상태였다. 다른 연구에서는 주 3회 투석 후 cefazoline 2 g을 투여하였는데 투석 전 혈중농도는 감수성균의 최소 억제 농도 이상으로 잘 유지되었으나 약물 과량 투여로 인한 약물 부작용이 많았다. 따라서 혈액투석 환자에서 발생한 혈류 감염에서 원인균이 감수성이 있으면 cefazoline을 혈액투

표 4. 신부전 환자에서 1일 1회 투여 시 용량

크레아티닌청소율(mL/min)	투여 간격(hours)	용량(mg/kg)	계측 농도(μg/mL)		
			1 hour	18 hours	24 hours
Gentamicin, tobramycin					
>80	24	5.0	20	< 1	< 1
70	24	4.0	16	< 1	< 1
60	24	4.0	16	1.5	< 1
50	24	3.5	14	1.0	< 1
40	24	2.5	10	1.5	< 1
30	24	2.5	10	2.5	1.5
20	48	4.0	16	2.0	1.0
10	48	3.0	12	3.0	2.0
혈액투석(보충량)	48	2.0	8.0	6.0	5.0
Amikacin, kanamycin, streptomycin					
> 80	24	15	60	< 1	< 1
70	24	12	48	2.5	< 1
50	24	7.5	30	3.5	1.0
30	24	4.0	20	5.0	3.0
20	48	7.5	30	3.3	1.0
10	48	4.0	16	5.0	3.0
혈액투석(보충량)	48	3.0	20	15	12
Netilmicin					
> 80	24	6.5	15	< 1	< 1
70	24	5	-	-	-
50	24	4	-	-	-
30	24	2	-	-	-
20	48	3	-	-	-
10	48	2.5	-	-	-
혈액투석(보충량)	48	2	-	-	-

석 후 투여하는 방법이 유용할 것으로 생각된다.

대부분의 cephalosporin은 신장으로 배설되므로 신기능 저하 시 용량을 조절하여야 한다. 그러나 ceftriaxone이나 cefoperazone은 대부분 담즙으로 배설되므로 신부전시 용량 조절이 필요하지 않다. Cefotaxime은 신부전 환자에서도 반감기가 그다지 길어지지 않으나 대사물이 축적될 위험이 높아 용량을 조절해 준다. Ceftriaxone이나 cefoperazone은 혈액투석으로 배설되지 않아 보충이 필요하지 않다. 나머지 cephalosporin은 투석 후 용량을 보충해준다.

4. β-lactamase inhibitors

Clavulanic acid의 반감기는 amoxicillin보다 약간 짧

은 0.7~1.4시간이며 Ccr < 10 mL/min가 될 때까지는 신부전 환자에서도 체내 축적이 일어나지 않는다. 신기능이 Ccr < 10 mL/min인 경우 정상 용량의 50~75%를 사용한다. Amoxicillin이나 ticarcillin과 혼합 제제의 경우 amoxicillin이나 ticarcillin의 용량 조절에 따르면 된다. Tazobactam은 주로 신장을 통하여 배설되므로 신기능 저하 시 용량을 조절하여야 한다. Piperacillin 혼합제제로 사용시 piperacillin의 용량 조절에 따른다. Sulbactam은 신체 내에서 ampicillin과 유사한 약동학을 보인다. 혼합 제제로 사용 시 ampicillin의 용량 조절에 따르나 cefoperazone과 혼합 제제로 사용시는 cefoperazone 단독 제제를 교대로 투여하여 sulbactam의 축적을 막는 것이 좋다.

5. Glycopeptides

치료 지수가 낮고 대부분 사구체 여과를 통하여 신장으로 배설된다. 정상 신기능에서 반감기가 6~8시간인데 비하여 말기 신부전 환자에서는 9일까지 연장되며 1 g 1회 투여 후 21일까지 혈장에서 검출된다. 과거 혈액투석에 사용하던 cuprophane이나 cellulose acetate는 반코마이신을 거의 제거하지 못하여 투석 환자에서 반코마이신을 일주일에 1회 1 g 투여하였으나 최근 사용하는 고효율 고흐름(high-efficiency, high-flux) 투석에서는 매 투석 시 30~38%의 반코마이신이 배설되므로 부하용량 투여 후 일주일에 3회 보충 용량을 투여하는 방법이 이용되기도 한다. 투석을 하는 신부전 환자나 중환자 등은 혈중농도를 측정하여 최고 30~40 μg/mL, 최저 5~10 μg/mL로 유지하는 것이 좋다. 그러나 vancomycin은 시험관 내 항균력이 농도와 비례하지 않고 생체에서도 혈중농도와 미생물학적 치료 효과가 일치하지 않는다. 또한 혈중농도와 부작용의 연관성도 확실하지 않다. Vancomycin과 aminoglycoside를 병용 투여하면 신독성이 상승하므로 주의하여야 한다. Teicoplanin의 혈중농도는 Ccr과 연관되므로 Ccr=10~50 mL/min인 환자에서는 투여 간격을 2배로 늘려서 Ccr < 10 mL/min인 환자는 3배의 간격으로 투여

하며, 투석 시는 vancomycin과 동일하게 혈액여과에서만 용량을 증가시킨다. 부하용량은 정상 신기능과 마찬가지로 투여할 수 있다.

6. Quinolones

Quinolone은 종류에 따라 반감기가 3~11시간으로 다양하고 배설 경로도 다르다. Levofloxacin, gatifloxacin, ciprofloxacin 등 대부분의 fluoroquinolone은 주로 신장으로 배설되는 반면, moxifloxacin이나 trovafloxacin 등은 주로 간장으로 배설된다. 따라서 moxifloxacin이나 trovafloxacin은 신부전 시 용량 조절이 필요하지 않으나 다른 약제들은 신기능에 따라 조절이 필요하다. Norfloxacin과 nalidixic acid는 말기 신부전 환자에서는 되도록 사용하지 않는 것이 좋다. 투석 후 보충량은 표 1을 참고한다.

7. Carbapenems

신기능에 따라 약제의 청소율이 저하되므로 저하된 신기능에 맞추어 용량을 낮추어 사용한다. Imipenem과 meropenem은 혈액투석 후 용량을 보충하고 복막투석에는 보충하지 않아도 되며 CAVH시는 Ccr=10~50 mL/min인 환자에 준하여 투여한다. Ertapenem은 Ccr에 맞추어 용량과 투여 간격을 조절하고 투석 후에는 보충하지만 복막투석에는 보충하지 않는다. Doripenem은 Ccr 10~50 mL/min에는 용량을 조절하고 Ccr < 10 mL/min이거나 투석 환자에서는 충분한 자료가 없으므로 사용하지 않는다. 신부전 환자에서 경련 등의 중추신경계 합병증이 생길 수 있으므로 주의한다.

8. Macrolides

Azithromycin은 대부분 간에서 대사되므로 신부전 시 일반적으로 용량 조절이 필요하지 않다. Clarithromycin은 약물의 용량에 따라 대사되지 않은 약물이 신장

표 5. 신기능 저하와 혈액투석을 받는 환자에서의 결핵약 투여 방법

약물명	투여 간격의 변화	크레아티닌청소율(Ccr)이 30 mL/분 이하인 경우와 혈액투석을 받는 환자에서 결핵약의 투여
Isoniazid	필요 없음	하루 한 번 300 mg*
Rifampin	필요 없음	하루 한 번 600 mg*
Pyrazinamide	필요함	25~35 mg/kg 주 3회 투여
Ethambutol	필요함	15~25 mg/kg 주 3회 투여
Levofloxacin	필요함	750~1,000 mg 주 3회 투여*
Moxifloxacin	필요 없음	하루 한 번 400 mg*
Cycloserine	필요함	하루 한 번 250 mg으로 감량 혹은 주 3회 500 mg*
Prothionamide	필요 없음	하루 한 번 250~500 mg으로 감량*
PAS	필요 없음	4 g씩 하루 두 번*
Streptomycin	필요함	12~15 mg/kg 주 2회 혹은 3회 투여
Kapreomycin	필요함	12~15 mg/kg 주 2회 혹은 3회 투여
Kanamycin	필요함	12~15 mg/kg 주 2회 혹은 3회 투여
Amikacin	필요함	12~15 mg/kg 주 2회 혹은 3회 투여

* 체중 60 kg 기준

으로 배설되므로 Ccr=10~50 mL/min인 경우는 정상 신기능 환자 용량의 75%, Ccr < 10 mL/min인 경우는 50~75%를 투여한다. Erythromycin은 Ccr이 < 10 mL/min인 경우 감량한다. 투석 후 erythromycin, roxithromycin, azithromycin은 보충이 필요하지 않으나 clarithromycin은 혈액투석 후 보충해야 한다.

9. 기타 항균제

Tetracycline은 주로 신장을 통하여 배설되므로 신장 기능에 따라 반감기가 결정된다. 신부전 환자에서 tetracycline이나 minocycline은 산혈증과 요독증을 일으킬 수 있으므로 신부전 환자에서 tetracycline은 사용하지 않는 것이 좋다. 그러나 doxycycline은 간으로 대사되므로 신부전 시 용량 조절이 필요하지 않으며 비교적 안전하게 사용할 수 있다. 세 약제 모두 투석 후 보충이 필요하지 않다.

Trimethoprim–sulfamethoxazole은 Ccr > 30 mL/min인 경우는 정상 용량을 사용할 수 있으나 Ccr=15~30 mL/min인 경우는 용량을 반으로 줄인다. 그러나 말기 신부전 환자에서는 용량을 조절하여 사용한 후에도 신기능의 악화가 있었다는 보고가 있으므로 되도록 사용을 피한다. 표 1의 용량을 참고로 투여한다.

10. 항결핵제

결핵약 중에서 일부는 신장을 통해서 배설되고 일부는 혈액투석으로 제거되므로 신장 기능이 저하되어 있는 환자에서 결핵약을 투여할 때 약제의 혈중농도의 증가로 인한 부작용과 불충분한 혈중농도로 인한 치료 효과의 감소를 가져올 수 있으므로 주의하여야 한다. 신기능이 저하된 환자에서 결핵약의 용량을 감량해서 투여할 경우 혈중농도의 최고치가 떨어져 치료 효과가 떨어지므로 용량을 감량하여 투여하지 말고 투여 간격을 늘려 투여한다.

신기능 저하 환자의 결핵약의 용량에 관한 자료들은 비교적 적은 숫자의 임상 실험을 기초로 하였고 문헌마다 조금씩 내용이 다르다. 표 5는 미국 American Thoracic Society/Center for Disease Control and Prevention/

Infectious Diseases Society of America 지침에서 제시한 가이드라인이다. 신부전 환자에서 결핵 치료 시 각 약제의 부작용과 치료 효과를 면밀히 관찰하여야 한다.

신기능 저하 환자 중에서 크레아티닌청소율이 30 mL/min 이상인 경우에 사용할 수 있는 표준적인 지침은 없다. 이 경우에는 표준 용량으로 투여하지만 약물에 의한 독성을 방지하기 위해 약물 부작용에 대한 감시를 하여야 한다. 또한 신기능 저하 환자에서 isiniazid를 투여하는 경우 말초신경염 예방을 위하여 pyridoxine을 반드시 같이 투여하여야 한다.

결핵약 중 isoniazid, ethambutol, pyrazinamide, PAS, cycloserine 등은 투석에 의해 약물이 제거되므로 모든 결핵약은 혈액투석 직후에 복용한다. 복막투석 환자의 지침은 없으므로 혈액투석 지침에 따라 투여한다.

11. 항진균제

Fluconazole은 80%가 신장으로 배출되므로 신부전 환자에서 용량을 조절해야 하지만 CVVHD나 CVVHDF로는 배출이 잘 된다. CVVH를 하는 환자에서는 정상 신장 기능과 같이 중증일 때 처음 800 mg 투여 이후 일일 400 mg을 줄 수 있고 CVVHD나 CVVHDF 치료를 받는 환자에서는 초기 400 mg 투여 이후 200 mg을 줄 수 있다.

Itraconazole과 voriconazole은 경구와 비경구 약제가 모두 사용된다. 두 약제 모두 비경구 약제는 cyclodextrin에 희석되어 있는데 이는 신장으로 배출된다. 신부전 환자에서 cyclodextrin이 축적될 가능성이 있어서 각각 Ccr이 〈 30 이거나 〈 50 mL/min이면 itraconazole과 voriconazole 비경구 약은 사용하지 않는다. 신부전 환자에서 경구 약제는 사용할 수 있으나 CRRT를 받는 환자에서의 정보는 많지 않다. 약동학 자료로 볼 때 CRRT 환자에서 경구 약제는 용량 조절이 필요 없을 것으로 사료된다.

Amphotericin B는 크기가 큰 입자로서 특히 리피드 구조 내에 있을 때는 더욱 크기가 커진다. Amphotericin B는 투여 후 빠르게 전 조직으로 분포된다. 신부전이나 신대치요법에서 용량의 조절에 관한 자료는 많지 않으나 Ccr이 10~50 mL/min이거나 CRRT를 받는 환자에서는 용량 조절이 불필요하다.

12. 항바이러스제

Acyclovir는 신장으로 배설되고 신부전 환자에서 치료 지수(therapeutic index)가 낮은 약이다. 크기가 작고 단백 결합이 낮으며 수용성이어서 모든 종류의 투석으로 잘 배출된다. 일반적으로 간헐적 투석 1회에 제거되는 양과 24시간 지속적 신대치요법으로 제거되는 양이 비슷하다. 신부전과 신대치요법 시 투여량은 표 1과 같다.

30%의 HIV 환자가 신병증이 생기고 0.6%에서 1%가 말기신부전이 생긴다. 신부전이 발생한 환자에서 항레트로바이러스 제재의 투여는 표1에 정리되어 있다. Zidovudine은 20%가 대사되지 않은 약물 형태로 신장으로 배출되고 신부전시 용량 조절이 필요하다. Lamivudine은 70~100%가 대사되지 않은 상태로 신장으로 배출되므로 신부전 환자에서 용량 조절이 필요하다. Abacavir는 20%가 대사되지 않고 소변으로 배설되나 신부전 환자의 abacavir 약동학에는 변화가 없는 것으로 알려졌다. 신부전 환자에서 용량 조절하지 않고 사용하며 혈액투석으로도 많이 배출되지 않아서 투석 스케줄에 상관없이 투여할 수 있다.

Tenofovir는 신장이 주된 배출 경로로서 70~80%가 변화 없이 소변으로 배출된다. 또한 혈액투석으로의 청소율이 높아서 간헐적 혈액투석 환자에서 투석 후 투여한다.

Efavirenz는 CYP3A4 시스템에서 대사되고 신부전에서 용량 조절이 필요 없다.

단백 효소 억제제는 CYPP450 시스템에서 대사되므로 일반적으로 신부전에서 용량 조절이 불필요하다.

항생제의 부작용

신부전 환자에서는 신경독성, 혈액응고장애, 신독성, 저혈당 및 혈액 독성 등 여러 항생제 부작용이 발생한다. 대부분은 적당한 용량을 사용하지 않아서 발생한 것이고,

일부는 요독증 하에서 생긴 생리적 변화와 관계가 있다. 이를 간단히 살펴보면 penicillin, imipenem, β-lactam, acyclovir, amantadine 및 quinolone 등이 경련, 정신 이상 등의 중추신경계 부작용을 유발할 수 있고, erythromycin, aminoglycoside, vancomycin 사용 후 이독성이 발생할 수 있다. 신독성은 aminoglycoside, amphotericin B, polymyxin, trimethoprim-sulfamethoxazole, vancomycin, penicillin 고용량 및 cephalosporin중 cephalexin, cephalothin, cefoxitin 등의 사용 후 발생할 수 있다. 또한 신부전 환자에서 trimethoprim-sulfamethoxazole 사용 후 sulfonamide 에 의하여 저혈당이 발생한 보고도 있으며, 고용량의 penicillin 사용 후 혈소판응집장애, cephalosporin 사용 후 혈액응고장애 등의 부작용도 발생할 수 있다. Fluoroquinolone은 신부전 환자에서 아킬레스건 파열과 연관되기도 하였다. 신부전 환자에서 Tetracycline (doxycycline 제외)의 간독성이 증가하므로 신부전 환자에서는 되도록 사용하지 않는 것이 좋다. 드물게 간의 급성 지방괴사 가 생기기도 한다.

결 론

신기능이 저하되면 항생제의 약력학 및 약동학이 변화하고 신부전 환자에서 항생제 부작용이 발생할 가능성이 높으므로 다음 사항을 주의 깊게 고려하여 항생제를 투여한다. 첫째, 반드시 필요한 약물만을 투여하고, 둘째, 약물의 배설에 관하여 충분히 알려져 있는 약제를 선택하며, 셋째, 항생제를 처방하기 전에 환자의 신기능을 다시 한번 검토하여야 한다. 넷째, 여러 항생제가 사용 가능하면 되도록 신독성이나 심한 부작용이 있는 약제를 피하고, 다섯째, 무엇보다도 임상적으로 약물의 부작용에 관하여 지속적으로 관찰하고 가능하다면 약물의 혈중농도를 측정하여야 한다.

▣ **참고문헌**

1. 강문원. 항균제의 적정 약물요법. 임상약리학회지 2: 185-192, 1994.
2. 결핵진료지침(개정판). 대한 결핵 및 호흡기 학회. 질병관리본부. 2014.
3. 진동찬. 우리나라 말기신부전 환자의 투석 현황. J Korean Med Assoc 2013;56:562-8.
4. Bennett G, Robbins P, Livornese LL. Use of antibacterial agents in renal failure. Med Clin N Am 95:677-702, 2011.
5. Bergman SJ, Speil C, Short M, Koirala J. Pharmacokinetic and pharmacodynamic aspects of antibiotic use in high-risk populations. Infect Dis Clin N Am 21:821-46, 2007.
6. Blumberg HM, Burman WJ, Chaisson RE, Daley CL, Etkind SC, Friedman LN, Fujiwara P, Grzemska M, Hopewell PC, Iseman MD et al: American Thoracic Society/Centers for Disease Control and Prevention/Infectious Diseases Society of America: treatment of tuberculosis.
7. Brater DC:Dosing regimens in renal disease. In:Jacobson HR, Striker GE, Klahr S, eds. The Principles and Practice of Nephrology. 2nd ed. p777, Missouri, Mosby, 1995.
8. British Thoracic Society Standards of Care, Joint Tuberculosis, Milburn H, Ashman N, Davies P, Doffman S, Drobniewski F, Khoo S, Ormerod P, Ostermann M et al: Guidelines for the prevention and management of Mycobacterium tuberculosis infection and disease inadult patients with chronic kidney disease. Thorax 2010;65(6):557-70.
9. Gilbert DN, Chambers HF, Eliopoulos GM, Saag MS. The Sanford guide to antimicrobial therapy 2015. 45th ed. p205-212, Sperryville, VA; Antimicrobial Therapy Inc, 2015.
10. Golper TA. Drug removal during continuous renal replacement therapy. In Rose BD (ed): Nephrology Up-to-Date, vol 2, no 13, Wellesley, 1994.
11. Hansson JH, Watnick S. Update of peritoneal dialysis: core curriculum 2016. Am J Kidney Dis (in press) 2015.
12. Izzedine H, Launay-Vacher V, Deray G. Antiretroviral drugs and the kidney: dosage adjustment and renal tolerance. Current Pharmaceutical Design 10:4071-9, 2004.
13. Livornese LL, Slavin D, Gilbert B, Robbins P, Santoro J. Use of antibacterial agents in renal failure. Infect Dis Clin North Am 18:551-79, 2004.
14. Manian F, Stone W, Alford R. Adverse antibiotic effects associated with renal insuffciency. Rev Infect Dis 12:236-49, 1990.
15. Piraino B, Bailie GR, Bernardini J et al. Peritoneal dialysis-related infections recommendations: 2005 update. Peritoneal Dialysis International 2005;25:107.
16. Tolwani A. Continuous renal-replacement therapy for acute kidney injury. New Engl J Med 367:2505-12, 2012.

17. Trotman RL, Williamson JC, Shoemaker M, Salzer WL. Antibiotic dosing in critically ill adult patients receiving continuous renal replacement therapy. Clin Infect Dis 41:1159-66, 2005.

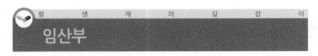

임산부

정희진 (고려대학교 의과대학 내과학교실)

임신 중에는 요로감염증을 비롯한 융모양막염, 폐렴 등 세균성 감염이 흔히 발생하며 출산 후에도 자궁내막염이나 유방염 등의 발생 위험이 높다. 원리상으로 모든 항균제는 태반을 통과하여 태아에 영향을 미칠 수 있고 수유를 통하여 신생아에게 전달될 수 있으므로 임신 중 또는 수유기 동안의 항균제 치료는 임신이라는 생리적 변화와 함께 약제가 태아에게 미칠 수 있는 해로운 영향까지를 고려해야 한다는 어려운 문제를 안고 있다. 따라서 임산부에서의 항균 요법은 효과/태아 및 신생아에서의 위험성의 양면을 충분히 고려하여 반드시 필요한 경우에만 사용하며 선택한 약물이 임신 중에 사용하여도 무해한 약제인가, 특히 그런 약제들이 임신 각 분기별로도 안전한가 등의 항균제의 안전성에 대해서 충분히 생각하고 결정하는 것이 가장 중요하다. 결국 임산부에서는 사용 가능한 약물과 임신중에 초래되는 각종 생리적 변화에 대해 충분한 정보를 가지고 치료하여야 한다.

임신 중의 생리적 변화

임신을 하면 체내 수분의 양이 급격하게 늘어나서 임신 말기가 되면 총 8 L까지 증가되는데 이러한 혈장량의 증가뿐 아니라 심박출량, 사구체 여과율, 자궁으로의 혈류 등이 모두 증가된다. 이러한 생리적 변화는 결국 임신 중 항균제의 흡수, 분포, 제거율의 변화를 초래하므로 임신 중에 변화된 약물의 약동학을 이해하는 것이 항균제를 선택하고 투여 간격을 결정하는데 도움을 준다(표 1). 임신 중에는 첫째로 약물 분포도에 변화가 초래된다. 임신 중 혈장량이 증가되면 약제가 분포해야 할 분포 용적(volume of distribution)의 증가를 초래하고 이는 약물의 최고 혈중농도의 저하를 초래할 수 있으며 아울러 사구체 여과율이 증가됨에 따라 약물 제거율이 급격히 증가하게 된다. 또한 임신 중에는 투여 경로에 따른 흡수율의 변화가 초래되는데 위장관의 운동력이 떨어지게 되고 입덧에 의해 구역, 구토가 심해지므로 경구투여된 약물의 흡수가 많은 지장을 받게 된다.

임신 중 투여되는 각종 항균제는 그중 상당량이 태반을 거쳐서 태아에게 전달되게 된다. 태반 내로의 항균제 유입은 주로 단순 확산(simple diffusion)과 능동적 전달

표 1. 임신과 관련된 생리적 변화 및 항균제의 약동학적 변화

생리적 변화	약동학적 변화	개선 방향
혈장량 증가	분포 용적 증가 혈장 내 단백 농도 감소(혈액 내 약물농도의 감소, 약물의 조직/혈장 분포 증가, 약물 제거율 증가)	부하용량 증가가 필요
신장 혈류량 증가, 사구체 여과율 증가	약물 제거율 증가	투여량 증량 및 투여 간격 단축 필요
Progesteron에 의한 간 대사율 증가		투여량 증량 및 투여 간격 단축 필요
위장관의 운동력 저하	경구투여된 약물의 흡수율 저하	
제태 기간의 증가에 따라 태아와 모체 간 장벽이 얇아짐	약물의 태반 통과율 증가(모체 내 혈중농도 저하)	

(active transport)에 의하여 이루어진다. 그 중에서도 확산이 주요 기전인데 약물의 확산 속도는 태반의 표면적과 두께, 농도 차이, 입자의 크기, 약물의 지질 용해력 및 이온화율에 따라 달라진다. 지질친화력이 높은 약제(non-ionized form)는 태반을 보다 빨리 통과할 수 있는데 일단 평행 상태가 이루어지더라도 태아 쪽의 항균제 농도는 산모 쪽의 농도에 비해서는 낮은 것이 보통이며 태반을 통과하면서 상당량이 대사되기 때문에 태아 내에서의 항균제 농도는 대부분의 경우 모체 내 농도에 비해 낮다. 그러나 태아에서는 간기능이나 신기능의 미성숙으로 인하여 대사가 안된 약물들이 재순환되어 유입되기 때문에 비록 임산부에게는 안전한 수치의 혈중농도를 보이는 약물이더라도 태아에게는 독성을 유발할 수 있는 높은 농도를 나타낼 수도 있다. 따라서 임신 중에는 태아에 대해서 최대한으로 안전성이 증명된 약물을 선택하고 모체 내에서 가장 적절한 효과를 나타낼 수 있는 용량과 간격으로 투여하는 것이 가장 바람직하다.

임신 중 사용하는 항생제의 안전도

미국식품의약국(FDA)에서는 임신 중 항생제 사용에 대해서 태아에게 미칠수 있는 악영향을 고려하여 안전도를 5등급으로 구분하였는데 이를 Fetal Risk Summary라 한다. 등급 A에 속하는 안전한 약제는 없으며 우리가 흔히 사용하는 대부분의 항생제는 등급 B와 C에 속하는데 가능하면 임신 중에는 등급 B에 속하는 항생제로 치료하는 것이 안전하다. 그러나 등급 C에 속하는 항생제로 치료하여야하는 경우에는 효과/위험도를 잘 따져서 신중히 결정하여야 하며 등급 D에 속하는 항생제는 산모의 상태가 심각한, 위급 상황에서만 사용하도록 하여야 한다. 전통적으로 임신중 가장 많이 사용되는 항균제인 penicillin, cephalosporin계 항생제는 등급 B에 속하여 안전한 약제로 평가되고 있다(표 2).

임상에서 사용하는 항생제를 임신 중 위험도에 따라 분류한 내용은 표 3과 같다.

표 2. 미국식품의약국(FDA)에서 정한 태아에 대한 약물 위험도

등급	정의
A	전혀 무해함: 임신 중 안전성이 증명된 약제
B	동물, 사람에서의 연구결과 태아에서의 위험성이 보고된 바 없는 약제
C	충분한 연구가 되어있지 않아 태아에서의 위험성이 알려지지 않은 약제
D	태아 위험성의 증거가 있는 약제
X	태아 위험성이 입증되어 임신 중 사용하면 안되는 약제

임신 기간 별로 주의를 요하는 항균제

태아에 있어서의 항균제 독성은 임신 주수와 태아의 성숙도에 따라 크게 다르게 나타난다. 임신 중의 항균제 사용은 임신 주수에 따라 고려해야 하는데 임신 전기(1st trimester), 중기(2nd trimester), 후기(3rd trimester)로 나눈다(표 4).

1. 임신 전기(1st trimester)

태아 기형의 위험도는 수정 시기부터 시작되지만 기형 유발작용(teratogenic effect)에 가장 예민한 시기는 임신 첫 3개월 동안이다. 그러나 임신 첫 2주(수태후 18일까지)에 위험 약제에 노출되면 완전히 회복되거나 또는 태아가 사망하는 all-or-none 현상이 초래되므로 기형아를 출산하는 일은 사실상 드물다. 그러나 임신 18일부터 60일까지는 태아 발달에 가장 중요한 시기로서 그때까지는 산모가 자신이 임신하였는지에 대해 확실히 알지 못할 수 있으며, 태아의 중요 장기가 발달되어 가는 시기이므로 이 시기에 기형유발 물질(teratogen)에 노출되면 중증 기형아(예를 들면, 무뇌아, 단지증)의 출산 위험이 높다. 따라서 이 시기에는 가급적 약제 사용을 피하는 것이 좋은데 특히 금기시 되는 항균제로는 rifampin, metronidazole, tetracycline 등이 있다. 이중 tetracycline은 칼슘과 결합되어 골격의 성장을 저해시키며 rifampin은 신세뇨관 장애나 안

표 3. 임신 중 항생제 위험도 분류

위험도	항균제	항마이코 박테리아제	항진균제	항기생충제	항바이러스제
B	• Penicillin 계 항생제 • Penicilin/beta-lactamase inhibitor계 항생제 • Cephalosporin계 항생제 • Aztreonam • Ertapenem, meroepem • Erythromycin, azithromycin • Clindamycin • Metronidazole	• Rifabutin	• Amphtericin B • Terbinafine	• Chloroquine • Mefloquine • Praziquantel • Nitazoxanide	• Acyclovir • Famciclovir • Valacyclovir

C	• Clarithromycin
	• Imipenem/cilastatin
	• Vancomycin, linezolid
	• Quinolone
	• Chloramphenicol
	• Telavancin, oritavancin
	• TMP-SMX
		• Isoniazid
		• Rifampin
		• Ethambutol
		• Pyrazinamide
		• Capreomycin
		• Dapsone
			• Fluconzole (low
			  dose)
			• Itraconazole
			• Ketoconzole
			• Posaconazole
			• Flucytosine
			• Echinocandin계
				• Albendazole
				• Mebendazole
				• Atovaquone/proguanil
				• Pyrimethamine/sulfa-
				  doxine
				• Quinidine
					• Adfovir
					• Amantadine, rimantadine
					• Oseltamivir, zanamivir
					• Ganciclovir, foscarnet
					• Entecavir, cidofovir

D	• Aminoglycoside계 항생제
	• Minocycline
	• Tetracycline, doxycycline,
	  tigecycline
			• Voriconazole
			• Fluconazole
			  (high dose)		

표 4. 임신 기간에 따라 사용에 주의를 요하는 항균제

항균제	FDA 분류	사용가능시기	설 명
Metronidazole	B	중기, 후기	전기에는 발암 작용이 있음이 동물실험에서 증명된 바 있으므로 피한다.
Rifampin	C	중기, 후기	전기에는 신세뇨관 장애의 위험이 있다.
Co-trimoxazole	C	전기, 후기	중기에는 엽산대사 길항 효과(folate antagonism)가 있다.
Sulfonamides	C	중기	후기에는 핵황달의 위험이 있다.
Chloramphenicol	C	전기, 중기	후기에는 Gray-baby 증후군의 위험이 있다.

면 기형을 유발하고 metronidazole 또한 임신 초기에는 발암 작용이 있음이 동물실험에서 증명된 바 있다.

2. 임신 중기(2nd trimester)

임신 4개월에서 6개월 사이에는 각 장기의 분화 (organogenesis)와 성장이 진행하므로 세포 분화를 방해할 수 있는 항균제 즉, 엽산 길항제(folate antagonist)는 피하여야 한다. Aminoglycoside는 임신 중에는 항상 주의깊게 사용해야 하지만 특히 임신 중기에는 태아의 제 8 뇌신경에 치명적인 결함을 유발할 수 있는데 streptomy-icn과 kanamycin이 대표적이다.

3. 임신 후기(3rd trimester)

태아의 입장에서 보면 임신 후기는 모체에서 대신 해주던 약물 배설이 줄고 상대적으로 태아 자신에서의 대사기능이 활발해지는 시기이다. 그러나 출산 직후에는 미성숙한 대사 능력만을 가진 상태이므로 강한 독성을 가진 물질을 해독하는 능력이 부족하고 또한 약물이 결합할 수 있는 단백 결합 부위를 두고 빌리루빈 등과 경쟁을 하게 되므로 태아 및 신생아에서의 혈중 약물농도가 급격히 증가될 수 있는 시기이다. Sulfonamide에 의해 고빌리루빈혈증이 유발되고 핵황달이 생길수 있으며 nalidixic acid는 신생아에 있어 뇌압 상승과 유두 부종을 유발하는 부작용이 있어 출산을 앞두고는 사용하지 말아야 한다. Fluoroquinolone에 의해서는 연골 손상이 초래되는 경우가 많으므로 임신 중에는 사용하지 않아야 하며 임신 후기에 가까워지면 Gray baby 증후군의 위험을 피하기 위해서 chloramphenicol의 사용을 자제하여야 한다.

임신 중의 항균제 사용

1. Penicillins

β-lactam은 임신과 관련된 감염증 치료에 가장 많이 사용되는 항균제이다. 특히 penicillin은 동일 환자에서 임신 중과 출산 후의 약동학에 대한 연구가 잘 되어 있는 대표적인 약제이며 태반을 쉽게 거쳐 태아에게 전달되나 기형유발효과는 없는, 등급 B에 속하는 약제이다. 최근 ampicillin 내성균에 의한 감염이 늘면서 β-lactamase 억제제를 붙인 복합 제제를 많이 사용하는데 β-lactamase 억제제에 의해 Coombs test가 양성화되기도 하나 임상적인 의미는 없고 태아에 대한 β-lactamase 억제제(sulbactam, clavulanic acid, tazobactam)의 직접적인 독성은 증명된 바 없다. 최근까지도 penicillin은 매독, 임질을 포함하여 사슬알균혈증, 심내막염, 요로감염증, 리스테리아 감염증, 골반 감염증, 융모양막염, 라임병 등의 치료에 효과적으로 사용된다. 혈중 단백 결합률이 높으므로 충분한 혈중농도를 유지하기 위해서는 임신 중 혈장량의 증가에 따른 투여량 증가가 필요한데 특히 임신 후기에는 반드시 증량 투여가 필요하다. Ampicillin은 2 g씩 4~6시간마다 투여함을 원칙으로 하고 기타 penicillin 유도체의 사용량은 표 5와 같다.

2. Cephalosporins

Cephalosporin은 모두 등급 B에 속하는 안전한 약제이다. Penicillin과 마찬가지로 태반을 쉽게 통과하나 태아에 비해 모체 내 농도가 상대적으로 높다. Cefazolin 등은 제왕 절개 시 예방적으로 투여하며 자궁내막염의 위험이 높을 때에는 2, 3세대 cephalosporin을 주로 사용한다. 흔히 사용되는 cephalosporin의 용량은 표 6과 같으며 역시 혈장 내 단백 결합률이 높아 임신 후기에는 증량 투여가 필요하다.

표 5. 임신 중 penicillins의 권장량

약제	용량	투여 간격
Mezlocillin	3~4 g	6시간
Piperacillin	3~4 g	6시간
Ticarcillin/clavulanic acid	3.1 g	6시간
Ampicillin/sulbactam	3 g	6시간
Piperacillin/tazobactam	3.375 g	6시간

표 6. 임신 중 cephalosporins의 권장량

약제	용량	투여 간격
Cefazolin	2 g	8시간
Cefoxitin	2 g	6시간
Ceftriaxone	2 g	12~24 시간
Cefotetan	2 g	12시간
Ceftazidime	2 g	8시간
Cefotaxime	2 g	8시간

3. Carbapenems

Imipenm/cilastatin은 carbapenem 항균제의 일종으로 호기, 혐기균에 걸친 광범위한 항균력을 보이는 대표적인 약제이다. 이 약제는 등급 C에 속하며 동물실험 결과로는 태아에 미치는 기형유발효과는 없으나 임신초기 동물에서 배아 손상을 유발함이 입증된 경우가 있었다. 특히 임신 후기에는 비교적 안전하다는 보고도 있으나 초기 사용에 대해서는 경험이 없다. 동물 태반을 통한 태아로의 전달이 아주 빠르며 유즙 중에도 혈중과 비슷한 정도의 항균제 농도가 유지되므로 수유부에서의 사용은 권장되지 않는다. 비슷한 다른 약제로서 meropenem은 등급 B로 분류되고 있어 상대적으로 안전하다. 여러 동물실험에서 안전성이 증명되었으나 아직까지 임산부에서의 사용 경험이 부족하다. Meropenem의 대체제가 없는 상황에서 산모가 얻게되는 이득이 위해보다 클 때 사용을 신중히 고려한다. Ertapenem, doripenem 모두 등급 B로 분류된다.

4. Monobactams

Aztreonam은 aminoglycoside와 항균 범위는 비슷하나 낮은 신독성과 이독성을 보이는 등급 B에 속하는 약제이다. 임신 중 요로감염증 등의 치료에 유용하게 사용할 수 있으며 감염증의 중증도에 따라 500 mg~2 g을 8시간마다 투여한다. 모유 중의 농도가 상대적으로 낮아 수유 중에는 안전하게 사용할 수 있다.

5. Macrolides

Erythromycin base 역시 등급 B에 속하며 임신 중에 사용하여도 모체와 태아 모두에 안전하지만 임신 중의 여성에서는 경구투여 시 위장관 장애를 더욱 심하게 유발하므로 사용이 쉽지 않다. Erythromycin estolate 형태는 약 1~3%에서 담즙 울체성 황달을 유발하기 때문에 임신 중 금기이다. 또한 erythromycin은 태반 통과력이 매우 낮아 태아도 같이 치료받아야 하는 매독과 같은 감염증의 치료에는 사용하기가 어렵다. 임신 중 erythromcyin의 사용은 Chlamydia 감염증에 국한되며 일부의 그람양성균과 음성균, Mycoplasma, Legionella 감염증 등의 치료에 이용되기도 한다. 최근 새로이 개발된 macrolide인 clarithromycin과 azithromycin은 erythromycin에 비해서 작용 범위가 넓어 여러 세균들에 의한 호흡기감염증의 치료에 선호되고 있다. Clarithromycin은 등급 C, azithromycin는 등급 B로 분류되었다. 최근에 나온 telithromycin 역시 등급 C로 임산부에서의 사용은 안전하지 않다.

6. Tetracyclines

Tetracycline은 임신 중 사용이 금기시되는 등급 D에 속하는 약제이다. 칼슘을 대신하여 뼈에 침착되므로 치아의 변색을 초래하고 동물실험에서는 뼈의 성장을 억제함이 증명된 바 있으므로 임신 5주 이후에는 사용 금기이다. 또한 정맥주사 시 모체와 태아에서 간독성을 나타내기도 하고 유즙으로도 분비되므로 수유부에게도 투여하기 곤란하다. Doxycycline은 임신 1기에는 비교적 안전하다는 보고가 있으나 약제 자체는 역시 등급 D에 속하며 tetracycline과 유사한 태아와 산모에서의 장애를 유발할 수 있으므로 임신 중에는 금하도록 한다. Tigecycline 역시 등급 D로 분류하고 있으며 임신 중 사용을 금한다.

7. Aminoglycosides

Aminoglycoside 중에서는 모두 등급 D에 속하는 약제로 분류한다. 경우에 따라서는 gentamicin을 등급 C에 준하여 사용하기도 하나 tobramycin, streptomycin 등과 정도의 차이가 있을뿐 태아 제8뇌신경에 손상을 주어 청력 상실을 초래할 가능성이 있으므로 응급 상황이 아니면 사용하지 않도록 한다. 비록 amikacin과 gentamicin을 사용하더라도 반드시 혈중농도를 모니터하여야 한다. 임신 중 aminoglycoside 사용은 급성 신우신염, 골반 감염증 등에서 가능하나 최근에는 aminoglycoside의 항균력을 대치할수 있는 cephalosporin 등을 대체 약제로 사용하면서 일반적으로는 권장되지 않는다. 단, 장구균에 의한 심내막염이나 패혈증에서는 penicillin G와 함께 여전히 중요한 치료제로 사용된다. Aminoglycoside의 투여량 및 투여 간격은 비임신 시와 같다.

8. Clindamycin

Clindamycin은 등급 B에 속하는 약제로서 화학적으로는 erythromycin과 비슷하며 *Chlamydia* 감염증이나 혐기균 감염증 또는 혐기균과 호기균의 혼합 감염증의 일종인 골반염이나 융모양막염의 치료에 효과적으로 사용된다. 임신중 투여량은 900 mg씩 8시간마다 투여함이 원칙이다.

9. Metronidazole

Metronidazole은 혐기균 감염증 또는 호기균과 혐기균의 혼합 감염 시 가장 우수한 항균력을 보이는 약제로서 등급 B에 속하지만 동물실험에서 태아에서의 독성 유발 보고가 있어 임신 첫 3개월 간은 사용하지 말도록 권하고 있다. 유즙에도 높은 농도로 배출되므로 수유부에서는 주의를 요한다.

10. Glycopeptide

MRSA와 penicillin 내성 *S. pneumoniae*의 출현으로 말미암아 vancomycin의 사용량이 급증하게 되었는데 40~50년 전부터 만들어진 약제임에도 불구하고 임신 중 사용에 대해서는 알려진 바가 많지 않아 등급 C로 분류되었었다. 최근 임신 2~3기에 vancomycin을 1주이상 사용한 10명의 산모에서 출생한 아기에 이상이 없고 임신 초기에 1개월 간 투여받은 산모에서 출생한 아기 역시 기형이 없어 최근 등급 B로 재분류되었다. Teicolplanin은 미국 내 사용이 없는 약제로 FDA 등급은 결정되어있지 않고 임산부에서의 teicoplanin의 안전성에 대한 자료는 거의

없다. 호주에서 분류한 등급은 B로 분류되었다.

11. Sulfomamide

Sulfomethoxazole과 같은 형태의 대표적인 sulfa 제제들은 등급 C에 속한다. Sulfa 제제들은 태반을 아주 쉽게 통과하여 태아 중 농도가 높게 유지되고 신생아 황달, 용혈성 빈혈 등의 원인이 될 수있으며 이런 현상은 미숙아에서 더욱 심하다. 수유 시에는 사용이 가능하나 역시 미숙아의 경우나 황달이 있는 아기에게 수유하는 산모에서는 사용을 금한다.

12. Fluoroquinolone

Fluoroquinolone 계열의 항균제는 모두 등급 C에 속하는 약제로서 연골 형성 억제의 독성이 있어 임신 중에는 사용하지 않도록 하고 있다. Ciprofloxacin 뿐 아니라 최근에 개발된 levofloxacin, gatifloxacin, gemifloxacin, moxifloxacin에 이르기까지 모든 fluoroquinolone은 등급 C로 임신 중 1차 선택제에서는 배제된다.

13. Linezolid

Vancomycin 내성 장구균(VRE)이나 vancomycin 중등도 내성 또는 내성 MRSA (VISA, VRSA)의 치료제로 개발된 linezolid의 경우 동물에서 위해 효과는 없으나 사람에서의 연구 결과가 제한적이서 등급 C로 분류되고 있다.

14. 기타

Chloramphenicol은 최근 사용이 많이 감소된 대표적인 항균제로서 임신 후기에 투여하는 경우 신생아에게 축적되어 Gray-baby 증후군을 유발할 수 있다. 등급 C에 속한다. 최근에 다시 사용량이 늘어나고 있는 colistin 제제는 역시 등급 C에 속한다.

임신 중 항결핵제 사용

결핵의 이환 위험은 비임신 시에 비해 별 차이가 없으나 임신 중에는 활동성 결핵의 발견이 무엇보다도 중요한데 그 이유는 신생아에게로 결핵을 전염시킬 수 있기 때문이다. 임신 중 결핵에 걸린 임산부로부터 태아가 감염되는 경우는 매우 드물지만 산모가 자궁내막결핵이나 속립성 결핵 환자인 경우는 태반을 통한 태아 감염의 위험이 증가한다. 출생 후 산모의 호흡기 비말을 통해 감염되는 경우가 좀 더 흔하다.

임신 중의 결핵 치료는 비임신 시와 다르지 않다. isoniazid, rifampin과 ethambutol을 병합하는 3제 요법을 기본으로 하되 isoniazid 내성이 우려되는 경우 pyrazinamide를 병용하기도 하는데 대조군에 비하여 기형아의 빈도에는 차이가 없다. 우리나라의 실정으로는 이들 3제 요법이 보편적으로 사용되며 pyridoxine을 반드시 같이 투여하여야 한다. 결핵약을 복용하는 수유부에서 모유를 통해 결핵약이 신생아에게 전달될 수 있으나 약물농도가 낮아 우려할 수준이 못 된다.

Streptomycin, kanamycin은 신생아에서의 청신경 손상을 유발하므로 사용하지 말아야 한다. Ethionamide, cycloserine과 같은 2차 결핵제 역시 동물실험에서 기형유발효과가 있음이 증명되었거나 태아에서의 안전성이 입증되어 있지 않아 사용이 곤란하며 PAS는 사용 가능하나 위장관 장애가 심하여 사용이 어렵다.

임신 중 결핵 치료의 기간은 비임신 시와 같다.

임신 중 항바이러스제 사용

1. 항인플루엔자 제제

사람에서 임신 중 amantadine의 사용은 정보가 제한적이나 동물실험에서는 심장기형유발효과가 있음이 증명된 바 있어 일반적으로 권장되지 않는다. 등급 C에 속한다. Neuraminidase 억제제인 zanamivir, oseltamivir 역시 동물실험에서 태아 골격 이상이 유발됨이 보고된 바 있어 등급 C로 분류되나 최근에는 임신 중 인플루엔자로 인한 위험도를 우선 고려하여 투여를 권장하고 있다. 2009년 H1N1대유행과 관련한 임신부 인플루엔자 사례들에서 증명된 약제 관련 위해 사례는 없었다.

2. 항헤르페스 제제

1) Acyclovir

Acyclovir는 등급 B로 분류되어 임신 중 수두 대상포진바이러스 폐렴이나 중증 파종성 헤르페스 감염증의 치료에 사용하도록 권장하고 있다. 또한 신생아에서의 단순포진 바이러스 감염의 위험을 낮추기 위해 임신부에서 임신 3기 중 재발성 생식기 포진이 문제가 되는 경우에는 임신 36주째부터 출산시까지 단기간 사용할 수도 있다. 수유부에서의 acyclovir를 사용하면 모유를 통해 신생아에게 쉽게 전달되기는 하나 별다른 해가 없으므로 수유부에서의 처방 역시 문제되지 않는다.

2) Valacyclovir/ Famciclovir

Valacyclovir/ Famciclovir는 acyclovir보다는 복약 순응도가 우수한 제제로 임신 중 태아 위험도는 B로 분류된 제제이다. 그러나 acyclovir에 비하여 임상에서 사용경험이 많지 않아 실제 임산부에서의 중증 포진 바이러스 감염증에서는 acyclovir의 사용을 더 선호한다.

3) Ganciclovir

Ganciclovir는 등급 C에 속하는 약제이나 임산부에서 거대세포바이러스 망막염을 치료하는 목적으로는 임신 중 사용이 인정된다. 수유 중인 여성에서의 사용 시 신생아에서 골수억제 효과가 나타난 바 있다.

4) Ribavirin

임신 중 ribavirin 사용을 고려하는 경우는 SARS, C형 간염과 같은 경우 등을 그 예로 들 수 있다. 비록 ribavirin을 임신 중 사용하여도 기형유발이 없었다는 몇몇 증례들이 있지만 대부분의 동물실험에서 사지, 눈, 뇌 이상이 초래됨이 보고되고 있어 사용을 규제하고 있다.

5) Interfereons

C형 간염의 치료에 ribavirin과 함께 일차 치료로 이용되는 인터페론의 임신 중 유해성에 대한 연구는 제한적이나 몇몇 증례에서는 유산이나 기형유발이 없었음이 보고되고 있다. 등급 C에 해당하며 일반적으로 이들 제제를 사용하는 여성에서는 임신을 피하도록 권하고 있다.

3. 항레트로바이러스 제제

임신 동안 항레트로바이러스제 치료를 어떻게 할 것인가에 대해서는 임산부와 태아에게 있을 장단점을 충분히 고려하고 결정하여야 한다. 그러나 임신부의 건강 상태를 일차적으로 고려하여야 하므로 비임신부에서의 기준으로 치료시작이 필요하다면 비록 임신 제 1기에 해당하여 약제로 인한 태아에의 영향이 우려된다 하더라도 치료를 시작하여야 한다. 항레트로바이러스 제제의 투여가 필요없는 HIV 감염자의 경우라도 분만 시에는 모든 감염 산모에게 권장해야 한다. 대부분의 약제는 등급 B, C에 속한다(표 7).

임신 중 항진균제 사용

1) Nystatin

*Streptomyces noursei*에서 추출된 polyene 항균제로서 등급 B에 속하며 경구 흡수율이 매우 낮아 임신 중 태아에 대한 위험도는 없는 것(A 등급)으로 오랫동안 분류되어 왔으나 최근 노출된 태아에서 hypospadias의 위험이 일부 증가한다는 헝가리에서의 연구결과에 따라 임신 8~14주에 무분별한 사용은 자제하길 권한다.

2) Amphotericin B

태반을 통과하여 태아에서도 유효한 혈중농도를 유지할수 있는 반면 태아에서의 장애를 초래하지 않는 등급 B

표 7. 임신중 항레트로바이러스제제의 위험도

Antiretroviral therapy	FDA pregnancy category
Nucleoside and nucleotide analogue reverse transcriptase inhibitors	
Abacavir (ABC)	C
Didanosine (ddl)	B
Emtricitabine (FTC)	B
Lamivudine (3TC)	C
Stavudine (d4T)	C
Tenofovir DF (TDF)	B
Zidovudine (ZDV)	C
Nonnucleoside reverse transcriptase inhibitors	
Delavirdine (DLV)	C
Efavirenz (EFV)	D
Etravirine (ETR)	B
Nevirapine (NVP)	B
Rilpivirine (RPV)	B
Protease inhibitors	
Atazanavir (ATV)	B
Darunavir (DRV)	C
Fosamprenavir (f-APV)	C
Indinavir (IDV)	C
Lopinavir/ritonavir (LPV/r)	C
Nelfinavir (NFV)	B
Ritonavir (RTV)	B
Saquinavir (SQV)	B
Tipranavir (TPV)	C
Fusion inhibitor	
Enfuvirtide (T-20)	B
Cellular chemokine receptor (CCR5) antagonist	
Maraviroc (MVC)	B
Integrase inhibitor	
Raltegravir (RAL)	C
Elvitegravir (EVG)	B
Dolutegravir (DTG)	B

에 속하는 약제로서 임산부에서 발생한 중증의 전신성 진균 감염증의 치료에 우선적으로 사용된다. 그러나 비임산부에서와 마찬가지로 신독성을 유발할 수 있으므로 주의가 필요하다. 지질제형의 amphotericin B 역시 임신부에

서 안전할 것으로 판단되나 자료가 제한적이다.

3) Azoles

Ergosteol 합성차단을 통해 항진균 효과를 나타내는 약제로 모든 제제가 등급 C 또는 D로 분류될 만큼 태아에 독성을 보이거나 기형유발이 가능한 약제이다. Itraconazole의 경우 쥐실험에서 용량과 관련한 골격계 기형 또는 뇌 기형유발효과 및 독성이 관찰되었으며 사람에서도 팔다리의 결손과 같은 기형 예들이 연관성 있게 보고된 바 있다. Fluconazole역시 itraconazole과 유사한 안전성의 문제가 있어 임신 중 특히 임신 제1기동안의 전신투여는 금하고 있다. 수유부에서도 일반적으로 권장되지 않는다. 저용량(150 mg/일 이하의 용량) 사용은 등급 C이나 400 mg/일 이상의 고용량은 등급 D이다.

새로운 azole계 항진균제인 voriconazole, posaconazole은 동물실험에서 태아 독성이 관찰되었고 임신부에서는 자료가 없거나 극히 제한적이어서 등급 D로 분류된다.

4) Echinocandin

임신 중 caspofungin 사용의 안전성에 대해서는 자료가 충분치 않으나 동물실험에서 태아 독성 및 기형유발이 관찰되어 등급 C로 분류하고 있다.

5) 기타

Flucytosine, griseofulvin 등은 기형유발효과가 있어 등급 C에 속한다.

임신 중 항기생충제 사용

여러 원충 감염증에 사용되는 metronidazole은 임신 중 사용해도 비교적 안전하다.

말라리아 치료에 사용되는 chloroquine 제제도 임신 전기간 중 안전하게 투여할 수 있다. 따라서 chloroquine 감수성 말라리아에 대해서는 chloroquine을 비임신부와 동일한 용량과 스케쥴로 투여하며 chloroquine 내성 말라리아의 치료에는 quinine과 clindamycin을 우선적으로 병용 투여한다. 임신 제1기가 아니면 mefloquine도 사용도 태아에 미치는 영향이 거의 없을 정도로 안전하다고 알려져 있으나 임신 초기에 투여하면 사산의 위험이 있다고 보고되고 있다. Chloroquine 내성 말리리아에서 atovaquone/proguanil 병용 요법은 임신 제2, 3기에는 비교적 안전한 것으로 보고되고 있으나 등급 C이므로 일차적으로는 권장하지 않는다. 삼일열이나 난형 말라리아의 재발 방지의 목적으로 투여하는 primaquine은 임신 중 사용할 수 없다.

▣ 참고문헌

1. 정희진:임산부에서의 항균 요법. 항생제의 길잡이 3판 88-97,대한감염학회, MIP출판, 서울, 2008.
2. Catherine ML, John TS, Douglas AH, Arthur HH: Use of antibiotics during pregnancy. Clin Phar-maco 43:1365-8, 1991.
3. Crider KS, Cleves MA, Reefhuis J, Berry RJ, Hobbs AD. Antibacterial Medication Use During Pregnancy and Risk of Birth Defects. National Birth Defects Prevention Study. Arch Pediatr Adolesc Med. 2009;163(11):978-85.
4. Dashe JS, Gilstrap LC:Antibiotic use in pregnancy. Obstet Gynecol Clin North Am 24:617-29, 1997.
5. Lamont HF, Glogg HJ, Lamont RF. Safety of antimicrobial treatment during pregnancy: a current review of resistancem immuno-modulatio and teratogenicity. Expert Opin Drg Safety. 2015.
6. Mpairwe H, Tweyonngyere R, Elliott A. Pregnancy and helminth infections. Parasite Immunol 36, 328-37, 2014.
7. Newell ML, Bunders MJ. Safety of antiretroviral drugs in pregnancy and breastfeeding for mother and child. Curr Opin HIV AIDS 8: 504-10, 2013.
8. Oksana MK:Antibacterial agents in pregnancy. Infect Dis Clin North Am 9:639-51, 1995.
9. Pilmins B, Jullien V, Sobel J, Lecuit M, Lortholary O, Charlier C. Antifungal drugs during pregnancy: an updated review. J Antimicrob Chemother , 2014.
10. Ville Y, Leruez-Ville. Managing infections in pregnancy. Curr Opin Infect Dis 27: 251-7, 2014.
11. Wollenhaupt M1, Chandrasekaran A, Tomianovic D.The safety of oseltamivir in pregnancy: an updated review of post-marketing data. Pharmacoepidemiol Drug Saf. 2014 Oct;23(10):1035-42.

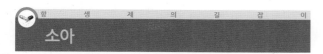

소아

한승범, 강진한 (가톨릭대학교 의과대학 소아과학교실)

1. 소아에서 고려해야 할 일반적인 사항

소아를 진료하는 의사라면 성인의 투여량을 기준으로 단순한 나눗셈과 비례식으로 소아의 항균제 투여량을 결정하였던 경험이 한두 번쯤은 있었을 것이다. 하지만, 소아를 성인의 축소판으로 간주하여 처방하는 것은 항균제의 적정 치료 농도에 도달하지 못해 치료 실패를 초래하거나, 반대로 약물 독성에 의한 부작용을 야기할 수 있다. 또한, 동일한 약물이라도 그 작용과 부작용은 어린 영아, 소아 혹은 성인에서 각각 다르게 나타날 수도 있다. 감염병은 소아 청소년 진료 영역에서 가장 흔하게 접하는 임상 분야이며 항균제는 가장 흔하게 처방되는 약물 중의 하나이다. 올바른 항균제를 선택하여 사용하기 위해서는 성인과 구분되는 소아의 중요한 특성을 고려해야 한다.

1) 해부학적, 생리학적 특징

소아는 지속적인 성장과 발달 과정 중에 있어 해부학적, 생리학적으로 미성숙한 상황으로, 작은 호흡기 통로를 가지며 빠른 성장속도와 높은 감수성을 보이는 어린 세포들을 가지고 있다. 또한 면역 체계가 미성숙한 상태에서 많은 병원체에 생애 처음으로 노출됨으로써 성인에 비해 감염병에 취약한 모습을 보이게 되며, 결과적으로 소아는 1년에 평균 3~8회의 상기도감염을 경험한다. 하지만 소아들에게 감염병이 흔하게 발생한다는 측면에서 간과하지 말아야 할 점은 일반적으로 항균 요법이 필요한 세균 감염보다는 바이러스 감염이 더욱 흔하게 발생한다는 것이다. 특히 소아에 대한 광범위한 예방접종 시행으로 인해 침습성 세균감염의 발생은 감소하는 상황이며, 3차 병원에 입원한 소아의 경우에도 항균제가 필요한 세균성 폐렴은 전체 환자의 절반 이하라는 보고도 있다. 따라서 감염에 취약성을 보이는 소아에서 올바른 항균제를 선택하기 위해

우선적으로 고려해야 할 사항은 소아에게 발생한 감염병이 세균성인지 비세균성인지를 구분하는 것이다. 하지만 소아에서는 성인과 비교하여 세균에 대한 검사를 시행할 수 있는 다양한 검체를 획득하기가 쉽지가 않고 어린 영아 및 신생아에서는 아직까지도 상대적으로 높은 침습성 세균감염의 빈도로 인하여 진단 전 경험적 항균 치료를 시행하는 경우가 많아 실제 임상에서는 미생물학적인 확정적 근거보다는 병력 청취와 진찰소견, 필요에 따라 기본적인 방사선 검사와 혈액 검사를 토대로 세균 감염 여부를 판단해야 하는 경우가 흔하다. 항균제 사용에 있어서도 소아의 위장관 흡수 능력 및 간기능과 신장기능은 출생 후 점차 변화하여 생후 2~3년이 되어야 성인 수준의 신장기능과 위액의 pH에 도달하게 되므로 동일한 항균제라도 소아의 나이에 따라 그 투여량과 투여 횟수가 달라져야 한다.

2) 미생물학적 특징: 연령별 다른 원인 균주와 질병 양상

소아 환자에 대한 병력 청취와 신체 진찰 및 검사 결과를 바탕으로 세균 감염이 의심되는 경우에는 어떠한 균주를 표적으로 경험적 항균 치료를 시작할 것인지를 결정해야 한다. 소아는 연령에 따라 호발하는 질병이 다르고 흔한 원인균도 다르며, 동일한 질병이라도 연령에 따라 임상 양상과 중증도가 다르게 나타난다. 신생아 초기에는 주로 산모의 건강 상태와 연관하여 산도에 상주하는 세균에 의한 감염이 흔하며, 대표적인 균주는 대장균을 포함한 장내 그람음성균과 B군 사슬알균 등이다. 이후 영아기에는 B군 사슬알균 감염은 격감하고 A군 사슬알균, 폐렴알균, 인플루엔자균 등에 의한 감염이 증가하며 주거 지역의 오염된 균에 의한 감염, 즉 대장균을 포함한 그람음성균과 포도알균에 의한 감염이 증가하게 된다. 일상 생활에서 병원체와 직접 접촉을 하는 호흡기감염이 가장 빈번히 발생하며 상기도 바이러스 감염 후에는 주로 비인두의 상주균이 무균 상태의 부비동, 중이강 혹은 하부 호흡기로 유입되어 2차 세균감염이 발생할 수 있어 폐렴알균, 비피막형 인플루엔자균, 모락셀라카타랄리스, 폐렴미코플라스마 등이 흔한 호흡기감염의 원인이 된다. 따라서 호흡기 상주균에 영향을 줄 수 있는 폐렴알균에 대한 예방접종 시행 여부와

어린이집에 다니면서 다른 아이들에게 지속적으로 노출되고 있는지의 여부는 원인균을 예측하는데 중요한 병력이 된다. 결국 세균 감염이 의심되는 소아에서 항균제의 선택은 보편적인 치료 지침과 함께 지역사회에서 병원체의 분포 및 항균제 감수성에 대한 역학 자료를 바탕으로 해부학적 부위에 따라 연령별 흔한 원인균을 표적으로 선택해야 한다.

3) 약리학적 특징

일반적으로 소아에서의 약물 투여량은 몸무게보다는 체표면적을 기준으로 정하는 것이 더 정확하다고 받아들여지지만, 영아 및 어린 소아에서는 체표면적이 상대적으로 넓어 이를 기준으로 하는 경우에는 필요 이상의 용량이 처방될 수도 있다. 성인과 비교하여 소아에서는 약물동력학에 대한 임상 연구가 매우 부족하므로, 실제 권장되는 소아의 약물 투여량은 성인에서의 자료를 토대로 추정된 경우가 적지 않다. 소아는 성인과 비교하여 세포 외액의 비율이 높고 간과 신장의 대사 및 배설 기능이 미숙하여 약물농도에 영향을 줄 수 있으며, 이는 영아에서 더욱 두드러진다. 따라서, 의심되는 원인균을 표적으로 항균제를 선택할 때에는 항균제에 의한 부작용 발생 가능성을 함께 고려하며 감염 부위에서 적정 농도를 유지하기 위한 항균제의 투여량, 투여방법 및 횟수를 결정해야 한다. 치료 과정에서는 약물 부작용에 대한 감시를 지속하며 임상 경과 및 미생물적 치료 반응과 질병의 중증도에 따라 항균제 투여기간을 결정해야 한다. 이외에도 감염 장소(원내감염 또는 지역사회 감염), 병원균의 항균제내성 정보, 환자의 면역 상태 및 과거 병력과 가족력 등도 고려해야 한다. 일부 항균제는 소아에서의 부작용으로 인하여 사용이 제한되어 있으며, 최근 새로 개발된 항균제들을 소아에서 사용하기 위해서는 많은 임상 경험이 필요하다. 이러한 새로운 항균제를 성급하게 사용하는 것도 바람직하지는 않지만, 환자에게 필요한 최적의 항균제가 있음에도 불구하고 사용을 주저하는 것도 올바르지 못한 결정이다.

2. 소아에서의 특수한 상황

1) 미숙아 및 신생아에서의 항균제 사용

미숙아와 신생아에서는 연장아 및 성인에서와 다른 약물동력학적 특성을 보이므로, 항균제의 투여량과 투여방법 및 횟수가 달라져야 한다. 신생아는 연장아 및 성인과 비교하여 세포 외액의 비율이 높으므로 분포 용적이 크고 배설이 느려 반감기가 길어진다. 또한 단백 결합력이 낮으며, sulfonamide 및 ceftriaxone은 알부민으로부터 빌리루빈을 유리시킴으로써 핵황달을 유발할 수 있어 신생아에서의 사용이 제한적이다. 신생아는 효소의 부족으로 간에서의 약물 대사가 저하되어 있고 사구체 여과율이 낮아 항균제의 대사와 배설이 느리며, 따라서 약물 반감기가 길어지고 고농도에 의한 독성 발생 가능성이 증가한다. 특히, 신장배설 기능은 생후 2주 동안 급격한 발달을 보이므로, 생후 1~2주를 기준으로 항균제의 투여량과 투여 횟수가 달라진다. 또한, 알칼리성의 위액, 위장관 통과 시간의 증가, 상대적으로 넓은 위장관 점막 표면 등이 경구 항균제의 흡수에 영향을 줄 수 있다. 신생아 및 미숙아에서는 항균제의 과다 투여에 따른 심각한 부작용의 발생 또는 영구적 손상을 유발할 수 있으며, 반면에 일부 항균제는 대사 및 배설의 증가로 인해 적정 치료 농도에 도달하지 못하고 치료 실패를 경험할 수도 있다. 이러한 측면에서 신생아에서의 항균제 치료는 소아 감염 또는 신생아 분과전문의와 협의를 통해 이루어져야 한다. 미숙아 및 신생아에서 자주 사용되는 항균제의 용량과 투여 방법은 표 1과 같다.

2) 면역 약화 소아에서의 항균제 사용

환자의 기저 면역 상태 및 면역 약화의 정도에 따라 예상되는 원인균의 종류와 이에 대한 경험적 항균제의 사용이 달라진다. 일반적인 원칙은 성인 면역 약화 환자에서와 마찬가지로, 녹농균에 효과가 있으면서 부작용은 적은 광범위 항균제를 가능한 조기에 경험적으로 투여한 뒤 배양 검사 결과에 따라 항균제를 조정하고 정상 면역 환자와 비교하여 장기간 항균 치료를 유지해야 한다. 또한 기저 면역력의 부재로 인하여 정균 항균제보다는 살균 항균제를 이

표 1. 신생아에서 자주 사용되는 항균제의 용량(체중 1 kg 당 용량)

항균제	투여 경로	체중 ≤ 2.0 kg		체중 > 2.0 kg	
		생후 7일 이내	생후 7일 이후	생후 7일 이내	생후 7일 이후
Penicillin G, crystalline	IV, IM	25,000~50,000 U q 12 h	25,000~50,000 U q 8 h	25,000~50,000 U q 8 h	25,000~50,000 U q 6 h
Penicillin G, procaine	IM	50,000 U q 24 h	50,000 U q 24 h	50,000 U q 24 h	50,000 U q 24 h
Penicillin G, benzathine	IM	50,000 U once	50,000 U once	50,000 U once	50,000 U once
Ampicillin	IV, IM	50 mg q 12 h	50 mg q 8 h	50 mg q 8 h	50 mg q 6 h
Nafcillin	IV, IM	25 mg q 12 h	25 mg q 8 h	25 mg q 8 h	25 mg q 6 h
Piperacillin	IV	100 mg q 12 h	100 mg q 8 h	100 mg q 12 h	100 mg q 8 h
Cefazolin	IV, IM	25 mg q 12 h	25 mg q 12 h	25 mg q 12 h	25 mg q 8 h
Cefotaxime	IV, IM	50 mg q 12 h	50 mg q 8 h	50 mg q 12 h	50 mg q 8 h
Ceftazidime	IV, IM	50 mg q 12 h	50 mg q 12 h	50 mg q 12 h	50 mg q 12 h
Cefepime	IV, IM	30 mg q 12 h	30 mg q 12 h	30 mg q 12 h	30 mg q 12 h
Meropenem	IV	20 mg q 12 h	20 mg q 8 h	20 mg q 8 h	20 mg q 8 h
Tobramycin	IV, IM	5 mg q 48 h	5 mg q 36 h	5 mg q 24 h	5 mg q 24 h
Gentamicin	IV, IM	5 mg q 48 h	5 mg q 36 h	5 mg q 24 h	5 mg q 24 h
Amikacin	IV, IM	15mg q 48 h	15mg q 24 h	15mg q 24 h	17.5mg q 24 h
Clindamycin	IV, IM, PO	5 mg q 12 h	5 mg q 8 h	5 mg q 8 h	5 mg q 6 h
Erythromycin	PO	10 mg q 12 h	10 mg q 8 h	10 mg q 12 h	10 mg q 8 h
Azithromycin	IV, PO	10 mg q 24 h	10 mg q 24 h	10 mg q 24 h	10 mg q 24 h
Vancomycin	IV	Serum Cr <0.7 mg/dL, 15 mg q 12 h; 0.7~0.9 mg/dL, 20 mg q 24 h; 1~1.2, 15 mg q 24 h; 1.3~1.6, 10 mg q 24 h; >1.6, 15 mg q 48 h			
Metronidazole	IV	7.5 mg q 12 h	7.5 mg q 12 h	7.5 mg q 8 h	7.5 mg q 6 h

용한 치료가 권장된다. 이러한 원칙은 항암 치료에 의한 이차적인 면역 약화가 발생한 환자를 대상으로 수립된 치료 방침이지만, 선천성 면역 결핍 환자들에게도 동일한 원칙을 적용할 수 있을 것이다. 선천 면역 결핍병에서는 면역 결핍 종류에 따라 흔한 병원체가 알려져 있으므로 이를 고려한 경험적 항균제를 사용해야 한다(표 2). 반대로 흔하지 않은 특정 병원체에 의한 감염이 발생한 경우, 흔한 병원체에 의한 감염이지만 일상적인 중증도 이상인 경우, 적절한 항균 치료에 반응을 잘 보이지 않는 경우, 무균성 농양을 보이는 경우에는 선천 면역 결핍병의 가능성을 고려

하여 이에 대한 평가를 시행해야 한다. 세포 면역 결핍병 소아에 대해서는 사람 폐포 자충 감염에 대한 trimethoprim/sulfamethoxazole (TMP-SMX) 예방 요법이 필요하며, 중증 복합 면역 결핍병 소아에서는 칸디다감염에 대한 fluconazole, 만성 육아 종병 소아에서는 아스페르길루스감염에 대한 itraconazole을 이용한 예방적 항진균 요법이 추가로 권장되고 있다.

표 2. 선천 면역 결핍병에서 흔한 감염의 원인

면역 결핍병	감염원
체액 면역 결핍	*Streptococcus pneumoniae*, *Haemophilus influenzae*, *Staphylococcus aureus*, *Pseudomonas aeruginosa*, *Mycoplasma*, *Salmonella*, *Shigella*, *Campylobacter*, rotavirus, enteroviruses, *Giardia*
세포 면역 또는 복합 면역 결핍	*Mycobacterium*, *S. pneumoniae*, *P. aeruginosa*, *Candida*, *Pneumocystis jirovecii*, herpesviruses, adenoviruses
보체 결핍	*S. pneumoniae*, *H. influenzae*, *Neisseria*
식세포 이상	*S. aureus*, *Nocardia*, *P. aeruginosa*, *Serratia*, enteric gram-negative bacilli, *Candida*, *Aspergillus*

3) 청소년의 감염병

청소년은 성인과 거의 동일한 신체 조건을 갖추었으나 아직 성장 중에 있으며, 특히 이 시기에는 사춘기 성장급증기를 경험하게 된다. 일반적으로 청소년기는 다른 연령과 비교하여 급성 감염병으로 병원을 찾는 경우가 상대적으로 적은 시기이다. 다른 소아 연령에 비하여 흔히 발생하는 바이러스성 간염, 결핵 및 성매개 병의 가능성을 고려해야 하며, 이러한 감염의 위험 인자가 될 수 있는 음주, 흡연 및 약물 오용, 성경험 및 임신에 대한 병력 청취와 소아기 예방접종(A형 간염, 수두, MMR, Td 또는 Tdap)에 대한 평가도 필요하다.

4) 이민자 및 이민자 자녀의 감염병

최근 국제 결혼 및 이주 근로자의 증가로 인하여 사회 전반뿐만이 아니라 진료 영역에서도 변화가 불가피한 상황이다. 이러한 소아들에서는 이전 거주 국가에서의 예방접종력, 기저 질환 및 이에 대한 치료 병력과 부모 등 가족의 질병력에 대한 조사가 필요하다. 또한, 최근에 입국한 환자에 대해서는 이전 거주 국가의 풍토병 및 최근 유행한 감염병에 대한 정보를 알고 있어야 한다. 국가별로 권장되는 예방접종의 종류와 접종률에 대한 정보는 세계보건기구에서 확인할 수 있으며(http://apps.who.int/immunization_monitoring/globalsummary), 해외 감염병 발생 정보에 대해서는 질병관리본부에서 확인할 수 있다(http://cdc.go.kr).

3. 항균제 투여 경로에 따른 고려 사항

1) 치료 농도의 유지와 부작용

경구 항균제는 주사 항균제에 비하여 충분한 혈중농도를 유지하는데 효율적이지 못하여 중증 감염병에서는 원칙적으로 사용하지 않는다. 합병증이 없는 폐렴, 신우신염, 골수염 등에서는 환자가 경구 항균제를 잘 먹을 수 있으며 경구투여에도 혈중 약물농도를 유지할 수 있음을 검사를 통해 확인할 수 있다면 초기 주사제 치료 후 경구 항균제로의 전환이 가능하다. 정맥 내 주사가 근육 내 주사보다 높은 혈중농도를 유지할 수 있지만, 단기간의 항균제 치료에 있어서는 주사에 의한 쇼크나 출혈성 경향이 있는 환자가 아니라면 근육 내 주사를 이용할 수 있다. 근육 내 주사는 주사 부위의 국소 감염, 무균성 농양, 신경 및 혈관 손상, 조직 손상 등을 유발할 수 있다. 이러한 부작용을 예방하기 위해 2세 이전에는 넓적다리 전외측, 2세 이후에는 궁둥이 전상부 또는 어깨세모근 부위에 주사를 시행한다. 장기간의 주사 치료가 필요한 경우에는 반복되는 주사에 따른 통증 및 소아에서 적은 근육 용적을 고려하여 정맥 내 주사를 시행하며, 정맥염 발생을 주의해야 한다. Tetracycline, erythromycin, vancomycin 등은 근육 내 주사에 의한 국소 자극 증상이 심하고 조직 괴사를 유발할 수 있어 반드시 정맥으로 투여해야 한다. Penicillin 정맥내주사는 단시간에 과량이 투여되는 경우 중추신경계에 영향을 줄 수 있으므로 가능한 서서히 주입하고, aminoglycoside 정맥 내 주사도 20분 이상 천천히 투여하면 농도에 따른 부작용을 줄일 수 있다.

2) 경구 항균제 투여 방법

Unbuffered penicillin G, ampicillin, penicillin-ase-resistant penicillin 등은 음식물에 의해 위장관 흡수에 영향을 받는 대표적인 항균제로, 음식 섭취 1시간 전 또는 섭취 2시간 이후에 경구투여해야 한다. 반면, buff-ered penicillin G, amoxicillin, cefaclor, erythromy-cin, cephalexin, clindamycin 등은 흡수에 있어서 음식물의 영향을 잘 받지 않는다. 대부분의 경구 항균제는 1일 2회 또는 3회 분할 투여가 권장되고 있으며, 4회 분할 투여가 필요한 경우에는 잠에서 깬 직후, 점심 1시간 전, 저녁 1시간 전, 취침 전에 항균제를 복용하도록 권장한다.

4. 소아에서 사용이 제한되는 항균제

1) Fluoroquinolone

Fluoroquinolone은 광범위 항균제이지만, 동물에서 보고된 연골 손상 부작용으로 인하여 소아에서의 사용이 제한되어 있다. 현재까지 미국 FDA에서 허가된 18세 미만 소아에서의 사용 기준은, 1세 이상 소아에서의 복잡 요로감염과 호흡기 탄저에 노출된 후 예방 요법뿐이다. 하지만 최근까지 소아에서 일시적인 관절통은 보이나 뼈 및 관절 독성에 의한 장기적인 합병증은 발견되지 않아 소아에서의 사용 범위 확대에 대한 의견이 있다. 따라서 다른 경구 또는 주사제를 사용할 수 없는 녹농균 또는 결핵균 감염이나 주사제를 사용할 수 없는 상황에서 다른 효과적인 경구 항균제가 없는 다제내성균 감염에 대한 치료에서는 fluoroquinolone의 사용을 고려해 볼 수 있을 것이다.

2) Tetracycline

Tetracycline은 치아 변색의 부작용으로 인하여 8세 미만의 소아에서의 사용이 제한되어 있다. 하지만 doxy-cycline의 경우 다른 tetracycline 계열의 약제와 비교하여 calcium에 대한 결합력이 낮고 소아에서도 치아 변색과의 연관성을 보이지 않았다. 따라서 심각한 감염 질환에서 tetracycline이 가장 효과적이거나 다른 감수성 있는 항균제가 없는 경우에는 소아에서 doxycycline의 사용을 고려해 볼 수 있을 것이다.

5. 흔한 감염 질환에서의 항균제의 선택

이미 언급한 대로 소아의 연령 및 면역 상태에 따라 동일한 장기와 조직에 발생한 세균 감염병이라도 원인균이 다를 수 있으며, 동일한 원인균에 의한 감염이라도 임상 양상과 중증도가 다르게 나타날 수 있다. 따라서 해부학적인 부위와 함께 소아의 연령을 고려하여 흔한 원인균을 예측하고 이를 표적으로 하는 적절한 항균제를 선택해야 한다(표 3~10).

표 3. 소아 상기도 감염의 항균 치료

진단	흔한 원인균	항균 요법	참고 사항
치원성 감염	*Streptococci* 구강 내 호기균과 혐기균	• 경구: Amoxicillin 45 mg/kg #3 or amoxicillin/clavulanate 90 mg/kg #3 or clindamycin 30 mg/kg #3 • 주사: Penicillin G 100,000 U/kg #4 IV or clindamycin 30 mg/kg #3 IV, IM	치과 치료의 병행
인두염	Group A streptococci (만 3세 이전에는 드물다)	• Benzathine penicillin 60만 U (< 27 kg), 120만 U (≥ 27 kg) 1회 IM • Amoxicillin 50 mg/kg #1~3 or cephalexin 25~50 mg/kg #2~4 or clindamycin 30 mg/kg #3 PO for 10 days • Erythromycin 40~50 mg/kg #3~4 or clarithromycin 15 mg/kg #2 PO for 10 days • Azithromycin 12 mg/kg PO for 5 days	치료 실패나 재발한 경우 amoxicillin/clavulanate, cephalosporin, clindamycin이 더 효과적일 수 있다

표 3. 소아 상기도감염의 항균 치료(계속)

진단	흔한 원인균	항균 요법	참고 사항
편도주위/ 인두후부/ 인두주위농양	Group A streptococci, S. aureus, 구강 내 혐기균	• Clindamycin 30 mg/kg #3 IV ± cefotaxime 150 mg/ kg #3 or ceftriaxone 50 mg/kg #1 IV	• 농양에 대한 배농 고려, 대체 항균제: amoxicillin/clavulanate, ampicillin/ sulbactam, piperacillin/tazobactam
경부림프절염	Group A streprococci, S. aureus	• Nafcillin 150 mg/kg #4 or cefazolin 100 mg/kg #3 IV • CA-MRSA: clindamycin 30 mg/kg #3 IV	• 대체 항균제: cloxacillin, dicloxacillin, amoxicillin/clavulanate, ceftriaxone
급성중이염	S. pneumoniae, H. influenzae, M. catarrhalis	• 1차: amoxicillin 80~90 mg/kg #2~3 PO for 10 days • 2차: amoxicillin/clavulanate or oral cephalosporins (cefuroxime, cefdinir, cefpodoxime, cefditoren) or IM ceftriaxone (3 days)	• 베타락탐제에 대한 과민반응: clindamycin or levofloxacin • 1차 치료에 실패 또는 내성균 감염 가능성이 있으면 2차 약제 투여 • 2차 치료에 실패 또는 증상이 심한 경우는 고막천자 시행
급성부비동염	S. pneumoniae, H. influenzae, M. catarrhalis 만성인 경우 S. aureus, 혐기균 고려	• 1차: Amoxicillin/clavulanate 45 mg/kg #2 PO for 10~14 days • 2차: Amoxicillin/clavulanate 90 mg/kg #2 or clindamycin + cefpodoxime or cefixime or levo- floxacin or ceftriaxone	• 1차 치료에 실패 또는 내성균 감염 가능성이 있으면 2차 약제 투여 • 2차 치료에 실패 또는 증상이 심한 경우 부비동 천자 시행
외이도염	Staphylococci, P. aeruginosa	• 항균제 점적: Ofloxacin or ciprofloxacin or polymyxin B + steroids	• 국소 소독을 함께 시행
후두개염	H. influenzae type b	• Cefotaxime 150 mg/kg #3 or ceftriaxone 50 mg/kg #1 IV for 7~10 days	• 기도 확보를 위한 노력
세균성 기관염	S. aureus, Group A streptococci, S. pneu- moniae, H. influenzae, M. catarrhalis	• Nafcillin 150 mg/kg #4 or cefazolin 100 mg/kg #3 or vancomycin 40 mg/kg #3 IV + cefotaxime 150 mg/ kg #3 or ceftriaxone 50 mg/kg #1 IV for 10 days	

표 4. 소아 하기도감염의 항균 치료

진단	흔한 원인균	항균 요법	참고 사항
지역사회 획득 폐렴	3개월 미만 영아 및 신생아: Group B streptococci, L. monocytogenes, E. coli, C. trachomatis, B. pertussis, genital Mycoplasma spp.	• Ampicillin 100~150 mg/kg #4 IV + gentamicin 5~7.5 mg/kg #1 IV ± azithromycin 10 mg/kg #1 PO for 5 days	
	3개월 이상 영아 및 소아: M. pneumoniae, C. pneumoniae, S. pneumoniae, S. aureus	• 경구: Amoxicillin 80~90 mg/kg #3 ± macrolide • 주사: Ampicillin 100~150 mg/kg #4 or cefuroxime 100~150 mg/kg #3 or cefotaxime 150 mg/kg #3 or ceftriaxone 50 mg/kg #1 IV for 10~14 days ± macrolide	• 경구 대체 항균제: amoxicillin/cla- vulanate, cefuroxime, cefdinir • 증상이 호전되면 경구 치료로 전환 • S. aureus 감염이 의심되면 clindamycin, vancomycin, linezolid 투여

표 **4.** 소아 하기도감염의 항균 치료(계속)

진단	흔한 원인균	항균 요법	참고 사항
폐농양/ 괴사폐렴/ 농흉	S. pneumoniae, group A streptococci, S. aureus	• Cefotaxime 150 mg/kg #3 or ceftriaxone 50 mg/kg #1 IV + clindamycin 30 mg/kg #3 or vancomycin 40 mg/kg #3 IV for 2~4 weeks	• 임상적 호전이 느려 열은 2~3주에 걸쳐 호전 • 화농성 흉수인 경우 흉관 배농이 필요 • S. aureus 감염은 gentamicin 병합이 도움이 될 수 있음
흡인 폐렴	구강 내 호기균과 혐기균의 혼합 감염	• Clindamycin 30~40 mg/kg #3 PO, IV, IM for 10 days ± meropenem 60 mg/kg #3 IV	• 대체 항균제: ampicillin/sulbactam, piperacillin/tazobactam
병원 내 폐렴	P. aeruginosa, enteric gram-negative bacilli, Acinetobacter, Stenotrophomonas, MRSA, VRE	• Meropenem 60 mg/kg #3 or piperacillin/tazobactam 300 mg/kg #3 or cefepime 150 mg/kg #3 IV + vancomycin 40 mg/kg #3 IV	• 병원의 역학적 상황에 따라 차별화된 치료 방침이 필요
백일해	B. pertussis	• Erythromycin 40 mg/kg #4 PO for 7~14 days or clarithromycin 15 mg/kg #2 PO for 7 days or azithromycin 10 mg/kg (생후 6개월 이상은 2일째부터 5 mg/kg) #1 for 5 days	• 어린 영아는 입원 치료가 필요하며, 처음 5일 동안 격리 • 기침 억제제 및 가습기는 금기

표 **5.** 소아 심혈관계감염의 항균 치료

진단	흔한 원인균	항균 요법	참고 사항
심내막염	Viridans streptococci	• Penicillin G, crystalline 300,000 U/kg #4~6 or ceftriaxone 100 mg/kg #2 IV for 4 weeks + gentamicin 6 mg/kg #3 IV for 2 weeks • Vancomycin 40~60 mg/kg #3 IV for 4 weeks	• Vancomycin은 베타락탐제에 과민반응이 있는 경우 사용 • 인공 판막인 경우는 4주 대신 6주 동안 치료
	S. aureus Coagulase-negative staphylococci	• Nafcillin 200 mg/kg #4 or cefazolin 100 mg/kg #3 IV for 6 weeks ± gentamicin 6 mg/kg #3 IV for 3~5 days • Vancomycin 40~60 mg/kg #3 IV for 6 weeks	• Vancomycin은 methicillin 내성인 경우 사용
	Eneterococci	• Penicillin G, crystalline 300,000 U/kg #4~6 or ampicillin 300 mg/kg #4~6 IV for 4~6 weeks + gentamicin 6 mg/kg #3 IV for 4~6 weeks • Vancomycin 40~60 mg/kg #3 IV + gentamicin 6 mg/kg #3 IV for 6 weeks	• 3개월 이상 증상이 지속된 경우에는 6주 동안 치료 • Vancomycin은 ampicillin 내성인 경우 사용

표 6. 소아 중추신경계 감염의 항균 치료

진단	흔한 원인균	항균 요법	참고 사항
세균성 수막염	*S. pneumoniae*	• Penicillin 감수성: Penicillin G, crystalline 250,000~400,000 U/kg #4~6 or cefotaxime 225~300 mg/kg #3 or ceftriaxone 100 mg/kg #2 IV • Penicillin 내성, cephalosporin 감수성: Cefotaxime 225~300 mg/kg #3 or ceftriaxone 100 mg/kg #2 IV • Penicillin 내성, cephalosporin 내성: Cefotaxime 225~300 mg/kg #3~4 or ceftriaxone 100 mg/kg #1~2 IV + vancomycin 60~80 mg/kg #4 IV • Rifampin 20 mg/kg #2 PO, IV	• 베타락탐제에 과민반응이 있는 경우 vancomycin + rifampin 사용 • Rifampin은 cephalosporin 내성이며 2~3일 치료에도 반응이 좋지 않을 때 감수성을 보이면 추가 • Rifampin, vancomycin은 단독치료는 시행하지 않는다
	H. influenzae type b	• Cefotaxime 200 mg/kg #4 or ceftriaxone 100 mg #1~2 IV	
	N. meningitidis	• Penicillin G, crystalline 300,000 U/kg #4~6 IV • Cefotaxime 200 mg/kg #4 or ceftriaxone 100 mg/kg #1~2 IV	• Penicillin 내성은 드물다
	Unknown	• Cefotaxime 225~300 mg/kg #3 or ceftriaxone 100 mg/kg #2 IV + vancomycin 60~80 mg/kg #4 or nafcillin 200 mg/kg #6 IV	
뇌농양	원발 병소에 따라 다양 (충치, 중이염, 부비동염, 수막염, 두부 외상 및 수술, 선천성 심질환, 균혈증)	• Meropenem 120 mg/kg #3 IV for 6~8 weeks • Cefotaxime 225~300 mg/kg #3 or ceftriaxone 100 mg/kg #2 + nafcillin 200 mg/kg #4 + metronidazole 30 mg/kg #3 IV for 6~8 weeks	• 수술적 치료를 동시에 시행 • 치료에 대한 반응이 좋으면 3~4주 치료로 종료할 수 있다

표 7. 소아 요로감염의 항균 치료

진단	흔한 원인균	항균 요법	참고 사항
급성 방광염 /신우신염	*E. coli, Klebsiella,* enteric gram-negative bacilli	• 경구: Amoxicillin/clavulanate 45 mg/kg #2 or cefuroxime 30 mg/kg #2 or cefprozil 30 mg/kg #2 or cefixime 10 mg/kg #1 or cefpodoxime 9 mg/kg #1 or cefdinir 14 mg/kg #1 or TMP-SMX 10 mg/kg of TMP #2 • 주사: Ampicillin/sulbactam 200 mg/kg #4 or cefuroxime 150 mg/kg #3 or cefotaxime 200 mg/kg #3 or ceftriaxone 80 mg/kg #1 or ceftazidime 150 mg/kg #3 or cefepime 100 mg/k #2 or gentamicin 7.5 mg/kg #3	• 치료 기간은 10일이 권장되나, 방광염은 2~4일 치료를 고려할 수 있다.

표 8. 소아 위장관염의 항균 치료

진단	흔한 원인균	항균 요법	참고 사항
위염/위궤양	*H. pylori*	• Proton pump inhibitor 1 mg/kg #1 PO+ amoxicillin 50 mg/kg #2 + clarithromycin 20 mg/kg #2 PO for 10~14 days	• 대부분 성인 자료임
위장관염	*Shigella*	• Azithromycin 첫날 12 mg/kg #1, 2~5일째 6 mg/kg #1 PO or cefixime 8 mg/kg #1~2 for 5 days or ciprofloxacin 15~30 mg/kg #2 for 3 days or ceftriaxone 50 mg/kg #1~2 IM, IV for 2~5 days	• 경구 치료가 우선 • WHO는 소아도 ciprofloxacin을 1차 약제로 권장하지만, 지역별 내성률에 따라 결정되어야 함
	Salmonella	• Azithromycin 10 mg/kg #1 or cefixime 20~30 mg/kg #1~2 for 5 days • Ampicillin 200 mg/kg #4 PO, IV, IM or TMP-SMX 10 mg/kg of TMP #2 PO, IV for 5 days • Ceftriaxone 50 mg/kg #1 or cefotaxime 150 mg/kg #3 IV, IM or ciprofloxacin 10~20 mg/kg #2 PO, IV for 5 days	• *S. typhi* 장염이나 3개월 미만 또는 면역 약화 환자에서 발생한 non-typhoidal salmonellosis는 항균제 치료 시행 • 장염이 아닌 typhoid fever는 고용량 항균제를 장기간 투여
	E. coli EHEC Traveler's diarrhea (ETEC, EAEC) EIEC	• 용혈성 요독증후군 발생 가능성으로 항균제 치료가 권장되지 않음 • Azithromycin 10 mg/kg #1 for 3 days or ciprofloxacin 10~20 mg/kg #2 for 1~3 days • Ampicillin 200 mg/kg #4 PO, IV, IM or TMP-SMX 10 mg/kg of TMP #2 PO, IV	• Ampicillin, TMP-SMX는 감수성 있는 경우에 사용
	Vibrio cholera	• Azithromycin 20 mg/kg PO 1회 or erythromycin 50 mg/g #4 PO for 3 days or tetracycline 50 mg/kg #4 PO for 3 days or ciprofloxacin 30 mg/kg #2 PO for 3 days or ciprofloxacin 20 mg/kg 1회	• Macrolide가 1차 약제임
	Campylobacter	• Azithromycin 10 mg/kg #1 PO for 3 days or erythromycin 40 mg/kg #4 PO for 5 days	• 혈변이나 전신 증상이 있거나 1주 이상 증상이 지속되는 경우 항균 치료 고려 • 신생아, 면역 약화 환자, 장외감염 있는 경우 항균제 치료
	Yersinia enterocolitica	• 3rd generation cephalosporins	
	Aeromonas, *Plesiomonas*	• Shigellosis 치료 참고	
항생제관련 설사	*C. difficile*	• Metronidazole 30 mg/kg #4 PO or vancomycin 40 mg/kg #4 PO for 10 days	• 가능한 원인이 된 항균제를 중단
복막염 /복강 내 농양	원발복막염: *S. pneumoniae, E. coli*	• Cefotaxime 150 mg/kg #3 or ceftriaxone 50 mg/kg #1 IV for 10~14 days	

표 8. 소아 위장관염의 항균 치료(계속)

진단	흔한 원인균	항균 요법	참고 사항
복막염/복강 내 농양	이차복막염 장천공: enteric gram-negative bacilli, 혐기균	• Ampicillin 150 mg/kg #3 + gentamicin 7.5 mg/kg #3 + clindamycin 30 mg/kg #3 or metronidazole 30 mg/kg #3 IV for 5~10 days • Meropenem 60 mg/kg #3 or piperacillin/tazobactam 300 mg/kg #3 IV	• 원인이 된 복강 내 병변에 대한 수술적 치료를 고려
	복막투석: CONS enteric gram-negative bacilli	• 투석액에 항균제를 혼합하여 복강내 투여: Vancomycin 1,000 mg/L loading 후 25 mg/L 유지 gentamicin 8 mg/L loading 후 4 mg/L 유지	
항문 주위 농양	S. aureus, 혐기균, enteric gram-negative bacilli	• Clindamycin 30 mg/kg #3 IV + cefotaxime 150 mg/kg #3 or ceftriaxone 50 mg/kg #1 or gentamicin 7.5 mg/kg #3 IV	• 외과적 배농을 시행

표 9. 소아 근골격감염의 항균 치료

진단	흔한 원인균	항균 요법	참고 사항
골수염/화농관절염	S. aureus, group A streptococci, Kingella kingae, H. influenzae type b (2세 미만), S. pneumoniae (2세 미만)	• MSSA: nafcillin 150-200 mg/kg #4 IV • MRSA: clindamycin 30 mg/kg #3 or vancomycin 40 mg/kg #3 IV • 2세 미만: nafcillin or clindamycin or vancomycin + cefotaxime 150 mg/kg #3 or ceftriaxone 75 mg/kg #1 IV • 경구: cloxacillin 125 mg/kg #4 or cephalexin 150 mg/kg #4 or clindamycin 40 mg/kg #3	• 주사제로 치료 시작 후 경구제로 전환하여 총 4~6주 치료
	P. aeruginosa (족부 자창 후)	• Ceftazidime 150 mg/kg #3 or piperacillin/tazobactam 300 mg/kg #3 IV + tobramycin 7.5 mg/kg #3 IV for 10 days	
화농근육염	S. aureus	• Nafcillin 150~200 mg/kg #4 or cefazolin 100 mg/kg #3 or clindamycin 40 mg/kg #3 IV • 경구: Cephalexin 100 mg/kg #3 or clindamycin 30~40 mg/kg #3 PO	• 수술적 치료를 함께 시행 • 주사제로 치료를 시작하여 • 경구제 전환 후 총 2~3주 동안 치료

6. 소아에서의 예방적 항균 요법

예방적 항균 요법의 일반 원칙은 성인에서와 동일하며, 항균 범위가 광범위하지 않으며 부작용과 독성이 적고 내성 발현의 가능성이 적은 항균제를 단독으로 가능한 짧은 기간 동안 투여해야 한다. 소아에서 예방적 항균 요법은 성인에서와 마찬가지로 백일해, 수막알균 감염, b군 인플루엔자균 감염 등 특정 병원체에 노출된 후의 예방 요법이 있으며 감염성 심내막염과 류마티스열에 대한 예방 외에도 재발성 중이염 및 요로감염 환자에서도 항균제 예방 요법을 고려할 수 있다.

표 10. 소아 피부연조직 감염의 항균 치료

진단	흔한 원인균	항균 요법	참고 사항
농가진/ 종기/모낭염	*S. aureus*, group A strepto-cocci	• Mupirocin 연고 • Cephalexin 25~50 mg/kg #3 or amoxicillin/clavulanate 45 mg/kg #3 or clindamycin 30 mg/kg #3 PO	국소 소독을 병행
괴사성 근막염	Group A streptococci, 혐기균과의 혼합 감염	• Penicillin G, crystalline 150,000 U/kg #4~6 or clindamycin 40 mg/kg #4 or vancomycin 40 mg/kg #3 IV	24시간 이내에 수술적 치료가 반드시 필요
교상	*Staphylococci, Streptococci, Eikenella corrodens*(사람) *Pasteurella*(동물)	• Amoxicillin/clavulanate 45 mg/kg #3 PO or ampicillin/sul-bactam 150 mg/kg #4 IV for 5~7 days	공수병, 파상풍 및 B형 간염에 대한 예방을 고려
안와주위 감염 /안와농양	피부 연관: *S. aureus*, group A strepto-cocci	• MSSA: Nafcillin 150 mg/kg #4 or cefazolin 100 mg/kg #3 IV • MRSA: Clindamycin 30 mg/kg #3 or vancomycin 40 mg/kg #3 IV for 10~14 days	안와 농양을 확인하기 위한 검사를 시행하고, 농양이 있는 경우 수술적 치료를 고려
	부비동염 또는 균혈증 연관: *H. influenzae* type b, *S. pneumoniae*	• Cefotaxime 150 mg/kg #3 or ceftriaxone 50 mg/kg #1 IV, IM for 10~14 days	

1) 신생아에서의 예방적 항균 요법

(1) Ophthalmia neonatorum

임균 및 클라미디아트라코마티스 감염을 예방하기 위해 출생 후 신생아의 양안에 1% silver nitrate, 1% tetra-cycline 또는 0.5% erythromycin을 한 방울씩 점적한다. 하지만 silver nitrate는 약물에 의한 결막염을 유발할 수 있으며 세 가지 약물 모두 클라미디아 감염에 대한 예방 효과는 증명되지 않았다.

(2) B군 사슬알균 감염

B군 사슬알균 집락을 가진 산모에서 출생한 신생아에 대해 출생 후 예방적 항균 요법은 효과적이지 못하며, 따라서 산모에 대한 분만 중 항균 요법이 권장되고 있다. 미국 질병관리본부에서는 다음과 같이 산모에 대한 분만 중 예방적 항균 요법을 권장하고 있다. 임신 35~37주의 산모는 생식기 및 직장의 B군 사슬알균 집락에 대한 검사를 받아야 한다. 이를 통해 B군 사슬알균 집락이 확인된 산모, 이전에 침습성 B군 사슬알균감염의 신생아를 분만한 적이 있는 산모, 이번 임신 기간 중 소변에서 B군 사슬알균이 동정되었던 산모에 대해서는 분만 중 예방적 항균 요법을 시행한다. 또한, B군 사슬알균 집락 여부가 확인되지 않은 임신 37주 미만, 18시간 이상 지속된 조기양막파열, 또는 열이 있는 산모에 대해서도 예방적 항균 요법을 시행한다. 하지만 양막파열이 없는 산모에서 진통 이전에 제왕절개술이 시행되는 경우에는 예방 요법이 필요하지 않다. 항균 요법은 분만을 위한 입원 또는 양막파열 시부터 시작하며, 정맥용 penicillin G를 5,000,000 U 주사 후 4시간 간격으로 2,500,000~3,000,000 U을 분만 종료까지 주사한다. Ampicillin(처음 2 g 주사 후 4시간마다 1 g)을 사용할 수 있으며, penicillin에 알레르기반응이 있는 경우에는 cefazolin(처음 2 g 이후 8시간마다 1 g) 또는 clindamycin (900 mg 8시간 간격)을 투여할 수 있다.

2) 접촉 후 예방

(1) 백일해

백일해 환자의 가족 및 어린이집, 학교, 병원 등에서 밀접한 접촉을 한 경우에는 백일해 백신 접종력 및 연령에 상관없이 예방적 항균 요법을 시행한다. 밀접한 접촉은 3

피트 이내에서 환자와 마주한 경우, 환자의 구강 및 호흡기 분비물과 직접 접촉한 경우, 제한된 공간에서 한 시간 이상 가까이 있었던 경우를 포함한다. 밀접한 접촉 여부의 판단이 어려운 경우에는, 백일해 위험군인 영아 또는 임산부와 함께 생활하는 접촉자라면 예방적 항균제를 복용한다. 예방적 항균제는 백일해 치료에서와 마찬가지로 erythromycin(10 mg/kg 1일 4회, 14일), clarithromycin(7.5 mg/kg 1일 2회, 7일), azithromycin(첫날 10 mg/kg 후 2~5일째 5 mg/kg)을 투여하며, 신생아에서는 erythromycin에 의한 비대 유문 협착증 발생 가능성이 있어 azithromycin 복용이 추천된다.

(2) 수막알균 감염

수막알균 감염 환자와의 가족 내 접촉자, 어린이집에서 발병 7일 이내에 접촉한 경우, 키스나 칫솔과 식기를 공유하는 등 환자의 분비물과 직접 접촉한 경우, 발병 7일 이내에 병원에서 입 대 입 소생술을 시행하거나 보호 장구 없이 기관 내 삽관시 환자 분비물에 노출된 경우에는 rifampin (10 mg/kg 1일 2회, 2일)을 복용한다. Ceftriaxone (15세 미만은 125 mg, 15세 이상은 250 mg 1회 근육주사) 또는 ciprofloxacin (20 mg/kg, 최대 500 mg 1회 복용)으로 대체할 수 있다.

(3) b형 인플루엔자균 감염

가족 내 접촉에 대해서 가족 중 b형 인플루엔자균에 대한 예방접종이 완전히 이루어지지 않은 4세 미만의 소아가 있는 경우, 백신 종류에 따라 2회 또는 3회의 기초 접종이 완료되지 않은 12개월 미만의 소아가 있는 경우, 면역 저하 환자가 있는 경우에는 모든 가족에게 예방적 항균제를 투여해야 한다. 가족 내 접촉은 함께 생활하는 가족뿐만 아니라 입원 7일 이내에 5일 이상 하루 4시간 이상 환자와 접촉한 경우를 포함한다. 예방접종이 완전히 이루어졌다 함은 b형 인플루엔자균 백신을 12개월 미만에서 2회 또는 3회의 기초 접종 후 12개월 이후에 추가 접종까지 받은 경우, 12~14개월 사이에 2회 접종을 받은 경우, 또는 15개월 이상에서 1회 이상 접종을 받은 경우를 의미한다.

어린이집에서의 접촉에 대해서는, 동일한 어린이집에서 60일 이내에 2명 이상의 환자가 발생하고 b형 인플루엔자균에 대한 백신 접종이 완전히 이루어지지 않은 소아가 한 명이라도 어린이집에 다닌다면 성인을 포함한 모든 어린이집에 다니는 사람에 대한 예방적 항균 요법을 시행한다. 예방적 항균제는 rifampin (20 mg/kg 1일 1회, 4일)을 복용하며, b형 인플루엔자균감염 환자라도 치료 중에 cefotaxime 또는 ceftriaxone을 1회도 투여 받지 않은 경우에는 치료 종료 시 rifampin 예방 요법을 시행해야 한다. 비피막형 인플루엔자균 감염에 대해서는 예방적 항균 요법이 필요하지 않다.

3) 감염성 심내막염 예방

2007년 미국심장학회에서는 기존에 비해 완화된 감염성 심내막염에 대한 예방적 항균 요법을 제시하였다. 따라서, 이제는 고위험군의 환자에 대하여 제한된 시술에서만 예방적 항균 요법이 추천된다(표 11).

4) 류마티스열의 예방

급성 류마티스열을 앓은 환자는 이후 A군 사슬알균감염에 의한 류마티스열의 재발 가능성이 높아 이에 대한 2차 예방이 필요하다. 경구 penicillin V를 지속적으로 복용할 수 있으나 국내에서는 사용이 불가하며, benzathine penicillin G 1,200,000 U을 3~4주마다 근육주사 할 수 있다. 설파제는 사슬알균의 집락을 제거할 수는 없으나 이에 의한 질환은 예방할 수 있어 sulfadiazine 0.5 g (≤27 kg) 또는 1.0 g (>27 kg) 하루 1회 요법을 시행할 수 있다. 예방적 항균제는 심염이 없었던 경우에는 5년 또는 21세 중 더 이후까지, 심염이 있었던 경우에는 10년 또는 21세 중 더 이후까지 투여하며, 심장병이 남아있는 경우에는 최소 10년 이상 또는 40세 중 더 이후까지 투여한다.

5) 재발성 중이염의 예방

6개월 이내 3회 이상 또는 1년에 4회 이상의 급성중이염이 발생하였던 소아에 대하여 예방적 항균 요법을 시행할 수 있다. 하지만 예방 효과에 대해서는 의견이 분분하

표 11. 감염성 심내막염에 대한 예방적 항균 요법

1. 감염성 심내막염의 고위험군
1) 심장 판막 교정술에 인공판막 또는 인공 삽입물이 사용된 경우
2) 이전 감염성 심내막염의 병력이 있는 경우
3) 선천 심장병 중,
① 수술을 받지 않은 청색증형 선천 심장병
② 인공 삽입물이나 인공 장치를 사용한 선천 심장병의 완치 수술 후 6개월 이내
③ 선천 심장병에 대한 수술 후 인공 삽입물 주위에 병변이 잔존하는 경우
4) 심장 이식 후 판막 질환이 있는 경우
2. 예방적 항균 요법이 필요한 시술
1) 치과 시술: 잇몸 조직이나 치근단 주위 조직에 대한 시술 및 구강 점막 천공을 유발하는 경우
2) 호흡기 시술: 호흡기 점막의 절개가 이루어지는 경우, 예) 편도 및 아데노이드 절제술
* 비뇨기 시술: 장알균 감염 또는 집락이 있는 환자에서는 예방 요법이 아닌 제균 치료 후 시술을 시행한다.
3. 예방적 항균제: 시술 30~60분 전 1회 투여한다
1) 경구
① Amoxicillin 50 mg/kg
② Penicillin 또는 ampicillin에 알레르기반응이 있는 경우: Cephalexin 50 mg/kg, clindamycin 20 mg/kg, azithromycin or clarithromycin 15 mg/kg
2) 주사: 경구제를 복용할 수 없는 경우
① Ampicillin 50 mg/kg IM or IV
② Penicillin 또는 ampicillin에 알레르기반응이 있는 경우: Cefazolin or ceftriaxone 50 mg/kg, clindamycin 20 mg/kg IV or IM

며 무엇보다도 삼출중이염이 아닌 급성중이염에 대한 확실한 진단을 바탕으로 중이염의 반복을 확인해야 한다. Amoxicillin (20 mg/kg) 또는 sulfisoxazole (50 mg/kg) 매일 저녁 1회 복용을 3~6개월 또는 겨울철 동안 시행한다.

6) 재발성 요로감염의 예방

요로감염을 앓았던 환자의 30~50%에서 재발이 발생하며, 특히 3개월 이내에 재발하는 경우가 많다. 재발한 요로감염의 80%는 이전에 투여한 항균제에 내성을 획득한 다른 장내 세균에 의해 발생한다. 따라서 요로계의 해부학적 결함이 있거나 방광-요관역류가 있는 경우, 1년에 3회 이상 요로감염이 재발된 경우에는 6개월 이내의 예방적 항균 요법을 시행할 수 있다. TMP-SMX을 TMP 2 mg/kg 1일 1회 또는 TMP 5 mg/kg 1주 2회, nitrofurantoin 1~2 mg/kg를 매일 밤 1회, nalidixic acid 15 mg/kg 1일 2회, 또는 amoxicillin/clavulanate나 cephalosporins를 매일 밤 1회 투여할 수 있다.

7. 항균제의 부작용

소아에서 가장 흔하게 사용되는 항균제는 penicillin계 항균제이며, 따라서 이에 의한 부작용을 가장 많이 접하게 된다. Penicillin계 항균제의 부작용 중 소아에서 가장 빈번히 발생하는 것은 알레르기반응과 소화기장애이다. 알레르기반응을 예측하기 위해 피부 반응 검사를 시행하는데, 피부 반응 검사에 의해서도 심한 알레르기반응이 발생할 수 있으므로 이에 대처할 수 있는 장비와 인력을 갖춘

표 12. 소아에서 자주 사용되는 항균제의 부작용

항균제	흔한 부작용	드문 부작용
Penicillin	• 과민반응(피부 발진, ampicillin) • 소화기장애(ampicillin) • 용혈빈혈 • 정맥염 • 무균성 농양	• 아나필락시스 • 혈소판감소 • 간독성 • 신독성
Cephalosporin	• 설사(cefixime, cefopera-zone) • 주사 부위 통증 및 정맥염 • 저트롬빈혈증(cefaman-dole, moxalactam, cefo-perazone) • 과민반응	• 용혈 빈혈 • 간질신장염 • 간독성
Aminoglycoside	• 신부전(용량 및 투여 기간, 병용 약제와 연관) • 이독성(청력 및 평형 감각)	• 발열 • 피부 발진 • 시력 저하 • 과민반응
Macrolide	• 소화기장애 • 구내염 • 담즙 정체 간염 • 피부 발진	• 과민반응 • 용혈 빈혈 • 이독성
Clindamycin	• 소화기장애 • 피부 발진	• 혈액병 • 금속맛
Sulfonamide	• 과민반응 • 소화기장애 • 혈청병 • 루푸스, 결절다발동맥염	• 심근염 • 우울증 • 신경장애 • 골수 억제
Tetracycline	• 소화기장애 • 치아 착색 및 변형 • 음성 질소 평형 • 간독성 • 광민감반응	• 흡수장애 • 과민반응 • 시력 저하 • 뇌압 상승
Metronidazole	• 소화기장애 • 금속맛 • 두통 • 말초신경염 • 구내염 • 신경장애	• 경련 • 실조성 뇌염 • 배뇨 곤란 • 초조

상태에서 검사를 시행해야 한다. 또한, 이전 항균제 투여의 병력으로는 심각한 알레르기반응 여부를 예측할 수 없어 각 항균제 투여 이전에 반드시 반응 검사를 시행해야 한다. 피부 반응 검사는 이전에 동일한 항균제 투여 후 24시간 이내에 전신 반응 또는 두드러기양 반응을 보였던 경우와 1년 이내 피부 반응 검사에서 양성 결과를 보였던 경우에 양성일 가능성이 높다. 피부 반응 검사 결과 양성인 경우에는 항균제를 투여할 수 없으며, 피부 반응 검사에서 음성 결과를 보이더라도 심각한 부작용이 발생할 가능성은 남아 있으므로 항균제 치료시에는 신중한 투여와 투여 후 관찰이 필요하다. 만약 피부 반응 검사에서 양성 결과를 보인 항균제를 투여해야 한다면, 극소량부터 점차 용량을 올려가며 투여하는 탈감작 요법을 시행한 뒤 투여할 수 있다. 일반적으로 항균제에 알레르기반응을 보이는 경우 다른 항균제에 대해서도 알레르기반응을 보일 수 있으며, 아토피 성향이 있는 소아에서 약물에 대한 알레르기반응이 흔한 경향이 있다. 소아에서 자주 사용되는 항균제의 부작용을 표 12에 정리하였다.

▣ 참고문헌

1. American Academy of Pediatrics : Red book: 2015 Report of the Committee on infectious diseases. 30th ed, Elk Grove Village, IL, American Academy of Pediatrics, 2015.
2. Bradley JS, Nelson JD : 2015 Nelson's pediatric antimicrobial therapy. 21st ed, Elk Grove Village, IL, American Academy of Pediatrics, 2015.
3. Cherry JD, Harrison GJ, Kaplan SL, Steinbach WJ, Hotez PJ : Feigin and Cherry's textbook of pediatric infectious diseases. 7th ed, Philadelphia, PA, Elsevier, 2014.
4. Kang JH : Antibiotic treatment in pediatric primary care. J Korean Med Assoc 47: 1107-15, 2004.
5. Kuruvilla M, de la Morena MT : Antibiotic prophylaxis in primary immune deficiency disorders. J Allergy Clin Immunol Pract 1: 573-82, 2013.
6. Long SS, Pickering LK, Prober CG : Principles and practice of pediatric infectious diseases. 4th ed, Philadelphia, PA, Elsevier, 2012.

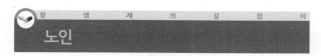

김창오 (연세대학교 의과대학 노년내과)

1. 서론

고령화에 따른 노인 환자의 급증으로 노인성 질환의 치료와 관리는 더욱 중요하게 되었다. 노인성 질환으로써 허혈성 심뇌혈관 질환이 중요하게 여겨질 수 있지만, 최근 통계에 따르면 상기 질환에 의한 사망률은 감소하고 있고 폐렴 및 패혈증 등 감염 질환에 의한 사망률은 오히려 지속적으로 증가하는 양상을 보여주고 있다. 그러므로 노인성 질환의 관리에서 감염 질환도 중요하게 고려해야한다. 한편 노화에 따른 생리적 변화와 면역력의 감소, 동반 질환 및 치료 약물의 상호작용 등 노인 환자의 감염 질환 치료에 중요한 영향을 주는 요소들은 매우 많다. 또한 노인 환자만의 특징적인 임상 경과가 있으며, 다른 연령층과 비교하여 노인 감염 질환의 치료 목적에서도 다른 차이가 있다. 따라서 노인에서의 감염 질환 치료는 이러한 다양한 요소들을 포괄적으로 고려하여 판단하도록 해야 한다.

2. 노인 감염 질환의 특징

노인에서 많이 발생하는 감염 질환으로는 요로감염증, 폐렴, 위장관염, 심내막염, 패혈증, 피부 및 피하조직의 감염 등이 있으며 또한 인공 기구의 사용이 늘어나면서 이와 연관된 감염 질환도 증가하고 있다. 원인균으로는 젊은 연령층에서 볼 수 있는 원인균보다 더욱 다양하고 많은 원인균을 볼 수가 있으며, 이에 따라 같은 감염 질환일지라도 원인균의 종류에서 차이가 날 수 있다.

타 연령층에 비하여 노인 환자에서 감염 질환이 발생하는데 영향을 끼치는 중요한 인자로써 동반질환의 유무, 환자의 면역 능력, 영양 및 사회경제적인 부문 등이 있으며, 정상적인 노화 자체도 감염 질환의 발생에 중요한 영향을 끼친다. 이들은 서로 연관성을 가지면서 복잡하게 작용을

하며, 진단 및 치료 경과에도 밀접한 영향을 끼친다.

노인 환자의 감염 질환은 대개 비전형적인 증상을 보이게 된다. 중증 질환으로 내원하여도 정신 착란 및 식욕 부진, 전신 쇠약 등 비특이적인 증상을 먼저 호소할 수 있다. 또한 심부전, 당뇨병 등과 같은 기저 질환의 악화가 동반되어 전형적인 감염 질환의 증상들이 더욱 모호하게 될 수 있다. 대표적인 증상인 발열의 예를 보더라도 노인 환자에서는 없는 경우가 많은데, 노인에서는 청장년에 비해 기저 체온이 37℃보다 낮게 유지되고 염증 자극에 대한 반응도 약하다. 이러한 이유로 발열기준이 다른 연령층에 비하여 보다 낮게 권고되고 있다. 장기 요양 시설에 거주하는 경우에는 노쇠한 노인환자들이 대다수이므로 이러한 기준을 더욱 고려해야 한다. 한편, 노인환자에서 백혈구 증가증이나 C-반응 단백질(C-reactive protein)의 증가는 각각 민감도와 특이도가 낮기 때문에 위음성 및 위양성의 가능성을 유념해야 한다. 노인 환자에서 자주 동반되는 인지 능력의 저하 및 간병인 등 간접적인 병력 청취 또한 신속한 감염 질환의 진단을 어렵게 할 수 있다.

치료 전략을 세우는 데 있어서도 다른 연령층과는 차이가 날 수밖에 없는데, 수술 등 침습적인 치료만이 아니라 항생제의 선택에 있어서도 연령 및 기능적 상태를 고려해야 한다. 노인 환자에서 치료결과가 좋지 못한 원인으로는 앞서 설명했듯이 비특이적인 증상의 호소와 진단의 어려움 등으로 치료가 늦어지기 때문이며, 또한 동반 질환의 영향 등으로 기대 여명이 제한되어 적극적으로 치료하기가 어렵기 때문이기도 하다. 그리고 노화에 따른 혈류의 감소로 항생제의 효과가 제대로 나타나지 못하는 경우도 있다.

3. 노인 환자의 항생제 사용

1) 노인에서의 약동학적 변화

노인에서는 생리적인 변화가 항상 뒤따르기 때문에 항생제를 비롯한 약물 처방에 주의를 요한다. 고령 및 동반 질환과 연관된 생리학적 변화로 약물의 분포, 대사, 분비 및 상호작용 등이 다르게 된다. 특히 약동력학 변화를 고려해야 하며 개인 간에 따른 차이도 유의해야 한다(표 1).

표 1. 노인에서의 약동학적 변화

	Physiologic change	Potential clinical implication
Absorption	Increase in gastric pH	Decreased absorption of pH-dependent drugs; increased absorption of acid-labile drugs
	Decreased absorptive surface and splanchnic blood flow	Decreased absorption
	Decreased gastrointestinal motility	Decreased or delayed absorption
Distribution	Increased body fat composition	Increased half-life of lipophilic drugs
	Decreased total body water	Increased concentrations of hydrophilic drugs
	Decreased serum albumin	Increased free concentrations of acidic drugs (e.g. penicillins, ceftriaxone and clindamycin)
Metabolism	Decreased hepatic blood flow	Decreased first-pass metabolism
	Decreased phase I (CYP450) activity	Increased half-life of drugs undergoing phase I metabolism
Elimination	Decreased renal blood flow and glomerular filtration flow	Increased half-life of renally eliminated drugs

(1) 약물의 흡수

정상 노화에 따른 흡수의 차이는 특별히 없으나, 위산 분비가 감소하게 되면 erythromycin이나 penicillin과 같은 산에 약한(acid-labile) 항생제들은 흡수가 증가하여 상대적으로 증가한 농도로 인하여 부작용이 일어날 수 있다. 이와 비슷하게 궤양이나 위식도 역류 치료제의 경우 항생제와 같이 처방되었을 때에 상기와 비슷한 현상이 나타날 수 있으므로 유의해야 한다.

(2) 약물의 분포

약물분포에 영향을 미치는 인자는 체내 수분의 감소, 지방층의 증가, 그리고 체내 단백 결합 능력의 감소를 들 수 있다. 연령의 증가와 더불어 체내 수분량이 15% 정도 감소할 수 있다. 또한 남성노인의 경우 18~33%, 여성 노인의 경우 33~48% 정도 지방층의 증가를 가져온다. 이러한 변화에 따라 지용성 및 수용성 항생제의 체내 분포에 영향을 줄 수 있으며, 특히 장기간 이뇨제의 복용은 체내 수분량이 더욱 감소하게 되고 이에 따라 수용성 항생제의 농도는 상대적으로 증가할 수 있다.

(3) 약물의 대사

간으로의 혈액량 감소, 간 용적 감소 및 간 내 대사 효소의 기능 저하로 macrolide 계열 항생제, azole 계열의 항진균제, 항바이러스제의 반감기가 길어질 수 있다.

(4) 약물의 배설

신기능의 저하로 인한 항생제 용량의 조절은 꼭 필요하다. 연령의 증가에 따라 신장 기능의 저하가 오는데 90세의 경우 20세보다 신장의 기능이 1/3 내지 1/2 정도 밖에 되지 않는다. 그리고 이러한 연령에 따른 신장 기능은 나이가 들수록 더욱 빠르게 저하된다. 따라서 노인에서의 정확한 신기능의 측정이 중요한데, 혈청 내 크레아티닌 농도는 연령의 증가에 따른 근육층의 감소로 중요성이 떨어지게 되어 크레아티닌청소율(calculated creatinine clearance) 등을 이용한 신사구체 여과율을 파악하는 것이 실제 항생제 처방에 도움이 된다.

2) 노인 감염질환에서의 항생제 치료

(1) 항생제 치료의 기본원칙

노인 감염성질환의 적절한 항생제 치료 원칙은 다음과 같다(표 2).

감염 질환에 따른 경험적 항생제 선택 및 투여의 기본 원칙은 연령에 상관없이 동일하다. 다만 치료 범위가 보다

표 2. 노인 감염 질환에서의 항생제 치료원칙

1. 노인 환자의 기능적 상태를 파악하고 감염 질환의 중증도 및 다제내성균의 발현 가능성을 고려하도록 한다.
2. 광범위한 치료 범위를 가진 항생제를 우선 선택하여 조기에 투여하도록 한다.
3. 약물 간의 상호작용 및 약물과 기저 질환의 상호작용을 예방하기 위하여 과거력 및 투약력을 고려하여 항생제를 선택한다.
4. 고령에 따른 약동학적 변화와 제지방(lean body mass)을 판단하여 항생제의 투여량을 적절히 조절해야 하고 가능한 최대치의 치료 효과가 나타날 수 있도록 한다.
5. 신장으로 배설되는 항생제의 경우 감소된 신장 기능에 맞추어 투여량이나 투여 횟수를 조절하도록 한다.
6. 환자의 임상적 경과 및 배양 검사 등으로 확인된 원인균을 고려하여 항생제의 단계를 낮추도록 한다.

넓은 항생제의 선택과 내원 후 4~8시간 이내의 조기 투여는 감염 질환의 치료 결과에 중요한 영향을 끼친다. 특히 항생제의 조기 투여는 사망률에 직접적인 영향을 끼치는 것으로 되어있다. 그리고 동반된 기저 질환과 약물 간의 상호작용을 꼭 고려해야 한다.

(2) 항생제의 용량 및 투여 경로 선택

노인 환자에서 항생제의 용량 및 투여 간격에 세심한 주의가 필요하지만, 기본적으로 항생제의 용량은 연령의 증가에 따라 큰 변화는 없다. 단순한 연령의 증가보다는 체중의 변화와 신장 기능의 변화가 더 중요하므로 이에 맞는 용량 및 투여 간격의 변화가 고려해야 한다. 즉 제지방과 크레아티닌청소율을 파악하는 것이 실제 항생제 처방에 도움이 된다.

항생제 투여 경로에 있어서도 정맥 투여가 선호되지만 정맥염이 생길 수가 있고, 섬망, 치매 등의 정신질환이 동반되어 있는 경우가 많기 때문에 혈관의 유지가 어려울 수 있다는 문제를 고려해야한다. 그러므로 실제 복용 여부를 확인해야 하는 단점이 있지만, 약물 흡수 등의 문제가 심각하지 않는다면 경구투여도 적극적으로 활용할 수 있다.

(3) 약물상호작용

노인 환자에서 흔히 사용하는 약물 중에서 항생제에 영향을 끼칠 수 있는 약물로는 warfarin, 이뇨제, 소화기계 약물, 부정맥 약물, 경구 혈당 저하제, theophylline, 제산제, digoxin 등이 있으며, 같이 사용하는 항생제와도 상

호작용이 발현할 수 있으므로 보다 세심한 주의가 필요하다. 구체적인 약물상호작용의 예를 보면 하단의 표 내용을 참고할 수 있는데, 이외에도 azole계 항진균제의 경우에도 다양한 약물들과의 상호작용에 의하여 예상치 못한 약물의 효능이 나타날 수 있으므로 이를 감안하여 치료하도록 한다(표 3). 이러한 변화와 부작용 가능성 때문에 노인 환자에서 항생제 외의 새로운 약물들을 시작할 때에는 보통 낮은 용량으로 천천히 시작하는 용법을 사용하게 된다. 하지만 항생제 치료에 있어서 이러한 용법은 적절하지 않다.

(4) 항생제 부작용

연령의 증가가 항생제 부작용에 어떠한 영향을 줄지에 대한 전향적인 연구가 많지 않아서 확실히 언급할 수 없지만, 노인 환자에서의 항생제 부작용을 살펴보면 주로 위장 관계와 관련된 부작용이 많으며 특히 설사 증상이 그 중 많은 것으로 되어있다. 다음은 젊은 연령층과 비교하여 노인에서 많이 볼 수 있는 항생제의 부작용들을 나열하였다(표 4).

(5) 약물의 복용 순응도

인지 능력의 저하, 약물에 대한 이해력 부족 및 감각기관의 저하로 인하여 약물 순응도가 청장년층에 비하여 떨어질 수 있으므로 이를 제대로 파악하고 있어야 한다. 특히 자의로 임상 경과를 판단하여 조기에 항생제를 끊거나, 또는 무분별하게 정해진 기간 이상 사용하는 경우도 있다. 한편 복용 순응도의 저하 때문에 하루 2회 이상의 복용법

표 3. 항생제와 타 약물 간의 상호작용

Antimicrobial class/agent (s)	Interacting agent (s)	Potential clinical effect
Aminoglycosides	Amphotericin B, cyclosporin, loop diretics, and vancomycin	Additive nephrotoxicity
Amoxicillin and ampicillin	Allopurinol	Rash
Fluoroquinolones	Pharmaceuticals containing aluminum, iron, magnesium; antacids; and sucralfate	Decreased absorption of fluoroquinolones
	Antiarrhytmics	Ventricular arrhythmia
Ciprofloxacin	Calcium supplemnets	Decreased absorption of ciprofloxacin
	Theophylline	Increased theophylline concentration
	Warfarin	Increased anticoagulant effect
Linezolid	Serotonergic agents (SSRIs, TCAs, and MAOIs)	Serotonin syndrome
Macrolides		
Azithromycin	Pharmaceuticals containing aluminum or magnesium	Decreased azithromycin absorption
Clarithromycin and erythromycin	Calcium channel blockers, HMG-CoA-reductase inhibitors, cyclosporine, digoxin, theophylline, and warfarin	Increased concentration of effect of interacting drug; increased concentration of macrolide (calcium channel blockers)
Metronidazole	Warfarin	Increased anticoagulant effect
Rifampin	Antacids	Decreased rifampin absorption
	Antiarrhythmics, benzodiazepines, clacium-channel blockers, corticosteroids, digoxin, enalapril, estrogens and/or progestins, methadone, phenytoin, tamoxifen, theophylline, valproate, voriconazole and warfarin	Decreased concentration or effect of interacting drug

HMG-CoA, hydroxymethylglutaryl-coenzyme A; MAOI, monoamine oxidase inhibitor; SSRI, selective serotonin reuptake inhibitor; TCA, tricyclic antidepressant.

은 가능한 권장하지 않는다. 그리고 농도 의존적인 항생제의 경우 이러한 약력학적인 특징이 치료에 반영하도록 해야 한다.

다음은 노인에서 유의해야 할 순응도 저하의 원인들이다.
① 처방전 복용법의 불이행 (예, 공복 또는 식전 1시간, 제산제 금기 등)
② 약물상호작용 발생에 대한 막연한 두려움
③ 관련이 없는 증상(예: 심계항진, 어지러움)으로 임의로 복용 방법 변경
④ 증상의 호전으로 임의로 복용 중단
⑤ 증상의 호전이 없어 임의로 복용 방법 변경
⑥ 개봉이 어려운 약물 저장 박스
⑦ 고가의 처방약물
⑧ 시청각 기능 저하
⑨ 인지 기능 저하

(6) 노인 감염 질환 치료의 특수한 상황

노쇠하거나 말기 상태의 노인 환자에서 항생제 치료는 윤리적으로 고려해야 할 부분이 있다. 기대 여명이 짧은

표 4. 노인에서 자주 관찰되는 항생제 부작용

Antimicrobial class/agent	Adverse event
Aminoglycosides	Nephrotoxicity and ototoxicity
Anti-tuberculosis	Hepatotoxicity
Isoniazid	Peripheral neuropathy
Rifampin	Red-orange discoloration of urine, tears, and sweat and drug interactions
β-Lactams	Diarrhea, drug fever, interstitial nephritis, rash, thrombocytopenia, anemia, and neutropenia
Carbapenems	Seizure
Clindamycin	Diarrhea and *Clostridium difficile*-associated colitis
Fluoroquinolones	Nausea, vomiting, CNS effects, decreased seizure threshold, and QT prolongation
Linezolid	Thrombocytopenia and anemia
Macrolides and azalides	Gastrointestinal intolerance, QT prolongation, and ototoxicity
Erythromycin and clarithromycin	Cholestatic hepatitis and drug interactions
Triazole antifungals	
Itraconazole and voriconazole	Gastrointestinal intolerance, hepatotoxicity, and drug interactions
Voriconazole	Photosensitivity and visual disturbances

노인 환자에서의 항생제 치료를 일반적인 치료의 일환으로 보존적 치료 단계 정도로 생각하는 경우가 많지만, 1998년 미국의학협회(American Medical Association)에서는 항생제 치료를 기계 호흡 환기법과 같은 생명 유지 요법에 해당한다고 명시하였다. 개별 상황이 워낙 다양하여 말기 노인환자의 항생제 치료 적응증에 대하여 일률적으로 제시하기가 어렵지만, 외국의 사전 의료 지시서(advanced directives)에도 수술 및 기계 호흡 환기법과 비슷한 단계의 생명 유지 요법으로써 항생제 치료의 의미를 판단하고 있다. 국내의 상황이 외국과는 많이 다르지만, 노인 환자의 증가로 이에 대한 문제 파악이 요구되며 국내 여건에 맞는 말기 노인 환자의 항생제 치료 수준에 대한 기준 마련이 필요하다.

■ **참고문헌**

1. 김창오. 노인환자의 감염. In: 대한감염학회. 감염학. 제2판. 서울:군자출판사. 2013.
2. Faulkner CM, Cox HL, Williamson JC. Unique aspects of antimicrobial use in older adults. Clin Infect Dis 40:997-1004, 2005.
3. Herring A, Williamson J. Principles of antimicrobial use in older adults. Clin Geriatr Med 23:481-97, 2007.
4. McCue JD. Antibiotic use in the elderly:Issues and Nonissues. Clin Infect Dis 28: 750-2, 1999.
5. Stalam M, Kaye D. Antibiotic agents in the elderly. Infect Dis Clin N Am 18:533-40, 2004.

CHAPTER 08

항생제 이상반응

김민자, 박대원 (고려대학교 의과대학 내과학교실)

의학이 발달함에 따라 진단 및 치료 목적으로 사용되는 약물의 사용도 증가하고 있다. 이에 따라 약물 이상반응(adverse reaction)도 증가하고 있다. 세계보건기구(WHO)에서는 질병의 예방, 진단, 치료 또는 생리 기능의 조절을 위해 적절한 투여 경로로 상용량을 투약했을 때 발생하는 인체에 유해하며 예상하지 못한 반응이 일어나는 것을 약물에 의한 이상반응으로 정의하고 있다. 약물 이상반응에는 알레르기, 독성(toxicity), 부작용(side effect, 副作用)이 포함된다. 알레르기는 약물에 대한 과민반응(hypersensitivity)으로 주로 IgE 매개 반응으로 약물 투여 후 곧 나타나는데, 아나필락시스, 기관지연축, 혈관부종이 있다. 비-IgE 매개 반응에는 용혈 빈혈, 혈소판감소증, 급성 간질신장염, 혈청병, 혈관염, 다형홍반, 스티븐스존스 증후군, 독성표피괴사용해증 등이 있다. 독성 반응은 약물 과량 투여 또는 약물 대사 속도 감소로 약물농도가 적정 이상으로 증가되어 나타나는 약리 작용으로 penicillin에 의한 신경독성이나 aminoglycoside에 의한 독성이 있다. 부작용은 약물의 여러 약리 작용 중 유익하지 않은 작용으로 예를 들면 erythromycin에 의한 소화불량을 들 수 있다. 이런 항생제 이상반응은 하나 이상의 장기 계통에 영향을 주어 증상이 나타난다. 대부분의 항

생제들은 사용량을 고려할 때 안전하지만, 어떤 것들은 생명을 위협하는 이상반응을 갖는다. 일반적으로 β-lactam 계열은 약물 이상반응의 빈도가 가장 적고 심각도가 가장 작다. 어떠한 항생제도 이상반응을 유발할 수 있으나, 같은 계열 내에서도 다른 항생제보다 특히 이상반응과 관련된 약제들이 있다. 임상 의사들은 개별 항생제와 관련된 이상반응뿐만 아니라 이상반응에 관련될 수 있는 항생제들에 대하여 숙지해야 하며, 특별한 항생제들과 관련된 장기들에 대하여도 익숙해져야 한다. 또한 치료 목적으로 항생제를 선택할 때에 선택할 항생제의 잠재적 이상반응의 빈도와 심각한 정도를 고려해야 한다.

계열별 및 개별 항생제의 이상반응

대부분의 항생제 관련 이상반응은 계열별 약제와 관련되어 있다기보다 개개의 약제와 관련되어 있다. 임상 의사들은 종종 이상반응이 발생한 경우 개별 약제로 생각하기보다는 계열별 이상반응으로 고려하는 경우가 있다. 예를 들어, 광과민반응은 tetracycline에서는 흔하지만 minocycline이나 doxycycline에서는 드물다. 유사한 예로

sparfloxacin은 역시 광과민성 이상반응의 흔한 유발 약제이지만 다른 quinolone의 경우 드문 것으로 되어 있다. 또한 β-lactam 항생제에 의한 약열은 같은 β-lactam 내에서도 중요한 차이가 있는데 penicillin 알레르기가 있는 환자에서 cephalosporin중에서도 cefoxitin이나 cefo-perazone의 경우 교차 반응이 덜 발생한다. Quinolone에 의한 약열의 경우에도 다른 약보다 ciprofloxacin과 trovafloxacin의 경우 더 흔하게 발생한다. 결론적으로 임상 의사들은 계열별 이상반응도 고려해야 하지만 약제 개개의 이상반응을 더 잘 파악하고 있어야 하며 그런 이상반응의 발생 가능성을 항상 고려해야만 한다. 현재까지 알려진 항생제 계열별 이상반응과 개별 항생제의 이상반응들을 표 1과 표 2에 정리하였다.

표 1. 항생제 계열에 따른 주요 이상반응

항생제 계열	이상반응
β-lactams Sulfonamides Quinolones	약열, 약물 발진
HIV* protease 저해제	지질 이상, 지방이상증, 고혈당. 당뇨병, 위장관 못 견딤
HIV NRT 저해제	지방이상증, 약물 발진, 젖산혈증, 간독성
HIV NNRT 저해제	약물 발진, 간독성
Macrolides	구역, 구토, 복부 불쾌감, 설사
Aminoglycosides	이독성, 신독성
β-lactams	프로트롬빈 시간/INR 연장
항슈도모나스 penicillins	혈소판 응집 장애

*HIV = human immunodeficiency virus; INR = international normalized ratio; NRT= nucleoside reverse transcriptase; NNRT= non-nucleoside reverse transcriptase

표 2. 개별 항생제의 특이적 이상반응

이상반응	유발 약제	동일 계열 중에서 유발 잠재성 적거나 없는 약제
발작	Imipenem Ciprofloxacin Trovaflovacin	Meropenem Ofloxacin Levofloxacin, Gatifloxacin, Moxifloxacin
광과민반응	Tetracycline Sparfloxacin	Doxycycline, Minocycline Ciprofloxacin, Ofloxacin, Levofloxacin, Gatifloxacin, Moxifloxacin
QT 간격 연장(≧ 500 ms)	Sparfloxacin	Levofloxacin, Ciprofloxacin, Ofloxacin, Gatifloxacin
힘줄염, 힘줄파열	Ciprofloxacin	Ofloxacin, Levofloxacin, Gatifloxacin, Moxifloxacin
간염 (SGOT/SGPT‡ 상승)	Trovafloxacin Grepafloxacin INH	Ciprofloxacin, Ofloxacin, Levofloxacin, Gatifloxacin, Moxifloxacin Ethambutol, Rifampin*, Cycloserine, Ethionamide, Pyrazinamide†
급성 췌장염	Trovafloxacin	Ciprofloxacin, Ofloxacin, Levofloxacin, Gatifloxacin, Moxifloxacin
간질성 신염	Oxacillin	Nafcillin
프로트롬빈 시간/INR연장	Trovafloxacin Temafloxacin	Ciprofloxacin, Ofloxacin, Levofloxacin, Gatifloxacin, Moxifloxacin
임상적 출혈	Moxalactam	Cefotaxime, Ceftizoxime, Cefoperazone, Ceftazidime, Cefepime
C. difficile 관련없는 설사	Trovafloxacin	Ciprofloxacin, Ofloxacin, Levofloxacin, Gatifloxacin, Moxifloxacin
Penicillin 아나필락시스 반응	β-lactams	Aztreonam, Imipenem, Meropenem

* Rifampin은 INH에 의한 간염을 악화시킬 수 있으며, 2개월 이상 pyrazinamide와 동시 투여되는 경우 간염을 유발할 수 있다.

† Pyrazinamide는 25 mg/kg/day 이하의 용량에서는 드물게, 고위험군(간질환의 기왕력, 60세 이상, 다른 간독성 유발 약제와 동시 투여하는 경우)에서는 간염 위험이 높다.

‡ SGOT/SGPT = Serum glutamic-oxaloacetic transaminase/serum glutamic-pyruvic transaminase

혈액학적 이상반응

항생제에 의한 혈액학적 이상반응이 표 3에 정리되어 있다.

1. 백혈구감소증과 혈소판감소증

혈액학적 이상반응은 다양한 항생제들에 의하여 흔히 발생하며, 빈혈, 호중구감소증, 혈소판감소증 등의 독립적 혈구감소증과 범혈구감소증(pancytopenia)의 형태로 나타날 수 있다. 그 중에서도 백혈구감소증과 혈소판감소증이

항생제 치료와 관련하여 가장 흔히 발생하며, β−lactam 제제나 trimethoprim/sulfamethoxazole (TMP/SMX)의 sulfamethoxazole 성분이 가장 흔한 원인으로 알려져 있다. 그 외에 vancomycin, macrolides, clindamycin, chloramphenicol, flucytosine, amphotericin B 등은 백혈구감소증을 유발할 수 있다. 그 외 빈혈과 범혈구감소증은 드물게 발생한다. 중증의 호중구감소증은 β−lactam 제제를 10일 이상 투여하거나 고용량을 투여하거나 또는 심한 간기능 이상이 있는 경우 투여 환자의 5~15%에서 발생할 수 있다.

표 **3.** 항생제에 의한 혈액학적 이상반응

이상반응	흔한 약제	덜 흔한 약제	비고
호중구감소증	β-lactams, Flucytosine, Pyrimethamine, TMP/SMX, AZT, Vancomycin	Quinolones, Indinavir, Lamivudine(3TC), ddI, ddC, Dapsone, Ganciclovir, Griseofulvin, Capreomycin, Chloramphenicol, Aztreonam, Imipenem, Amantadine, Piperacillin/Tazobactam	• β-lactam과 항HIV 약물들은 가장 흔하게 호중구감소증을 유발한다. 백혈구는 약물을 중단한 후 급속히 정상으로 회복된다. • Penicillin은 cephalosporin보다 더 자주 백혈구 감소를 유발한다.
빈혈			
비용혈성 빈혈	Chloramphenicol, Amphotericin B	AZT, Ganciclovir, Indinavir, Ribavirin, Adefovir	• Chloramphenicol에 의한 빈혈은 용량과 관련된다. 빈혈은 chloramphenicol 골수 억제의 초기 징후이며, 약물을 중단하면 가역적이며, 재생불량성빈혈의 전구는 아니다. • Amphotericin B에 의한 빈혈은 erythropoietin 방해에 기인한다.
자가면역용혈빈혈	β-lactams	TMP/SMX, INH, Indinavir, Ceftriaxone	• 임상적으로 드물게 cephalosporin에 기인한다.
G6PD 용혈빈혈	Sulfonamides, Nalidixic acid	Primaquine, Dapsone, TMP/SMX, Nitrofurantoin, β-lactams	
철적모구빈혈	INH	Pyrazinamide	
거대적혈모구빈혈	TMP/SMX		• TMP는 엽산 대항제이며, 거대적혈모구빈혈을 유발할 수 있다.
재생불량빈혈	Chloramphenicol		• Chloramphenicol에 의한 재생불량성빈혈은 한 번 투여에도 유발될 수 있으며, 정맥 투여 시에는 유발되지 않으나 경구, 직장, 국소적 투여로 유발될 수 있다.
호산구증가증	TMP/SMX, β-lactams	Fosfomycin, Nevirapine	• 약열을 유발하는 어떠한 항생제 (pentamidine 제외)도 호산구증가증을 유발할 수 있다.

표 3. 항생제에 의한 혈액학적 이상반응(계속)

이상반응	흔한 약제	덜 흔한 약제	비고
혈소판감소증	β-lactams, TMP/SMX, Flucytosine, Linezolid	Pyrimethamine, Ganciclovir, AZT, Chloramphenicol	• 혈소판수는 약물을 중단한 후 급속히 정상으로 돌아온다. • 약물 유발 혈소판감소증의 경우 약물 중단 후 반응성 혈소판 증가증을 보인다.
범혈구감소증	Chloramphenicol	TMP/SMX, ddI, Linezolid	• Chloramphenicol 관련성이면서 용량 관련 골수억제는 적혈구 감소증에 이어 백혈구감소증을 유발하고, 최종적으로 혈소판감소증을 유발한다. • 범혈구감소증은 장기간 chloramphenicol 사용 시에 약물 용량과 관련되는 가역적 이상반응이다. • Linezolid는 2주 이상 투여 받은 환자에서 범혈구감소증을 유발할 수 있다.
혈소판 응집 장애	Antipseudomonal penicillins, Moxalactam	Cetriaxone	• 항슈도모나스 penicillin (carbenicillin 30 g/일)의 용량 의존성 이상반응은 저용량을 투여하는 ticarcillin, azlocillin, mezlocillin, piperacillin에서는 임상적 의의가 적다.
임상적 출혈	Moxalactam, Temafloxacin	Carbenicillin	• 임상적 출혈은 MTT 결사슬과 관련이 없다. • Cefamandol, cefotetan, cefoperazone은 출혈을 유발하지 않는다. • 임상적 출혈은 질환의 중증도와 관련있다(예, cefoxitin을 투여받는 중환자실 환자).
INR /프로트롬빈 시간 연장	Trovafloxacin	β-lactams	• INR과 저프로트롬빈혈증은 trovafloxacin, cefoperazone, cefotetan과 관련이 있다.

AZT=azidothymidine; ddI=dideoxyinosine; ddC =dideoxycytidine; G6PD = glucose-6-phosphate dehydrogenase

2. 빈혈

항생제 관련 빈혈의 기전은 항생제에 따라 다양하다. 예를 들면, β-lactam 제제의 경우 자가면역용혈빈혈을 유발할 수 있으며 TMP/SMX은 엽산 결핍에 의한 거대적혈모구 빈혈을 유발할 수 있다. Chloramphenicol의 경우 비가역적인 재생불량빈혈을 일으킬 수 있는데 이는 용량과 무관하게 발생하며, 투여 경로에 따라 경구, 직장, 국소 혹은, 근육으로 투여 시에 발생하고 정맥 투여로는 발생하지 않는다.

3. 면역성 혈소판 기능장애

항슈도모나스 penicillin은 혈소판기능장애를 유발할 수 있는데, 이는 용량과 관련 있으며, carbenicillin과 같은 고용량(30 g/일) 투여에서 흔히 발생하며, 상대적으로 저용량을 사용하는 azlocillin, mezlocillin, piperacillin, ticarcillin 등에서는 덜 발생한다. Oxazolidinone계 항생제인 linezolid도 대표적인 혈소판감소증을 유발할 수 있는 항생제이다. 4주이상 사용 시 약 7%에서 혈소판감소증이 발생할 수 있다.

4. 임상적 출혈

Moxalactam은 임상적 출혈을 유발하며, 기전은 vitamin K 의존성 응고인자들의 합성 장애와 혈소판 기능장애에 의한다. 많은 항생제들 특히 β-lactam 제제들이 같은 기전으로 프로트롬빈 시간 연장과 International normalization ratio (INR)을 상승시키며, quinolone 중에서는 유일하게 trovafloxacin이 출혈 이상반응을 보인다. 이러한 출혈 이상반응은 이전에는 β-lactam 제제의 methyltetrathiozole (MTT)의 곁사슬(side chain) 구조가 관련이 있는 것으로 알려졌고, MTT 곁사슬 구조는 출혈 가능성의 한 표지자로 여겨왔다. 그러나 MTT 곁사슬 구조를 갖는 cephalosporin 제제로서 cefamandole, cefoperazone, cefotetan은 임상적 출혈을 유발하지 않았다. 이후 연구에서 임상적 출혈 이상반응은 MTT 곁사슬과 같은 항생제의 특정 구조보다는 질환의 중증도와 관련이 있다고 밝혀졌다. 프로트롬빈 시간 연장과 INR 상승은 관련 항생제를 중단하거나 매주 일회 vitamin K를 근육주사하면 재빨리 정상화된다.

과민반응(hypersensitivity)

항생제에 의한 과민성 반응은 표 4과 표 5에 정리되어 있다.

1. 약열

약열은 가장 흔한 항생제 매개 과민성 반응이다. 입원 환자에서 발생하는 설명이 되지 않는 발열의 10~15%가 약열로 보고된 바 있다. 어떤 항생제에 의하여도 유발될 수 있으나, β-lactam이나 TMP/SMX의 sulfamethoxazole이 흔한 원인이며, 항진균제, 항바이러스제, 항기생충제 등에 의해서도 발생할 수 있다. 약열은 발진을 동반하지 않은 발열을 의미하며, 간에서 매개되는 약물에 대한 과민반응으로 경미한 혈청 아미노 전이 효소의 일과성 상승을 보인다.

약열의 대부분이 항생제에 의하여 매개된다고 여기는 것은 흔한 잘못된 개념이다. 대부분의 약열은 많은 비항생제 약물에 의하여 유발되며, 특히 이뇨제, 배변완화제, 항경련제, 항부정맥제, 진정제, 항고혈압제, 진통제 등에 의

해서 발생한다. 그러므로 발열의 원인으로 이러한 약제들을 먼저 배제할 수 있다면 그 다음으로 항생제를 원인으로 고려할 수 있으며, 약열의 빈도가 높은 개별 항생제들에 대하여 숙지하고 있어야 한다.

약열의 검사실적 소견은 감염을 제시하는 양상을 보일 수 있다(예: 백혈구 증가와 좌방 이동). 호산구가 흔히 관찰되지만 호산구증가증은 덜 흔하다. 약열의 진단은 원인을 알 수 없는 열이 있으면서 혈액 배양 검사가 음성이며, 다른 원인을 배제한 환자에서 반드시 고려되어야 한다. 약열은 38.9℃와 41℃ 사이의 발열과 상대적 서맥을 특징적으로 보인다. 상대적 서맥은 체온이 38.9℃가 넘는 환자에서 일정하게 관찰되는 소견이며, 해열제를 사용하지 않는다면 오한을 수반하지 않는다. 환자 상태는 발열 정도에 비하여 비교적 양호하다. 약열의 진단은 원인 약제를 제거한 후 체온이 하강하는 것을 관찰함으로써 확진할 수 있으며, 발진이 동반되지 않는 경우 약을 끊은 후 72 시간 이내에 거의 정상 체온으로 떨어진다. 약열이 있는 환자에서 원인 약을 계속 투여하는 경우 발진이 수반될 수 있다.

약열의 임상적 특징은 다음과 같다.

1) 병력

많은 환자에서 아토피의 병력이 있다.

수일에서 수 년까지 약열을 유발하는 약제에 감작되어 있다.

2) 징후

체온은 38.9℃도 혹은 41℃ 이상, 그러나 대부분의 경우 38.9~40℃ 사이를 보이며, 38.9℃ 이상의 발열에도 상대적 서맥이 관찰되고, 발열에 비해 환자의 상태가 좋다.

3) 상대적 서맥의 정의

베타차단제를 사용하지 않은 상태이며, 부정맥, 2도 내지 3도의 방실 차단, 심박동 리듬 등이 없어야 한다. 상대적 서맥을 일으킬 수 있는 다른 질환이 배제가 되어야 한다[예: 레지오넬라증, 앵무새병, 큐열, 장티푸스, 발진티푸스, 말라리아, 바베시아증, 렙토스피라병, 황열, 뎅기열,

로키산 홍반열, 중추신경계 병변, 림프종, 인위열(factitious fever)].

체온-맥박의 정상적인 관계는 다음과 같다.

- 체온 38.9℃-맥박 110회/분
- 체온 39.5℃-맥박 120회/분
- 체온 40.0℃-맥박 130회/분
- 체온 40.6℃-맥박 140회/분
- 체온 41.1℃-맥박 150회/분

4) 검사실 소견

(1) 백혈구증가증(대개 좌방 이동)

(2) 호산구가 말초혈액에 대부분 관찰되며, 호산구증가증은 20% 이내로 흔하지 않다.

(3) 대부분에서 적혈구 침강 속도가 대개 40~60 mm/hr 정도로 상승한다. 그러나 100 mm/hr 이상도 가능하다.

(4) 초기에 일과성으로 혈청 아미노 전이 효소가 정상의 2배 이내의 상승을 보이며, 환자의 90%에서 관찰된다.

약열을 흔히 유발하는 약제에는 asparaginase, barbitrates, methyldopa, penicillins, cephalosporins, phenytoin, procainamide, quinidine, sulfonamide(sulfa를 포함하는 완하제), 이뇨제, 마약, 수면제, allopurinol, azathioprine, hydralazine, iodoides, isoniazid, 비스테로이드성 소염제, 베타 차단제, 안지오텐신전환효소 억제제가 포함되며, 드물게 약열을 유발하는 약제에는 aminoglycoside, macrolide, tetracycline, clindamycin, chloramphenicol, quinolone, vancomycin, linezolid가 포함된다.

2. 약물 발진

약물 발진은 약열을 유발하는 모든 약에 의하여 발생할 수 있다. 특히 항생제 중에서는 약열의 경우에서와 같이 β-lactam 항생제나 TMP/SMX의 sulfamethoxazole이 가장 흔한 원인으로 알려져 있다. 약물 발진은 약제 과민반응의 피부소견으로 약열과 마찬가지로 항생제보다 다른 약물들에 의해 발생했을 가능성을 먼저 배제해야 한다. 급성 약물 발진의 경우 임상 및 검사실 소견의 특징은 약열의 경우와 같다. 약물 발진은 전신성이거나 혹은 손바닥과 발바닥을 침범할 수 있다. 피부 소견은 반구진 발진에서 스티븐스존슨증후군(Stevens-Johnson syndrome)에까지 다양하게 나타날 수 있고, 출혈반 양상을 나타낼 수 있으며, 거의 모든 경우 임상 경과에 따라 소양증이 동반된다. 접촉성 피부염에 의한 반구진 발진과 감별 점으로는 접촉성 피부염의 경우 특정 부위에 국한된 발진을 보이며, 전신성이 아니며, 약열이나 약물 발진의 임상적 특징을 보이지 않는다.

레드맨 증후군(red man syndrome)은 vancomycin을 빠르게 주입하였을 때 발생하는 히스타민 매개 반응이며, vancomycin에 의한 진정한 알레르기반응은 아니다. 따라서 천천히 혈관 내로 투여 시 이 반응을 최소화하거나 없앨 수 있다.

3. 아나필락시스

항생제 중에서 β-lactam이 가장 빈번하게 아나필락시스 반응을 유발할 수 있으며, 항TMP/SMX의 sulfamethoxazole도 역시 항생제 관련 아나필락시스 반응의 흔한 원인이다.

Monobactam은 구조적으로 β-lactam과 유사하지만 β-lactam이 아니므로 aztreonam은 penicillin에 대하여 아나필락시스 반응을 보이는 환자에서 안전하게 사용할 수 있다.

4. 혈청병

혈청병(serum sickness)은 많은 약에서 발생할 수 있고 항생제 중에서는 대개 β-lactam이 원인이다. 혈청병 증상은 대개 원인 약물에 노출된 후 2주째에 발생하며, 비특이적인 전신 증상으로 미열, 관절통, 근육통이 동반된다. 다른 원인 질환들의 가능성을 배제한 환자에서 혈청 보체의 감소를 증명함으로써 확진한다.

5. 광민감 반응

광민감 반응은 tetracycline와 sparfloxacin에서 흔히 발생하며, 드물게 minocycline이나 doxycycline, 그리고 다른 fluoroquinolone에서는 드물다. Perfloxacin과 lomefloxacin은 드물게 광민감 반응을 유발한다. Sparfloxacin의 경우 투여 중단 후 1주째에 나타날 수 있으므로 적어도 투약 중단 후 일주일 동안 직사광선을 피하는 것이 좋다.

6. 약물 유발 전신홍반루프스

항생제는 드물게 약물 유발 전신홍반루푸스의 비교적

드문 요인으로 특히 minocycline, INH, nitrofurantoin, griseofulvin 등이 원인으로 알려져 있다.

신경 독성 이상반응

항생제는 다양한 신경학적 이상반응을 일으킬 수 있으며, 심각한 이상반응에는 뇌염, 발작, 신경근육 차단과 근육 강직이 있다(표 6).

1. 뇌병증

뇌병증은 trovafloxacin의 빈번한 이상반응이며, clarithromycin과 관련되어 보고된 바 있다. 항생제 이외의 약물에 의한 경우에서와 마찬가지로 항생제를 중단하면 빠르게 호전된다.

표 4. 항생제에 의한 과민성 반응

이상반응	흔한 약제	덜 흔한 약제	비고
약열	β-lactams, Sulfonamides (TMP/SMX)	Antivirals, Antifungals, Antiparasitics, Quinolones	• TMP/SMZ의 TMP 성분은 알레르기반응과 관련이 없으며, 오로지 sulfamethoxazole에 기인한다. • Quinolone은 약열의 드문 원인이지만, ciprofloxacin과 trovafloxacin 은 자주 약열을 유발한다.
약물 발진	β-lactams, Sulfonamides (TMP/SMX)	Quinolones, Delavirdine, Nevirapine, Efavirenz	• β-lactam에 대한 피부 발진은 종종 융기된 구진을 나타낸다. • Cephalosporin에 알레르기를 보이는 환자는 cefoxitin이나 cefoperazone과 교차 반응이 보다 적게 일어난다. • Aztreonam은 penicillin 알레르기 환자에서 안전하게 사용할 수 있다.
아나필락시스	β-lactams	TMP/SMX	• Aztreonam은 교차 반응을 보이지 않으므로 β-lactam에 아나필락시스 반응을 보이는 환자에서 사용할 수 있다.
다형성홍반, 스티븐스존슨 증후군	Sulfonamides (TMP/SMX)	β-lactams, Efavirenz, Delavirdine, Nevirapine	• Sulfonamide는 다형성 홍반의 가장 흔한 항생제 원인이다.
약물 유발 전신홍반루푸스	INH, Minocycline	Nitrofurantoin, Grieseofulvin	• 약물 유발 전신홍반루푸스는 중추신경계와 신장을 침범하지 않는다.
광독성 반응	Tetracycline, Sparfloxacin	Pyrazinamide, Pefloxacin, Lomefloxacin, Grieseofulvin, Chloroquine, Primaquine	• Doxycycline과 minocycline은 드물게 광과민반응을 유발한다. • Sparfloxacin에 의한 광독성 반응은 약을 중단한지 수일 후에 발생할 수 있다.
혈청병	β-lactams	Any antibiotic	• 대개의 경우 약을 끊은 후 2주에 발생한다. 혈청병 반응은 발열과 관절통의 특징을 보인다.

표 5. 개별 항생제 혹은 항생제 계열별에 따른 다양한 과민반응

항생제	과민반응
Penicillins	두드러기, 혈관부종, 아나필락시스, 반구진성 발진, 탈락피부염, 소포성 발진, 다형 홍반, 스티븐스존슨 증후군, 독성 표피 괴사용해, 혈청병 유사 반응, 혈관염, 혈구감소증
Cephalosporins	두드러기, 혈관부종, 아나필락시스, 반구진성 발진, 다형홍반, 스티븐스존슨증후군, 독성 표피 괴사용해, 콩팥 기능장애, 독소 콩팥병증, 간기능장애, 재생불량빈혈, 용혈성 빈혈
Sulfonamides	두드러기, 혈관부종, 아나필락시스, 반구진성 발진, 탈락 피부염, 다형 홍반, 스티븐스존슨 증후군, 독성 표피 괴사용해, 알레르기성 심근염, 결절 동맥 주위염, 혈청병 유사 반응, 광과민반응
Macrolides	두드러기, 혈관부종, 아나필락시스, 경한 피부 발진, 광민감성, 스티븐스존슨 증후군, 독성 표피 괴사용해
Fluoroquinolones	두드러기, 혈관부종, 가려움증, 광과민성, 홍조, 열, 오한, 결절 홍반, 아나필락시스, 과다 색소 침착
Tetracyclines	두드러기, 혈관부종, 아나필락시스, 심장막염, 다발성 관절통, 전신 홍반 루푸스의 악화, 호산구 증가성 폐침윤
Vancomycin	아나필락시스, 약열, 호산구증가증, 발진(탈락 피부염 포함), 스티븐스존슨 증후군, 독성 표피 괴사용해, 혈관염

2. 발작

항생제 관련 발작(seizure)은 보통 ciprofloxacin, imipenem, trovafloxacin에 기인한다. 다양한 약물에 의하여 발작이 발생할 수 있으나 드물다. 항생제에 의한 발작 유발은 환자의 발작 문턱값(threshold)과 중추신경계 수용에 대한 약물의 신경 흥분 효과에 좌우된다. 비록 ciprofloxacin, imipenem, trovafloxacin은 고농도에서 혈액-뇌장벽(blood-brain barrier)을 통과하지 않음에도 불구하고 발작을 유발함이 알려졌다. 발작은 원인 약물을 중단하면 바로 소실된다. Levofloxacin이나 meropenem은 발작 유발 경향이 드물다.

3. 신경 근육 차단

신경 근육 차단은 aminoglycoside 계열 항생제를 폐에 분무 형태나 복강 세척과 같이 다량이 흡수되는 경우 발생할 수 있으며 증상은 약물 투여 후 곧 발생하는 급성 마비와 호흡 곤란으로 발현된다. 이런 경우 일시적인 호흡 정지를 유발하므로 정상으로 회복될 때까지 인공호흡기를 필요로 한다.

4. 말초신경병증

말초신경병증(peripheral neuropathy)은 INH, griseofulvin, cycloserine이 흔히 관련되어 발생할 수 있으며, INH에 의한 신경병증을 예방하기 위하여 항결핵제 처방에 INH와 함께 pyridoxine을 같이 투여할 수 있다. 또한 신기능 저하 환자에서 장기간 고용량으로 nitrofurantoin 치료 시에 발생할 수 있다.

5. 근육 경련, 근육통

근육 경련과 강직은 전통적으로 amantadine 사용과 관련하여 보고되었으며, amantadine의 파킨슨병양 증후군은 노인에서 가장 흔하게 발생하며, 용량을 감소함으로써 증상을 경감하거나 예방할 수 있다. Trovafloxacin은 독립적으로 전신의 근육 경련 혹은 강직을 유발할 수 있고, quinupristin/dalfopristin은 흔하지 않지만 장애가 되는 동통성 근육통을 유발시킨다.

6. 이독성

이독성(ototoxicity)은 가장 흔하게 aminoglycoside나 비경구적 erythromycin 투여 시 발생한다. 이독성은 달

표 6. 신경계 이상반응

이상반응	흔한 약제	덜 흔한 약제	비고
두통	TMP/SMX, Cycloserine	Erythromycin, Clarithromycin, Itraconazole, Azithromycin, Griseofulvin, Delavirdine, Saquinavir, Abacavir, Efavirenz, Foscarnet, Polymyxin B	TMP/SMX은 두통 혹은 무균성 수막염을 일으킬 수 있다.
무균성 수막염	TMP/SMX	Trovafloxacin	• TMP/SMX은 무균성 수막염을 유발하나 종종 간과된다. • Trovafloxacin은 경부의 근육 연축을 유발하여 뇌막 자극 증상을 보인다.
뇌병증	Trovafloxacin, Clarithromycin	Cycloserine, Foscarnet, Ethambutol, Amantadine, Ethionamide, Ganciclovir, Polymyxin B	• Trovafloxacin의 중추신경계 이상반응은 정신 혼돈, 뇌병증을 유발하고 약물 중단 시 증상이 없어진다.
신경흥분 증상	Ciprofloxacin	Cycloserine, Ofloxacin	• 신경 흥분 작용은 저녁보다 아침에 약을 복용함으로써 최소화할 수 있다.
발작	Ciprofloxacin, Imipenem, Trovafloxacin, Cycloserine, Acyclovir, Valacyclovir, Famciclovir	Amantadine, Rifampin, Foscarnet, Ganciclovir, Metronidazole, TMP/SMX, Nalidixic acid, Erythromycin	• 항생제에 의한 발작은 ciprofloxacin, imipenem, travafloxacin에 의하여 가장 흔히 발생한다. • Levofloxacin과 meropenem은 발작 유발이 드물다.
소뇌조화운동불능	Metronidazole, Amantadine	TMP/SMX, Nitrofurantoin, Nalidixic acid, Polymyxin B	• 약물을 중단하면 소실된다.
근육무력증후군, 신경 근육 차단	Aminoglycosides, Capreomycin	Polymyxin B, Clindamycin, Erythromycin	• Aminoglycoside와 polymyxin B를 폐에 흡입 투여 시 발생할 수 있으며, clindamycin을 복강세척에 사용할 때도 발생할 수 있다. • 약물 투여를 중단하면 소실된다. • 근육 신경 차단은 신경 근육 전도를 방해하는 약제가 대량 흡수되면 발생한다.
우울증	Cycloserine	Ethionamide	• 약물 투여를 중단하면 소실된다.
정신병	Foscarnet, Ethionamides, Efavirenz	Trovafloxacin, Amprenavir	• 약물 투여를 중단하면 소실된다.
거짓 뇌종양 (양성 두개 내 압상승)	Tetracycline		
말초신경병증	INH, Griseofulvin, Cycloserine, Trovafloxacin	Nitrofurantoin, Ethionamide, Polymyxin, Ethambutol, Metronidazole, Foscarnet, d4T, Lamivudine(3TC), ddI, AZT	• INH 유발 말초신경염은 pyridoxine을 투여하여 예방할 수 있다. • Nitrofurantoin에 의한 말초 신경염은 신기능부전 환자에서 장기간 고용량으로 투여시 유발되며 영구적이다.
근육 떨림, 경직	Amantadine, Trovafloxacin, Foscarnet	Ganciclovir	• 파킨슨병 증상은 약제를 중단하면 가역적이다.
심한 근육통	Quinupristin/dalfopristin		• 비록 심한 근육통은 흔하지 않으나 근육통은 지속적이며 매우 아프다.

표 6. 신경계 이상반응(계속)

이상반응	흔한 약제	덜 흔한 약제	비고
이독성 (달팽이관성 난청)	Aminoglycosides, Erythromycin	Vancomycin, Capreomycin, Viomycin	• Erythromycin에 의한 청각소실은 정맥주사를 급속히 투여할 때 발생한다. • Aminoglycoside관련 달팽이관성 청각소실은 대개 비가역적이다. • Aminoglycoside에 의한 청각소실은 매우 높은 혈중 최고 농도가 장기간 유지될 때 발생한다.
어지러움증 (전정기관성)	Minocycline, Streptomycin	Aminoglycosides, Efavirenz, Abacavir	• Minocycline에 의한 전정기관 독성은 약제의 높은 지용성과 전정기관 세포 내의 높은 농도에 기인한다. • Aminoglycoside중에서 streptomycin이 가장 이독성이 높다.
실명	Ethambutol	Chloroquine, Ganciclovir	• Ganciclovir는 망막 박리를 유발할 수 있다. • Ethambutol은 색맹을 유발할 수 있다. • Ethambutol은 고용량에서 용량에 따라 시력 저하를 유발하며, 1일 투여량이 15 mg/kg 미만에서는 발생하지 않는다. • Ethambutol은 중추성 암점(central scotoma)을 유발할 수 있다.
삼킴곤란	Indinavir	Amprenavir	
입 주위 감각이상	Amprenavir		• 약물 투여를 중단하면 가역적이다.

AZT=azidothymidine, zidovudine; ddI=dideoxyinosine, didanosine; d4T=stavudine

팽이관 이상에 의한 청력소실과 전정기관 이상에 의한 어지럼증으로 구분되며, aminoglycoside의 경우 대부분 이 두 가지가 모두 관련된다. 달팽이관 독성으로 인한 청력소실은 비가역적이며, 장기간 혈중 aminoglycoside 농도가 높게 유지된 경우에 발생한다. 또한 청력소실은 erythromycin을 정맥 내로 급속히 주입하는 경우 발생할 수 있다. 반면 어지럼증 혹은 전정기관 독성은 minocycline과 관련되는데 이는 minocycline의 높은 지질 용해성으로 전정기관 세포 내에서 높은 농도에 의하며, 대개의 경우 약을 중단 후 2~3일 이내에 증상이 소실된다.

7. 실명

항생제와 연관된 실명은 드문 이상반응이며, ethambutol의 경우 대개 시력저하를 유발하는데 실명으로 이어질 수 있다. Ethambutol의 시신경 독성은 항결핵제 처방에서 ethambutol 용량을 25 mg/kg 혹은 그 이상 용량을 투여하는 경우 발생할 수 있으며, 15 mg/kg 이하로 투여 시에는 발생하지 않는다. Ethambutol을 처방 받는 환자는 기저 안질환이 있는 경우를 제외하고는 보통은 연속적인 안과 검사를 필요로 하지 않으나 독서 혹은 신문을 읽을 때 시력 변화를 느낌으로써 시력 독성을 선별할 수 있으며, 이 경우 정밀한 안과 검사를 받아야 한다.

호흡기계 이상반응

항생제에 의한 호흡기계 이상반응은 드물게 발생하며(표 7), 대부분 항생제 이외의 약물이 원인이다.

표 7. 항생제에 의한 호흡기계 이상반응

이상반응	흔한 약제	덜 흔한 약제	비고
급성 폐반응			
폐침윤, 급성 호흡부전	Nitrofurantoin	Amphotericin B	• 급성 폐반응이 만성 반응보다 흔하며, 발열, 흉수, 이동성 폐 혹은 말초 호산구 증가의 특징을 보인다. 급성 폐반응은 약물을 중단하면 신속하게 소실된다. • Amphotericin B는 백혈구 감소 환자에서 급성 폐침윤을 유발할 수 있다.
만성 폐반응			
폐섬유화	Nitrofurantoin	Sulfonamides	• 신부전 환자에서 고용량의 nitrofurantoin이 연장될 때 드물게 폐섬유화를 유발할 수 있다. • Nitrofurantoin에 의한 만성적 폐독성은 비가역적이다. • 발열, 말초 호산구 증가, 흉수는 만성 폐반응의 특성이 아니다.
독감 유사 증상	Rifampin	Abacavir, Efavirenz	• Rifampin을 중단하였을 때 즉각적으로 사라진다.
흉수	Nitrofurantoin		• 약물 유발 전신 홍반 루푸스를 일으키는 항생제는 흉수를 유발할 수 있다. • 흉수는 nitorfurantoin에 의한 급성 폐반응의 소견으로 약제를 중단하면 급격히 소실된다.

1. 급성 폐반응

항생제로 인한 가장 흔한 폐 관련 이상반응은 rifampin 사용 초기에 자주 발생하는 독감 유사 증상(flu-like illness)이다. 그 밖의 폐와 직접 관련된 이상반응은 nitrofurantoin에 의해 발생하며, 급성과 만성 반응을 유발한다. 급성 반응은 발열과 함께 폐침윤, 다양한 정도의 폐기능 부전, 흉수, 말초 호산구증 등이 나타날 수 있다. 급성 반응은 일과성이며 약을 중단하면 빠르게 회복될 수 있다.

2. 만성 폐반응

Nitrofurantoin에 의한 만성 폐반응은 폐섬유화로서 비가역적이다. 이는 급성에서 보이는 발열, 말초 호산구증, 흉수 등의 특징은 나타나지 않고 대신 만성적으로 서서히 진행하는 염증 반응이다. 만성 폐반응은 신기능 저하 환자에서 nitrofurantoin을 장기간 고용량으로 투여를 받는 경우에 발생한다.

심장 독성 이상반응(표 8)

1. QT 간격 연장

심실성 부정맥은 심근 과민성에 대한 약물의 직접적인 효과로 일어날 수 있다. QT 간격의 연장은 심실성 부정맥을 유발할 수 있다. 감수성 인자(예를 들면 관상 동맥 질환)를 가진 환자에서 torsades de point을 유발하거나 급사를 유발할 수 있다. 그렇지만 약물 유발 QT 간격 연장이 항상 torsades de point을 유발하는 것은 아니다. QT 간격 연장을 유발하는 항생제로는 macrolide계, 몇몇의 quinolone계, azole계, pentamidine, quinine이 있다. QT 간격 연장은 약물 투여 후 빠르게 발생하고 약물을 중단 후에 정상으로 회복된다. 기저 QTc 간격이 500 ms 이상인 경우에는 QT 간격 연장을 일으킬 수 있는 약제를 피하는 것이 좋다. 심장 전도 장애는 항생제에 의하여 잘 유발되지 않으므로 다른 약물을 의심해야 하며, 심근염은 nevirapine의 드문 부작용이다.

표 8. 심장 독성 이상반응

이상반응	흔한 약제	덜 흔한 약제	비고
심실성 부정맥	AZT, Erythromycin	Indinavir, Penicillins, Vancomycin, Amphotericin B	• Amphotericin B와 vancomycin은 드물게 심장 정지를 유발한다. • Penicillin의 급속한 정맥 투여는 고칼륨 농도와 함께 고칼륨 유발 부정맥을 유발할 수 있다.
QT 간격 연장 (≥300 ms)	Erythromycin, Terbinafine, Sparfloxacin, Grepafloxacin, Moxifloxacin	Itraconazole	• Spafloxacin은 가장 큰 QT간격 연장을 일으킨다.
심장 전도 장애	Didanosine, Quinine	Amphotericin B	• 심장 전도 장애는 약제를 중단하면 가역적이다.
저혈압	Pentamidine, Trovafloxacin, Amphotericin B	Vancomycin, Antiparasitics, Miconazole	• Pentamidine 혹은 amphotericin B 유발 저혈압은 일과성이며, 주입이 끝난 후 교정된다. • Trovafloxacin유발 저혈압은 1회 투여에도 일어날 수 있으며, 약 24시간 지속되며, 혈압을 유지하기 위하여 정맥으로 수액 공급 및 승압제가 필요하다.
고혈압	Amohotericin B lipid formulations		
심근염	Nevirapine	Efavirenz	• DRESS 증후군(약물 발진, 호산구증가, 전신성 증상)의 일부로서 발생할 수 있다.

AZT=azidothymidine, zidovudine

2. 저혈압

저혈압은 pentamidine, trovafloxacin, amphotericine B의 사용시 발생할 수 있다. Trovafloxacin에 의한 경우 12~24시간까지 지속될 수 있어 혈압을 유지하기 위해서는 trovafloxacin이 대사되어 제거될 때까지 수액과 강압제가 필요할 수 있다.

위장관계 이상반응

항생제에 의하여 발생하는 위장관계 이상반응은 표 9에 정리되었다.

1. 구역과 구토

많은 약물들이 구역, 구토 등의 부작용을 유발하는데 항생제도 예외는 아니다. 특히 항레트로 바이러스 제제들은 흔히 구역, 구토, 복부 불쾌감을 유발하며, 심한 경우 약물을 중단하기까지 한다. 항생제 중에서는 macrolide의 경구투여가 가장 어렵다. Clarithromycin은 위장관 불편감과 맛의 변화(예: 금속성 맛)과 연관되어 있다. Clarithromycin의 새로운 제형(Biaxin XL)과 amoxacillin/clavulanate는 위장관 부작용이 경미하다. Tetracycline은 경구투여 시 대개 잘 견디나 doxycycline이나 minocycline을 공복에 경구투여 시 위장관 부작용이 나타날 수 있다. Tetracycline은 음식물 없이 식전 1시간 혹은 식후 2시간에 복용할 수 있으나 doxycline과 minocycline은 식사와 함께 복용하면 대부분의 환자에서 위장관 증상을 유발하지 않는다.

2. Clostridium과 관련 없는 설사

항생제 관련 설사는 다양한 기전에 의해 발생한다. Clostridium 관련 설사는 항생제가 대장의 상재균의 변화를 초래하고, *Clostridium difficile*이 집락화되고 번식

표 9. 항생제에 의한 위장관 이상반응

이상반응	흔한 약제	덜 흔한 약제	비고
구역, 구토	Nelfinavir, Ritonavir, Ribavirin, Delavirdine, Foscarnet, Indinavir, Saquinavir, Abacavir, Ethionamide, AZT, ddI, d4T, 3TC, Clarithromycin, Erythromycin, Azithromycin	TMP/SMX, Metronidazole, Doxycyline, Itraconazole, Ketoconazole, Ganciclovir, Terbinafine, Methenamine salts, Fosfomycin	• Protease 억제제, nucleoside 유사제제, macrolide(특히 clarithromycin)은 가장 흔히 항생제 혹은 항바이러스 제제 관련 구역, 구토, 위장관 불쾌감을 설사를 일으킨다. • Imipenem을 급속히 정맥주사 하면 구역과 구토를 유발할 수 있다. • Quinupristin/dalfopristin은 SGPT를 상승시키며, 드물게 SGOT 상승을 유발한다.
*Clostridium difficile*과 관련 없는 설사	Clarithromycin, Erythromycin, Azithromycin, Ampicillin, Amoxicillin/clavulanate, Ceftriaxone, Trovafloxacin	Tetracyclines, Clindamycin, Flucytosine	• Amoxacillin과 doxycycline은 근위부 위장관에서 잘 흡수되므로 대장 내강의 항생제 고농도로 인한 자극성 설사를 유발하지 않는다. • Ceftriaxone은 대장 상재균의 변화를 초래하여 clostridium과 관련 없는 설사를 일으키며, 이 약을 투여 받는 어린이의 50%에서 관찰되고, 성인에서는 드물다.
C. difficile 설사		표 10 참조	
급성 췌장염	Trovafloxacin, Pentamidine	TMP/SMX, Nitrofurantoin, ddC, Lamivudine(3TC), ddI, d4T	• Trovafloxacin 유도성 췌장염은 amylase와 lipase가 상승하는 화학적 췌장염을 유발하거나 더불어 복통이 동반되는 임상적 췌장염을 유발한다. • Linezolid는 화학적 췌장염을 유발하나 임상적 췌장염을 유발하지 않는다.

AZT=azidothymidine, zidovudine; ddI=dideoxyinosine, didanosine; d4T=stavudine; ddC=dideoxycytidine, zalcitabin

하면서 독소를 분비하여 설사와 장염을 일으킨다. 한편, 삼투압성 설사(osmotic diarrhea)는 항생제가 대장의 상재균의 변화를 초래하여 탄수화물 발효 장애를 유발하고 장관 내강의 삼투성 농도가 증가하여 설사가 일어난다. 대개 근위부 위장관에서 90% 이상 흡수가 되는 경구용 항생제들은 구역, 구토, 자극성 설사와 관련이 없다.

Clostridium과 관련 없는 항생제 관련 설사는 macrolide에 의하여 가장 흔하게 발생하며, ampicillin, amoxicillin/clavulanate, ceftriaxone, trovafloxacin에 의해 흔하게 유발된다. Ampicillin의 경우 근위부 위장관에서 효과적으로 흡수가 되지 않아 대장에 고농도로 존재함으로써 자극성 설사를 유발하며, amoxacillin은 근위부 위장관에서 흡수되므로 자극성 설사를 유발하지 않

는다.

Clostridium과 관련 없는 설사에서 대장 상재균 붕괴의 결과로 인두, 소변, 질의 candida감염이 빈번히 동반된다. Cephalosporin 중에서는 ceftriaxone이 대장 상재균의 변화를 초래하여 종종 설사를 유발하지만 이 경우는 대장 내강의 고농도나 ceftriaxone의 창자-간 담도 순환(enterohepatic biliary circulation)에 의한 것은 아닌 것으로 알려져 있다. Nafcillin과 doxycycline의 경우 창자-간 순환과 대장내의 고농도를 유지하나 자극성 설사를 유발하지 않는다. Ceftriaxone에 의한 설사는 어린이의 약 50%에서 발생하나 성인에서는 훨씬 드물다.

표 10. *Clostridium difficile*설사와 대장염을 유발하는 항생제

흔히 유발하는 약제	가끔 유발하는 약제	거의 유발하지 않는 약제
Ampicillin	Ampicillin외의 penicillins	Aminoglycosides
Amoxicillin	Sulfonamides	Tetracyclines
Cephalosporins	Erythromycin	Chloramphenicol
Clindamycin	Trimethoprim	Metronidazole
	Quinolones	Vancomycin

3. Clostridium 관련 설사

항생제 관련 설사 중에서 Clostridium 관련 설사를 가장 흔하게 일으키는 항생제는 penicillin, clindamycin 혹은 cephalsporin이며, 사실상 metronidazole을 포함하여 거의 모든 항생제가 *C. difficile*의 집락화의 소인을 만든다(표 10). 항생제에 노출된 후 수 주까지 나타날 수 있다. Quinolone, doxycycline, meropenem도 드물게 clostridium 관련 설사를 유발한다.

4. 급성 췌장염

급성 화학적 혹은 임상적 췌장염은 pentamidine사용과 관련하여 발생한다. 또한, 항레트로바이러스제제와 TMP/SMX, trovafloxacin도 항생제 유발 췌장염을 유발한다.

간독성 이상반응

항생제에 의한 간독성은 표 11에 정리되었다.

1. 약제 유발 간염

혈청 아미노전이효소의 상승은 항결핵제인 INH와 관련되어 있었다. 경미하고 일과성인 혈청 아미노전이효소의 상승은 매우 다양한 약에서 흔히 발생하며, 특히 항레트로바이러스 제제에서 흔하다. Oxacillin은 항생제 유발 간염을 가장 흔히 유발하는 β–lactam 제제이며, 반면 nafcillin은 창자–간 순환에도 불구하고 드물게 유발한다. Trovafloxacin의 경우 일회의 경구 혹은 정맥 투여 후에도 발생할 수 있으므로 급격한 혈청 아미노 전이 효소의 상승을 확인하기 위해 매일 검사가 필요하다. 대부분의 환자의 경우 trovafloxacin 투여를 중단하면 곧 회복되지만 기존의 간질환 환자의 경우는 회복되기까지 수일에서 수 주가 걸릴 수 있다.

2. 담즙 분비 장애(Cholestasis)

담즙 분비 장애는 항생제 이외의 약물에 의하여 흔히 유발되며, 항생제 중에는 erythromycin, nitrofurantoin, thiabendazole이 가장 흔한 유발 약제이다. Tetracycline은 임신 시 간독성을 유발하며, 용량과 관련하여 발생하는데 일일 투여 용량이 2 g 혹은 그 이상 투여 시 발생한다. Doxycycline과 minocycline은 일일 용량이 200~400 mg으로 훨씬 적은 용량이므로 발생하지 않는다.

3. 간괴사

급성 간괴사나 간부전은 PAS, ketoconazole, trovafloxacin치료와 관련하여 발생할 수 있다. Trovafloxacin에 의한 치명적인 간괴사는 투여 용량과 무관한 특이 체질적 과민반응(idiosyncratic hypersensitivity reaction)에 의하며 간이식을 필요로 하며 여러 사망 사례들이 있

표 11. 항생제에 의한 간독성 이상반응

이상반응	흔한 약제	덜 흔한 약제	비고
약물유발 간염 (혈청 아미노전이효소 상승)	INH, Trovafloxacin, Oxacillin	Rifampin, Chloramphenicol, Ketoconazole, Ethionamide, Flucytosine, Delavirdine, Abacavir, Adefovir, Saquinavir, Indinavir, ddI, d4T, ddC, Nevirapine	• 대부분의 INH간염 사례들은 항결핵제 치료 처음 1개월 동안 급속한 아세틸레이터(rapid acetylator)들에서 발생한다. • INH에 의한 혈청 아미노전이효소 상승은 투약 중단하면 정상으로 돌아온다. • Trovafloxacin은 일회 투여에도 아미노전이효소가 1000 IU 이상으로 상승될 수 있으며, 투약 중단하면 정상으로 돌아온다. • 기존의 간질환이 있는 경우 trovafloxacin을 중단하여도 혈청 아미노전이효소가 정상화 되는 데는 수일에서 수 주가 소요된다. • Nafcillin은 드물게 약물 유발 간염을 유발한다.
고빌리루빈혈증	Ceftriaxone, Temafloxacin	Indinavir, Abacavir, Adefovir, Linezolid	• Ceftizoxime은 신생아에서 핵황달(kernicterus)를 유발한다.
답즙분비장애	Erythromycin, Nitrofurantoin, Trovafloxacin, Thiabendazole	Chloramphenicol, Tetracycline	• Erythromycin estolate는 담즙 분비 장애의 가장 흔한 원인이며, 다른 erythromycin제형도 담즙 분비 장애를 유발한다. • Tetracycline은 투여 용량과 관련된 간독성을 유발한다. • Doxycycline과 minocycline 은 간독성을 유발하지 않는다.
만성활동성간염	Nitrofurantoin		
간괴사, 간부전	Trovafloxacin, Ketoconazole, PAS	Fluconazole, Nitrofurantoin, ddI, ddC	• Trovafloxacin은 치명적인 간괴사를 유발한다. • Trovafloxacin간괴사는 특이적 과민반응에 기인한다.

ddI=dideoxyinosine, didanosine; dT4=stavudine; ddC=dideoxycytidine, zalcitabin

다. 이런 이유로 trovafloxacin은 사용되지 말아야 한다. Nitrofurantoin도 드물게 만성 활동성 간염을 유발한다.

신독성 이상반응

항생제에 의한 신독성 이상반응은 표 12에 정리되어 있다.

1. 신독성

신독성은 사구체성 혹은 세뇨관성 독성으로 나타나며, 다양한 항생제에 의하여 유발된다. Aminoglycoside 유발 신독성은 약물 투여 환자의 약 7~25%에서 발생할 수 있으며, 대부분 세뇨관 독성에 의한 급성 요세관괴사로 나타난다. 신독성 잠재성은 aminoglycoside 제제 사이에 유

사하나 정맥 투여 빈도에 따라 다양하게 나타나는데, 한 연구에 따르면 gentamicin (26%)이 tobramycin (12%)보다 신독성의 위험이 크다고 보고하였다. Aminoglycoside 정맥 투여 후 세뇨관 세포들은 포화되고, 이어서 세포 밖으로 약물은 배출함으로써 세포 내 항생제 독성 농도를 감소시킨다. 하루 여러 번 정맥 투여를 하는 경우 세뇨관 세포가 다음 용량 전에 세포 내 항생제 농도를 제거할 수 있는 충분한 시간을 가지지 못한다. 하루 1회 투여하는 치료요법은 사실상 aminoglycoside의 신독성 가능성을 거의 없앤다. Aminoglycoside를 정맥 투여할 때는 1일 1회 투여요법을 사용하여야 하며, 투여용량은 여러 번 투여하는 경우와 마찬가지로 크레아티닌 청소에 따라 용량을 정한다.

Aminoglycoside에 의한 세뇨관 기능 이상은 혈청 크레아티닌 측정이 아니라 소변의 cast 배출 숫자에 의해 가장 잘 평가된다. 많은 입원환자에서 혈청 크레아티닌은 다

표 12. 항생제에 의한 신독성 이상반응

이상반응	흔한 약제	덜 흔한 약제	비고
사구체성 독성	Capreomycin	Foscarnet	• Foscarnet은 콩팥발생 뇨붕증을 일으킨다.
세뇨관성 독성	Aminoglycosides, Polymyxin B, Pentamidine	Tetracycline, Capreomycin, Adefovir	• Vancomycin은 위험인자(기존의 신질환 환자, 다른 신독성 유발 약물과 동시 투여시, 고령, 탈수) 있는 경우 신독성을 유발할 수 있다. • Vancomycin은 aminoglycoside와 병용 투여시 신독성을 유발할 수 있다.
크리스탈 형성	Acyclovir, Indinavir	Sulfonamides (TMP/SMX)	• 수분섭취 증가는 잠재적인 크리스탈 형성을 감소시킨다.
간질 신장염	β-lactams	TMP/SMX, Erythromycin, Ciprofloxacin, Nevirapine	• 한센씨 염색(Hansen's stain)으로 호산구뇨를 확인하여 진단한다. • Oxacillin에 의하여 흔히 발생하나 nafcillin은 유발하지 않는다.
급성 요세관괴사	Aminoglycosides	Temafloxacin	• Temafloxacin유발 급성 세뇨관괴사는 자가면역성 용혈에 의한다. • Aminoglycoside유도성 급성 세뇨관괴사는 가역적이다.

양한 이유로 상승되며, 세뇨관 기능 평가의 좋은 지표가 아니다. 혈청 크레아티닌은 노인의 체지방체중(lean body mass)과 관련이 있으며, 오히려 사구체 기능의 좋은 지표이다. Aminoglycoside에 의한 세뇨관 기능장애는 대개 하루 여러 번 투여하는 요법을 2주 이상 정맥 투여 후에 발생한다. Aminoglycoside를 2주 이내로 투여하고 일일 일회 투여요법을 하는 경우 신독성 유발은 매우 낮다.

Vancomycin은 기존의 신부전증, 다른 신독성 유발약물과의 동시 투여, 고령, 탈수 등의 위험인자가 있을 때 신독성을 유발할 수 있다. 신독성 유발된 경우 투여를 중단하면 대부분의 경우 신기능이 돌아온다. 만일 환자가 정맥내로 vancomycin을 투여 받고 있는데 혈청 크레아티닌이 상승한다면 vancomycin과 함께 투여되는 다른 약제나 다른 원인(예, 혈량저하증)에 의한 가능성을 찾아봐야 한다.

Amphotericin B는 세뇨관, 신혈류, 사구체 기능에 모두 영향을 줄 수 있는데, 이런 신기능 이상은 일시적으로 영구적 손상은 거의 드물다. 약물 투여 전에 나트륨 부족을 교정하거나 적절한 체액상태를 유지하는 것은 amphotericin B에 의한 신독성의 위험을 줄일 수 있다.

2. 간질 신장염

간질 신장염은 β-lactam계, fluoroquinolone계, sulfonamide계, vancomycin, rifampin에 의하여 발생할 수 있으나, β-lactam 계열 항생제가 가장 밀접한 관련이 있다. 이는 위에서 기술된 신독성과는 구별되어야 하며, 과민반응에 속한다. 호산구뇨(eosinophiluria)은 항생제 유발 급성 알레르기성 간질 신장염의 주요 특징이나 약 절반 이하에서만 관찰된다. 원인약제를 중단하면 신기능은 회복된다. 그 외의 항생제에 의한 신장 부작용은 크리스탈 형성이며, acyclovir 혹은 indinavir와 가장 흔히 관련된다.

대사성 이상반응

많은 항생제들이 대사성 이상을 유발할 수 있다(표 13). 흔히 인지되는 이상반응은 ketoconazole에 의하여 유발되는 성선과 부신의 기능이상이다. HIV NRT 저해제는 젖산 산증을 유발할 수 있는데, stavudine, didanosine,

표 13. 항생제에 의한 대사성 이상반응

이상반응	흔한 약제	덜 흔한 약제	비고
성선 기능 저하	Ketoconazole		• 장기간 ketoconazole 사용은 성선 기능 감소를 유발할 수 있다.
젖산 산증	Stavudine	tenofovir	• 약물을 중단하면 가역적이다.
고혈당	Pentamidine		• 주입 후에 소실되는 일과성 효과이다.
Cortisol 생성 저하	Ketoconazole		
여성형유방증	Indinavir		
지방이상증, 지질이상	Indinavir, Azidothymidine (AZT), Dideoxyinosine (ddI), stavudine	Itraconazole	• 지방이상증은 protease 억제제에 의해 유발될 수 있으며, indinavir에 의해 흔히 발생한다. • Itraconazole은 중성지방을 상승시키고, 알도스테론 감소를 유발할 수 있다. • Azidothymidine과 dideoxyinosine은 중성지방 상승을 초래한다.
근육염	AZT		
고뇨산혈증	ddI	Ethambutol	• 수분섭취와 allopurinol 복용으로 부작용을 감소시킬 수 있다. • Ethambutol은 간에서 대사되거나 제거되지 않은 유일한 항결핵제제이다.
크레아틴포스포키나제 상승	Ritonavir	Adefovir	

zidovudine, lamivudine, abacavir, emtricitabine, tenofovir 순으로 발생 빈도가 점차 감소한다. Pentamidine과 HIV protease 저해제는 고혈당을 유발할 수 있다. Indinavir와 다른 protease 저해제제들은 여성형유방증(gynecomastia), 지방이상증(lipodystrophy)과 다른 지질이상을 유발할 수 있다. HIV NRT 저해제도 지방이상증을 유발할 수 있는데, stavudine, didanosine, zidovudine 순으로 그 빈도는 감소한다. 지방이상증은 대사성 이상(고혈당과 고지질혈증)과 형태학적 이상(지방 위축과 침착)을 포함한다. 이에 대한 기전은 명확하지 않으나, 이들 약물과 결합하는 HIV-1 protease의 촉매 부분에 관련되는 2개의 단백질 즉, 세포질 레티놀산 결합단백 제1형(cytoplasmic retinoic acid-binding protein type 1)과 저밀도지질단백 수용체 관련 단백질(low-density-lipoprotein receptor-related protein, LRP)의 부분과 60%의 상동성을 가지며, protease 저해제제는 LRP에 결합함으로써 LRP-lipoprotein lipase 복합체에 의한 간의 킬로미크론(chylomicron) 흡수와 중성지방 청소 장애를 유발한다. 이에 따라 고중성지방혈증은 중심성 지방축적, 인슐린 내성, 감수성이 있는 경우 제2형 당뇨병을 유발한다. Indinavir는 지방세포에서 인슐린 자극성 당 섭취를 방해하여 고혈당을 유발할 수 있다. 고중성지방혈증은 azidothymidine이나 didanosine에 의하여 유발될 수 있다. Itraconazole은 혈청 중성지방 수치를 증가시키거나 aldosterone 수치를 감소시킨다.

기타 이상반응

위에서 기술된 이상반응들 외에도 항생제는 정맥염, 관절병증, 힘줄염과 힘줄파열, 피부변색과 같은 다양한 기타 이상반응이 발생할 수 있다(표 14). 이러한 이상반응들은 감별진단에 중요하며, 약물경제학의 관점에서도 중요하다.

표 14. 항생제에 의한 기타 이상반응

이상반응	흔한 약제	덜 흔한 약제	비고
과다색소 침착	Minocycline	Nalidixic acid	• Minocycline에 의한 피부변색은 영구적일 수 있다.
변색된 손톱	Minocycline, Tetracycline	Azidothymidine (AZT)	• Minocycline에 의한 피부변색은 영구적일 수 있다. • Tetracycline은 어린이에서 손톱변색을 유발할 수 있으나 어른에서는 유발하지 않는다.
탈모	Ethionamide	Lamivudine (3TC)	• 대개 약물을 중단하면 가역적이다.
홍조	Vancomycin		• 대개 약물을 중단하면 가역적이다. • 레드맨 증후군은 일과성 약물히스타민 반응이다
발열 (약 열이 아닌)	Amphotericin B		• Amphotericin B는 투여 시에 규칙적으로 발열을 유발하며, 주입이 끝난 후 소실된다.
국소적 정맥주사 부위 반응	Erythromycin, Trovafloxacin	Quinupristin/ dalfopristin	• 국소적 반응은 주입이 끝난 후 진정된다.
금속성 맛	Clarithromycin, Metronidazole	Ethambutol, Capreomycin, Etionamide	• Clarithromycin은 맛 변질 뿐만아니라 알루미늄 모래 맛을 유발한다. 경구 metronidazole은 빈번하게 맛 변질을 유발할 수 있다.
힘줄염, 힘줄파열	Ciprofloxacin		• Ciprofloxacin은 힘줄염과 힘줄파열을 유발할 수 있다.
설염, 구내염	Griseofulvin	TMP/SMX, Dideoxycytidine (ddc)	• 약물을 중단한 후 서서히 회복된다.
관절통, 근육통	Quinupristin/ dalfopristin		• 관절통은 심할 수 있으며, 용량과 투여간격에 따라 유발될 수 있다. • 혈청병이나 약물 유발 전신홍반루프스를 유발할 수 있는 어떤 항생제들에 의하여 유발될 수 있다.
횡문근융해	AZT	Aztreonam	• Azidothymidine에 의하여 흔히 발생하며, aztreonam에 의해서 드물게 유발될 수 있다.
구강궤양	Foscarnet	ddC	• 약물을 중단하면 서서히 회복된다.
결막염	Ribavirin, TMP/SMX	Sulfonamides	• Sulfonamide는 스티븐스존슨증후군의 일부로 결막염을 유발할 수 있다.
림프절병증	Nevirapine	Efavirenz	• DRESS증후군(약물 발진, 호산구증가증, 전신증상)의 일부로 유발될 수 있다.

1. 정맥염

정맥염 혹은 정맥염 유사 국소적 반응은 erythromycin, trovafloxacin, quinupristin/dalfopristin과 관련하여 흔히 발생하며, 국소 정맥주사 부작용은 주입이 끝나 후에 급속히 소실된다.

2. 관절병증

Quinolone은 어린이들에서 연골형성을 방해하는 것으로 보고되었다. 그러나 2~4주 정도의 비교적 단기간 사용은 연골발생장애나 관절병증을 일으키지 않는 것으로 보고되었다. 따라서 ciprofloxacin은 위와 같은 부작용 때문에 소아에서 일차적으로 사용하지 않는다.

3. 힘줄염과 힘줄파열

Ciprofloxacin은 힘줄염과 힘줄파열을 유발할 수 있다. 그러나 quinolone 계열 약물의 작용은 아니다.

4. 피부변색

피부변색은 장기간 minocycline을 사용하였을 때 유발될 수 있으며, 투약을 중단한 후에도 비가역적일 수 있다.

요약

항생제 이상반응은 계열별 약물의 관점보다는 개별 항생제의 이상반응으로 접근하는 것이 가장 좋은데, 약열과 약물발진의 경우를 제외하면 항생제 이상반응은 계열별 약물의 이상반응보다는 개별 항생제와 관련되어 발생한다. 임상의사들은 장기 계통 별 항생제 이상반응을 살펴야 하며, 항생제 이외의 다른 약물들에 의한 이상반응을 잘 알고 있어야 한다. 약열의 경우 항생제 이외의 약물에 의한 경우가 가장 흔하며, 항생제 중에서는 β-lactam과 sulfonamide가 가장 흔하게 관련된다. 항생제 이상반응은 환자뿐만 아니라, 병원당국에는 법적 혹은 경제적 측면에서 중요한 의미를 가지며, 의사도 법적 문제에 당면하게 된다. 입원기간을 연장시키는 항생제 이상반응은 오늘 날의 의료산업 측면에서 의료비용 증가로 인한 중요한 경제적 파급효과를 가져올 수 있다. 따라서 임상의사들은 환자들에서 발생할 수 있는 이상반응을 최소화하기 위하여 가장 흔히 사용되는 항생제들에 관련된 이상반응을 숙지하고 있어야 한다.

대부분의 항생제 관련 이상반응은 약물을 중단하면 가역적으로 신속히 회복된다.

비가역적인 독성으로는 aminoglycoside관련 이독성, 스티븐스존슨증후군, nitrofurantoin독성 등이다. 가장 치명적인 이상반응으로는 과민반응으로 인한 아나필락시스, 스티븐스존슨증후군, trovafloxacin관련 치명적인 간괴사이다. 사실상 거의 모든 감염증에서 가용한 다른 여러 치료제들이 있으므로 임상의사들은 만성적이거나 치명적인 독성을 가지는 항생제들의 사용을 자제해야 한다.

■ **참고문헌**

1. Cunha BA. Antibiotic side effects. Med Clin North Am, 85:149-85, 2001.
2. Gleckman RA, Borrego F. Adverse reactions to antibiotics. Clues for recognizing, understanding, and avoiding them. Postgrad Med, 101(4):97-8, 101-4, 107-8, 1997.
3. Granowitz EV, Brown RB. Antibiotic adverse reactions and drug interactions. Crit Care Clin, 24:421-42, 2008.
4. http://www.uptodateonline.com.

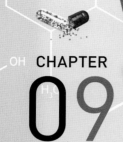

항생제 알레르기의 진단과 치료

박대원 (고려대학교 의과대학 내과학교실)

약물 알레르기(drug allergy)는 면역학적 기전에 의해 나타나는 일련의 과도한 약물유해반응(adverse drug reaction)으로 약물 자체의 특성과 무관하게 일부 환자에서만 나타난다. 이 약물 알레르기 중 가장 대표적인 것이 "항생제 알레르기"로 흔히 penicillin 및 cephalosporin계열 항생제에 의한 β-lactam 항생제 알레르기와 β-lactam 외 항생제 알레르기가 있다. 입원환자에서 발생한 약물 알레르기의 절반 이상이 β-lactam 항생제에 의한 것으로 보고되고 있어 항생제 알레르기의 대부분을 차지하고 있다. 항생제 알레르기의 유병률은 다양한 것으로 추정되며, 보고에 따르면 1,000번의 penicillin 투여 시 약 7~40회의 알레르기반응이 나타날 수 있다. 미국 인구의 약 8%, 또는 입원환자의 약 11%가 penicillin 알레르기의 병력이 있다고 알고 있으나, 이 중 극소수에서만이 penicillin 알레르기가 확인되어 일년에 15,000명 미만에서만 확인된다. 임상의사가 항생제 알레르기가 있는 환자의 감염을 치료하기 위해 어떤 항생제를 사용할지 결정하는 것은 임상 진료 현장에서 흔히 발생하는 문제이다. 많은 경우에서 이런 환자들은 자신의 상태에 가장 적합한 선택 약제보다 효과가 떨어지거나, 독성이 강하거나, 항균력이 더 광범위하거나 더 비싼 약을 처방받고 있다. 따라서 본 장에서는 항생제 알레르기가 의심되는 환자에서 이의 진단 및 관리에 대해서 기술하였다.

항생제 알레르기의 분류

항생제 알레르기는 Gell과 Coombs가 제안한 면역 병리 현상에 따른 4가지 분류에 따라서 분류할 수 있다.

I형(즉각형) 반응은 기존에 형성된 비만세포 또는 호염기구에 부착된 β-lactam 특이 IgE 항체와 β-lactam 항원의 결합으로 분비된 히스타민과 매개체에 기인한다. 항생제 노출 후 수분에서 수 시간 내에 발생한다. 아나필락시스는 100,000번 penicillin 투여 당 4~15번 꼴로 발생할 수 있다. Penicillin 피부 반응 검사와 RAST (radioallergosorbent) 검사는 I형 반응에 대한 검사이다.

II형 반응은 β-lactam 특이 세포독성 항체가 세포 표면에 β-lactam 항원이 결합되어 있는 혈액세포나 콩팥의 간질세포와 결합하여 보체를 활성하고 결국 세포융해를 유발시키는 반응이다. 장기간 고농도의 β-lactam 항생제 치료 시 발생할 수 있다.

III형 반응은 β-lactam 특이 항체와 β-lactam 항원

표 1. 알레르기반응의 분류

분류	발병 시간	매개체	임상증후	피부검사 유용성여부
Type I (즉각형)	1시간 이내	Penicillin-specific IgE antibody	아나필락시스 저혈압 인후부종 천명음 두드러기	예
후기 반응	노출 후 72시간 이후			
Type II		IgG, complement	용혈성 빈혈 간질성 신염	아니오
Type III		IgG, IgM, immune complex	혈청병	아니오
Type IV		Cell-mediated, Delayed hypersensitivity	접촉성 피부염	아니오
기타(특발성)	대개 노출 후 72시간 이후		반구진성 발진	아니오

의 면역 복합체가 조직에 침투하여 혈청병을 유발하는 것으로 β-lactam 치료 후 7~14일에 전형적으로 발생한다.

IV형 반응은 항체에 의한 것이 아니라, T 림프구에 의한 과민반응으로 접촉성 피부염이 대표적이다. β-lactam 항원을 인지한 T 림프구는 사이토카인을 분비하여 조직염증반응과 손상을 유발한다. 각각의 항생제 알레르기반응의 분류는 표 1과 같다.

임상적 특징

항생제 알레르기의 임상적 특징은 영향 받은 장기, 반응의 심각성과 종류에 따라 다양하다. 사용된 항생제의 종류, 병의 특성과 환자의 면역 상태는 알레르기반응의 임상적 표현에 중요한 역할을 한다. 항생제에 의한 가장 흔한 알레르기반응은 반구진성 발진, 두드러기와 가려움증이다. 이 반응들은 전형적으로 약물에 처음 노출되어 감작이 된 후 수일에서 수 주 후에 일어나며, 두 번째 노출 때 반응은 훨씬 빨리 일어나는데 때로는 몇 분에서 몇 시간 안에 일어난다. 때때로 열, 호산구증가증 등 피부 이외 다른 증상으로 나타나는 과민성 증후군이 발생한다.

어떤 항생제는 피부보다는 장기에 영향을 준다. 예를 들어 amoxicillin과 clavulanic acid를 같이 쓴 경우 담즙정체성 간 손상이 일어나고, 반면에 고용량의 penicillin과 cephalosporin 치료 시에는 약물특이성 항체에 의한 용혈과 혈구감소증이 일어난다. 아나필락시스와 같은 심각한 반응은 약물특이성 IgE 항체에 의해 일어날 수 있지만 드물다. 비록 아나필락시스는 이론적으로는 어떤 항생제에 의해서도 일어날 수 있지만 penicillin에 의한 아나필락시스만이 잘 알려져 있다. Penicillin을 투여 받은 후 아나필락시스가 0.01%, 사망은 0.002%에서 발생한다고 알려져 있다.

항생제 알레르기의 위험인자

β-lactam 항생제에 대한 면역반응은 노출된 사람의 일부에서만 발생하며, 특히 β-lactam 알레르기의 임상발현은 그 중 단지 일부에서 발생한다. β-lactam 항생제의 비경구투여 시 경구투여에 비해 알레르기반응이 심한데, 이것은 투여 방법보다는 용량과 더 관련 있다. 비록 천식의 경우 아나필락시스 발생 시 중증의 치명적 반응을 보일

수 있지만, 알레르기 비염, 천식, 아토피 피부염과 같은 아토피의 병력은 β-lactam 알레르기의 독립적 위험 인자 같지는 않다. Penicillin에 부작용의 병력이 있는 사람은 이전에 병력이 없는 사람에 비해 β-lactam 항생제에 추후에 부작용이 발생할 위험이 4배에서 6배 높다. 하나의 무작위 대조 연구에서 penicillin 부작용의 병력이 없는 사람에게 일상적 penicillin 피부 반응 검사는 비용 효과적이지 않아서, 피부 반응 검사는 β-lactam 항생제에 알레르기 병력이 있는 사람에게만 시행할 것을 권고하였다.

항생제 알레르기의 진단

임상 의사들이 직면하는 중요한 문제점 중에 하나는 β-lactam 항생제가 필요한 상황에서 환자가 β-lactam에 부작용 병력이 있는 경우에 어떻게 할 것인가일 것이다. 대략 5~20%의 환자에서 β-lactam 항생제에 부작용의 병력을 가지고 있는 것으로 보고되고 있다. 현재까지 의학적 지침은 이런 환자 모두에게 적절한 추가 검사 없이는 β-lactam 항생제 치료는 제한되어야 한다. 그렇지만 penicillin 알레르기가 의심되는 병력을 가진 환자의 약 80%는 penicillin 특이 IgE 항체가 피부검사에서 관찰되고 있지 않다. 이처럼 알레르기반응의 과도한 진단은 불필요한 비싼 항생제를 사용하게 하며 내성을 지닌 미생물의 출현을 증가시킬 수 있다.

일반적으로 환자들은 항생제에 다시 노출되었을 때, 또는 처음 투여받는 항생제의 경우에는 치료 2주째에 알레르기반응을 보인다. 항생제를 여러 달 동안 투여 받아온 환자가 알레르기반응을 일으키는 경우는 흔치 않다.

여러 알레르기반응의 증상과 징후들과 함께 호산구증가증이 관찰된다면 약물 알레르기 진단을 뒷받침할 수 있다. 만일 약물에 의해 호산구증가증이 발생했지만, 과민반응의 다른 증거들이 없다면 항생제 치료를 중단할 필요는 없다.

항생제 알레르기에 대한 진단적 검사들은 제한적이며, 단지 penicillin 알레르기에 대해서만 표준화되어있다.

IgE 매개 I형 알레르기반응의 위험을 파악하는데 가장 유용한 한 가지 방법은 penicillin 주결정기와 부결정기에 대한 피부 반응 검사이다.

1. 피부 반응 검사

Penicillin 알레르기가 있는 환자를 평가하는 가장 중요한 검사는 penicillin 특이 IgE에 감작된 비만세포의 존재를 확인하는 피부 반응 검사이다. 알레르기의 주 결정기(major determinant)인 penicilloyl-polylysine는 penicilloyl 유도체로서 β-lactam 고리가 열릴 때 형성된다. 한편 IgE 매개성 penicillin 알레르기 환자의 16%는 penicillin의 생체 내 다른 대사물에 반응하며, 이들을 발견하기 위해서는 부결정기(minor determinant)로 피부 검사를 해야 한다. 현재 상품화된 주결정기로 penicilloyl polylysine (PPL, Pre-Pen®)과 유럽에서만 가용한 부결정기가 있으나, 국내에서는 주결정기와 부결정기에 대한 검사 시약이 가용하지 않다. Penicillin 피부 반응 검사는 먼저 피부 따끔 검사(prick puncture test)를 실시하여 15분 후에 경화(induration)나 전신적 증상이 없으면 피내검사(intradermal test)를 실시한다. 피내검사는 튜버클린(tuberculin) 주사기 또는 26게이지 주사 바늘을 이용하여 피내로 0.02 ml의 시약을 3~4 mm의 수포를 만들게끔 투여한다. 검사는 PPL, 부결정기(상품화된 것이 없을 시 penicillin G를 1,000 units/ml로 희석하여 사용), 양성 대조군(히스타민), 음성 대조군(생리식염수)을 모두 실시한다. 15~20분 뒤에 경화의 직경을 재서 판정하는데, 직경이 5 mm 이상이면 양성으로 간주한다. 항히스타민제, 삼환계 항우울제, 아드레날린 작용약은 피부 반응 검사 결과에 방해를 줄 수 있어서 최소 검사 48시간 전에 중단해야 된다.

Penicillin 이외의 β-lactam 항생제 또는 β-lactam 이외의 항생제에 있어서 그 면역성 대사물들에 대해서 잘 알려져 있지 않아서 피부 반응 검사의 위음성율은 알려져 있지 않다. 반합성 penicillin인 amoxicillin, ampicillin이나 cephalosporin의 경우 penicillin과 β-lactam 고리에 대해 교차 반응을 보일 수 있으나, 이들 약제는 또한 고유의 곁사슬 구조를 가지므로 penicillin에 대해 음성이라도 곁사슬에 반응을 보여 알레르기반응을 유발할 수 있다. 표준화된 검사 시약이 없기 때문에 피부 자극에 의한 위양성 반응이나 피부 반응 검사에서는 음성이지만 약제 투여시는 반응이 나타나는 위음성반응이 더 흔히 나타날 수 있다. 검사 용액을 만들 때는 생리 식염수에 항생제를 희석하여 피부 자극이 나타나지 않는 가장 높은 항생제 농도를 결정하는 것이 중요한데, benzyl-penicillin 은 10,000 IU/ml, amoxicillin 및 ampicillin 은 20 mg/ml, cephalosporin은 2 mg/ml를 피부 반응 검사 농도로 추천한다.

2. 다른 검사들

Penicillin 알레르기에 대한 피부 검사의 대안으로 penicillin 특이 IgE 농도를 측정하는 것으로 혈청 중 특이 IgE 항체를 확인하는 면역 분석법과 항생제와 접촉한 호염기구의 활동성 증가를 평가하는 호염기구 활성화 지표 검사법(basophil activation test)이다. 국내에서 ImmunoCAPTM (Phadia, Uppsala, Sweden) 시스템을 이용한 형광면역 분석법이 이용되는데 민감도는 낮으나 특이도가 높아서 의심되는 항생제에 대한 검사 항목이 있는 경우 보완적으로 시행할 수 있다. 국내에서 가능한 항목은 penicillin (penicilloyl G, penicilloyl V), amoxicillin (amoxicilloyl), ampicillin (ampicilloyl), cephaclor 등으로 제한적이다. Amoxicillin 이나 benzylpenicillin 피부 반응 검사에 양성인 환자에서 형광면역 분석법 검사의 예민도는 약 50%로 낮으나, 특이도는 95~100%로 매우 높다.

저알레르기성 밀봉 테이프 아래 패드에 국소적으로 항생제를 바르고 48~72시간 후에 국소 반응을 관찰하는 첩포검사(Patch testing)는 β-lactam 항생제에 대한 non-IgE 매개성 반응을 예측하거나, 피내검사(48시간에 해석)와 같이 사용할 경우 아미노페니실린에 대한 지연형 비두드러기성 반응을 예측하는데 유용할 수 있다.

β-lactam 항생제들의 교차 반응

Penicillin 계열 약물은 thiazolidine 고리에 붙은 하나의 곁사슬을 가진 β-lactam 고리 구조를, cephalosporin 계열 약물은 dihydrothiazine 고리에 붙은 두개의 곁사슬을 가진 β-lactam 고리 구조를 취하고 있다. Carbapenem 계열 약물은 변형된 thiazolidine 고리에 붙은 두 개의 곁사슬을 가진 β-lactam 고리 구조를, monobactam 계열 약물은 하나의 곁사슬을 가진 β-lactam 고리 구조를 가진다.

IgE에 의해 매개되는 penicillin 알레르기가 있는 경우, 동일한 β-lactam 고리 구조를 가진 ampicillin, amoxicillin, cloxacillin, piperacillin에 비슷한 반응을 보일 것이다. 그러나 때때로 환자가 penicillin 곁사슬에 대해 IgE 매개성 알레르기를 가지고 있는 경우, 다른 penicillin 계열 약물들에는 반응을 보이지 않을 것이다.

Penicillin에 대한 non-IgE 매개성 반응은 대게 곁사슬과 관련돼 있고, 지연성 비두드러기성 발진의 한 원인인 것으로 생각된다. 이 지연성 반응은 amoxicillin을 투여 받은 환자의 5~9.5%에서 일어나지만 다른 β-lactam 약물에 대해서는 환자의 2.7%에서 발생한다. Ampicillin과 amoxicllin에는 종종 지연성 발진을 일으키는 또 다른 원인인 약물 중합체가 있어 다른 penicillin을 투여 받는 환자들보다 더욱 흔히 알레르기반응을 유발한다.

Cephalosporin의 경우 penicillin과 교차 반응의 발생은 곁사슬 구조에 달려있어, penicillin과 유사한 곁가지가 있는 cephalosporin은 penicillin과 교차 반응을 일으킬 가능성이 높다. 1세대 cephalosporin 과 cefamandole은 penicillin 또는 amoxicillin과 유사한 곁가지를 가지고 있어서 교차 반응의 위험이 높으나, 2세대와 3세대 cephalosporin은 penicillin과 또는 amoxicillin과 다른 곁가지를 가지고 있어서 교차 반응의 위험은 낮다. 서로 다른 cephalosporin 사이의 교차 반응도 곁가지의 유사성에 따라 결정된다. ceftriaxone과 cefotaxime은 곁가지 구조가 같고 ceftriaxone과 cefuroxime은 곁가지 구조가 비슷하기 때문에 교차 반응이 생길 수 있다. cephalosporin은 흔한 감염증에 널리 처방되는 항생제이다. 그래서 penicillin 또는 cephalosporin에 알레르기 병력이 있는 환자에게 전문가들은 다음처럼 권장하고 있다.

1) Cephalosporin에 알레르기 병력이 있는 환자는 penicillin 피부 검사를 시행하여 음성이면 적절한 penicillin을 투여한다. 곁가지 구조가 유사하지 않다면 다른 cephalosporin에 대한 알레르기반응은 매우 낮거나 없을 것으로 생각된다. 만약 cephalosporin의 투여가 필요하다면 알레르기반응을 유발한 특정 약물은 피하고 다른 cephalosporin에 대해 탈감작을 시행한다. Penicillin 검사 시약이 없는 경우에는 환자에게 cephalosporin에 대해 탈감작을 시행한다.

2) Penicillin 알레르기가 있는 환자에서 cephalosporin 투여가 필요한 경우에는 penicillin 피부 검사를 시행하고 음성이면 환자는 일반인보다 cephalosporin에 대해 알레르기반응 위험이 더 높지 않다고 판단하고 cephalosporin을 투여할 수 있다. 하지만 penicillin 피부 검사가 양성이면 cephalosporin을 사용하지 말아야 한다. 굳이 cephalosporin을 사용하여야 한다면 cephalosporin 원액을 이용하여 피부 반응 검사를 실시하여 피부 반응 검사가 음성이면 cephalosporin을 두 단계에 걸쳐 증량하면서 투여한다. 양성이면 탈감작을 시행한다.

Monobactam계열의 aztreonam은 아직까지 교차 반응이 보고되고 있지 않아서 penicillin 알레르기가 있는 환자에게 사용될 수 있다. 그러나 aztreonam은 ceftazidime과 공통된 곁사슬을 가지고 있어서 ceftazidime에 알레르기가 있는 환자에게는 피해야 한다.

Carbapenem계열의 imipenem, meropenem, doripenem, ertapenem은 penicillin과 β-lactam 고리 구조를 공유하여 교차 반응의 잠재력이 있다. 초기연구에서는 carbapenem과 penicillin 사이에 높은 정도의 피부 반응 검사 교차 반응이 관찰되었으나, 실제 임상에서 교차 반응을 확인하지 않고 피부 반응 검사법도 신뢰할 수 없었다. 최근 연구들에서는 penicillin 알레르기 환자의 1% 미만에서 carbapenem과 교차 반응을 보고하여, 비록 penicillin 알레르기 병력의 환자에게 carbapenem의 사용을 하지 말 것을 권고하고 있으나 penicillin과 carbapenem의 임상적 교차 반응은 매우 적을 것을 생각된다. 좀 더 명확한 연구 결과가 나올 때까지 과거 심한 penicillin 알레르기 병력이 있는 환자에게는 cephalosporin의 경우처럼 접근할 것을 권장하고 있다.

약물 탈감작(Drug desensitization)

Penicillin에 피부 반응 검사 양성인 환자에게 대부분 가용한 교차 반응이 없는 효과적인 대체 항생제가 있게 마련이나, 대체 약물이 없거나 부작용이 심하고 효과가 현저히 떨어지는 경우에 탈감작을 통한 β-lactam 항생제를 사용할 수 있다. 이런 경우의 감염증으로는 Enterococci에 의한 심내막염, 뇌농양, 세균성 뇌수막염, *Staphylococcus* 또는 *Pseudomonas* 에 의한 심각한 감염증, *Listeria* 감염증, 신경매독, 임산부 매독이 있다. 탈감작은 일반적으로 병원 환경에서 숙련된 사람에 의해 수행되어야 한다. 치료용량에 도달할 때까지 수 시간에 걸쳐 천천히 항생제를 증량 주입한다. 일반적으로 시작용량은 수 μg부터 투여한다. 주입 경로는 경구 또는 정맥 내로 투여하고, 경구로 투여하는 경우 정맥 내 투여보다 이상반응이 적게 나타난다. 용량은 15~30분마다 두 배로 증량한다. 치료 용량은 대부분의 경우에서 4~5시간 이내에 도달할 수 있다. 탈감작 동안 환자에 대해 엄밀한 감시가 필요하며 두드러기 반응이나 기관지연축이 발생한 경우는 항히스타민제와 베타 작용제를 투여한다. 만약 가벼운 반응(예: 홍조 또는 두드러기)이 생기면 마지막 관용 용량 이상(tolerated dose)에서부터 다시 시작한다. 그러나 저혈압이나 심한 기관지연축이 발생하면 탈감작은 반드시 중단하고 다른 항생제를 선택해야 한다. 탈감작이 이루어진 후 β-lactam 항생제의 치료는 중단 없이 이어져야 한다. 그렇지 않으면 알레르기반응의 위험이 증가 할 수 있다.

임상적 관용(tolerance)이 성취되는 기전은 불분명하나, 항원 특이성 비만세포 탈감작에 관여된 것으로 생각된다. 탈감작 상태의 유지에는 그 약물의 지속적인 존재가 필요하므로 만약 나중에 다시 그 항생제가 필요할 경우 탈감작을 반드시 다시 시행해야 한다.

탈감작의 예를 들면 표 2와 같다. 탈감작 요법 중 발생한 부작용의 치료는 표 3과 같다.

표 2. 항생제 탈감작 요법

탈감작화 준비 단계
환자의 이상반응에 즉각적인 처치를 할 수 있는 장소에서 시행한다
매 15분마다 환자의 생체 징후를 감시 및 기록한다
최소 2곳의 적절한 정맥 투여 경로를 확보한다
Epinephrine, methylprednisolone, antihistamine 및 기관 삽관 세트를 접근이 용이한 곳에 준비한다.
전처치로 antihistamine 이나 steroid를 사용하지 않는다
약물 준비
준비된 항생제의 치료 용량을 10배씩 희석한 용량을 50 ml 생리 식염수에 섞는다
희석용액 #1: 1×10^{-6} concentration of the final dose in 50 ml normal saline
희석용액 #2: 1×10^{-5} concentration of the final dose in 50 ml normal saline
희석용액 #3: 1×10^{-4} concentration of the final dose in 50 ml normal saline
희석용액 #4: 1×10^{-3} concentration of the final dose in 50 ml normal saline
희석용액 #5: 1×10^{-2} concentration of the final dose in 50 ml normal saline
희석용액 #6: 1×10^{-1} concentration of the final dose in 50 ml normal saline
희석용액 #7: full strength final dose
약물의 투여
각각의 희석 용액은 #1부터 20분에 걸쳐 정맥 투여한다
투여가 종료된 후 15분 간 환자의 상태를 관찰한다
이상반응이 발생하지 않은 경우 다음 용량을 투여한다

표 3. 탈감작 요법 중 부작용의 치료

반응 정도	증상 및 증후	치료
경증	혈역학적 변화, 호흡부전, 혈관부종 등이 없는 경증의 두드러기	• 마지막 관용 용량의 희석 용액을 다시 투여
중등도	흉부 압박, 미만성의 두드러기(혈역학적 변화, 호흡부전은 없음)	• 1:1000 epinephrine 0.3 ml 근육주사 • 환자의 증상이 30분 이내에 호전되면 마지막 관용 용량의 희석 용액을 다시 투여
중등도-중증	미만성의 천명음, 인후 압박	• 1:1000 epinephrine 0.3 ml 근육주사(필요시 매 15분 간격으로 반복 투여) • 증상이 심한 경우는 0.5-1 ml의 1:10,000 epinephrine 을 매 5분 간격으로 정맥주사 할 수 있다. • 기관삽관 고려 • 증상이 재빨리 회복되고 시험 항생제가 절대적으로 필요한 경우에는 마지막 관용 용량의 절반으로 투여 할 수 있다
중증	저혈압, 후두 부종	• Epinephrine 투여 • 50 mg diphenhydramine 정맥 투여 • 항히스타민 정맥 투여 • 스테로이드(60 mg methylprednisone) 정맥 투여 탈감작 요법 중지

단계적 시도(Graded challenge)

단계적 약물 투여는 흔히 대체 약물을 안전하게 투여하기 위하여 시행하거나 IgE에 의해 매개되는 것보다는 다른 기전이 의심될 때 관용을 유도하기 위하여 시행한다. 이전 반응이 약물 투여 후 한 시간 이내에 발생하였다면 IgE 매개 반응의 가능성을 염두에 두고 아나필락시스 치료에 대한 준비를 갖춘 후 시도한다. 시작 용량은 대개 치료 용량의 1/10,000에서 1/1000의 용량으로 시작하여 매 30~60분마다 치료 용량에 도달할 때까지 10배씩 증량한다. 경미한 반응이 발생 시 한 두 스텝에서 3배씩 증량할 수도 있다. Cephalosporin에 의한 지연 반응의 경우 일반 용량의 1/100에서 시작하여 7일째에 용량의 1/10을 투여하고 14일째에 치료 용량을 투여할 수 있다.

환자가 의심약제에 스티븐스존슨증후군, 독성표피괴사용해, DRESS 증후군, 또는 점막의 침범이 있었던 경우에는 시도하지 않는다.

▣ 참고문헌

1. 김백남, 조유숙. IgE매개 세팔로스포린 과민반응. Infect Chemother 42:137-42, 2010.
2. 김상훈. 베타-락탐 항생제 알레르기 및 교차 반응. Korean J Med 87:652-8, 2014.
3. Gruchalla RS, Pirmohamed M. Antibiotic allergy. N Engl J Med 354: 601-9, 2006.
4. Kelkar, PS, Li, JT. Cephalosporin allergy. N Engl J Med 345: 804-9, 2001.
5. Kuruvilla ME, Khan DA. Antibiotic Allergy. In: Mandell, Douglas and Bennett eds. Principles and Practice of Infectious Diseases. 8th ed. p298-303, philadelphia, PA;Elgevier Inc. 2015.
6. Rheese RE and Betts RE. A practical approach to infectious diseases. 3rd ed. p801, Little, Brown and Company, 1991.
7. Robinson JL, Hameed T, Carr S. Practical aspects of choosing an antibiotic for patients with a reported allergy to an antibiotic. Clin Inf Dis 35: 26-31, 2002.

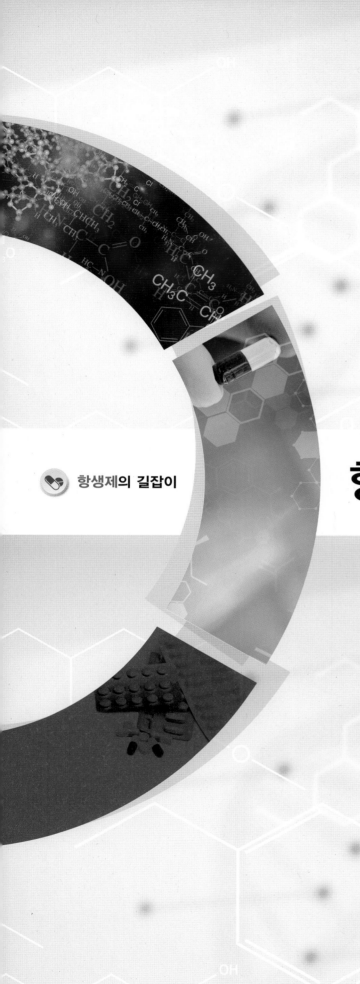

항생제의 길잡이

항생제 각론

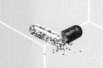

항생제의 작용 기전과 분류

유진홍 (가톨릭대학교 의과대학 내과학교실)

항생제는 세균의 구조나 대사에 작용하는 것에 따라 다음과 같이 분류되며 각각의 기전은 기술하는 바와 같다(보다 자세한 항생제 각각의 기전은 이어지는 각론마다 별도로 다시 기술되므로, 여기서는 개요만 설명하도록 하겠음).

1. 세포벽(Cell wall)에 작용하는 항생제

세균은 세포벽이라는 고유의 구조를 가지고 있다. 이는 세포막 바로 바깥을 둘러싸서 보호하는 역할을 하며 혹독한 주변 환경으로부터 자신을 보호한다. 세포벽은 인간을 비롯한 포유류 세포에는 없는 구조물이다. 다시 말해서, 세포벽에 작용하는 약제는 사람에게는 영향을 줄 수 없다는 것을 의미하기에 세포벽을 공격하는 항생제는 이론적으로는 인간에게 무해하다고 볼 수 있다(그러나 주지하다시피 실제로는 꼭 그런 것은 아니다). 세포벽은 N-acetyl-glucosamine (NAG)과 N-acetylmuramic acid (NAM)이 서로 번갈아 가면서 반복되는 중합 구조와, 이 NAM에 달려있는 4개의 아미노산들, 그리고 이들을 서로 다리 놓아 주어서 연결해 주는 펩티드까지 어우러져서 그물망 같은 구조를 갖춘 peptidoglycan들로 구성되어 있다. 이 peptidoglycan의 근간이 무너지면 세포벽도 와해된다. 세

포벽이 무너진다는 것은 곧 세균 세포가 파괴됨을 의미한다. 거기에 더해서 원래는 세포를 수시로 수리하고 보완하는 용도였던 peptidoglycan을 녹이는 자체 분해효소(autolysin)까지 작동하여 본의 아니게 세포를 녹이게 되는 부수적 효과까지 얻는다.

따라서 세포벽을 공략하는 항생제는 근본적으로 이 peptidoglycan 합성 과정을 주요 목표로 해서 공격을 한다.

그람양성균과 그람음성균이 갖고 있는 세포벽의 구조는 각기 다르다. 그람양성균의 경우는 세포벽이 가장 바깥 구조의 대부분을 차지하지만, 그람음성균은 이 못지않게 지질로 구성된 외막(outer membrane)이라는 추가적인 구조물이 큰 비중을 차지하고 있으며, 이 구조물 자체가 임상적인 감염 질환에서의 주요 병리 기전인 내독소로 작용하고, 또한 각종 물질이 오가는 통로, 즉, porin을 함유하고 있다. 그래서 세포벽에 작용하는 항생제가 그람음성균에 접근할 때 porin을 경유하여 세포막과 peptidoglycan 사이에 구성된 공간인 원형질막 주위 공간(periplasmic space)로 들어가 활동을 개시한다.

세포벽에 작용하는 항생제들의 종류별 기전은 다음과 같다.

1) β-lactam 항생제

세균벽의 합성 과정에서 펩티드와 peptidoglycan 내 기둥 줄기끼리 견고하게 연결하는 과정에 개입하여 펩티드 전이 효소(transpeptidase enzyme), 또는 penicillin 결합단백(penicillin binding protein, PBP)에 달라 붙어서 일을 못하게 한다. 따라서 세균은 항생제가 결합하지 못하게 변이된 PBP-2a 같은 대안을 냄으로써 저항을 하였다. 그러나 최근에 나온 5세대 cephalosporin의 경우는 기존 PBP 이외에도 변이된 PBP-2a (methicillin 내성 포도알균)이나 PBP-2x(폐렴알균)에도 잘 달라붙는 새로운 특징을 가짐으로써 치료의 지평을 넓히게 된다.

2) Glycopeptide & lipoglycopeptide

세포벽에 작용하되, PBP를 목표물로 삼는 β-lactam 항생제와는 달리, glycopeptide는 세포벽의 벽돌에 해당하는 D-alanine-D-alanine (D-ala-D-ala)를 표적으로 삼는다.

여기에 결합함으로써 NAG-NAM 반복 중합체 형성에 관여하는 glycosyl 전이 효소(glycosyltransferase)의 작용에 훼방을 놓는다. 그 결과로 세포벽 합성은 막혀버리고 만다.

Glycopeptide에 지질 친화기를 붙여서 조직 침투성을 개선한 것이 lipopolypeptide이다. 기전은 기존 glycopeptide와 동일하게 세포벽 합성 방해이며, 이에 더해서 탈분극(depolarization)을 통해 세균 세포막을 터뜨려 버리는 기전도 가지고 있다.

3) 기타

이 밖에 세포벽에 작용하는 항생제로는 bacitracin과 fosfomycin이 있다. 이들은 UDP-N-acetylglucosamine-3-enolpyruvyltransferase, 즉 MurA 효소의 작용을 억제함으로써 peptidoglycan 전구체 생성을 차단하여 세포벽 만드는 과정을 방해한다.

2. 세균 내 단백질 합성에 작용하는 항생제

세포 안에서의 단백질 합성은 리보솜(ribosome)에서 이루어지기 때문에, 단백질 합성을 표적으로 하는 항생제들 대부분도 자연히 ribosome에서 작용한다. 크게 30S와 50S 단위의 ribosome에서 작용하는 항생제로 분류되는데, 30S에 작용하는 것이 aminoglycosides와 tetracycline이며, 나머지가 50S에 작용한다. 단, mupirocin은 예외로 ribosome에 작용하는 것이 아니고 전달 RNA (transfer RNA; tRNA)에 결합해서 단백질 합성을 억제한다.

1) 30S 리보솜에서 억제하는 항생제

Aminoglycoside는 30S ribosome의 16S ribosomal RNA (rRNA)에 비가역적으로 결합하여 펩티드를 싣고 오는 tRNA가 제대로 옮겨 놓지 못하도록 방해한다(A, 즉 aminoacyl 위치에서 P, 즉 peptidyl 위치로 옮기는 과정이 막힌다). 또한 mRNA를 잘못 읽게 함으로서 펩티드 사슬에 오독으로 인해 잘못 만들어진 아미노산들이 끼어들게 유도한다.

한편, tetracycline과 glycylcycline은 30S ribosome의 16S ribosomal RNA (rRNA)에 가역적으로 결합하여 aminoacyl tRNA가 ribosome의 A 위치로 결합하는 것을 방해한다. 세균 내부로 들어가는 과정에서 세균 세포막 고유의 능동 펌프를 역이용해서 진입한다.

2) 50S 리보솜에서 억제하는 항생제

Macrolide와 ketolide는 50S ribosome의 23S rRNA에 결합한다. 억제하는 양상으로는, 펩티드 사슬이 하나하나 만들어지면서 tRNA로 쌓이는 과정을 방해하며(peptidyltransferase), ribosome에서 mRNA를 해석하는 과정도 훼방놓는다. 또한 그 부위는 다 만들어진 펩티드 사슬이 최종적으로 빠져나오는 곳인데, 이 항생제가 P site를 선점해 버리기 때문에 기껏 다 만들어진 펩티드 사슬이 tRNA에 결합되지 못하고 이 둘이 분리되게 함으로써, 이 사슬이 ribosome을 나가지 못하게 막는다.

Lincosamide는 50S ribosome의 23S rRNA에 결합한다. 리보솜의 A와 P site 둘 다와 반응하여서 펩티드 생성 기전을 방해한다.

Streptogramin은 50S ribosome의 23S rRNA에 결합한다. Streptogramin 구성분 중 dalfopristin은 리보솜의 A와 P site 둘 다에 결합하며, quinupristin은 macrolide와 동일한 기전을 발휘한다.

Chloramphenicol은 50S ribosome의 23S rRNA에 결합한다. 리보솜의 A site에 결합하여 작용을 나타낸다.

Oxazolidinone도 50S ribosome의 23S rRNA에 결합한다. 그런데 이 약제는 펩티드 사슬이 축적되어 늘어나는 것을 억제하는 기전이 주종인 종전의 단백 합성 억제제와는 달리 아예 단백 합성이 시작되는 맨 첫 단계부터 억제한다는 것이 특징적인 기전이다. 이는 합성 첫 단계에서 리보솜들과 mRNA, tRNA들이 어우러져서 합성을 시작하려는 복합체(initiation complex)를 억제한다. 이는 A site를 선점하여 aminoacyl tRNA가 결합하는 것을 처음부터 억제한다.

3) Mupirocin

이 약제는 tRNA 합성효소에 isoleucine과 경합을 벌임으로써 궁극적으로는 isoleucyl tRNA가 양적으로 고갈되게 함으로써 단백 합성을 억제한다.

3. Folate 합성 억제제

핵산 합성 과정에서 중요한 folate 합성을 억제하는데, 포유류 세포의 경우는 세균처럼 folate를 자체 합성하지 않고 외부에서 얻어쓰기 때문에 이론적으로 이 제제는 세균에만 선택적으로 작용한다. Sulfonamide는 p-aminobenzoic acid (PABA)와 구조가 유사하기 때문에 dihydropteroate synthetase를 놓고 PABA를 경쟁적으로 억제한다. 그 결과 PABA가 pteridine으로 변환되면서 dihydropteroate까지 가는 과정을 방해한다. Trimethoprim은 모양이 pteridine과 유사해서 dihydrofolate reductase를 억제한다. 이는 sulfonamide가 억제하는 단계의 다음 단계이자, folate 생성의 최종 단계로, 이를 방해함으로써 tetrahydrofolate가 생성되지 못하게 한다. 이 약제와 sulfonamide가 복합제로 작용하여, folate 생성과정을 차례차례로 억제하는 효과를 보인다.

4. DNA 합성 억제

Quinolone이 대표적이다. 세균의 DNA gyrase와 DNA topoisomerase IV를 억제하는데, 이로 인해 DNA 증식을 위한 준비 단계로 DNA 사슬 일부가 끊어진 부위에서 더 이상 진행을 하지 못한다. 이러한 기전을 통해 세균의 DNA 증식 과정을 원천 봉쇄한다. 포유류의 경우는 topoisomerase II가 이들 효소의 역할을 하기 때문에 quinolone이 작용하지 못한다.

5. RNA 합성 억제

대표적인 항생제가 rifamycin 계열이다. Rifamycin은 세균의 RNA 중합 효소를 억제함으로써 mRNA가 만들어지는 것을 방해한다.

6. 핵산 억제

Metronidazole이 대표적인 항생제인데 nitroimidazole 구조가 기전의 핵심이다. 혐기성 환경에서 활성화되는 세균 내의 전자 전달 체제에 의해 이 구조의 질소군이 환원이 되면 중간 부산물이 나오게 된다. 이 부산물이 세균 DNA를 손상시키는 것이다.

7. 세포막 터뜨리기

세포막을 파괴하는 항생제로는 polymyxins과 lipopeptide (daptomycin)이 대표적이다. 앞에서 언급했던 lipoglycopeptide 또한 세포막을 터뜨리는 기전을 발휘하지만, 원천적으로는 세포벽에 작용하는 glycopeptide에 기반을 두고 있다.

Polymyxin은 양이온성 다중펩티드 환(cationic cyclic polypeptides)로 , 이러한 화학적 구조로 인해 lipopoly-saccharide에도 친화성이 좋아 잘 결합하기 때문에, 그 결과로 세포막을 직접 터뜨린다. Lipopeptide는 calcium과 함께 세포막에 구멍을 내서 세포 속의 내용물, 특히 potassium이 흘러나오게 하여 세포막을 탈분극 시킴으로써 파괴한다.

■ **참고문헌**

1. 강문원. 항생제의 작용 기전과 분류 in 항생제의 길잡이 제3판. MIP, 2008.

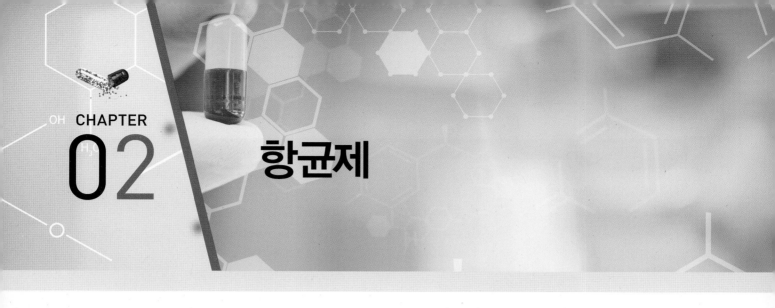

CHAPTER 02

항균제

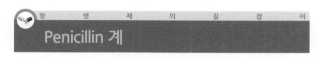

Penicillin 계

한상훈 (연세대학교 의과대학 내과학교실)

1928년 Alexander Fleming이 *Penicillium notatum* 이라는 진균에서 penicillin을 처음 분리하였다. 그러나 많은 양을 정제로 만들기가 어려웠기 때문에 사용하지 못하던 중 1941년 Flory 등이 환자에게 처음으로 투여하면서부터 많은 감염 질환의 치료에 성공적으로 사용되었다. 이때 사용한 penicillin은 천연산 penicillin으로 현재에도 사용되고 있는 benzyl penicillin (penicillin G)이다. 이후 경구로 투여할 수 있는 penicillin V와 약물 효과가 지속되는 시간이 길어진 근육주사제인 benzathine penicillin이 개발되었다. 그러나 이와 같은 천연산 penicillin은 사용된 후 얼마 지나지 않아 세균이 생성하는 β-lactamase (penicillinase)에 의하여 쉽게 가수분해될 수 있게 되어 penicillin G에 내성인 *Staphylococcus*가 출현하였다. Penicillinase에 의한 세균 내성을 극복할 수 있는 새로운 항생제가 필요한 시기에 1959년 benzyl penicillin에서 penicillin의 기본 구조핵인 6-aminopenicillanic

acid (6-APA)를 분리하는데 성공하였고 여기에 다른 화학 물질들을 인공적으로 결합하여 새로운 구조를 가지는 반합성(semi-synthetic) penicillin의 개발이 가능해졌다. 처음 개발된 반합성 penicillin은 methicillin을 포함하는 penicillinase 내성 penicillin으로서 penicillinase를 생성하여 penicillin G에 내성을 획득한 *Staphylococcus* 감염증의 치료에 크게 기여하였다. 이후에는 aminopenicillin, carboxypenicillin, ureidopenicillin과 같은 그람음성균에 대한 항균 범위가 확대되면서 점차 넓은 항균 범위를 가지는 penicillin 항균제들이 개발되었다. Penicillin계 항균제들의 약물학적 특성에 따른 분류를 표 1에 정리하였다.

1. 항생제명

Penicillin G (benzyl penicillin), penicillin V (phenoxymethyl penicillin), methicillin, oxacillin, nafcillin, cloxacillin, dicloxacillin, flucloxacillin, ampicillin, amoxicillin, ampicillin esters (bacampicillin, pivampicillin, talampicillin, lenampicillin), carboxypenicillins (carbenicillin, ticarcillin), ure-

표 1. Penicillin의 분류

분류	투여 경로	유효 세균
천연산 Penicillins		
Penicillin G (benzyl penicillin)	경구, 주사	*Streptococcus*
Procaine penicillin G	근육주사	*Neisseria meningitidis*
Benzathine penicillin G	근육주사	*Spirochetes* (예. *Treponema pallidum*)
Penicillin V	경구	
Penicillinase-resistant penicillins		*Staphylococcus aureus* (penicillinase 생성 균주)
Methicillin	주사	
Oxacillin	주사	
Nafcillin	경구, 주사	
Cloxacillin	경구, 주사	
Dicloxacillin	경구	
Flucloxacillin	경구, 주사	
Aminopenicillins		*Haemophilus influenzae, Proteus mirabilis*
Ampicillin	경구, 주사	*Escherichia coli, Neisseria*
Amoxicillin	경구	
Ampicillin ester	경구	
Carboxypenicillins		
Carbenicillin	주사	*Pseudomonas, Enterobacter, Proteus*
Carbenicillin ester	경구	
Ticarcillin	주사	
Ureidopenicillins		*Pseudomonas, Enterobacter, Klebsiella*
Mezlocillin	주사	
Azlocillin	주사	
Piperacillin	주사	

주사: 정맥주사와 근육주사가 모두 가능한 경우를 일컬음.

idopenicillins (mezlocillin, azlocillin, piperacillin)

2. 구조 및 성상

Penicillin은 β-lactam ring과 thiazolidine ring으로 구성된 6-APA의 기본 구조핵에 다양한 화합물로 구성된 측쇄(side chain)가 결합된 화학 구조를 갖는다(그림 1). 결합된 측쇄에 따라 항균 범위, 산에 대한 안정성, 흡수율의 특성들이 달라진다. β-lactam ring은 penicillin이 항균력을 가지는데 필수적인 구조이며, 효소 또는 산에 의해 파괴되면 penicilloic acid가 형성되어 항균 작용이 없어진다. 세균이 생성하는 β-lactamase (penicillinase)는 β-lactam ring을 가수분해하여 penicillin을 불활성화시킨다. β-lactam ring에 결합되는 acyl-측쇄의 다양한 분자구조에서 특정한 원자의 배치에 따라 가수분해가 억제될 수 있다. 반합성 penicillin인 methicillin,

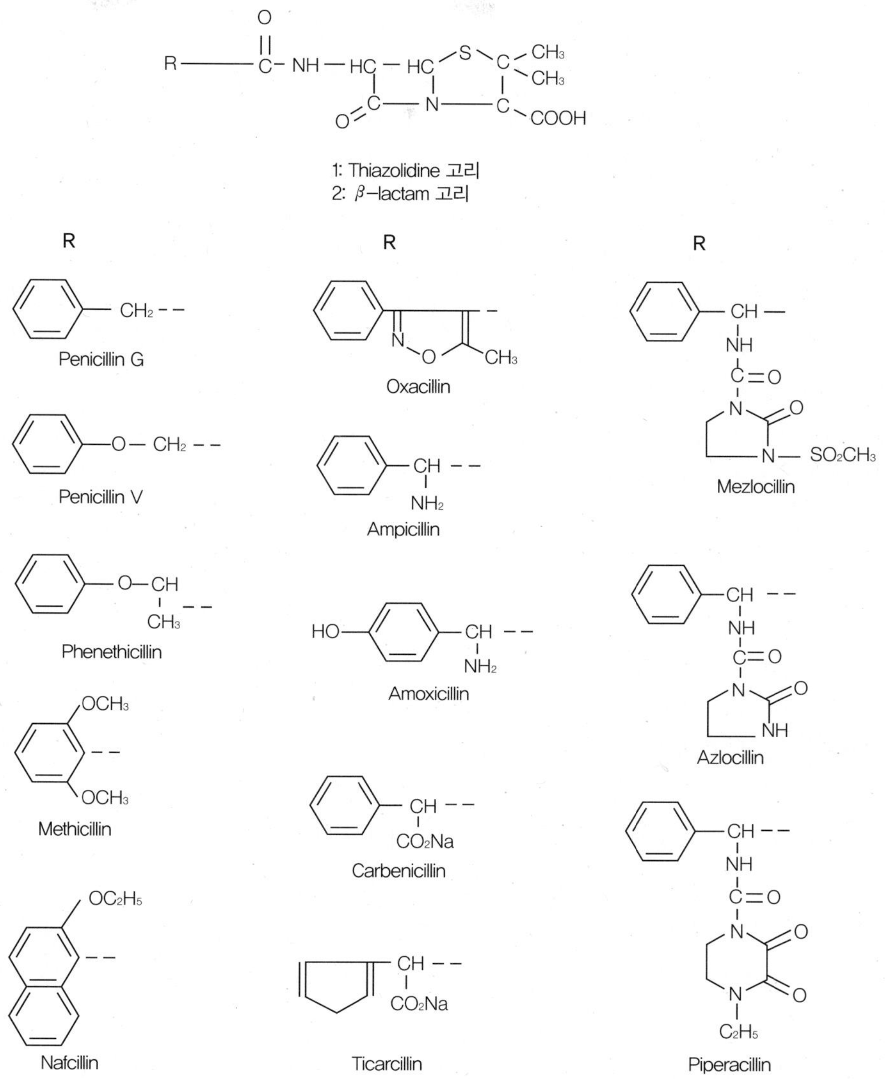

그림 1. Penicillin의 구조

nafcillin, oxacillin, cloxacillin, dicloxacillin, flu-cloxacillin은 penicillinase에 의하여 가수분해 되지 않으며, 따라서 이들을 penicillinase 내성 penicillin이라 일컫는다. β-lactamase에 의하여 가수분해 되지만 항균 범위가 넓어진 반합성 penicillin으로 ampicillin, amoxicillin, carbenicillin, ticarcillin, mezlocillin, azlocillin, piperacillin이 있으며, 이를 광범위(broad-spectrum) penicillin으로 분류한다.

3. 작용 기전

Penicillin은 활발하게 증식하고 있는 세균의 세포벽 합성을 억제하여 세균의 성장을 억제함으로써 항균 작용을 나타낸다. 세균의 세포벽은 그람양성균, 그람음성균 모두 peptidoglycans에 의해 연결되어 있는 단단한 구조이다. Peptidoglycan층은 긴 다당류(polysaccharide) 사슬(chain)로서, N-acetylglucosamine과 N-acetylmuramate가 교대로 반복적으로 결합되고 여기에 짧은 아미노산 펩티드가 서로 교차 연결(cross-linkage)된 구조이다. 그람양성균의 세포벽은 50~100 분자 두께로 두껍지만 그람음성균은 1~2개 분자의 두께로 얇고 세포벽 외부에 다시 lipopolysaccharide로 구성된 외막이 존재한다. 세균에서 세포벽을 합성하는 과정 중에서 acetylmuramate pentapeptide가 생성되고 acetylmuramate와 acetylglucosamine이 서로 반복적으로 결합하면서 peptidoglycan 사슬들이 생성되는 첫 두 단계는 penicillin에 의하여 영향을 받지 않는다. 세포막의 표면에서 일어나는 세포벽 합성의 마지막 단계인 peptidoglycan 가닥이 짧은 아미노산 펩티드 측쇄에 의하여 교차 연결되는 transpeptidation 과정이 penicillin에 의하여 억제된다. Penicillin은 pentapeptide의 마지막 D-alanine-D-alanine과 구조적으로 유사하기 때문에 transpeptidase 효소와 공유 결합을 통해 결합할 수 있다.

Penicillin은 transpeptidase 외에 세포막에 있는 다른 단백질들과 결합할 수 있는데, 이 단백질들을 통틀어서 penicillin 결합단백(penicillin-binding proteins, PBPs)이라고 일컫는다. 일반적으로 그람음성간균은 7~10개, 그람양성균과 그람음성구균은 3~5개의 penicillin 결합단백을 가지고 있다. Penicillin 결합단백들은 35,000~120,000의 분자량을 가지며, 분자량이 작을수록 큰 숫자를 붙이고, 분자량이 비슷한 경우는 문자로 구분한다. 분자량에 따라 고분자량 및 저분자량의 penicillin 결합단백으로 구분하는데, 세균의 생존에 필요한 필수적인 기능은 주로 고분자량의 penicillin 결합단백이 가지고 있기 때문에 penicillin의 항균력도 고분자량의 penicillin 결합단백과의 결합에 의해 나타난다. 일부 penicillin 결합단백은 세포벽 합성에 관련된 transpeptidase나 carboxypeptidase, endopeptidase와 같은 효소의 기능을 하지만 일부 penicillin 결합단백은 기능이 아직 알려져 있지 않다. 특정한 penicillin 결합단백에 penicillin이 결합하면 세균 사멸이 발생하지만 다른 penicillin 결합단백에 penicillin이 결합하면 세균 사멸은 발생하지 않고 세균 형태에 특징적인 변화가 일어나기도 한다. 예를 들어 Escherichia coli

에 있는 penicillin 결합단백 1 복합체에 penicillin이 결합하면 세균 사멸이 발생하지만 penicillin 결합단백 2에 결합하면 E. coli의 간균 형태가 소실되고 큰 난원형 세포(ovoid cells)가 형성되며, penicillin 결합단백 3에 결합하면 격벽이 없는 filament가 형성된다.

Penicillin은 살균 작용(bactericidal effect)을 갖는 항균제이지만 penicillin이 세균을 죽이는 기전은 균주에 따라 다양하다. Streptococcus pneumoniae와 E. coli에서는 penicillin이 peptidoglycan hydrolase와 같은 자가용해효소(autolytic enzyme) 체계의 조절 이상을 초래하여 세균을 사멸시킨다. 또한 penicillin이 lipoteichoic acid와 같은 정상적으로 존재하는 자가용해(autolysis) 억제물질을 소실시켜서 자가용해를 촉진시키기도 하며, penicillin이 직접적으로 자가용해를 촉진시키기도 한다. 이와 반대로 Staphylococci에서는 penicillin에 노출되었을 경우 자가용해가 증가되지 않고 murosome이라고 불리는 소낭 구조(vesicular structures)의 용해 작용에 의하여 세포벽에 작은 구멍들이 많이 생성되어 세균이 사멸하게 된다. Streptococcus pyogenes에서는 penicillin에 의하여 세포 내의 ribonucleic acid의 가수분해가 유도되어 세균이 사멸하게 된다.

일반적으로 penicillin의 항균 효과는 penicillin 농도에 크게 영향을 받지 않는데, 최소 억제 농도(minimal inhibitory concentration, MIC)의 4배 농도에서 최대 살균 효과가 나타난다. 최소 억제 농도를 초과하여서 혈중농도가 유지되는 시간(T > MIC)이 penicillin의 항균 효과를 결정하는 가장 중요한 요소이다. 또한 penicillin이 세균의 세포벽을 통과하는 능력과 penicillin 결합단백에 대한 결합 친화력이 특정 균주에 대한 penicillin의 항균 효과에 영향을 미친다. 세균에 따라 penicillin 결합단백의 종류와 농도가 다르고 세포벽의 penicillin 투과력도 다르기 때문에 penicillin에 대한 감수성에도 차이가 발생한다.

4. 내성 기전

임상적으로 중요한 penicillin에 대한 내성 기전은 다음

4가지로 구분할 수 있다: 첫째, β-lactamase에 의해 항균제가 파괴된다. 둘째, 그람음성균에서 세포 투과성의 감소로 penicillin이 외막을 통과하지 못하여 penicillin 결합단백과 결합하지 못한다. 셋째, 그람음성균의 외막을 통과한 penicillin이 세균의 외부로 유출(efflux)된다. 넷째, penicillin 결합단백의 구조가 변하여 penicillin과 penicillin 결합단백의 결합력이 저하된다.

위 4가지 중에서 β-lactamase에 의한 항균제 파괴가 가장 흔한 내성 기전이다. β-lactamase는 그람양성균에서는 세포벽 밖으로 분비되고 그람음성균에서는 원형질막 주위에서 분비되는데, penicillin의 β-lactam ring과 공유결합한 후 β-lactam ring을 빠르게 가수분해하여 항균 효과를 소실시킨다. β-lactamase는 아미노산 배열 구조의 유사성과 분자 구조에 따라 Ambler class A부터 D로 분류된다. Class A, C, D β-lactamase는 penicillin과 결합할 수 있는 구조를 가지고 있어서 penicillin 결합단백에 포함된다. Class B β-lactamase도 β-lactam ring을 가수분해할 수는 있지만 구조적으로 penicillin 결합단백과는 관련성이 없다. 임상적으로 분리되는 균주들에 의하여 생성되는 β-lactamase의 대부분은 class A 또는 C이다. Class A β-lactamase가 penicillinase이며 clavulanic acid와 같은 β-lactamase inhibitor에 의하여 가수분해효소 작용이 억제된다. 세균에서 penicillinase를 합성하는 유전자는 염색체나 plasmid에 존재하며, 염색체의 유전자는 원래부터 가지고 있을 수도 있고 획득될 수도 있다. Plasmid에 존재하는 penicillinase 유전자는 외부로부터 획득된 것이다.

두번째 내성 기전은 그람음성균에서 penicillin이 외막을 통과하지 못하는 것이다. 그람음성균의 외막은 항균제의 투과를 막는 중요한 장벽이며 그람음성균의 penicillin에 대한 중요한 내성 기전이다. 그람음성균은 안쪽에 위치하는 세포막과 바깥쪽에 위치하는 lipopolysaccharide membrane의 사이 공간인 periplasmic space에 β-lactamase의 농도를 증가시키며, 세포막의 투과성을 감소시킴으로써 periplasmic space에 있는 penicillin 결합단백이 penicillin과 결합하는 것을 차단할 수 있다. 일부 penicillin 항균제들은 porin이라고 부르는 단백질 통로(channel)를 통하여 periplasmic space를 통과하여 penicillin 결합단백과 결합할 수 있는데 세균은 중요한 porin을 제거함으로써 penicillin에 내성을 가질 수 있다.

세번째 내성 기전은 periplasmic space로 들어온 penicillin을 외막으로 다시 내보내는 유출 현상이다. 유출 현상은 다른 내성 기전과 독립적으로 발생할 수 있지만, 대부분 porin에 의한 투과 억제, β-lactamase에 의한 파괴와 같은 다른 내성 기전들과 같이 일어난다.

네번째 내성 기전은 penicillin과 결합력이 낮은 penicillin 결합단백을 만드는 것이다. 예를 들어 penicillin에 내성을 갖는 *Pneumococci* 또는 *Neisseria* 균주들은 penicillin 결합단백을 합성하는 유전자에 변이(mutation)가 발생하여 penicillin과 잘 결합되지 않는 penicillin 결합단백을 합성한다. 또한, *Enterococcus faecium*가 생성하는 penicillin 결합단백 5 또는 methicillin 내성 *Staphylococci*가 생성하는 penicillin 결합단백 2a와 같이 본질적으로 다른 penicillin 단백결합과 비교하였을 때 상대적으로 낮은 친화력을 갖는 penicillin 결합단백을 추가로 가지고 있는 경우도 있다.

5. 약물동력학

Penicillin은 어떤 측쇄기(side chain)를 가지고 있는지에 따라 약동학적 특성과 항균 범위가 다르다.

6. 경구 흡수율

Penicillin G, methicillin, carboxypenicillins, ureidopenicillins은 pH2의 강한 산에 노출되었을 때 쉽게 파괴되어 반감기가 30분 미만으로 감소되기 때문에 위산의 환경에 안정적이지 못하므로 경구가 아닌 정맥 또는 근육주사로 투여해야 한다. Penicillin V, isoxazolyl penicillins, aminopenicillins, carbenicillin의 indanyl ester 형태는 pH2의 산에 노출되어도 반감기가 2~6시간으로 길게 유지되어 산에 안정적이므로 경구용 제제로 투여할 수 있다. Nafcillin은 산에 대한 안정성이 위 두 경우의 중간 정도에 해당된다. 위산에 의하여 불활성화되지 않는 penicillin은 일반적으로 잘 흡수되어 1~2시간 후 최고 혈중농도에 도달하다. Aminopenicillin에 속하는 항균제 중에서 ampicillin의 경구 흡수율은 30~60%로 낮지만, amoxacillin과 ampicillin의 carboxyl ester 형태는 거의 대부분 흡수된다. 음식물은 대부분의 penicillin 흡수를 지연시키며 최고 혈중농도를 감소시킨다. Amoxicillin은 ampicillin보다 음식물에 의한 영향을 적게 받으며, ampicillin ester는 음식물과 같이 복용하였을 때 오히려 흡수가 증가된다.

7. 근육 투여 시 흡수율

Penicillin을 근육으로 투여할 경우에도 빠르게 약물이 흡수되어 한 시간 이내에 최고 혈중농도에 도달한다. Procaine penicillin G와 benzathine penicillin G는 상대적으로 잘 녹지 않는 저장염 제형으로서 근육으로 투여한 부위에서 서서히 흡수되어 penicillin G보다 낮지만 오랫동안 일정한 혈중농도를 유지할 수 있다. Procaine penicillin G와 benzathine penicillin G의 물에 대한 용해도는 penicillins G의 나트륨염과 칼륨염의 형태보다 각각 4배와 60배 낮다.

8. 체내 분포도

Penicillin의 체내 분포는 지용성과 단백질 결합 정도에 따라 달라진다. 일반적으로 penicillin은 주로 세포 외 구획에 존재한다. 대부분의 penicillin은 albumin과 결합하지만 결합 정도는 20~97%로 약제의 종류에 따라 매우 다양하다. 단백질과 결합하지 않은 형태만이 모세혈관 구멍을 통과하여 간질액(interstitial fluid)으로 투과되고 세포막을 지나서 세포 안으로 들어간다. 단백질과의 결합력이 높은 penicillin은 혈중농도는 높지만 조직 내의 농도는 낮다. 이와 마찬가지로 태아 혈청과 양수의 penicillin 농도도 산모 혈액 내의 총 항균제 농도보다 단백질과

결합하지 않은 항균제 농도에 의하여 결정된다. Penicillin 항균제들 중에서 nafcillin과 isoxazolyl penicillin이 가장 높은 지용성을 가지기 때문에 세포막을 통과하여 세포 내액으로 투과되는 능력이 가장 크다. 그러나 이 두 항균제는 단백질 결합력이 89%에서 97%로 penicillin 중에서 가장 높다.

Penicillin은 체내 대부분의 조직에 분포하는데, 염증이 있으면 농양, 중이, 관절액, 흉막액 및 심낭액 등에서도 치료 농도를 가지는 항균제의 농도가 유지될 수 있다. 다양한 조직과 염증성 체액에서 단백질과 결합하지 않은 penicillin의 농도는 혈중농도와 비슷하다. 대부분의 penicillin은 지질에 녹지 않아 세포막 투과도가 낮기 때문에 타액, 눈물, 호흡기 분비물, 전립선액, 모유, aqueous humor의 penicillin 농도는 혈중농도보다 낮다. 또한 혈관-뇌 장벽을 통과하지 못하기 때문에 염증이 없는 정상적인 뇌척수액 내로 투과되지 않는다. Penicillin을 뇌척수액에서 혈청으로 내보내는 active transport system 때문에 염증이 없는 상태에서 뇌척수액 내의 penicillin의 농도는 혈중농도의 3% 미만으로 매우 낮다. 그러나 감염으로 뇌수막에 염증이 발생할 경우 염증으로 인하여 penicillin의 투과가 증가되고 active transport system의 항균제 유출 작용이 방해되어 뇌척수액에 penicillin의 농도가 높아져 치료 농도에 도달할 수 있다. Probenecid는 active transport system을 차단하여 뇌척수액 내의 penicillin 농도를 증가시키는 역할을 한다.

9. 대사와 배설

대부분의 penicillin은 체내에서 대사 과정을 통해 다른 물질로 변하지 않고 배설된다. 일부에서 생성되는 penicilloic acid, penicillanic acid와 같은 대사산물이 과민반응을 일으킬 수 있다.

Penicillin은 주로 콩팥을 통해서 배설되는데, 약 10%만 사구체 여과로 배설되고 대부분 세뇨관에서 능동적으로 분비되어 배설된다. 세뇨관에서 일어나는 penicillin의 능동적 분비 과정은 단백질 결합 정도에 거의 영향을 받지

않으며 penicillin을 매우 빠르게 배출할 수 있다. 따라서 penicillin의 반감기는 30~80분에 불과하지만 소변 내의 penicillin 농도는 높게 유지될 수 있다. 소변, 신장의 피질이나 수질에서 penicillin의 농도는 혈중농도의 수십 배이상이지만 creatinine 배설률(creatinine clearance, Ccr)이 10 mL/분 이하인 경우는 소변 내 농도가 혈중농도보다 높지 않다. 최대 세뇨관 분비률은 penicillin G가 5.5 g/hr, cloxacillin가 1.0 g/hr로 penicillin 항균제 종류에 따라 다양하다. Probenecid는 세뇨관에서 일어나는 능동적 분비 과정을 억제하여 penicillin의 반감기를 증가시키는데, 하루 2 g의 probenecid를 투여하면 penicillin의 세뇨관 분비를 최대한 억제할 수 있다. 세뇨관의 기능이 생후 1~2개월까지는 완전히 발달되지 않기 때문에 신생아의 penicillin 신배설이 소아보다 매우 느리므로 신생아에게는 용량을 조절해서 투여해야 한다. Penicillinase 내성 penicillin을 제외한 대부분의 penicillin은 복막 및 혈액투석으로 제거된다.

Penicillin이 담즙으로도 분비되지만, nafcillin, isoxazolyl penicillins, ureidopenicillin만이 25~40% 정도 임상적으로 의미 있게 담즙으로 배설된다. Penicillin G의 담즙 내의 농도는 혈중농도보다 2~10배 정도 높으며 nafcillin과 ureidopenicillin의 경우에는 20~40배 정도 더 높다.

신기능 저하가 발생한 경우에는 대부분 penicillin의 하루 최대 투여 용량을 줄여야 한다. 하지만 ureidopenicillin과 penicillinase 내성 penicillin의 경우에는 creatinine 배설률이 10 mL/분 이하로 감소되었을 경우에만 용량 조절이 필요하다. 간질환이 있는 환자에서 특정한 penicillin의 반감기 증가가 관찰되지만 신기능 저하는 없고 간기능 저하만 발생한 경우에는 용량 조절이 필요하지 않다.

10. 약동학적 지표

Penicillin은 시간 의존성(time-dependent) 살균 작용을 나타내는 대표적인 항균제이다. Penicillin은 살균

항생제로서 농도 비의존적 살균 작용을 나타내므로 약물농도가 최소 억제 농도의 4~5배에 도달하면 그 이상의 농도가 투여되어도 살균력이 증가하지 않는다. 따라서, 최소억제 농도 이상으로 유지되는 시간이 중요하다. 즉 time above MIC (T>MIC)가 가장 중요한 약동학적 지표이다. 균주에 따라 또 균주의 항생제의 최소 억제 농도에 따라 조금씩 다르지만 일반적으로 T>MIC가 40~50% 이상 유지되도록 투여 간격을 지켜 투여해야만 최대의 항균 효과를 기대할 수 있다. 대부분의 penicillin 항생제는 반감기가 짧기 때문에 T>MIC를 유지하려면 4시간 또는 6시간 간격으로 자주 투여해야 하며, 최근에는 continuous infusion으로 투여하는 것이 중증 감염증 환자, 혹은 면역 저하자에서 보다 효과적이라는 연구 결과들이 많이 나오고 있다.

항균제에 노출된 세균이 항균제의 농도가 최소 억제 농도 이하임에도 불구하고 일정한 기간 동안 증식이 억제되는 현상을 post-antibiotic effect (PAE)라고 한다. Penicillin은 Staphylococci에 대해서는 수 시간 동안 지속되는 PAE를 가지고 있지만 Streptococci나 그람음성균에 대해서는 PAE가 매우 짧거나 거의 없다. Penicillin과 aminoglycoside를 같이 사용하면 Enterococcus나 S. aureus에서 상승적(synergistic) 또는 병합적인(additive) PAE가 나타날 수 있다.

Penicillin의 다양한 약동학적 특징을 표 2에 정리하였다.

11. 약물상호작용

Penicillin과 상호작용을 가지는 약제들은 penicillin의 배설을 억제하거나 특별한 약동학적인 상호작용을 가지고 있는 약제들이다. 또한 penicillin은 위장관의 정상 세균총(normal flora)을 변경시켜서 enterohepatic circulation에 의존하는 약제들의 약동학적 및 약력학적 작용에 변화를 일으킬 수 있다. 이외에 흔하지는 않지만 대사 억제나 유도 과정에 의하여 다른 약제들과 상호작용을 나타낼 수 있다.

Penicillin V, amoxicillin, ampicillin, amoxicillin/

표 2. Penicillin의 약동학적 특징

항균제	경구 흡수율 (%)	단백 결합률 (%)	대사율 (%)	혈중 반감기(시간)		간 장애 시 반감기 증가	Na⁺ 함유량 (mEq/g)
				정상 (Ccr>90 mL/분)	신부전 (Ccr<10 mL/분)		
Penicillin G	15	65	20	0.5	10	+	2.7
Penicillin V	60	80	55	1	4		-
Methicillin	-	37	10	0.5	4		-
Oxacillin	30	94	45	0.5	1		3.1
Cloxacillin	35	94	20	0.5	1	+ +	-
Dicloxacillin	35	97	10	0.5	1.5	+ +	-
Nafcillin	36	90	60	0.5	1.5	+ + +	-
Ampicillin	40	20	10	1.2	8	+ +	3.4
Amoxicillin	75	17	10	1.2	8	+	-
Bacampicillin	80	20	-	1.2	-		-
Carbenicillin	35	50	-	1	15	+ +	4.7
Ticarcillin	-	50	15	1.2	13	+ +	5.2
Mezlocillin	16			1.1	4	+ +	1.8
Piperacillin	-	20	-	1.1	4	+ +	1.8
Azlocillin	-	20	-	0.8	6	+ +	2.2

clavulanate와 같은 경구 penicillin은 일반적으로 H2-antagonists 또는 proton pump inhibitors 사용에 의해 영향을 받지 않는다. Probenecid는 신세뇨관에서 penicillin이 능동적으로 분비되는 과정을 억제한다. 따라서 amoxicillin, ampicilliln, ticarcillin, nafcillin을 probenecid와 같이 사용할 경우 이들 항균제의 AUCs (areas under the curve)가 거의 두 배 정도 증가된다. 이러한 결과로 높은 혈중농도가 유지될 수 있기 때문에 뇌수막염과 심내막염 환자를 치료할 때 probenecid를 penicillin과 같이 사용하는 것이 도움이 될 수 있다. 그러나, 노인이나 신기능 저하가 있는 환자 또는 간질의 과거력이 있는 환자에게는 probenecid 사용을 피하여야 한다. Probenecid 외에 penicillin의 신세뇨관 분비를 억제할 수 있는 약물로는 methotrexate, aspirin, indomethacin이 있지만 이들 약제와 penicillin간의 상호작용이 가

지는 임상적인 관련성에 대해서는 아직 밝혀지지 않았다.

Penicillin 항균제를 다른 종류의 항균제와 병용 투여하였을 때 상승 작용(synergy) 또는 길항 작용(antagonism)이 발생할 수 있고 특정한 부작용이 발생할 위험성이 증가될 수 있다. *Enterococcus*에 의해 발생한 심내막염 치료에 ampicillin과 aminoglycoside를 병용 투여하는 것이 ampicillin을 단독 투여하는 것보다 재발율이 낮은 것은 상승 작용의 대표적인 예이다. *S. pneumoniae*에 의해 발생한 뇌수막염을 치료할 때 penicillin과 tetracycline을 병용 투여하면 길항작용이 발생하게 된다. Amoxicilllin이나 ampicillin을 allopurinol과 같이 투여할 경우 발진이 발생할 위험성이 3배 이상 증가된다. Penicillin 투여로 인하여 위장관 세균총이 변경되면 이들 세균총에 의하여 생성되는 vitamin K가 감소되어 warfarin의 항응고 작용을 증가시킬 수 있다.

12. 부작용과 금기

Penicillin은 현재 사용하고 있는 항균제 중 비교적 독성이 없고 안전한 항균제이며 부작용이 발생하는 기전이 자세하게 알려져 있다. 제제에 따라 부작용의 빈도에 차이가 있지만 본질적으로 모든 penicillin 제제가 6-APA로부터 형성되었기 때문에 같은 부작용을 일으킬 수 있다. Penicillin 부작용 중 가장 많은 것은 과민반응(hypersensitivity reaction)으로 penicillin 또는 비활성화된 6-APA의 대사물질들이 알레르기항원으로 작용한다.

Penicillin으로 생기는 과민반응은 피부 발진으로부터 아나필락시스(anaphylaxis)까지 다양하며, 전 연령층에서 발생 가능하나 주로 20~49세 사이의 연령층에서 흔히 발생한다. 발생 빈도는 3~10%로 추정되는데 penicillin의 종류, 사용량, 사용 기간, 대상 환자에 따라서 발생 빈도는 크게 달라질 수 있다. 과민반응의 발생 빈도는 경구로 투여할 때에는 낮고 정맥으로 투여할 때에는 높으며 procaine과 혼합하여 사용하거나 근육으로 투여할 때에는 현저하게 증가한다. 고용량으로 투여하거나 지속적인 투여할 경우에 더 많은 과민반응이 발생할 수 있다. 한 가지 종류의 penicillin 항균제에 과민반응이 있으면 다른 종류의 penicillin에도 과민반응이 발생할 가능성이 높은 점을 주의해야 한다.

Penicillin은 여러 가지 물질로 분해되는데 분해산물의 95%가 benzylpenicilloyl 혹은 주 결정물질(major determinant)이라 불리는 성분이며, 5%만이 benzyl-penicillin, benzyl-penicilloate, benzyl-penilloate 등이 포함된 부 결정물질(minor determinant)이다. Penicillin은 단백질과 결합하여 항체를 생성할 수 있는 hapten으로 작용할 수 있다. 체내에서 주, 부 결정물질에 대한 항체가 생성되고 면역 반응에 의해 이들 항체가 조직 단백과 결합하여 hapten-protein complex가 만들어진다. 주 결정물질에 대해서는 IgE, IgG, IgA 항체가 만들어지지만 부 결정물질에 대해서는 IgE 항체만 생성된다. 주 결정물질을 이용한 피부 반응 검사는 주로 피부 발진을 나타내는 과민성을 예측하는데 신뢰성이 높으며, 아나필락시스를 예측하는 데는 신뢰성이 떨어진다.

생명을 좌우하는 아나필락시스는 주로 부 결정물질에 의하여 발생한다. Penicillin에 대한 아나필락시스 반응은 penicillin 사용 예의 0.004~0.015% (7,000~25,000 예 중 한 번)에서 발생하며, 사망은 5~6만 번에 한 번 일어날 수 있다. 아나필락시스 증상은 대개 penicillin 투여 후 10~20분 내에 시작되므로 penicillin 투여 후 약 30분 동안 환자를 관찰해야 한다. 만약 아나필락시스 반응이 발생하였을 때에는 즉각적인 응급 처치가 환자의 생명을 살리는데 필수적인데, epinephrine 500~1,000 μg (1:1,000 희석용액 0.5~1.0 mL)을 정맥 또는 근육주사하는 것이 가장 효과적이고, 항히스타민제나 스테로이드 투여는 효과가 없는 것으로 알려져 있다.

Penicillin에 대한 과민반응이 발생한 과거력이 있는 사람에서 다시 과민반응이 발생할 가능성이 있으므로 penicillin을 투여하기 전에 반드시 과거에 penicillin에 대한 과민반응이 있었는지 확인해야 한다. 하지만 과거에 과민반응이 발생한 적이 있다고 해서 다음에 반드시 과민반응이 생기는 것은 아니다. 왜냐하면 과민반응이 발생하는 성향은 시간이 지나면 약해지기 때문이다. Penicillin 과민반응이 있었던 환자의 약 85%에서는 비교적 긴 시간이 지난 후 두 번째 노출되었을 때 과민반응이 발생하지 않는 것으로 알려져 있다. 미리 항히스타민제를 투여한다고 해서 과민반응을 예방할 수는 없다. Penicillin 부작용의 과거력이 명확하지 않은 경우 아나필락시스와 같은 생명을 위협할 수 있는 중대한 과민반응이 발생할 수 있는지 예측하기 위하여 피부 반응 검사를 시행할 수 있다. 단, 피부 반응 검사에서 음성의 결과가 보였다고 해서 과민반응이 발생할 가능성을 완전히 배제할 수는 없다는 것을 주의해야 한다. 피부 반응 검사가 양성이면 대체할 항생제가 없는 부득이한 경우를 제외하고는 penicillin을 사용해서는 안 된다. *Enterococcus*에 의하여 발생한 심내막염 환자에서 penicillin과 vancomycin 항균제 모두에 과민반응이 있을 경우에는 불가피하게 penicillin을 사용해야 되는데 이런 경우에도 반드시 penicillin의 용량을 천천히 증가시키는 탈감작(desensitization) 방법을 이용하여 주의하여서 투여해야 한다. Penicillin에 과민반응이 있는 환자의 3~5%가 cephalosporin 항균제에도 교차 과민반응을 보이므로, 특히 penicillin에 심한 과민반응이나 즉시형 과민반응(두드러기, 혈관부종, 아나필락시스)의 과거력이 있으면 β-lactam 항생제는 사용하지 않는 것이 좋다. 다른 종류의 과민반응으로는 약열(drug fever), 혈청병(serum sickness), 피부혈관염, 간질성 신염과 두드러기(urticaria) 또는 박리성 피부염(exfoliative dermatitis) 같은 발진 등이 생길 수 있다. 감염성 단핵구증(infectious mononucleosis)이 있는 환자에서는 특히 ampicillin을 투여 한 후 반점성이나 구진성의 붉은 발진이 생기는 경우가 많다.

과민반응 이외의 penicillin의 부작용으로 용혈성 빈혈, 백혈구 감소, 혈소판 감소, 혈소판 기능이상의 혈액장애와 경련, 의식 혼미의 중추신경장애, 전해질 이상, 간기능이상, 위장장애가 발생할 수 있다. 과민반응을 포함한 penicillin의 부작용을 표 3에 정리하였다.

13. 임상 적응증

1941년 penicillin G가 처음으로 임상 치료에 사용된 이후 많은 세균 감염 질환의 치료에 중요한 역할을 하였다. 그러나, penicillin이 사용되는 기간이 길어짐에 따라 penicillin 내성 폐렴구균, methicillin 내성 *Staphylococcus*, 다제 내성 *Enterococcus*나 *Neisseria gonorrhoeae*, 염색체 매개로 β-lactamase를 생성하는 일부 Enterobacteriaceae과 같이 penicillin에 내성을 가지는 균주의 발생 빈도가 점차 증가되면서 현재에는 penicillin의 임상 적응증이 현저하게 감소되었다. 하지만 많은 새로운 항균제의 개발에도 불구하고 penicillin은 다양한 균주의 치료에 일차 선택제로 사용되고 있다. Penicillin은 감수성이 있는 균주에 대한 살균력이 좋으며, 비교적 안전하고 조직 침투성이 좋아 감염 치료에 효과적이고 다른 항균제에 비해 가격이 싼 장점을 가지고 있기 때문이다. 따라서, 감염 질환을 일으킨 균주가 penicillin에 감수성을 가지고 있는 경우에는 일차적인 치료약제로 선택할 필요가 있다. 실제로 penicillin에 대하여 감수성을 가지고 있는 세균에 의해 발생한 감염 질환의 치료에 다른 항균제가 penicillin보다 더 우수한 효과를 나타내지 않았다.

Penicillin은 치료뿐만 아니라 감염 질환의 예방 목적으로도 많이 사용되어 왔다. Penicillin G 또는 penicillin V 20만 단위를 12시간마다 경구투여하면 류마티스열(rheumatic fever)의 재발을 상당히 감소시킬 수 있다. 그

표 3. Penicillin의 부작용

부작용	유발하는 Penicillin
과민반응	
Anaphylaxis	모든 penicillin
피부 발진	모든 penicillin (특히 ampicillin)
약열	모든 penicillin
혈청병	Penicillin G
지연형 과민반응	모든 penicillin
전해질 이상	
Na 부하	Carbenicillin
저칼륨혈증	Carbenicillin
위장장애	
설사	모든 penicillin (특히 ampicillin)
장염	모든 penicillin (특히 ampicillin)
혈액장애	
용혈성 빈혈	모든 penicillin
중성구 감소	Oxacillin, piperacillin, 모든 penicillin
혈소판 감소	Piperacillin, 모든 penicillin
혈소판 기능장애	Carbenicillin, ticarcillin
간 장애	
AST, ALT 상승	Oxacillin, nafcillin, carbenicillin
담즙정체성 황달	Ureidopenicillin
신경장애	
경련	모든 penicillin
현기증, 감각이상	Procaine penicillin
신경근육계 흥분	모든 penicillin
신장장애	
간질성 신염	Methicillin, 모든 penicillin
혈전성 정맥염	Nafcillin, oxacillin

표 4. Penicillin의 임상 적응증

감염	Penicillin제제
치료 목적으로 사용되는 경우	
그람양성구균	
Pneumococcus 감염 (penicillin 감수성 균주)	Penicillin G 또는 V
Streptococcus 감염 (Group A, B, C, G)	Penicillin G 또는 V
Viridans streptococci	Penicillin G ± aminoglycoside
Enterococcus 감염 (penicillinase 비생성균)	Penicillin G ± aminoglycoside
Staphylococcus 감염	
penicillinase 비생성균	Penicillin G 또는 V
penicillinase 생성균	Oxacillin, nafcillin
그람음성구균	
N. meningitidis	Penicillin G
그람양성간균	
Anthrax	Penicillin G
Listeria 감염	Ampicillin+aminoglycoside
Clostridium 감염	Penicillin G
그람음성간균	
P. mirabilis	Ampicillin
Fusobacterium	Penicillin G
P. aeruginosa	Ureidopenicillin+ aminoglycoside
기타	
Actinomyces 감염	Penicillin G
Leptospira	Penicillin G
매독(*Treponema pallidum*)	Penicillin G
예방 목적으로 사용되는 경우	
류마티스열	Penicillin V 또는 benzathine penicillin
세균성 심내막염	Amoxicillin

러나, 오랜 기간 동안 경구로 투여하는 것이 쉽지 않기 때문에 경구투여 대신 benzathine penicillin 120 또는 240만 단위를 한 달에 한 번씩 근육 투여하는 예방 치료가 많이 시행되고 있으며 그 결과도 우수한 것으로 보고되고 있다. 경구 penicillin G 또는 V (20만 단위)를 하루에 2번 씩 5일 또는 procaine penicillin을 매일 하루 한 번 투여하거나 benzathine penicillin을 투여함으로써 *S. pyogenes*에 의한 감염 유행을 예방할 수 있다. 무비증 소아 환자 또는 agammaglobulinemia 소아 환자에게 *H. influenzae*나 *S. pneumoniae* 감염을 예방하기 위하여 경구로 ampicillin이나 amoxicillin을 투여한다. 세균성 심내막염을 예방하기 위해서는 경구로 2 g을 한 번 투여하는 것이 권고된다. 하지만, 수막구균감염, 바이러스 호흡기감염 후의 세균 감염, 혼수, 쇼크, 울혈성 심부전 후의 폐렴을 예방할 목적으로 penicillin을 투여하는 것은 도움이 되지 않는다.

임상에서 흔히 사용되는 penicillin의 임상적 적응증을 표 4에 정리하였다.

■ **참고문헌**

1. Crag, WA: Penicillins. In:Gorbach SL, Bartlett JG, Blacklow NR, eds. *Infectious Diseases.* 3rd ed. P180-192, Philadelphia, PA; Lippincott Williams & Wilkins, 2004.

2. Doi Y and Chamber HF. Penicillins and β-lactamase inhibitors. In: Bennectt JE, Dolin R, Blaser MJ, eds. Principles and Practice of Infectious Diseases. 8th ed, p263-277, Philadelphia, PA; Elsevier Inc, 2015.

3. O' Grady FW, Lambert HP, Finch RG, Greenwood D:Antibiotic and Chemotherapy. 7th ed. New York, Churchill Livingstone, 1997.

4. Pai MP, Momary KM, Rodvold KA, 2006. Antibiotic drug interactions. Med Clin North Am 90:1223-55.

5. Simon C, Stille W, Wilkinson PJ:Antibiotic Therapy in Clinical Practice. p21, New York, Schattauer, 1985.

β-lactamase susceptible narrow spectrum penicillin

김윤정 (가톨릭대학교 의과대학 내과학교실)

Penicillin G, penicillin V가 있는데, penicillin V는 위산에 파괴되지 않아 경구용으로 사용한다.

1. Benzyl Penicillin (Penicillin G)

Benzyl penicillin은 수용성 나트륨 또는 칼륨염의 crystalline penicillin G와 불용성의 저장형 penicillin인 procaine penicillin G (procaine penicillin), benzathine penicillin G (benzathine penicillin, bicillin) 등이 사용된다. Penicillin G의 장점은 값이 싸고, 투여방법이 쉬우며, 조직 투과력이 우수하고, 치료 효과가 만족할 만하다는 것이다. 그러나 위산에 쉽게 분해되고 세균의 β-lactamase에 의해 파괴되며, 10%가 과민반응을 보일수 있다는 단점이 있다.

1) 작용 범위

Penicillin G는 *S. pyogenes*, *S. pneumoniae*, *Enterococcus*와 같은 그람양성균감염증의 치료에 일차선택 약제로 사용된다. 이들 세균에 대해서는 새로운 penicillin이나 다른 종류의 항생제가 penicillin G보다 더 우수한 항균력을 가지고 있지 않다. 그러나 최근 *S. pneumoniae*의 경우 penicillin에 대해 중간 내성 또는 고도 내성을 가지는 균주가 전세계적으로 증가하고 있어 이들 감염증의 치료에는 penicillin을 추천하기 어렵다. 대부분의 *Neisseria meningitidis*는 penicillin G에 감수성을 가지고 있지만 *N. gonorrhoeae*는 penicillin G에 다양한 감수성을 보여 더 이상 일차 선택 약제로 사용되지 않는다. Penicillin G는 매독을 포함한 모든 *Treponema* 감염의 치료에 효과적이다. 혐기성 streptococci나 *Streptococcus agalactiae*에 의한 주산기 감염증도 penicillin G로 치료한다. 혐기성 구강 세균인 그람 양성 및 그람 음성 알균과 *Actinomyces*도 penicillin G로 치료할 수 있다.

2) 약물동력학

Penicillin G는 경구, 정맥, 척수강 내 투여와 저장형 (repository)염의 형태로 근육 투여가 가능하다. 하지만 penicillin G는 위산에 파괴되어 낮은 혈중농도를 나타내기 때문에 경구로 사용하지는 않는다. 따라서 경구투여를 위해서는 penicillin V 또는 amoxicillin을 사용해야 한다. 수용성 crystalline penicillin G는 정맥주사제로 효과가 빠르고 높은 혈중농도에 도달하기 때문에 자주 사용된다. 드물지만 penicillin G는 근육주사로도 사용되는데 30~60분 내로 최고 혈중농도에 도달하고 대부분 3~6시간 내에 혈액에서 검출되지 않는다. 따라서 penicillin G를 수용성 용액 형태로 근육 투여 했을 경우 체내에서 매우 빠르게 제거되므로 근육 투여를 위해서는 저장형염의 형태로 사용하는 것이 좋다. Penicillin G는 주로 신장으로 배설되며, 반감기는 30분이지만 심한 신부전이나 무뇨증에서는 10시간까지 증가된다. Penicillin G의 약 65%가 혈중 단백과 결합한다. 수용성 penicillin G는 보관시의 안정성 때문에 칼륨 또는 나트륨의 형태로 정주 또는 근주로 사용하며 penicillin G 100만 단위당 1.7 mEq 의 칼륨 또는 나트륨이 포함되어 있다. 일반적으로 칼륨염의 형태를 이용하지만 칼륨 과다를 피해야 하는 신부전과 같은 특수한 상황에서는 나트륨염을 이용한다.

저장형염 형태의 penicillin은 근육 투여용으로만 사용 가능하며 정맥주사용이나 피하주사로는 사용할 수 없다. Procaine penicillin G는 penicillin과 procaine을 동일한 비율로 결합한 혼합물로서 300,000 단위에 procaine 120 mg이 포함되어 있다. 불용성 crystalline염이기 때문에 근육주사 후 수 시간에 걸쳐서 비교적 천천히 흡수되며 2~4시간 내에 최고 혈중농도에 도달되고 12~24시간 동안 혈액에서 검출이 가능하다. 그러므로 12시간마다 근주로 사용하며 많은 용량을 다른 부위에 나누어 근주해야 높은 혈중농도에 도달할 수 있다. 정맥 투여의 적응증이 아니거나 수 시간 동안 혈중농도가 유지될 필요가 있는 경우에 사용한다. 근주는 수용성 crystalline염이나 2%

aluminum monostearate형의 penicillin G를 투여하는 것보다 통증이 적다. Procaine penicillin G 60만 단위를 투여하면 2~3시간 후에 1.5 U/mL의 최고 혈중농도에 도달하고 24시간 후에 0.2 U/mL의 혈중농도가 유지된다.

Benzathine penicillin은 penicillin 1 mol과 ammonium base 2 mol의 혼합제로 15~30일까지 혈중에서 검출된다.

3) 약물상호작용

Penicillin G는 특정 세균에 대하여 aminoglycosides와 상승 작용을 가진다. Probenecid와 disulfiram은 penicillin G의 농도를 증가시킬 수 있고 tetracyclines은 penicillin G의 농도를 감소시켜서 치료 효과를 감소시킬 수 있다. Penicillin G는 warfarin의 항응고효과를 증가시킬 수 있고 methotrexate와 병용 투여 시 methotrexate의 농도를 증가시킬 수 있다.

일차적으로 콩팥을 통해 배설되기 때문에 크레아티닌 청소율이 50 mL/분인 경우 용량을 조절해야 한다.

4) 부작용과 금기

Penicillin의 부작용 중 가장 흔한 것은 과민반응이다. 대부분 혈청형, 발열, 홍반, 발진, 간질성 신염 등 지연형 과민반응이고 아나필락시스, 두드러기, 혈관부종 등 치명적인 즉시형 과민반응은 매우 드물다. 수용성 crystalline penicillin G보다 procaine penicillin G가 과민반응을 더 많이 일으키는데 이는 잘못 주사된 procaine이 혈액 내로 들어가서 생기며, 신경학적 부작용을 일으킬 수도 있다. 따라서 procaine에 과민반응이 있는 사람은 이 약제를 사용할 수 없다. Penicillin 근육주사 부위에 부분적인 동통과 경결, 발적, 발열이 발생할 수 있다.

신경학적 부작용은 고용량을 정맥으로 투여받았거나 신기능장애가 있는 환자에서 발생할 수 있다. 흥분, 의식 혼미, 간대성 근경련, 환각, 환청, 전신발작, 혼수 등이 발생할 수 있으며 영구적인 뇌손상도 보고되었다.

드물게 용혈성 빈혈이 발생할 수 있는데 대량의 benzyl penicillin을 정맥주사하면 IgG 혈구응집항체가 있는 적혈구와 benzyl penicillin의 결합으로 II형 알레르기반응이 발생하여 용혈성 빈혈이 장기간 penicillin을 주사한 환자의 5~10%에서 발생할 수 있다. 고용량의 penicillin을 사용한 환자에서 혈소판 감소와 carbenicillin을 사용시 발생가능 한 혈소판 기능 억제로 인해 혈액응고장애가 나타날 수 있다. 드물게 백혈구감소증이 보고되었지만 치료를 중단하면 수일 내에 회복된다.

간질성 신염과 신부전이 고용량의 penicillin, ampicillin, methicillin 투여 후에 발생할 수 있다. 초기 임상 소견으로 발열, 호산구증가증, 혈뇨, 단백뇨, 농뇨 등이 발생할 수 있다. 신조직에서는 신세뇨관의 손상과 간질 내 과민반응을 의미하는 단핵구나 호산구의 침윤이 관찰된다.

매독 치료 시 치료 시작 후 수시간내에 발열, 불쾌감, 두통 등이 나타날 수 있는데. 매독균이 죽으면서 분비하는 내독소에 의해 발생하는 현상으로 Jarisch-Herxheimer 반응이라고 한다. 1기 매독에서 50%, 2기 매독에서 75%, 신경매독에서 30%가 발생한다.

경구용 penicillin은 다른 경구용 항생제와 마찬가지로 구역, 구토, 복통, 설사 등의 위장장애를 일으킬 수 있다. 모든 penicillin은 *Clostridium difficile*에 의한 거짓막결장염을 유발할 수 있다.

5) 임상 적응증

감수성균에 의한 심내막염, 수막염 등과 같은 중증 감염증에 매일 2,000~2,400만 단위의 수용성 penicillin G를 지속적으로 정맥 내 점적 투여함으로써 높고 안정된 혈중농도를 유지하면서 가장 경제적이고 효과적인 치료를 할 수 있다.

과거 임질의 치료에 1 g의 probenecid를 경구 복용하고 procaine penicillin G 240만 단위를 양쪽 둔부에 근육주사하였으나 penicillinase를 생성하는 *N. gonorrhoeae*의 증가로 최근에는 ceftriaxone으로 대치되었다. 그러므로 procaine penicillin G는 감수성 검사가 시행되고 β-lactamase 검사에서 음성인 임균에 한해 사용할 수 있다.

Benzathine penicillin은 초기 또는 잠복기 매독의 치료, streptococci에 의한 봉와직염이나 인후염의 치료, 류마티스열 또는 재발하는 봉와직염의 과거력이 있는 환자의 β-hemolytic streptococci에 대한 예방 목적으로 우선적으로 사용된다. 초기 매독은 benzathine penicillin 240만 단위를 한번 주사하고 잠복기 매독은 1주 간격으로 240만 단위를 3회 투여하여 성공적으로 치료할 수 있다. 그러나 benzathine pencillin을 투여한 후에 뇌척수액 내의 penicillin 농도는 신경매독(neurosyphilis) 치료에 적절하지 않으므로 신경매독 치료에 benzathine penicillin을 사용해서는 안 된다. 류마티스열의 예방 목적으로 경구용 penicillin G또는 V를 12시간 간격으로 20만 단위씩 투여하여 재발을 줄일 수 있지만 경구투여에 대한 순응도가 떨어지므로 benzathine penicillin 120~240만 단위를 한 달에 한번 근육주사하면 뛰어난 예방 효과가 있다.

6) 용법 및 용량

1단위(units)의 나트륨 또는 칼륨 penicillin은 0.6 μg으로(1 μg = 1.67 units) penicillin G 100만 단위는 600 mg에 해당한다. Procaine penicillin 100만 단위는 1 g이고, benzathine penicillin 100만 단위는 750 mg이다.

Penicillin G의 성인 추천 용량으로 1일 200~2,400만 단위를 4~6회 분할해 주사하고 소아는 1일 kg 당 15~40만 단위를 4~6회 분할 투여한다.

Procaine penicillin은 성인에서 30~60만 단위를 12시간마다 근육주사하고 소아는 1일 kg당 2.5~5만 단위를 1~2회 나누어 투여한다.

Benzathine penicillin은 성인에서 120~240만 단위를 2~4주 간격으로 투여하고, 소아에서는 kg당 5만 단위를 2~4주 간격으로 투여한다.

심한 신부전 시 benzyl penicillin은 정상 성인 용량의 50%를 초과하지 않는 것이 좋다. 혈액투석 동안에는 6시간마다 50만 단위를 추가 투여한다.

2. Phenoxymethyl Penicillin (Penicillin V)

1) 작용 범위

1953년에 소개된 경구용 penicillin으로 오랜 기간 널리 사용되었다. 생합성으로 생성된 천연산 penicillin으로 penicillin G와 유사한 항균 범위를 가진다. *S. pyogenes*, *S. pneumonia*, β-lactamase를 생성하지 않는 *S. aureus*, *S. viridans*와 혐기성 *Streptococci*와 같은 그람양성균감염의 치료에 효과적이다. Penicillin G로 치료하는 감염 질환에 사용하지만 효과는 penicillin G 보다 열등하다.

2) 약물동력학

위산에 의하여 약효가 감소되지 않아 경구로 투여한다. Phenoxymethyl penicillin의 칼륨염(penicillin VK)을 흔히 사용하고 칼륨염 형태가 다른 염 형태보다 더 높은 혈중농도를 가진다. 경구로 투여된 penicillin G보다 2~5배 정도 혈중농도가 높으며 성인에게 500 mg의 penicillin V를 경구투여할 경우 procaine penicillin 600,000단위를 근육투여했을 경우와 동일한 혈중농도를 나타낸다. Penicillin V는 소장의 상부에서 흡수되며 60분 내에 최고 혈중농도에 도달하여 약 4시간 동안 유지된다. 500 mg 정제를 투여하면 3~5 μg/mL의 최고 혈중농도에 이른다. 용량을 두배로 증가시키면 혈중농도도 두 배로 증가된다. 투여량의 약 20~40%가 첫 6시간 동안 소변에서 검출된다. 대부분 대사되지 않은 형태로 배설되며, 신세뇨관 배설은 probenecid에 의해 억제된다.

3) 약물상호작용

Penicillin V는 특정 세균에 대해 aminoglycoside와 상승작용을 가진다. Probenecid와 disulfiram은 penicillin V의 농도를 증가시킬 수 있고 tetracycline은 penicillin V의 농도를 감소시켜서 치료 효과를 감소시킬 수 있다. Penicillin V는 warfarin의 항응고효과를 증가시킬 수 있고 methotrexate의 농도를 증가시킬 수 있다.

4) 부작용과 금기

Penicillin G와 교차 과민반응을 나타낸다. 아나필락시스는 매우 드물게 발생하지만 혈청형은 비교적 흔하게 발생한다. 오심, 설사와 같은 경미한 위장관 장애가 발생할 수 있고 장기간 사용할 경우 구강 칸디다증이 드물게 생길 수 있다.

5) 임상 적응증

Penicillin V는 경구 항생제 투여로 많은 감염 질환의 치료에 Penicillin G 대신 사용되고 있다. 그러나 Penicillin V는 *Haemophilus*, *Neisseria*, 장내 세균에 대해서는 penicillin G보다 낮은 효과를 나타낸다. Penicillin G로 치료할 수 있는 질환, 즉 인두염, 성홍열, 봉와직염과 같은 *S. pyogenes*에 의한 경증 혹은 회복기 감염증에 경구 치료로 적합하다.

Penicillin V를 12시간 간격으로 20만 단위씩 경구투여하여 류마티스열의 재발을 감소시킬 수 있다.

6) 용법 및 용량

Phenoxymethyl penicllin은 경구로만 사용할 수 있으며 나트륨 또는 칼륨염의 형태로 현탁액이나 125 mg, 250 mg, 500 mg의 정제로 사용된다. 100만 단위의 penicillin V는 600 mg에 해당한다(1 g은 약 160만 단위). 성인은 1~4 g을 영유아는 25~50 mg/kg/일을 3~4회 나누어 공복시나 식전 1시간에 복용하는 것이 좋다. 사슬알균에 의한 인두염과 세균성 상기도 감염에서 일일 투여량을 3~4회 나누어 투여하지 않고 2회에 나누어 투여해도 치료 효과에는 차이가 없다.

■ **참고문헌**

1. Bush K. β-lactam antibiotics: penicillins. In: Finch RG, Greenwood D, Whitley R, Norrby R, eds. Antibiotic and Chemotherapy: anti-infective agents and their use in therapy, 9th ed, London, Elsevier, Saunders, 2011.

2. Doi Y and Chamber HF. Penicillins and β-lactamase inhibitors. In: Bennectt JE, Dolin R, Blaser MJ, eds. Principles and Practice of Infectious Diseases. 8th ed, P263-277, Philadelphia, PA; Elsevier Inc, 2015.

β-lactamase susceptible enteric active penicillin

김윤정 (가톨릭대학교 의과대학 내과학교실)

Aminopenicillin에는 ampicillin, amoxicillin, ampicillin ester 등이 있다. Aminopenicillin은 그람음성균에 항균력을 갖는 최초의 penicillin으로 *H. influenzae*, *E. coli*, *Proteus mirabils*와 같은 그람음성막대균에 대한 항균력을 가지게 되었다. 이 항생제는 항균 범위를 증가시켰을 뿐만 아니라 더 광범위한 항균력을 갖는 다른 penicillin 항생제(carboxypenicillin, ureidopenicillin)의 개발을 유도하였다. Ampicillin은 기본 benzyl penicillin 구조에 amino 그룹을 추가하여 생성되었으며 뒤이어 2개의 다른 aminopenicillin인 amoxicillin과 becampicillin이 개발되었다. 이외의 다른 종류인 aminopenicillin으로 hetacillin, metampicillin, pivampicillin, talampicillin, lenampicillin이 있다.

모든 aminopenicillin의 항균 효과는 비슷하며, β-lactamase에 안정적이지 않다. Aminopenicillin은 penicillin에 감수성이 있는 균주에 대해서는 penicillin G와 거의 동일한 항균 효과를 가지지만 *enterococcus*에 대해서는 penicillin G보다 조금 더 우수한 항균 효과를 갖는다. *H. influenzae*와 *H. parainfluenzae* 중 β-lactamase를 생성하지 않는 균주는 aminopenicillin에 감수성을 가지고 있다. *Klebsiella* spp., *Serratia*, *Acinetobacter*, indole 양성 *Proteus*, *Pseudomonas* spp., *Bacteroides fragilis*는 aminopenicillin에 내성을 나타낸다.

1. Ampicillin

1) 작용 범위

처음 소개될 당시 ampicillin은 penicillin G와는 달리 그람음성균인 *E. coli*, *P. mirabilis*, *Salmonella*, *Shi-*

gella, Listeria, H. influenzae 등에 대해 강한 항균력을 가지고 있었고, S. pyogenes, S. pneumoniae, Neisseria 등에 대해서도 penicillin G보다는 낮지만 어느 정도의 항균력을 가지고 있었다. 하지만 Klebsiella, Serratia, Enterobacter, P. aeruginosa 등에 대해서는 항균 효과가 없다. 최근에는 내성의 증가로 인하여 E. coli, Salmonella, Shigella, N. gonorrhoeae 등에 대한 항균력이 감소하였다.

2) 약물동력학

Ampicillin은 0.5 g을 복용하면 1~2시간 후에 3 μg/mL의 최고 혈중농도에 도달한다. 음식과 함께 투여하면 흡수가 50%정도 감소되어 최고 혈중농도가 낮아지고, 늦게 도달한다. 하지만 cimetidine은 흡수에 영향을 주지 않는다. 신경질환을 가지고 있는 당뇨병 환자와 신부전이 있는 환자들에서는 최고 혈중농도 도달이 지연된다. 근육주사시에는 30분 이내에 최고 혈중농도에 도달한다. 0.5 g을 근육주사로 투여했을 경우, 1시간 후에 10 μg/mL의 최고 혈중농도에 도달한다. Ampicillin은 15~25%가 단백질과 결합하고 신장을 통해 빠르게 배출되며, 반감기는 약 80분이다. 임신 중에는 ampicillin의 혈중농도가 감소되는데 이는 혈장과 체액의 증가로 약제의 분포용적이 증가되기 때문이다. 그러므로 임신 시에는 더 많은 용량의 ampicillin 투여가 필요하게 된다. Penicillin G와 비교하였을 때는 신장으로 천천히 배설되어, 정상인에 ampicillin의 혈중 반감기는 1.2시간으로 penicillin G의 0.5시간보다 길다. Ampicillin은 모든 조직에 고르게 분포하며, 신장과 간에서 혈청보다 높은 농도를 유지한다. Probenecid는 ampicillin의 최고 혈중농도와 혈중농도 곡선 하면적(AUC)을 증가시킨다. Ampicillin은 체내에 잘 분포되며 정맥 투여 후에 염증이 있는 뇌척수액, 흉수, 관절액, 복수에서 치료농도에 도달한다. 폐쇄나 장애가 없다면 소변, 담즙에서 고농도로 검출된다. Ampicillin은 장-간 순환을 거치며 담즙과 대변에 높은 농도로 검출된다. 신기능이 현저히 저하되어 있을 경우에도 소변 내의 농도는 높다. 복막투석으로는 거의 제거되지 않으나 혈액투석으로는 6시간 동안에 약 40%가 제거된다. 지속성 정맥-정맥 혈액여과(continuous venovenous hemofiltration; CVVH)를 시행할 경우 반감기는 약 3시간이다.

3) 약물상호작용

Allopurinol은 ampicillin에 의한 발진의 위험성을 증가시킨다. Ampicillin은 특정 세균에 대해 aminoglycoside와 상승 작용을 갖는다. Probenecid와 disulfiram은 ampicillin의 농도를 증가시킬 수 있다. Ampicillin은 warfarin의 항응고효과를 증가시킬 수 있고 methotrexate와 병용 투여할 때 methotrexate의 농도를 증가시킬 수 있다. 과거에는 penicillin이 경구 피임약의 피임효과를 감소시키는 것으로 보고되었으나 추가적인 연구에서는 그렇지 않다는 것이 밝혀졌다.

4) 부작용과 금기

다른 penicillin과 교차 과민반응이 발생할 수 있다. Ampicillin에 의한 피부 발진의 발생 빈도는 5.2~7.7%로 다른 penicillin (2.75%)보다 흔하지만 이들 대부분은 penicillin에 의한 과민반응보다 비정상적인 림프구와 연관된 '독성'기전에 의한 것으로 생각되고 있다. 피부 발진은 두드러기와는 다른 반상구진으로 나타나며, 특히 ampicillin으로 치료한 전염성 단핵구증 환자의 65~100%, 만성 림프구성 림프종 환자의 90%, allopurinol을 동시에 사용한 환자의 15~20%에서 발생한다. 아나필락시스나 두드러기와 같은 과민반응이 발생할 수 있으나 다른 penicillin보다 흔하지는 않다. 설사와 같은 위장장애가 흔히 발생할 수 있고 C. difficile에 의한 거짓막결장염을 일으킬 수 있다.

5) 임상 적응증

Amoxicillin의 경구 흡수율이 ampicillin보다 현저히 높기 때문에 대부분의 임상 치료에서 경구용 제제로는 ampicillin 대신 amoxicillin이 사용된다. Ampicillin은 S. pneumoniae, β-hemolytic streptococci, β-lactamase를 생성하지 않는 H. influenza에 의한 상기도와

하부 호흡기감염에 효과적이다. 또한 group B strepto-cocci, *Listeria monocytogenes*, *N. meningitidis*, penicillin 감수성 *S. pneumoniae*에 의하여 발생하는 뇌수막염의 치료에도 효과적이다. 과거에는 *E. coli*에 의한 요로감염과 *Salmonella enterica*나 *Shigella* spp.에 의한 위장관염의 치료에 효과적으로 사용되었으나 최근에는 β-lactamase를 생성하는 균주들의 빈도가 증가되면서 이들 균주에 대해 감수성이 있는 경우를 제외하고는 ampicillin을 사용해서는 안된다. 최근 내성 균주의 증가로 ampicillin은 더 이상 소아 뇌수막염이나 *Salmonella* 또는 *Shigella* 장염, *N. gonorrhoeae* 감염에 일차 선택 약제로 사용되지 않는다. 하지만 가격이 싸고 독성 면에서 안전하여 감수성 검사에서 이들 균에 대한 감수성이 확인되면 ampicillin을 사용할 수 있다.

6) 용법 및 용량

Ampicillin은 나트륨염의 형태로 경구 제제로 이용할 수 있으며 250 mg과 500 mg의 캡슐 제형과 120 또는 250 mg/5 mL의 현탁액 제형이 있다. 1개월 이상의 소아에게는 경구투여 시 하루 50~100 mg/kg을 4회 분할 투여한다. 성인은 일반적으로 0.5 g을 6시간마다 복용하고, 경증 감염에는 250 mg을 6시간마다 복용해도 충분하다. 나트륨염의 형태로 근육 또는 정맥주사가 가능하다. 중증 감염에는 고용량이 요구되는데 소아에서는 1일 150~200 mg/kg의 용량이 추천되지만 때로는 1일 400 mg/kg을 주사하기도 한다. 성인은 1~2 g을 4~6시간마다 투여한다. 중증 감염에서는 ampicillin 2~3 g을 4시간 간격으로 정맥주사할 수 있다. 심한 신부전 환자는 정상인 1일 투여량의 50%를 2회 분할 투여한다. 혈액투석 후 용량 보충이 필요하다.

2. Amoxicillin

1) 작용 범위

Amoxicillin은 ampicillin의 화학 구조를 약간 수정한 것으로 ampicillin보다 위장관 흡수가 잘되는 이점을 가지고 있지만 항균력은 유사하다. Amoxicillin은 *E. faecalis*와 *Salmonella* spp.에 대하여 ampicillin보다 2배 정도 항균력이 강하지만 *Shigella* spp.에 대해서는 항균력이 약하다. *H. influenzae*에 대해서도 ampicillin에 비하여 항균력이 떨어진다. 혐기균에는 ampicillin과 같은 항균력을 나타낸다.

2) 약물동력학

Amoxicillin은 benzene 측쇄기의 para 위치에 hydroxyl 그룹이 있는 것만 ampicillin과 구조적으로 차이가 있다. 경구투여할 경우 ampicillin보다 위장관 흡수율이 높아 비슷한 용량으로 2~2.5배 높은 혈중농도에 도달할 수 있다. 거의 완벽하게 흡수되기 때문에 장관 내에 적게 남아 설사의 발생 빈도도 적다. 성인에서 500 mg 정제를 투여하면 2시간 후에 8~10 µg/mL의 최고 혈중농도에 도달하고 6~8시간 후에는 혈중에서 검출되지 않는다. 경구 amoxacillin은 sodium ampicillin과 ampicillin trihydrate를 근육으로 투여했을 때와 유사한 혈중농도를 나타낸다. 정상 신기능을 가지는 성인에서 평균 반감기는 80분이다. Ampicillin과는 달리 amoxicillin은 음식으로 인해 위장관 흡수가 크게 저하되지 않는다. 경구투여된 amoxicillin의 약 58~68%가 첫 6시간 동안 소변으로 배설된다. Ampicillin과 유사한 정도로 담도를 통해 배설되며, 일부는 체내에서 비활성화된다. 혈중 단백 결합률은 약 17%로 ampicillin과 비슷하다. Amoxicillin은 뇌수막염을 제외하고 penicillin 내성 *S. pneumoniae*에 의해 발생되는 감염 치료에 필요한 최소 억제 농도를 초과하는 혈중농도에 도달할 수 있다. 실험실적으로 clavulanate는 amoxicillin의 penicillin 내성 *S. pneumoniae*에 대한 항균 효과를 증가시킬 수 있다.

3) 약물상호작용

Allopurinol은 amoxicillin에 의한 발진의 위험성을 증가시킨다. Amoxicillin은 특정 세균에 대하여 amino-glycoside와 상승 작용을 갖는다. Probenecid와 disul-firam은 amoxicillin의 농도를 증가시킬 수 있다.

Amoxicillin은 warfarin의 항응고효과를 증가시킬 수 있고 methotrexate와 병용 투여할 때 methotrexate의 농도를 증가시킬 수 있다. 과거에는 penicillin이 경구 피임약의 피임 효과를 감소시키는 것으로 보고되었으나 추가적인 연구에 의해 그렇지 않다는 것이 밝혀졌다.

4) 부작용과 금기

Amoxicillin의 부작용은 ampicillin과 유사하나 ampicillin에 비해 설사는 흔하지 않다.

5) 임상 적응증

생체이용률이 높기 때문에 경구용 aminopenicillin의 적응증이 되는 경우 ampicillin 대신 amoxicillin을 사용한다. Amoxicillin은 감수성 균주에 의한 중이염, 부비강염, 기관지염 등 호흡기감염에 우선적으로 사용되지만 감수성이 있는 Enterobacteriaceae에 의한 요로감염의 치료에도 사용된다. 장티푸스, 임질 치료에 사용될 수 있으나 shigellosis의 치료에는 유용하지 않다. Amoxicillin의 좋은 흡수력 때문에 일부 임상의들은 과거 경구 penicillin G가 적응증이었던 임상 상황에 amoxicillin의 사용을 추천한다. 동물실험에서 amoxicillin은 vancomycin과 유사하게 감염성 심내막염에서 세균을 사멸시키는 작용 외에 streptococci가 우종(vegetation)에 부착하는 것을 억제하는 효과를 나타냈다.

6) 용법 및 용량

경구로 투여할 경우 생체이용률이 높기 때문에 정맥 투여가 경구투여에 비해 크게 이로운 점은 없다. 소아의 일반적인 용량은 20~40 mg/kg/일이며, 최대 90 mg/kg/일의 용량을 8시간마다 투여할 수 있다. 성인에서는 500~1,000 mg을 8~12시간마다 경구투여한다. 주사제는 근육 또는 정맥주사가 가능하고 일반적으로 성인에서 1 g을 4시간마다 주사한다. 환자의 크레아티닌청소율이 30 mL/분 이상이면 용량 조절이 필요없지만 크레아티닌청소율이 10~30 mL/분이면 1/2로 감량하고 크레아티닌청소율이 10 mL/분 미만이면 1/4로 감량한다. 혈액투석 환자는 투석으로 약제가 제거되므로 보충이 필요하다.

■ 참고문헌

1. Bush K. β-lactam antibiotics: penicillins. In: Finch RG, Greenwood D, Whitley R, Norrby R, eds. Antibiotic and Chemotherapy: anti-infective agents and their use in therapy, 9th ed, London, Elsevier, Saunders, 2011.
2. Doi Y and Chamber HF. Penicillins and β-lactamase inhibitors. In: Bennectt JE, Dolin R, Blaser MJ, eds. Principles and Practice of Infectious Diseases. 8th ed, P263-277, Philadelphia, PA; Elsevier Inc, 2015.

β-lactamase susceptible enteric active & antipseudomonal penicillins

최상호 (울산대학교 의과대학 내과학교실)

1. Carboxypenicillin계

Carboxypenicillin은 aminopenicillin에 대한 그람음성균 내성이 증가하고 *Pseudomonas aerugionsa* 병원 감염이 증가함에 따라 개발된 semi-synthetic penicillin 제재이다. Ampicillin의 amino기(NH_2)를 carboxyl기(COOH)로 바꾼 것이다. Carbenicillin은 carboxyl기에 benzyl기를 결합시킨 것이고 ticarcillin은 thiophene을 결합한 것이다. 혈소판 기능장애나 저칼륨혈증 같은 부작용 문제가 크고, 효과가 더 나은 약제들이 개발되어 carbenicillin은 임상에서 더 이상 사용되지 않는다. Ticarcillin도 비슷한 이유로 단독 제재로는 더 이상 사용되지 않고 ticarcillin-clavulanate 복합 제재로만 사용된다.

Ticarcillin

1) 작용 범위

Penicillin 감수성 streptococci에는 항균력이 있으나 penicillin-non 감수성 streptococci, enterococci, penicillinase-producing staphylococci에는 항균력이 없다. *E. coli*, *Salmonella*, *Shigella*에 대한 항균력은 ampicillin과 비슷한 정도이고, ampicillin에 내성인 indol-postive *Proteus*, *Enterobacter*, *Providencia*, *Morganella*, *P. aeruginosa*에도 항균력이 있다. β-lactamase-producing *N. gonorrhoeae*와 ampicillin 감수성 *H. influenzae*에도 항균력이 있으나, *Klebsiella*나 일부 *Serratia* 균주들에게는 항균력이 낮다. Aminoglycoside와 병합할 때 장내 세균들과 *P. aeruginosa*에 대한 상승 효과가 있다. 대부분의 *Bacteroides fragilis*에 항균력이 있다.

2) 약물동력학

경구 흡수가 되지 않아 근육이나 정맥으로만 투여 할 수 있다. 반감기는 60~70 분 정도고 신기능 또는 간기능이 저하되면 반감기가 증가한다. 혈장 내 단백질 결합 비율은 30~60% 정도다. 3.0 g을 정맥으로 투여했을 때 혈중 최고 농도는 150~250 μg/mL 정도이다. 신세뇨관을 통해 배설되며 소변 내 농도는 >3,000 μg/mL로 매우 높다. 조직 내 투과가 비교적 좋으나 뇌척수액 내로의 투과력이 좋지 않아 뇌수막염 치료제로는 적절하지 않다.

3) 약물상호작용

Warfarin과 heparin과 같이 사용 시 출혈 위험이 증가한다. Ticarcillin이 methotrexate 농도를 올려서 methotrexate 독성이 증가할 수 있다. Probenecid는 ticarcillin 혈중농도를 올리고 tetracycline계열 항생제는 ticarcillin의 bactericidal effect를 감소시킬 수 있다.

4) 부작용과 금기

Penicillin 계 항생제의 일반적인 부작용인 과민반응, 피부 발진, 호산구 증가, 간기능이상, 백혈구 저하, 경련, 정맥염, 설사가 발생할 수 있다. Carbenicillin과 마찬가지로 혈소판 기능장애를 초래하여 출혈 위험이 증가할 수 있는데, 이는 혈소판의 adenosine diphosphate 수용체와 결합하여 혈소판의 정상적인 수축을 방해할 수 있기 때문이다. 신기능 저하가 있어 혈중농도가 높은 경우 출혈 위험이 증가한다. Disodium salt 형태로 1 g당 5.2 mEq (120 mg)의 나트륨을 포함하므로 심부전이나 신부전 환자에서는 이로 인한 체액 증가가 문제가 될 수 있다. 또한, 저칼륨혈증을 유발 할 수 있다. 이는 재흡수 되지 않는 음이온이 대량으로 원위 세뇨관으로 빠져나가 발생한다.

5) 임상 적응증

감수성인 세균에 의한 패혈증, 요로감염, 호흡기감염, 피부 및 연조직감염증 등의 치료에 효과가 있다.

6) 용법 및 용량

3~4 g을 4~6시간 간격으로 투여한다. 체중이 50 kg 미만인 경우 50 mg/kg를 4~6시간 간격으로 투여한다. Creatinine 청소율이 10~50 mL/분이면 1~2 g을 8시간 간격으로 투여하고, 10 mL/분 미만이면 1~2 g을 12 시간 간격으로 투여한다. 혈액투석을 하는 경우는 투석 후 3 g을 추가 투여 한다. 소아의 경우 75 mg/kg을 6시간 간격으로 투여하고, 신생아는 75 mg/kg을 6~8시간 간격으로 투여한다.

2. Ureidopenicillin계

Ampicillin의 acyl derivative에 속하는 semi-synthetic penicillin이다. Acyl-측쇄에 ureido(-N-C=O-N) 구조가 있어 ureidopenicillin이라 부르며 acylureidopenicillin라고도 부른다. Piperacillin은 ureido기에 추가적으로 piperazine 측쇄를 붙인 것이고 mezlocillin은 methylsulfonylcyclopentanone기를 붙인 것이다. Carboxypenicillin과 대체적인 항균 범위는 유사하지만 항균력이 더 강하다. Carboxypenicillin과 함께 antipseudomonal penicillin으로 부른다. Mezlocillin과 azlocillin에 비해 piperacillin의 항균력이 우수하다. 현재 mezlocillin과 azlocillin은 생산되지 않고, piperacillin도 내성률이 많이 증가하여 piperacillin/tazobactam 복합 제재로 주로 사용된다.

Piperacillin

1) 작용 범위

Penicillin 감수성 streptococci와 penicillin 감수성 enterococci에는 항균력이 있으나 penicillin이나 ampicillin 보다는 약간 못하고, penicillin-non 감수성 streptococci, penicillinase-producing staphylococci에는 항균력이 없다. β-lactamase를 생산하지 않는 *N. gonorrhea*나 ampicillin 감수성 *H. influenzae*와 Enterobacteriaceae에도 항균력이 있다. Enterobactericeae에 대한 항균력은 ticarcillin 보다 우수하며, *P. aeruginosa*에 대해서도 anti-pseudomonal penicillin 중 가장 항균력이 좋다. Aminoglycoside나 flouoroquinolone과 병합할 때 장내 세균들과 *P. aeruginosa*에 대한 상승 효과가 있다. 대부분의 anaerobe에도 항균력이 있다.

2) 약물동력학

경구 흡수가 되지 않아 근육이나 정맥으로만 투여 할 수 있다. 반감기는 0.9~1시간 정도이고 신기능이 저하 되면 반감기가 증가하나 carboxypenicillin만큼 심하지는 않다. 용량이 증가하면 반감기가 길어지는 특징이 있어, 고용량 투여 시나 신기능 저하 환자에서는 주의해야 한다. 혈장 내 단백질 결합 비율은 15~40%이다. 3 g을 정맥으로 투여했을 때 혈중 최고 농도는 250~300 µg/mL 정도다. 신세뇨관을 통해 배설되고, 소변 내 농도는 > 2,000 µg/mL로 매우 높다. 담도계를 비롯한 대부분의 조직 내 투과가 좋으나 뇌척수액 내로의 거의 투과되지 않는다. 뇌수막염이 있는 경우는 뇌척수액 내로의 투과율이 혈중농도의 30%까지도 증가하나 뇌수막염 치료제로 추천되지는 않는다

3) 약물상호작용

Warfarin과 heparin과 같이 사용 시 출혈 위험이 증가한다. Piperacillin이 methotrexate 농도를 올려서 methotrexate 독성이 증가할 수 있다. Probenecid는 piperacillin의 혈중농도를 올리고 tetracycline 계열 항생제는 piperacillin의 bactericidal effect를 감소시킬 수 있다.

4) 부작용과 금기

Penicillin계 항생제의 일반적인 부작용인 과민반응, 피부 발진, 호산구 증가, 간기능이상, 백혈구 저하, 경련, 정맥염, 설사가 발생할 수 있다. Carboxypenicillin과 마찬가지로 혈소판 기능 저하와 저칼륨혈증이 발생할 수 있으나 드물다. Mono sodium salt 형태로 1 g당 1.9 mEq (44 mg) 정도의 나트륨을 포함하여 carboxypenicillin 보다 체액 증가에 대한 부담이 적다.

5) 임상 적응증

감수성인 세균에 의한 패혈증, 요로감염, 호흡기감염, 복강내감염, 부인과적감염, 피부 및 연조직감염증 등의 치료에 효과가 있다.

6) 용법 및 용량

3~4 g을 4~6시간 간격으로 투여한다. 요로감염의 경우는 2 g을 6시간 간격으로 투여한다. Creatinine 청소율이 10~50 mL/분이면 같은 용량을 6~8시간 간격으로 투여하고, 10 mL/분 미만이면 8시간 간격으로 투여한다. 혈액투석을 하는 경우는 2 g을 8시간 간격으로 투여하고 투석 후 1 g을 추가 투여한다. 소아에게는 100 mg/kg를 6시간 간격으로 투여하고, 신생아에게는 100 mg/kg을 8~12시간 간격으로 투여한다.

■ 참고문헌

1. 어 영, 김효열, 윤갑준. 항균제와 항균제감수성 검사. 파주, 한국학술정보㈜, 2007.

2. Bush K. β-lactam antibiotics: penicillins. In: Finch RG, Greenwood D, Whitley R, Norrby R, eds. Antibiotic and Chemotherapy: anti-infective agents and their use in therapy, 9th ed, London, Elsevier, Saunders, 2011.

3. Doi Y and Chamber HF. Penicillins and β-lactamase inhibitors. In: Bennectt JE, Dolin R, Blaser MJ, eds. Principles and Practice of Infectious Diseases. 8th ed, P263-277, Philadelphia, PA; Elsevier Inc, 2015.

4. http://drugs.com.

5. Noel GJ, Kendler JS, Hartman BJ, et al. β-lactam antibiotics. In:, Cohen J, Powderly WG, Opal, SM, eds. Infectious Diseases, 3th ed, P1340-1354, Edinburgh, Mostby/Elsevier Inc, 2010.

6. Tan JS and Thomas MF, Jr. Antipseudomonal penicillins. Medical Clinics of North America 79(4):679-693, 1995.

7. Wright AJ: Symposium on antimicrobial agents-Part VI. The penicillins. Mayo Clin Proc 74:290-307, 1999.

β-lactamase resistant anti-staphylococcal penicillin

김홍빈 (서울대학교 의과대학 내과학교실)

Methicillin, oxacillin, cloxacillin, dicloxacillin, flucloxacillin, nafcillin 등이 있다.

초기 천연산 penicillin이 포도알균 감염의 치료에 성공적으로 사용되었으나 penicillin 분해효소(penicillinase)를 생성하는 포도알균이 출현하면서 penicillin G에 내성이 생겼다. 이 때문에 penicillinase의 작용부위인 β-lactam 고리의 개방을 막을 수 있는 acyl-측쇄를 갖는 반합성 penicillinase-저항 항포도알균 penicillin이 개발되었다. Methicillin이 가장 먼저 개발된 약제이지만 더 이상 사용하지는 않고 있으며, 이후 oxacillin, nafcillin이 도입되었고, 경구 약제로 cloxacillin, dicloxacillin, flu-cloxacillin 등이 개발되었다. Methicillin과 nafcillin이 penicillinase에 가장 안정적이며, 다음으로 dicloxacil-lin, oxacillin, cloxacillin, flucloxacillin 순이다.

Penicillinase-저항 penicillin의 항균 범위는 모두 동일하며, methicillin 감수성 포도알균, pencillin 감수성 폐렴사슬알균을 포함한 사슬알균, 대부분의 혐기성 그람양성알균들에 효과적이다. 하지만, methicillin 내성 포도알균, 장알균, *Listeria monocytogenes*, 비혐기성 그람음성균, 혐기성 그람음성균에는 효과가 없다.

1. Isoxazolyl Penicillin

Penicillin 구조핵인 6-APA에서 반합성된 화합물로 β-latamase에 대한 저항성과 위산에 대한 안정성을 모두 가지고 있다. 4가지 항생제(oxacillin, cloxacillin, dicloxacillin, flucloxacillin)가 사용 가능하며, 1980년대 methicillin 내성 포도알균이 확산되기 전까지 포도알균 감염증의 주치료제로 널리 사용되었다.

1) 작용 범위

Methicillin이나 nafcillin과 유사하며, 포도알균 감염 치료에 효과적이다. 그람양성균인 *Staphylococcus aureus*, *Staphylococcus epidermidis*, *Streptococcus pyogenes*, *Streptococcus pneumoniae*, viridans streptococci에 대한 항균력은 있지만, 장알균이나 *Bacillus cereus*는 내성이다. *Neisseria*는 이 약제에 감수성인 유일한 그람음성세균이다. 황색포도알균에 대한 항균력은 isoxazolyl penicillin이 methicillin에 비해 4~8배 이상 높다. Cloxacillin, oxacillin, flucloxacillin의 항균력은 서로 비슷하며, dicloxacillin이 이들보다는 약간 강한 것으로 알려져 있다.

Gentamicin과 같은 aminoglycoside 항생제와 함께 사용하면 황색포도알균에 대한 항균력이 상승하는 것으로 시험관 내 실험이나 동물실험에서 증명되었지만, 실제 임상에서 단독 투여에 비해 우월한지는 확실치 않다.

2) 약물동력학

Dicloxacillin과 flucloxacillin의 생체이용률은 50% 이상으로 잘 흡수되지만, cloxacillin의 생체이용률은 이와 동등하거나 약간 떨어지며, oxacillin은 30% 정도로 매우 낮다. 약물의 분포용적은 비교적 작다. Oxacilllin과 cloxacillin의 제거 반감기는 1시간 미만이지만, dicloxacillin과 flucoxacillin의 경우는 1시간 이상이다.

약물 용량을 두 배 증가시키면 혈중 약물농도도 2배 상승한다. 비교적 산에 강해 경구로 투여하더라도 치료농도에 도달하지만, 음식물과 같이 복용하면 흡수가 감소된다. 단백 결합력이 높아서 모두 90% 이상이며, 이 때문에 혈관외 투과는 감소한다. 단백 결합력이 높지만 임상에서는 모두 효과적인 이유는 단백과 결합하지 않는 유리 약물의 농도가 약물 투여 간격의 50% 이상의 시간 동안 최소 억제 농도보다 높게 유지되기 때문이다.

경구투여 후 총 약물 혈중농도는 30~60분 이내에 최고에 도달하며, 4~6시간 동안 유의한 농도가 유지된다. 혈중농도는 cloxacillin이 oxacillin의 약 2배이고, dicloxacillin과 flucloxacilin은 cloxacillin의 약 2배이다.

동일한 약물을 정맥주사하면 혈중농도는 대개 경구투여에 비해 2배 가량 상승한다. 다른 종류의 penicillin과 마찬가지로 probenecid를 함께 투여하면 혈중농도가 상승한다.

약물의 분포는 다른 베타락탐 항생제들과 유사하며, 뇌척수액을 제외하고는 거의 모든 장기에서 확인할 수 있다. 염증이 있을 경우에는 투과력이 증가하여, 뇌수막염을 유발한 토끼의 뇌척수액에서도 치료 농도로 검출되었다. 다른 penicillin 항생제와 마찬가지로 다형핵백혈구에는 투과하지 못하며, 유리체액 투과력 역시 떨어진다. 모유로도 배출되며 태반도 통과한다.

몇 가지 대사 과정을 거쳐서 대부분 신장을 통해 배설되며 일부는 담즙으로 배설된다. Cloxacillin은 경구투여 후 약 30%가 소변으로 배설된다. Dicloxacillin과 flu-cloxacillin은 cloxacillin에 비해 경구투여로 흡수되는 양이 많기 때문에 소변으로 배설되는 양도 많다. 이들 약제는 어느 정도는 담도를 통해 제거되는데 oxacillin이

cloxacillin보다 더 현저하다. Oxacillin이 cloxacillin이나 dicloxacillin보다 체내에서 더 빠르게 분해되므로 신기능이 감소한 경우에도 체내에는 별로 축적되지 않는다.

3) 약물상호작용

비교적 약물상호작용이 적은 편이며 예측할 수 없다. 다만, oxacillin이 methotrexate의 청소율을 감소시켜 독성을 증가시켰다거나 phenytoin의 농도를 감소시켰다는 보고들이 있다. 또한, dicloxacillin이 warfarin의 효과를 감소시킨다는 보고도 있지만, 동일한 계열의 약물에서 나타나는 문제인지는 확실치 않다.

4) 부작용과 금기

Penicillin G와 같은 과민반응이 생길 수 있으므로, 알레르기가 있는 환자에게는 금기이다. 경구투여 시 구역, 설사 등의 위장장애와 *Clostridium difficile*에 의한 항생제 연관 대장염이 발생할 수 있다. 다른 isoxazolyl penicillin에 비해 특히 oxacillin의 간독성 빈도가 흔한 것으로 알려져 있는데, 이는 다른 항생제에 비해 간이나 담도계 배설이 많기 때문이다. Flucloxacillin은 심한 담즙성 간염을 유발할 수 있다는 보고도 있다. 이외에도 백혈구 감소, 신경독성(경련), 간질성 신염이 발생할 수 있고, flu-cloxacillin은 sulfonamide와 유사하게 황달이 있는 신생아에서 핵황달을 유발할 수 있다. 하지만, 임신 중에도 비교적 안전하게 사용할 수 있는 약물이다.

5) 임상 적응증

Penicillin 내성 포도알균 감염증의 치료에 우선 사용된다. 생체이용률이 낮은 oxacillin을 경구로 투여하는 것을 제외한다면, 적정 용법으로 사용할 경우 isoxazolyl penicillin들의 효과는 비슷하다.

6) 용법 및 용량

Isoxazolyl penicillin은 nafcillin이나 methicillin과는 달리 산에 안정하여 경구로 투여할 수 있다. 대개 500 mg을 6시간마다 경구로 투여하지만, 소아에서는 50 mg/

kg/일을 하루 4번 나누어 투여한다. 중증 감염에서는 2배 이상 증량할 수도 있다. 만성 골수염을 치료하기 위해 장기간 dicloxacillin 혹은 flucoxacillin 1~2 mg을 하루 2회 probenecid와 함께 투여했더니 효과적이었다는 보고도 있다.

Oxacillin, cloxacillin, dicoloxacillin, flucloxacillin은 근육 또는 정맥주사가 가능하며, 성인에게는 1 g을 4~6시간마다 주사한다. 중증 감염에서는 2배 이상 증량할 수도 있으며, oxacillin은 1일 18 g까지 증량이 가능하다. 소아에서는 100~300 mg/kg/일을 투여한다. 심한 신부전이 아니면 용량을 줄일 필요는 없다.

2. Nafcillin

Nafcillin(6-[2-ethoxy-1-naphthamido] penicillanic acid)은 반합성 penicillin으로, methicillin이나 isoxazolyl penicillin과 마찬가지로 포도알균이 생성하는 penicillin 분해효소에 내성이고 주로 그람양성균에 대한 항균력을 가지고 있다. 1961년 개발된 이후 β-lactamase를 생성하는 심한 포도알균 감염증의 주사 치료로 널리 사용되었다.

1) 작용 범위

Isoxazolyl penicillin과 항균 범위는 유사하며, penicillin 감수성 또는 내성 황색포도알균에 대한 항균력은 oxacillin과 같다. 포도알균이 생성하는 β-lactamase에 대한 안정성은 methicillin과 유사하고 isoxazolyl penicillin보다는 더 높다. Methicilin 감수성 황색포도알균 감염증 동물 모델에서는 glycopeptide보다 더 우수한 항균력을 나타내지만, methicilin 내성 황색포도알균에는 효과가 없다. Gentamicin과 병용하면 시험관 실험에서 대부분의 황색포도알균에 상승효과가 있지만, 이러한 병용 요법이 실제 임상에서 얼마나 효과적인지는 불분명하다. Rifampin과 병용하면 효과를 예측하기 어렵다.

폐렴사슬알균이나 β-용혈 사슬알균에는 methicillin이나 isoxazolyl penicillin보다 항균력이 우수하다. 하지만, *Enterococcus faecalis*와 대부분의 그람음성균에는 효과가 없다. Ampicillin과 병용하면 ampicillin 내성인 *Haemophilus influenzae*에 대해 시험관 내 실험에서 상승 효과가 있고 동물실험에서도 효과적이었으며, 소아에서 생긴 골수염 치료에도 성공적이었다는 보고가 있다.

2) 약물동력학

Nafcillin은 위장관에서 잘 흡수되지 않으므로, 혈중농도가 매우 낮고 일정하지도 않다. 따라서, 경구투여는 추천하지 않는다. 소실 반감기는 0.7~1.4시간 정도이며, 단백 결합률은 88% 정도로 높다.

1 g을 근주하면 1시간 후 8 μg/mL까지 혈중농도가 상승하지만, 6시간만에 0.5 μg/mL로 급격히 감소한다. Probenecid를 경구로 함께 투여하면 다른 penicillin과 마찬가지로 혈중농도를 상승시키고 오랫동안 유지할 수 있다.

조직 내 분포는 isoxazolyl penicillin과 유사하다. 근육주사한 용량의 30%가 소변에서 검출되고 약 8%가 담도로 배설된다. 투여된 나머지 nafcillin은 간에서 비활성화되는데 oxacillin보다 더 빠르게 대사된다. 신기능 저하가 약물 분포나 청소율에 미치는 영향은 크지 않다.

3) 약물상호작용

다른 약물과의 상호작용이 그리 흔하지 않다. 하지만, warfarin의 약물 대사를 촉진하여 항응고효과를 감소시킬 수 있으며, nafcillin과 함께 투여하는 경우 적어도 2배 정도 요구량이 증가하는 것으로 알려져 있다.

4) 부작용과 금기

다른 penicillin과 같은 과민반응이 일어날 수 있다. 치료제로 사용할 때 이상반응의 발생률은 20~30% 정도로 알려져 있다. 정맥주사 시 혈관 밖으로 유출되면 조직 괴사가 일어난다. 많은 양의 nafcillin을 투여하면 알칼리혈증과 연관되어 저칼륨혈증이 나타날 수 있다. Nafcillin은 재흡수가 안되는 음이온으로 원위 신세뇨관에서 칼륨의 배설을 증가시킨다. 이외에 가역적인 백혈구감소증과 간기능이상이 생길 수 있다.

임신과 관련된 특별한 위험은 없으며, category B로 분류된다.

5) 임상 적응증

황색포도알균 패혈증, 심내막염, 골수염, 화농성 관절염, 폐렴, 수막염, 화농성 근염 등 중증 감염질환의 치료에 성공적으로 사용되었다. 중증의 황색포도알균 균혈증은 치료에 천천히 반응하기 때문에 치료 3~4일째까지 열이 지속되고 혈액 배양에서 균이 동정되는것이 다른 항생제로 변경해야 되는 이유가 되지는 않는다.

6) 용법과 용량

위장관 흡수율이 저조하여 경구로 투여하지 않고 근육 또는 정맥주사로 투여한다. 성인은 일반적으로 1 g을 4시간마다 주사하며, 중증 감염에는 용량을 2배로 늘려 사용

한다. 1일 최대 18 g을 정맥주사할 수 있다. 소아는 1일 100~200 mg/kg/을 정맥 또는 근육주사로 4회 또는 6회 분할해 투여한다. 생후 7일 미만의 신생아는 100 mg/kg/일을 2회에 나누어 주사하고 7일 이상의 신생아에게는 3회에 나누어 주사한다.

주로 간에서 대사되므로 간기능이 악화된 경우 용량 조절이 필요하지만, 일률적으로 권고할만한 지침은 없으며 상황에 따라 판단할 수밖에 없다. 신기능이 저하된 경우에는 감량할 필요가 없다.

■ 참고문헌

1. 대한감염학회. 항생제의 길잡이 제3판. 도서출판 MIP. 2008.
2. Grayson, M Lindsay. Kucers' The Use of Antibiotics Sixth Edition: A Clinical Review of Antibacterial, Antifungal and Antiviral Drugs, 6th Edition. CRC Press, 10/2010.

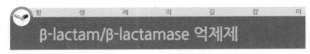

β-lactam/β-lactamase 억제제

오원섭 (강원대학교 의학전문대학원 감염내과)

β-lactam계 항생제의 사용이 증가하면서 이들 항생제에 대한 내성 균주들이 증가하였다. β-lactam계 항생제의 주요 내성 기전은 β-lactamase의 생산이고 이를 극복하기 위해 β-lactamase 억제제가 개발되었다. β-lactamase 억제제는 β-lactamase에 의해 β-lactam계 항생제가 가수분해되는 것을 억제함으로 효과를 나타낸다. 현재 사용되고 있는 β-lactamase 억제제로 clavulanate, sulbactam, tazobactam이 있는데, 이들은 각각 β-lactam계 항생제와 복합제로 시판되고 있다.

1. 항생제명

1) Clavulanate 복합제

amoxicillin/clavulanate, ticarcillin/clavulanate

2) Sulbactam 복합제

ampicillin/sulbactam, cefoperazone/sulbactam

3) Tazobactam 복합제

piperacillin/tazobactam

2. 구조 및 성상

Clavulanate는 *Streptomyces clavuligerus*의 대사 산물이며, sulbactam은 6-desaminopenicllin sulfone 이고, tazobactam은 penicillanic acid sulfone으로 sulbactam과 유사한 구조를 가진다(그림 1).

β-lactamase 억제제는 β-lactam ring을 가지고 있지만 자체의 항균 작용은 크지 않기 때문에 β-lactamase

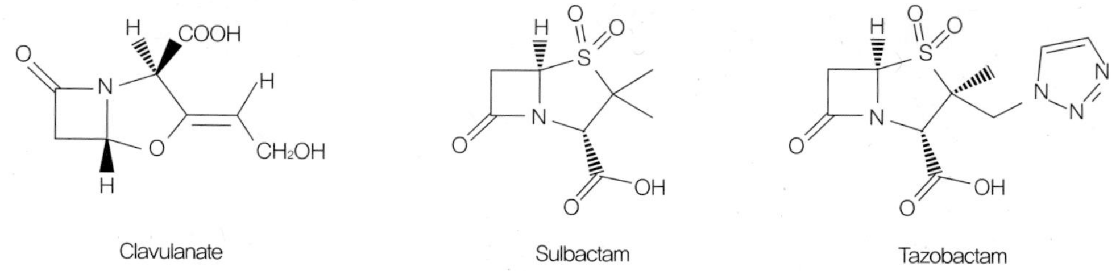

그림 1. β-lactamase 억제제의 구조

를 억제하는 것이 주된 작용이다. 따라서 β-lactam/β -lactamase 억제제의 항균력은 β-lactam계 항생제에 의해 결정된다.

3. 작용 기전

β-lactamase 억제제의 β-lactam ring이 β-lactamase의 활성 부위와 공유 결합하여 β-lactamase를 비가역적으로 불활성화한다.

Clavulanate, sulbactam, tazobactam는 모두 동일한 작용 기전을 가지나 역가, 억제효소 범위, 약리에서 약간의 차이를 보인다. β-lactamase 억제제는 *Staphylococcus aureus*, *Haemophilus influenzae*, *Moraxella catarrhalis*, *Neisseria gonorrhoeae*, *Bacteroides*, *Escherichia coli*, *Klebsiella pneumoniae*, *Proteus* 등에 의해 생산되는 Ambler class A β-lactamase를 억제한다. 하지만 Ambler class A β-lactamase 중 TEM-30, SHV-10 등에 의해 매개되는 penicillinase (Bush group 2br) 및 TEM-50 등에 의해 매개되는 extended-spectrum β-lactamase (Bush group 2ber)를 억제하지 못한다.

Sulbactam은 감수성이 있는 그람음성막대균에서 염색체 매개 β-lactamase를 유도할 수 있으므로 내성 발현을 주의해야 한다. 일반적으로 sulbactam에 비해 clavulanate와 tazobactam이 β-lactamase 억제력이 강한 편이다.

표 1. β-lactam/β-lactamase 억제제의 정맥주사 시 약동학 지수

항생제	용량 (gram)	최고 농도 (μg/mL)	단백 결합 (%)	반감기 (hr)
Ampicillin	2	109~150	28	1
Sulbactam	1	48~88	38	1
Piperacillin	4	298	30	0.7~1.2
Tazobactam	0.5	34	30	0.7~1.2
Ticarcillin	3	330	45	1.1
Clavulanate	0.1	8	25	1.1

4. 내성

β-lactamase 억제제는 *Enterobacter*, *Citrobacter*, *Serratia*, *Pseudomonas* 등에 의해 생성되는 유도형 염색체 매개 class C β-lactamase (Amp C cephalosporinase)를 억제하지 못한다. 또한 class D β-lactamase 및 class B metallo-β-lactamase도 억제하지 못한다.

5. 약동학

β-lactamase 억제제들의 약동학은 표 1에 나타내었다.

6. 임상 적응증

식품의약품안전처에서 권장하는 β-lactamase 억제제들의 임상 적응증은 표 2에 나타내었다.

표 2. β-lactam/β-lactamase 억제제의 임상 적응증(식품의약품안전처)

항생제	투여경로	임상 적응증
Amoxicillin/clavulanate	경구	하기도감염 중이염 부비동염 피부연조직감염 요로감염
Ticarcillin/clavulanate	정맥	패혈증 하기도감염 골수염, 패혈성 관절염 단순 또는 복합 요로감염 산부인과감염 복강내감염
Ampicillin/sulbactam	정맥	피부연조직감염 복강내감염 산부인과감염
Piperacillin/tazobactam	정맥	충수염 및 복막염 단순 또는 복합 피부연조직감염 산후 자궁내막염 및 골반내감염 중등도-중증 지역사회폐렴 중등도-중증 병원폐렴

Amoxicillin/clavulanate

국내에 경구제 및 정맥주사제가 있다.

1) 작용 범위

Amoxicillin 자체의 항균 범위인 *Streptococcus*, *Enterococcus*, *Listeria*, *Escherichia coli*, *Proteus mirabilis*, *Clostridium*, *Salmonella*, *Shigella* 등에 효과적이다. 또한 Ambler class A β-lactamase를 생산하는 균주에 대해서도 효과가 있다. 하지만 clavulanate로 억제되지 않는 유도형 염색 체매개 β-lactamase를 생산하는 균주나 내성 기전이 PBP 변화에 의한 methicillin 내성 *Staphylococcus aureus*, penicillin 내성 *Streptococcus pneumoniae* 등에는 효과가 없다.

2) 약물동력학

Amoxicillin과 clavulanate 모두 경구로 흡수가 잘된다. 음식에 의해 흡수율이 크게 변하지 않으나 cimetidine을 주면 증가하는 경향을 보인다. Amoxicillin/clavulanate 250/125 mg을 경구투여할 때 최고 혈중농도는 5.2/3.3 μg/mL이며 amoxicillin/clavulanate 500/125 mg를 투여하면 최고 혈중농도가 9.7/3.5 μg/mL이다. 소아에서 amoxicillin/clavulanate 50/5 mg/kg를 30분에 걸쳐 정맥주사하면 최고 혈중농도가 121/12 μg/mL이고 2시간 후에는 15.8/1.92 μg/mL이다. 소아에서 amoxicillin은 중이에 양호하게 분포하고 고용량을 투여하면 더 높은 농도를 유지한다. 1~30개월 된 소아에서 clavulanate와 함께 amoxicillin을 35~45 mg/kg을 투여하면 중이액의 amoxicillin 농도는 1시간 후 대부분 1 μg/mL 이상이고 2~3시간 후에 대부분 4 μg/mL 이상을 유지한다.

두 약제 모두 혈중 반감기는 약 1시간이다. Amoxicillin과 clavulanate의 단백결합률은 각각 18, 25%로 모두 낮은 편이고, 폐, 늑막, 복막 등 혈관 외 조직에 침투성이 좋으나 뇌수막을 거의 투과하지 않는다. 두 약제 모두 신장으로 배설되므로 크레아티닌청소율이 30 mL/분 이하인 경우 용량조절이 필요하다.

3) 임상 적응증

소아에서 중이염, 부비동염의 2차 약제로 고용량을 투여한다. 소아에서 β-lactamase를 생산하는 *Haemophilus influenzae* 감염의 치료에도 매우 효과적이다. 만성폐쇄성폐질환의 급성 악화, 급성 기관지염, 폐렴 등 하기도감염에도 유용하며, 요로감염 및 피부연조직감염에 효과적이다. *Staphylococcus aureus*와 β-lactamase 생산 혐기균에 항균력이 뛰어나므로 교상 또는 당뇨족감염의 치료에 효과적이다. 혐기균 감염에도 효과적이므로 혐기균과 β-lactamase를 생산하는 그람음성균에 의한 혼합 감염에도 사용할 수 있다.

4) 용법 및 용량

Penicillin 내성 *Streptococcus pneumoniae* 감염이

증가하면서 amoxicillin/clavulanate 경구제의 clavulanate 용량은 그대로 유지하고 amoxicillin 용량을 증가시킨 7:1, 8:1, 14:1, 16:1 제형이 개발되었다. 국내에 시판되는 amoxicillin/clavulanate 정제는 2:1 제형으로 250/125 mg, 4:1 제형으로 500/125 mg, 7:1 제형으로 437.5/62.5 mg, 875/125 mg이 포함되어 있다. 일반적으로 성인에서 amoxicillin/clavulanate 500/125 mg po tid, 875/125 mg po bid로 투여한다. 소화 장애를 줄이기 위해 음식과 함께 투여하는 것이 좋다. 국내에서 시판되는 소아용 시럽은 4:1 제형으로 25/6.25 mg/mL, 7:1 제형으로 40/5.7 mg/mL, 14:1 제형으로 120/8.57 mg/mL가 포함되어 있다. 일반적으로 소아에서 25~50 mg/kg/일을 2~3회 분복한다.

Amoxicillin/clavulanate 정맥주사제는 5:1 제형으로, 1.2 g 바이알에 amoxicillin/clavulanate 1.0/0.2 g이 포함되어 있다. 일반적으로 성인은 1.2 g을 8시간 간격으로 정맥주사하고 소아는 amoxicillin/clavulanate 60~120 mg/kg/일을 2~4회 분할하여 정맥주사한다.

성인의 지역사회폐렴에서 외래에서 경험적 항생제로 amoxicillin/clavulanate 500/125 mg을 1일 3회, 875/125 mg을 1일 2회 단독 혹은 macrolide와 병합 투여를 권유하고 일반 병동으로 입원하는 경우의 경험적 항생제로 amoxicillin/clavulanate 1.2 g을 6~8시간 간격으로 정맥주사하고 macrolide의 병합 투여를 권유하며 중환자실로 입원하는 경우의 경험적 항생제로 amoxicillin/clavulanate 1.2 g을 6~8시간 간격으로 정맥주사하고 macrolide 또는 fluoroquinolone의 병합 투여를 권유한다.

소아의 급성중이염 또는 부비동염에서 amoxicillin/clavulanate는 2차 약제로 고용량인 90/6.4 mg/kg/일 2회 분복을 권유한다.

5) 부작용

설사가 가장 흔한 부작용으로 30%까지 보고되는데 이는 clavulanate때문이다. 따라서 일반적으로 clavulanate 125 mg 1일 3회를 초과 투여하는 것은 권장되지 않는다. 그 외의 부작용은 amoxicillin의 부작용과 비슷하며, 미국 FDA pregnancy category B에 속한다.

Ticarcillin/clavulanate

정맥주사제가 있다.

1) 작용 범위

Ticarcillin 자체의 항균 범위뿐만 아니라 Ambler class A β-lactamase를 생산하는 균주들에도 효과적이다.

2) 약물동력학

Ticarcillin과 clavulanate는 반감기가 약 1시간으로 비슷하며 ticarcillin/clavulanate 3.0/0.2 g을 정맥주사하는 경우 최고 혈중농도는 262/14.3 μg/mL이다. 두 약제 모두 주로 신장으로 배설되므로 크레아티닌청소율이 60 mL/분 이하이면 용량 조절이 필요하다. 혈액투석 환자들은 투석 후 정규 용량의 1/2을 더 주어야 한다. 두 약제 모두 담즙, 뼈, 관절액, 물집 등에서 적당한 농도가 유지되나 뇌척수액의 농도는 확실하지 않다.

3) 임상 적응증

임상 적응증도 다양하다. 호흡기감염, 복강내감염, 골반내감염, 골수염, 피부연조직감염, 요로감염, 패혈증 등에 모두 사용할 수 있다. 호중구감소성 발열 환자에서 amikacin이나 tobramycin과 병합해 경험적 항균 요법으로 사용할 수 있다.

4) 용법 및 용량

국내에 시판되는 ticarcillin/clavunate 3.2 g 바이알에 ticarcillin/clavulanate 3.0/0.2 g이 포함되어 있다. 일반적으로 성인 용량은 3.2 g을 4시간 간격으로 투여한다. 신장으로 배설되므로 크레아티닌청소율이 10~50 mL/분인 환자에는 2 g을 6~8시간 간격으로, 10 mL/분 이하인 환자에는 2 g을 12시간 간격으로 투여한다. 혈액투석 환자는 투석 후 정규 용량을 한번 더 투여해야 한다.

5) 부작용

Ticarcillin/clavulanate의 부작용은 ticarcillin의 부작용과 비슷하며, 미국 FDA pregnancy category B에 속한다.

Ampicillin/sulbactam

경구제 및 정맥주사제가 있다.

1) 작용 범위

Ampicillin 자체의 항균 범위인 *Streptococcus*, *Enterococcus*, *Listeria*, Penicillinase 음성 *Staphylococcus aureus*, *Haemophilus influenzae*, *Escherichia coli*, *Proteus mirabilis*, *Salmonella*, *Shigella*에 효과적이다. 또한 Ambler class A β-lactamase를 생산하는 균주에 대해서도 효과가 있다.

2) 약물동력학

Ampicillin/sulbacram 2.0/1.0 g을 정맥 투여했을 때 최고 혈중농도는 94/41 µg/mL이다. 두 약제 모두 혈중 반감기가 약 1시간이고 혈중 단백결합은 각각 28, 38%이다. Amoxicillin/sulbactam의 전구약제인 sultamicillin 500 mg (ampicillin 294 mg 포함)을 경구투여한 후 최고 혈중농도는 5.6/2.1 µg/mL이며 이는 ampicillin 단독 투여 시보다 높다. 약제의 75% 이상이 신장으로 배설되므로 신부전 시 용량조절이 필요하다. 두 약제 모두 조직 내 넓게 분포하고 빠르게 침투한다. 복강 내 농도가 혈중농도의 96%에 이르며 피부 물집, 객담, 중이, 고름 등에서도 적절한 농도가 유지된다. 염증이 있는 뇌수막도 비교적 잘 통과해 뇌척수액 농도가 혈중농도의 1/3에 이른다.

3) 임상 적응증

Sultamicillin 경구제의 임상 적응증은 amoxicillin/clavulanate 경구제와 유사하다. 요로감염, 만성기관지염 및 소아에서의 중이염에 효과가 있다.

혐기균과 그람음성균에 항균력이 좋으므로 복강내감염, 골반내감염에 효과적이다. 그 외 골수염, 세균성 관절염, 피부연조직감염에도 효과적으로 사용할 수 있다. Ampicillin/sulbactam은 염증이 있는 뇌수막에 비교적 투과가 잘되나 세균성 수막염의 1차 약제로 권장되지 않는다. 한 후향적 연구에서 carbapenem 내성 *Acinetobacter* 균주에 의한 감염증에서 ampicillin/sulbactam이 polymyxin에 비하여 효과가 좋았다.

4) 용법 및 용량

Ampicillin/sulbactam 정맥주사제의 ampicillin:sulbactam 비율이 2:1이다. 일반적으로 성인에서 ampicillin/sulbactam 1.5 g을 8시간 간격으로 정맥주사한다. 중증 감염에서 ampicillin/sulbactam 3.0 g을 6~8시간 간격으로 정맥주사하며 크레아티닌청소율이 10~50 mL/분인 경우 3.0 g을 8~12시간 간격으로 정맥주사하며 크레아티닌청소율이 10 mL/분 이하인 경우 3.0 g을 24시간 간격으로 정맥주사한다. 혈액투석 환자에서 ampicillin/sulbactam 3.0 g을 24시간 간격으로 정맥주사하고 지속적 신대체요법(continuous renal replacement therapy, CCRT)를 하는 경우 2.25 g을 12시간 간격으로 정맥주사한다. 일반적으로 소아에서는 100~200 mg/kg/일 용량을 1일 3~4회 분할 정맥주사한다.

Ampicillin/sulbactam 경구제는 전구약인 sultamicillin 형태로 제조된다. 국내에서 시판되는 sultamicillin 경구제 1정에는 sultamicillin tosylate 375 mg을 포함한다. 일반적으로 성인에서 375 mg을 1일 3회 경구투여하며, 중증 감염인 경구 750 mg을 12시간 간격으로 경구투여한다. 소아에서는 sultamicillin 15~30 mg/kg/일을 2~3회 분복한다.

5) 부작용

Ampicillin/sulbactam의 부작용은 ampicillin의 부작용과 비슷하며, 미국 FDA pregnancy category B에 속한다.

Cefoperazone/sulbactam

정맥주사제가 있다.

Cefoperazone과 sulbactam을 병합 투여할 경우 두 약제의 약동력학은 각각 투여했을 때와 거의 유사하다. Cefoperazone은 주로 담즙을 통해 배설되고 sulbactam은 신장을 통해 배설된다. Cefoperazone/sulbactam 3.0/1.5 g을 정맥주사한 후 최고 혈중농도는 430/90 μg/mL이고 각각의 혈중 반감기는 1.8시간, 1시간이다. 동물 실험에서 β-lactamase를 생산하는 *Escherichia coli*, *Pseudomonas aeruginosa* 감염증인 경우 cefoperazone 단독 요법보다 cefoperazone/sulbactam의 효과가 우수하였다. 몇몇 임상 시험에서 복강내감염에서 비교적 우수한 치료 효과를 보였다. 정맥주사제는 cefoperazone:sulbactam 비율이 1:1이다. 일반적으로 성인에서 cefoperazone/sulbactam 1~2 g을 12시간 간격으로 정맥주사하며 소아에서 cefoferazone/sulbactam 40~80 mg/kg을 2~4회 분할 정맥주사한다.

Piperacillin/tazobactam

정맥주사제가 있다.

1) 작용 범위

Piperacillin/tazobactam은 β-lactam/β-lactamase 억제제 중 가장 넓은 항균 범위를 보인다.

호기성 그람양성균 중 *Streptococcus pyogenes*, *Streptococcus agalactiae*, *Streptococcus pneumoniae*, methicillin 감수성 *Staphylococcus aureus*, *Enterococcus faecalis*에 감수성을 보이나 methicillin 내성 *Staphylococcus aureus*, *Enterococcus faecium*에는 내성을 보인다. 하지만 piperacillin/tazobactam의 일부가 담즙을 통해 배설되어 충분히 높은 농도로 존재하여 *Enterococcus faecium*의 장내 집락을 억제할 수 있다.

Piperacillin/tazobactam은 Ambler class A β-lactamase를 생산하는 균주에도 효과가 있다. ESBL 생성 *Escherichia coli*나 *Klebsiella pneumoniae*가 piperacillin/tazabactam에 감수성인 경우에 piperacillin/tazobactam을 사용해 볼 수 있으나 중증 감염인 경우에는 carbapenem을 투여하는 것이 안전하다. 한 연구에서 ESBL 생성 *Escherichia coli*나 *Klebsiella pneumoniae*에 의한 요로감염증은 piperacillin/tazobactam의 감수성 유무에 관계없이 치료되었으나 그 외의 감염에서는 piperacillin/tazobactam에 감수성이 있는 경우에만 치료되었다. 하지만 유도형 염색체 매개 class C β-lactamase 생산 균주에는 효과가 없다.

다른 β-lactam/β-lactamase 억제제와 유사하게 piperacillin/tazobactam은 대부분의 혐기균에 효과가 있다.

2) 약물동력학

Piperacillin/tazobactam은 경구로 흡수되지 않으므로 정맥주사한다. Piperacillin/tazobactam 3.0/0.375 g을 30분에 걸쳐 정맥주사하는 경우 piperacillin/tazobactam의 최고 혈중농도는 242/24 μg/mL이다. Piperacillin과 tazobactam의 혈중 반감기는 0.7~1.2시간이고 두 약제 모두 신장으로 배출된다. Piperacillin은 투여용량의 70~80%가 대사되지 않은 형태로 소변으로 배설되고 tazobactam은 piperacillin과 같이 투여하면 24시간 동안 신장 배설이 투여량의 63.7%에서 56.8%로 감소한다. 크레아티닌청소율이 40 mL/분 이하이면 piperacillin 기준으로 용량조절이 필요하다. 혈액투석을 하면 두 약제 각각 31%와 39%가 제거되고 복막투석을 하면 각각 6%와 21%가 제거된다. Piperacillin은 담즙 내로도 일부 배출되고 간경변 환자에서 반감기가 일부 늘어나지만 용량 조절은 필요 없다. 혈중 단백결합은 piperacillin과 tazobactam 모두 약 30% 정도이다. 두 약제 모두 체내 넓게 분포하고 조직 내 침투력이 좋아 폐, 피부, 생식기, 장점막, 장액, 담낭, 담즙에 잘 침투한다. 일반적인 조직 내 약물농도는 혈장의 50~100%이다. 다른 penicillin 계열과 마찬가지로 염증이 없는 뇌수막으로 침투가 잘 되지 않는다.

3) 임상 적응증

Piperacillin/tazobactam은 혼합 감염에 효과적이어서 주로 복강내감염, 골반감염, 피부연조직감염, 당뇨족부감염 등에 사용될 수 있다. 또한 piperacillin/tazobactam + aminoglycoside or fluoroquinolone 병합요법은 원내폐렴치료에 사용될 수 있고 piperacillin/tazobactam ± aminoglycoside은 호중구감소성 발열의 경험적 항생제로 사용될 수 있다.

Piperacillin/tazobactam은 광범위 cephalosporin과 항균 범위가 유사하므로 광범위 cephalosporin 대신 piperacillin/tazobactam을 사용하여 병원 내 광범위 cephalosporin의 사용량을 줄임으로써 병원 내 ESBL 생산 균주의 발현을 감소시킬 수 있다. Piperacillin/tazobactam 사용이 증가해도 이 약제에 대한 내성은 증가하지 않는 것으로 보고되었다.

4) 용법 및 용량

Piperacillin/tazobactam 정맥주사제의 piperacillin:tazobactam 비율은 8:1이다. 일반적으로 성인에서 piperacillin/tazobactam 3.375 g을 6시간 간격 또는 4.5 g을 8시간 간격으로 정맥주사한다. *Pseudomonas aeruginosa*에 의한 중증 감염에 piperacillin/tazobactam 3.375 g을 4시간 간격 또는 4.5 g을 6시간 간격으로 aminoglycoside와 병합 투여할 수 있다.

크레아티닌청소율이 20~40 mL/분인 경우 piperacillin/tazobactam 2.25 g을 6시간 간격으로 정맥주사하고 크레아티닌청소율이 20 mL/분 이하인 경우 2.25 g을 8시간 간격으로 정맥주사한다. 혈액투석 환자에게 piperacillin/tazobactam 2.25 g을 8시간 간격으로 정맥주사하고 투석 후 0.75 g을 추가로 정맥주사한다. 지속적 신대체요법(CRRT)를 하는 경우 piperacillin/tazobactam 2.25 g을 6시간 간격으로 정맥주사한다.

5) 부작용

Piperacillin/tazobactam의 부작용은 다른 β-lactam/β-lactamase 억제제와 유사하다. Piperacillin/tazobactam 사용 후 *Clostridium difficile* 감염이 발생할 수도 있지만 일반적으로 병원내 piperacillin/tazobactam의 사용이 증가하면 *Clostridium difficile* 감염의 발생이 감소하는 것으로 보고되었다. 미국 FDA pregnancy category B에 속한다.

■ 참고문헌

1. Bush LM, Calmon J, Johnson CC: Newer penicillins and beta-lactamase inhibitors. Infect Dis Clin North Am 9:666-86, 1995.
2. Bush K, Jacoby GA: Updated functional classificaton of beta-lactamases. Antimicrob Agents Chemother 54:969-76, 2010.
3. Doi Y and Chamber HF. Penicillins and *β*-lactamase inhibitors. In: Bennectt JE, Dolin R, Blaser MJ, eds. Principles and Practice of Infectious Diseases. 8th ed, p263-277, Philadelphia, PA; Elsevier Inc, 2015.
4. Gin A, Dilay L, Karlowshy JA, Walkty A, Rubinstein Em Zhanel GG: Piperacillin-tazobactam; a *β*-lactam/*β*-lactamase inhibitor combination. Expert Rev Anti Infect Ther 5:365-83, 2007.
5. Klein JO: Amoxicillin/clavulanate for infections in infants and children; past, present and future. Pediatr Infect Dis J 22:S139-48, 2003.
6. Miller LA, Ratnam K, Payne D: *β*-lactamase-inhibitor combinations in the 21st century: current agents and new developments. Curr Opin Pharm 1:45-8, 2001.
7. Navaro AS: New formulation of amoxicillin/clavulanic acid A pharmacokinetic and pharmacodynamic review. Clin Pharcokinet 44:1097-115, 2005.
8. Owens RC, Rice B: Hospital-based strategies for combating resistnace. Clin Infect Dis 42:S173-81, 2006.
9. Sensakovie JW, Smith LG: Beta-lactamase inhibitor combinations. Med Clin North Am 79:695-704, 1995.
10. Weidkamm E, Stoeckel K, Egger HJ, Ziegler WH: Single dose pharmacokinetics of Ro 17-2301 (AMA-1080), a monocyclic beta-lactam in humans. Antimicorb Agents Chemother 26:898-902, 1984.

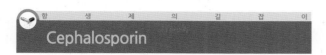

우준희 (울산대학교 의과대학 내과학교실)

장 널리 효율적으로 처방되는 항균제의 대명사로 군림하고 있다.

아브라함과 뉴턴이 1953년 곰팡이 *Cephalosporium acremonium*에서 추출한 cephalosporin C로부터 생산된 cephalosporin은 광범위한 항균 효과를 지니고 있는 β−lactam 항균제 중 가장 많은 종류를 가진 약제이다. 항균 효과는 더욱 우수하고 보다 더 바람직한 약리학적 특성을 지니면서 부작용은 발견되지 않는 이상적 항균제에 가깝도록 생산된 여러가지 cephalosporin이 등장하였다(그림 1−2).

1. 항생제명

Cephalosporin은 화학적, 생물학적, 미생물학적, 약리학적 및 면역학적 기준에 따라 분류되었으나 국제적으로 공인된 분류 시스템은 없다. 가장 흔하게 응용되는 1세대, 2세대, 3세대, 4세대 분류는 항상 일치하는 것은 아니더라도 기본적으로 항균스펙트럼을 기초로 하였다. 2010년 미국식약처에 의해 인정된 Ceftaroline은 1, 2, 3, 4세대에 속하지 않고 앞선 세대 cephalosporin으로 분류하고 있다. Cephalosporin은 여러 가지 제제가 개발되어 임상에서 가

2. 구조 및 성상

진균인 *Cephalosprium acremonium*이 분비하는 cephalosporin C가 원형이다. 7−aminocephalosporanic acid 핵이 모든 cephalosporin에 공통되는 것으로 α,β−dehydro−γ−hydroxyvaline과 L−cysteine으로부터 형성된 dipeptide의 bicyclization에서 시작된다(그림 1−2). 진균인 *Cephalosprium acremonium*이 분비하는 cephalosporin C는 항균력은 거의 지니고 있지 않은 자연산물이지만 공업적으로는 cephalosporin C로부터 생산이 시작된다. 치료에 효과적인 cephalosporin은 R1 (C−7)과 R2 (C−3)에서 치환되는 화합물에서 유도된 반합성 항균제들이다.

R1 (C−7) 측쇄를 치환시킨 것은 β−lactamase에 대해 안정성을 증가시키는데 cefuroxime, cefotaxime, ceftizoxime, ceftriaxone, ceftazidime, cefoxitin, cefotetan들이 그 예이다. R2 (C−3)를 변화시킨 것은 혈청반감기를 증가시키며 cefazolin, cefamandole, cefonicid, cefoperazone, ceftriaxone, ceftazidime들이 그 예이다. C−7 위치에 methoxy기를 추가한 cephalospoin이 cefoxitin, cefotetan인데 항혐기세균 효과를 나타낸다.

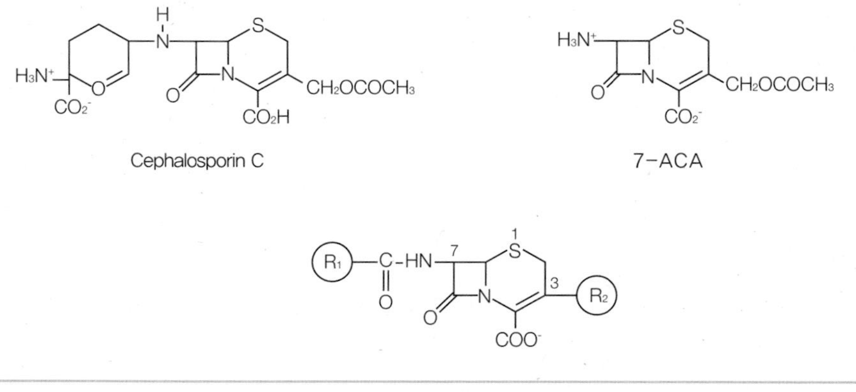

Cephalosporin C   7−ACA

그림 1-1 Caphalosporin 구조

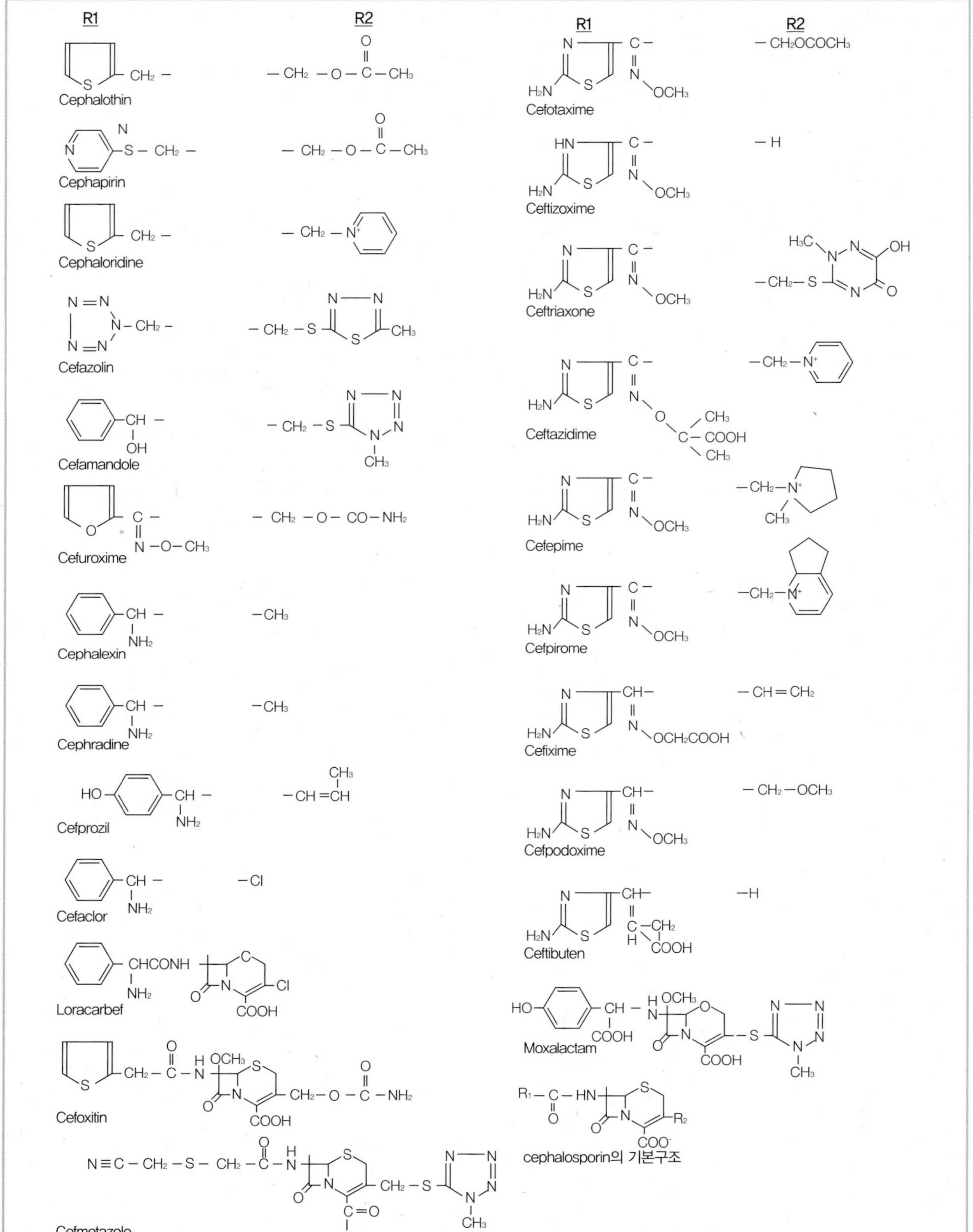

그림 1-2 Cephalosporin의 구조

Aminothiazolyl-1α-oximino 측쇄에 propyl-carboxy 기를 추가한 ceftazidime은 항녹농균 효과가 뛰어나다. C-3 위치에 4가 positive ammonium기를 추가한 cefepime은 양성전하를 지닌 zwitterion 효과를 나타내어 그람음성세균의 외측막에 대한 투과가 증가되어 항균 효과가 개선되었고, cefepime에 첨가된 2-aminothiazolylacetamino기는 β-lactamase에 대해 안정성이 향상되었다.

측쇄 치환이 반대로 원하지 않는 효과가 나타난 경우가 R2 (C-3)에 MTT (methylthiotetrazole)를 추가한 경우인데 비타민 K 의존 응고인자 생성을 억제하는 부작용이 관찰된다.

3. 작용 기전

Cephalosporin은 세포벽 생산을 방해하여 세균 성장을 억제한다. Cephalosporin의 주 목표는 세포벽에 있는 펩티도글리칸(peptidoglycan) 교차 연결 구조(cross-linking structure)이다. N-acetylglucosamine과 N-acetylmuramic acid가 번갈아가며 존재하는 polysaccharide 연쇄가 peptidoglycan이다. N-acetylmuramic acid의 pentapeptide chain에서 교차 연결되어 그물 구조를 이루고 있다. 그물 구조는 transpeptidase, carboxypeptidase, endopeptidase 효소들이 작용하여 세포질에서 시작하여 세포질막으로 삽입된다. Cephalospoin 락탐고리 구조가 pentapeptide 단말부의 D-alanine-D-alanine과 유사한 형태가 되어 cephalospoin이 효소 부위 특히 transpeptidase와 공유 결합하여 효소기능을 상실 시키고 세포벽을 합성하지 못하게 되어 세균이 사멸된다. 약물의 결합 목표인 효소가 penicillin 결합단백(penicillin binding protein, PBP)이다.

다양한 세균의 penicillin 결합단백은 penicillin과 cephalospoin에 서로 다른 친화성을 보인다. 그람양성알균, 그람음성알균은 3~5종류의 PBP를 가지고 있고, 그람음성막대균은 7~10종류의 PBP를 가지고 있다.

cephalospoin이 PBP와 공유 결합한 뒤 살균 효과를

나타내는 과정은 정확하게 알려지지 않았다.

cephalospoin은 그람양성알균에 대한 세균성장 억제 효과가 약물 투여를 중지한 뒤에도 관찰되어 항생제 투여 후 효과(postantibiotic effect)가 존재하는데 반해 그람음성막대균에 대해서는 그렇지 않다.

Cephalospoin을 투여한 후 최소 억제 농도를 초월한 약물농도가 유지되는 시간은 cephalospoin의 항균 효과를 결정하는 주요 인자이다.

일반적으로 초기에 개발된 cephalospoin은 *Staphylococcus*와 *Streptococcus*로 대표되는 그람양성구균에 강력한 효과를 지닌 반면 대장균, *Klebsiella*, *Hemophilus*, *Proteus*, *Pseudomonas*로 대표되는 그람음성간균에는 효과가 감소되는 결과가 관찰되고 있다. 즉 최근 개발된 새로운 cephalospoin은 초기에 개발된 cephalospoin에 비하여 그람음성간균에 의한 감염증에 강력한 효과를 지니고 있다는 것이지 모든 면에서 우월하다는 의미가 아님을 알아야 하겠다.

Methicillin 내성포도상구균(methicillin 내성 *Staphylococcus aureus*, MRSA)과 *Staphylococcus epidermidis*는 항MRSA 효과를 지닌 ceftobiprole (p 233 그림 1 참조)이 2007년에 등장하고, 상당한 효과를 가진 ceftaroline도 2010년 미국식약처에서 인정되었다. Ceftaroline은 MSSA, MRSA에 항균력이 있고, 시험관 검사에서 vancomycin-intermediate *S. aureus*, heteroresistant VISA와 일부 vancomycin 내성 *S. aureus*, daptomycin 비감수성포도알균에도 항균력이 관찰되었다. 물론 Streptococci, *S. pneumoniae*에도 강한 항균력이 있다. *Enterococcus faecalis*에는 중등도 항균력이 있지만 *E. faecium*에는 항균력이 미약하다. 그람음성균에 대한 항균 효과는 3세대 cephalospoin과 견줄만하지만, ESBL 생성 균주나 ceftazidime 내성녹농균에는 취약하다.

4. 내성 기전

Cephalospoin은 세균의 4가지 내성 기전에 의하여 항균 효과가 감소된다. 대부분 세균은 한 가지 기전으로 내성

을 발현하지만, 몇몇 세균은 복합적 기전을 나타내고 있다.

내성 기전은 ① β-lactam 분해효소, ② PBP에 도달하기 위한 lipopolysaccharide막 통과력 감소 ③ 유출 증가, ④ PBP 변화로 인한 결합력 감소들이다.

그람음성막대균은 β-lactam 분해효소 생산이 주요한 내성 기전이다. 포도알균은 penicillin 분해효소에 가수분해가 잘 되지 않고, PBP의 결합 능력이 감소하여 내성이 발현한다.

그람음성막대균이 생산하는 β-lactam 분해효소는 세균마다 유형과 양이 다양하며, 외측 LPS막과 내측 세포막 사이 경세포 공간에 위치하고 있다. 외측막을 통과할 수 있는 약물은 PBP에 도달하기 전에 분해된다.

Cephalospoin의 그람음성세균에 대한 항균 효과는 투과율과 여러 가지 다양한 β-lactam 분해효소에 대한 안전성에 달려 있다. 투과율은 공단백(포린: porin)이라 불리는 막단백이 형성한 좁은 수로를 통과하는 정도를 의미하며, 이는 약물의 크기, 모양, 전하도, 친수성에 의존한다.

특색있는 β-lactam 분해효소의 숫자가 증가 추세이다. 유전자 변이에 안정적인 억제가 흔한 유전자 표현이며 주로 *Enterobacter, Serratia, Citrobacter freundii, P. aeruginosa*에서 관찰된다.

부시(Bush) 제1형 AmpC cephalospoin 분해효소는 세파마이신을 위시한 대부분 cephalospoin을 무력화한다. 광범위 cephalospoin으로 처방한 경우 이러한 유형의 내성이 자주 관찰될 수 있으므로 임상 처방 시 유의할 필요가 있다.

분해효소는 유전자 외에서는 플라스미드(plasmid) 전위유전자단위(transposon)로 전파될 수 있다. 플라스미드와 관련된 TEM-1, TEM-2, SHV-1 β-lactam 분해효소가 흔히 관찰되는데 *Klebsiella pneumoniae*, 대장균(*E. coli*)에서 보고된 효소는 확장 범위 β-lactam 분해효소 (Extended spectrum beta-lactamase : ESBL)이고, 3세대와 4세대 cephalospoin을 무력화시킨다.

β-lactam 분해효소의 점변이(point mutation)에 의한 아미노산 치환의 결과이고 *K. pneumoniae*에서 가장 흔한 ESBL은 SHV 유형이다. 새롭게 발견된 유전자성 AmpC β-lactam 분해효소의 변이체는 주로 *K. pneumoniae*와 대장균에서 보고되었다.

Cephalothin, cefamandole, cefoperazone은 TEM-1, TEM-2, SHV-1 β-lactam 효소에 쉽게 무력화되어 세균내성이 관찰되고, cefepime, cefpirome은 Bush 제1형 AmpC cephalospoin 분해효소에 따른 세균 내성이 덜 관찰되는데 ceftazidime, cefpodoxime은 ESBL에 의해 무력화되지만, cephamycin은 ESBL에 의해 무력화되지 않는다.

최소 억제 농도가 2 μg/mL 이상인 세균에서는 치료 결과가 악화되는데, 최소 억제 농도가 아주 낮은 균주는 ESBL을 지녀도 cephalospoin으로 치료가 가능하다.

표준 감수성 검사에서 ceftazidime에 감수성으로 나타나거나, 3세대, 4세대 cephalospoin보다 덜 가수분해시키는 CTX-M 효소처럼 새로 생성되는 ESBL을 동정하는 것은 복잡하다.

투과력과 관련된 cephalospoin에서 공단백 소실이나 변이는 내성에 직접 원인으로 작용하지 않는다. ESBL 생성 *K. pneumoniae* 일부 균주는 외막 공단백이 생성되지 않아 cephamycin에 내성인 경우도 있다. 공단백 결핍 균주는 *Enterobacter aerogenes*에 많다.

유출 증가의 예는 녹농균이 갖고 있는 MaxAB-OprM 축출(efflux) 펌프인데 3세대, 4세대 cephalospoin 내성과 연관이 있다. 녹농균의 외막 투과성이 증가된것과 관련이 있다.

PBP 변화로 인한 결합력 감소는 아미노산 치환이나 첨가로 발현되는데, cephalospoin에 대한 친화성 감소에 관련되어 *S. pneumoniae*, MRSA, *Hemophilus influenzae*, *Neisseria gonorrhoeae* 등에서 내성으로 표현된다.

PBP2b에서 40개 아미노산 치환이 폐렴알균 내성과 관련하여 기술되었고, 폐렴알균과 다른 세균의 내성이 연관된 균주의 아미노산 서열이 첨가된 기전으로 발생한다. 포도알균에서 methicillin 내성은 PBP에 대한 친화성 감소로 설명할수 있고 이는 대장균 PBP와 포도알균 β-lactam 분해효소의 융합 산물이다

5. 약물상호작용

경구 cephalospoin의 생체이용률은 위장의 pH에 의존하기 때문에 제산제 및 히스타민-2 수용체 길항제가 영향을 끼친다. Cefpodoxime proxetil의 상대적 경구 생체이용률은 라니티딘과 투여 후 30%, 파모티딘과 Maalox 투여 후 60% 감소하였다. Cefdinir는 마그네슘 / 수산화 알루미늄 제산제의 동시 투여가 최대 혈청 농도를 38%, 혈중농도곡선 하 면적(area under the curve, AUC)를 44% 감소시켰다. 그러나 cefprozil, ceftibuten, cephalexin, cephradine, cefadroxil 및 cefaclor에는 제산제가 거의 영향이 없다. 음식과 함께 섭취 시 흡수가 저하되는 cephalospoin으로 cefaclor, cephalexin이 있다. 알코올의 대사장애를 유발하여 disulfiram 반응을 발생시키는 cephalospoin에는 cefamandole, cefmetazole, cefotetan, cefoperazone, moxalactam 등이 있고 cefonicid는 동물실험에서 이러한 상호작용이 관찰되었다. Cefamandole, cefmetazole, cefoperazone, moxalactam 등은 경구항응고제와 병합 투여하였을 때 항응고효과가 증대될 수 있다. 아스피린, 헤파린과 moxalactam을 함께 투여해도 출혈 위험도가 증대될 수 있다. Colistin, ethacrynic acid, furosemide, polymyxin, vancomycin, 그리고 aminoglycoside 등과 cephalospoin을 병합투여할 경우 신독성이 증가된다. 신기능이 저하된 환자에서 cefotaxime과 azlocillin을 병용처방할 경우 cefotaxime 독성이 증가된다. Cefixime과 salicylates를 병용처방할 경우 단백 결합 부위가 이탈되기 때문에 cefixime 농도와 혈중농도곡선 하 면적이 감소된다.

Imipenem과 cephalosporin을 병합 투여할 때 각 약물효과의 저하가 일어나고, ceftazidime과 ampicillin을 병합투여할 때 Group B streptococci와 *Listeria*에 대한 효과는 시험관에서 길항작용(*in vitro* antagonism)이었다.

여러 가지 산성 및 염기성 약물들은 세뇨관, 특히 근위세뇨관에서 약물에 대한 특이도가 비교적 낮은 수송체(carrier)에 의해 혈액으로부터 세뇨관으로 능동 수송되어 분비된다. 따라서 동일한 수송체에 의해 운반되는 두 약물은 서로 경쟁적으로 작용하며 수송체에 의한 약물의 분비억제를 유발할 가능성이 크다. 반감기가 짧은 cephalosporin의 반감기를 연장시키고 작용 시간을 연장시킬 목적으로 probenecid를 병용 투여하여 cephalosporin의 세뇨관 분비를 억제시키는 방법은 이러한 약물상호작용을 임상에 응용한 예이다. 그러나 모든 cephalosporin에 적용되는 것은 아니고, ceftriaxone과 probenecid를 같이 투여하면 ceftriaxone의 반감기가 감소하는데 이것은 probenecid가 혈청단백질에 결합된 ceftriaxone을 이탈시켜 비결합형이 증가하고, 비결합형은 신체에서 신속하게 배출되기 때문이다.

6. 약물 이상반응

Cephalosporin은 효과대비 약물 이상반응이 적어서 안전한 약물로 인식되고 있다. 국소 이상반응은 투여경로와 관련이 있다. 경구 cephalospoin은 오심, 구토, 설사 등 소화기증상을 유발할 수 있다. 경정맥 투여 환자의 1~2%에서 혈전정맥염(thrembophlebitis)이 보고되는데 원인은 정맥 투여 때문이다.

Cephalothin이나 ceftriaxone처럼 근육주사할 경우 통증이 유발되는데 이러할 경우 lidocaine을 같이 투여하여 통증을 감소시킬 수 있다.

흔한 부작용으로는 피부홍반으로 발현되는 과민반응이 환자의 1~3%에서 보고되었는데 아나필락시스는 드물다 (표 1). penicillin 알레르기 병력이 있는 환자의 5~15%는 Cephalosporin(특히 ceftriaxone)에 알레르기반응이 있다. Cephalosporin 과민반응을 예측하는 피부 검사나 혈청검사는 없다.

그리고 N-methylthiotetrazole (NMTT)을 지닌 cephalospoin 즉 cefamandole, latamoxef, cefoperazone, cefmenoxime, cefotetan, cefmetazole 등은 저 prothrombin혈증, 혈소판응집능저하, disulfiram 유사반응이 보고되었다. 저prothrombin혈증은 비타민 K를 예방적 투여하여, 즉 5~10 mg 1주에 3회 경구투여 또는 근주로 치료가능하다. 중증 만성 환자에서는 여러 가지 이

표 1. Cephalosporin의 부작용

부작용	빈도(%)
Hypersensitivity reactions	1~3
Maculopapular rash	
Urticaria	
Pruritis	
Anaphylaxis/angioedema	드물다
Serum sickness	
Eosinophilia	1~7
Hematologic reactions	
Reversible neutropenia	< 1
Thrombocytosis	2~5
Coombs test positive(실제 용혈은 드물다)	1~5
Coagulation abnormalities	
Hypoprothrombinemia (NMTT group)	
Reduced platelet aggregation (latemoxef)	
Gastrointestinal reactions	
Abnormal liver function tests(중증)	1~7
Diarrhea, nonspecific, *C. difficile* 관련 장염	
Biliary sludge (ceftiaxone)	20
Nephrotoxicity	
Interstitial nephritis	드물다
Phlebitis	

NMTT, N-methylthiotetrazole

유로 비타민 K가 부족될 수 있다. 꼭 필요한 경우가 아니라면 이러한 환자에서 전술한 N-methylthiotetrazole (NMTT)을 지닌 Cephalosporin은 처방하지 않는 편이 안전할 수 있다.

약열은 환자 진료때 의심하는 것보다 자주 발생할 수 있다. 혈청병(serum sickness)은 소아에서 cefaclor나 cefprozil 투여 후 보고된 적이 있고, 쿰즈검사(Coombs' test)는 3%에서 보고되지만 용혈성 빈혈은 드물다. 신독성은 드물고, *Clostridium difficile* 관련 대장염이 보고되었고, 소화관 장애는 ceftriaxone, cefoperazone에서 보고가 많은데 이는 담즙에서 농도가 높기 때문이다. 어린이에서 ceftriaxone 투여 후 담즙 침전물이 담낭에서 발

견되기도 하며 경우에 따라 담낭염의 보고도 있다. 간 효소치 상승은 1~7%에서 관찰되었다. 신경독성은 드물지만 ceftazidime 투여후 발작의 보고가 있으며, Cephalosporin 관련 재발성 무균성 수막염이 관찰되었다.

Cephalosporin 투여 후 진단 검사에서 이상이 발견될 수 있는데 구리환원반응을 이용한 당뇨 검사(Clinitest)에서 cefaclor, cefadroxil, cefamandole, cefonicid, cefotaxime, cefoxitin, ceftazidime 투여는 위양성 반응이 관찰되고, Jaffe' 검사로 혈청 크레아티닌을 측정하면 크레아티닌치가 증가할 수 있다. 2007년 FDA는 ceftriaxore과 칼슘 함유 제품 간의 상호작용에 관한 안전 경고를 발표하였는데, ceftriaxone은 칼슘 함유 제품을 동시에 정맥주사하지 않아야한다.그러나 세프트리악손과 경구용 칼슘 제품과 상호작용에 관한 보고는 없다.

7. 임상 사용

임상 처방에서 문제점은 흔히 새로운 항생제가 종래의 것보다 효과가 좋다는 편견을 가지고 있다는 점이다. 3세대 cephalosporin은 그람음성균에 대하여는 효과가 우수하나 이미 지적한 바와 같이 그람양성균 특히 포도구균에 대한 항균력은 1세대 및 2세대 제제에 비해 뒤떨어진다.

미국식약처가 2010년 승인한 ceftaroline은 *S. pneumoniae* 원외 폐렴 치료에 효과적으로 인정하였다. 그러나, 폐렴알균 폐렴에 비경구 cephalospoin으로 cefazolin, ceftazidime, ceftizoxime은 투여하지 말아야 한다.

다수의 3세대 cephalosporin에 있어 각각의 차이점이 약간씩 있으나 실제 그람음성균 감염의 치료에 있어서는 별 차이가 없다. 다만 ceftazidime은 *Pseudomonas* 감염증 치료에 우수한 효과를 보이는 특성을 가지고 있다.

3세대 cephalosporin은 수술 시 예방 요법으로 투여하지 않는 것이 바람직하다. 수술 부위 감염은 주로 포도알균 등 그람양성균에 의해 발생하므로 1세대 cephalosporin이 수술 시 감염 예방에 더 효과적이다.

Cephalosporin을 사용할 때 이에 내성인 *Enterococci*나 *Candida* 등의 균교대감염(superinfection)이 생길 수

있고 또한 치료 도중 내성균, 특히 *Enterobacter*와 *P. aeruginosa*가 과잉으로 증식한다. 그러므로 cephalosporin을 사용할 때에는 이에 대한 충분한 고려를 하여야 겠다. ESBL에 분해되지 않는 항균제는 imipenem뿐인데, *Klebsiella*, *E. coli*들의 plasmid가 중환자실의 환자들 사이에 퍼질 수 있으므로 3세대 cephalosporin은 꼭 필요한 환자에게만 사용하도록 한다.

3세대 cephalosporin은 그람음성균수막염의 치료에 있어서 선택적 항생제이다. 새롭게 개발된 cephalosporin은 비교적 고가이므로 덜 비싼 약제를 선택하도록 하고, 다른 항균제로 치료가 불가능한 감염증의 치료에 한해 사용해야 한다. 그리고 임상적 고려와 함께 배양 검사 결과 및 미생물의 약제 감수성 검사에 따라서 각각 제제들을

선택적으로 사용하는 것이 바람직하다.

▣ 참고문헌

1. 우준희: Cephalosporin 대한감염학회 항생제의 길잡이(제3판) 서울 광문출판사 p183-188, 2007.
2. Craig WA, Andes DR. Cephalosporins. In: Bennectt JE, Dolin R, Blaser MJ, eds. Principles and prachze of Infectious Diseases, 8th ed, p278-292, philadelphia, PA; Elsevier Inc, 2015.
3. Morata L, MensaJ, Soriano A. New antibiotics against gram-positives: present and future indications. Current opinion in Pharmacology 24:45-51, 2015.
4. Puuci MJ, Bush K. Investigational antimicrobial agents of 2013. Clinical Microbiology Reviews. 26;792-821, 2013.

1세대 Cephalosporin

김영근 (연세대학교 원주의과대학 내과학교실)

1세대 cephalosporin은 주로 그람양성세균에 항균력이 있는 협범위(narrow spectrum) 항균제로 methicillin 감수성포도알균, penicillin 감수성폐렴사슬알균 및 대부분의 사슬알균에 항균력이 있다. penicillin 내성폐렴사슬알균에 감수성이 떨어지며 MRSA와 장알균(*Enterococcus*)은 내성이다. 지역사회 감염을 일으키는 *E. coli*, *Klebsiella pneumoniae*, *Proteus mirabilis* 등에 감수성이 있지만, *Pseudomonas aeruginosa*, 다른 *Proteus*, *Serratia* 및 *Enterobacter*는 대부분 내성이다. 피부연조직감염, 화농사슬알균(*Streptococcus pyogenes*) 인두염, 합병증이 없는 지역사회 획득 요로감염 등에 사용할 수 있다. 대부분의 청결창상 수술이나 청결/오염창상 수술에서 수술 전 예방적 항균제로 사용할 수 있으나, *Bacteroides fragilis*에 대하여 항균력이 없기 때문에 창자(intestine)가 포함되는 복강 내 수술 시 단독으로 사용하면 안된다.

경구용은 매우 우수한 생체이용율을 가진다. 보통 하루 4회 투여하나 cefadroxil은 반감기가 길어 하루 2회 투여할 수 있다. 화농사슬알균에 효과적이어서 이로 인한 인두염에 사용할 수 있으나 *Pasteurella multocida*에 내성이므로 동물 교상 등에 효과적이지 않다. penicillin 내성폐렴사슬알균, *H. influenza*, *M.catarrhalis*에 효과가 떨어지므로 부비동염, 중이염, 하기도감염에는 추천되지 않는다. 지역사회 요로감염에 사용할 수 있으나 다른 경구용 항생제인 trimethoprim/sulfamethoxazole이나 fluoroquinolone보다 효과가 떨어진다.

1. Cephalothin

Cephalothin은 최초로 개발된 cephalosporin이나 하루 6회 투여해야 하는 단점 때문에 cefazolin으로 대체되었다. Cephalothin과 cephaloridine은 *Cephalosporium acremonium*(현재 이름은 *Acremonium chrysogenum*)에서 추출된 cephalosporin C에서 유래한 반합성 cephalosporin이다.

1) 작용 범위

Cephalothin은 staphylococcal β-lactamase에 저항성이 있기 때문에 포도알균에 대해 높은 항균력을 가지고 있다. 그러나 MRSA 균주는 cephalothin 등 모든 cephalosporin에 내성을 보인다. 기타 그람양성알균 중 coagulase-negative staphylococci (CNS), *S. pyogenes*, 폐렴알균, B군 사슬알균(Group B *Streptococcus*, GBS), viridans streptococci 균주들은 cephalothin에 감수성이 있다. 장알균은 cephalothin에 내성을 보이나, *Streptococcus bovis* 같은 nonenterococcal group D streptococci는 대개의 경우 cephalothin에 감수성이 있다. *Peptostreptococcus* 같은 혐기성 그람양성알균은 대개의 경우 cephalothin에 감수성이다.

그람양성균 중 *Bacillus anthracis*와 *Corynebacterium diphtheriae*, *Clostridium perfringens*, *Clostridium tetani*, *Lactobacillus* spp., *Actinomyces* spp. 같은 혐기균은 대개 중등도의 감수성을 보이고, nocardia는 내성을 갖고 있다. 호기성 그람음성균 중 *N. gonorrhoeae*, *N. meningitidis*, *Salmonella* spp., *Shigella* spp., *Pasteurella multocida*, *Vibrio cholerae* (serogroup O1)는 감수성이 있다. *Haemophilus influenzae*, *Bordetella pertussis*, *Bordetella abortus*, *Moraxella catarrhalis*는 대개는 cephalothin에 감수성을 가지고 있다.

E. coli, *Klebsiella* spp.에 대한 감수성 정도는 다양하며, 특히 병원 내에서는 내성 균주가 흔하다. *Proteus mirabilis*와 *Providencia alcalifaciens*는 대개 감수성이지만, *Proteus vulgaris*, *Providencia rettgeri*, *Providencia stuartii*, *Morganella morganii*는 내성을 갖는다. *Serratia* spp., *Enterobacter* spp., *Citrobacter* spp., *Edwardsiella* spp., *Arizona* spp., *Yersinia enterocolitica*, *P. aeruginosa*, *Burkholderia pseudomallei*, *Campylobacter jejuni*, *Campylobacter fetus*, *Legionella pneumophila*는 내성을 갖고 있다. *B. fragilis*는 내성이고, *Treponema pallidum*과 *Leptospira*는 감수성이다.

2) 약물동력학

성인에 0.5 g을 근육주사 후 최고 혈중농도는 30분후 평균 6~12 μg/mL이며, 1 g 근육주사 후는 평균 15~21 μg/mL이다. 소변으로 다량이 배출되며, 체내에서 주로 간에서 빠르게 탈아세틸화(deacetylation)되어 대사산물인 desacetyl-cephalothin이 생성된다. Desacetyl-cephalothin은 cephalothin에 비하여 20~25%의 항균력을 나타낸다. Cephalothin은 담즙으로도 소량 배출된다.

정상 뇌척수액에는 거의 도달하지 못하지만 염증성 삼출액, 부폐렴성 흉수, 세균성 복막염 환자의 복수 등에 잘 침투한다. 기관지 분비액 내의 농도는 혈청 농도의 약 25% 정도이다. 정상적인 골조직과 활액 내 cephalothin의 농도는 낮다. 전립선 조직에서의 농도는 혈청 농도의 약 25% 정도이다. 췌장액에서는 적당한 농도로 되고, 태반을 통과하며, 혈청 단백 결합률은 50~60%이다.

3) 임상 적응증

Methicillin 감수성 포도알균(MSSA) 감염, 요로감염에 효과가 있다. 사슬알균과 폐렴알균 감염에는 penicillin에 과민반응을 보이는 환자에게만 투여한다. 수술 환자의 예방적 요법으로는 개심술, 복부대동맥, 하지 혈관이식 수술환자나 자궁적출술, 고위험의 제왕절개수술, 담도계 수술 환자 등에서 사용한다. 그러나 혈중 반감기가 짧아 cefazolin이 더 유용하다.

4) 용법 및 용량

주사로만 투여하는데, 소아에서는 20~100 mg/kg/일, 성인에서는 4시간 또는 6시간마다 0.5~1 g씩 투여한다. 최고 하루 12 g까지 투여할 수 있으나, 이 경우 혈청병 유사 반응이 발생할 수 있다. 중등도 신부전 환자는 6~8시간마다, 중증의 신부전 환자는 12시간마다 같은 용량을 투여한다.

Cephalothin은 복막투석 동안 제거되므로 복막투석 동안에는 6~12시간마다 1 g의 투여가 필요하다. 몸무게 2,000 g 미만과 생후 7일 미만의 영아는 20 mg/kg을 12시간마다 투여하고, 체중 2,000 g 이상이나 생후 7일 이상의 영아는 8시간마다 투여한다. 복막투석의 경우 복강 내 투석액에 50 mg/L로 투여한다.

근육주사 시 통증과 경화(induration)를 최소화하기 위해 볼기근이나 넓적다리 외측 부분으로 깊숙이 투여하여야 한다.

5) 부작용 및 약물상호작용

Penicillin 과민반응이 있는 환자의 5~10%에서 cephalosporin에 과민반응을 보인다. Anaphylaxis나 이와 비슷한 급성의 penicillin 과민반응을 보였던 환자는 사용을 피하는 것이 좋다.

Gentamicin과 병용하는 경우 신독성이 더 잘 발생한다. 직접 쿰즈검사(Coombs'test) 양성 반응이 나타나며, 백혈구의 탐식 기능을 저하시킬 수 있고 림프구의 변환을 억제할 수 있다. 설사와 위막성 장염이 나타날 수 있다. Penicillin과 마찬가지로 임신 첫 3개월에도 안전하게 사용될 수 있다.

2. Cefazolin

항균력은 cephalothin과 비슷하지만 cephalothin에 비해 반감기가 길고 생체 내에서 탈아세틸화되지 않아 가장 흔하게 사용되는 대표적인 주사용 1세대 cephalosporin이다.

1) 작용 범위

Cefazolin의 항균 범위는 일반적으로 cephalothin과 유사하다.

Cefazolin은 포도알균과 penicillin 내성 균주를 포함한 CNS에 대해서는 감수성을 보이지만, MRSA, methicillin 내성 CNS에 대해서는 항균력이 없다. *Peptococcus* 균종 같은 혐기성 그람양성알균은 대개 cefazolin에 감수성이 있다.

B. anthracis, *C. diphtheriae*, *Listeria monocytogenes*, *C. perfringens*, *C. tetani* 및 기타 *Clostridium* 등 혐기균은 모두 감수성이 있다.

Neisseria spp., *Salmonella* spp., *Shigella* spp., *H. influenzae*, *B. pertussis*는 대개 감수성이다. *E. coli*, *K. pneumoniae*, *P. mirabilis*는 병원 환경에서 유래된 것이 아니라면 대개 감수성이 있다. *K. aerogenes*와 같은 다른 *Klebsiella* spp.들은 종종 내성을 보인다. *P. vulgaris*, *M. morganii*, *Enterobacter* spp., *Providencia* spp., *Serratia marcescens*, *P. aeruginosa*는 모두 내성을 나타낸다.

*B. fragilis*는 내성을 보이지만 *Prevotella* spp., 특히 *P. melaninogenica*와 *Fusobacterium* spp., *Veillonella* spp.들은 대개 cefazolin에 감수성이다.

Cefazolin은 cephalothin보다 *E. coli*, *K. pneumoniae*에 대한 항균력이 좋다.

2) 약물동력학

Cefazolin 0.5 g을 20분간 정주했을 때 20분 뒤 118 μg/mL의 최고 혈중농도에 도달한다. 1.5 g을 3분 간 정주 시 최고 농도는 206 μg/mL이다. Cefazolin의 혈중 반감기는 1.8시간이다. 신장으로 배설되고, 신부전일 경우 용량을 감소시키며, 6시간 간격의 투여가 권유되지만, 8시간 간격이면 충분하다.

3) 임상 적응증

장알균과 MRSA를 제외한 그람양성알균에 대한 우선적 치료제이다. 혈관-뇌 장벽을 거의 통과하지 못하기 때문에 중추신경계 감염 치료에는 아무리 많은 용량도 불충분하므로 중추신경계 감염때는 사용하지 않는다. 수술 환자의 예방적 요법으로 개심술, 복부대동맥, 하지 혈관이식 수술 환자나 자궁적출술, 고위험의 제왕절개수술, 담도계 수술 환자 등에서 사용할 수 있다. 다른 cephalosporin보다 덜 자극적이고, 신독성이 적고 경제적이다. 2.1 mEq/g의 Na$^+$을 함유하고 있다.

4) 용법 및 용량

정맥 또는 근육주사로 성인은 1~4 g/일 용량을 2~3회 분할 투여한다. 어린이는 25~50 mg/kg/일 용량을 하루

3~4회 분할 투여한다. 생후 7일 이하의 신생아나 체중 2,000 g 미만의 미숙아는 매 12시간마다 20 mg/kg를 주사한다. 경증 내지 중등도의 신부전 성인은 0.5 g 부하용량 후, 정상 하루량의 60%를 두 번 나누어 투여한다. 중등도의 신부전 환자는 정상 하루 용량의 25~35%를 두 번에 나누어서 투여해야 한다. 중증 신부전 환자는 매 24시간 정상 용량의 10%를 1일 1회 투여한다.

Cefazolin은 혈액투석에 의해 느리게 제거된다. 일주일에 혈액투석을 두 번 시행하는 말기 신부전 환자는 매 투석이 끝날 시점에 250 mg의 추가 용량이 요구된다. Cefazolin은 복막투석에 의해 제거되지 않기 때문에 복막투석 동안에는 추가 용량이 필요 없다. 복막투석 환자는 투석액에 50~150 mg/L의 농도로 사용한다.

용량은 하루 12 g을 초과하지 않아야 한다.

5) 부작용 및 약물상호작용

일반적으로 cephalothin과 유사하다.

3. Cephalexin

Cephalexin은 경구용 1세대 cephalosporin의 대표격이다. 실제 주사제도 사용되고 있지만 경구 흡수가 잘되고 주사제는 다른 1세대 cephalosporin에 비하여 항균력이 약하므로 주사제를 사용할 필요가 없다.

1) 작용 범위

보통 1세대 cephalosporin계 항균제의 효과는 비슷하다. 장알균을 제외한 methicilin 감수성 포도알균이나 사슬알균등 대부분의 호기성 그람양성구균에 감수성이 있다.

2) 약물동력학

경구투여 후 1시간에 최고 혈중농도에 도달하는데 2배의 용량에는 2배의 농도가 된다. 1세 이하의 유아에서 흡수가 지연되는 것으로 보고되고 있다. 흡수율은 음식 섭취 후 감소된다.

3) 임상 적응증

경중등도 감염증의 치료와 중증 감염증에서 주사 치료 후 경구로 대치할 때 1~2 g/일의 용량으로 사용하고 소아에서의 용량은 100 mg/kg/일까지 증량하여 사용할 수 있다.

사슬알균과 penicillin 감수성 폐렴사슬알균에 의한 기관지염, 기관지폐렴, 중이염 및 포도알균에 의한 피부연조직감염에 효과가 있다. 지역사회 단순 요로감염에 사용할 수도 있다.

4) 용법 및 용량

경증, 중등도 감염증에 성인은 1일 250~500 mg 4회, 소아에서는 1일 25~50 mg/kg을 4회 나누어 투여한다. 중증 전신감염에 cephalexin은 3~4 g/일의 용량으로 처방되고 소아에는 100 mg/kg/일까지 증량하여 사용할수 있다.

5) 부작용

설사, 구토, 복통, 홍반, 호산구증다증, 독성피부괴사증(toxic epidermal necrolysis), 신독성, 직접 쿰즈검사 양성 반응, 중추신경 손상 증상도 보고 되었다.

4. Cephradine

Cephradine은 경구용, 주사용이 모두 개발되어 주사용에서 경구용으로 전환 처방이 용이하다. 항균력 등 많은 점에서 cephalexin과 비슷하다.

1) 작용 범위

Cephalexin과 비슷하나 cephalothin에 비하면 모든 균주에 대한 항균력이 약하다.

Cephradine은 *H. influenzae*에 대해서는 항균력이 약하고 *Gardnerella vaginalis*에 대해서 중등도의 항균력을 나타내고 있다.

2) 약물동력학

경구로 성인에게 0.5 g을 주면 최고 혈중농도는 1시간 안에 15 μg/mL에 이른다. 소변으로 주로 배설되고 일부는 담즙으로 배설된다. 체액과 조직으로 잘 분포하지만 염증이 없는 뇌척수액으로는 침투하지 못한다. 간조직의 농도는 혈중농도와 비슷하고, 심장근육, 자궁근육, 폐, 전립선 조직에서 만족스러운 농도에 도달한다. 정상 또는 감염된 골조직으로 침투되고, 태반을 통과하여 양수에서 측정되기도 하며 혈중 단백 결합율은 10%이다.

3) 임상 적응증

인후, 피부, 연조직, 호흡기, 요로감염에서 효과적이다. 정맥 투여 시 포도알균혈증, viridans streptococci감염, 폐렴알균 폐렴 등 중증 감염에서 효과적이다. 독성이 적고 단백 결합이 적다. β-lactamase에 안정성을 가지고 있다. 지속성 복막투석 환자에서 복막염 치료에 경구 또는 복강 내 cephradine 주입이 효과적이다.

4) 용법 및 용량

성인의 경구 용량은 6시간 간격으로 0.5 g이다. 소아는 하루에 몸무게 1 kg당 60 mg씩을 4번에 걸쳐 나누어 주며 중증 감염인 경우는 하루에 100 mg/kg까지 투여할 수 있다.

성인의 정맥 주입량은 1일 2~4 g을 4회에 나누어 투여하고, 소아의 중증 감염에서는 독성 없이 최고 300 mg/kg까지 투여할 수 있다. 중등도의 신부전(크레아티닌청소율 10~50 mL/분)에서는 50% 감량하고 심한 신부전(크레아티닌청소율 〈10 mL/분)에서는 용량의 25%만 투여하여야 한다. 또 투석에 의해 약이 제거되기 때문에 투석 후 추가로 투여하여야 한다.

5) 부작용

소화기계 증상, 위막성장염, 두드러기, 관절통, 두통, 어지러움 등이 있으나 드물다. 심각한 신독성은 보고되지 않았고 면역매개성 호중구감소증이 보고되었다.

5. Cefadroxil

Cefadroxil, cephalexin, cephradine은 모두 항균력은 약하지만 acetyl기가 없기 때문에 비교적 안정하며, 경구투여로 높은 혈중농도를 얻을 수 있다. Cefadroxil은 cephalexin과 유사하지만 1 g을 12시간 간격으로 복용하거나 1일 2 g을 1회 복용할 수 있다.

1) 작용 범위

그람양성세균과 음성세균에 대해 항균력이 cephalexin, cephradine과 비슷하다.

2) 약물동력학

성인에게 0.5 g을 투여하면 1시간 후 혈중농도가 15 μg/mL가 된다. 혈중 반감기는 1~2시간이다. 흡수율은 음식 섭취와 관계가 없으며 소변으로 배설된다. 상대적으로 반감기가 길며 혈장 단백과의 결합률이 20% 정도 된다. 경구투여하면 cephalexin에 비해 최고 혈중농도가 약간 낮으나 천천히 배설되어 8~12시간 간격으로 경구투여할 수 있다.

3) 임상 적응증

Cefadroxil은 cephalexin과 유사하지만 1 g을 12시간 간격으로 복용하거나 1일 2 g을 1회 복용할 수 있는 것이 장점이다. 요로감염, 중이염, 하기도감염, 인후염, 농가진에 효과가 좋다. 세균성질염(bacterial vaginosis)에 metronidazole만큼 효과가 있다는 보고도 있다.

4) 용법 및 용량

8시간에서 12시간 간격으로 주거나 1일 1회 투여한다. 1일 0.5 g을 2~3회 투여하는 것이 성인의 경증 및 중등도의 감염에 적당하다. 소아의 경우에는 50 mg/kg을 1일 2회 나누어 준다. 신부전 환자에서는 경구로 먼저 1 g을 주고 크레아티닌청소율이 40~80, 20~40, 〈 20 mL/분에 따라 12, 24, 48시간 간격으로 주어야 한다.

5) 부작용

오심, 구토, 설사, 복통, 가려움증, 알레르기성 발진, 질염, 약열 등이 있다.

6. Ceftezole

Cefazolin과 항균 범위가 유사하며 반감기는 1.5시간이다. 성인은 4~12 g을 2회 또는 3회 나누어 정맥주사하던가 1.0~1.5 g을 2회 또는 3회 나누어 근육주사한다. 소아는 50~240 mg/kg를 8시간 또는 12시간마다 정맥주사 또는 근육주사한다.

7. Cefazedone

Cefazolin과 유사하며 반감기는 1.6 시간이다. 1일 3~4 g을 2~3회 분할 정맥주사한다.

8. Cefatrizine

임상적인 면에서 cephradine과 비슷하고 경구투여에 적합하다. 대부분의 그람양성 및 그람음성 균주에 대해서 cephalexin보다 항균력이 더 좋고 경구투여하면 cephalexin에 비해 최고 혈중농도는 낮고 더 천천히 배설된다. 반감기는 1.5~2.4시간이고, 성인은 1~2 g을 4회 분할 복용한다.

9. Cefroxadine

경구용으로 cephlexin과 유사하지만 *E. coli*와 *K. pneumoniae*에 대한 항균력은 cephlexin에 비해 좋은 것으로 알려져 있다. 경증, 중등도 감염증에 성인은 1일 1~2 g을 4회 나누어 투여한다.

10. Cephacetrile

Cephalothin과 유사하고 cephalothin보다 임상적 이

점이 없다. 반감기는 1시간이고 성인은 3~6 g/일을 3~4회 분할 주사한다. 소아는 50~100 mg/kg/일을 3~4회 분할 주사한다.

11. Cephapirin

Cephalothin과 약물동력학적으로 거의 같고 항균력도 비슷하다. 최근 몇 년동안 cephapirin은 거의 사용되지 않았다. 반감기는 0.36시간이고 성인은 2~8 g/일을 4~6회 분할 주사한다. 소아는 25~75 mg/kg/일을 4~6회 분할 주사한다.

12. Cephaloridine

초기에는 널리 사용되었으나, cephaloridine이 *S. aureus* β-lactamase에 의해 쉽게 가수분해되어 anti-staphylococcal 제제로 적합하지 않고, 신장독성이 강하므로 권장되지 않는다.

13. Cephaloglycin

경구용으로 장관 흡수가 양호하나 인체 내에서 탈아세틸화되어 항균력이 저하된다. 최근에는 사용되지 않는다.

14. Cefazaflur

주사용으로 cephalothin과 유사하고 몇몇 균주에 있어서 cephalothin보다 우수한 항균력을 나타낸다고 알려져 있으나 최근에는 거의 사용되지 않는다.

15. Cefalonium

젖소의 건유기 유방염의 예방 및 치료에 유방 내로 (intramammarily) 투여한다. 사람에 대한 연구는 없다.

■ 참고문헌

1. 김백남: Cephalosporin계 항균제 p.5 2007년 춘계 감염학 연수강좌, 2007.

2. 어영, 김효열, 윤갑준: 항균제와 항균제감수성 검사. p64-65. 한국학술 정보. 2007.

3. Craig WA, Andes DR. Cephalosporins. In: Bennectt JE, Dolin R, Blaser MJ, eds. Principles and prachze of Infectious Diseases, 8th ed, p278-292, philadelphia, PA; Elsevier Inc, 2015.

2세대 Cephalosporin

김신우 (경북대학교 의과대학 내과학교실)

2세대 cephalosporin은 *H. influenzae*, *M. catarrhalis* 등(호흡기감염을 잘 일으키는 그람음성균)에 대해 항균력이 있으며 일부의 장내 세균 그람음성균(*E. coli*, *K. pneumoniae*, *P. mirabilis* 등)에 항균력을 가지는 cephalosporin계[true cehalosporin 또는 *H. influ-enzae*-active 2세대 cephalosporin: cefuroxime (경구, 정주), cefamandole(정주), cefotiam(경구, 정주), cefaclor(경구), cefprozil(경구) 등]와 혐기균인 *Bacteroides fragilis*에 좋은 감수성을 가지는 cefamycin계(*B. fragilis*-active 2세대 cephalosporin: cefoxitin, cefotetan, cefmetazole, cefminox 등)를 포함한다. 그 외 carbacephem계 항생제인 loracarbef(경구)도 2세대로 분류되며 그 항균 효과 등은 *H. influenzae*-active 2세대 cephalosporin과 유사하다. True 2세대 cehalosporins은 *S. pneumoniae*, *H. influenzae* 및 *M. catarrhalis*에 대한 항균력으로 인해 호흡기감염의 치료에 많이 사용되었으며 중이염, 부비동염, 인후염, 후두개염, 편도선염, 요로감염, 연조직염 등에도 유용하다. Cephamycin계 항균제는 *B. fragilis*에 대한 우수한 항균력과 장내 세균에 대한 비교적 좋은 항균력으로 인해 복강 내 감염의 치료와 예방에 많이 사용된다.

1. Cefaclor

1) 작용 범위

경구용인 cefaclor는 cephalexin의 변형체로 그람양성, 그람음성 균주에 대해서 시험관 내 검사에서는 cephalexin 보다 훨씬 더 강한 항균력을 보인다. 그람양성 균주인 *Streptococcus*에 대해 cephalexin과 cephradine 보다 더 항균력이 강하나 *S. aureus*에 대해서는 cephalothin보다 항균력이 약하다. *E. faecalis*는 자연 내성을 보인다. Cefaclor는 *N. meningitidis*, *N. gonorrhoeae*, *E. coli*, *H. influenzae* 등 그람음성균에 대해 cephalexin보다 훨씬 항균력이 크다. 그러나 최근 *H. influenzae*의 MIC가 cefaclor의 혈중 최고 농도보다 높아져 이 균종에 대해 치료 실패의 가능성을 시사한 보고들이 있다. *B. fragilis*는 내성을 보이며 그 외의 *Bacteroides*는 흔히 감수성을 보인다.

2) 약물동력학

시럽이나 캡슐형 제제는 30~60분에 최고 혈중농도에 도달하며(6 μg/mL) 서방형 제제는 음식과 함께 복용하면 2.5시간, 공복 시 복용하면 1.5시간에 최고 혈중농도에 도달한다. Cefaclor의 반감기는 0.5~1.0시간이며 단백 결합은 25%이다. 50~80%가 소변으로 배설된다.

연부조직 내로 쉽게 침투하며 객담 속의 농도는 낮고, 침으로는 배설되지 않는다. 중이염 환자의 중이 내 체액에서 만족스러운 치료농도를 보인다.

3) 약물상호작용

살모넬라균에 대한 항균 효과로 인해 장티푸스 생백신의 면역학적 반응을 떨어뜨릴 수 있으므로 항생제 투여 후 24시간 지난 후 백신의 투여가 권장된다.

4) 부작용과 금기

설사나 구역 등의 소화기 증상이 2.6%, 발진이 1.55%

에서 일어나며 호산구증가증, 용혈 반응이 없는 Coombs 반응 양성, 가역성백혈구감소증, 혈중 AST의 증가가 관찰된다. 심각한 전신의 홍반과 관절염, 혈청병과 같은 증상이 보고되었다. 금기는 본 약제에 대한 과민증(hypersensitivity)이다.

5) 임상 적응증

합병된 또는 재발성 요로감염의 치료에 효과적이다. 연쇄구균에 의한 급성인후염, 중이염, 부비동염에 amoxicillin만큼 효과적이다. *H. influenzae* 인후 보균자의 치료에는 효과적이지 못하다. 만성기관지염의 치료에 amoxicillin만큼 효과적이다.

6) 용법 및 용량

성인에서 8시간 간격으로 250~500 mg을 중증도를 고려하여 경구로 투여한다. 서방형 제제는 375~500 mg을 12시간 간격으로 투여한다. 소아에서 용량은 하루에 체중 1 kg당 20~40 mg씩 주고 이를 3회에 나누어 주면 된다 (최대 하루 1 g). 크레아티닌청소율이 10 mL/분 미만인 신부전 환자에서 상용량의 50%를 주고 10~50 mL/분의 경우 50~100%를 권유한다. Cefaclor는 혈액투석에 의해 제거되므로 투석이 끝난 후 추가로 투여하여야 한다.

2. Cefprozil

1) 작용 범위

MSSA, MSCNS, *Streptococcus* spp. 와 같은 그람양성 구균에 효과를 보이며 penicillin 내성 폐렴구균에도 상당히 감수성을 보이나 MRSA, MRCNS, *E. faecium*에는 내성을 나타낸다. 장내 세균 그람음성균은 보통 감수성을 보인다.

2) 약물동력학

경구투여 후 혈중 최고농도는 1~2시간에 도달하며 경구 생체이용률은 89~95%로 높다. 혈중 반감기는 1~2시간이다. 중이(middle ear)에 농도가 잘 유지되며

(0.17~8.67 μg/mL, 20 mg/kg로 투여 시) 신장으로 60~70%가 배설되고 혈중 단백결합은 35~45%이다.

3) 약물상호작용

Probenecid가 약물의 농도를 증가시킬 수 있다. 살모넬라균에 대한 항균 효과로 인해 장티푸스 생백신의 면역학적 반응을 떨어뜨릴 수 있으므로 항생제 투여 후 24시간 지난 후 백신의 투여가 권장된다.

4) 부작용과 금기

홍반, 담마진, 구토, 오심, 설사 등이 보고되었으나 흔하지 않다. 백혈구의 감소와 호중구의 증가 등의 보고가 있다. 금기는 본 약제에 대한 과민증(hypersensitivity)이다.

5) 임상 적응증

하기도감염, 중이염, 부비동염, 인후염, 후두개염, 편도선염, 요로감염, 연조직염 등에 사용할 수 있다.

6) 용법 및 용량

성인은 경구로 1일 0.25~0.5 g을 매 12시간마다 투여한다. 소아는 15~30 mg/kg/일(최대 1 g/일)로 2회로 나누어 투여한다. 크레아티닌청소율이 30 mL/분 미만인 경우 상용량의 50%를 권유한다.

3. Cefuroxime

*Enterobacter, Klebsiella, Proteus*같은 β-lactamase 생산 균주에 매우 안정적이고 또한 *N. gonorrhoeae, N. meningitidis, H. influenzae*에도 항균력이 좋다. Cefuroxime axetil은 cefuroxime을 ester화 시킨 prodrug으로 위장관에서 흡수가 잘되므로 경구투여에 적당하며 35% 정도의 생체이용률을 보인다.

Cefuroxime은 cefamandole 이나 cefonicid에 비해 낮은 혈청 단백 결합과 중추신경계 통과가 우월해 2세대 중에서는 더 선호되는 약제이다.

1) 작용 범위

S. pneumoniae, *S. pyogenes*, GBS, α용혈성 연쇄구균, MSSA, MSCNS 등은 cefuroxime에 감수성이 있지만 MRSA는 내성이다.

Penicillin에 중간 내성을 보이는 폐렴구균(penicillin 내성 *S. pneumoniae*, PRSP)은 cefuroxime에 내성이다. *Nocardia asteroides*는 중등도(최소 억제 농도 1~16 µg/mL) 감수성을 보이며 *Peptostreptococcus*와 *Clostridium* spp., *Borrelia burgdorferi*는 감수성이다. *N. meningitidis*에 감수성이 좋으며 특히 *N. gonorrhoeae*에 대해서는 cefamandole, cefoxitin, cephalothin보다 감수성이 좋다. Penicillin G 내성 gonococci도 감수성이다. 그람음성호기성간균에 의해 생산되는 β-lactamase에 안정을 보인다. *Actinobacillus*와 *Moraxella* spp., *Pasteurella multocida*는 감수성이나 *Flavobacterium*, *Acinetobacter*, *P. aeruginosa*, *B. cepacia*, *Chlamydia trachomatis*, *B. fragilis*는 내성을 보인다.

2) 약물동력학

주사용 cefuroxime은 성인에게 0.5 g을 근주한 후 30분 뒤에 25.3 µg/mL의 최고 혈중농도에 도달하게 된다. 근주 혹은 정주 후 cefuroxime의 혈중 반감기는 1.4~1.8시간이다.

경구용 cefuroxime axetil은 성인에서 250 mg이 음식과 함께 동시에 경구로 투여될 경우, 2.5시간에 4.63 µg/mL의 최고 혈중농도에 도달한다. 유아와 소아에서 15 mg/kg의 용량으로 우유와 함께 투여될 경우 혈중농도는 비슷하다.

주사된 용량의 대부분은 사구체 여과와 세뇨관 분비를 통해 대사되지 않은 활성형 상태로 신장을 통해 배설된다. Cefuroxime은 담즙을 통해서는 거의 배설되지 않는다.

Cefuroxime axetil과 같은 경구용으로 투여할 경우, 투여된 cefuroxime 용량의 일부(38.65%)가 소변에서 발견된다.

정상인에서는 혈관-뇌 장벽을 잘 통과하지 못하지만 cefamandole이나 cefoxitin과는 달리 수막염 환자에서 다량을 투여하면 치료 효과를 얻을 정도의 농도가 유지된다. 만성화농성중이염을 가진 환자들의 중이액과 흡수 안으로 잘 투과된다. 기관지 내 약물농도는 상대적으로 낮으며 근육과 지방조직에서는 효과적인 농도에 도달한다. Cefuroxime의 단백 결합은 농도에 좌우되어서 25 µg/mL인 경우 88%부터 700 µg/mL인 경우 8.8%까지 다양하다. Cefuroxime axetil을 경구 복용한 후, 정상 인체 뼈 내 농도는 혈중농도의 20~30%이다.

3) 약물상호작용

다른 항생제에서도 나타날 수 있는 것으로 장내정상세균의 변화를 야기하여 피임약제(desogestrel, drospirenone, ethinyl estradiol, ethynodiol diacetate, etonogestrel, levonorgestrel, mestranol, norelgestromin, norethindrone, norgestimate, norgestrel 등)의 estrogen 재흡수를 방해함으로써 estrogen/progesterone 제제종류의 피임약의 효과를 감소시킬 수 있다.

살모넬라균에 대한 항균 효과로 인해 장티푸스 생백신의 면역학적 반응을 떨어뜨릴 수 있으므로 항생제 투여 후 24시간 지난 후 백신의 투여가 권장된다.

4) 부작용과 금기

Cefuroxime은 상대적으로 부작용이 적다. 용혈이 없는 직접 Coombs 검사 양성이 보고되었고, 신독성은 흔치 않으며, furosemide와 안전하게 함께 투여할 수 있다. 설사가 발생되곤 한다. Cefuroxime 정주로 인한 정신병적 반응이 한 환자에서 보고되었다.

경구 cefuroxime axetil을 투여할 경우 환자들은 구역, 구토, 설사 등을 경험할 수 있다. 항생제 관련 장염(antibiotic-associated colitis)의 발생율은 대략 2,100예당 1예이다.

금기는 본 약제에 대한 과민증(hypersensitivity)이다.

5) 임상 적응증

주사용 cefuroxime은 그람음성균 감염 치료에 유용한데 *E. coli*, *Enterobacter* spp., *Klebsiella* spp., *Proteus* spp.와 같은 그람음성 호기성 간균에 의한 요로감염, 호흡기감염, 패혈증의 치료에 효과적이다. 이런 균들의 대부분은 cephalothin이나 gentamicin 등에 내성을 보인다.

Streptococci 및 *staphylococci* 감염의 치료에 유용한데 cefuroxime은 폐렴, 연조직감염, 골수염, 세균성 관절염의 치료에 있어서 cephalothin만큼 효과적이며, *S. pyogenes*, *S. pneumoniae*, viridans streptococci, MSSA에 감수성이다.

수술전 예방적 항균제로 유용한데 cefuroxime 1.5 g 정주 1회 요법이 예정된 위수술을 받는 환자들에게 예방적 항균제로 사용되며, 개심술에서도 사용되고 있다.

Cefoxitin과 유사하게, 임질 치료에도 유용하다. 소아 임질은 cefuroxime을 체중 1 kg당 25 mg을 한 번 근주하여 성공적으로 치료되며 생식기, 인후, 항문에서 임균을 완전히 제거한다.

경구용 cefuroxime axetil은 임상적으로 요로감염증 치료에 유용하며 호흡기감염증 치료에도 유용한데, A군 사슬알균(*S. pyogenes*; GAS)에 의한 인후염, 소아의 삼출성급성중이염에 효과가 있다.

Cefuroxime axetil은 penicillin G에 중등도 내성인 폐렴사슬알균에 의한 중이염의 치료에 성공적이지만, 균주의 penicillin G MIC가 2.0 μg/mL 이상으로 고도 내성인 경우에는 실패할 수 있다. 기관지염과 폐렴의 치료에 있어서 cefuroxime axetil은 최소한 cefaclor만큼 효과적이다.

피부감염증 치료에 유용한데 *S. aureus* 혹은 *S. pyogenes*에 의한 감염은 성공적으로 치료될 수 있다.

라임병 치료에 유용하여 하루 2번 cefuroxime axetil 500 mg을 경구로 투여할 경우 doxycycline 100 mg을 하루에 3번 투여한 것만큼 효과적이다.

6) 용법 및 용량

정주, 근주로 cefuroxime의 성인 용량은 0.75~1.5 g씩 8시간 간격으로 투여하는데, 세균성 수막염 같은 심한 염증에서는 3 g/kg씩 8시간마다 투여할 수 있고, 소아에서는 체중 1 kg 당 50 mg씩 8시간 간격(뇌수막염에 대해서는 50 mg씩 8시간 간격)으로 투여한다. 혈중반감기는 1.4~1.8시간이며 임신한 경우에는 cefuroxime의 용량을 증량할 필요가 있다.

음식물은 cefuroxime axetil의 흡수를 50%까지 증가시키므로 경구투여 시에는 식사 후에 바로 투여한다. 통상적인 성인용량은 0.125~0.5 g씩 하루 2회 투여한다. 영아나 소아에서는 체중 당 10~15 mg씩 하루 2회(최대 1 g/일) 투여하며 우유와 함께 투여되어야 한다. 크레아티닌청소율이 20 mL/분 이상인 경우 통상 용량을 준다.

4. Loracarbef

1) 작용 범위

carbacephem계 항균제로 cefaclor의 구조와 매우 밀접한 관계를 가지고 있으며 항균 효과 등이 cefaclor와 비슷하다.

2) 약물동력학

경구 복용 후 30~60분 후에 혈중 최고 농도에 도달하며 단백 결합은 25%이다. 신장으로 55~60% 배설되며 반감기는 1시간이다.

3) 약물상호작용

장티푸스 생백신의 면역학적 반응을 떨어뜨릴 수 있으므로 항생제 투여 후 24시간 지난 후 백신의 투여가 권장된다.

4) 부작용과 금기

발진(1.2%), 복통, 무른변, 오심 등이 나타날 수 있다. 간기능이상, 두드러기, 가려움증, 두통, 간질성 신염 등의 보고가 있다. 금기는 본 약제에 대한 과민증(hypersensitivity)이다.

5) 임상 적응증

급성기관지염, 만성기관지염의 악화, 폐렴, 급성부비동염, 중이염, 편도선염, 요로감염, 연조직염 등에 사용할 수 있다.

6) 용법 및 용량

성인은 200~400 mg을 12시간마다 복용하며, 소아는 15~30 mg/kg/일을 12시간마다 복용한다. 크레아티닌청소율이 50 mL/분 이상이면 정상 용량, 10~49 mL/분의 경우 50% 투여 또는 정상 용량 2일간격으로 투여가 권장된다.

5. Cefamandole

Wick과 Preston에 의해 1972년에 소개된 2세대 cephalosporin으로 상당 기간 2세대 cephalosporin의 대표약제였으나 NMTT (N-methylthiotetrazole side chain) 측쇄를 지니고 있고, 혈관-뇌 장벽 통과가 불충분하며, inoculum 효과가 없는 점 등의 여러 가지 단점으로 그 사용이 cefuroxime 등의 다른 2세대 cephalosporin 약제로 많이 대체되었다.

1) 작용 범위

S. aureus, CNS, *S. pyogenes*, *S. pneumoniae*, GBS, α용혈성 연쇄구균, *Neisseria* spp.에 항균력이 있다. Meningococci에 대해서는 cephalothin과 cefoxitin보다 항균력이 좋고 cefuroxime과 비슷하다. *Proteus*, *Enterobacter* 등의 β-lactamase 생산 균주를 포함하는 그람음성간균에 감수성이 있다. 3세대 cephalosporin보다 그람음성호기성간균에 대해 항균력이 떨어진다.

2) 약물동력학

성인에게 1 g을 근주한 후 45분 후에 최고 혈중농도(20 μg/mL)에 도달한다. Cefamandole의 반감기는 1.33시간이다. 신장을 통해 배설되며 일부는 담즙을 통해 배설된다. 정상 뇌척수액 안으로 침투하지 못한다.

심장수술을 시행받은 환자들에서, 수술전 1~2 g 투여후 심장판막, 우심방, 심낭액, 대동맥벽, 늑간근(intercostal muscle)에서 적절한 약물의 농도가 유지된다. 대략 70%가 혈중 단백과 결합한다.

3) 약물상호작용

Cefamandole, moxalactam, cefoperazone 등은 heparin, wafarin 등의 투여 시 출혈 위험성을 증가시킨다.

장티푸스 생백신의 면역학적 반응을 떨어뜨릴 수 있으므로 항생제 투여 후 24시간 지난 후 백신의 투여가 권장된다.

4) 부작용과 금기

담마진성 발진과 호산구증다증이 종종 보고된다. Penicillin과의 교차 반응은 흔치 않다. 용혈이 동반되지 않은 Coombs 양성 반응, 약열과 일시적인 AST의 상승, 설사가 관찰된다.

Cefamandole에 의한 신독성은 흔하지 않다. 저프로트롬빈혈증을 일으킬 수 있고 때로는 출혈도 일으킬 수 있다. 주사용 비타민 K 치료는 이런 부작용을 빠른 시간 내에 회복시킨다. Cefamandole의 의한 hypoprothrombinemia의 보고 예들은 고령, 쇠약하거나 영양 상태가 좋지 않은 환자들에서 발생된다. 선행된 비타민 K 결핍이나 일부 다른 요소가 cefamandole에 의한 이런 효과가 나타날 수 있게끔 존재했었다는 것을 시사한다.

Carbenicillin, ticarcillin과 마찬가지로, cefamandole은 ADP에 의한 혈소판 응집을 억제하여 혈소판 기능을 마비시킬 수 있다.

Cefamandole, cefoperazone, latamoxef는 모두 NMTT side-chain을 가지고 있으며, 이는 ethanol을 섭취하는 환자들에서 disulfiram 유사 반응을 유발할 수 있다.

Cephalothin, cefazolin처럼 cefamandole 치료중 발생한 수막염이 증례 보고를 통해 보고되었다. Cefamandole은 뇌척수액 안으로의 투과가 좋지 못하기 때문에, *H. influenzae* 같이 수막염을 합병증으로 일으킬 수 있는 감염에는 다른 약제를 사용하는 것이 좋다.

금기는 본 약제에 대한 과민증(hypersensitivity)이다.

5) 임상 적응증

요로감염증 치료에 유용하다. Cephalothin-내성 *Enterobacter*, *P. vulgaris*, *P. rettgeri*, *Morganella* morganii 균주들에 의해 발생된 복잡성요로감염(complicated UTI)과 일부 전신감염에 사용할 수 있다.기타 그람음성균감염의 치료에 유용하다.

Streptococcus 그리고 Staphylococcus 감염증 치료에 유용하다.

수술 전 예방적 화학요법에 유용하지만 cephalothin 혹은 cefazolin과 같은 1세대 cephalosporin보다 효능면에서 이점이 없다.

6) 용법 및 용량

정주 또는 근주로 투여하며 성인은 0.5~1.0 g을 4~8시간 간격으로 투여하며, 소아는 체중 1 kg당 50~100 mg을 하루 용량으로 정하고 4~8시간 간격으로 나누어 투여할 수 있다.

6. Cefotiam

1) 작용 범위

Cefotiam은 항균 범위가 cefuroxime과 유사하다.

2) 약물동력학

정주 후 15분, 근주 후 45~60분, 경구 복용 후 2.1시간 후 혈중 최고 농도에 도달하며 경구투여의 생체이용률은 45.5%이다. 단백 결합은 40~62%이다. 신배설이 50~67%이며 배설의 반감기는 0.6~1.1 시간이다.

3) 약물상호작용

장티푸스 생백신의 면역학적 반응을 떨어뜨릴 수 있으므로 항생제 투여 후 24시간 지난 후 백신의 투여가 권장된다.

4) 부작용과 금기

혈관염(6%), 주사 부위 통증, 발진, 백혈구 감소, hypoprothrombinemia, 간독성, hypersensitivity 등의 보고가 있다. 금기는 본 약제에 대한 과민증(hypersensitivity)이다.

5) 임상 적응증

폐렴 등의 하기도감염, 부비동염, 편도선염, 요로감염, 연조직감염, 임질 등에 사용한다.

6) 용법 및 용량

정주용은 하루 2~8 g을 2~4번으로 분할하여 주사한다. 경구용 약제(cefotiam hexetil)는 다른 2세대 cephalosporin에 비하여 우수한지 확실하지 않다.

7. Cefonicid

단백 결합이 정도가 ceftriaxone처럼 매우 크며 (96~98%) 반감기가 4.5시간으로 상대적으로 길어 성인은 1~2 g을 24시간마다 정주한다. 주로 신장으로 배설된다 (99%). 항균력은 그람음성간균에 대하여 cefotaxime보다 약하고, 그람양성세균에는 cefazolin보다 못하다.

하기도 감염, 요로감염, 연조직감염, 심내막염, 패혈증 등에 사용된다. 반감기가 긴 장점이 있지만 심한 감염 특히 S. aures 균혈증에 실패 보고가 있다.

8. Ceforanide

반감기는 2.9시간이고, 성인은 0.5~2 g을 12시간마다 분할 주사하고 소아는 20 mg/kg/일을 12시간마다 분할 주사한다. 다른 2세대 cephalosporin과 유사하다.

■ 참고문헌

1. Craig WA, Andes DR. Cephalosporins. In: Bennectt JE, Dolin R, Blaser MJ, eds. Principles and prachze of Infectious Diseases, 8th ed, p278-292, philadelphia, PA; Elsevier Inc, 2015.

2. DRUGDEX System : Greenwood Village, CO: Thomson MICROMEDEX, 2015.

3. Greenwood D: β-lactam Antibiotics In Antibiotic and Chemotherapy 10th ed. 2010.

4. Moellering Jr RC, Sentochnik DE, Bartlett JG: Cephalosporins. In Gorbach, Bartlett and Blacklow eds. Infectious Diseases, 3d ed.

2004.

5. Petri Jr WA: Penicillins, Cephalosporins, and Other β-lactam Anti-biotics. In Goodman & Gilman's The Pharmacologic Basis of Therapeutics, 12th ed. 2011.

Cephamycin

정숙인 (전남대학교 의과대학 내과학교실)

Cephamycin은 2세대 cephalosporin에 속한다. *Bacteroides* spp.와 같은 그람음성혐기균에 대해 항균력이 있다.

1. Cefoxitin

Cefoxitin은 *Streptomyces lactamdurans*에 의해 생산되는 cephamycin C의 유도체로써, 엄격한 의미에서 cephalosporin이 아니지만 구조가 cephalosporin과 유사하다.

7α-methoxy기로 인해 β-lactamase에 대하여 매우 안정적이다.

1) 작용 범위

Cefoxitin은 *S. aureus*, *S. pneumoniae*, β-hemolytic streptococcus 등에 효과가 있지만, 그람 양성 구균에 대해 cephalothin 보다 항균력이 적다. *E. coli*, *Klebsiella* spp., *Proteus mirabilis*, *Haemophilus influenzae*, *Salmonella*, *Shigella*, *Providencia*, *Serratia* spp., *Neisseria gonorrhoeae* 등의 그람음성간균에 항균 효과가 있지만, *P. aeruginosa*, *Enterobacter aerogenes*, *Citrobacter freundii*와 *Acinetobacter* spp.에는 효과가 없다. *B. fragilis*를 포함한 혐기성 세균에 효과적이다.

*Mycobacterium fortuitum*과 *Mycobacterium chelonae*의 일부(50% 이하)는 16 μg/mL의 농도에서 억제되고 *Chlamydia trachomatis*는 내성을 보인다.

2) 약물동력학

성인에게 1 g을 투여한 후 최고 혈청 농도는 110 μg/mL에 도달하며 혈중 반감기는 0.8~1시간이다.

대부분 대사되지 않고 소변으로 배설되며 담즙으로도 소량 배설된다. 담즙 내로 배설되는 cefoxitin의 양은 투여된 양의 1% 미만이다.

1세대 또는 2세대 cephalosporin과 마찬가지로, cefoxitin은 정상 뇌척수액 안으로 투과하지 못한다.

주사된 cefoxitin은 외과계 환자의 복막액과 정상 인체 간질액 안으로 잘 투과하며, 이곳에서의 농도는 혈중농도와 비슷하다. 자궁적출술을 받는 환자의 골반 조직에 효과적으로 치료 농도에 도달한다. Cefoxitin은 정상 폐와 뼈 안으로 투과하지만 이들 조직에서의 농도는 동시에 측정된 혈중농도보다 상당히 낮다. 1 g을 정주한 후 2시간째에 모은 한 환자의 모유 내 cefoxitin의 농도는 5.6 μg/mL였다.

3) 약물상호작용

Probenecid가 cefoxitin의 신장 배설을 감소시킨다.

4) 부작용과 금기

호산구증가증과 발진, Coombs검사 양성이 나타날 수 있고, 신독성은 cephalothin처럼 흔치 않다. 다량을 사용하였을 경우 설사가 발생할 수 있다. Cefoxitin을 정주할 경우 *E. faecalis*, *S. epidermidis*, *C. difficile*, cefoxitin 내성 Enterobacteriaceae, *P. aeruginosa* 등이 증식하며 cefoxitin에 감수성인 Enterobacteriaceae나 *Bacteroides* spp.가 제거되는 등 장내 세균에 상당한 변화가 일어난다.

Penicillin 또는 cephalospoin과 교차 반응을 일으킬 수 있으므로 이 약제에 심각한 즉시형 또는 지연형 반응의 과거력이 있는 사람에서는 투여하지 않는다.

5) 임상 적응증

복강내감염증과 혐기성 세균 감염 치료에 유용하다. 대부분의 그람음성 호기성 간균(*P. aeruginosa* 제외)과 *B. fragilis*를 포함한 혐기성 그람음성세균에 대해 효과적이며, 복막염과 같은 복강내감염에 대해 광범위하게 사용된다. 암환자들에서의 혐기성감염, 여성생식기계감염, 욕창감염, 당뇨족감염 등이 적응증이 될 수 있다. 위에 언급한 감염들 모두 다균성 감염이며, 유도형 염색체 매개 β−lactamase를 함유하고 있는 *B. fragilis*를 포함하여 많은 호기성 그람음성간균들이 관여하는 감염증이다. *Enterobacter* spp.는 획득성 내성을 흔히 발생시키는데 이 내성은 염색체 β−lactamase에 의해 유도되며 β−lactamase 내성 cephalosporin, 즉 cefoxitin이 대표적인 유도약물이다.

수술 전 예방 항생제로 유용하다. 대장 수술의 예방적 항균제로 성공적으로 사용될 수 있다.

그람음성균감염의 치료에 유용하다. Cefoxitin은 cephalothin 내성이 흔한 *E. coli*, *Enterobacter*, *Klebsiella* spp.와 같은 그람음성 호기성 간균에 의한 신우염, 폐렴, 패혈증 등에 효과적이다. 또한 *H. influenzae*에 의한 봉소염 같은 연조직감염은 cefoxitin에 반응하나, *H. influenzae* 수막염에는 효과적이지 못하다. ESBL 생성 *E. coli*나 *K. pneumoniae*에 대해 우수한 생체외 항균력을 보이나 실제 임상에서 이러한 균주의 감염증 치료에 대한 성적은 입증되어 있지 않다.

*M. fortuitum*과 *M. chelonae* 감염 치료에 유용하다.

6) 용법 및 용량

주사로 투여한다. 정주로 성인 용량은 1 g씩 8시간 간격에서 2 g씩 6시간 간격까지, 소아에서는 체중 1 kg 당 20~25 mg씩 4~6시간 간격으로 투여할 수 있다. 간헐적 주입으로 3~30분에 걸쳐 정주한다. 사구체 여과율이 50~90 mL/분이면 2 g씩 8시간 간격으로, 10~50 mL/분이면 2 g씩 12시간 간격으로, 10 mL/분 미만이면 1 g씩 12시간 간격으로 투여한다. 혈액투석 후에 1 g을 추가로 투여하며, 복막투석에 의해 거의 제거되지 않으므로 추가로 투여할 필요없다. 2.3 mEq/g의 Na$^+$을 지니고 있다.

2. Cefotetan

Cefotetan disodium은 7α−methoxy기를 지닌 주사용 cephamycin으로 cefoxitin과 유사하나 NMTT (N−methylthiotetrazole) 측쇄를 지닌 점이 다르다. Cefotetan의 항균력은 cefoxitin과 유사한데, 그람음성 간균에 대한 항균 효과는 cefoxitin보다 우수하다.

1) 작용 범위

그람음성세균에 대하여 cefoxitin보다 4~8배 강한 항균력을 보이기 때문에 cefoxitin 내성 *Enterobacter*, *Citrobacter* 등을 억제하고, 거의 3세대 cephalosporin에 견줄만하다. 예외적인 경우를 제외하고는 cefotetan, cefoxitin은 *Klebsiella*와 *E. coli*가 생산하는 ESBL에 안정적이다. 혐기균 중 *B. fragilis*에 대해서는 cefoxitin과 항균력이 유사하나 기타 *Bacteroides*에는 항균력이 약하다. *Clostridium*과 *Fusobacterium* spp.과 같은 혐기균에도 항균력이 있다.

2) 약물동력학

Cefoxitin과의 차이는 cefotetan이 배설반감기가 3.5시간으로 길어서 정맥 또는 근육주사로 12시간 간격으로 투여한다는 점이다. 성인에게 2 g을 투여한 후 최고 혈청농도는 158 μg/mL에 도달하며 80%는 신장으로 배설되고 소량이 담즙으로 배설된다.

3) 약물상호작용

NMTT 측쇄로 인해 알코올 섭취 후 disulfiram 유사 반응이 일어날 수 있다.

4) 부작용과 금기

Cefoxitin과 비슷하다. 과민반응, 설사 등 소화기장애가 있고, NMTT 측쇄를 지니고 있어 비타민 K의 길항작용을 보여 저프로트롬빈혈증을 유발할 수 있고 disulfiram 유사 반응이 발생할 수 있다. 면역용혈성 빈혈 증례가 보고되었다.

5) 임상 적응증

임상 적응증은 cefoxitin과 비슷하다. 12시간 간격으로 주사할 수 있기에 임상적으로 더 많이 처방되는 편이다. 복부감염, 골반감염, 부인과적감염, 욕창감염, 당뇨족 감염, 호기성-혐기성 혼합 연조직감염 등에 효과적이다. 단일 제제로 대장직장 수술 예방 요법에 이용될 수 있다.

6) 용법 및 용량

하루 1~2 g을 매 12시간 주사한다. 최대로 3 g 매 12시간을 초과하지 않는다. 소아에서는 권장되지 않는다. 사구체 여과율이 50~90 mL/분이면 용량이나 간격을 조정할 필요 없고, 10~50 mL/분이면 2 g씩 24시간 간격으로, 10 mL/분 미만이면 1 g씩 24시간 간격으로 투여한다. 혈액투석 후에 1 g을 추가로 투여하며, 복막투석에 의해 거의 제거 되지 않으므로 추가로 투여할 필요없다.

3. Cefmetazole

Cefotetan과 마찬가지로 NMTT 측쇄를 가지고 있다.

1) 작용 범위

작용 범위는 cefoxitin과 비슷하다. *E. coli*, *Klebsiella* spp., *Proteus mirabilis*, *S. aureus*, *Haemophilus influenzae*, streptococci, pneumococci 등에 효과적이며, *Bacteroides* spp.를 포함한 혐기균에도 작용한다.

2) 약물동력학

성인에게 2 g을 투여한 후 최고 혈청 농도는 143 µg/mL에 도달한다. 반감기는 1.3~1.8시간이고, 약물의 68%가 혈청 단백과 결합한다. 75~85%는 신장으로 배설된다.

3) 약물상호작용

NMTT 측쇄로 인해 알코올 섭취 후 disulfiram 유사 반응이 일어날 수 있다. Probenecid가 cefmetazole의 신장 배설을 감소시킨다. 요 당 측정을 위한 copper-reduction법의 결과에 영향을 미쳐 위양성으로 나올 수 있다. Glucose-oxidase법에는 영향을 미치지 않는다.

4) 부작용과 금기

Cefoxitin과 비슷하다. 발진, 두드러기, 소양증 등의 피부 반응과 오심, 설사, 위막성대장염 등이 발생할 수 있다. NMTT측쇄를 지니고 있어 저프로트롬빈혈증과 disulfiram 유사 반응이 발생할 수 있다.

5) 임상 적응증

복강내감염, 요로감염, 피부연조직감염에 치료제로 사용할 수 있다. 제왕절개, 자궁절제술, 담낭절제술, 대장직장 수술에서 예방적 항생제로 사용시에 감염의 빈도를 줄인다는 연구 보고가 있다.

6) 용법 및 용량

하루 1~2 g을 매 8시간 주사한다. 심한 감염증에서는 2 g을 6시간 간격으로 투여한다. 소아에서는 권장되지 않는다. 사구체 여과율이 50~90 mL/분이면 용량이나 간격을 조정할 필요 없고, 10~50 mL/분이면 2 g씩 24시간 간격으로, 10 mL/분 미만이면 1 g씩 24시간 간격으로 투여한다. 혈액투석 후에 1 g을 추가로 투여하며, 복막투석에 의해 거의 제거되지 않으므로 추가로 투여할 필요 없다.

4. Cefbuperazone

1) 작용 범위

Cefoxitin과 비슷하다. Enterobacteriaceae와 *B. fragilis*를 포함한 혐기성 세균에 효과적이다.

2) 약물동력학

성인에게 1 g을 정주한 후 최고 혈청 농도는 114.2 µg/mL에 도달한다. 반감기는 2시간이고, 80%가 신장으로 배설된다.

3) 약물상호작용

Furosemide 등의 이뇨제와 병용에 의해 신독성이 증강될 가능성이 있으므로 병용할 경우에는 신중을 기해야 한다.

4) 부작용과 금기

과민반응, 드물게 급성신부전, 혈액장애, 간기능장애, 설사 등의 소화기계 장애 등을 일으킬 수 있다. 저프로트롬빈혈증이 나타날 수 있다.

5) 임상 적응증

임상 적응증은 cefoxitin과 비슷하다.

6) 용법 및 용량

하루 1~2 g을 매 12시간 분할하여 주사한다. 소아는 40~80 mg/kg/일을 2~4회 분할하여 주사하되, 성인은 최대 1일 4 g을, 소아는 120 mg/kg/일을 초과하지 않는다.

5. Cefminox

주사용 cephamycin으로 7β 측쇄 위치에 아미노산을 가지고 있다.

1) 작용 범위

Cefoxitin과 항균 범위가 비슷하나, *Bacteroides* spp., *Fusobacteria*, *C. difficile*에는 효과가 더 우수하고, *Prevotella*, *Porphyromonas*, *Peptostreptococcus* spp.에는 더 약하다.

2) 약물동력학

성인에게 cefminox 1 g과 2 g을 각각 정주한 후 최고 혈청 농도는 56.6±16.1 μg/mL, 117.3±7.6 μg/mL이다. 1 g을 투여시 골반 후 복강 내에 최고 농도는 37.9 μg/mL으로 다른 cephamycin 보다 높다. 반감기는 1.6시간이고, 2 g/일을 매 12시간 분할 주사한다.

3) 약물상호작용

NMTT측쇄로 인해 disulfiram 유사 반응이 일어날 수 있으므로 치료 동안 알코올을 피한다. 와파린 같은 항혈전제와의 반응으로 저프로트롬빈혈증을 강화시킨다. Probenecid가 cefminox의 신장 배설을 감소시킨다.

4) 부작용과 금기

저프로트롬빈혈증과 혈소판 장애와 관련된 출혈 장애를 일으킬 수 있다.

5) 임상 적응증

임상 적응증은 cefoxitin과 비슷하다.

6) 용법 및 용량

성인은 최대 1일 6 g을 초과하지 않는다. 소아는 60~80 mg/kg/일을 3~4회 분할하여 주사한다.

▣ 참고문헌

1. Brogden RN, Heel RC, Speight TM, Avery GS: Cefoxitin: a review of its antibacterial activity, pharmacologic properties and therapeutic use. Drugs 17:1-37, 1979.
2. Craig WA, Andes DR: Cephalosporins. In : Bennett JE, Dolin R, Blaser MJ, eds. Mandell, Douglas and Bennett's Principles and principles of infectious diseases. 8th ed. p 278, New York, Elsevier Saunders, 2015.
3. Martin C, Thomachot L, Albanese J: Clinical pharmacokinetics of cefotetan. Clin Pharmacokinet 26:248-58, 1994.
4. Prabhala RH, Thadepalli H, Rao B, Bansal MB, Marshall R: In vitro activity of cefbuperazone, a new cephamycin, against anaerobic bacteria. Antimicrob Agents Chemother 27:640-2, 1985.
5. Schentag JJ: Cefmetazole sodium: pharmacology, pharmacokinetics, and clinical trials. Pharmacotherapy 11:2-19, 1991.
6. Ward A, Richards DM: Cefotetan. A review of its antibacterial activity, pharmacokinetic properties and therapeutic use. Drugs 30:382-426, 1985.

3세대 Cephalosporin

강철인, 송재훈 (성균관대학교 의과대학 내과학교실)

3세대 cephalosporin 제제는 2세대에 비해 그람음성균에 대한 항균력이 강화되고, 그람양성균 중 포도알균에 대한 항균력은 떨어지는 특성을 지닌다. 그러나 일부 약제는 폐렴알균에 대한 항균력이 강력해 penicillin 내성 *S. pneumoniae* (PRSP)에 의한 지역사회 획득 폐렴이나 세균성 뇌수막염의 일차 치료 약제로 사용된다. 대부분의 그람음성 장내 세균에 대한 항균력이 좋으며 호흡기감염증을 유발하는 *S. pyogenes*, *H. influenzae*, *M. catarrhalis* 같은 균에 대한 항균력도 좋다. 혐기성 세균에 대한 항균력은 cephamycin 계열 항생제보다 약하다. 이 약제들은 ESBL 또는 AmpC β-lactamase를 생성하는 균주에 대한 항균력이 없으며, 녹농균, *Acinetobacter*균, *Stenotrophomonas maltophilia*같은 non-fermenters 균주와 *Enterococcus*, MRSA, *L. monocytogenes*에 대한 항균력이 없다. 경구용 3세대 cephalosporin 제제들은 일반적으로 1세대 cephalosporin 제제들에 비해서 생체이용율(bioavailability)이 좋지 않으므로 중증 감염증에서 사용할 경우 주의를 요한다.

1. Cefotaxime

최초의 3세대 cephalosporin인 cefotaxime은 2-amino-5-thiazolyl cephem으로서 β-lactamase에 의한 가수분해에 높은 안정성을 가진다.

1) 작용 범위

Pseudomonas, *Acinetobacter* 같은 non-fermenters를 제외한 대부분의 그람음성균과 Enterococci를 제외한 대부분의 그람양성균에 대해 항균력이 우수하나, *S. aureus*와 coagulase-negative staphylococci (CNS)에 대한 항균력은 1세대 cephalosporins에 비해 떨어진다. Methicillin 내성 *S. aureus* (MRSA)나 MR-CNS에는 효과가 없다. *S. pyogenes*, *S. agalactiae*, *S. pneumoniae*에 대해 cephalothin에 비해 2~8배 강한 항균력을 보인다. 대부분의 그람음성균에 탁월한 항균력을 보이나 ESBL 또는 AmpC β-lactamase를 생성하는 그람음성세균들에 대한 항균력은 없다. 그람음성균 중 non-fermenter에 속하는 *Acinetobacter* spp., *Pseudomonas* spp., *Stenotrophomonas maltophilia*에 대한 항균력은 없다. 혐기성 세균 중 *Prevotella melaninogenica*, *Fusobacterium* spp., *Peptococcus*, *Peptostreptococcus*, *Actinomyces*, *Propionibacterium*, *C. perfringens*는 cefotaxime에 감수성을 보인다.

2) 약물동력학

1 g 정주 후에 평균 반감기는 1~1.5시간이다. 주로 신장을 통해 소변으로 배설되며 일부는 간에서 대사된다. 척수액 내 농도는 수막염이 있는 경우에 높게 유지된다. 30~50%가 단백과 결합한다.

3) 임상 적응증

Cefotaxime은 *S. pneumoniae*, *N. meningitidis*, *H. influenzae* 수막염의 효과적인 치료제이다. PRSP 수막염의 경우 cefotaxime 감수성인 경우 단독 치료가 가능하지만, cefotaxime MIC 1 μg/mL 이상인 경우 vancomycin과 병용한다. Cefotaxime이 임상적으로 효과적인 적응증으로는 지역사회폐렴, 신우신장염, 골관절 감염, 그람음성 막대균에 의한 패혈증, 장티푸스, 전신적 Salmonella 감염증, 임질, 라임병, 심내막염 등이 있다. 복강 내 감염에서도 사용 가능하지만 metronidazole 같은 혐기성 세균에 대한 항생제를 병합하는 것을 추천한다. 간경변 환자에서 발생한 자발성세균성복막염에서는 cefotaxime 단독 투여를 고려할 수 있다.

4) 용법 및 용량

근주 또는 정주로 성인에서 하루 3~6 g을 3~4회 분할 투여한다. 소아의 경우 용량은 100~150 mg/kg/일이며 3~4회 분할 투여한다. 세균성뇌수막염의 경우 하루 총량은 성인의 경우 12 g까지, 소아의 경우 150~200 mg/kg/일까지 증량할 수 있으며 4~6회 정맥 내로 분할 투여한다. 소변을 통해 활성 물질로 배설되며 신부전 환자에서는 용량 조절이 필요하다.

5) 부작용

치료 환자의 1~10%에서 반점 구진성(maculopapular) 홍반, 두드러기가 발생한다. 그 외 설사, 구역, 구토, 장염이 유발될 수 있으며 접종 부위 통증을 호소하기도 한다. 1% 미만에서 아나필락시스, 부정맥, BUN 상승, 신기능 저하, 일시적인 호산구증가증과 발열, 두통, 간질성신염, 호중구감소증, 혈관염, 위막성대장염, 혈소판감소증, AST/ALT 상승, 독성간염 등이 보고되었다.

2. Ceftriaxone

β-lactamase에 의한 가수분해에 높은 안정성을 가지며 장내 세균에 높은 항균력을 보인다. Ceftriaxone은 triazine 고리가 존재해 단백 결합률이 85~95%로 높아 긴 반감기를 가지며, 이로 인해 하루에 한 번 투여가 가능하다. 1일 1회 요법이 가능하므로 외래 치료 항생제로서 유용성이 높다.

1) 작용 범위

Ceftriaxone은 cefotaxime과 거의 동일한 항균 범위를 보인다. MRSA, Enterococci에 항균력이 없으며 PRSP에 대해 ceftriaxone은 penicillin보다 우수한 항균 효과를 보인다. 그람음성알균 중 *N. meningitidis*에 대해서 cefotaxime보다 더 효과적이다. 대부분의 그람음성균에 탁월한 항균력을 보이나 ESBL 또는 AmpC β-lactamase를 생성하는 균주에는 효과가 없다. Cefotaxime과 마찬가지로 *Acinetobacter*나 *Pseudomonas* 등에 대한 항균력은 없다. 그 외 *Treponema pallidum*, *B. burgdorferi*에 항균력이 있다.

2) 약물동력학

1 g 정주 후 반감기는 약 6~8시간이다. 투여 용량의 40~50%는 활성 형태로 48시간 내 소변으로 배설되며, 간으로도 50%가 대사된다. 단백 결합률은 85~95%로 수막염이 없는 경우 뇌척수액으로의 약물 투과는 단지 1.5%이나, 세균성 수막염 환자에서 뇌척수액 내 약물농도는 더 증가하여 감수성 병원균들의 MIC보다 최소 10배 이상 높다.

3) 임상 적응증

Ceftriaxone은 세균성 수막염의 치료에서 가장 유용한 항생제 중의 하나이다. PRSP 수막염은 원인균에 대한 ceftriaxone의 MIC가 낮을 경우 단독 요법으로 치료 가능하나, ceftriaxone MIC가 1 μg/mL 이상으로 높으면 vancomycin을 병용 투여한다. Ceftriaxone의 임상적 적응증은 기본적으로 cefotaxime과 동일하므로 지역사회 폐렴, 신우신장염, 골관절감염, 그람음성막대균에 의한 패혈증, 장티푸스, 전신적 Salmonella 감염증, 심내막염 등에서 사용 가능하다. Ceftriaxone 250 mg 근주 1회 용법은 합병증이 없는 임질, 요도염 치료에 효과적이다. 라임병에는 2 g씩 매 24시간, 질환의 침범 정도에 따라 14~28일 동안 정주할 수 있다. 중추신경계 nocardiosis의 경우 ceftriaxone과 amikacin을 병용해 사용할 수 있다. Viridans *streptococci* 심내막염, 골수염의 치료 시 1일 1회 근주 또는 정주할 수 있는 편리성으로 재가 치료(home parenteral antibiotic therapy) 약제로 많이 이용된다.

4) 용법 및 용량

근주 내지 정주로 12~24시간 간격으로 투여 가능하다. 성인 용량은 하루 한 번 1~2 g 근주 혹은 정주한다. 뇌수막염, 뇌농양 등의 중추신경계 감염증에서는 2 g 하루 2회(총 4 g) 투여한다. 소아는 매일 체중 1 kg당 50~100 mg을 투여한다. 세균성뇌수막염의 치료에 있어서, 체중 1 kg당 75 mg의 부하용량을 투여한 후 12시간 간격으로 체중 1 kg 당 50 mg의 용량이 추천된다. 수막염이 아닌 세균 감염이 있는 소아의 치료에 있어서 1일 1

회 체중 1 kg당 50 mg의 용량이 효과적이다. 주로 간에서 대사되어 담즙을 통해 배설되므로 신부전 환자에서 감량할 필요 없다.

5) 부작용

부작용은 다른 cephalosporin과 비슷하다. 과민반응성 반점, *Clostridium difficile* 장염, 약열, 호산구증가증, 백혈구감소증, 혈소판감소증, 가역적 호중구감소증, 일시적인 AST/ALT 상승, 담낭의 비정상적인 초음파 소견, 구토, 담석의 높은 발생률이 보고되었다. 황달이 있는 신생아에서 ceftriaxone은 bilirubin 대신 albumin과 결합함으로써 비결합 bilirubin과 적혈구−결합 bilirubin을 증가시킬 수 있다. 이 약물은 황달의 위험이 높은 유아에서는 조심해서 사용해야 한다. HIV 감염자에서 용혈성 빈혈이 보고되었다.

3. Ceftizoxime

구조나 항균력이 cefotaxime과 유사한 3세대 cepha-losporin이다.

1) 작용 범위

Ceftizoxime의 항균력은 cefotaxime과 동일하다. 대부분의 장내 세균에 대해 높은 항균력을 보이며 이 점에 있어서 cefotaxime과 유사하다.

2) 약물동력학

1 g 정주 후 반감기는 1.4~1.7시간이다. Cefotaxime과 달리 체내에서 대사되지 않고, 거의 대부분이 신장을 통해 배설된다. 체내 분포는 cefotaxime과 비슷하다. 정상적 뇌척수액에는 잘 침투하지 못하지만 대부분의 세균성 수막염 환자에서 치료 농도에 도달한다. 혈중 단백과 30% 결합한다.

3) 임상 적응증

Ceftizoxime의 임상적 적응증은 대체적으로 cefo-taxime과 비슷하다. 그러나 cefotaxime, ceftriaxone에 비해 뇌수막염에 대한 치료 경험은 충분하지 않다.

4) 용법 및 용량

근주 또는 정주하며, 성인 용량은 3~6 g을 2~4회 분할 투여한다. 최대 하루 12 g까지 사용된다. 소아는 50~150 mg/kg/일, 2~4회 분할 투여한다. 심한 신생아 감염증에서는 100~400 mg/kg/일까지 사용할 수 있다. 신부전 환자에서 ceftizoxime은 용량을 감량해야 한다.

5) 부작용

부작용은 다른 cephalosporin과 비슷하며 대부분 경하고 드물다. 발진, 호산구증가증, 약열과 일시적인 AST 증가, 혈소판감소증, 호중구감소증, 오심, 설사, 구토 등이 있다.

4. Cefodizime

항균력 및 임상적 적응증 등은 cefotaxime과 유사하다. 반감기는 4~8시간이고, 성인은 1~4 g을 6~8시간마다, 소아는 60~120 mg/kg/일을 3~4회 분할 주사한다.

5. Cefmenoxime

항균력 및 임상적 적응증 등은 cefotaxime과 유사하다. 반감기는 0.9시간이고, 성인은 1~2 g을 4~8시간마다, 소아는 75 mg/kg/일을 4회 분할 주사한다.

6. Latamoxef (Moxalactam)

Latamoxef는 3세대 cephalosporin으로 분류하며 항균력, β−lactamase에 대한 안정성, 임상적 유용성은 다른 3세대 cephalosporin과 비슷하다. 7-ACA와 달리 sulfur 대신 산소원자가 들어가 있어서 화학적으로 진정한 cephalosporin과는 다르므로 oxacephem이라고 칭한다. 장내 세균에 강한 항균력을 보이나 그람양성균에 대한 항균력이 낮거나 거의 없다. *N*-MTT (*N*-methylthio-tetrazol) 고리가 존재하며 인체 내에서 분리되어 prothrombin의 합성에 필요한 glutamic acid의 gamma carboxylation을 억제해 저프로트롬빈혈증을 일으키며 disulfiram양 반응을 일으킨다. 혈소판 응집을 억제하는 acyl carboxyl기를 가지고 있다. 성인에서 1~2 g 하루 3회 투여한다. 소아에서는 추천되지 않는다.

7. Flomoxef

Flomoxef는 항균 효과가 cefotaxime과 유사하고 혐기성 세균에 대한 효과는 cefoxitin과 유사해 임상적으로 신우신장염, 전립선염, 담낭염, 담관염, 복강내감염, 부인과감염 등에 사용할 수 있다. 용량은 성인은 1일 1~2 g을 2회 분할 정주하고 소아는 1일 60~80 mg/kg을 3~4회 분할 투여한다. 최대로 1일 4 g까지 소아는 150 mg/kg까지 투여할 수 있다.

8. Cefcapene pivoxil

경구 항생제로서 경구투여 후 위장관 esterase에 의해 가수분해되어 pivaloxymethyl기가 유리된 후 항균력을 발휘하는 prodrug형 항생제이다.

1) 작용 범위
그람음성균과 그람양성균에 대해서 넓은 항균 범위를 지니고 있다.

2) 약물동력학
반감기는 1시간에서 1시간 30분이다. 신장에서 배설되는 양은 경구투여 후 24시간 후 대략 40% 정도이다.

3) 용법 및 용량
성인에서는 100 mg 1일 3회 식후 경구투여, 중증 감염증일 경우 1회 150 mg을 1일 3회 식후 경구투여한다. 소아에서는 1회 3 mg/kg을 1일 3회 식후 경구투여한다.

4) 부작용
일반적인 cephalosporin 항생제에서 나타나는 부작용이 나타날 수 있다. 설사, 구역, 구토도 비교적 흔히 보고되는 부작용이다.

9. Cefdinir

경구용 3세대 cephalosporin 계열 항생제이다.

1) 작용 범위
일반적으로 지역사회 획득 감염에 대해서 좋은 항균력을 지닌다. 특히 호흡기감염과 합병증이 없는 연조직 감염을 일으키는 원인균에 대해서 좋은 효과를 지닌다. 그 중에서도 penicillin 감수성 *S. pneumoniae*, β-lactamase을 생산하는 *H. influenzae*에도 효과적이다. 그러나 *Enterococcus* spp., *Listeria* spp., 혐기균에 대해서는 항균력이 없다.

2) 약물동력학
호흡기 조직과 흉수액, 수포, 부비동과 중이에 잘 투과되며 적정한 항균 농도를 유지한다. 주로 신장을 통해 배설되며 신장 기능에 따라 용량 조절이 필요하다.

3) 용법 및 용량
성인에서 1회 300 mg 1일 2회 복용한다.

4) 부작용
가장 흔한 것은 설사(17.7%)이다. 그 외 오심, 소화불량, 복통, 질염과 발진이 있다.

10. Cefditoren pivoxil

경구용 3세대 cephalosporin 계열 항생제이다.

1) 작용 범위
일반적인 대부분의 그람양성균과 장내 세균에 대해서

좋은 항균력을 지닌다. 특히 호흡기감염증과 피부연조직 감염증에서 좋은 치료 효과를 지닌다. *S. pneumoniae*에 대한 항균력이 특히 좋아서 우리나라처럼 PRSP의 빈도가 높은 나라에서 지역사회폐렴의 경구항생제로 추천할 만한 약제이다.

2) 약물동력학

반감기는 1.3시간에서 2시간이다. 인체조직에 골고루 분포한다.

3) 용법 및 용량

성인에서 호흡기감염증에 경구로 400 mg씩 1일 2회로 치료하며, 피부연조직감염과 후두염, 요로감염에서는 200 mg씩 1일 2회로 치료한다. 신장으로 배설되는 약으로 신기능에 따라서 용량을 조절한다.

4) 부작용

설사(11~15%)가 가장 흔한 부작용이고 오심, 구토, 두통 등이 나타날 수 있다.

11. Cefixime

경구용 3세대 cephalosporin 계열 항생제이다.

1) 작용 범위

기본적으로 장내 세균 같은 그람음성균에 우수한 항균력을 보인다. *S. aureus*에는 항균력이 약하며 *Enterococcus*에는 항균력이 없다.

2) 약물동력학

신장으로 배설되는 양은 21.2%이고 상당량이 담즙으로 배설된다. 반감기는 3.1시간이며, 생체이용률은 31%이다. 칼슘통로 억제제인 nifedipine이 동시에 투여되면 cefixime의 흡수가 53% 증가한다.

3) 임상 적응증

요로감염, 임질, 감수성균에 의한 호흡기감염, 인후염, 편도염, 중이염과 많은 장내 세균에 의한 감염에 사용될 수 있다.

4) 용법 및 용량

성인은 200~400 mg 1일 2회 경구투여하고, 소아는 8 mg/kg/일 1일 2회 용법이 권장된다. 신기능에 따라 용량을 조절하며 식사와 관계없이 투여 가능하다.

5) 부작용

약 16%에서 설사가 나타나며, 복통, 구역, 소화불량 등이 나타날 수 있다.

12. Cefetamet pivoxil

Cefixime과 유사한 경구용 3세대 cephalosporin 계열 항생제이다.

1) 작용 범위

주요 호흡기감염균인 *S. pneumoniae*, *H. influenzae*, *M. catarrhalis*, *S. pyogenes*, 장내 세균과 임균에 대한 항균력을 가지고 있다.

2) 약물동력학

반감기는 2~2.5시간이다.

3) 용법 및 용량

성인에서 폐렴, 만성기관지염의 급성 악화, 부비동염 등에서 통상적 용량인 1일 500~1,000 mg 1일 2회로 치료하며, 합병증이 없는 요로감염에서 2,000 mg 1회 사용도 효과적이다. 신장으로 배설되며, 신기능에 따라 용량을 조절한다. 식후 1시간 이내에 복용해야 흡수율이 좋아진다.

4) 부작용

오심, 구토, 설사, 복통과 같은 위장관 합병증(10%)이 가장 흔하게 나타난다. 발진과 가려움증도 비교적 많이 관찰된다(5%).

13. Cefpodoxime

경구용 3세대 cephalosporin 계열 항생제이다.

1) 작용 범위

Cefpodoxime은 *S. aureus*, *S. pyogenes*, viridans streptococci, penicillin 감수성 *S. pneumoniae*에 대해서 항균력을 나타내나 *Enterococcus*, MRSA는 내성을 나타낸다. 장내 세균, *M. catarrhalis*, *H. influenzae*에도 우수한 항균력이 있다.

2) 약물동력학

Cefpodoxime은 전구물질인 비활성의 cefpodoxime proxetil로 투여되며 50%정도 위장관에서 흡수되고 장점막에서 ester를 제거해 활성형의 cefpodoxime으로 변한다. 복용 후 신장으로 배설되는데 공복 시 투여하면 요에서 41% 검출되고, 식후에 복용하면 64%가 요에서 검출된다. 반감기는 2.5~3.5시간이다.

3) 임상 적응증

Penicillin 감수성 *S. pneumoniae*, *H. influenzae*에 의한 지역사회폐렴, 합병증이 없는 임질, 합병증이 없는 피부연조직감염, 중이염, 인후염, 편도염, 요로감염 등에 사용할 수 있다.

4) 용법 및 용량

100~200 mg을 12시간마다 경구투여한다. 신기능에 따라 용량을 조절한다.

5) 부작용 및 약물상호작용

음식물과 같이 투여하면 흡수가 잘된다. 그러나 제산제나 H2 수용체 길항제는 흡수를 저해한다. 부작용으로 홍반, 소양감, 오심, 구토, 설사 등이 있다.

14. Cefteram pivoxil

경구용 3세대 cephalosporin 계열 항생제로서 인후두염, 중이염, 기관지염, 폐렴, 연조직감염, 요로감염 등에 사용한다. 사용 용량은 성인에서 150~300 mg을 3회 분할하여 식후 투여한다. 소아에서는 9~18 mg/kg/일을 3회 분복한다. 부작용으로 구역, 설사, 어지럼증 등이 나타날 수 있다.

15. Ceftibuten

경구로 사용되는 광범위 항생제 중에서 1일 1회 복용할 수 있다는 장점을 가진 항생제이다.

1) 작용 범위

대체로 cefixime과 유사하며, 그람음성막대균에 감수성이 좋다. 호흡기질환에 사용 시 penicillin 감수성 *S. pneumoniae*, *H. influenzae*, *M. catarrhalis*에 사용될 수 있으며, β-lactamase에 안정성이 있다. PRSP, *Enterococcus*, MRSA에 대한 항균력은 없다.

2) 약물동력학

대부분 신장으로 배설된다. 염증성 체액에 잘 분포되며 반감기는 2.4시간이다.

3) 임상 적응증

어린이에서 급성중이염에 대한 효과가 잘 입증되어 있다. 요로감염, 임균감염, *S. pyogenes* 인후염, 기관지염, 중이염에 사용할 수 있으나, PRSP에는 효과가 없다.

4) 용법 및 용량

성인은 경구로 1일 400 mg 1회 투여한다. 소아는 9 mg/kg/일로 1회 투여한다. 신기능에 따라 용량을 조절한다.

5) 부작용

오심, 구토, 설사, BUN 상승, 호산구증가 등의 부작용이 발생할 수 있다. 그 외 두통, 어지럼증, 황달 등의 부작용도 가능하다.

참고문헌

1. Craig WA, Andes DR. Cephalosporins. In: Bennectt JE, Dolin R, Blaser MJ, eds. Principles and prachze of Infectious Diseases, 8th ed, p278-292, philadelphia, PA; Elsevier Inc, 2015.
2. Iwata K and Miyairi I : 항생제 스마트한 사용법. p171-196, 우리의학서적, 2014.
3. Southwick FS : Anti-infective therapy. Infectious Diseases, a Clinical Short Course. 3rd ed, p1-58, McGraw-Hill Education, 2014.

항녹농균 효과가 있는 3세대 cephalosprin

손준성 (경희대학교 의과대학 내과학교실)

1. Ceftazidime

Ceftazidime은 3세대 cephalosporin계 항생제 중에서 녹농균에 대한 항균 효과가 가장 뛰어나며, aminoglycoside에 내성인 녹농균에도 효과가 좋다.

1) 작용 범위

녹농균에 높은 활성을 보이는 것은 이 약물의 가장 중요한 특성이다. 1~3세대 cephalosporin계 항생제 중에서는 녹농균에 대한 MIC가 가장 낮고 항균 효과가 가장 좋다. 호기성 그람음성세균 중 Enterobacteriaceae에는 대부분 감수성이지만 ESBL생성 *E. coli* 또는 *K. pneumoniae* 등에는 내성을 보인다. *Stenotrophomonas maltophilia*에는 항균 효과가 없다. 장내 세균총과 ampicillin 내성 *H. influenzae*, *H. parainfluenzae*, *M. catarrhalis*, *N. gonorrhoeae*, *N. meningitidis* 등에도 항균 효과가 있다. 혐기성 그람음성세균 중 *Fusobacterium*과 *Veillonella* spp.는 보통 ceftazidime에 감수성이지만, *B. fragilis* 등은 내성을 보인다. Ceftazidime은 그람양성세균에는 효과가 제한적이다. *S. pyogenes*, GBS, viridans streptococci, *S. bovis*는 감수성이다. PRSP는 penicillin, cefotaxime, ceftriaxone보다는 ceftazidime에 덜 효과적이다. *S. aureus*, CNS에 대해서는 효과적이지 않다. *Peptococcus*, *Peptostreptococcus*, *C. perfringens* 등 혐기성 세균은 감수성을 보인다. 장구균, *L. monocytogenes*, 기타 *Clostridium* spp., *Lactobacillus* spp.는 내성을 나타낸다. *P. aeruginosa*의 ceftazidime 내성 변종은 염색체 매개 Amp C β-lactamase의 생성이 증가되어 발생할 수 있고, 녹농균의 감소된 외막투과성이 또 중요한 원인이다. β-lactamase가 과잉 분비되면 cabarpenem을 제외하고 ceftazidime을 포함한 대부분의 다른 β-lactam 항균제를 불활성화시킨다. 이 약물의 사용을 제한하면 *P. aeruginosa*의 이 약물에 대한 감수성을 부분적으로 회복할 수 있다.

2) 약물동력학

성인에게 1.0 g 정주한 후 10분 뒤 최고 혈중농도는 107 μg/mL이다. 혈중 반감기는 대략 2시간이다. 근주 30, 60분 후에 최고 혈중농도는 34.4 μg/mL, 37.8 μg/mL로 측정된다. Ceftazidime의 주요 배설경로는 신장이다. 활성대사물질은 소변에서 발견되지 않는다. 적은 양의 ceftazidime이 담즙으로 배설된다. 단백 결합은 단지 17%이다. 혈관 외 체액에 분포하는데, 흉막액과 복수에서 혈중농도의 2/3를 유지한다. 세균성 뇌수막염 환자의 뇌척수액과 뇌로 잘 통과하는데 뇌수막염이 없는 환자의 뇌척수액에서는 상당히 낮게 검출된다. 모유, 기도분비물, 객담, 심장판막과 증식증, 전립선, 자궁근층, 내막, 나팔관,

방수액, 초자체, 골조직, 피부, 지방, 심장조직, 골격근, 골조직을 침투한다.

3) 임상 적응증

Ceftazidime은 *P. aeruginosa*에 의한 심각한 감염이 증명되거나 의심될 경우 단독, 또는 aminoglycoside와 병용하여 주로 사용된다. 발열성 호중구감소증 환자에서 초기 경험적 치료에 ceftizidime이 단독 또는 병용으로 사용되며, 이 경우 cefepime, anti-pseudomonal penicillin, carbapenem이 추천되기도 한다. 최근에는 ESBL과 Amp C β-lactamase의 증가로 인해 ceftazidime 단독 투여는 감소하는 추세이다. 낭성섬유증 환자에서 만성기관지염의 급성 악화 시 흔한 원인균인 *P. aeruginosa*를 치료하기 위해 ceftazidime이 단독, 또는 병용으로 사용된다. *P. aeruginosa*에 의한 수막염 발생 시 ceftazidime은 뇌척수액 내 침투가 가능하므로 치료에 사용될수 있다. 원내 폐렴 환자 발생시 중등도 이상의 상태이거나, 위험인자가 있는 경우 즉, 장기간 중환자실에 입원하였거나 스테로이드, 항생제를 장기간 투여한 환자에서는 *P. aeruginosa*의 감염을 의심하여 경험적으로 ceftazidime을 병용하여 투여할 수 있다. 당뇨나 AIDS와 같은 면역 저하 환자에서 악성외이도염 발생 시 흔한 원인균인 *P. aeruginosa*를 치료하기 위해 ceftazidime이 추천된다. 그 밖에 *P. aeruginosa*에 의한 심각한 감염증 즉, 심내막염, 패혈증, 폐렴, 골수염, 신우신장염 등의 치료에 ceftazidime이 사용되며 이 경우 aminoglycoside를 흔히 병용한다. 또한 *Burkholderia pseudomallei*에 의한 melioidosis 발생시에도 ceftazidime이 추천된다. 심각한 *P. aeruginosa* 감염에는 충분한 용량의 항생제가 투여되어야 하는데, 만약 장기간 저용량의 ceftazidime이 투여된다면 치료 도중 ceftazidime 내성 *P. aeruginosa*가 유발될 수 있으므로 주의하여야 한다. 이 경우 ceftazidime 내성은 주로 염색체 매개 β-lactamase가 유도되어 발생한다.

4) 용법 및 용량

성인 용량은 요로감염의 경우 0.5~1.0 g 근주 또는 정주 매 12시간 투여, 패혈증의 경우 2 g씩 매 8시간마다 투여한다. 하루 6 g을 초과하지 않아야한다. 희석하여 30분 동안, 또는 bolus로 투여한다. 소아는 하루에 100~150 mg/kg를 3회에 분할 주사한다. 신생아는 체중 1 kg당 50 mg를 2회에 나누어 투여한다. 그리고 2주 이후에는 용량을 증량하고 4주 이후에는 소아에 해당하는 용량을 사용하여야 한다. 65세 이상의 노인에서 1.0 g씩 12시간 간격으로 투여할 것을 추천하고 있다. 신기능장애 환자는 감량이 필요하다. 만성 간 환자에서 신기능이 정상이면 용량 조절이 필요없다. 낭성섬유증에는 150 mg/kg을 3회에 나누어 정주한다. 2.3 mEq/g의 Na^+을 지니고 있다.

5) 부작용

발진(2%), 호중구감소, 신독성이 관찰되나 드물다. 때로 penicillin과 교차 반응이 있고, 장구균과 진균, *Clostridium* 등의 과잉 성장(overgrowth)이 있다.

2. Cefoperazone

Cefoperazone은 녹농균에 효과가 있는 3세대 cephalosporin계 항생제로 ceftazidime보다 먼저 개발되었다. 하지만 녹농균에 대한 항균 효과는 ceftazidime보다 조금 약하고, plasmid-mediated β-lactamases에 안정적이지 않아서 Enterobacteriaceae에 대한 효과도 cefotaxime보다 낮다. 다만 75%가 담관계로 배설되므로 담도계 감염에서 효과적으로 사용할 수 있고, 20~30%정도만 신장으로 배설되므로 신기능 저하 환자에서 용량을 조절하지 않아도 되는 장점이 있다. NMTT 측쇄를 함유하여 cefamandole처럼 저프로트롬빈혈증과 출혈, disulfiram 유사반응 등의 부작용이 발생할 수 있다.

1) 작용 범위

그람양성균 중 *S. aureus*와 CNS, *S. pyogenes*에 대해서 cefotaxime만큼 효과가 있지만, GBS와 viridans streptococci에는 효과가 약하다. MRSA, *E. faecalis*, *L. monocytogenes*, *N. asteroides*는 내성을 보인다.

Peptococcus spp., *Propionibacterium* spp., *C. perfringens*와 같은 몇몇 혐기성 그람양성균은 감수성, *C. difficile*는 내성을 나타낸다. 그람음성구균 중 meningococci, gonococci는 cefoperazone에 감수성이지만 cefotaxime에 비해 떨어진다. 그람음성 호기성 간균 중 Enterobacteriaceae의 cefoperazone에 대한 내성의 빈도는 cefotaxime에 비해 높다. *P. aeruginosa*에 대해 중등도 감수성이 있는데, azlocillin이나 piperacillin과는 동일하나 cefsulodin과 ceftazidime보다는 덜 효과적이다. *P. stutzeri*와 *S. putrefaciens*는 감수성, *B. cepacia*, *P. putida*, *P. vesticularis*, *S. maltophilia*는 내성을 나타낸다. 혐기성 그람음성균 중 *P. melaninogenica*, *P. disiens*와 *Fusobacterium* spp는 감수성을 보이고 *B. fragilis*는 다양한 감수성을 나타내는데, cefoxitin보다는 항균력이 낮다. ESBL을 생산하는 Enterobacteriaceae는 cefoperazone에 내성을 나타낸다.

2) 약물동력학

성인에게 1 g 정주 후 65 µg/mL의 최고 농도는 1시간 후에 도달하며 반감기는 1.6시간이다. Cefoperazone의 작은 분포용적은 높은 단백 결합과 관련 있는데, latamoxef의 50%에 비해 90%가 결합한다. 주배출 경로는 활성형으로 담즙을 통해 배출된다. 투여 용량의 20~30%만이 형태 변화 없이 신장으로 배설된다. 세균성수막염 환자의 뇌척수액에 잘 도달하지 않는다. 근육과 외과적 상처, 객담, 복수에서 적절한 농도에 도달하고 태반을 통과한다.

3) 임상 적응증

3세대 cephalosporin계 항생제 중 *P. aeruginosa*에 대한 효과는 ceftazidime에 비해 떨어지고, Enterobacteriaceae에 대한 효과는 cefotaxime보다 낮다. 또한 저프로트롬빈혈증, disulfiram 유사반응 등의 부작용 때문에 요즘에는 상대적으로 처방이 흔하지 않다. 다만 담즙내 농도가 높아 *P. aeruginosa*에 의한 담도계 감염에 사용이 가능하며, 신기능이 저하된 환자에서도 용량 감량 없

이 처방할 수 있는 장점이 있다.

4) 용법 및 용량

성인은 매 12시간 1~2 g씩 근주 또는 정주한다. 최대 하루 총량은 6~12 g, 2~4회 분할 투여한다. 소아에서는 50~100 mg/kg/일, 2회 나누어 투여하며 심한 감염증의 경우 200 mg/kg/일 용량을 2~4회 분할 투여한다. Cefoperazone은 0.5% lidocaine용액에 혼합하여 근주할 수 있으며 정주 용량은 3~5분에 걸쳐, 또는 30~60분에 걸쳐 점적 정주할 수 있다. 1~7일 신생아는 50 mg/kg, 1회 투여로 24시간 동안 높은 혈중농도를 유지할 수 있다. 신생아, 미숙아는 최대 12시간 간격으로 50 mg/kg 투여가 효과적이다. 담도를 통하여 배출되므로 신부전이 있는 경우 용량 조절은 필요하지 않다. 임산부에서는 cefoperazone의 용량 증가가 필요하지 않다.

5) 부작용

홍반, 설사, 신독성은 낮아 furosemide 또는 aminoglycosides 등과 신독성 없이 병용할 수 있다. Cefamandole, latamoxef와 마찬가지로 NMTT가 있어서 특히 노인이나 비타민 K 결핍환자에서 저프로트롬빈혈증을 야기할 수 있다. 비타민 K 정주 투여는 이러한 합병증을 예방할 수 있다. NMTT를 지니고 있어 disulfiram 유사반응이 생길수 있다. Alcohol과 같이 복용한 경우에 AST의 완만한 상승, ADP에 의한 혈소판응집방해, 호산구 증다증, 가역적 호중구 결핍증, 직접 Coombs 양성 반응이 보고되었다. NMTT를 지니고 있는 cefoperazone은 신생 쥐의 고환에 부작용이 관찰되었다.

3. Cefpiramide

Cefpiramide는 녹농균에 효과가 있는 3세대 cephalosporin계 항생제 중 하나이다. 하지만 Enterobacteriaceae에 대한 항균 효과는 cefotaxime에 비해 떨어지고, 녹농균에 대한 효과는 cefoperazone과 비슷해서 임상에서 흔히 사용되지는 않는다. 반감기는 4.4시간이고, 성인

은 0.5~1 g을 12시간마다 주사한다.

■ 참고문헌
1. 류지소 : 새로나온 항생물질. cephalosporin 계통. 대한의학협회지 32:589, 1989.
2. Hoeprich PD : Antibacterial Chemotherapy in Infectious Diseases. 5th ed. JB Lippincott, 1994.
3. John E. Bennett, Raphael Dolin, Martin J. Blaser : Cephalosporins. Mandell, Douglas, and Bennett's Principles and Practice of Infectious Diseases. 8th ed. Saunders, an imprint of Elsevier Inc., 2015.
4. Kucers A, Crowe SM, Grayson ML, Hoy JF : The Use of Antibiotics. A clinical review of antibacterial, antifungal, and antiviral drugs. 5th ed. Butterworth Heinemann, 1997.

4세대 Cephalosporin

최희정 (이화여자대학교 의과대학 내과학교실)

4세대 cephalosporin은 2번 위치의 carboxyl기로 전기적으로 음성을 유지한 채, 7번 위치에 methoxyimino기가 붙어 있어 3세대 cephalosporin과 비슷한 약리학적 성질과 β-lactamase에 대한 안정성을 갖고, 3번 위치에 전기적으로 양성인 4가의 질소원소를 포함하게 되어 양성을 갖게 되어 zwitterion으로 작용하기 때문에 그람음성 세균의 복잡한 외막의 투과가 매우 빠르다. 즉, aminothiazolylacetamino cephalosporin으로 효과가 더욱 강력하여졌고 항균 범위도 더욱 확산되었다. Cefotaxime, ceftazidime보다 그람음성간균에는 효과가 더욱 강력하고, 그람양성구균에 대하여는 cefotaxime과 동등하다. Cefepime은 cefoxitin이나 imipenem과 달리 group 1 β-lactamase를 잘 유발하지 않는다. 그러나 장구균, MRSA, *L. monocytogenes*, *C. difficile*, *B. cepacia*, *Bacteroides* spp., *Nocardia* spp., *S. maltophilia*, *M. avium intracellulare*에는 효과가 없다. 80%는 변화되지 않고 신장으로 배설된다. Cefpirome의 항균력은 cefepime과 유사하다. *Enterococcus*에 대한 MIC가 12~16 μg/mL로 다른 cephalosporin에 비해 낮다. 적어도 *Enterococcus*의 균교대 감염에 의한 요로감염증은 적을 것으로 생각된다. *P. aeruginosa*에 대해서는 ceftazidime에 비해 약간 떨어지나 cefoperazone보다 우수하고, vancomycin과 cefpirome을 병용했을 때 길항 작용은 보이지 않았다.

1. Cefepime

1) 작용 범위

1996년 FDA에서 허가받은 cefepime은 그람양성구균에 대한 항균력이 우수하며 1세대 cephalosporin에 비길 만하다. *Streptococcus* spp.에 대해서는 cefotaxime과 비슷하다. 그람음성간균에 대해서도 균에 따라 다르지만 Bush group 1 β-lactamase나 ESBL을 생성하지 않는다면 3세대 cephalosporin과 동일하다. Bush group 1 β-lactamase를 생성하여 내성을 보이는 균들인 *Citrobacter*, *Enterobacter*, *Providencia*, *Morganella*, *Serratia*에 대해서는 3세대 cephalosporin에 비해 항균력이 훨씬 우수하나, group 1 β-lactamase의 양이 많아진다면 4세대 cephalosporin에도 내성을 보일 수 있다. *P. aeruginosa*에 대해서는 ceftazidime과 비슷하거나 항균력이 떨어진다. *Acinetobacter*에 대해서는 ceftazidime과 비슷하다. *P. aeruginosa*외의 *Pseudomonas* spp., *B. cepacia*와 *S. maltophilia*는 대개 내성을 보인다. *H. influenzae*에 대해서는 β-lactamase 생성 여부와 관계없이 항균력이 우수하다. Moraxella에 대한 항균력은 우수하나 ceftazidime에 비해 떨어진다. 혐기성 그람양성균에 대해서는 항균력이 있다. 일반적으로 MRSA, *Enterococcus*, *Listeria*, *Flavobacterium*, *C. difficile*, *B. fragi-*

*lis*에 대해서는 항균력이 없다. 국내 분리 균주에 대해서도 비슷한 결과이며 특히 gentamicin이나 amikacin에 내성인 *Enterobacter cloacae*에 대해서도 93~94%의 높은 감수성을 보인다.

2) 약물동력학

1 g 정주시 최고 혈중농도는 66.9±4.6 μg/mL이며, 최고 혈중농도가 낮은 대신 균의 최소 억제 농도 이상을 유지하는 시간이 길다.

반감기는 2.0~2.3시간이다. 신부전 환자에서는 반감기가 신기능에 비례하여 늘어나며 크레아티닌청소율(Ccr)이 11~30 mL/분, 10 mL/분 이하인 환자에서는 반감기가 각각 10.5시간, 13.5시간이므로 용량을 조절한다. 노인에서 신기능의 저하에 따라 반감기가 길어지나 용량을 조절할 정도는 아니다. 단백 결합률은 20% 이하(15~19%)이며, 평형 상태에 도달한 후 분포 용적은 14~21 L이다.

신장으로 배설되며, 혈액투석의 추출률(extraction ratio)은 0.40~0.65이며, 투석 청소율(dialysis clearance)은 평균 83.9 (69.9~94.6) mL/분였다. 복막투석에 의한 청소율은 더 적어서 4 mL/분이다.

담낭 수술 환자의 담즙에서 농도는 혈중농도보다 상당히 증가되는데, 정상적으로 cefepime은 담즙으로 배설되지 않아 담즙에서 농도가 높은 이유는 분명하지 않다. 토끼에서 실험적으로 일으킨 *S. pneumoniae* 수막염에서 cefepime의 투과율은 20±10.2%로 cefotaxime에 비해 높다.

3) 임상 적응증

원내감염, 면역 저하 환자의 감염, 내성균 감염의 치료에 국한하여 사용하는 것이 바람직하다.

P. aeruginosa 감염증에서 cefepime 치료중 내성이 생긴 예가 있으므로 병용 요법이 권장된다. 혐기성 그람음성 간균에 대한 항균력이 없으므로 복강내감염증에는 혐기성 세균에 대한 항균력이 있는 항균제와 같이 사용해야 한다. 원외 폐렴에 대한 효과는 cefotaxime, ceftazidime과 비슷하다. 요로감염증에서 임상 효과는 89~96%, 미생물학적 완치는 85~88%로 ceftazidime과 비슷하다.

Enterococcus 균교대 감염이 발생한다.

연부조직감염증의 원인균이 *S. aureus*, GAS, *Enterobacteriaceae*, *P. aeruginosa*인 경우에서 ceftazidime과 효과가 비슷하며, 천공 또는 괴사가 생긴 충수돌기염 치료에서 cefepime과 metronidazole, gentamicin과 clindamycin을 병용한 효과와 비슷하다. 급성 담낭염으로 담낭절제술 후 감염증, 급성골반감염증에 효과가 있다.

호중구감소 환자에서 생긴 발열은 ceftazidime또는 piperacillin-amikacin과 비교한 연구에서 반응률은 75%로 대조군의 79%와 비슷하고, piperacillin-amikacin 치료군에 비해 신독성이 적었다. cefepime사용시 사망률이 다른 경험적 치료에 비해 높았다는 보고가 있었으나 이후 FDA에서 88개의 임상 연구를 메타분석한 논문에서는 비교군에 비해 사망률을 높이지 않았다고 하였다.

4) 용법 및 용량

성인은 1~2 g을 매 12시간 주사하고, 최대 2 g을 매 6~8시간마다 정주한다.

근주 후 통증의 정도는 ceftriaxone에 비해 덜하다. 통증을 줄이려면 1% lidocaine에 희석하여 사용한다. 대개 30분에 걸쳐 정주하나, 바로 주사하려면 5분 간 서서히 한다. 소아에서 용량은 아직 정해지지 않았으며 낭성섬유증에서 *P. aeruginosa* 치료를 위해 50 mg/kg을 8시간마다 투여한다. 신기능에 따라 용량 조절이 필요하며, Ccr가 30 mL/분 이상이면 정상 용량을 사용하고 11~30 mL/분에서는 정상인의 1/4 용량을(생명이 위험할 정도의 감염증에서는 1 g을 12시간마다; 심한 감염증에서는 1 g을 24시간마다; 중등도 감염증에서는 500 mg 24시간마다), 10 mL/ min 이하에서는 1/8용량을 사용한다(1 g을 24시간마다; 500 mg을 24시간마다; 250 mg을 24시간마다). 혈액투석에 의해 제거되므로 유지 용량으로 정상인 용량의 1/8 (500 mg을 24시간마다)을 투여하다가 투석후 250 mg을 보충한다. 복막투석 환자에서는 정상 용량의 1/8을 투여한다(1~2 g을 48시간마다). 기관지 점막에서의 농도는 혈중농도의 60% 정도이므로 통상적인 균에 의한 감염에서는 2 g을 12시간마다 투여해도 좋지만 *P. aerugino-sa* 감염증에서는 8시간마다 투여해야 한다.

5) 부작용 및 약물상호작용

*P. aeruginosa*에 대해 ciprofloxacin, tobramycin, aztreonam과 시험관 내 상승 작용을 나타낸다. Imipe-nem이나 polymyxin B와 함께 사용하면 길항 작용을 보인다.

Gentamicin, tobramycin, netilmicin, vancomycin, metronidazole이 섞인 액에는 함께 섞지 말아야 한다.

부작용의 빈도는 용량에 따라 차이가 있으며 하루 2 g 이상일 때 2.9%의 환자가 치료를 중단하였다. 부작용은 두통(2.4%), 오심(1.8%), 발진(1.4~1.8%), 설사(1.7%), 주사 부위의 정맥염 등이다. 설사 환자 중에서 *C. difficile* 독소가 증명된 경우도 있다. 간효소 증가(1.8%), 백혈구감소증, 호산구증다증(0.8~0.9%), 용혈을 동반하지 않는 Coombs 양성 반응(14.5%) 소견들을 보인다. 어지러움증, anaphylaxis, 경련이 발생할 수 있다.

2. Cefpirome

1) 작용 범위

Cefepime과 비슷하다. *Enterococcus*에 대한 MIC가 12~16 μg/mL로 다른 cephalosporin에 비해 낮다. 요로감염증에서는 71.4%에서 균 제거가 가능하다. 적어도 *Enterococcus*의 균교대 감염에 의한 요로감염증은 적을 것으로 생각된다. MSSA를 포함한 다른 그람양성균에 대해서는 cefepime보다 우수하나, *P. aeruginosa*에 대해서는 ceftazidime에 비해 떨어지고 cefoperazone보다 우수하다.

실험적으로 내성 균주를 유발할 수 있고 ciprofloxacin 이나 amikacin과 병용했을 때 내성주의 발현을 줄일 수 있다. cefpirome은 TEM-1-10, TEM-12, SHV-1-6, OXA-1, -2, -3, CAZ-2를 포함한 광범위 plasmid-mediated β-lactamase에 안전하며, 대부분의 chro-mosomal β-lactamase에도 안전하다.

2) 약물동력학

근주 시 통증이 28%에서 발생한다. 근주 후 생체이용률은 90% 이상으로 정주와 크게 다르지 않다. 0.5 g 일회 근주 시 최고 혈중농도는 12.2 μg/mL, 1.0 g 투여시 23.3~30.6 μg/mL, 2.0 g 투여 시 43.0 μg/mL이다. 최고 혈중농도에 도달하는 시간은 1.6~2.3시간이다. 정주 후에는 농도가 더 높지만 AUC를 고려하면 정주나 근주나 같다. 반감기는 정상인에서 2시간이고 단백 결합률은 5~10%이다. 주로(96%) 신장으로 배설되며 신부전 환자에서는 신기능에 따라 용량 조절이 필요하다. 체내에서 대사되는 양은 적다.

수막염이 없는 환자에서 2 g 정주 후 뇌척수액 농도는 1~2시간 후 0.50 μg/mL, 2~4시간 후 0.57 μg/mL, 4~6시간후 0.76 μg/mL, 6~8.3시간 후 0.83 μg/mL이다. 세균성 수막염 환자에서 2 g 정주 후 뇌척수액 농도는 2시간째 평균 농도 2.7 μg/ mL (뇌척수액/혈중농도 비 0.05), 4시간째 평균 농도 4.2 μg/mL (농도 비 0.87), 12시간째 2.26 μg/ mL (농도 비 0.67)이다. Cefpirome이 혈관-뇌 장벽을 통과하는 정도는 22%로 다른 cephalo-sporin에 비해 높은 통과율을 보인다. 최소 억제 농도는 cefotaxime과 비슷하면서 혈관-뇌 장벽 투과율이 더 높으므로 수막염의 치료에서 효과가 기대된다.

3) 임상 적응증

원내요로감염증, 폐렴, 연부조직감염증, 패혈증 환자에서 1~2 g을 사용해서 임상 치료율 94~95%, 미생물학적 완치율 90~95%를 보인다. 동물 MSSA 심내막염에서 nafcillin이나 cefazolin에 비길만하다.

4) 용법 및 용량

성인은 0.5~2 g을 매 12시간 정주하고, 신부전일 때 사구체여과율(GFR)이 20~50 mL/분이면 용량의 50%, 사구체여과율이 20 mL/분 이하이면 용량의 25%를 정주한다. 중증 감염 시 2 g q 12 h로 주며, ceftazidime 2 g q 8 h와 같은 효능을 갖는다.

5) 부작용

3세대 cephalosporin과 비슷하다. 위장관 부작용과 발진이 나타나며, 장의 정상 집락균에 영향을 미치나 신장으로 주로 배설되는 cephalosporin과 비슷하고, 담즙으로 배설이 많은 ceftriaxone이나 cefotetan에 비해 *C. difficile* 교대 감염의 가능성이 낮을 것으로 생각된다.

■ 참고문헌

1. Garaul J, Wilson W,ood M, Carlet J. Fourth-generation cephalosporins: a review of in vitro activity, pharmacokinetics, pharmaco-dynamics and clinical utility. Clinical Microbiol and Infect, 3:S87-101, 1997.
2. Kim PW, Wu YT, Cooper C, Rochester G, Valappil T, Wang Y, Kornegay C, Nambiar S. Meta-analysis of a possible signal of increased mortality associated with cefepime use Clin Infect Dis 4:381-9, 2010.
3. Wiseman LR, Lamb HM. Cefpirome. A Review of its Antibacterial Activity, Pharmacokinetic Properties and Clinical Efficacy in the Treatment of Severe Nosocomial Infections and Febrile neutropenia. Drugs 54:117-140, 1997.
4. Yahav D, Paul M, Fraser A, Sarid N, Leibovici L. Efficacy and safety of cefepime: a systematic review and meta-analysis. Lancet Infect Dis 7:338-48, 2007.

기타 cephalosporin

최영화 (아주대학교 의과대학 내과학교실)

1. Ceftobiprole medocaril

Ceftobiprole (BAL9141)은 물에 잘 녹지 않기 때문에 수용성 전구약물인 ceftobiprole medocaril (BAL5788)로 개발되어 혈장 내 에스테르 분해효소에 의해 활성형인 ceftobiprole로 되며, 항균 범위가 광범위한 pyrrolidinone-3-ylidenemethyl cephem 항생제이다(그림 1). MRSA를 포함한 복합성피부연조직감염과 원내 폐렴, 지역사회 폐렴에 승인되었다.

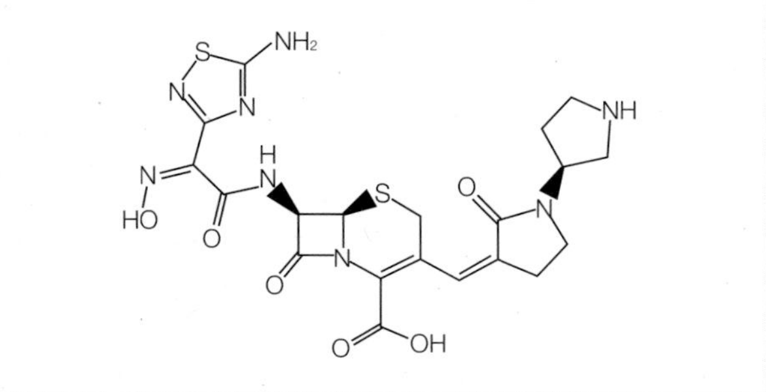

그림 1. Ceftobiprole의 구조식

1) 작용 범위

Ceftobiprole은 PBP2a를 포함한 모든 transpeptidase를 억제하며 따라서 β-lactam 항균제에 대한 내성의 원인 효소인 PBP2a가 있는 MRSA에 대해 항균력이 있다. MRSA에 대한 ceftobiprole, daptomycin, tigecycline의 MIC_{90}은 각각 2 mg/L, 0.5 mg/L, 0.25 mg/L이었다. Ceftobiprole MIC는 oxacillin이나 cefoxitin MIC, SCC*mec* type, vancomycin에 대한 감수성 저하와 관계가 없다. Penicillin 내성 폐렴알균, vancomycin 내성 포도알균, ampicillin 감수성 장알균에 항균력이 있다. *E. feacalis*에 대한 항균력은 ampicillin, penicilin, amoxicillin/clavulanate와 대등하고, vancomycin 내성균에도 항균력이 있다. *E. faecium*에 대해서는 항균력이 없다. 사슬알균에 항균력도 우수하다. Ceftobiprole은 모든 사슬알균, 포도알균, ampicillin 감수성 장알균에 대해 살균 효과를 보이지만 ampicillin 내성 *E. faecalis*에 대해서는 억제 능력이 없다. Gentamicin과 병용 시 장알균에 대해 초기 4~8시간에 상승 작용을 보였으나 24시간에는 무관하거나 상승 작용을 보였으며 길항작용은 없다.

지역사회 획득 호흡기감염의 주요 원인균인 *Hae-mophilus influenzae*와 *Moraxella catarrhalis*에 대해 항균력이 우수하다. 내성 선택 능력에 대해 50번의 연속 배양 연구 결과 MIC가 네 배 이상 증가하는 예는 없었다.

Citrobacter spp., *E. coli*, *E. cloacae*, *Klebsiella* spp., *Proteus mirabilis*, *Salmonella* spp., *Shigella* spp.에 MIC_{90}이 0.03~0.5 mg/L로 우수한 항균력을 보인다. 일부 *E. aerogenes*, *Serratia* spp., 인돌 양성 Pro-teae (*P. vulgaris*, *Morganella* spp., *Providencia* spp.)가 내성을 보인다. ESBL 생성 Enterobacteriaceae에 대해서는 MIC_{50}이 32 mg/L로 항균력이 떨어진다. 당비발효 그람음성균에는 종에 따라 항균력이 다양하다. *Acineto-bacter*에 대해서는 45.4%가 ≤4 mg/L로 감수성이나 MIC_{50}은 32 mg/L이며 *B. cepacia*, *S. maltophilia*에 대해서는 전혀 항균력이 없다. *P. aeruginosa*에 대한 항균력은 cefepime, ceftazidime과 유사하다.

혐기균인 *B. fragilis* group에 대해서는 MIC_{90}이 >64 mg/L이며 항균력이 낮다. 그람양성혐기균에는 감수성을 보이나 *B. fragilis*에 대해서는 일반적으로 내성을 보인다. 그람음성혐기균에 대한 감수성은 종에 따라 다양하게 나타난다.

2) 약물동력학

Ceftobiprole (BAL9141)의 단백 결합 능력은 약 38%로 낮으며 반감기는 3시간이다. 항정 상태에서 분포용적은 세포 외액 용적과 같다. 70%이상이 소변으로 배출되어 실제 활성형의 신장 청소율은 정상 사구체 거름률에 상응한다. 항균력은 다른 β-lactam 항균제처럼 농도 비의존성이다. Ceftobiprole 750 mg을 200 mL 주입액에 희석해 30분 동안 정주했을 때 약 7시간 동안 MRSA의 100%가 억제되는 MIC 4 μg/mL를 초과하였으며 12시간 간격으로 주입시 투여 간격의 58%에서 4 μg/mL를 초과하였다. 8시간 간격으로 500 mg을 두 시간 동안 정주하는 경우 60%의 fT/MIC를 얻을 가능성이 MIC_{90}이 16 μg/mL인 AmpC 생성 그람음성균에 대해 87.8%였다는 자료가 있다.

3) 약물상호작용

Cytochrome P-450 효소계를 억제하지 않아 약물상호작용은 적다.

4) 부작용과 금기

임상 연구 중 약 30%에서 부작용이 있었다. 약물 주입 동안 캐러멜과 유사한 맛을 느끼거나 오심, 구토, 두통, 피로, 설사, 복통, 간 효소 수치 증가, 저나트륨혈증, 빈혈이 관찰되었다.

5) 임상 적응증

Ceftobiprole(500 mg 8시간 간격, 2시간 정주)을 지역사회폐렴에 ceftriaxone±linezolid와 비교 연구하여 86.6% 대 87.4%로 비열등의 결과를 얻었고 중증도 정도, 균혈증 동반 환자군을 비교해도 같은 결과였다. 원내 폐렴에서는 linezolid+ceftazidime과 비교하여 50% 대 52.8%로 비열등의 결과를 얻었다. 이 결과에서 기계호흡 관련 폐렴이 아닌 원내 폐렴에서는 양군의 30일 사망률이 5.9%과 5.6%로 비슷하였지만 기계호흡관련 폐렴에서는 ceftobiprole 치료군이 56.7% 대 38.5%로 열등한 결과를 보였다(*P*<0.05). 이 결과로 ceftobiprole은 기계호흡관련 폐렴에는 승인받지 못했다. 복합피부연조직 감염에 van-comycin + ceftazidime과 비교하여 비열등의 결과를 얻었다.

6) 용법 및 용량

500 mg 하루 3회 또는 하루 2회 정주한다.

2. Ceftaroline (PPI-0903, T-91825)

PBP 2a를 포함하는 penicillin 결합단백에 친화력이 높아 MRSA에 항균력이 있는 반합성 cephalospoin이다. 수용성 전구체인 ceftaroline fosamil (PPI-0903, T-599)이 혈액에서 가수분해 되어 활성형인 ceftaroline (PPI-0903M, T-91825)이 된다.

1) 작용 범위

포도알균에 대한 항균력은 MRSA에 대해 MIC 0.12~0.25 mg/L로 우수하다. 장알균에 대해서는 *E. faecalis*에 대한 MIC가 0.25~32 mg/L, *E. faecium*에 대해서는 16~64 mg/L로 범위가 넓고 내성이다.

그람음성균인 *E. coli, Klebsiella* spp., *P. mirabilis, Enterobacter, Serratia*에 감수성이다. ESBL을 생성하는 균주에 대해서는 내성이다. *Acinetobacter* 균종에는 MIC 4~128 mg/L 이상으로 내성이며, *Bacteroides*를 비롯한 혐기균에는 MIC 8~128 mg/L로 항균력이 없다.

폐렴알균에 대해서는 penicillin MIC 증가에 비례해서 MIC값이 증가하나 MIC가 0.25 mg/L를 넘는 균주는 없어서 감수성이다. *H. influenzae, Morraxella catarrhalis*에도 감수성이다. Ceftraroline-avibactam 연구가 진행 중이다. avibactam은 최근 개발된 β-lactamase 억제제로 class A (ESBL 포함), class C (AmpC), 일부 class D β-lactamase를 억제하여 병합 시 ceftraroline의 항균 범위를 넓힌다. 실험실 내에서 OXA-48 carbapenemase, CTX-M-15-type ESBL 생성 *E. coli, K. pneumonia*를 억제하는 것으로 알려져 있다.

2) 약물동력학

신체 내에서 활성형 ceftraroline으로 된 후 신장으로 배출된다. 배출 반감기는 2.6시간이다. 약효와 가장 관련 있는 인자는 MIC 이상 유지하는 시간이다. 단백 결합률이 20%로 낮다.

3) 약물상호작용

Cytochrome P 450 효소계의 기질이 아니며 간대사 효소를 유도하거나 억제하지 않아 약물상호작용이 가능성은 적다.

4) 부작용과 금기

오심, 구토, 설사, 두통, 불면, 저칼륨혈증, CK 상승, ALT, AST 상승, 정맥염의 부작용이 보고되었다.

5) 임상 적응증

피부연조직감염증에 대해 ceftaroline과 vancomycin + aztreonam 비교 연구에서 치료 3일째 결과는 ceftaroline이 우수하였으나 임상적 완치율은 92.2% 대 92.1%로 같은 결과를 보였다. 입원이 필요한 지역사회폐렴 환자 연구에서 ceftraroline 82.1%, ceftriaxone 75.5%로 우수하였다. 아시아에서 시행한 지역사회폐렴에서 비교 연구에서도 ceftraroline (600 mg q12hr)을 ceftriaxone (2 g/d)과 비교하여 84% 대 74%로 완치율이 우월하였다.

6) 용법 및 용량

600 mg을 한 시간 동안 하루 두 번 정주한다.

3. Ceftolozane (CXA-101, FR264205)

Ceftolozane은 녹농균과 Enterobacteriaceae에 대한 항균력이 우수한 5세대 cephalospoin이다.

1) 작용 범위

Ceftolozane은 강력한 PBP3 억제 효과가 있고 다른 β-lactam과 비교하여 PBP1b에 높은 친화력을 보인다. AmpC β-lactamase에 증가된 항균력을 보이고 항녹농균 효과도 우수하다. tazobactam과 복합제를 만들어 ESBL 생성 장내 세균과 일부 혐기균에 항균력을 증강시켰다. 동물실험에서 ceftazidime보다 살균력이 빠른 장점이 있고 ceftolozane/tazobactam 복합의 경우 2:1 비율이 MIC 감소와 효과면에서 가장 우수하였다.

2) 약물동력학

다른 β-lactam 항생제와 마찬가지로 T>MIC가 가장 중요한 효과 지표이다. Cephalosporin계 항생제의 가장 유용한 약동학 지표는 투여 간격 사이의 T>MIC가 40~50%로 유지하는 것인데 녹농균, 장내 세균의 살균에 필요한 ceftolozane의 T>MIC는 약 30%로 낮다. 단백 결합률은 20%로 낮다. 대부분 대사되지 않은 채로 소변으로 배출된다.

3) 약물상호작용

Cytochrome P 450 효소계에 영향을 주지 않는다.

4) 부작용과 금기

다른 cephalospoin과 다르지 않다. 신기능이 중등 이상의 기능 저하가 있거나 혈액투석을 하는 경우 감량이 필요하다.

5) 임상 적응증

복잡성복강내감염에 ceftolozane/tazobactam (1.5 g q 8hr) ± metronidazole (500 mg q 8hr)과 meropenem (1 g q 8hr) 비교 임상에서 임상완치율 83.0%, 87.3%로 비열등의 결과를 보였다. 복잡성요로감염에서 ceftolozane/ tazobactam (1.5 g q 8hr) 과 levofloxacin 750 mg 3상 비교에서 완치율 76.9%, 68.4%로 우수한 결과를 보였다. ceftolozane/tazobactam으로 복잡성요로감염, 복강내감염에 승인되었으며 폐포액 내 투과도가 piperacillin-tazobactam보다 2배 높아 기계호흡관련 폐렴에 대한 3상 임상 연구가 진행 중이다.

6) 용법 및 용량

사용법은 ceftolozane/tazobactam 1.5 g (ceftolo-zane 1 g/tazobactam 0.5 g)을 8시간 간격으로 3회 투여하며 1시간 동안 정주한다.

■ 참고문헌

1. Bush K. A resurgence of β-lactamase inhibitor combinations effective against multidrug-resistant Gram-negative pathogens. Int J Antimicrob Agents. 46:483-93, 2015.

2. Liapikou A, Cillóniz C, Torres A. Ceftobiprole for the treatment of pneumonia: a European perspective. Drug Des Devel Ther. 18:4565-72, 2015.

3. Noel GJ, Bush K, Bagchi P, Ianus J, Strauss RS. A randomized, double-blind trial comparing ceftobiprole medocaril with vancomycin plus ceftazidime for the treatment of patients with complicated skin and skin-structure infections. Clin Infect Dis. 1:647-55, 2008.

4. W. A. Craig and D. R. Andes. In Vivo Activities of Ceftolozane, a New Cephalosporin, with and without Tazobactam against Pseudomonas aeruginosa and Enterobacteriaceae, Including Strains with Extended-Spectrum β-lactamases, in the Thighs of Neutropenic Mice. Antimicrob Agents Chemother. 57:1577-82, 2013.

5. Wilcox MH1, Corey GR, Talbot GH, Thye D, Friedland D, Baculik T; CANVAS 2 investigators. CANVAS 2: the second Phase III, randomized, double-blind study evaluating ceftaroline fosamil for the treatment of patients with complicated skin and skin structure infections. J Antimicrob Chemother. Suppl 4:iv53-65, 2010.

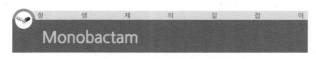

Monobactam

김백남 (인제대학교 의과대학 내과학교실)

Monobactam은 핵이 1개 있는 β-lactam 항균제다. Aztreonam이 대표적인 monobactam인데 일본에서는 carumonam이 사용되고 있다. Aztreonam은 본래 *Chromobacterium violaceum*라는 세균이 생산하는 화합물을 변형시킨 합성물질이다. Monobactam의 항균 범위는 3세대 cephalosporin에 비하여 좁은 편이며 aminoglycoside와 유사하다.

1) 구조

β-lactam고리와 thiazolidine 혹은 dihydrothiazide 고리로 구성된 penicillin제제나 cephalosporin제제와 달리 monobactam은 β-lactam고리만 있다. Aztreonam은 thiazolidine고리 위치에 sulphonate group이 존재한다(그림 1).

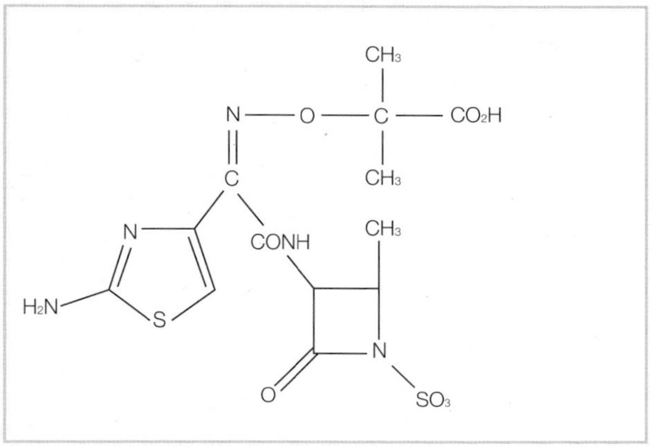

그림 1. Aztreonam의 구조

2) 작용 기전

Monobactam은 그람음성균의 PBP3에 결합력이 높다. Monobactam은 다른 PBP에는 잘 결합하지 않아 그람양성균과 혐기균에는 항균작용을 나타내지 않는다. Monobactam은 그람음성균의 세포 외막을 잘 투과한다. 따라서 호기성 그람음성균에 강한 항균력이 있다. Monobactam은 다른 β-lactam 항균제와 마찬가지로 세포벽 합성을 억제한다. 그 결과 그람음성균은 잔섬유(filament) 모양으로 바뀌어 서서히 용해된다.

3) 내성 기전

Monobactam은 그람음성막대균이 생산하는 플라스미드 매개 β-lactamase (TEM-1, TEM-2, SHV-1 등), 그람음성막대균의 염색체성 AmpC β-lactamase 및 B군 β-lactamase (metallo-β-lactamase) 등에 안정하다. 그러나 *Enterobacter cloacae*, *Citrobacter freundii*, *Serratia marcescens*, *Providencia stuartii* 등의 그람음성막대균 중 염색체성 AmpC β-lactamase를 과다 생산하는 변이주는 monobactam에 내성을 보인다. *Escherichia coli*, *Klebsiella pneumoniae* 등이 생산하는 플라스미드 매개 extended-spectrum β-lactamase (ESBL)에는 가수분해되므로 ESBL 생산 균주는 다른 3세대 cephalosporin과 마찬가지로 monobactam에 내성이다. Monobactam은 KPC β-lactamase에 가수분해된다. Monobactam은 그람음성막대균의 염색체성 AmpC β-lactamase를 유도하지는 않는다.

Aztreonam

1) 항균 범위와 내성

Aztreonam은 호기성 그람음성균에만 감수성이 있다. 대부분의 장내 세균은 1 μg/mL 이하 농도에서 억제된다. 수막알균이나 임균, *Haemophilus influenzae*도 β-lactamase 생산 여부에 상관없이 감수성이 매우 높다. 녹농균도 aztreonam에 잘 들으나 ceftazidime이나 다른 항녹농균 β-lactam 항균제가 더 효과적이다. 대부분의 *Burkholderia cepacia*, *Stenotrophomonas maltophilia*, *A. baumannii*, *Pseudomonas putida*, *Alcaligenes*, *Chryseobacterium*, *Flavobacterium* spp. 등은 aztreonam에 듣지 않는다.

Aztreonam은 *Enterobacter*, *Citrobacter*, *Serratia*, *Pseudomonas*의 염색체성 AmpC β-lactamase의 생산을 별로 유도하지 않아 치료 중 β-lactamase 생산 유도에 의한 내성 발현이 적다. 그러나 염색체성 β-lactamase 과다 생산 균주(AmpC enzyme hyperproducer)는 aztreonam에 내성을 나타낸다.

Aztreonam은 다른 β-lactam 항균제와 상승 작용을 나타내지 않으나 길항 작용이 나타날 수 있다. 예를 들어 cefoxitin은 β-lactamase 생산을 유도할 수 있기 때문에 cefoxitin과 병합 투여는 *Enterobacter*에 대한 aztreonam의 효과를 감소시킬 수 있다.

2) 약물동력학

Aztreonam은 위장관에서 흡수되지 않는다. 건강한 성인에게 aztreonam을 0.5, 1, 2 g을 정맥주사한 5분 후 최고 혈액 농도는 각각 58, 125, 242 μg/mL였다. 근육주사하여도 1시간 안에 최고 농도에 도달한다. Aztreonam은 투여량과 무관하게 단백 결합력이 56%다. 조직 내 침투력이 좋아 폐, 신장, 복막, 담즙 등에 비교적 높은 농도를 유지한다. Aztreonam 2 g을 투여하면 수막에 염증이 없는 경우 1시간 후 뇌척수액 농도는 0.5 μg/mL였고 4시간 후에는 1.0 μg/mL였다. 수막에 염증이 있는 경우는 1, 4시간 후 평균 뇌척수액 농도가 각각 2.0, 3.2 μg/mL로 증가하였다. 수막염이 있는 소아에서 평균 뇌척수액 농도는 혈액의 17.3%였다.

Aztreonam은 대부분 소변으로 배설되는데, 8시간까지 투여량의 60~70%가 소변에서 확인된다. Aztreonam은 사구체여과와 세뇨관 분비로 배설된다. 신기능이 정상인 성인에서 반감기는 투여량과 무관하게 1.7 (1.5~2.0)시간이다. 출생 후 7일 미만인 신생아는 6시간으로 증가한다. 신기능이 저하된 사람도 반감기가 늘어난다. Ccr이 10 mL/분 이하인 사람에서 반감기는 8시간까지 길어지므로 용량조절이 필요하다. 1% 정도는 답즙으로 배설되어 대변에서 발견된다. Aztreonam은 혈액투석으로 제거되는데, 혈액투석 4시간 안에 38%가 없어진다. 혈액투석 직후에 유지용량의 1/2을 보충해 주어야 한다. 복막투석으로는 혈액투석보다 천천히 제거된다. 간기능이 저하된 환자에서는 반감기가 아주 조금 길어지므로 만성간부전 환자에게 용량 조절이 필요하지 않다.

3) 임상 적응증

Aztreonam은 성인과 소아에서 다양한 감염증 치료에 사용하였다. 원인균이 호기성 그람음성균인 경우 요로감염, 하부호흡기감염, 균혈증, 피부연조직감염, 수술부위감염, 화상감염, 복강내감염, 부인과감염 등의 치료에 aztreonam이 사용하였다. Aztreonam은 감수성 있는 그람음성균에 의한 감염이 확실하거나 강하게 의심되는 경우 단독으로 사용할 수 있다. 그러나 aztreonam이 호기성 그람음성균에만 항균 작용이 있으므로 경험적으로 aztreonam만을 사용하는 경우는 거의 없다. 특히 중증 감염(그람양성균이나 혐기균이 원인일지 모르는)인 경우 경험적 치료로 aztreonam 단독 투여는 권하지 않는다. 이 경우 대개 그람양성균과 혐기균에 효과 있는 항균제와 같이 투여한다. Aztreonam이 가장 유용한 경우는 다른 β-lactam제제에 심한 과민반응이 있는 환자에서 감수성 있는 그람음성균 감염의 확정적 치료제로 사용하는 것이

다. Aztreonam은 metallo-β-lactamase에 분해되지 않으므로 metallo-β-lactamase을 생산하는 그람음성균 감염에 사용할 수도 있으나, aztreonam을 가수분해하는 다른 β-lactamase를 생산하는 경우가 종종 있다.

4) 용법과 용량

성인의 경우 1~2 g을 6~8시간 간격으로 투여한다. 중증 감염에서 하루 최대 투여량은 6 g이다. 소아에게는 30~50 mg/kg을 6~8시간 간격으로 투여한다. 1주 미만 연령의 신생아에게는 안전성과 효과가 확립되지 않았다.

5) 부작용

Aztreonam은 대체로 안전하게 사용할 수 있다. 가장 흔한 부작용은 국소적인 것으로 주사 부위 불편감(2.4%), 정맥염(1.9%) 등이 생긴다. 전신 부작용으로 피부 발진(1.7%), 오심/구토(0.8%), 설사(0.8%) 등이 생길 수 있다. 다른 β-lactam 항균제의 흔한 부작용인 혈액학적 이상과 간기능이상도 매우 드물다. 신기능장애도 매우 적어 aminoglycoside를 대신할 이상적인 약제다.

Aztreonam은 동물이나 사람에서 penicillin제제나 cephalosporin 제제와 교차 반응을 보이지 않고 약 자체의 과민반응도 다른 penicillin제제나 cephalosporin제제에 비해 빈도가 낮다. 그러나 면역원성이 낮고 교차반응도 적을지라도 다른 β-lactam 항균제에 대한 과민반응이 있는 환자에게는 조심스럽게 투여해야 한다. 특히 aztreonam은 ceftazidime과 곁사슬을 공유하기 때문에 ceftazidime에 과민반응이 있는 사람은 aztreonam에도 과민반응을 나타낼 수 있다.

Carumonam

Carumonam의 표적은 aztreonam과 마찬가지로 그람음성균의 PBP3이며 항균 범위도 비슷하다. Carumonam은 aztreonam처럼 플라스미드 매개 및 염색체성 β-lactamase에 가수분해되지 않는다. 그러나 ESBL에는 가

수분해된다. Carumonam은 반감기가 1.7시간이다. 거의 모두 사구체 여과로 배설된다. 24시간 안에 투여량의 68~91%가 소변에서 확인된다. Ccr이 10 mL/분 이하인 사람에서 반감기는 11시간으로 증가한다. 하루 1~2 g을 2회 분할하여 정맥 혹은 근육주사한다. 부작용이나 용도도 aztreonam과 비슷하다.

■ 참고문헌

1. Baba H: Aztreonam. In: Grayson ML, Crowe SM, McCarthy JS, et al: Kucers' the use of antibiotics, 6th ed. p458-68, Hodder Arnold/ ASM Press, 2010.

2. Bush K: Other β-lactam antibiotics. In: Finch RG, Greenwood D, Norrby SR, Whitley RJ: Antibiotic and chemotherapy, 9th ed. pp226-44, Churchill-Livingstone, 2010.

3. Frumin J, Gallagher JC: Allergic cross-sensitivity between penicillin, carbapenem, and monobactam antibiotics: what are the chances? Ann Pharmacother 43:304-15, 2009.

4. Imada A, Kondo M, Okonogi K, Yukishige K, Kuno M: In vitro and in vivo antibacterial activities of carumonam (AMA-1080), a new N-sulfonated monocyclic beta-lactam antibiotic. Antimicrob Agents Chemother 27:821-7, 1985.

5. Sykes RB, Bonner DP, Bush K, Georgopapadakou NH: Aztreonam (SQ 26,776), a synthetic monobactam specifically active against aerobic Gram-negative bacteria. Antimicrob Agents Chemother 21:85-92, 1982.

■ ■ ■ ■

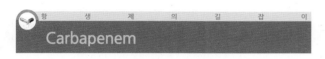

Carbapenem

김의석 (서울대학교 의과대학 감염내과)

Carbapenem은 *Streptomyces cattleya*의 자연산물인 thienamycin으로부터 만들어진 유도체로 β−lactam의 일종이다. 1985년에 imipenem/cilastatin을 사용하기 시작한 이후 다양한 carbapenem이 개발되었고 일부 새로운 약제에 대한 임상 시험이 진행되고 있다. 국내에서는 imipenem/cilastatin, meropenem, ertapenem, doripenem 등의 4가지 carbapenem을 사용할 수 있다. 그 밖에도 panipenem/betamipron, biapenem이 개발되어 사용 중이다. 경구투여가 가능한 carbapenem으로 faropenem과 tebipenem/pivoxil이 개발되어 있고 methicillin 내성 *S. aureus* (MRSA)와 *P. aeruginosa*에 대한 항균력을 높인 tomopenem도 개발되었다. 최근에는 기존 carbapenem과 β−lactamase 억제제를 병합한 imipenem/cilastatin/relebactam (MK-7655)와 meropenem/RPX7009 (Carbavance)가 새롭게 개발되어 3상 임상 시험이 진행되고 있다.

1) 항생제명

Imipenem/cilastatin, meropenem, ertapenem, doripenem, panipenem/betamipron, biapenem, faropenem, tebipenem/pivoxil, tomopenem

2) 구조 및 성상(그림 1)

Carbapenem은 penicillin과 마찬가지로 β−lactam 사슬을 가지고 있다. Penicillin의 1번 위치에 존재하는 S (sulphur)가 C (carbon)로 바뀌어 이름의 첫 부분이 "carba"가 되었고 2번과 3번 탄소사이의 불포화 결합 (double bond)을 나타내는 말로써 "penem"이 합쳐져서 carbapenem이라 명명하였다. Penicillin이나 cephalosporin은 acylamino 측쇄를 가지고 있으나 carbapenem은 6번 위치에 hydroxyethyl 측쇄가 있다. 이로 인해 carbapenem은 기존 β−lactam의 cis 형태와는 달리 5번과 6번 탄소 결합이 trans 형태로 되어 있어서 β−lactamase에 대해 매우 안정하다. Imipenem과 panipenem은 신장의 dehydropeptidase−I (DHP−I)에 의해 가수분해가 되어서 소변 내 활성 약물농도가 떨어지고 신독성이 있는 대사물을 생성한다. 따라서 DHP−I을 억제하는 cilastatin 혹은 panipenem의 능동 신세관 배설을 억제하는

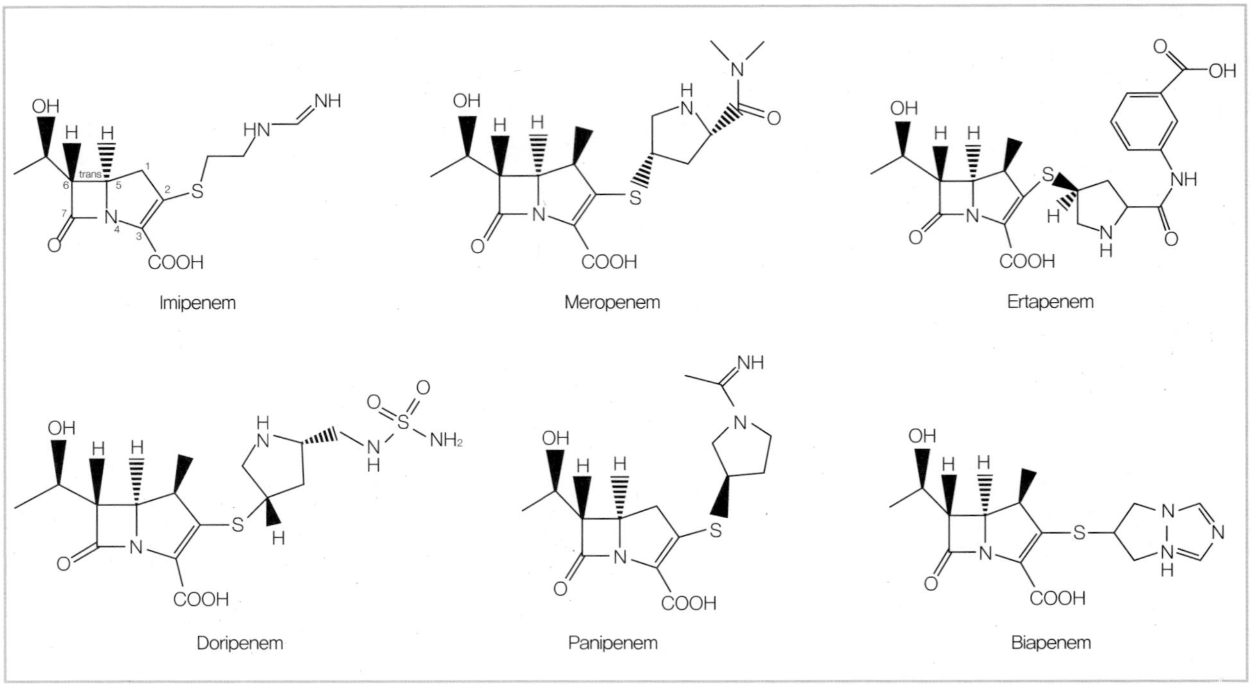

그림 1 Carbapenem의 구조

betamipron 복합제로 투여한다. 반면 meropenem, ertapenem, doripenem, biapenem 등은 1번 위치의 탄소에 1β-methyl기가 있어서 DHP-I에 안정적이어서 DHP-I 억제제를 병합하지 않고 단독 투여가 가능하다. Ertapenem의 경우 2번 탄소 위치에 치환되어 있는 벤조산으로 인해 분자량이 커지고 지방친화성이 증가한다. 또한 생리적 pH에서 벤젠 고리로 인해 음전하를 띄게 되어 단백 결합이 증가하고 이로 인해 반감기가 다른 carbapenem에 비해 길다.

3) 작용 기전

Carbapenem은 다른 β-lactam과 마찬가지로 세균의 transpeptidase, 즉 penicillin 결합단백(penicillin-binding protein, PBP)과 결합하여 세포벽 합성 과정에 필수적인 peptidoglycan의 교차 결합을 방해한다. Carbapenem은 그람양성세균과 그람음성세균에 존재하는 대부분의 PBP에 대해 친화도가 우수하다. Imipenem은 PBP2, PBP1a, PBP1b에 친화도가 좋으나 PBP3에는 상대적으로 약한 친화도를 나타낸다. Meropenem,

doripenem, ertapenem은 PBP3에도 친화도가 좋은 편이다. Carbapenem은 *P. aeruginosa*를 포함한 그람음성균의 외막 단백질인 OprD (또는 D2 porin)를 통해 외막을 투과한다. 독특한 외막 투과성, 여러 가지 PBP에 대한 우수한 친화도, β-lactamase에 대한 안정성 등의 특징으로 인해 carbapenem은 매우 넓은 항균 범위를 가지며 다른 항균제와 교차 내성이 비교적 적다.

다른 β-lactam 항생제들은 활발히 증식하는 세균에 대해서는 항균력이 뛰어나지만 성장이 정지된 균들에는 항균력이 약한 것에 반하여 carbapenem은 성장이 정지된 균들에서도 비슷한 항균 효과를 보인다. 또한 시험관 내에서 다른 β-lactam에 비하여 항생제 투여 후 그람음성세균의 내독소(endotoxin) 방출이 상대적으로 적은 것으로 알려져 있다.

4) 내성 기전

Carbapenem은 광범위 β-lactamase (extended spectrum β-lactamase, ESBL)이나 AmpC β-lactamase를 포함한 β-lactamase에 매우 안정적이어서 다른

β-lactam 항균제에 내성을 보이는 그람음성균에 대해 우수한 감수성을 보인다. ESBL이나 AmpC β-lactamase 생성 균주의 경우 ertapenem에 대한 최소 억제 농도(minimal inhibitory concentration, MIC)가 다른 carbapenem에 비해 다소 높은 편이나 이 경우에도 여전히 감수성을 보인다.

Carbapenem의 내성 기전은 1) PBP 무감응(insensitivity); 2) 외막단백 발현 장애로 인한 투과성 감소(OprD 소실); 3) 유출(efflux) 시스템의 활성화; 4) carbapenem을 분해할 수 있는 carbapenemase 생성 등의 4가지로 나눌 수 있다.

그람양성균의 PBP 무감응 발현은 다른 β-lactam과 마찬가지로 carbapenem의 내성을 유발한다. Methicillin 내성 staphylococci (PBP2a)나 ampicillin 내성 *Enterococcus faecium* (PBP5)과 같이 PBP에 대한 β-lactam의 친화도가 감소한 내성균의 경우 다른 β-lactam과 마찬가지로 carbapenem에도 듣지 않는다.

*P. aeruginosa*는 여러 가지 β-lactam에 내인성 내성을 보이지만 carbapenem에는 대개 감수성을 나타낸다. 그러나 ertapenem은 다른 carbapenem에 비해 항녹농균 효과가 낮은데 이는 ertapenem의 세포막 투과성이 낮고 유출(efflux) 펌프에 대한 친화도가 상대적으로 높기 때문이다. Imipenem의 *P. aeruginosa*에 대한 내성은 porin OprD의 소실과 AmpC β-lactamase 생성에 의해 발생하는 것으로 설명한다. 반면 meropenem과 doripenem의 경우 porin OprD 소실에 덜 민감하여 imipenem보다 *P. aeruginosa*에 상대적으로 감수성을 보인다. Meropenem과 doripenem은 다제(multidrug) 유출펌프인 MexA-MexB-OprM의 기질로 작용하여 세균에 의해 제거될 수 있지만 imipenem은 그렇지 않다. Meropenem 내성의 실질적인 발현을 위해서는 유출 펌프의 과발현과 porin 소실이 함께 작용하여야 하므로 *P. aeruginosa*에 대해 imipenem보다 약간 더 강한 항균력을 가진다. MexA-MexB-OprM은 fluoroquinolone, penicillin, cephalosporin, macrolide, sulfonamide 등의 다른 항균제에도 다제내성을 유발하나 imipenem과 aminogly-coside에는 영향을 미치지 않는다.

Carbapenem은 β-lactamase에 대해 매우 안정적이다. 그러나 carbapenem 혹은 광범위 β-lactam의 사용 증가와 함께 carbapenemase를 생성하는 내성균도 증가하고 있는 추세이다. 강력한 carbapenemase 효과를 보이는 것은 대부분 Ambler class B에 속하는 metallo-β-lactamase로 획득 내성이다. *Stenotrophomonas maltophilia*와 *Aeromonas* species는 염색체 매개 carbapenemase를 가지고 있어서 carbapenem에 대해 내인성 내성을 나타낸다. 또한 여러 그람음성균이 VIM, NDM과 같은 획득 class B β-lactamase에 의해 carbapenem에 내성을 갖게 된다. Ambler class A에 속하는 β-lactamase도 carbapenem 내성을 유발할 수 있다. 특히 KPC 형 carbapenemase가 *Klebsiella pneumoniae*를 포함한 그람음성균의 carbapenem 내성에 전 세계적으로 중요한 원인이 되고 있다. Ambler class D β-lactamase (OXA)도 carbapenem을 분해할 수 있다. *Acinetobacter baumannii*에서 흔하고 일부 지역에서 분리되는 *K. pneumoniae*에서 발견된다.

5) 약물동력학

경구 carbapenem이 개발되어 있기는 하지만 현재까지 상용화된 대부분의 carbapenem은 위장관에서 흡수가 되지 않아서 반드시 주사로 투여하여야 한다. 단백 결합률은 약제마다 다른데 imipenem 20%, meropenem 2%, doripenem 8% 정도이고 ertapenem은 약 92~95%가 혈장 단백과 결합한다. Ertapenem은 높은 단백 결합률로 인해 반감기가 길어져서 1일 1회 투여가 가능하다. Carbapenem은 대부분의 체액과 조직에 잘 침투하고 분포한다. 대부분의 carbapenem이 염증이 있는 뇌수막을 투과할 수 있고 뇌척수액 농도는 1~5 μg/mL에 이른다. 모든 carbapenem이 신장을 통해 배설되며 imipenem과 panipenem의 경우 DHP-I에 민감하여 각각 cilastatin, betamipron 복합제로 투여한다. 신기능이 떨어져 있는 경우에는 용량이나 투여 간격을 조절하여야 한다. Carbapenem은 혈액투석이나 혈액여과를 통해 제거되나 복막투석에 의해서는 큰 영향을 받지 않는다.

다른 β-lactam과 마찬가지로 살균에 가장 큰 영향을 미치는 약동학적 지표는 MIC 이상으로 혈중 유리(free) 약물 농도를 유지하는 시간(T>MIC)이다. T>MIC가 20% 이면 정균 효과가 있고 40% 정도 되어야 살균 효과를 나타낸다. Carbapenem은 다른 β-lactam과 달리 그람양성균뿐만 아니라 그람음성균에도 항생제 투여 후 효과(post-antibiotic effect)를 나타낸다.

6) 약물상호작용

Carbapenem의 약물상호작용이 흔하지는 않다. Probenecid는 carbapenem의 신제거율이나 혈장 반감기에 영향을 미치는 것으로 알려져 있다. 그밖에도 valproic acid, ganciclovir 등과의 약물상호작용이 보고되어 있다. Carbapenem은 대개 cytochrome p450 효소에 대한 기질로 작용하지 않는 것으로 알려져 있어서 이 효소와 관련한 약물상호작용은 문제가 되지 않을 것으로 생각된다.

7) 부작용과 금기

Carbapenem의 흔한 부작용은 주사 부위의 정맥염, 설사, 피부 발진, 구역, 구토, 가려움증 등이다. 이런 부작용의 대부분은 경미하며 약을 중단하여야 하는 경우는 1.2~1.8%로 낮은 편이다. 다른 β-lactam과 마찬가지로 간효소 수치의 상승이 나타날 수 있으나 대개 경미하다. 혈청 크레아티닌과 요소 수치의 상승, 호중구감소증, 호산구증가증, 혈소판감소증 등이 나타날 수 있다. Carbapenem을 사용하는 중 발생할 수 있는 심각한 부작용은 간질발작이다. 그 원인은 carbapenem이 γ-aminobutyric acid (GABA)와 구조가 비슷하여 수용체에 길항 작용을 일으키기 때문인데 모든 carbapenem이 간질발작을 일으킬 수 있다. 신기능 저하, 기저 중추신경계질환, 중추신경계감염, 뇌졸중, 과거 간질발작의 병력 등이 있을 경우 간질발작이 발생할 위험성이 증가한다. 간질발작의 발생 빈도는 imipenem의 경우 1~2% 정도이고 ertapenem, meropenem, doripenem의 경우 0.1~0.3% 정도로 더 낮은 것으로 알려져 있다. Carbapenem에 대한 과민반응은

3% 이내이고 penicillin 알레르기와 교차 반응을 보일 수 있다. Penicillin에 알레르기가 있는 경우에 carbapenem에 과민반응을 보이는 경우는 0~11% 정도로 알려져 있고 대개는 피부 발진이었다. Penicillin 피부 반응 검사에서 양성인 경우에 carbapenem에도 양성을 보이는 경우는 매우 드물고 carbapenem을 낮은 용량부터 올려서 단계적으로 투여하면 큰 문제가 없었다. 따라서 penicillin에 즉시형 과민반응이 있는 경우에도 carbapenem 피부 반응 검사에서 음성이라면 carbapenem을 안전하게 투여하여 볼 수 있을 것으로 보인다.

8) 임상 적응증

Carbapenem은 ESBL과 AmpC β-lactamase를 포함한 β-lactamase에 의해 분해되지 않아서 그람양성균, 그람음성균, 혐기균 등에 매우 광범위한 항균 범위를 갖는다. Carbapenem은 균혈증, 병원획득폐렴, 복강내감염, 복잡요로감염, 골관절/연조직감염, 부인과감염 등 중등도 혹은 중증 감염증을 치료하는데 유용하다. 중추신경계감염에는 간질의 위험성으로 인해 imipenem/cilastatin 보다 meropenem을 투여한다.

Carbapenem은 ESBL이나 AmpC β-lactamase를 생성하여 cephalosporin에 내성인 Enterobacteriaceae 감염에 잘 듣는다. Ertapenem은 다른 carbapenem과 달리 enterococci와 P. aeruginosa에 듣지 않는다. 그러나 긴 반감기로 인해 1일 1회 투여가 가능하여 외래 치료를 할 수 있다는 장점이 있다. Ertapenem을 제외한 carbapenem은 다제내성 A. baumannii 감염을 효과적으로 치료할 수 있지만 최근 carbapenem 내성균이 증가하고 있다.

Imipenem/cilastatin, meropenem, doripenem은 대부분의 임상 상황에서 비슷한 유용성을 보인다. Imipenem/cilastatin은 시험관 내에서 그람양성균(특히 E. faecalis)에 약간 더 우월하고 meropenem과 doripenem은 그람음성균에 약간 더 우월한 효과를 보인다고 알려져 있다. Doripenem은 시험관 내에서 P. aeruginosa에 가장 우수한 carbapenem이다.

Imipenem/cilastatin

Imipenem (*N*-formimidoyl-thienamycin)은 thienamycin보다 5~10배 화학적으로 더 안정한 thienamycin 유도체이다. Carbapenem의 공통적인 구조인 hydroxyethyl 측쇄로 인해 β-lactamase에 대해 매우 안정하다. Imipenem은 신장의 DHP-I에 의해 분해되어 농도가 떨어지고 인체에 독성이 있는 대사산물을 형성하기 때문에 이 효소의 억제제인 cilastatin과 1:1로 병합한 형태로 사용한다. Cilastatin은 그 자체로는 항균 효과가 없으나 imipenem의 분해를 막고 대사산물의 신독성을 예방한다.

1) 작용 범위

Imipenem은 methicillin 감수성 *S. aureus* (MSSA), *Streptococcus pneumoniae* (penicillin 중등도 내성 또는 내성 균주 포함), 기타 streptococci 등 대부분의 호기성 그람양성세균에 우수한 항균력을 갖는다. *E. faecalis*에 대한 imipenem의 MIC는 다른 carbapenem에 비해서 낮은 편이다. 그러나 MRSA나 methicillin 내성 coagulase negative staphylococci, ampicillin에 내성을 보이는 *E. faecium*에는 듣지 않는다.

Imipenem은 대부분의 호기성 그람음성세균에 대해서도 감수성이 좋다. *Neisseria meningitidis*, *N. gonorrhoeae*, *Haemophilus influenzae*, *H. parainfluenzae* 등은 β-lactamase 생산 여부에 관계없이 imipenem에 잘 듣는다. *Moraxella catarrhalis*도 imipenem에 매우 잘 듣는다. Imipenem은 *Legionella pneumophila*에 대해서 시험관내에서 감수성을 보이나 원인균이 세포 내에 기생하고 있기 때문에 실제 임상에서 *Legionella* 폐렴의 치료제로는 적합하지 않다. 장내 세균들인 *Escherichia coli*, *Enterobacter* spp., *Klebsiella* spp., *Proteus* spp., *Salmonella* spp., *Shigella* spp., *Serratia* spp., *Citrobacter* spp. 등도 imipenem에 감수성이 있고 염색체 β-lactamase가 유도되었거나 과다 생산하는 변이주들도 imipenem에 감수성을 유지한다. *P. aeruginosa*도 일반적으로는 imipenem에 잘 듣는다. 그러나 *P. aeruginosa*의 경우 imipenem에 노출되면 imipenem의 투과 경로인 세포 외막 porin OprD2의 소실이 생기고 이에 따라 imipenem에 내성이 쉽게 발생한다. *A. baumannii*도 imipenem에 감수성을 보이지만 최근 병원 내에서 imipenem 내성 *A. baumannii*와 *P. aeruginosa* 균주들이 증가하고 있다. *Burkholderia cepacia*, *S. maltophilia*, *Chryseobacterium* spp. 등은 imipenem에 자연 내성을 보이는 균주들이다.

Peptococcus spp., *Peptostreptococcus* spp., *Actinomyces* spp., *Propionibacterium acnes*, *Lactobacillus* spp., *Clostridium* spp., *Bacteroides* spp. 등의 혐기균은 imipenem에 감수성을 나타낸다. 그러나 *Clostridium difficile*에는 imipenem이 낮은 감수성을 보인다.

Imipenem은 *Nocardia asteroides*에 우수한 감수성을 보인다. *Mycobacterium fortuitum*, *M. chelonae*에 대한 항균력은 다른 β-lactam과 비슷하거나 더 우수하다. 또한 일부 *M. tuberculosis*에 대해서도 시험관 내에서 감수성을 보인다. *Chlamydia*와 *Mycoplasma*에는 듣지 않는다.

P. aeruginosa 혹은 Enterococci에 대해 imipenem과 aminoglycoside를 병합 투여하면 시험관 내에서 상승 작용이 있다. Imipenem과 ciprofloxacin을 *P. aeruginosa*에 병합하여 투여할 경우에도 상승 작용이 있다. 그러나 실제 임상에서 carbapenem과 다른 계열 항생제 병합 요법의 유용성은 확실하게 증명되어 있지 않다.

2) 약물동력학

Imipenem은 경구로 흡수되지 않는다. Imipenem 500 mg 또는 1,000 mg을 30분 간 정맥으로 투여할 경우 최고 혈중농도는 각각 30~42 μg/mL, 60~72 μg/mL이고 6시간 후에는 0.5 μg/mL, 1 μg/mL로 감소한다. 정상 신기능을 가진 환자에게 6시간마다 imipenem을 투여하면 혈중 약물농도가 축적되지 않는다. Imipenem은 혈장, 객담, 폐, 피부, 근육, 뼈, 활액, 복부장기, 눈방수(aqueous humor), 수정체액(vitreous humor) 등에 유효한 농도로 분포한다. 뇌수막에 염증이 없을 경우 뇌척수액 내 imipenem 농도는 비교적 낮지만(0.8 μg/mL), 염증이 있을 경우에는 더 높게 분포한다(0.5~11 μg/mL). Imipenem은 주로 신장에서 제거된다. Imipenem을 단독으로 투여할 때는 정맥주사한 imipenem의 20%만 소변에서 발견되나 cilastatin과 함께 투여하면 투여량의 70%가 소변에서 변하지 않은 채로 발견된다. 정맥으로 주사한 imipenem의 약 1% 정도만 담즙을 통해 배설된다. 따라서 치료 중에 장내 상재균에 미치는 영향이 비교적 경미하다.

정상적인 신기능을 가진 경우에 cilastatin의 최고 혈중농도, 분포용적, 혈중 반감기는 imipenem과 비슷하다. 신부전이 있을 경우에는 imipenem과 cilastatin의 혈중 반감기가 모두 증가하지만 그 정도가 다르다. 사구체여과율이 10 mL/분인 경우 imipenem의 반감기가 3.69시간인 반면 cilastatin은 17시간이다. 그러나 신부전 환자에게 cilastatin 축적이 큰 문제는 되지 않는 것으로 알려져 있다.

3) 약물상호작용

Ganciclovir와 imipenem을 동시에 투여할 경우 간질발작이 발생할 수 있다고 알려져 있다. 따라서 두 가지 약제를 동시에 투여하지 않도록 해야 한다. Imipenem/cilastatin과 probenecid를 함께 투여하면 imipenem의 신장 제거율을 30% 정도 감소시킨다. 그러나 실제로는 신장 이외의 imipenem 제거 기전을 통한 제거율이 증가하여 imipenem의 혈중농도에는 큰 영향을 미치지 않는 것으로 알려져 있다. Probenecid는 cilastatin의 신세관 분비를 방해하여 반감기를 증가시킨다. Imipenem과 aminoglycoside 등의 다른 항균제를 병합하여 투여할 경우에는 동일한 용액 내에 함께 섞어서 투여하면 안 된다. Imipenem은 meropenem이나 panipenem에 비하여 valproic acid의 혈중농도를 낮추는 효과가 적다고 알려져 있다.

4) 부작용과 금기

Imipenem/cilastatin의 흔한 부작용은 주사 부위 부작용(5%), 구역과 구토(4%), 설사(3%), 발진 혹은 약열

(2.7%), 간질발작(1.5%) 등이다. 구역과 구토는 imipenem 주사 중에 발생하는 경우가 흔하며 주입 속도를 늦추면 줄어든다. Imipenem/cilastatin의 간질발작 유발 위험은 다른 carbapenem에 비해 높다고 알려져 있지만 미국내 두 약제에 대한 제품 설명서에는 간질발작 발생률이 imipenem/cilastatin 0.4%, meropenem 0.5~0.7%라고 기술되어 있다. 간질발작이 발생한 경우 대개 위험요인을 가지고 있는데 중추신경계의 병변, 간질발작의 과거 병력, 신장기능부전, 노인 등이다. 위험인자가 없는 경우나 신기능에 맞추어서 용량을 조절한 경우에 간질발작의 발생률은 1% 미만으로 낮은 편이다. Theophylline, quinolone, metronidazole, ganciclovir, cyclosporin 등의 약제는 간질발작의 역치를 낮출 가능성이 있으므로 imipenem과 함께 투여할 때 주의가 필요하다. 그밖에도 간 효소 수치의 상승, 호산구증가증, 쿰즈검사 양성 반응, 혈소판감소증, 프로트롬빈시간 증가 등 검사소견의 경미한 이상이 발생하는 경우가 1.5%로 알려져 있으나 약제를 중단한 후 대부분 호전된다.

5) 임상 적응증

Imipenem/cilastatin은 광범위 항균 범위를 갖는다. 따라서 중증 감염증의 경험적 치료, 여러 종류의 세균 혹은 호기성/혐기성세균에 의한 혼합감염의 치료, 내성균에 의한 감염일 가능성이 높은 상황에서 imipenem을 투여한다. 인공호흡기관련폐렴, 원내폐렴, 복강내감염, 호중구감소 환자의 발열 등의 경우가 imipenem의 일반적인 적응증이다. 그밖에도 심내막염, 패혈증, 지역사회폐렴, 여러 종류의 세균에 의한 괴사근막염, 중증당뇨발감염, 복잡요로감염, 급성괴사췌장염의 감염 예방, 골수염 등에 imipenem을 투여할 수 있다. *P. aeruginosa*, ESBL 생성 Enterobacteriaceae, *Acinetobacter* spp. 감염증의 치료에 imipenem이 유용하다. 그러나 *P. aeruginosa* 폐렴의 치료 과정 중 20~50%에서 carbapenem 내성이 발현하는 것으로 알려져 있고 *Acinetobacter* spp.가 다제내성을 보이는 경우가 많기 때문에 주의가 필요하다.

여러 가지 임상 연구 결과, imipenem/cilastatin은 인

공호흡기관련폐렴을 포함한 원내폐렴의 치료에 다른 항생제(levofloxacin, ciprofloxacin, cefepime, piperacillin/tazobactam, doripenem, aztreonam + vancomycin 등)와 비슷한 치료 성적을 나타냈다. 복강내감염의 치료 성적은 다른 항생제(meropenem, biapenem, cefoxitin, piperacillin/tazobactam, ticarcillin/clavulanate, cefepime + metroindazole, ciprofloxacin + metronidazole, cefuroxime + metronidzole, aztreonam + clindamycin, tobramycin + clindamycin 혹은 metronidazole 등) 치료 성적과 비슷하거나 우수하였다. 호중구감소증 환자의 발열에서 imipenem/cilastatin은 다른 항생제(ceftazidime, cefepime, ceftazidime ± tobramycin 혹은 amikacin, aztreonam, cefuroxime + tobramycin, cefoperazone/sulbactam, piperacillin + gentamicin 혹은 amikacin, piperacillin + cefoperazone 혹은 ceftazidime, piperacillin/tazobactam, imipenem/cilastatin+amikacin 등)와 비교하여 비슷하거나 우수한 치료 성적을 나타냈다. 그 밖에도 패혈증(cefotaxime/amikacin), 원내요로감염(ceftazidime), 당뇨발감염(ampicillin/sulbactam) 등의 치료에서도 기존 약제와 비교하여 비슷하거나 우수한 효과를 나타냈다. Nocardia에 의한 감염증, 비결핵성 Mycobacterium 감염증 등에도 imipenem을 투여할 수 있다. 급성괴사췌장염의 경우에 예방적으로 imipenem을 투여하면 패혈증의 발생 빈도를 줄일 수 있다고 알려져 있다.

6) 용법 및 용량

정상 신기능을 가진 성인에게 imipenem을 500 mg씩 6시간 간격 혹은 1 g씩 8시간 간격으로 정맥주사한다. 항균제의 침투가 어려운 부위이거나 내성균 감염의 우려가 있을 경우에는 용량을 늘려서 최대 50 mg/kg/일까지 투여할 수 있다. 3개월 이상의 어린이에게 15~25 mg/kg의 용량을 6시간 간격으로 투여한다. 사구체여과율이 30 mL/분 미만으로 신기능의 장애가 있는 경우에는 용량과 투여 간격을 조절하여야 한다. 혈액투석 후에는 imipenem을 보충하여 주어야 한다.

Meropenem

Meropenem은 imipenem과 마찬가지로 thienamycin 유도체이다. Meropenem은 1번 탄소 위치에 methyl기를 가지고 있어서 신장의 DHP-I에 의해 분해되지 않는다. 따라서 imipenem과는 달리 DHP-I 억제제를 병합하지 않고 단독 투여가 가능하다. 또한 meropenem은 2번 탄소 위치의 측쇄로 인해 그람음성세균에 대한 항균력이 더 우수하고 간질발작을 유발할 가능성이 낮다.

1) 작용 범위

Meropenem은 그람양성세균에 대해 imipenem에 비해서 시험관 내에서 다소 낮은 감수성을 보인다. 그러나 MSSA, methicillin 감수성 coagulase negative staphylococci, viridans streptococci, Streptococcus pyogenes, S. pneumoniae (penicillin 내성균 포함) 등에 감수성을 보인다. E. faecalis와 S. epidermidis에 대한 meropenem의 항균력은 imipenem에 비해 각각 2~4배, 4~8배 정도 낮다. Meropenem은 imipenem과 마찬가지로 E. faecium, MRSA에 듣지 않는다.

그람음성세균에 대한 meropenem의 항균력은 imipenem 보다 일반적으로 우수하다. N. gonorrhoeae, H. influenzae, Moraxella spp. 등도 β-lactamase 생산여부에 관계없이 meropenem에 감수성이 있다. 장내 세균과에 속하는 E. coli, Klebsiella spp., Enterobacter spp., Citrobacter spp., Proteus spp., Providencia spp., Salmonella spp., Shigella spp. 등의 그람음성세균에 대한 meropenem의 항균력은 imipenem에 비해 4~16배 정도 더 우수하다. Imipenem과 마찬가지로 ESBL을 생성하는 균주들에 대해서도 meropenem의 감수성이 유지된다. P. aeruginosa에 대한 meropenem의 항균력은 imipenem 보다 더 우수한 편이다. Meropenem은 Aeromonas spp., Acinectobacter spp. 등에 대해서도 우수한 항균력을 보인다. Imipenem에 내성인 B. cepacia의 경우 meropenem에 감수성을 보이는 경우가 있으나 S. maltophilia의 경우에는 다른 carbapenem과

마찬가지로 내성을 나타낸다.

혐기균에 대한 meropenem의 항균력은 매우 우수하다. *Peptostreptococcus* spp., *P. acnes*, *Clostridium perfringens*, *Bacteroides fragilis* 등에 대한 항균력은 imipenem과 유사하거나 약간 더 우수하다. *C. difficile*에 대한 meropenem의 감수성도 유지되나 다른 혐기균에 비해 감수성이 낮은 편이다.

*N. asteroides*에 대한 meropenem의 시험관 내 감수성은 증명되어 있으나 다른 *Nocardia* spp.에 대해서는 내성이다. 한 연구에서 *Mycobacterium avium-intracellulare* complex, *M. fortuitum*, *M. tuberculosis*에 대한 항균력은 imipenem과 비슷하였다.

2) 약물동력학

Meropenem의 최고 혈중농도, 분포용적, 단백 결합률, 조직 분포, 혈중 반감기 등은 imipenem과 비슷하다. Meropenem 0.5 g 또는 1 g을 정맥주사한 후 최고 혈중농도는 각각 21~36 μg/mL, 55~62 μg/mL이다. Meropenem은 빠른 속도로 여러 조직과 체액에 침투하여 신장, 복막, 담즙, 폐, 기관지 점막, 피부 물집, 근육, 심장판막 등에 유효한 농도를 유지한다. 뇌수막염이 있는 환자에게 meropenem 2 g을 8시간 간격으로 투여할 경우 최고 뇌척수액 농도는 0.5~1.6 μg/mL에 이른다. Meropenem은 주로 콩팥을 통해 배설되며 투여 용량의 54~79%가 변하지 않은 채로 소변으로 배설된다. 정상 신기능을 가진 경우 8시간 내에 95%가 배설된다. 담즙을 통한 배설은 적은 편이며 투여 용량의 2.1%만이 대변에서 발견된다.

3) 약물상호작용

Meropenem과 probenecid를 함께 투여할 경우 meropenem의 신세관 분비를 방해하여 meropenem의 신장 배설을 감소시킨다. 이로 인해 meropenem의 혈중 반감기가 38% 정도 길어진다. 또한 valproic acid를 투여하고 있는 환자에게 meropenem을 투여할 경우에 valproic acid의 혈중농도를 치료 농도 이하로 감소시켜서 항간질발작 효과를 떨어뜨린다. Valproic acid를 사용하고 있는 환자에게 meropnem을 가급적 함께 투여하지 않도록 하고 꼭 함께 투여해야 할 경우에는 valproic acid 혈중농도를 자주 측정하여 용량을 조절해야 한다.

4) 부작용과 금기

가장 흔한 부작용은 설사(2.3%), 발진(1.4%), 구역과 구토(1.4%), 주사 부위 염증(1.1%) 등이다. Imipenem을 빠른 속도로 주사하면 구역과 구토가 발생할 수 있으나 meropenem을 5분 정도에 걸쳐 주사하여도 큰 문제가 없다. Imipenem이 위험인자를 가진 환자에게 간질발작을 유발할 위험성이 있는 것과 달리 meropenem은 다른 β-lactam에 비해 간질발작이 발생하는 빈도가 높지 않았다(0.08%). 검사 소견의 변화를 초래하는 정도는 imipenem과 비슷하다. 가장 흔한 이상 소견은 혈청 알라닌아미노전이효소(4.3%)와 아스파르테이트아미노전이효소(3.4%)의 상승이다. 그 밖에도 알칼리인산분해효소의 상승(1.5%), 혈소판감소증(1.6%), 호산구증가증 등이 나타날 수 있다.

5) 임상 적응증

Meropenem 투여가 필요한 경우는 imipenem과 마찬가지로 중증 감염증의 경험적 치료, 여러 종류의 세균이나 호기성/혐기성세균의 혼합감염의 치료, 내성균에 의한 감염의 치료 등이다. 복강내감염, 하부기도감염, 요로감염, 산부인과감염, 패혈증, 피부연조직감염 등에 대한 meropenem의 치료 효과는 imipenem/cilastatin 또는 기존 항균제 병합 요법과 비교하여 비슷하거나 더 우수하였다. 호중구감소증 환자의 발열에 대한 치료 효과도 ceftazidime, ceftazidime+amikacin, imipenem/cilastatin 등과 비슷하였다. 중추신경계감염의 경우에는 간질발작의 위험성이 있는 imipenem/cilastatin 대신 meropenem을 투여한다. *H. influenzae*, *S. pneumoniae*, *N. meningitidis*에 의한 세균성수막염에 대해 meropenem은 cefotaxime, ceftriaxone 등과 비슷한 치료 효과를 나타냈다. 특히 수막염의 원인균이 ESBL을 생성하는 그람음성세균이거나 ceftazidime에 내성을 갖는 *P. aeruginosa*인 경우 meropenem이 효과적인 치료약제가 될 수 있다. 대부분의 비교 임상 연구에서 meropenem의 치료 효과는 imipenem/cilastatin과 비슷하였고 부작용의 발생 빈도는 비슷하거나 약간 적었다.

6) 용법 및 용량

성인의 경우 감염 부위, 중증도에 따라 0.5~1 g을 8시간 간격으로 정맥주사한다. 중추신경계감염증이 있는 경우에는 2 g을 8시간 마다 정맥주사한다. 3개월에서 12세까지의 어린이에게는 10~20 mg/kg의 용량을 8시간마다 투여하고 중추신경계감염이 있는 경우에는 40 mg/kg으로 증량한다. Meropenem을 3~5분에 걸쳐서 직접 정맥주사하거나 15~30분에 걸쳐서 주입할 수 있다. Meropenem의 주입 시간을 전통적인 30분이 아닌 3시간으로 늘려서 투여하여 meropenem의 유효 혈중농도를 장시간 유지함으로서 P. aeruginosa나 A. baumannii에 의한 중증 감염증을 치료하려는 시도가 있었고 그 임상적 유용성에 대해서는 더 많은 연구가 필요하다. 신기능 저하가 있는 경우에는 용량 및 투여 간격을 조정하여야 하고 혈액투석 후에 보충이 필요하다.

Ertapenem

Ertapenem은 meropenem과 마찬가지로 carbapenem 핵의 1번 탄소 위치에 methyl기가 붙어 있어서 콩팥의 DHP-I에 안정적이며 DHP-I 억제제가 필요하지 않다. 2번 탄소 위치에 치환되어 있는 벤조산으로 인해 분자량이 커지고 지방친화성이 증가한다. Ertapenem은 생리적 pH에서 벤젠 고리로 인해 음전하를 띄게 되어 단백 결합이 증가하고 이로 인해 반감기가 다른 carbapenem에 비해 길다.

1) 작용 범위

Ertapenem은 MSSA와 methicillin 감수성 coagulase-negative stphylococci, S. pneumoniae, S. agalactiae, S. pyogenes 등의 그람양성균에 우수한 항균력을 가진다. 여러 항균제에 내성을 보이는 S. pneumoniae

에 대한 항균력은 상대적으로 낮지만 여전히 감수성을 갖는다. Imipenem/cilastatin이 E. faecailis에 감수성을 보이는 반면 ertapenem은 내인성 내성을 보인다. 다른 carbapenem과 마찬가지로 ertapenem은 MRSA, E. faecium 등에는 듣지 않는다.

Ertapenem은 E. coli, Klebsiella spp., Citrobacter spp., Enterobacter spp., Morganella morganii, Proteus spp., Serratia marcescens 등의 장내 세균과에 속하는 그람음성 막대균에 우수한 항균력을 갖는다. ESBL이나 Amp C β-lactamase를 생성하는 균주의 경우 MIC가 다른 carbapenem에 비해 높은 편이긴 하지만 ertapenem에 대한 감수성이 여전히 유지된다. Ertapenem은 호흡기감염의 흔한 원인 균주인 H. influenzae와 M. catarrhalis에도 우수한 항균력을 갖는다. 그러나 imipenem이나 meropenem과는 달리 비발효성 그람음성막대균인 P. aeruginosa나 Acinetobacter spp.에 대한 감수성이 매우 낮다. Ertapenem은 다른 carbapenem과 마찬가지로 Metallo-β-lactamase를 생성하는 S. maltophilia에는 듣지 않는다. Ertapenem을 투여하는 동안 imipenem이나 meropenem 등의 다른 carbapenem에 대한 P. aeruginosa, Acinetobacter spp.의 교차 내성 유발이 발생할 가능성은 높지 않은 것으로 알려져 있다.

B. fragilis, Clostridium spp., Fusobacterium spp., Peptostreptococcus spp., Porphyromonas spp., Prevotella spp. 등 대부분의 혐기균은 ertapenem에 감수성을 보인다. C. difficile과 Lactobacillus spp.의 경우 다른 carbapenem과 마찬가지로 낮은 감수성을 나타낸다.

2) 약물동력학

Ertapenem 1 g을 정맥으로 투여한 후 최고 혈중농도는 12.9 μg/mL에 이른다. Ertapenem은 폐조직, 기도의 상피세포액, 피부의 수포액에 잘 침투하지만 폐포액으로는 잘 침투하지 못한다. 동물실험에서 뇌수막에 염증이 있는 경우 투여 용량의 7.1%가 뇌척수액으로 침투하였으나 염증이 없는 경우에는 2.4%만 침투하였다. Ertapenem의 주된 배설 경로는 신장을 통해서이다. 약 81%의 약제가 신장을 통해 배설되고 9% 정도가 대변에서 발견된다. Ertapenem의 단백 결합률은 매우 높다. 이로 인해 반감기가 4.5시간으로 다른 carbapenem에 비해 길고 1일 1회 투여가 가능하다.

3) 약물상호작용

Ertapenem과 경구 probenecid를 함께 투여하면 ertapenem의 곡선아래구간(area under curve, AUC)이 25% 증가하고 신제거율을 35% 줄이며 반감기도 증가하게 된다. Valproic acid의 혈중농도를 떨어뜨릴 수 있으므로 ertapenem을 함께 투여할 경우에는 valproic acid 혈중 농도를 정기적으로 평가하여야 한다.

4) 부작용과 금기

Ertapenem의 가장 흔한 부작용은 설사(5.5%), 주사부위 합병증(3.7%), 구역(3.1%), 두통(2.2%), 질염(2.1%), 혈관염(1.3%), 구토(1.1%) 등이다. 간질발작이 발생한 경우는 ertapenem 치료를 받은 환자의 0.5%로 낮았다. 검사실 소견 이상은 혈청 알라닌아미노전이효소(6.0%), 아스파르테이트아미노전이효소(5.2%), 알칼리인산분해효소(3.4%)의 상승과 혈소판감소증(2.8%), 호산구증가증(1.1%) 등이다.

5) 임상 적응증

Ertapenem은 복잡피부연조직감염, 당뇨발감염, 복잡복강내감염, 지역사회폐렴, 중증복잡요로감염, 급성골반염 등에 기존 약제(ceftriaxone±metronidazole, piperacillin/tazobactam)와 비교하여 비슷한 치료 효과를 나타냈다. 다른 carbapenem과 마찬가지로 장내 세균과에 속하는 세균에 의한 감염증, 여러 세균 또는 혐기균에 의한 혼합감염증, ESBL 생성균주에 의한 감염증 등에 우수한 효과를 나타냈다. 따라서 ertapenem은 지역사회감염증 중 혼합감염이나 복잡감염증의 경험적인 치료에 유용하다. 최근 지역사회에서도 ESBL 생성 균주에 의한 감염증이 증가하고 있는데 ertapenem은 ESBL 생성 균주의 치료제로 적합하다. 그러나 원내감염의 경우 *Pseudomonas* 나 *Acinetobacter* 등의 비발효균에 의한 감염증이 흔하기 때문에 ertapenem의 경험적 투여가 제한적이다. 특히 인공호흡기관련폐렴이나 중환자실의 감염에는 ertapenem을 경험적으로는 투여하지 않는 것이 바람직하다. 기존의 carbapenem에 비해 ertapenem이 갖는 가장 큰 장점은 1일 1회 투여 및 근육주사가 가능하여서 외래 치료를 할 수 있다는 점이다.

6) 용법 및 용량

성인의 경우 ertapenem 1 g을 하루 1회씩 정맥으로 30분에 걸쳐서 주사한다. 13세 이상의 어린이에게는 1 g을 하루 1회 투여하고 3개월 이상 12세 이하의 어린이에게는 15 mg/kg를 하루 2회(최대용량 1 g/일) 투여한다. 1% lidocaine에 섞어서 근육주사도 가능하다. 주사액을 조제할 때 ertapenem을 dextrose나 다른 약제가 들어있는 희석액과 함께 섞어서는 안 된다.

Doripenem

Doripenem의 구조는 meropenem과 유사하다. 1번 탄소 위치에 1β-methyl기가 있어서 DHP-I에 안정적이고 DHP-I 억제제를 병합할 필요가 없이 단독 투여가 가능하다.

1) 작용 범위

Doripenem은 그람양성세균, 그람음성세균, 혐기균에 넓은 항균 범위와 우수한 항균력을 갖는다. Doripenem은 MSSA, methicillin 감수성 coagulase-negative staphylococci, *S. pyogenes*, *S. pneumoniae*, viridans streptococci에 감수성을 보인다. *E. faecalis*에 대한 항균력은 impenem/cilastatin 보다 열등하고 ertapenem 보다는 우수하며 meropenem과 비슷하다. *E. faecium*, MRSA에는 다른 carbapebenem과 같이 내성이다.

Doripenem은 ESBL과 AmpC β-lactamase 생성 균

주를 포함하여 장내 세균과에 속하는 내성균에 우수한 항균력을 갖는다. *P. aeruginosa*에 대해서는 다른 carbapenem에 비해 약간 더 강한 항균력을 갖고 imipenem이나 meropenem에 내성을 보이는 *P. aeruginosa*가 doripenem에 감수성을 보이기도 한다. 그러나 *Acinetobacter* spp.에 대해서는 더 우수한 감수성을 보이지 않는다. Doripenem은 *S. maltophilia*에 대해 다른 carbapenem과 마찬가지로 내성이다. *B. fragilis*를 포함한 대부분의 혐기균에 우수한 항균력을 나타낸다.

2) 약물동력학

Doripenem 500 mg을 1시간에 걸쳐서 정맥으로 투여한 후 최고 혈중농도는 23.0 μg/mL에 이른다. Doripenem의 혈장 단백 결합률은 8.1%이다. Doripenem은 복강 또는 후복강 체액, 담낭, 소변에 유효한 농도로 분포한다. Doripenem은 주로 신장을 통해 배설되며 약 70%의 약제가 대사되지 않은 채로 소변에서 발견된다. 1% 미만의 doripenem만 대변에서 발견된다. 혈중 반감기는 1시간 정도이다.

3) 약물상호작용

다른 carbapenem과 마찬가지로 probenecid는 doripenem의 신세관 분비를 억제하여 혈중농도를 높인다. 또한 valproic acid를 사용하는 환자에게 doripenem을 투여하면 valproic acid의 혈중농도를 낮춘다.

4) 부작용과 금기

가장 흔한 부작용은 두통, 구역, 설사, 피부 발진, 정맥염 등이다. Doripenem은 GABA 수용체 친화도가 상대적으로 낮아 간질발작 발생은 매우 드문 것으로 알려져 있다. 임상 시험에서 doripenem 투여 중 간질발작이 발생한 사례들이 일부 보고는 되어 있지만 doripenem이 원인이라고 확정된 것은 없었다.

5) 임상 적응증

복잡성복강내감염, 복잡성요로감염, 인공호흡기관련폐염을 포함한 원내폐렴이 doripenem의 적응증이다. 복잡성 복강내감염의 경우 doripenem과 meropenem의 치료 효과를 비교하여 비슷한 치료 성적을 보고하였다. 원인 병원균별로 분류하여 분석하였을 때에도 doripenem의 치료 효과가 meropenem에 비해 일반적으로 우수하거나 비슷하였다. 복잡성요로감염의 경우에 doripenem과 levofloxacin의 치료 효과를 비교하였을 때 임상적인 효과와 미생물학적인 효과에 있어서 양군 간에 비슷한 정도의 성적을 보였다. 인공호흡기관련폐렴(imipenem과 비교)과 원내폐렴(piperacillin/tazobactam과 비교)에 대한 doripenem의 치료 성적도 기존의 약제와 비교하여 비슷하였다.

6) 용법 및 용량

성인에게 doripenem 500 mg을 1시간에 걸쳐서 8시간 간격으로 투여한다. 소아에 대한 안정성과 효과는 아직 평가되어 있지 않다.

Panipenem/betamipron

Panipenem은 imipenem과 같이 신장의 DHP-I에 의해 분해되어 소변 내 약물농도가 떨어지고 신독성이 있는 대사물이 만들어진다. 따라서 신피질에서 panipenem의 능동 신세관 배설을 억제하는 betamipron을 병합하여 투여한다. Betamipron 자체는 항균 효과가 없다.

1) 작용 범위

다른 carbapenem과 마찬가지로 panipenem은 β-lactamase에 안정적이며 그람양성세균, 그람음성세균, 혐기균에 광범위 항균력을 갖는다. Panipenem은 그람양성균에 대해 imipenem과 비슷하고 meropenem 보다는 2~4배 우수한 항균력을 보인다. Penicillin 내성 여부와 상관없이 *S. pneumoniae*에 잘 든다. MSSA, methicillin 감수성 coagulase negative staphylococci 등에 대해서도 우수한 항균력을 보인다. *E. faecalis*에 대해서는 imipenem과 비슷한 정도의 감수성을 보인다. 다른

carbapenem과 마찬가지로 MRSA, *E. faecium*은 panipenem에 듣지 않는다.

Panipenem은 *E. coli, K. pneumoniae, M. morganii, P. mirabilis, C. freundii* 등의 장내 세균과에 속하는 그람음성세균에 대해 우수한 항균력을 보인다. *M. catarrhalis, H. influenzae* 등의 호흡기계 병원균에 대해서도 우수한 항균력을 나타낸다. *P. aeruginosa*에 대한 panipenem의 항균력은 imipenem과 비슷하거나 약하고 meropenem 보다 약하다. *S. maltophilia*와 *B. cepacia*에는 듣지 않는다.

Panipenem은 *B. fragilis*를 포함한 혐기균에 대해 우수한 항균력을 갖는다. *C. difficile*에도 어느 정도 항균력이 있으며 다른 혐기균에 대한 항균력은 imipenem과 비슷하다.

2) 약물동력학

Panipenen/betamipron 500/500 mg을 정맥으로 60분간 투여한 후 최고 혈중농도는 27.5/15.6 μg/mL에 이른다. Panipenem은 신체 조직과 객담, 침, 요로, 전립샘, 여성생식기, 담즙, 고름, 뼈, 관절 등에 잘 침투한다. Panipenem의 단백 결합률은 6~7%로 낮은 편이나 betamipron의 경우 73% 정도이다. Panipenem의 28.5%와 betamipron의 93.2%가 소변으로 배설된다. 혈중 반감기는 panipenem이 70분, betamipron이 40분이다.

3) 약물상호작용

Panipenem/betamipron은 valproic acid의 유효한 혈중농도를 낮추는 것으로 알려져 있다. 그 기전은 valproic acid의 대사 촉진, 장-간 재순환의 억제, 장상피세포에서 흡수의 억제 등으로 설명한다. 따라서 valproic acid를 복용하고 있는 환자에게 간질발작이 재발할 가능성을 증가시키므로 panipenem/betamipron을 병합하여 투여하지 않는다.

4) 부작용과 금기

Panipenem/betamipron의 부작용은 0~5.7%로 알려져 있으며 이는 imipenem/cilastatin과 비슷한 정도이다. 피부 발진, 설사, 식욕 부진 등이 가장 흔한 부작용이다. Panipenem은 간질발작을 유발할 수 있으며 발생 빈도는 0.1% 정도로 알려져 있다. 검사실 이상 소견은 7~39.5%에서 나타나며 가장 흔한 것은 아미노전이효소의 상승과 호산구증가증이다.

5) 임상 적응증

Panipenem/betamipron과 관련한 임상 연구는 주로 일본에서 이루어졌는데 대개 연구 규모가 작거나 비교연구가 아니었다. 여러 균의 혼합감염, 복잡감염, ESBL 생성 균주와 같은 내성균감염 등에 panipenem/betamipron을 투여할 수 있다. 적응증은 하부기도감염, 요로감염, 부인과감염, 수술부위감염 등이다.

6) 용법 및 용량

성인의 경우 panipenem/batamipron 500/500 mg의 용량을 12시간 간격으로 30분에 걸쳐서 정맥으로 투여한다. 중증 감염증의 경우에 1/1 g의 용량을 60분에 걸쳐서 투여한다. 어린이의 경우 10~30 mg/kg의 용량을 30분에 걸쳐서 8시간 간격으로 투여한다.

Biapenem

Biapenem은 imipenem과 달리 1번 탄소 위치에 1β-methyl기가 있어서 DHP-I에 안정적이고 DHP-I 억제제를 병합할 필요가 없이 단독 투여가 가능하다. 또한 1번 탄소 위치의 1β-methyl기와 2번 탄소 위치의 triazolium기로 인해 GABA 수용체 결합을 억제하는 효과가 줄어서 imipenem에 비해 간질발작을 일으킬 가능성이 낮다.

1) 작용 범위

Biapenem은 β-lactamase에 안정적이며 그람양성세균, 그람음성세균, 혐기균 등에 넓은 항균 범위와 우수한 항균력을 갖는다. Biapenem은 imipenem, meropenem

과 마찬가지로 penicillin 내성과 상관없이 *S. pneumoniae*에 대해 우수한 감수성을 보인다. Biapenem은 *S. pyogenes*, MSSA, methicillin 감수성 coagulase-negative staphylococci 등에도 우수한 항균력을 나타낸다. Imipenem과 마찬가지로 *E. faecalis*에 대해 어느 정도 항균력을 가지며 MRSA와 *E. faecium*에 내성을 보인다.

Biapenem은 그람음성세균에 대해 imipenem과 비슷하거나 우수한 항균력을 가진다. *E. coli*, *K. pneumoniae*, *M. morganii*, *P. mirabilis*, *C. freundii* 등의 장내세균과에 속하는 그람음성세균에 대한 biapenem의 항균력은 매우 우수하다. Biapenem의 그람음성세균에 대한 항균력은 imipenem보다 약간 더 우수한 편이다. *M. catarrhalis*에 대한 biapenem의 항균력은 우수하며 *H. influenzae*에 대해서는 다양한 감수성을 보인다. *P. aeruginosa*에 대한 biapenem의 항균력은 우수한 편이며 이는 imipenem과 비슷하다. *A. baumannii*에 대해서도 biapenem은 우수한 항균력을 갖는다.

Biapenem은 혐기균에 대해서 imipenem과 비슷한 정도의 항균력을 나타낸다. *Bacteroides* spp., *Prevotella* spp. 등의 그람음성세균과 peptostreptococci, clostridia 등의 그람양성혐기균에 대한 biapenem의 항균력은 매우 우수하다.

2) 약물동력학

Biapenem 300 mg을 투여한 후 최고 혈중농도는 17.35 μg/mL에 이른다. Biapenem은 폐, 자궁경부, 자궁근육층, 자궁내막, 난소 등의 조직과 객담, 흉수, 복수, 정맥혈 등의 체액에 잘 침투한다. Biapenem의 단백 결합률은 3.7%로 낮은 편이다. Biapenem은 주로 신장을 통해서 배설된다. Biapenem을 투여한 후 약 63% 정도가 대사되지 않은 채로 소변에서 발견된다. 대변에서는 거의 발견되지 않는다. 혈중 반감기는 1.03시간이다.

3) 부작용과 금기

Biapenem 부작용의 발생 빈도는 1.9~3.4%이며 이는 imipenem의 부작용 발생 빈도와 비슷한 정도이다. 가장 흔한 부작용은 피부 발진(1.0%), 설사(0.5%), 구역, 구토 등이다. 검사소견의 이상이 발생하는 빈도는 9.5~29.5% 정도이며 혈청 알라닌아미노전이효소 상승(6.2%), 아스파르테이트아미노전이효소 상승(4.0%), 호산구증가증(3.7%), 크레아티닌청소율의 감소(2.9%) 등이 가장 흔하다.

4) 임상 적응증

다른 carbapenem과 마찬가지로 혼합감염, 복잡감염, ESBL 생성 균주와 같은 내성균감염 등에 biapenem을 투여한다. Biapenem의 적응증은 복강내감염, 하부기도감염, 복잡요로감염 등이다. Imipenem/cilastatin과의 비교연구에서 biapenem은 복강내감염, 폐렴, 만성폐쇄성폐질환에 동반된 하부기도감염, 복잡요로감염에 비슷한 정도의 치료 효과를 보였다.

5) 용법 및 용량

성인의 경우 300 mg의 biapenem을 0.9% 생리식염수 100 mL에 섞어서 30~60분에 걸쳐서 12시간 간격으로 정맥으로 투여한다. 어린이의 경우 6~12 mg/kg의 용량을 하루 3회 투여한다.

Faropenem

Faropenem은 penem 계열의 경구 β-lactam 항균제이다. Faropenem의 구조는 carbapenem과 유사하다. 그러나 penicillin과 마찬가지로 1번 위치의 S (sulphur)가 그대로 남아 있다. 따라서 faropenem은 carbapenem이 아닌 penem 계열로 따로 분류한다. 다른 β-lactam이나 carbapenem과 구별되는 구조적 차이로 인해 faropenem은 독특한 약리적 특성을 갖는다. Faropenem sodium은 일본에서 출시가 되었다. Faropenem medoxomil (3번 탄소에 medoxomil 결합으로 경구 생체이용률 높임)의 만성기관지염에 대한 3상 임상 시험은 2005년에 시작되었다가 중단되었다. 현재 지역사회폐렴에 대한 ertapenem과 비교 3상 임상 시험이 진행되고 있다.

1) 작용 범위

Faropenem은 그람양성세균, 그람음성세균에 넓은 항균 범위와 우수한 항균력을 가지며 혐기균에도 효과가 있다. Faropenem은 penicillin 내성 *S. pneumoniae*에 대해 amoxicillin/clavulanate나 cefuroxime보다 4~8배 우수한 항균력을 가지며 다제내성 *S. pneumoniae*에 대해서도 항균력을 갖는다. Faropenem은 Group A, Group B β 용혈성 streptococci에도 감수성을 나타낸다. MSSA, methicillin 감수성 coagulase negative staphylococci에 대해서 faropenem은 amoxicillin/clavulanate와 cefuroxime보다 각각 8배와 16배 정도 항균력이 강하나 MRSA, *E. faecium*에는 듣지 않는다.

Faropenem은 *H. influenzae*, *M. catarrhalis*, *N. gonorrhea* 등에 감수성을 보인다. 또한 ESBL을 생성하는 균주를 포함하여 *E. coli*, *K. pneumoniae*, *P. mirabilis* 등의 장내 세균과에 속하는 세균에 항균력을 가진다. 반면 *Citrobacter freundii*, *Enterobacter* spp., *M. morganii*, *Proteus* spp., *Providencia* spp., *Serratia* spp.에는 감수성이 좋지 못하다. Faropenem은 *P. aeruginosa*의 외막을 투과하지 못해서 내인성 내성을 보인다. *Acinetobacter* spp., *S. maltophilia* 등의 비발효성 그람음성막대균에는 faropenem이 듣지 않는다. 일부 연구에서 faropenem은 혐기균에 대해 imipenem이나 meropenem과 비슷한 정도의 감수성을 보였다.

2) 약물동력학

Faropenem medoxomil을 경구로 투여하면 경구 생체이용률이 72~84%에 이른다. 건강한 성인에게 faropenem medoxomil 300 mg을 경구로 투여한 후 측정한 최고 혈중농도는 13.8 μg/mL에 이른다. Faropenem medoxomil은 흡수된 후 혈청 에스테르분해효소에 의해 faropenem으로 가수분해된다. Faropenem의 혈장 단백 결합률은 88~90%이다. Faropenem은 신장의 DHP-I에 비교적 안정적이며 주로 신장을 통해 배설된다. 투여 용량의 8~26%가 대사되지 않은 채로 소변에서 발견된다. Faropenem은 carbapenem과 마찬가지로 그람양성세균뿐만 아니라 그람음성세균에 대해서도 항생제 투여 후 효과가 있다.

3) 약물상호작용

Probenecid는 faropenem의 신장 배설을 방해하여 faropenem의 혈중농도를 증가시킨다.

4) 부작용과 금기

2상 혹은 3상 임상 시험에서 faropenem의 부작용은 다른 β-lactam과 비슷한 정도였다. 가장 흔한 부작용은 설사, 구역, 두통 등이었다. 신경계 부작용의 발생 빈도는 다른 β-lactam보다 높지 않았다. Faropenem은 2번 탄소 위치의 측쇄 구조가 달라서 신경계 부작용이 매우 낮을 것으로 생각된다.

5) 임상 적응증

급성부비동염, 만성기관지염의 급성 악화, 지역사회폐렴, 비복잡피부연조직감염 등에 대한 faropenem의 효과를 알아보기 위한 임상 연구에서 기존의 약제(cefuroxime, clarithromycin, azithromycin, amoxicillin, cefpodoxime, amoxicillin/clavulanate)와 비교하여 비슷한 치료 효과가 있다고 보고하였다. 미국식품의약국(FDA)은 faropenem을 아직 승인하지 않았다. 그러나 지역사회 내 내성균의 증가와 함께 향후 지역사회감염증에 대한 새로운 경구항균제인 faropenem의 역할이 기대된다.

6) 용법 및 용량

성인의 경우 300 mg의 faropenem medoxomil을 12시간 간격으로 경구로 투여한다. 일본에서는 200~300 mg의 용량을 하루 2~3회 투여하고 어린이의 경우 5~10 mg/kg를 하루 3회 투여하는 것을 권한다.

Tebipenem pivoxil

Tebipenem pivoxil은 일본에서 개발되어 사용되고 있는 경구투여가 가능한 carbapenem이다. Tebipenem pivoxil은 *S. pneumoniae*, *S. pyogenes*, *H. influenzae*, *K. pneumoniae*, *M. catarrhalis*, *E. coli* 등 호흡기 감염과 요로감염을 일으키는 다양한 미생물에 대해 광범위하고 우수한 항균력을 보인다. Tebipenem pivoxil을 경구로 투여하면 생체이용률이 우수하며 흡수된 약제는 에스테르분해효소에 의해 활성 대사물로 변환된다. 또한 신장의 DHP-I에 매우 안정적이다. Tebipenem 150 mg을 건강한 성인에게 투여한 후 최대 혈중농도는 5.85 µg/mL이었고 반감기가 0.58시간이었다. 중이염, 상기도감염, 폐렴의 치료에 tebipenem의 효용이 있을 것으로 보인다.

Tomopenem (과거 CS-023)

Tomopenem은 MRSA에 대해 항균력을 가지는 새로운 carbapenem이다. Tomopenem은 그람양성세균에 대해서는 imipenem과 비슷하고 그람음성세균에 대해서는 meropenem과 비슷한 정도의 항균력을 가진다. Tomopenem의 가장 큰 특징은 PBP2a에 높은 친화력을 가져서 MRSA와 *P. aeruginosa*에 대한 항균력을 높인 것이다. Tomopenem의 MRSA와 *P. aeruginosa*에 대한 항균력은 imipenem과 meropenem에 비해 4배 이상 우수하

다. Tomopenem은 imipenem이나 meropenem 보다 2배 정도 긴 반감기를 갖는다. 향후 본 약제는 MRSA, *P. aeruginosa*, ESBL과 AmpC β-lactamase 생성균 등을 포함하여 그람양성세균과 그람음성세균에 의한 원내폐렴과 복잡피부연조직감염 등에 투여할만한 약제가 될 것으로 기대한다.

▣ **참고문헌**

1. 대한감염학회: 항생제의 길잡이(제3판), p221, 서울, 도서출판 MIP, 2008.

2. Anderson DL: Doripenem. Drugs Today 42:399-404, 2006.

3. Goa KL, Noble S: Panipenem/betamipron. Drugs 63:913-925, 2003.

4. Grayson ML: Kucer's The Use of Atnibiotics 6th ed, p471, London, Hodder Arnold, 2010.

5. Keating GM, Perry CM: Ertapenem: a review of its use in the treatment of bacterial infections. Drugs 65:2151-2178, 2005.

6. Kobayashi R, Konomi M, Hasegawa K, et al.: In vitro activity of tebipenem, a new oral carbapenem antibiotic, against penicillin-nonsusceptible *Streptococcus pneumoniae*. Antimicrob Agents Chemother 49:889-894, 2005.

7. Perry CM, Ibbotson T: Biapenem. Drugs 62:2221-2234, 2002.

8. Schurek KN, Wiebe R, Karlowsky JA, et al.: Faropenem: review of a new oral penem. Expert Rev Anti Infect Ther 5:185-198, 2007.

9. Zhanel GG, Wiebe R, Dilay L, et al.: Comparative review of the carbapenems. Drugs 67:1027-1052, 2007.

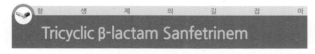

Tricyclic β-lactam Sanfetrinem

곽이경 (인제대학교 의과대학 내과학교실)

β-lactam 항생제는 전 세계적으로 가장 널리 사용되는 항생제 중 하나이지만, 이에 대한 내성 획득 균주가 증가하면서 새로운 계열의 항생제 개발이 필요하게 되었다. 기존의 β-lactam 항생제는 β-lactam 고리에 thiazoli-

dine 고리가 결합된 penicillin이나 dehydrothiazine 고리가 결합된 cephalosporin, β-lactam 고리 단독으로 구성된 monobactam 항생제로 크게 나누었으나, trinem (초기에는 tribactam으로 불림)은 tricyclic β-lactam 항생제로 3개의 고리가 결합되어 있는 새로운 계열의 β-lactam 항생제이다. 1992년에 처음으로 보고되었으며 구조적으로 carbapenem과 유사하다. 4α-methoxy trinem인 sanfetrinem (GV 104326)이 가장 처음으로 개발된 trinem 계열의 약물로 그람양성, 그람음성 호기성

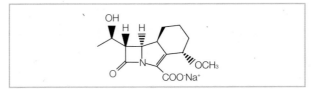

그림 1. Sanfetrinem (GV 104326)의 구조

세균과 혐기균에 광범위한 항균력을 나타내고 대부분의 β–lactamase에 안정하여 향후 임상적으로 사용 가능성이 높은 약물 후보로 대두되었다. Sanfetrinem의 hexetil ester인 sanfetrinem cilexetil (GV 118819X)은 체내에서 가수분해되어 trinem으로 변하는 전구 약물로 경구투여가 가능한 것으로 알려져 있다. β–lactam 항생제에 대한 주요 내성 기전은 β–lactamase인데 trinem은 class A (TEM–1), class D (OXA–10) β–lactamase에 대해 안정하며 class C 효소도 비활성화 시키고, 신장에 존재하는 dehydropeptidase (DHP–1)에 의해서도 분해되지 않으나, carbapenem 분해효소(Nmc A, BcII β–lacta-mase)에는 분해되는 특징을 가진다. 2015년 현재까지 임상에서 사용되지는 않고 있다.

1. 항생제명

Sanfetrinem (GV 104326), sanfetrinem cilexetil (GV 118819X), GV 129606, GV 143253A 등이 보고되었다.

2. 구조 및 성상

구조적으로 carbapenem과 유사하며 carbapenem 고리의 1번과 2번 탄소에 cyclohexane 고리가 결합된 구조로 이루어져 있다(그림 1).

Sanfetrinem

1) 작용 범위

Sanfetrinem은 주요 균주들에 대해 광범위한 항균력

을 나타내는 것으로 보고되었다. Methicillin 감수성 staphylococci, penicillin 감수성 streptococci, ampi-cillin 감수성 enterococci에 대해서 시험관내 항균력이 우수하다. 그러나 다른 β–lactam 항생제에 고도 내성인 그람양성세균에 대해서는 항균력이 감소하는 경향을 보인다. S. pneumoniae에 대한 항균력은 penicillin에 대한 내성 정도와 관련이 있으며 S. pneumoniae에 대해 ampicillin이나 ceftriaxone보다 4~8배 우수한 항균력을 나타낸다. β 용혈 사슬알균은 sanfetrinem에 감수성이고, α 용혈 사슬알균도 대부분 감수성이지만 이들 균주 중에는 sanfetrinem에 대한 최소 억제 농도(Minimal inhibitory concentration; MIC)가 2 mg/L까지 높은 균주들도 보고되었다. H. influenzae나 M. catarrhalis와 같이 호흡기감염증의 원인인 그람음성 세균에도 우수한 항균력을 나타내며 Enterobacteriaceae에 대한 효과는 대체로 imipenem과 유사하다. 그람음성 막대균 중 포도당 비발효균인 P. aeruginosa나 S. maltophilia에 대해서는 항균력이 없으며, A. baumannii에 대해서는 중등도의 항균력을 보이는 것으로 알려져 있다(MIC$_{50}$ 2 mg/L; MIC$_{90}$ 6 mg/L). Bacteroides fragilis, Clostridium perfringens, peptostreptococci와 같은 혐기균에도 항균력이 우수하나 Clostridium difficile에는 높은 MIC를 보였다(MIC$_{90}$ 4~8 mg/L). β–lactamase에 영향을 받는 정도는 기존의 carbapenem 항생제와 유사하며 extend-ed spectrum β–lactamase (ESBL)에 대해서는 imipe-nem과 유사하게 안정성을 유지하나, carbapenem 분해효소에 대해서는 불안정한 특성을 보인다.

생체 내(in vivo) 연구 보고는 매우 적은데 쥐를 이용한 동물실험에서 S. aureus, S. pyogenes, E. coli에 의한 패혈증에 대해 효과가 우수하였고, S. pneumoniae 호흡기감염에서는 amoxicillin보다 우수한 효과를 보였다.

2) 약물동력학

약물동력학에 대한 연구는 매우 제한적인데 sanfetri-nem 1 g 투여시 혈장 약물농도(plasma drug level)는 43.2 mg/L 정도로 높게 보고되었다. 500 mg 경구투여

시 최고 혈장 약물농도는 2.5~3.5 mg/L이었고, 반감기는 1.3~1.97시간이었다. 염증 부위로 빠르게 침투하나 침투 정도는 약 50%로, ampicillin 81%, cefprozil 79% 등과 비교했을 때 다른 β-lactam 항생제에 비해 상대적으로 낮았다. MIC가 0.12 mg/dL 이하인 고도 감수성 *S. pneumoniae*, 기타 사슬알균, *Neisseria* spp., methicillin 감수성 *S. aurues* (MSSA) 치료 시에는 125 mg의 경구투여로 충분하나 Enterobactericeace나 내성 균주에 의한 호흡기감염증 치료 시에는 500 mg이 적절할 것으로 보고되었다. *S. pneumoniae*에 대해서는 항생제 투여 후 효과(PAE)를 보이는 것으로 알려져 있다.

3) 임상 적응증

아직까지 진행된 임상 연구는 없다.

GV129606

새로운 주사용 trinem으로 methicillin 감수성 *S. aureus*, *S. pneumoniae* 등 그람양성세균에 항균력이 우수하다. Enterobaterioaceae에 대해 ceftazidime, piperacillin과 비슷한 정도의 항균력을, 혐기균에 대해서는 metronidazole 정도의 항균력을 나타낸다.

GV143253A

Penicillin 결합단백(penicillin-binding protien; PBP2)에 대한 친화력(affinity)이 높아 methicillin 내성 *S. aureus* (MRSA)에 대해 항균력이 있는 trinem으로 vancomycin에 비교할 만한 항균력을 나타낸다. 다제내성 그람양성세균에 의한 감염증에 효과가 있다.

■ 참고문헌

1. Ferrari L, Iavarone L, Braggio S, Modugno ED: In Vitro and In Vivo Pharmacokinetics-Pharmacodynamics of GV143253A, a Novel Trinem. Antimicrob Agents Chemother 47:770-6, 2003.

2. Modugno ED, Broggio R, Erbetti I, Lowther J: In vitro and in vivo antibacterial activities of GV129606, a new broad-spectrum trinem. Antimicrob Agents Chemother 41:2742-8, 1997.

3. Modugno ED, Erbetti I, Ferrari L, Galassi G, Hammond SM, Xerri L: In vitro activity of the tribactam GV104326 against gram-positive, gram-negative, and anaerobic bacteria. Antimicrob Agents Chemother 38:2362-8, 1994.

4. Sader HS, Gales AC: Emerging strategies in infectious diseases: new carbapenem and trinem antibacterial agents. Drugs 61:553-64, 2001.

5. Vilar M, Galleni M, Solmajer T, Turk B, Frere JM, Matagne A: Kinetic study of two novel enantiomeric tricyclic beta-lactams which efficiently inactivate class C beta-lactamases. Antimicrob Agents Chemother 45:2215-23, 2001.

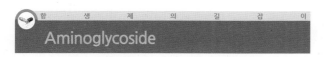

Aminoglycoside

위성헌 (가톨릭대학교 의과대학 내과학교실)

1. 서론

Aminoglycoside는 세포질 내 30S 리보솜에 작용하여 단백질 합성을 억제하면서 항균 효과를 나타내는 6각형의 aminocyclitol 고리를 기본 구조로 하는 항균제이다. 1944년 *Streptomyces griseus*에서 추출한 streptomycin을 시작으로 다양한 종류가 개발되어 있다. 초창기에 개발된 streptomycin과 kanamycin은 그람음성 막대균에 대한 항균력이 많이 감소하여 현재에는 주로 항결핵제로만 사용되고 있고, neomycin은 전신 투여시 독성이 강하여 대장 수술 전 장내 세균 제거의 목적으로 경구투여만 하고 있다. 환자들의 그람음성균감염증을 치료하기 위하여 사용하고 있는 aminoglycoside는 1963년 *Micro-*

표 1. 임상에서 사용하는 aminoglycosides

항생제	개발연도	출처
Streptomycin	1944	*Streptomyces griseus*
Neomycin	1949	*Strepotmyces fradiae*
Kanamycin	1957	*Streptomyces kanamyceticus*
Gentamicin	1963	*Micromonospora purpurea*
Tobramycin	1967	*Streptomyces tenebrarius*
Sisomicin	1970	*Micromonospora inyoensis*
Dibekacin	1971	Dideoxy derivative of kanamycin B
Amikacin	1972	Semisynthetic derivative of kanamycin A
Arbekacin	1973	Kanamycin B derivative
Netilmicin	1975	N-ethyl derivative of sisomicin
Micronomicin	1975	*Micromonospora sagamiensis*
Astromicin	1977	*Micromonospora olivoasterospora*
Isepamicin	1978	Gentamicin B derivative

*monospora purpurea*에서 추출된 gentamicin이 원조이며, 국내에서는 tobramycin, amikacin, dibekacin, sisomicin, netilmicin, micronomicin, astromicin, isepamicin 등이 임상에서 사용되고 있다(표 1). Aminoglycoside는 약제의 어미를 통해 그 기원을 알 수 있는데 *Streptomyces*에서 추출된 aminoglycoside는 'mycin'에서 "y"를 사용하고(예; tobramycin), *Micromonospora*에서 추출된 약제는 "i"를 사용하여 'micin'으로 표기한다(예; gentamicin). 또한 kanamycin의 유도체인 경우에는 어미를 'kacin'으로 표기한다(예; amikacin).

Neomycin, kanamycin, gentamicin 등은 2~3개의 화학 성분을 가진 발효 산물이고 amikacin, netilmicin, dibekacin, isepamicin 등은 자연 산물의 반합성 유도체이지만 모든 aminoglycoside는 유사한 물리적, 화학적, 약리학적 특성을 공유한다.

모든 aminoglycoside는 신독성, 내이독성 등을 유발할 수 있지만 새로운 투여 용법의 도입, 단기간 사용, 위험 요인의 회피 등을 통하여 독성의 위험성이 줄어들 수 있

다. 최근 β-lactam이나 fluoroquinolone 등에 내성을 보이는 그람음성균이 증가하면서 요로감염증이나 원내감염 등에서 aminoglycoside의 적절한 투여가 더욱 필요하게 되었다.

1) 항생제명

Streptomycin, Kanamycin, Neomycin, Gentamicin, Tobramycin, Amikacin, Dibekacin, Sisomicin, Netilmicin, Micronomicin, Astromicin, Isepamicin 등

2) 구조 및 성상

Aminoglycoside는 6각형의 aminocyclitol 고리(ring)가 기본 구조로서 2개 이상의 aminosugar에 연결된 구조로 되어 있다. 따라서 aminocyclitol-aminoglycoside로 명칭하는 것이 타당하지만 편의상 aminoglycoside라고 부른다. Aminocyclitol 고리는 streptomycin의 경우 streptidine으로, 그 외의 aminoglycoside는 2-deoxystreptamine으로 구성되는데 2-deoxystreptamine 환을 갖는 aminoglycoside는 곁가지(branch)의 결합 부위에 따라 각각 neomycin, gentamicin 그리고 kanamycin 계열로 나뉜다(그림 1).

3) 작용 기전

Aminoglycoside는 유전부호의 변형과 단백질 합성 억제를 통해 살균 효과를 보인다. 작용 기전은 크게 두 가지로 설명되고 있다. 첫째는 세포막을 파괴하여 세포 내 물질을 세포 외로 유출시키는 작용(leakage)이며, 둘째는 리보솜(ribosome)에 작용하여 단백질의 합성을 억제하는 작용인데 후자가 더 중요한 역할을 할 것이라 여겨지고 있다.

Aminoglycoside는 양전하를 띄고 있기 때문에 음전하를 띄는 그람음성균의 세포벽(주로 LPS성분) 또는 그람양성균 세포벽의 테이코산(teichoic acid)과 쉽게 결합하게 되고, 세포 외막의 단백질 통로인 공단백(porin) 통로를 통과한 후, 산소의존성 펌프에 의하여 세포질 속으로 능동적으로 들어간다. 세포질 내로 이송된 aminoglycoside는 세균의 70S 리보솜의 구성 성분 중 하나인 30S 리보솜과

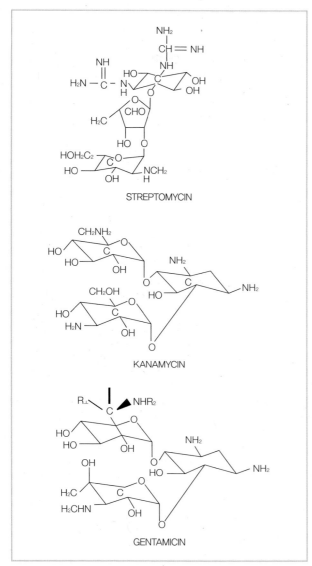

그림 1. Aminoglycoside의 구조

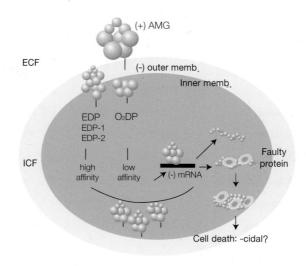

EDP: energy-dependent pathway
O₂DP: O₂-dependent pathway
ECF: extracellular fluid
ICF: intracellular fluid

그림 2. Aminoglycoside의 작용 기전

결합하여 mRNA 염기배열(codon)의 오독(misreading)을 유발하고 이는 결국 세균과는 아무런 관계도 없는 불필요한 단백질의 합성을 유도하게 된다. 따라서 세균의 번식에 결정적 역할을 하는 필수 단백질을 합성하지 못하게 함으로써 살균 작용을 나타낸다(그림 2).

Aminoglycoside의 세포 내 이동은 세포외 pH가 낮거나 산소 분압이 낮은 혐기성 조건 하에서는 저하되며 산소가 충분한 상황에서만 세균 내로 유입될 수 있기 때문에 대부분의 호기성 그람음성균에 대해서는 항균력이 우수한

반면, 혐기균에는 항균력이 거의 없다. 그람양성균 중에는 포도알균에 대해서 항균 효과를 보이나 methicillin 내성 S. aureus (MRSA)에는 무력하며, 장알균에 대한 항균력은 매우 약하지만 penicillin 제제 또는 glycopeptide 등과 함께 병용할 때에는 상승 작용을 보인다. 그러나 S. pneumoniae에 대해서는 항균력이 없다(표 2). 일부의 세포 내 세균(intracellular organism)에 의한 감염, 즉 결핵, 비결핵성 미코박테리아감염증, 예르시니아증(yersiniosis), 야생토끼병(tularemia), 브루셀라증 등의 치료에는 효과적으로 사용될 수 있다.

4) 내성 기전

Aminoglycoside는 다른 항생제와는 달리 사용 중에 내성이 생기는 일은 매우 드물지만 사용량의 증가와 함께 여러 기전을 통한 항균제 내성이 증명되고 있다. 세 가지 주요한 기전이 확립되어 있는데, 첫째로는 aminoglycoside를 불활화시키는 효소를 생산하는 기전을 들 수 있으며 이는 aminoglycoside 내성 획득의 가장 중요한 기전이다. 불활화 효소에는 3가지가 있는데 각각 aminoglyco-

표 2. Aminoglycoside의 항균 범위

Organism	SM	KM	GM	TOB	AMK	KM
그람음성균						
E. coli	0	+/-	+	+	+	+
P. mirabilis	0	+/-	+	+	+	+
Klebsiella spp.	0	+/-	+	+	+	+
Enterobacter spp.	0	0	+	+	+	+
Morganella spp.	0	+/-	+	+	+	+
Citrobacter spp.	0	0	+	+	+	+
Serratia spp.	0	+/-	+	+	+	+
Acinetobacter spp.	0	0	0	+	0	0
P. aeruginosa	0	0	+	+	+	+
B. cepacia	0	0	0	0	0	0
S. maltophilia	0	0	0	0	0	0
그림양성균						
S. pneumoniae	0	0	0	0	0	0
S. aureus (MSSA)	0	+	+	+	+	+
S. aureus (MRSA)	0	0	0	0	0	0
기타						
M. tuberculosis	+	+	0	0	+	0
M. avium-intracellulare	0	0	0	0	+	0
B. Fragilis	0	0	0	0	0	0

SM, streptomycin; KM, kanamycin; GM, gentamicin;
TOB, tobramycin; AMK, amikacin; NET, netilmicin;
0: 항균력 없음, +: 항균력 있음

side를 아데닐화, 아세틸화, 또는 인산화시켜 항균력을 잃도록 하는 전이효소(transferase) 활성을 보인다. 이러한 효소 연관 내성은 플라스미드(plasmid)와 전위유전단위(transposon)를 통해 전파되며 이는 임상적으로나 역학적으로 매우 중요하다. 둘째는 세포 내로 aminoglycoside가 침투되지 않도록 하는 것이다. 이러한 기전에는 aminoglycoside의 운송에 필요한 단백질 혹은 통로의 역할을 하는 포린 통로의 돌연변이 또는 결손이 관여되거나 산소 의존성 운반 과정의 결손이 연관된다. 대표적으로 장알균이 나타내는 aminoglycoside에 대한 내인성 내성을 예로

들 수 있다. 셋째로 aminoglycoside의 작용점인 리보솜 30S 아단위의 수용체 단백질이 돌연변이되어 결손되거나 변형됨으로써 내성을 나타내는 기전이 있다.

위에서 언급한 바와 같이 불활화 효소에 의한 내성 획득이 가장 대표적인데 아세틸화 전이효소(N-acetyl-transferase, AAC)에 의한 아미노기의 변형, 인산화 전이효소(O-phosphotransferase, APH)에 의한 인산화 또는 O-nucleotidyltransferase (ANT)에 의한 아데닐화 등이 있다. 아세틸화 전이효소에는 AAC (1), AAC (3), AAC (2′), AAC (6′), 아데닐화 전이효소에는 ANT (6), ANT (9), ANT (4′), ANT (2″), ANT (3″), 인산화 전이효소(phosphotransferase)에는 APH (4), APH (6), APH (9), APH (3′), APH (2″), APH (3″), APH (7″) 등의 효소들이 있어 aminoglycoside의 내성을 결정한다. 이러한 불활화 효소들은 1993년에 발표된 명명법에 의해 분류되는데, 각 효소들은 AAC, ANT 또는 APH 등으로 구분되고 괄호 안의 숫자는 약제가 변형된 위치를 나타내며 이후에 기재되는 로마 숫자는 aminoglycoside의 특정 내성 양상을, 로마 숫자 다음의 영문 소문자는 내성을 일으키는 특별한 유전자나 효소 단백질을 의미한다. 그래서 AAC (6′)-Ia는 6′ 위치에서 aminoglycoside를 변형시키는 아세틸화 전이효소이고 AAC (6′)-Ib와 내성 양상은 같지만 효소 단백질은 다르다. Gentamicin, tobramycin은 이들 중 5~6 종류의 효소에 감수성을 가지고 있어 쉽게 내성이 유도되는 반면 amikacin의 경우에는 AAC 6′와 APH 3′-VI, ANT 4′ 등의 효소들에 주로 감수성이 있어 상대적으로 내성 유발이 적은 장점이 있다. 그러나 어떤 기전에 의한 것이든지 aminoglycoside 투여 이전에 내성이 없었다면 사용 중 내성이 유도되는 일은 매우 드물다.

5) Aminoglycoside의 약력학

Aminoglycoside는 강한 양전하를 띠기 때문에 위장관을 통한 흡수율이 극히 미미하여 감염병 치료의 목적으로 경구투여는 불가능하다. 근육주사로도 완전히 흡수되기 때문에 외래에서는 근주가 종종 이용되지만 단시간 내에 혈중 치료 농도에 도달시키기 위해서는 정맥주사 방법

표 3. 신기능에 따른 aminoglycoside의 투여량 및 투여 간격

Aminoglycoside	유지용량 (mg/kg)	Creatinine 청소율(Ccr: mL/분)				혈액투석 후 보충량(mg/kg)	복막투석 후 보충량(mg/L)
		80~90	50~80	10~50	< 10		
Gentamicin	1.7 q 8 hr	q 12 hr	q 12~24 hr	q 24~48 hr	q 48~72 hr	1~2	3~4 mg/L
Tobramycin	1.7 q 8 hr	q 12 hr	q 12~24 hr	q 24~48 hr	q 48~72 hr	1~2	3~4 mg/L
Netilmicin	2.0 q 8 hr	q 12 hr	q 12~24 hr	q 24~48 hr	q 48~72 hr	1~2	3~4 mg/L
Amikacin	7.5 q 12 hr	q 12 hr	q 12~24 hr	q 24~48 hr	q 48~72 hr	1~2	3~4 mg/L

이 가장 적절하다.

Aminoglycoside는 혈중 단백과의 결합률이 10%이하로 낮아 혈중 단백 농도가 크게 변하지 않는 한 간질액이나 세포 외액의 항생제 농도가 비교적 안정적으로 유지된다. 콩팥이나 내이(inner ear) 내 조직 농도가 가장 높고 객담, 흉막액 등 폐조직, 관절액, 담즙 내 농도는 혈중농도의 20~50% 정도로 비교적 우수하다. 그러나 전립선이나 골(bone) 조직, 뇌척수액, 안구 내 농도는 매우 낮다. Aminoglycoside의 배설은 콩팥의 사구체 여과를 통해 대사되지 않은 채로 배출되기 때문에 환자의 신기능을 고려한 처방이 필요하다(표 3). 약물 제거 반감기는 정상 신기능자에서는 aminoglycoside 계열 항생제들 모두 2~3시간 정도로 유사하나 신기능 저하자에서는 훨씬 길어진다(표 4).

6) Aminoglycoside의 약물동력학

Aminoglycoside는 fluoroquinolone과 마찬가지로 약물농도가 높을수록 살균 효과가 커지는 대표적인 농도의존성 항균제이다. 많은 시험관 내 또는 생체 내 연구들에서 AUC_{24} (area under the concentration-time curve)/MIC (minimal inhibitory concentration) 비가 80~100이거나 C_{max} (혈중 최고 농도)/MIC 비가 8~10이 되도록 aminoglycoside를 투여하는 것이 살균 효과를 극대화하고 혹여 섞여 있을 수 있는 내성균 군집(subpopulation)에 의한 내성 유도를 차단하는데 효과적이다(그림 3). 또한 그림 3에서 볼 수 있듯이 aminoglycoside는 항생제후효과(postantibiotic effect: 항생제에 특정 균이

표 4. Aminoglycosides 약력학: 분포용적, 반감기

Aminoglycoside	분포용적 (L)	약물제거 반감기(h)	
		정상 신기능 (h)	Ccr < 10 mL/분
Amikacin	0.3	2.5~3	30
Dibekacin	0.16	2.1	5
Gentamicin	0.22~0.3	2.5~3	30~50
Isepamicin	0.11	2.3	47
Kanamicin	0.27	2~5	72~96
Netilmicin	0.26	2~2.3	40
Sisomicin	0.22	2~3	35~80
Streptomycin		2.5	100
Tobramycin	0.33	2.5~3	56

짧은 기간 노출되어도 일정 시간 균의 성장이 억제되는 효과)가 2~4시간 정도 지속되고 한편으로는 적응성 내성(adaptive resistance)의 기전으로 항생제에 초회 노출 후 수 시간 동안은 오히려 살균 작용에 내성을 보이는 현상이 시험관 내에서 증명된 바 있으므로 aminoglycoside는 자주 투여하기 보다는 투여 간격을 늘려서 많은 양을 한꺼번에 투여하는 것이 약동학적으로는 유리하다.

Aminoglycoside는 세포벽 합성 억제제인 β-lactam 항균제(penicillin, cephalosporin, monobactam, carbapenem)나 glycopeptide (vancomyin, teicoplanin)와 병용시 이론적으로는 상승 효과를 기대할 수 있다. 이러한 배경으로는 aminoglycoside는 초기에(주로 6시간 이내) 살균 효과를 보임으로써, β-lactam 항균제의 효과가 주

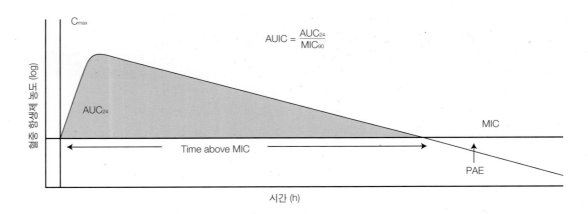

$$AUIC = \frac{AUC_{24}}{MIC_{90}}$$

그림 3. Aminoglycoside의 약동학적 특성(C_{max}: 최고 혈중농도, AUC (Area under the concentration-time curve), PAE (Post-antibiotic effect): 항생제후효과, MIC (Minimal Inhibitory Concentration))

(主)를 이루는 후기 효과와 병용되어 세균의 재성장을 억제할 수 있기 때문이다. 따라서 두 가지 약제를 병용 시 살균 효과가 더 빨리 그리고 더 오랫동안 지속될 수 있다. 그러나 실제로 이러한 상승 효과가 입증된 경우는 많지 않으며 두 가지 약제를 혼합하여 투여하면 화학적 작용에 의하여 aminoglycoside가 불활성화되므로 따로 투여해야 한다.

7) 부작용

(1) 신독성

Aminoglycoside는 사구체여과를 통해 배설되기 때문에 신독성이 가장 문제가 된다. Aminoglycoside가 콩팥의 근위세뇨관 상피세포 내에 축척되어 lysosomal phospholipid 복합체를 만들면 이 복합체에 의해 세포괴사로 진행하게 된다. 이는 renin-angiotensin 시스템을 활성화시키고 이로 인한 신혈류의 감소는 사구체여과율의 감소를 초래하여 결국 요독증이 발생하게 된다. 소변 내로의 β2-microglobulin의 분비가 신독성의 여부를 알아내는 비특이적 표지자로 사용되기도 한다. 혈청 크레아티닌 상승으로 나타나는 신독성은 대부분 비핍뇨성급성신부전의 형태로 나타난다.

신독성 발생의 고위험군은 고령, 쇼크 상태, 간질환이

있는 경우이며 amphotericin B, clindamycin, furosemide, cisplatin, vancomycin과 병용한 경우 등도 신독성의 위험이 증가한다. 이러한 aminoglycoside의 신독성은 약물 농도와 관련이 있다고 여겨져 왔으나 신세뇨관 상피세포 내 aminoglycoside 축적은 일단 포화 상태에 도달하면 아무리 신세뇨관 내 항생제 농도가 높다고 하더라도 더 이상 진행하지 않음이 보고된 후로는 투여 시간 간격을 늘리면서 고용량 aminoglycoside를 투여하여 신세뇨관 상피세포 내 aminoglycoside 축적을 오히려 감소시키는 효과를 기대할 수 있게 되었다.

Aminoglycoside에 의해 유도된 신독성은 대부분 가역적이어서 3~6주 후면 정상화된다. 신독성이 우려된다면 aminoglycoside 혈중농도를 감시하면서 투여할 수 있다. 투여 후 최고 농도보다는 투여 직전 최저 농도(trough level)를 측정하여 허용 수준을 넘지 않는다면 aminoglycoside사용과 관련한 신독성을 크게 우려하지 않아도 된다.

여러 aminoglycoside 제형 간 신독성의 차이는 크지 않다고 알려져 있다. 몇몇 연구들에서 netilmicin, isepamicin 등의 신독성 가능성이 가장 낮은 것으로 보고하고 있지만 객관적 비교 자료에서는 그렇지 않은 경우도 있어 일반화하기는 어렵다.

Aminoglycoside의 신독성은 특정 제제의 사용보다는

표 5. Aminoglycoside의 약제별 부작용

항균제	이독성		신독성
	전정장애	청각장애	
Streptomycin	+++	+	++
Neomycin	+	++++	+++
Kanamycin	+	+++	++
Gentamicin	++	+	+++
Tobramycin	++	++	++
Amikacin	++	+	++
Netilmicin	+	+	+~++

사용법, 병용 약제, 사용 기간과 연관될 가능성이 많다. 약제별 독성 정도는 표 5와 같다.

(2) 이독성

Aminoglycoside의 이독성은 신독성에 비하면 훨씬 적은 빈도로 나타난다. 적어도 환자가 청력 저하를 호소할 만큼 심각한 청력장애는 매우 드물며 대부분 일상 생활에서 감지하기 어려운 고음 영역에서 나타나므로 청력검사를 통하여 알게 되는 경우가 대부분이다. 드물게 전정기능이

상도 나타난다.

(3) 신경근 차단

Aminoglycoside를 단시간 내 고용량으로 투여한 경우 또는 다른 신경근 차단제와 병용한 경우 나타날 수 있다.

8) 1일 1회 투여 방법

Aminoglycoside의 1일 1회 투여법은 aminoglycoside의 항균 효과를 극대화시킬 수 있다는 약물동력학적 장점을 이용한 투여 방법이다. 관련 논문들의 메타분석 결과들을 종합해보면 임상 효과, 세균학적 관해 뿐 아니라 초기의 우려와 달리 고용량 투여에 따른 신독성 등의 부작용 측면에서도 다회 투여법과 비교하여 차이가 없거나 오히려 더 안전하다는 결과들이 보고되어 aminoglycoside의 투여방법은 1일 1회 투여가 선호되고 있다(표 6).

1일 1회 투여시 제형별 aminoglycoside의 용량을 결정하기 위한 여러 방법들이 있다. 나이, 몸무게 또는 신기능을 고려하여 투여량을 결정하는 데 가장 일반적으로 사용하는 방법은 성인을 기준으로 하였을 때 신기능에 따라 용량을 결정하는 방법으로 표 7과 같으며 Hartford에서 권

표 6. Aminoglycoside 1일 1회 요법과 표준 요법의 효과 및 독성 비교(메타분석)

저자	대상 연구 수 (제외 수)	환자수	결과					
			임상 효능	세균학적 효능	신독성	청력 장애	전정기능장애	사망률
Galloe 등	16	1200	NS	-	NS	NS	-	-
Barza 등	21 (4)	3091	S	-	NS	NS	NS	-
Munckhof 등	19 (9)	2881	S	NS	NS	NS	NS	-
Ferriols-Lisart, Alminana	18 (49)	2317	S	-	S	NS	-	-
Hatala 등	13 (29)	1610	NS	NS	NS	NS	-	NS
Freeman	15 (20)	2733	NS	-	S	-	-	-
Bailey 등	20 (101)	2849	S	NS	NS	NS	-	-
Ali, Goetz	26 (14)	3552	S	NS	NS	NS	NS	-
Hatala 등	4 (2)	422	NS	NS	NS	-	-	NS
Kale-Pradhan 등	14 (31)	2498	NS	S	NS	NS	NS	-

NS, 통계적으로 유의성이 없음; S, 통계적으로 유의하게 일일 일회요법에서 우세함(Turnidge J: Infect Dis Clin N Am 17:503-28, 2003에서 변형).

표 7. 신기능 저하자에게서의 aminoglycoside 1일 1회 또는 extended interval dosing 방법

Creatinine 청소율 (mL/분)	용량(mg/kg)			투여 간격(h)
	Gentamicin Tobramycin	Netilmicin	Amikacin Kanamycin Streptomycin	
90	5	6.5	15	24
80	5	6.5	15	24
70	4	5	12	24
60	4	5	12	24
50	3.5	4	7.5	24
40	2.5	4	7.5	24
30	2.5	2	4	24
20	4	3	7.5	48
10	3	2.5	4	48
> 10	2	2	5	48

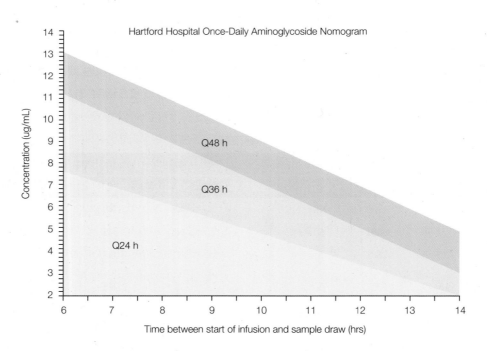

그림 4. Nomogram을 이용한 aminoglycoside 투여 간격

하는 바와 같이 nomogram을 이용하여 투여 간격을 결정할 수도 있다(그림 4).

그러나 다량의 aminoglycoside를 한꺼번에 투여하여 과민반응이 보고된 경우가 있으며 분포용적의 변동이 심한 심내막염 환자, 패혈성 쇼크 상태의 환자에 대해서는 추후 더 많은 연구 결과가 필요하다.

2. Gentamicin

Gentamicin은 *Micromonospora purpurea*에서 분리한 aminoglycoside이다. 그람양성균, 그람음성균 모두에 효과가 있으며 gentamicin의 많은 특성은 다른 amino-glycoside와 유사하다. 현재 내성 출현이나 다른 효과적인 대체 약제들로 인해 실제 임상에서의 사용 영역이 많이 감소된 실정이다.

1) 작용 범위

Gentamicin은 시험관 내에서 *E. coli*를 위시한 거의 모든 그람음성균들(*Pseudomonas, Proteus, Enterobacter, Klebsiella, Serratia*)에 대하여 강력한 항균력을 나타낸다. *S. aureus*에 대해서도 항균력을 보이나 단독으로 사용할 정도는 아니며 그 외의 그람양성균에는 효과가 없거나 약하다. 다른 aminoglycoside와 마찬가지로 혐기균에는 효과가 없으며 결핵균에 대해 무력하다(표 2).

2) 약물동력학

Gentamicin은 근육 또는 정맥 내 주사로 투여하지만, 근육주사를 하는 경우 환자의 전신 상태에 따라 흡수율에 차이가 있기 때문에, 일반적으로 30분간 정맥 내로 점적 주입하는 것을 권장한다. 또한 위장관으로는 흡수되지 않으나 신기능이 저하된 환자에게 많은 양의 gentamicin을 계속하여 반복 투여하면 경구투여라 할지라도 혈중농도가 상승될 수 있으므로 주의해야 한다. 대부분의 장기로 잘 이행되지만 뇌척수액, 전립선, 눈물, 기관지 점액 등에는 농도가 매우 낮다. 반면에 인체 내에서 대사되지 않은 채로 대부분(90% 이상)이 신장으로 배설되기 때문에 소변 내 농도는 매우 높다.

3) 임상 적응증

(1) 패혈증을 비롯한 그람음성균에 의한 중증 감염

Gentamicin은 *Pseudomonas, Enterobacter, Serratia, Proteus, Acinetobacter, Klebsiella* spp. 같은 그람음성균에 의한 중증 감염(패혈증, 폐렴, 호중구감소증 환자에서의 감염)에 사용한다. 단독 치료보다는 cepha-losporin 혹은 penicillin계 항균제와 병용하여 투여하는 것이 보통이다.

(2) 심내막염

장구균에 의한 심내막염에서 penicillin G와 병용하여 투여할 수 있으며 *Staphylococcus*에 의한 심내막염 치료에 nafcillin과 병용하여 투여할 수도 있다.

(3) 요로감염증

Gentamicin은 신장 조직과 소변 중에 고농도로 존재하기 때문에 요로감염증의 치료에 선택적으로 사용되며 단독투여가 가능하다. 그러나 소변이 산성화, 농축되어 있을 때에는 치료 효과가 떨어지므로 수액을 보충하여 소변을 알칼리화시키고 소변량을 증가시키는 것이 필요하다.

(4) 복강내감염

Gentamicin은 낮은 pH에서는 항균력이 저하되기 때문에 효과적인 배액 또는 배농이 되어야 효과적인 항균 효과를 나타낸다.

(5) 수막염

Gentamicin은 그람음성균 즉 *Pseudomonas* spp.나 Enterobacteriaceae에 의한 수막염의 경우 β-lactam 항균제와 병용한다. 수막염이 있더라도 gentamicin의 혈관-뇌 장벽의 투과력이 매우 낮기 때문에 전신 투여와 함께 5~10 mg/일의 용량을 뇌실 내로 직접 주입할 수 있다.

(6) 골, 관절 감염증

그람음성균에 의한 급성 또는 만성골수염에서 gentamicin은 β-lactam 항균제와 함께 사용될 수 있다. 특히 gentamicin이 포함된 polymethyl methacrylate bead를 삽입하면 국소 부위에서 고농도의 항균 효과를 수 주에서 수 개월에 걸쳐 지속적으로 나타내며 혈중 유리는 극히 미미하여 신독성 등의 부작용 없이 효과적으로 사용할 수 있다.

(7) 국소 투여

0.3~1% gentamicin sulfate를 함유한 크림, 연고, 또는 용액은 감염된 화상, 창상, 피부 상처 등의 치료에 사용할 수 있다.

4) 용법 및 용량

성인에게는 4~5 mg/kg/일을 2~3회로 나누어 주사하고 영유아에게는 2.5 mg/kg씩 1일 3회, 생후 7일 미만의 신생아는 2.5 mg/kg/일을 1일 2회 주사한다. 약물동력학적 장점에 의해 1일 1회 요법으로 투여할 수도 있다. 성인의 경우 근육주사하거나 50~100 mL의 생리적 식염수 또는 5% 포도당으로 희석하여 30분에 걸쳐서 정맥 내로 주사한다. 신기능 저하자에게는 투여 간격을 늘리거나 투여량을 줄이는 방법이 있는데 gentamicin의 항균력이 최고 혈중농도에 좌우되므로 용량을 줄이기보다는 투여 간격을 늘이는 방법으로 투여하는 것이 좋다(표 3).

5) 부작용 및 약물상호작용

가장 중요한 독성은 신독성으로 gentamicin의 사용 기간과 관련이 되며 5~7일만 사용하여도 나타날 수 있는데 신세뇨관 괴사가 5~10%에서 나타나며 혈청 크레아티닌, 혈액요소질소가 상승할 수 있으나 가역적이어서 투약을 중단하면 거의 모든 경우에서 회복이 가능하다. 신독성이 있는 경우 투여법의 조절이 필요하며, 독성이 덜한 대체 약물의 사용을 고려한다. 이독성(ototoxicity)은 5일 이상 치료받은 1~5% 환자에서 발생하며 청력장애보다는 전정 장애가 많은데 일상생활에 불편할 정도로 장애를 유발하는 경우는 드물지만 일단 발생한 경우에는 회복되지 않는다. 독성을 최소화하기 위하여 gentamicin의 혈중농도를 모니터링하는 것이 중요하다. 국소 염증 반응을 유발하지 않아 복강, 뇌실 내 투여에 따른 부작용이 거의 없고 근육, 정맥주사에 따른 정맥염의 위험 또한 거의 없다는 장점이 있다. Tobramycin이나 amikacin과 같은 다른 aminoglycoside와 마찬가지로 gentamicin도 β-lactam 항균제와 동일 용매에 녹여 투여하는 경우 gentamicin에 의하여 β-lactam ring의 acyl화가 일어나고 ring이 열리는 현상이 유발되어 β-lactam 항균제의 항균력이 소실되므로 따로 희석하여 투여한다.

3. Tobramycin

1) 작용 범위

Tobramycin은 E. coli를 위시한 거의 모든 그람음성균들(Pseudomonas, Proteus, Enterobacter, Klebsiella, Serratia)에 대하여 gentamicin과 유사한 항균력을 나타낸다. P. aeruginosa에 대해서는 gentamicin에 비하여 2~4배 높은 항균력을 보이므로 gentamcin에 내성을 보이더라도 tobramycin은 우수한 항균력을 보일수 있다. 그러나 Serratia에 대해서는 gentamicin에 비해 tobramycin의 항균력이 약하다. S. aureus중 일부에 대해서는 항균력을 보이나 단독 사용할 정도는 아니며 그 외의 그람양성균에는 효과가 없거나 약하다. 다른 aminoglycoside와 마찬가지로 혐기균에는 효과가 없으며 결핵균에 대한 항균력은 미약하다.

2) 약물동력학

위장에서 흡수되지 않아서 근육 또는 정맥주사로 투여하지만, 근육주사를 하는 경우 환자의 전신 상태에 따라 흡수율에 차이가 있기 때문에, 일반적으로 30분 간 정맥 내로 점적 주입하는 것을 권장한다. 대부분의 장기로 잘 이행되지만, 뇌척수액, 전립선, 골조직 등에는 농도가 매우 낮다. 인체 내에서 대사되지 않은 채로 사구체 여과를 통하여 신장으로 배설되어 투여한 지 6시간이 지나면 60%가 소변으로 배설된다.

3) 임상 적응증

Tobramycin은 P. aeruginosa 감염증 특히 균혈증이나 폐렴 등에서는 gentamicin보다 우수한 항균력을 보이나 근본적으로는 큰 차이가 없다.

(1) 패혈증을 비롯한 그람음성균에 의한 중증 감염

현재 tobramycin은 *Enterobacter*, *Serratia*, *Proteus*, *Acinetobacter*, *Klebsiella*와 같은 그람음성균에 의한 패혈증, 특히 호중구감소증 환자에서의 *P. aeruginosa* 감염에 선택적으로 사용한다. 일반적으로 단독 치료보다는 cephalosporin 혹은 penicillin계 항균제와 병용하여 투여한다.

(2) 요로감염증

Tobramycin은 신장 조직과 소변 중에 고농도로 존재하기 때문에 요로감염증의 치료에 선택적으로 사용되며 단독 투여가 가능하다. 그러나 소변이 산성화, 농축되어 있을 때에는 치료 효과가 떨어지므로 수액을 보충하여 소변을 알칼리화시키고 소변량을 증가시키는 것이 필요하다.

(3) 복강내감염

Tobramycin은 낮은 pH에서는 항균력이 저하되기 때문에 효과적인 배액 또는 배농이 되어야 효과적인 항균력을 나타낸다.

(4) 호흡기감염증

*P. aeruginosa*가 특히 문제가 되는 낭성섬유증(cystic fibrosis)의 경우와 그람음성균이 주로 문제가 되는 원내 폐렴에 사용할 수 있다.

4) 용법 및 용량

성인에서는 중증 감염 시 5~6 mg/kg/일, 경증 감염 시는 3~4.5 mg/kg/일로 투여하고 소아에게는 6~7.5 mg/kg/일, 신생아에게는 4 mg/kg/일을 3회로 나누어 근육 또는 정맥으로 주사한다. 정맥주사 때에는 50~100 mL의 증류수, 5% 포도당, 식염수로 희석하여 30~60분에 걸쳐서 주사한다. 신기능 저하자에서는 투여 간격을 늘리거나 투여량을 줄이는 방법이 있는데 항균력이 최고 혈중농도에 좌우되므로 용량을 줄이기보다는 투여 간격을 늘이는 방법으로 투여하는 것이 좋다(표 3).

5) 부작용 및 약물상호작용

신독성은 gentamicin보다 다소 약하다(표 5). Tobramycin의 사용기간과 관련이 되며 투여 7~10일 후에 나타나는 것이 일반적이다. 신세뇨관 괴사가 5~10%에서 나타나며 혈청 크레아티닌, 혈액요소질소가 상승할 수 있으나 가역적이어서 투약을 중단하면 거의 모든 경우에서 회복이 가능하다. 이독성은 5일 이상 치료받은 1~5% 환자에서 발생하며 일상생활에 불편할 정도로 장애를 유발하는 경우는 드물지만 일단 발생한 경우에는 회복되지 않는다. 독성을 최소화하기 위하여 tobramycin의 혈중농도를 모니터링하는 것이 중요하다. 국소 염증 반응을 유발하지 않아 복강, 뇌실 내 투여에 따른 부작용이 거의 없고 근육, 정맥주사에 따른 정맥염의 위험 또한 거의 없다는 장점이 있다.

4. Amikacin

Amikacin은 kanamycin에 S-4-amino-2-hydroxybutyryl (AHB) 가지가 붙은 유도체로 kanamycin에 비하여 독성이 적다. Amikacin은 aminoglycoside를 무력화시키는 효소의 작용을 받지 않도록 만든 반합성 제품이다. 대상 효소는 약 10여개가 되지만 amikacin은 AAC (6′)와 APH (3′)-VI, 그리고 ANT (4′)의 작용을 주로 받기 때문에 5~6개의 효소로 비활성화되는 gentamicin이나 tobramycin보다 항균 범위가 넓어 gentamicin 내성균, tobramycin 내성균에 의한 감염증에 사용한다. 그러나 단위 용량당 항균력은 오히려 약해서 gentamicin보다는 다량을 사용하게 된다.

1) 작용 범위

Amikacin은 *E. coli*를 포함한 거의 모든 그람음성균 (*Pseudomonas*, *Proteus*, *Enterobacter*, *Klebsiella*, *Serratia*)에 대하여 강력한 항균력을 나타낸다. *S. aureus*에 대해서는 항균력을 보이나 단독 사용할 정도는 아니며 다른 그람양성균에는 효과가 없거나 약하다. 다른 aminoglycoside와 마찬가지로 혐기균에는 효과가 없으나 결핵균에는 항균력이 있다. 그람음성균감염증 특히 병원

감염 환자에게 주로 사용되며 그람양성균감염증에는 사용되지 않는다. 그 밖에도 결핵의 치료에 사용될 수 있는데 streptomycin 내성 균주를 포함하여 다제내성을 보이는 결핵의 치료에 사용할 수 있다.

2) 약물동력학

위장에서 흡수되지 않아서 주사로만 사용한다. 약동학은 kanamycin과 비슷하여 대부분은 대사되지 않은 채로 사구체 여과에 의하여 소변으로 배설된다. 단백 결합률은 낮으며 정상 신기능 환자에서 혈중 반감기는 2시간이다. 복수나 흉수 내로의 투과력이 우수하여 혈중농도와 비슷하게 유지되고 대부분의 장기로 잘 이행되지만 뇌척수액, 전립선 등에는 농도가 매우 낮다. 출생 3일 이내의 신생아에서는 반감기가 5~7시간이 되지만 이후 감소하게 된다.

3) 임상 적응증

(1) 그람음성균에 의한 각종 감염증

그람음성균에 의한 여러 감염증 즉 호흡기, 골관절, 연조직, 상처, 요로 등의 감염증과 균혈증에 사용된다. Amikacin은 gentamicin 내성균에 우선적으로 사용하여야 하나 amikacin을 많이 사용하더라도 내성 유발이 쉽지 않기 때문에 오히려 amikacin 사용을 권장하자는 의견도 있다.

(2) Nocardiosis

Co-trimoxazole이 선택적인 치료제이나 sulfonamide에 부작용을 보이거나 치료 효과가 낮은 경우 사용할 수 있다.

(3) 비결핵 항산균

M. fortuitum, M. chelonae에 의한 감염 시 다른 약제와 병용한다.

4) 용법 및 용량

성인과 소아는 15~20 mg/kg/일을 2~3회로 나누어서 근육 또는 정맥으로 주사한다. 약물동력학적 장점 등을 근거로 1일 1회 요법으로 투여할 수도 있다. 소아에게는 20~30 mg/kg/일을, 신생아 및 영아에게는 최고 15 mg/kg/일을 투여한다. 정맥주사 때에는 100~200 mL의 식염수나 5% 포도당으로 희석하여 30~60분에 걸쳐서 주사하고, 뇌척수강에 주입할 때에는 10~15 mg/일을 투여한다. 신기능 저하자에서는 투여 간격을 늘리거나 투여량을 줄이는 방법이 있는데 항균력이 최고 혈중농도에 좌우되므로 용량을 줄이기보다는 투여 간격을 늘이는 방법으로 투여하는 것이 좋다.

5) 부작용 및 약물상호작용

혈청 크레아티닌 상승 등을 보이는 신독성은 대부분 비핍뇨성급성신부전의 형태로 나타나며 amikacin의 사용 기간과 관련이 된다. 일단 신독성이 발생하더라도 약을 중단하면 거의 모든 경우에서 회복이 가능하다. Amikacin에 의한 이독성은 보통 10~14일 이상 사용한 경우 고주파 영역에 대한 청력장애와 이명(tinnitus)이 생기지만 대화 영역의 주파수에서는 거의 지장을 초래하지 않고 전정장애도 거의 생기지 않는 것이 보통이다. 그러나 일단 청력 손상이 생기면 회복되지 않는다. 그렇다고 해서 amikacin을 사용하는 모든 환자들을 대상으로 청각검사 또는 전정기능 검사가 필요한 것은 아니고 의심되는 증상이 있거나 이독성의 위험이 증가될 수 있는 상황, 즉 신독성이 초래되었거나 장기간 치료한 경우, 고용량이 투여된 경우 등에서는 환자의 상태가 허락된다면 1~2주 간격으로 검사해보는 것이 조기 발견에 유용하다. 신경-근 연접부에 고농도의 amikacin이 축적되면 신경 차단이 유발되고 근육마비 등이 유발된다. 주로 다량의 amikacin을 복강이나 흉막 내로 주입한 경우에 볼 수 있으나 중증 근무력증, 저칼슘혈증 등이 있는 경우에는 정맥 내 투여로도 유발될 수 있기 때문에 이러한 고위험군에서는 20~60분에 걸쳐 서서히 주입하는 것이 중요하다. 설사 근육마비가 초래된다고 하더라도 calcium gluconate 등을 주사하여 회복시킬 수 있다.

5. Sisomicin 및 Netilmicin

이들은 *Micromonospora inyoensis*에서 얻은 것이며 netilmicin은 sisomicin의 유도체이다. 이 aminoglycoside는 1983년에 미국에서 사용하기 시작했다. Netilmicin은 gentamicin과 tobramycin의 많은 특징을 공유하고 있으나 구조의 변형을 통하여 효소의 작용을 피할 수 있게 고안되어 결과적으로 gentamicin 내성균 및 tobramycin 내성균에 대해서도 항균력을 나타낸다.

1) 작용 범위

Sisomicin, netilmicin은 *E. coli* 등 거의 모든 그람음성균들(*Pseudomonas*, *Proteus*, *Enterobacter*, *Klebsiella*, *Serratia*)에 대하여 우수한 항균력을 나타낸다. 그러나 세균의 종류에 따라 항균력에는 다소의 차이가 있다. *Serratia*나 *P. aeruginosa*에 대한 항균력은 gentamicin이나 tobramycin보다 다소 약하며 gentamicin과는 교차내성을 보이지만 gentamicin 내성인 Enterobacteriaceae에 대해서는 항균력이 있다. 즉 아데닐화 전이효소에 의해 gentamicin에 내성을 보이는 균주에는 항균력이 있지만 아세틸화 전이효소에 의한 내성균에는 일부를 제외하면 효과가 없다. *S. aureus*에 대해서는 항균력을 보이나 단독 사용할 정도는 아니며 그외의 그람양성균에는 효과가 없거나 약하다. 다른 aminoglycoside와 마찬가지로 혐기균에는 효과가 없으며 결핵균에 대해서도 무력하다.

2) 약물동력학

Sisomicin, netilmicin은 근육 또는 정맥 내 주사로 투여하지만, 근육주사를 하는 경우 환자의 전신 상태에 따라 개인차가 크고, 흡수율에도 차이가 있기 때문에, 일반적으로 30분 간 정맥 내로 점적 주입하는 것을 권장한다. 대부분의 장기로 잘 이행되지만, 뇌척수액, 전립선, 눈물, 기관지 점액 등에는 농도가 매우 낮다. 반면에 인체 내에서 대사되지 않은 채로 대부분(90% 이상)이 신장으로 배설되기 때문에 소변 내 농도는 매우 높다. 1 mg/kg을 주사하면 최고 혈중농도는 4.5 μg/mL 정도이다.

3) 임상 적응증

(1) 패혈증을 비롯한 그람음성균에 의한 중증 감염

Pseudomonas, *Enterobacter*, *Serratia*, *Proteus*, *Acinetobacter*, *Klebsiella*와 같은 그람음성균에 의한 중증 감염(패혈증, 폐렴, 호중구감소증 환자에서의 감염)에 사용한다. 단독 치료보다는 cephalosporin 혹은 penicillin계 항균제와 병용하여 투여한다.

(2) 요로감염증

신장 조직과 소변 중에 고농도로 존재하기 때문에 요로 감염증의 치료에 선택적으로 사용되며 단독투여가 가능하다. 그러나 소변이 산성화, 농축되어 있을 때에는 치료 효과가 떨어지므로 수액을 보충하여 소변을 알칼리화시키고 소변량을 증가시켜야 한다.

(3) 복강내감염

낮은 pH에서는 항균력이 저하되기 때문에 효과적인 배액 또는 배농이 되는 경우에서야 항균 효과를 나타낸다. 담도염, 복막염 등의 치료에 이용된다.

4) 용법 및 용량

투여 방법은 근육주사하거나 50~100 mL의 생리적 식염수 또는 5% 포도당으로 희석하여 30분에 걸쳐서 정맥 내 주사한다. Sisomicin은 1.5~3.0 mg/kg/일을 3회로 나누어 주사하며 전신감염 때에는 3.0 mg/kg/일을 사용한다. Netilmicin은 6 mg/kg/일을 3회로 나누어서 주사한다. 다른 aminoglycoside 계열 항균제들처럼 sisomicin이나 netilmicin을 1일 1회 요법으로 투여할 수도 있다. 소아에게는 sisomicin은 3~4 mg/kg/일, 유아에서는 5~6 mg/kg/일을 사용한다.

5) 부작용

Sisomicin의 신독성이 gentamicin보다 강하지만 netilmicin은 gentamicin에 비하여 신독성이나 이독성이 다소 약하다. 드물게 간 효소의 상승이 관찰되기도 한다.

Netilmicin은 gentamicin, tobramycin, amikacin에 비하여 차이는 미미하나 신독성이 다소 약하다.

6. Astromicin

일본 히로시마 토양에서 채취된 *Micromonospora olivoasterospora*에서 추출되었으며, gentamicin이나 tobramycin 등 기존 aminoglycoside가 갖고 있는 3-aminoglucose에 해당되는 당기가 없이 pseudodi-saccharide의 구조를 지닌다. 따라서 다른 aminoglyco-side에 내성인 균주에도 효과적으로 사용될 수 있다.

1) 작용 범위

Astromicin은 *E. coli*를 위시한 거의 모든 그람음성균들(*Pseudomonas, Proteus, Enterobacter, Klebsiella, Serratia*)에 대하여 강력한 항균력을 나타낸다. *S. aureus*에 대해서도 항균력을 보이나 단독 사용할 정도는 아니며 그 외의 그람양성균에는 효과가 없거나 약하다. 다른 aminoglycoside와 마찬가지로 혐기균에는 효과가 없으며 결핵균에 대해서도 무력하다. 구조상의 장점으로 다른 aminoglycoside에 내성인 균주에 유효할 수 있다. Aminoglycoside를 파괴하는 효소 중에서 아세틸화 전이효소(3′)를 제외한 다른 효소들에는 파괴되지 않아 gen-tamicin 내성균에 대한 항균력이 있으며 특히 *Serratia, Pseudomonas*에 의한 감염증에 유효하다. 그러나 *Pseudomonas*에 대한 항균력은 amikacin보다 약하다.

2) 약물동력학

위장관으로는 흡수되지 않고 근육주사나 정맥주사 후 대부분의 장기로 잘 이행되지만 뇌척수액, 전립선, 눈물, 기관지 점액 등에는 농도가 매우 낮다. 200 mg을 근육주사하면 최고 혈중농도는 13 µg/mL에 이르고 반감기는 1.8시간이며 8시간 후에는 소변으로 65%가 배설된다.

3) 임상 적응증

Gentamicin 등에 내성을 보이는 그람음성균감염증 특히 병원 내 감염에서 유효하며 신기능장애의 위험이 높은 경우에 선택적으로 사용할 수 있다.

(1) 패혈증을 비롯한 그람음성균에 의한 중증 감염

Enterobacter, Serratia, Proteus, Acinetobacter, Klebsiella 균종과 같은 그람음성균에 의한 패혈증, 특히 호중구감소증 환자에서의 *P. aeruginosa* 감염에 선택적으로 사용한다. 단독 치료보다는 cephalosporin 혹은 penicillin계 항균제와 병용하여 투여한다.

(2) 요로감염증

Astromicin은 신장 조직과 소변 중에 고농도로 존재하기 때문에 요로감염증의 치료에 선택적으로 사용되며 단독 투여가 가능하다. 그러나 소변이 산성화, 농축되어 있을 때에는 치료 효과가 떨어지므로 수액을 보충하여 소변을 알칼리화시키고 소변량을 증가시키는 것이 필요하다.

(3) 복강내감염

Astromicin은 낮은 pH에서는 항균력이 저하되기 때문에 효과적인 배액 또는 배농이 되어야 항균력을 나타낸다.

4) 용법 및 용량

위장에서 흡수되지 않아서 근육 또는 정맥 내 주사로 투여하지만, 근육주사를 하는 경우 환자의 전신 상태에 따라 흡수율에도 차이가 있기 때문에, 일반적으로 30분간 정맥 내로 점적 주입하는 것을 권장한다. 하루에 400 mg을 2회 분할하여 투여한다.

5) 부작용

동물 및 인체 내 투여 결과 신독성 빈도가 genta-micin을 사용한 경우보다 낮고 일단 신독성이 생겨도 amikacin으로 인한 신독성보다 회복이 빠르며, 이독성 역시 비교적 적은 것으로 알려져 있다.

7. Isepamicin

1) 작용 범위

Gentamicin의 유도체로서 *E. coli*를 위시한 거의 모든 그람음성균(*Pseudomonas*, *Proteus*, *Enterobacter*, *Klebsiella*, *Serratia*)에 대하여 강력한 항균력을 나타낸다. *S. aureus*에 대해서는 항균력을 보이나 단독 사용할 정도는 아니며 그 외의 그람양성균에는 효과가 없거나 약하다.

기존의 aminoglycosides를 불활성화시키는 효소 중 ANT (2″)와 AAC (6′)-I에 안정성이 높아 이러한 효소를 분비하는 균주들에 항균력이 좋으나, AAC (6′)-IV와 ANT (4′) 분비 균주에는 항균력이 약하며, 장구균에도 항균력이 약하다. 내성균의 등장을 지연시키기 위하여 다른 aminoglycoside에 내성인 균주에 의한 감염증들만으로 사용을 제한하는 것이 바람직하다.

2) 약물동력학

Isepamicin은 근육 또는 정맥주사로 투여하지만, 근육주사를 하는 경우 환자의 전신 상태에 따라 개인차가 크고 흡수율에도 차이가 있기 때문에, 일반적으로 30분간 정맥 내로 점적 주입하는 것을 권장한다. 대부분의 장기로 잘 이행되지만 뇌척수액, 전립선 등에는 농도가 매우 낮다. 정상 성인에서 혈중 반감기는 2.0~2.7시간이다.

3) 임상 적응증

(1) 패혈증을 비롯한 그람음성균에 의한 중증 감염

Pseudomonas, *Enterobacter*, *Serratia*, *Proteus*, *Acinetobacter*, *Klebsiella*와 같은 그람음성균에 의한 중증 감염(패혈증, 폐렴, 호중구감소증 환자에서의 감염)에 사용한다. 일반적으로 cephalosporin 혹은 penicillin계 항균제와 병용하여 투여한다.

(2) 요로감염증

신장 조직과 소변 중에 고농도로 존재하기 때문에 요로감염증의 치료에 선택적으로 사용되며 단독 투여가 가능하다. 그러나 소변이 산성화, 농축되어 있을 때에는 치료효과가 떨어지므로 수액을 보충하여 소변을 알칼리화시키고 소변량을 증가시키는 것이 필요하다.

(3) 복강내감염

낮은 pH에서는 항균력이 저하되기 때문에 효과적인 배액 또는 배농이 되는 경우에서야 항균 효과를 나타낸다.

4) 용법 및 용량

성인에게는 400 mg/일을 1~2회로 분할하여 주사한다. 신기능 저하자에서는 투여 간격을 늘리거나 투여량을 줄여야 한다.

5) 부작용

가장 중요한 독성은 신독성이지만 다른 aminoglycoside에 비하여 덜 하다는 보고들이 많다. Amikacin과는 신독성의 발생 비율이 유사하다는 일부 보고도 있다.

8. Dibekacin

Dibekacin은 kanamycin이 효소로 파괴되는 부위를 화학적으로 다른 물질과 바꾼 반합성 제제이며 화학적 구조는 3′, 4′-dideoxykanamycin B이다.

1) 작용 범위

Dibekacin은 시험관 내에서 *E. coli*를 비롯한 거의 모든 그람음성균(*Pseudomonas*, *Proteus*, *Enterobacter*, *Klebsiella*, *Serratia*)에 대하여 gentamicin보다 우수한 항균력을 나타낸다. 그람양성균 중 *S. aureus*, *S. epidermidis* 이외의 세균에 대하여는 항균력이 약하다.

2) 약물동력학

위장에서 흡수되지 않아서 근육 또는 정맥 내 주사로 투여하지만, 근육주사를 하는 경우 환자의 전신 상태에 따라 개인차가 크고, 흡수율에도 차이가 있기 때문에, 일반적으로 30분간 정맥 내로 점적 주입 하는 것을 권장한다. 대부분의 장기로 잘 이행되지만, 뇌척수액, 전립선 등에는 농도가 매우 낮다. 반면에 인체 내에서 대사되지 않은 채로 사구체 여과를 통하여 신장으로 배설된다.

3) 임상 적응증

그람음성균에 의한 각종 감염증에 사용한다.

(1) 패혈증을 비롯한 그람음성균에 의한 중증 감염

Enterobacter, *Serratia*, *Proteus*, *Acinetobacter*, *Klebsiella*와 같은 그람음성균에 의한 패혈증, 특히 호중구감소증 환자에서의 *P. aeruginosa* 감염에 선택적으로 사용한다. 단독 치료보다는 cephalosporin 혹은 penicillin과 병용하여 투여하는 것이 보통이다.

(2) 요로감염증

Dibekacin은 신장 조직과 소변 중에 고농도로 존재하기 때문에 요로감염증의 치료에 선택적으로 사용되며 단독 투여가 가능하다. 그러나 소변이 산성화, 농축되어 있을때에는 치료 효과가 떨어지므로 수액을 보충하여 소변을 알칼리화시키고 소변량을 증가시키는 것이 필요하다.

(3) 복강내감염

Dibekacin은 낮은 pH에서는 항균력이 저하되기 때문에 효과적인 배액 또는 배농이 되는 경우에서야 항균 효과를 나타낸다.

4) 용법 및 용량

Dibekacin은 성인에게는 1일 100 mg을 1~2회로 나누어 근육주사하고 소아에게는 1일 1~2 mg/kg을 1~2회로 나누어 사용한다. 신부전 환자에게는 사용량을 줄여야 한다.

5) 부작용 및 약물상호작용

제8신경장애, 신독성, 간독성 과민반응 등이 있고 다른 aminoglycoside와 비슷하다.

9. Arbekacin

Dibekacin의 유도체로 일본에서 1973년에 개발되었으

나 amikacin에 비하여 장점이 없다는 이유로 일본 내에서 허가를 받지 못하다가 MRSA에 항균력이 좋다는 것이 밝혀지면서 MRSA 치료약제로 허가를 획득하였다.

1) 작용 범위

MRSA에 대한 항균력이 우수한 aminoglycoside로서 그람음성균에 대한 항균력도 우수하나 *P. aeruginosa*에는 비교적 약하다. 특히 APH (2″), ANT (4′), APH (3′)를 생산하여 aminoglycoside를 무력화하는 MRSA에 좋은 항균력을 보인다. 특히 일부에서는 MRSA에 대해 vancomycin보다 항생제후효과(PAE)가 길고 보다 강력한 항균력을 보인다고 보고하고 있다.

2) 약물동력학

위장에서 흡수되지 않아서 근육 또는 정맥 내 주사로 투여하지만, 근육주사를 하는 경우 환자의 전신 상태에 따라 개인차가 크고, 흡수율에도 차이가 있기 때문에, 일반적으로 30분간 정맥 내로 점적 주입하는 것을 권장한다. 인체 내에서 대사되지 않은 채로 사구체 여과를 통하여 신장으로 배설된다.

3) 임상 적응증

MRSA에 의한 감염(폐렴, 패혈증)에서 사용할 수 있다. 특히 vancomycin과 병용한 경우 상승 작용이 있음이 시험관 내에서 증명된 바 있다.

4) 용법 및 용량

3 mg/kg의 용량(1일 150~200mg)을 1회 또는 나누어 주사한다.

5) 부작용

다른 aminoglycoside와 마찬가지로 신독성이 대표적이다.

10. Streptomycin

Streptomycin은 1944년에 Waksman과 그의 연구진들이 *Streptomyces griseus*로부터 분리하였다.

1) 작용 범위

그람음성균과 일부의 *S. aureus*에 대한 항균 작용이 있지만 항균력이 gentamicin에 미치지 못하고 대부분의 경우 내성을 나타내므로 결핵 치료 이외의 목적으로는 사용되지 않는다. 결핵균에 대하여는 시험관 내에서는 살균 작용이 있으나 체내에서는 그렇지 못한 것 같고 내성균이 잘 생길 수 있어 오랫동안 결핵 치료에서 일차약으로 사용되었음에도 불구하고 현재는 초치료제로는 거의 사용되지 않는다. 그람양성균인 장알균에 대해서도 내인성 내성을 보이나 penicillin과 동시 투여 시 상승 효과를 나타낸다. 그러나 streptomycin에 고도 내성을 나타내는 장알균이 전체의 40~50%에 달하고 있어 이런 경우에는 상승 효과를 기대할 수 없다.

2) 약물동력학

위장에서 흡수되지 않아서 내복용은 없고 근육 또는 정맥으로 주사한다. 투여된 streptomycin은 조직 내로 빠르게 분포하는데 특히 흉수나 복수 내 농도는 혈중농도와 거의 같다. 뇌척수액, 기관지 점액 등으로는 잘 투과되지 않으며 단백 결합율이 34%로 낮고 체내에서 대사되지 않는다. 정상 신기능을 가진 경우 사구체 여과를 통하여 40~90%가 소변으로 배설되며 체내 반감기는 2.5시간이나 1 g 투여 시 24시간 후까지 적정 수준을 유지할 수 있다.

3) 임상 적응증

(1) 결핵

근육 내 혹은 정맥 내로 0.5~1 g (7.5~15 mg/kg/일)을 투여한다. 환자 모니터링이 잘되는 경우에는 1주에 2~3회만 1 g씩 근주하여도 충분하나 다제 내성 결핵이 흔한 상황에서는 교차 내성이 많아 사용이 어려우며 내성 출현을 막기 위해 다른 약물과 반드시 병용해야 한다.

(2) 기타

흑사병(plague), 야생토끼병(tularemia), 브루셀라증(brucellosis) 등 국내에서 보기 어려운 질환에서 경구용 tetracycline 등과 병용 또는 단독으로 사용한다. 1 g/일 (어린이 경우 15 mg/kg/일)을 10일간 근주한다. 장알균에 의한 심내막염의 치료로는 주로 gentamicin을 사용하나 장알균, viridans streptococci에 의한 심내막염의 치료로 penicillin과 2주간 병용 투여하기도 하는데 gentamicin을 비롯한 netilmicin, tobramycin, amikacin에 내성을 나타내는 장알균 분리 균주의 대략 15%가 streptomycin에는 감수성을 보이기 때문이다.

4) 용법 및 용량

보통 1일 1 g을 1~2회로 나누어서 투여하나 소아에서는 20~40 mg/kg/일을 사용하고 신생아에서는 20 mg/kg/일을 주사한다. 결핵 치료에서는 처음 3개월 간은 1일 1 g씩 주사하며 그 후에는 1주 2회로 사용하기도 한다. 정맥주사할 때에는 50~60 mL의 증류수에 용해하여 30~60분에 걸쳐 주사한다. 40세 이상이거나 장기간의 투여가 필요한 경우에는 독성을 피하기 위하여 0.75 g으로 1일 용량을 감량하는 것이 좋다. 소아에서는 20~40 mg/kg/일의 용량을 1일 1~2회에 걸쳐 주사한다. 신부전 환자에서는 투여하기 어렵다.

5) 부작용

상용량에서 신독성은 큰 문제가 되지 않고 가장 중요한 독성은 이독성으로 전정 장애가 많이 생긴다(표 5). 이때 현기증, 운동 실조(ataxia), 평행 유지 곤란, 안구 진탕(nystagmus) 등이 생기고, 이명(tinnitus), 심한 경우에는 오심, 구토, 현훈 등의 증상이 나타나며 가장 흔한 증상으로는 어지러움증이 나타나므로 장기간 사용하는 경우 caloric test를 실시한다. 과민반응으로 쇼크가 생길 수 있으며 발열, 피부 발진 등이 드물게 생길 수 있다.

11. Kanamycin

Kanamycin은 1957년 *Streptomyces kanamyceticus*에서 얻어진 aminoglycoside이다.

1) 작용 범위

Kanamycin은 *Pseudomonas aeruginosa*를 제외한 비교적 많은 그람음성균에 대하여 항균력이 있고 그람양성균 중에서는 *S. aureus*, *S. epidermidis*에 항균력이 있다. *M. tuberculosis*에 대한 항균력이 우수하며 일부의 비결핵성 미코박테리아인 *M. kansasii*, *M. marinum*, *M. chelonae* 등에 대해서는 우수한 항균력을 보인다(표 2).

2) 약물동력학

이들 역시 위장에서 흡수되지 않아서 근육 내 또는 정맥 내로 투여하며 대부분은 대사되지 않은 채로 사구체여과에 의하여 소변으로 배설된다. 단백 결합률은 낮으며 정상 신기능 환자에서 혈중 반감기는 2시간이다.

3) 임상 적응증

(1) 결핵

일차 결핵 치료제로는 사용하지 않으나 다제내성 결핵의 출현과 함께 이차 결핵 치료제로 사용한다.

(2) 대장 수술 전 처치

경구투여 시 거의 흡수되지 않으면서 장내의 그람음성균을 제거하는 효과가 있어 대장 수술 전 예방적 항생제로 사용한다.

(3) 임질

Penicillin G의 대체제로 사용될 수 있으며 2.0 g의 1회 근주로 충분하다.

4) 용법 및 용량

Kanamycin은 성인이나 소아에서는 15 mg/kg/일, 생후 7일 미만의 신생아는 15~20 mg/kg/일을, 생후 1주일이 지나고 체중이 2 kg이 넘으면 30 mg/kg/일을 1일 2회로 나누어서 근육 또는 정맥으로 주사한다. 보통 성인은 0.5 g을 12시간마다 또는 1 g을 24시간마다 주사한다. 정맥으로 주사할 때에는 5 mg/mL의 농도가 되도록 증류수로 용해하여 30분에 걸쳐서 주사하며 근육주사 때에는 150~400 mg/mL이 되도록 희석하여 사용한다. 신기능 저하자에서는 초회 부하량 5.0~7.5 mg/kg을 투여한 후 크레아티닌청소율 60~90 mL/분이면 12시간마다 상용량의 4/5를, 30~60 mL/분이면 2/3를, 10~30 mL/분이면 1/3을 투여한다.

5) 부작용

신독성은 중등도이며 제8신경 장애인 전정 장애는 약한 편이지만 청각장애는 aminoglycoside 중에서도 가장 심하다. 특히 정맥 내 주사 시 심하므로 근육주사를 원칙으로 한다. 청신경이 영구적인 손상을 받기 때문에 중증의 독성이 나타나는 경우에는 비가역적이다. 따라서 장기간 치료하는 경우, 고용량이 투여되는 경우 등에서는 환자의 상태가 허락된다면 1~2주 간격으로 청력 검사를 시행하는 것이 청각장애의 조기 발견에 유용하다. 이 밖에 약 8~10%에서 호산구증가증이 나타날 수 있고 드물게 약열(drug fever)의 원인이 되기도 한다. 소수에서 발진, 신경-근 연접부의 고농도 kanamycin 축적 시 근육마비 등이 유발된다.

12. Neomycin

1) 작용 범위

일부의 그람양성균, 그람음성균에 대해서 항균력을 나타내며 *Pseudomonas*, *Streptococcus*에 대해서는 항균력이 거의 없다.

2) 약물동력학

Neomycin은 장에서 흡수가 안되며, 경구투여 후 정상 세균총을 억제시키고 대변으로 배설된다.

3) 임상 적응증

Neomycin은 신독성 등이 너무 강하기 때문에 전신 투여는 하지 않고 대장 수술 시 전처치제로서 사용한다. 대개 대장 수술의 전처치로 1 g의 neomycin을 6~8시간마다 경구로 투여하는데, 흔히 1 g의 erythromycin과 병용한다. 이렇게 하면 호기성 장내 세균은 감소되지만 혐기균에는 거의 효과가 없다.

4) 용법 및 용량

경구투여를 원칙으로 하며 1 g의 neomycin을 6~8시간마다 투여한다.

5) 부작용

Neomycin은 전신투여 시 심각한 신독성과 이독성을 유발할 수 있다. 청각 기능의 손상이 평형 기능 손실보다 심하여 특히 신부전이나 오랫동안 높은 혈중농도를 유지한 성인에서는 청력소실이 유발될 수 있다.

13. Ribostamycin

1) 작용 범위

항균력이나 항균 범위는 kanamycin과 비슷하며 S. aureus에 대한 항균력이 있고 그람음성균에 대하여는 E. coli, Klebsiella 등에는 효과가 있지만 Pseudomonas를 위시한 포도당 비발효세균에 대한 항균력은 없다.

2) 약물동력학

500 mg을 근육주사하면 최고 혈중농도는 30 μg/mL에 이르며 6시간 후에는 5 μg/mL이 되지만 β-용혈성 Streptococcus, N. meningitidis, Pseudomonas 등에 대한 MIC는 25~100 μg/mL이어서 효력이 없다. 체내에서 대사되지 않고 대부분이 소변으로 배설되어 12시간이면 90% 이상이 소변으로 나간다.

3) 임상 적응증

Ribostamycin은 항균 범위가 kanamycin 정도이고

그람양성균에 대한 항균력이 한정되어 있다.

4) 용법 및 용량

성인은 1일 1 g을 1~2회로 나누어 근육주사하고 유아는 1일에 20~40 mg/kg을 주사한다. 주사약의 용해에는 증류수나 생리적 식염수를 사용한다.

5) 부작용

Aminoglycoside에 공통되는 신독성, 이독성 등이 있고, 발진, 두통, 이명 등이 나타날 수 있다.

14. Paromomycin (Aminosidine)

AIDS 환자에서 cryptosporidiosis에 paromomycin이 치료제로 사용되고는 있으나 추가적인 연구 결과들이 필요하다.

1959년 Streptomyces rimosus에서 얻은 paromomycin과 다음에 Streptomyces chrestomyceticus에서 얻은 aminosidine은 같은 것으로 생각되고 있다.

항균 범위가 비교적 넓기는 하지만 세균 감염증에는 잘 사용되지 않는다. 아메바나 조충(taenia) 감염증에 유효한 특이한 성질 때문에 이들에 의한 감염증 치료에 사용될 수 있지만 이들 질환에는 이보다 우수한 치료제가 있어 많이 사용되지 않는다.

15. Spectinomycin

화학적으로 aminocyclitol이지만 amino-sugar를 가지고 있지 않아서 엄격하게는 aminoglycoside 항생제가 아니다.

1) 작용 범위 및 임상 적응증

Spectinomycin은 그람음성막대균에 대하여 비교적 넓은 항균 범위를 보이지만 내성유도가 빨라서 임상에서는 임질 치료에만 사용되고 있다. 즉 penicillin 알레르기가 있거나 penicillin G 치료에 반응하지 않는 환자로서

합병증이 없는 요도염, 자궁경관염, 직장항문염에 사용되고 이때 94~97%에서 효과가 있다.

2) 용법 및 용량

근육주사만이 사용되며 2 g을 1회 주사한다. 소아에게는 35 mg/kg을 역시 1회 주사한다.

3) 부작용

주사 부위의 동통, 피부 발진, 두드러기, 소양증, 복부 경련, 구역, 구토, 현기증 등이 있다. 신독성이나 이독성은 거의 없다. 주사한 자리에 동통이 있고 때로 열과 오심이 있다. 빈혈이 드물게 관찰된다.

■ 참고문헌

1. 강문원, 정희영:새로 나온 항생물질 aminoglycoside. 대한의학협회지 32:595, 1989.
2. 대한감염학회. 항생제의 길잡이 제3판. 도서출판 MIP, 2008.
3. 정진헌:Aminoglycoside 항균제. 대한감염학회 연수강좌, 2001.
4. Gilbert DN:Aminoglycosides In: Root RK, Vorey L and Stamm WE eds. Clinical Infectious Disease. p273, New York, Oxford University Press, 1997.
5. Kucers A, Grayson ML, Crowe S, et al.:The Use of Antibiotics 6th eds. p665, London, Hodd Arnold, 2010.
6. Leggett JE:Aminoglycosides In: Mandell GI, Bennet JE, Dolin R, Blaser MJ eds. Priciples and Practice of Infectious Diseases. 8th eds. p310, New York, Saunders, 2015.
7. Lerner SA, Gaynes RP, Lerner LN:Aminoglycosides In: Gorbach SL, Bartlett JG, Blacklow NR eds. Infectious Disease. 2nd eds. p204, Philadelphia, W.B. Saunders, 1998.
8. Turnidge J: Pharmacodynamics and dosing of aminoglycosides. Infect Dis Clin N Am 17:503-28, 2003.

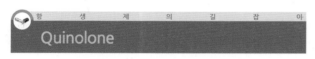

Quinolone

최정현 (가톨릭대학교 의과대학 내과학교실)

Quinolone의 역사는 1962년 chloroquine을 정제하는 과정에서 우연히 1, 8-naphthyridine 구조를 지닌 nalidixic acid가 발견되면서 시작되었다. 1970년대 oxolinic acid 와 cinoxacin이 개발되었으나 1980년대에 들어서 fluoride기와 piperazine기로 치환된 유도체는 항균 범위가 확대됨이 확인되었고 이후 quinolone 항생제 개발은 폭발적으로 증가하게 되었다. 넓은 항균력, 우수한 경구 흡수율, 우수한 내약성(tolerability) 등의 장점을 토대로 임상에서 매우 유용하게 사용되고 있지만 몇몇 약제 (temafloxacin, grepafloxacin, trovafloxacin, gatifloxacin)는 흔하지는 않지만 중증의 약제 부작용으로 시장에서 퇴출되기도 하였다.

1. 항생제명

Cephalospoin 항생제처럼 4세대까지 분류한다. 1세대에는 nalidixic acid, cinoxacin, 2세대에는 norfloxacin, ciprofloxacin, lomefloxacin, ofloxacin, enoxacin, fleroxacin, pefloxacin 등이 포함된다. 3세대 quinolone부터 폐렴알균(*Streptococcus pneumoniae*)을 비롯한 그람양성균과 혐기균에 대해 항균력을 나타내며, levofloxacin, sparfloxacin, tosufloxacin 등이 포함된다. 4세대에 속하는 moxifloxacin, gemifloxacin, sitafloxacin, clinafloxacin은 그람양성균과 혐기균에 대한 항균력이 quinolone 중 가장 강하다.

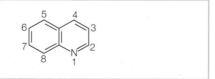

그림 1. Quinolone의 기본 고리 구조

2. 구조 및 성상

Quinolone 계열의 약제들은 이중 고리 구조를 기본으로, 1번 위치에 nitrogen, 4번 위치에 carbonyl group, 3번 위치에 carboxyl group이 결합되어 있다(그림 1). 6번 위치에 fluorine을 결합시킴으로써 효능(potency)을 강화할 수 있게 되었고 7번 위치에 piperazinyl (norfloxacin, enoxacin, ciprofloxacin), methyl-piperazinyl (pefloxacin, ofloxacin, lomefloxacin, fleroxacin, temafloxacin, levofloxacin, grepafloxacin, gati-floxacin), 혹은 dimethyl-piperazinyl (sparfloxacin)을 결합시킴으로써 그람음성균에 대한 항균력을 더욱 향상시킬 수 있게 되었다. 이러한 구조를 가진 quinolone 항생제를 통상적으로 fluoroquinolone이라 칭한다. Piper-azine 고리의 methyl기는 약제의 경구 흡수율을 향상시킨다. 또한 7번 위치에 pyrrolidinyl (tosufloxacin, clinafloxacin, gemifloxacin) 혹은 두 개의 고리 구조 (trovafloxacin, moxifloxacin, sitafloxacin)로 치환된 약제는 그람양성균에 대해 항균력을 갖게 된다.

1-cyclopropyl group을 결합시킨 화합물(sparfloxa-cin, gatifloxacin, moxifloxacin, gemifloxacin)은 ciprofloxacin처럼 그람음성균에 대해 항균력이 강화된다. 1-difluorophenyl group 화합물(temafloxacin, tosufloxacin, trovafloxacin)은 그람양성균에 대한 항균력이 강화된다.

Ofloxacin과 levofloxacin은 1번과 8번 사이에 고리를 하나 더 가지고 있다. Ofloxacin의 추가적인 고리는 비대칭적으로 탄소를 함유하고 있는 입체이성체(stereoisomer)의 형태가 되므로 ofloxacin은 두 개의 입체이성체의 라세미 화합물(racemic mixture)이며 세균은 물론 정제된 DNA gyrase에도 활성을 갖는다. Levofloxacin은 ofloxacin의 입체이성체로 시험관 내에서 ofloxacin에 비해 2배 정도 항균력이 강하다. 5번 위치의 수소가 amino group (sparfloxacin)이나 methyl group (grepafloxacin)으로 치환되면 그람양성균에 대한 항균력이 강화된다. 8번 위치에 halide (chlorine-cinfloxacin, fluorine-sparfloxa-cin, sitafloxacin)를 결합시키거나 methoxy group (gatifloxacin, moxifloxacin)을 결합시키면 혐기균에 대한 항균력은 강화되나 광독성이 증가하게 된다. 최근 전체 구조를 변형시킨 desfluoroquinolone (garenoxacin)은 fluoroquinolone과 유사한 항균 효과를 나타내며 관절 부작용은 적은 것으로 알려져 있다. 각 약제의 구조식은 그림 2와 같다.

3. 작용 기전

Quinolone은 세균의 DNA 합성을 억제함으로써 살균 효과를 나타낸다. DNA 합성을 억제하는 과정이 완전히 밝혀지지는 않았으나 현재까지는 topoisomerase계 효소인 DNA gyrase와 topoisomerase IV를 억제함으로써 세균의 DNA와 결합된 topoisomerase를 끊어 내는 작용 기전을 가진 것으로 알려져 있다.

1) DNA gyrase (topoisomerase II) 억제

DNA gyrase는 두 쌍의 단위 효소로 구성되어 있는데, 각각 gyrase A, gyrase B라고 부르며, 이는 *gyrA* 와 *gyrB* 유전자에 의해 만들어진다. DNA gyrase는 두 가닥의 DNA를 살짝 끊어 꼬이게 함으로써(nicking and introduction of negative superhelical twists) DNA 합성 과정을 시작하는데 관여한다. 또한 합성이 완료되면 기존 DNA 고리에 끼어 있는 새로 만들어진 DNA 고리가 빠져나오도록 하고 나서, 기존 DNA 고리 내의 끊어진 틈새를 다시 메워주는 역할을 한다. Gyrase A는 이 모든 과정에 다 관여하며, gyrase B는 DNA 합성 초기에 DNA 가닥들이 꼬이게 하는 일을 전담한다.

Quinolone은 직접적으로 DNA gyrase와 결합하는 것이 아니다. 사슬이 끊어진 DNA가 DNA gyrase와 결합하여 복합체를 형성한 후 이 복합체에 부착하여 안정화시킴으로써 끊어진 DNA가 다시 이어지지 못하게 하여 세균이 사멸되도록 한다(그림 3).

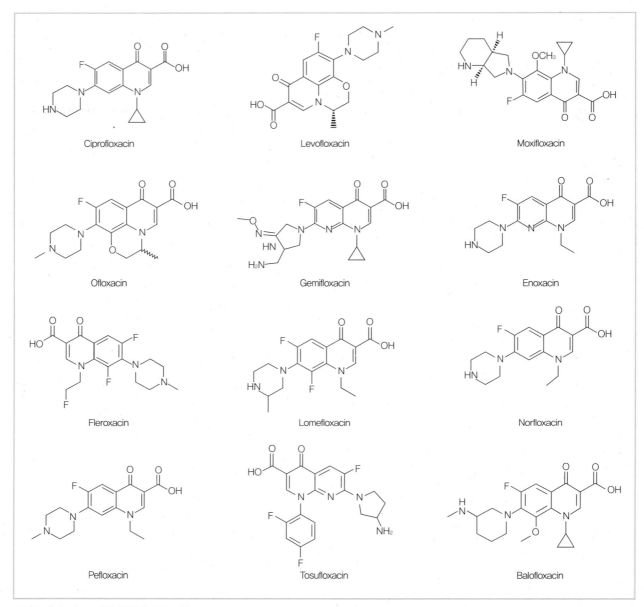

그림 2. Quinolone 계열 항생제의 구조식

2) Topoisomerase IV 억제

　Topoisomerase IV는 gyrase 와 유사한 구조를 가지고 있어서, 각 한 쌍씩의 A 와 B 단위로 이루어져 있다. A 단위 효소를 만드는 유전자는 *parC* (*gyrA*와 같은 역할)이며, B 단위는 *parE* (*gyrB*와 같은 역할)가 만든다. 구조적으로는 유사하지만 topoisomerase IV는 DNA 합성과정에서 만들어진 고리 모양의 DNA를 떼어내어 딸세포로 들어가도록 하는 최종 과정에 관여하여 gyrase와는 상이한 역할을 담당한다.

　Gyrase는 topoisomerase IV의 역할에 영향을 주지만 역으로 topoisomerase IV는 gyrase의 기능에 영향을 주지 못한다. *Mycobacterium tuberculosis*와 *Treponema pallidum*은 topoisomerase IV가 없으며 gyrase가 topoisomerase IV의 역할을 담당한다.

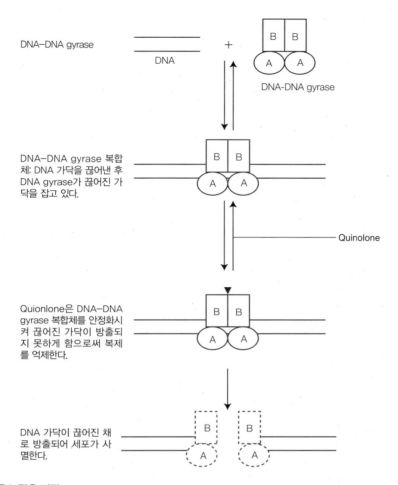

DNA–DNA gyrase

DNA

DNA-DNA gyrase

DNA–DNA gyrase 복합체: DNA 가닥을 끊어낸 후 DNA gyrase가 끊어진 가닥을 잡고 있다.

Quinolone

Quionlone은 DNA–DNA gyrase 복합체를 안정화시켜 끊어진 가닥이 방출되지 못하게 함으로써 복제를 억제한다.

DNA 가닥이 끊어진 채로 방출되어 세포가 사멸한다.

그림 3. Quinolone 항생제의 주요 작용 기전

3) 그 외의 작용 기전

Quinolone의 작용 기전이 DNA 합성 억제만은 아니라는 것은 여러 연구에서 규명되어 있다. Quinolone과 RNA 합성억제제(예; rifampin) 또는 단백질 합성 억제제제(예; chloramphenicol)를 병용하면 일부의 quinolone에서 DNA 증식 억제 작용에는 영향을 미치지 않으면서 살균 작용이 저하되는 현상이 보고되었다. Quinolone에 의해 DNA가 손상을 받으면 RecA-SOS라는 복구용 유전자 체계가 작동을 하여 일부나마 손상된 DNA를 수리하게 되는데 이들 유전자에 의해 생성되는 물질이 살균 작용의 저하와 관련이 있는 것으로 간주되고 있다. rec 유전자의 변이가 동반된 균은 quinolone에 극도의 감수성(hyper 감수성)을 보이는 것이 그 증거일 것이다. hip 유전자 변이

(hipA 변이, hipQ 변이)는 quinolone과 β–lactam의 살균효과를 저하시킨다. hip 유전자 변이에 의한 최종 산물은 아직 확인되지 않았으나 서로 다른 표적을 가진 두 약제에 의해 유도되는 공통 경로가 있을 수 있음을 짐작케 하는 연구이다. Quinolone은 β–lactam, aminoglycoside처럼 하이드록실기(hydroxyl radical) 생산을 유도하여 세균을 사멸하므로 이 역시 공통의 경로가 있음을 시사한다.

4. 내성 기전

1) DNA gyrase와 topoisomerase 변이에 의한 내성

Quinolone은 세균의 gyrase나 topoisomerase IV에

작용하는 약제이므로, 이들 표적 부위의 변이가 가장 기본적인 내성 기전이다. 그람음성균의 경우 DNA gyrase A 아단위(subunit), 그람양성균의 경우 topoisomerase의 ParC 아단위의 변이로부터 비롯된다. 이러한 변이는 "quinolone-resistance-determining region (QRDR)"으로 알려진 GyrA의 51~106번 아미노산(특히 83, 87번), ParC의 23~176번 아미노산(특히 80, 84번)에서 흔히 발생한다. 대장균(Escherichia coli)의 경우 GyrA의 83번 아미노산인 serine이 leucine이나 tryptophan으로의 변이가 가장 흔하다. Leucine-83은 nalidixic acid의 대장균에 대한 최소 억제 농도(minimal inhibitory concentration, MIC)를 128배 상승시키고, 새로운 fluoroquinolone의 MIC도 16~32배 상승시킨다. Quinolone에 내성을 보이는 많은 그람음성균에서 같은 변이가 관찰된다.

Topoisomerase IV의 *parC* 유전자의 변이에 의해 80번 serine이 phenylalanine이나 tyrosine으로의 치환이 *Staphylococcus aureus*와 *S. pneumoniae*에서 흔히 발견되며 이 경우 MIC를 8배 상승시킨다.

또한 *gyrA*와 *parC*의 변이가 순차적으로 일어나서 같이 존재하는 경우에는 보다 강력한 내성을 획득하는 것으로 알려져 있다.

GyrB와 ParE의 변이는 상대적으로 드물다. GyrB의 점변이(point mutation) 역시 nalidixic acid와 fluoroquinone에 저도(low level) 내성을 유발할 수 있는 것으로 알려져 있다.

2) 막 투과성의 저하에 의한 내성(배출 펌프 매개)

막 투과성의 저하에 의한 내성은 gyrase나 topoisomerase IV의 변이에 의한 내성 못지않게 중요한 비중을 차지하고 있는 기전이다. Quinolone이 정확히 세포막의 어느 경로를 통해서 세균 내로 침투하는지에 대해서는 아직 완전히 규명되지는 않았으나, 현재까지는 그람음성균의 경우 외막에 존재하는 porin(구멍단백질) 통로로 확산해서 들어가는 것으로 알려져 있다. 따라서 이러한 침투 경로를 봉쇄하기 위해 porin을 생성하는 유전자에 변이를 일으킴으로써, 또는 quinolone과 관련된 porin을 양적으

로 줄이거나 없애버리는 방식으로 내성을 발현한다. Quinolone 내성균에서 OmpF (outer membrane porin protein)의 발현 저하에 대해서는 잘 알려져 있다. 세포 내에 침투한 약제를 적극적으로 배출해 세포 내 농도를 줄이는 배출 펌프(efflux pump)의 역할도 중요하다. Multiple antibiotic resistance (Mar) 변이를 가진 대장균의 경우 ① *acrAB* 유전자 활성화에 따른 AcrAB 단백을 생산하게 되는데, 이는 세포막에서 TolC 외막 단백과 함께 배출 펌프를 구성하기 때문에, 궁극적으로 약제를 배출해 내는 작용이 증가하게 되며, ② OmpF의 발현을 감소시켜 porin 통로 생산을 저하시킴으로써 내성발현에 기여한다.

임상적으로 quinolone 내성인 *Pseudomonas aeruginosa*의 경우 배출 펌프 발현과 관련된 3개의 유전자에 의한 MexAB-OprM (MexA 막융합 단백[membrane fusion protein], MexB 내막 배출 펌프[inner membrane efflux pump], OprM 외막 단백[outer membrane protein])의 활성 증가와 함께 *gyrA* 변이도 같이 동반되어 있는 경우가 많다. 이러한 형태의 내성은 펌프의 다양성 때문에 quinolone 내성뿐 아니라 tetracycline, chloramphenicol, β-lactam에 대해서도 저도 내성을 유발할 수 있다.

그람양성균의 경우 내부의(endogenous) 배출 펌프를 과생산함으로써 quinolone에 저도 내성을 나타낸다. *S. aureus*의 *norA* 유전자는 친수성의 quinolone을 배출하는 고유의 막단백을 관장한다. NorA의 과발현은 norfloxacin, ciprofloxacin, levofloxacin 내성을 유도한다. Moxifloxacin은 NorA에 영향을 받지 않는다. NorB, NorC에 의한 내성도 최근 보고되고 있다.

*S. pneumoniae*에서는 PmrA에 의한 내성과 PatA/PatB 이형이량체(heterodimer)로 구성된 ABC transporter에 의한 norfloxacin과 ciprofloxacin 내성이 보고되었다.

다제내성 배출 펌프(multidrug resistance efflux pump)는 한 종류의 세균에서도 다양한 조건(성장 환경, 항생제 노출)에 따라 발현의 정도와 종류가 달라질 수 있다. *P. aeruginosa*의 경우 정상적인 상태에서는 Mex-

AB-OprM 펌프가 역할을 하지만 특정 quinolone에 노출되면 MexCD-OprJ, MexEF-OprN 펌프가 발현되면서 세포 내 축적을 억제한다. 그람양성균에서도 이러한 복잡한 현상이 관찰되는데 통괄조절인자(global regulator)로 알려진 MgrA는 NorA의 발현은 증가시키지만 NorB와 NorC의 발현은 감소시킨다. 그러나 지역사회 획득 메티실린 내성 *S. aureus* 중 농양(abscess)에서 분리된 균은 NorB의 발현이 증가되어 있어 이 역시 상황에 따라 다양한 배출 펌프가 역할을 하고 있음을 알 수 있다.

3) 플라스미드 매개 내성

플라스미드에 의해 매개되는 quinolone 내성은 실험실에서 다제내성 *Klebsiella pneumoniae*로부터 대장균에서의 β-lactam 항생제 내성을 유도하는 과정에서 quinolone에 대한 저도 내성이 발현되는 것이 밝혀지면서 규명되었다. Quinolone 내성과 관련된 플라스미드 유전자인 *qnr*은 다른 내성 유전자들이 인접한 class I integron에 위치하고 있어 플라스미드를 통해 다른 내성 유전자와 함께 한꺼번에 전달될 수 있다. *qnr* 유전자는 pentapeptide repeat family protein을 합성하여 DNA gyrase와 topoisomerase IV를 안정화하여 quinolone의 작용으로부터 보호한다. *qnr* 유전자는 *qnrA*, *qnrB*, *qnrS*, *qnrC*, *gnrD* 등 5개의 군(family)으로 구성되며 이미 전세계적으로 Enterobacteriaceae, 특히 *Enterobacter*, *Klebsiella*, 대장균의 1~7%에서 보유 빈도를 보이는 것으로 알려져있다. 2014년 국내 한 개 대학병원에서 분석된 자료에 의하면 102개의 대장균과 *K. pneumoniae* 임상 균주 중 적어도 플라스미드를 매개로 하는 내성 유전자를 하나 이상 가지고 있는 경우가 79.4%였으며 이중 *qnr* 유전자는 대장균에서 2.5%, *K. pneumoniae*에서 59%에서 보유한 것으로 보고되었다. *qnr* 단독으로 유도된 내성은 비록 저도 내성이기는 하지만 이미 많은 수의 Enterobacteriaceae가 염색체 변이를 함께 가지고 있어 quinolone의 임상적 유용성을 저해하는 것은 분명하다.

플라스미드로 매개되는 quinolone 내성 배출 펌프도 알려져있다. Olaquindox(가축의 성장촉진제로 사용하는 quinoxaline 유도체), nalidixic acid, ciprofloxacin 내성과 관련된 OqxAB와 ciprofloxacin, erythromycin 내성과 관련된 QepA이다. 같은 국내 연구에서 대장균의 5%에서 QepA를, *K. pnemoniae*의 50%에서 OqxAB를 가지고 있는 것으로 보고되었다.

4) Fluoroquinolone 조절효소(modifying enzyme)

Fluoroquinolone 조절효소에 의한 내성도 최근 보고되고 있다. Amiglycoside acetyltrasferase Aac (6')-Ib를 관장하는 유전자의 변이에 의해 piperazinyl 치환기의 amino nitrogen이 N-acetylation되면 ciprofloxacin의 효과가 저해된다. Aac (6')-Ib에 의한 감수성 저하는 Qnr에 의한 것보다는 강도가 덜하며 quinolone계 약물중에서는 piperazynyl 치환기를 가진 ciprofloxacin과 norfloxacin에만 국한된다. 같은 국내 연구에서 대장균의 73.8%에서, *K. pnemoniae*의 90.9%에서 Aac (6')-Ib-cr을 가지고 있는 것으로 보고되었다.

5. 작용 범위

현재 사용되는 대부분의 quinolone 항생제는 호기성 그람음성균, 특히 Enterobacteriaceae, *Haemophilus* spp., *Neisseria* spp., *Moraxella catarrhalis*에 항균력이 있다. Nalidixic acid는 *P. aeruginosa*와 staphylococci에도 항균력이 있다. Ciprofloxacin의 *P. aeruginosa*에 대한 항균력은 이미 잘 알려져 있으나 단독 사용하면 쉽게 내성이 발현된다. Levofloxacin, moxifloxacin, gatifloxacin, gemifloxacin은 *S. pneumoniae*에 대한 항균력이 있다. Ciprofloxacin과 levofloxacin은 탄저병(anthrax) 예방과 치료에 사용할 수 있다. Fluoroquinolone도 *S. aurues*에 항균력을 보일 수 있으나 단독치료 시 내성이 급격히 발현되므로 권고하지 않는다. Ciprofloxacin, ofloxacin, levofloxacin, gatifloxacin, moxifloxacin은 *Mycobacterium tuberculosis*, *M. fortuitum*, *M. kansasii*에 항균력이 있다. Ofloxacin과 pefloxacin은 동물실험에서 *M. leprae*에 항균력이 규명된

표 1. 신기능에 따른 quionlone의 투여 용량

	정상 신기능		신기능이상, 사구체여과율(mL/분)		투석에 의한 제거
	경구투여	정맥 내 투여	10~50	<10	
Norfloxacin	400 mg q 12시간	-	제 용량 q 24시간	제 용량 q 24시간	없음(H, P)
Pefloxacin	400 mg q 12시간	400 mg q 12시간	조절 필요없음	조절 필요없음	없음(H)
Ciprofloxacin	250~750 mg q 12시간	200~400 mg q 12시간	제 용량 q 18시간	제 용량 q 24시간	없음(H, P)
Ofloxacin	200~400 mg q 12시간	200~400 mg q 12시간	제 용량 q 24시간	½ 용량 q 24시간	없음(H, P)
Levofloxacin	250~750 mg q 24시간	250~750 mg q 24시간	½ 용량 q 24시간	½ 용량 q 48시간	없음(H, P)
Moxifloxacin	400 mg q 24시간	400 mg q 24시간	조절 필요없음	조절 필요없음	없음(H, P)
Gemifloxacin	320 mg q 24시간	-	½ 용량 q 24시간	½ 용량 q 24시간	20~30% (H)

H, hemodialysis (혈액투석); P, peritoneal dialysis (복막투석)

바 있다. Ciprofloxacin, ofloxacin, levofloxacin, gati-floxacin, moxifloxacin, gemifloxacin은 비정형폐렴의 원인균인 *Legionella pneumophila*, *Mycoplasma pneumoniae*, *Chlamydia pneumoniae*와 요로감염균인 *Chlamydia trachomatis*, *Ureaplasma urealyticum*, *Mycoplasma hominis*에 항균력이 있다. Moxifloxacin과 sitafloxacin은 혐기균에 대한 항균력을 기대할 수 있다.

6. 약물동력학

1) 흡수

Quinolone은 상부위장관에서 잘 흡수되는 약제로, 생체이용률(bioavailability)은 모든 제형이 50%를 넘고, 몇몇 제형은 100%에 육박한다. 투여 후 1~3시간 사이에 최고 혈중농도에 도달한다. 음식물과 함께 섭취하더라도 흡수에 영향을 받지 않으나 최고 혈중농도에 도달하는 시간은 지연된다.

2) 조직 분포

체내 조직으로의 침투성은 대체적으로 양호해서 전립선 조직, 대변, 담즙, 폐, 호중구, 대식세포 등에는 혈중농도보다 훨씬 높은 농도로 축적된다. 신장을 통해 배설되는 quinolone의 경우 신장조직과 소변에서 높은 농도를 유지한다. 침, 전립선액, 골조직, 뇌척수액에서의 농도는 혈중농도보다 낮다. 뇌척수액으로의 침투는 제형에 따라 다르지만 수막염이 없는 상태에서 뇌척수액으로의 침투율은 일반적으로 β-lactam 항생제보다는 높다. 결핵수막염의 경우 뇌척수액 침투율은 levofloxacin과 moxifloxacin은 유사하며 ciprofloxacin은 이보다 낮다. Levofloxacin은 간부전에 동반된 복수로의 침투율이 높다. Ciprofloxacin과 ofloxacin의 모유로의 분포도 보고된 바 있다.

3) 대사 및 제거

체내에서의 반감기는 약제에 따라 3시간(norfloxacin, ciprofloxacin)에서 12시간(moxifloxacin)으로 비교적 길어서 1일 2회, 또는 1회 투여가 가능하다. 체내에서 대사되는 경로는 약제에 따라 다른데, levofloxacin, sitafloxacin은 주로 신장에서 대사되며, nalidixic acid 와 moxifloxacin은 신장 이외 경로(주로 간)로 대사된다. 나머지 대다수의 약제는 신장 경로와 신장 이외의 경로를 모두 이용하여 대사된다. Ciprofloxacin을 정맥주사하면 10%는 장관을 통해 배설되는 것으로 알려져 있다.

신장 기능이 저하된 사람에게 투약할 때는 약제에 따라 1회 투여 용량을 감량하거나, 투여 간격을 연장하여야 한다(표 1). Nalidixic acid와 moxifloxacin의 대사 및 제거는 신장 기능에 영향을 받지 않는다. 대부분의 약제는

복막투석이나 혈액투석으로는 제거되지 않는다. 지속적 정맥-정맥혈액여과(continuous venovenous hemofiltration)를 시행하는 경우에는 levofloxacin (16~70%), ciprofloxacin (6~37%)은 제거에 영향을 받지만 moxifloxacin은 영향을 받지 않는다.

간기능 저하에 따른 용량 조절은 근거가 매우 부족하며 대부분의 약물은 권고된 용량 그대로 투여할 수 있다.

7. 약물상호작용

알루미늄, 마그네슘, 칼슘이 포함된 제산제는 경구투여된 quinolone의 생체이용률을 현저히 저하시킨다. 알루미늄이 다량 포함된 sucralfate 역시 quinolone의 흡수를 저해한다. H2 수용체길항제나 양성자펌프억제제는 흡수에 영향을 주지 않는다. 황산철(iron sulfate)이나 아연이 포함된 복합비타민과의 동시 복용은 quinolone 흡수를 저해한다. 코위관을 통해 영양 섭취를 하는 환자에게 quionolone을 같은 경로로 투여하면 영양 성분 내에 포함되어 있는 철분과 아연으로 인해 흡수가 저하될 수 있다. 모르핀과 경구 ciprofloxacin을 동시 투여하면 ciprofloxacin의 최고 혈중농도가 35~50% 감소한다.

Ciprofloxacin을 정맥주사하는 경우 aminophylline, amoxicillin ± clavulanate, flucloxacillin 등을 투여한 같은 정맥관을 사용하면 결정이 생길 수 있다.

Quinolone은 간의 cytochrome P450 isoenzyme 1A2 (CYP1A2)의 기능을 저하시켜 theophylline과 카페인의 대사를 지연시킨다. Ciprofloxacin은 theophylline의 대사를 30% 저하시키고 혈중농도를 20~90% 상승시킨다. 따라서 두 약제를 동시 투여해야 하는 경우 theophylline의 혈중농도를 감시하고 용량을 줄여서 투여하는 것을 고려해야 한다. 다른 제형의 quinolone은 theophylline 대사에 영향을 미치지 않는다. Tizanidine, clozapine, methadone, haloperidol, mexiletine, cimetidine, paroxetin 등의 CYP1A2를 통해 대사되는 약물과 ciprofloxacin 동시 투여시 이들 약제의 효과와 부작용 발현 여부를 주의깊게 관찰하여야 한다.

결핵 치료의 목적으로 moxifloxacin과 rifampin을 동시에 사용하는 경우 moxifloxacin의 농도가 저하될 수 있으므로 경우에 따라 증량해서 투여할 필요가 있다.

Quinolone에 의한 당대사 장애는 약제에 따라 다양하게 보고되고 있다. Quinolone 자체가 glyburide 대사에 직접적인 영향을 미친다는 보고는 없으나 혈당강하제를 같이 투여하지 않더라도 quinolone 사용에 의해 저혈당이 나타날 수 있다.

8. 부작용 및 금기

1) 위장관 부작용

가장 흔한 부작용으로 3~17%의 빈도를 나타난다. 식욕부진, 오심, 구토, 복부 불편감 등이 상대적으로 흔하지만 대부분 경증이다. 설사는 그 보다 드물다. 항생제관련 대장염은 극히 드물다. 대부분의 quinolone 항생제가 혐기균에 대한 항균력이 없거나 적기 때문이다. 그러나 fluoroquionolone 사용에 의한 *Clostridium difficile* 관련 설사와, fluoroquionlone에 내성을 보이는 NAP1 균주의 돌발 유행이 보고된 바 있다.

2) 중추신경계 부작용

빈도면에서 두 번째로 0.9~11%에서 나타난다. 경도의 두통과 어지럼증이 가장 흔하고 불면증, 정서 변화도 나타날 수 있다. 매우 드물게 환각, 섬망, 정신병(psychosis), 발작 등이 보고되었다. 특히 발작은 theophylline을 동시 투여한 경우 theophylline의 축적에 의해, 혹은 비스테로이드소염제나 theophylline과 동시 투여 시 quionlone에 의한 GABA의 수용체로부터의 이탈이 증가하기 때문으로 보고 있다. 시판후부작용감시에서 중증근무력증의 악화가 다양한 종류의 quinolone에서 보고되었다. 투약 후 평균 1일 만에 발생하며 약제를 중단하면 24시간 이내에 소실되나 재투여 시 다시 나타날 수 있다.

3) 알레르기 및 피부 부작용

0.4~2.8%의 빈도로 나타나며 비특이적인 발진이 가장

흔하다. Gemifloxacin의 경우 2.8%의 빈도로 발진이 나타났으며 투약 기간이 7일 이상인 젊은 여성의 경우 반구진 발진이 14%에서 보고되어 ciprofloxacin (5.9%)에 비해 높게 보고되었다. 과민성이 서로 다른 제형에서 교차 반응으로 나타날 수 있다. 광독성은 드물지만 자외선 A (320~400 nm)에 노출 후 발현된 예가 있다. 약열, 두드러기(urticaria), 혈관부종(angioedema), 혈관염(vasculitis), 혈청병 유사 증상, 아나필락시스도 보고된 바 있다. 소변내 호산구가 관찰되는 급성간질신장염도 보고된 바 있다.

4) 관절 부작용

어린 동물을 이용한 실험에서 체중이 실리는 관절에 비염증성 삼출액과 연골 미란을 동반한 관절병증이 관찰되었다. 그러나 낭성섬유증(cystic fibrosis)을 가진 소아를 포함한 다양한 이유로 소아에서의 ciprofloxacin, nalidixic acid, norfloxacin 등이 투약된 자료를 분석한 결과에 의하면 일부에서 일시적이고 경증인 관절 증상이 나타났지만 자기공명영상검사에서 연골에 이상 소견은 관찰된 바 없다.

5) 힘줄 부작용

힘줄염(tendinitis)은 주로 아킬레스건에 급성으로 피부의 염증 변화를 동반한 부종으로 나타나며 간혹 파열을 일으킨다. 증상은 주로 투약을 완료한 후에 나타나며 다양한 제형에서 보고되어 있다. 60세 이상의 연령, 코르티코스테로이드 사용, 장기이식 환자가 고위험군으로 알려져 있다. 기전은 불분명하나 파열된 힘줄에서 matrix metalloproteinase와 세포자멸사(apoptosis)가 증가되는 것이 관찰된 바 있다.

6) 심장 부작용

Quinolone은 칼륨 통로를 막아 심장 조직의 재분극 (repolarization)을 지연시켜 심전도에서 QT 간격을 연장시킨다. QT 간격의 연장은 torsades de pointes와 같은 심실부정맥의 원인이 된다. Sparfloxacin과 grepafloxacin은 심장 부작용이 이유가 되어 시장에서 퇴출되었다.

Moxifloxacin, ciprofloxacin, levofloxacin 역시 QT 간격의 연장이 관찰되나 상대적으로 덜하며 실제 부정맥 발생의 보고는 없다. 따라서 QT 간격을 연장시킬 수 있는 다른 약제, amiodarone, sotalol, quinidine, procainamide, erythromycin 등과의 동시 투여는 금하거나 신중을 기해야 한다. 심근병증(cardiomyopathy), 느린 맥, 저칼륨혈증, 저마그네슘혈증이 있는 경우 심장 부작용의 위험도가 증가한다.

7) 당대사 장애

Quinolone은 췌장에서의 인슐린 분비를 촉진한다. Ciprofloxacin, levofloxacin, moxifloxacin을 사용하는 경우 저혈당 발생이 보고된 바 있다. 그러나 gatifloxacin의 경우 경구 혈당강하제를 복용중인 당뇨 환자에서 중증의 저혈당이 보고되었고 이는 시장에서 퇴출의 원인이 되었다. 그러나 안과적 치료목적으로 사용하는 점안용 gatifloxacin은 당대사 장애의 보고가 없어 사용이 가능하다.

8) 기타

연구 결과가 상이하기는 하나 quinolone 사용에 의한 망막 박리 및 시력 상실의 가능성이 제기된 바 있다.

호중구 감소와 호산구 증가 등이 1% 이하에서 나타날 수 있다. 혈액 아미노기전달효소(transaminase)가 1~3%에서 상승할 수 있으나 치료를 중단해야 하는 경우는 없다. Trovafloxaxin의 경우 간실질에 호산구 침윤과 함께 증상이 동반된 간염이 보고되어 시장에서 퇴출되었다. Temafloxacin은 용혈성 빈혈, 혈소판 감소, 신기능 부전이 시판후부작용감시에서 발견되어 시장에서 퇴출되었다. 이러한 부작용의 기전은 밝혀지지 않았으며 현재 임상에서 사용중인 quinolone에서는 발견된 바 없다.

9) 금기

임신부에서의 안전성은 규명된 바 없다. 임신 1기에 ciprofloxacin이나 norfloxacin에 노출된 임신부에서 태어난 아이에서 기형 발생, 사산, 조산 등의 빈도가 증가하지는 않는다. 그러나 fluoroquinolone과 임신중 안전하게 사용할 수 있는 항생제를 비교한 전향적 연구에서 fluoroquinolone 사용이 기형, 자연유산, 조산, 태아절박가사 (fetal distress)등의 빈도는 증가하지 않으나 치료적 유산의 빈도가 높아 여전히 기형 발생의 가능성을 배제하지는 못한 상태이다. 모유로도 분포하기 때문에 수유부에서도 역시 사용할 수 없다.

9. 임상 적응증

1) 요로감염

소변 내 낮은 pH와 다량의 마그네슘이 quinolone의 항균력을 저해할 수 있지만 대부분의 quinolone은 소변에서 주요 요로감염 병원균의 MIC를 훨씬 상회하는 농도에 도달한다. 젊은 여성에서 감수성 대장균에 의한 비합병요로감염, 특히 방광염은 대부분의 quinolone으로 3~10일간 투약하여 치료할 수 있다. Norfloxacin, ciprofloxacin, ofloxacin 등은 3일 요법으로 81~96%의 완치를 기대할 수 있다. 3일 요법의 경우 ciprofloxacin 500 mg 1일 1회 요법은 ciprofloxacin 250 mg 1일 2회 요법과 효과에서 차이가 없다. 제한적인 자료이기는 하지만 norfloxacin, ciprofloxacin, ofloxacin의 1회 요법의 효과가 75~96%로 보고된 바도 있다. 고령의 여성에서의 방광염은 기저 질환이 동반되어 합병방광염인 경우가 많으므로 7일 요법을 권장하나 단기 요법에 비해 장점이 분명히 증명된 바는 없다.

비합병신우신장염의 경우 norfloxacin, ciprofloxacin, ofloxacin을 7~10일간 투여하면 95%의 세균박멸 효과를 기대할 수 있다. 최근 지역사회에서 대장균 등 주요 요로감염균의 quinolone을 포함한 다약제내성 비율이 증가함에 따라 quinolone 사용을 제한하여 내성균 발현을 줄이기 위해 비합병방광염의 경우 감수성이 확인된다면 fluoroquinolone보다는 trimethoprim/sulfamethoxazole이나 nitrofurantoin을 우선적으로 사용할 것을 권고하고 있다. 비합병신우신장염이고 지역사회에서 주요 요로감염균의 quinolone 내성이 10%를 넘지 않는다면 fluoroquinolon을 5~7일 간 사용하는 것이 적절하다. 우리나라의 경우 대장균의 ciprofloxacin 감수성이 77~86%로 미국이나 유럽에 비해 낮다. 그러므로 반드시 배양 검사를 시행하고 감수성 결과에 따라 적절한 항생제를 투여하여야 한다.

재발을 막기 위해 자기 전에 norfloxacin 200 mg을 복용하는 것도 효과적이다. 또한 성교 후에 ofloxacin 100 mg, norfloxacin 200 mg, 또는 ciprofloxacin 125 mg을 복용하는 것도 감염을 예방하는데 효과적이다.

남성, 카테터를 가진 사람, 요로계의 구조적 혹은 기능적 이상이 있는 사람에서 발생한 합병요로감염은 재발 혹은 재감염의 빈도가 매우 높다. 7~10일 간의 ciprofloxacin 투여는 trimethoprim/sulfamethoxazole이나 aminoglycoside를 투여한 경우보다 치료 효과는 우월하다. 그러나 어떠한 약제를 사용하더라도 치료 후 4~6주까지 무균상태를 유지하는 경우는 드물다.

Ciprofloxacin은 *P. aeruginosa* 감염에 효과적인 약제로 요로감염의 경우 500 mg을 1일 2회 투여하여야 한다. 방광기능이상으로 간헐적인 두덩위 천자(suprapubic taps)나 자가 카테터도뇨를 시행하는 사람에게 ciprofloxacin 100 mg을 투여하는 경우 위약에 비해 감염률을 1/10로 줄일 수 있다. 그러나 지속적인 ciprofloxacin 노출은 내성 *P. aeruginosa*에 의한 감염을 증가시킨다.

요로계 시술(요도경유 전립선절제, 직장경유 전립선절제)후 감염을 예방하기 위해 시술 전 ciprofloxacin (500 mg), norfloxacin (500 mg) 1회 투여는 효과적이기는 하지만 quinolone 내성 대장균에 의한 감염을 증가시킬 수 있다. 신장이식 환자에게 감염 예방을 위해 ciprofloxacin을 투여할 수 있다.

2) 전립선염

Fluoroquinolone은 전립선 조직에는 잘 침투하지만 전립선액에서의 농도는 낮다. 한 연구에서 대장균을 포함한 급성전립선염에서 ciprofloxacin 4~6주 치료 효과는 92%로 보고되었다. 급성전립선염에서 ciprofloxacin, norfloxacin, ofloxacin, levofloxacin의 치료 효과는 약제간의 차이는 없다.

3) 성매개질환

2007년 부터 미국질병관리통제센터는 지침을 통해 임균(*Neisseria gonorrhoeae*) 감염에서의 quinolone 내성의 증가로 더 이상 치료약제로 권고하지 않는다. 우리나라에서도 2002년 보고에서 48%, 2004년 보고에서 90%가 ciprofloxacin에 고도 내성을 보이는 것으로 보고됨에 따라 치료약제로 권고하지 않는다. Quinolone에 감수성이 있는 임균요도염, 직장염, 인두염이라면 norfloxacin (800 mg), ciprofloxacin (250 mg), ofloxacin (400 mg)을 이용하여 치료할 수 있지만 대체 항생제가 있고, 임상적으로 감수성 결과를 확인하고 투약해야 할 현실적 이유가 없다.

생식기 클라미디아 감염의 경우 7일간의 ofloxacin과 levofloxacin 치료는 doxycycline의 치료 효과와 비교해 차이가 없다. 그러나 ciprofloxacin과 norfloxacin 투여는 치료 실패의 보고가 있다.

비임균성 골반염에도 ciprofloxacin, ofloxacin, levofloxacin, 혹은 moxifloxacin ± metronidazole, 혹은 clindamycin 등의 10~14일 병합요법과 다른 계열의 항생제와 비교하여 유사한 정도의 임상 효과가 있음이 입증된 바 있다.

무른궤양(chancroid)과 *Haemophilus ducreyi*에 의한 생식기궤양의 경우 ciprofloxacin 500 mg, 1일 2회, 3일 혹은 250~500 mg 1일 1회, 5일 간 투여하여 치료한다.

4) 위장관·복강감염

Quionlone은 위장관염을 일으키는 모든 병원균에 항균력이 있지만 상황에 따라 내성을 고려해야 한다. 분변 내에서의 농도는 높게 유지되며 대식세포로의 침투력도 우수하기 때문에 살모넬라 감염에도 효과적이다. 대부분의 세균성 위장관염은 특별한 치료없이 호전되지만 장독소생성대장균과 시겔라(*Shigella*)가 원인인 여행자 설사에서 norfloxacin (400 mg, 1일 2회, 3일), ciprofloxacin (500 mg, 1일 2회, 5일)을 설사 시작 시점에 투여하면 설사의 기간을 1~3일 줄일 수 있다. Ciprofloxacin (500 mg 혹은 1 g), ofloxacin (400 mg) 1회 요법도 효과적이라는 보고도 있다.

시겔라증의 경우 ciprofloxacin, norfloxacin, ofloxacin 5일 치료는 ampicillin, trimethoprim/sulfamethoxazole, azithromycin, ceftriaxone과 비교해 차이가 없으며 매우 우수한 치료 효과를 보인다. *Shigella dysentriae* type 1이 아니라면 ciprofloxacin 750 mg 1회 요법도 효과를 기대할 수 있다. 최근 아시아와 아프리카에서 nalidixic acid와 ciprofloxacin 내성 균주의 빈도가 증가하고 있음은 고려해야 할 사항이다. 비장티푸스(nontyphoidal) 살모넬라 위장관염에서도 ciprofloxacin, norfloxacin을 이용하여 치료할 수 있다.

Campylobacter jejuni 위장관염에서의 quinolone의 효과는 이견이 있다. Ciprofloxacin, norfloxacin을 이용한 치료 효과가 인정된 연구도 있지만 최근 유럽, 남아메리카에서 quinolone 내성 증가 및 치료 실패의 보고가 있으며 태국에서 미군을 대상으로 한 levofloxacin과 azithromycin 비교 연구에서 levofloxacin의 효과가 떨어지는 것으로 보고되었다.

Vibrio cholerae 감염에서 norfloxacin (400 mg, 1일 2회, 3일), ciprofloxacin (250 mg, 1일 1회, 3일)의 효과는 tetracycline을 이용한 치료 효과와 유사하다. ciprofloxacin 1 g 1회 요법도 가능하지만 내성이 증가하고 있는 방글라데시와 같은 경우 1회 요법의 치료 효과는 매우 떨어진다.

Salmonella enterica seovar Typhi 혹은 Paratyphi에 의한 장열 역시 ciprofloxacin과 ofloxacin을 이용하여 효과적으로 치료할 수 있으나 1990년대 이후 quinolone 특히 nalidixic acid에 대한 내성균이 증가하고 있다. *S. enterica* serovar Typhi의 만성 분변 보균은 4주 간의 norfloxacin, ciprofloxacin, ofloxacin 투여로 83~93% 제거할 수 있다.

시험관 내에서 quinolone은 *Helicobacter pylori*에 감수성이 있다. Levofloxacin이나 moxifloxacin을 포함한 병합 요법의 제균 효과는 80%로 quionolone이 포함되지

않은 병합 요법의 효과와 견줄만하다. 그러나 유럽의 경우 H. pylori의 quinolone 내성은 23%로 높아 지역적인 고려가 필요하다. 우리나라의 경우 2012년 자료에 의하면 H. pylori의 ciprofloxacin 내성은 15.7%로 amoxicillin (2.2%), clarithromycin (10.8%), tetracycline (0.5%) 보다 높다는 보고가 있다.

합병복강내감염은 그람음성균, 혐기균, 장알균 등에 의한 복합감염이다. Ciprofloxacin (정맥주사 혹은 정맥주사 후 경구 전환) + metronidazole과 imipenem의 효과를 비교한 연구에서 우월한 치료 효과가 규명되었으나 장알균이 원인균인 경우 치료 실패율이 높았다. 그 외 piperacillin/tazobactam 혹은 ceftriaxone + metronidazole 치료에 비해 우월하거나 동등한 치료 효과가 보고되었다. 그람음성균과 혐기균에 효과적인 moxifloxacin 단독 요법과 piperacillin/tazobactam은 유사한 치료 효과(80%, 78%)를 나타냈다. 그러나 ceftriaxone + metronidazole을 이용한 치료와 비교하였을 때는 다소 낮은 치료 효과를 나타냈다.

외래복막투석 환자나 간경화 환자에서 발생한 복막염에도 효과적이다. 경구 ciprofloxacin 500 mg, ofloxacin 300 mg으로 효과적으로 치료할 수 있으나 coagulase 음성 staphylococci 감염인 경우는 효과가 제한적이다. 복막 투석액에 직접 ciprofloxacin을 섞게 되면 높은 농도 (20~50 μg/mL)를 유지할 수 있으며 vancomycin + gentamicin 병합 투여의 치료 효과와 유사하다는 보고가 있다.

간경화 환자에서 동반된 원발세균복막염의 경우 ciprofloxacin, ofloxacin, moxifloxacin 등이 다양한 cephalospoin 항생제(cefotaxime, ceftriaxone, ceftazidime)나 β-lactam/β-lactamase 억제제와 비교 연구되었으며 효과에서는 차이가 없었다. 원발세균복막염 환자에서 ofloxacin 400 mg 1일 1회 요법은 재발을 줄이는 효과가 입증되었다. 그러나 quinolone을 이용한 장기간 예방 요법은 장기 생존률에는 영향을 미치지 못하며 내성 발현을 유도하므로 신중히 고려해야 한다.

5) 호흡기감염

Ciprofloxacin, ofloxacin, levofloxacin, moxifloxacin, gemifloxcin 등은 주요 호흡기병원균인 Haemphilus influenzae, M. catarrhalis, M. pneumoniae, C. pneumoniae, L. pneumophila, M. tuberculosis에 감수성이 있다. 특히 levofloxacin, moxifloxacin, gemifloxcin은 S. pneumoniae에 대해 강화된 항균력이 특징으로 '호흡기 퀴놀론'으로 불린다.

만성기관지염의 급성 세균성 악화에서 levofloxacin, moxifloxacin, gemifloxcin 5~7일 요법의 임상적 치료 효과는 85~95%이다. 객담에서의 H. influenzae 제균 효과는 clarithromycin에 비해 moxifloxacin이 우월하다. 만성기관지염의 급성발작으로 입원한 환자에서 moxifloxacin 혹은 gemifloxacin을 투여한 경우 ceftriaxone에 비해 재원 기간이 감소하였으며 다음 재발까지의 기간이 길어지거나 재발률이 낮아지는 결과가 보고된 바 있다.

지역사회 획득 폐렴알균폐렴의 경우 ciprofloxacin을 이용한 치료는 실패의 보고가 있다. Ciprofloxacin은 '호흡기 퀴놀론'으로 분류하지 않으며 필요에 따라 다른 항생제와 병합하여 사용하여야 한다. Levofloxacin, moxifloxacin, gemifloxacin은 폐렴알균폐렴에서 cephalospoin, 마크로라이드 등의 항생제와 비교 연구에서 우수한 치료 효과를 보였다.

지역사회 획득 폐렴으로 입원한 환자에서 levofloxacin, moxifloxacin, gemifloxacin은 타 항생제와 비교해 발열 기간 감소, 임상적 효과, 객담에서의 제균율 등이 우수하며 제형 간에는 levofloxacin에 비해 moxifloxacin이 다소 우수하다는 보고가 있다. 객담에서 폐렴알균이 분리된 환자만을 별도 분석한 결과 levofloxacin의 효과는 81~100%, moxifloxacin은 100%, gemifloxacin은 90~100%가 보고되었다. 균혈증이 동반된 폐렴알균폐렴 환자에서 호흡기 퀴놀론의 효과는 88~100%로 평가된다. Levofloxacin 내성 균주에 의한 치료 실패는 이미 보고된 바 있다. 우리나라의 경우 S. pneumoniae의 levofloxacin 내성(MIC ≥4 μg/mL)의 분리율이 2.2%라는 연구 (1996~2006년, 50/2,282 균주)와 우리나라를 포함한 아시아 지역에서 4.7%라는 연구(2005~2006, 46/981균주)가 있어 fluoroquinolone을 포함한 다약제내성 폐렴알균에 의한 감염의 위험성도 염두에 두어야 한다. Moxifloxacin과 gemifloxacin에서는 현재까지는 상대적으로 사용 경험이 적어서인지 내성 보고가 없다.

흡인폐렴과 폐농양을 대상으로 moxifloxacin과 ampicillin/sulbactam을 비교한 연구에서 67~73%의 치료 효과를 나타냈으며 약제 간의 차이는 없었다.

Legionella, *Mycoplasma*, *C. pneumoniae*에 의한 비정형폐렴의 경우는 연구의 규모가 작거나, 혈청학적인 진단 기준을 이용하였거나, 효과가 없는 약제와의 비교 연구도 있어 정확한 평가가 어렵지만 마크로라이드 항생제와 비교해 차이가 없는 것으로 보고되고 있다.

병원 획득 폐렴은 대부분 그람음성균이 문제가 된다. 고용량의 ciprofloxacin (400 mg, 1일 3회)과 imipenem (1,000 mg, 1일 3회) 주사 요법을 비교한 연구에서 전체적으로 임상적, 미생물학적 반응률은 유사하지만 *P. aeruginosa*가 원인균인 경우 ciprofloxacin의 치료 효과는 현저히 낮아지며 내성 발현율도 증가하였다. 인공호흡기관련 폐렴에서 meropenem 단독 요법과 meropenem + ciprofloxacin 병합 요법의 경우 효과의 차이는 없었다. 다만 *P. aeruginosa*, *Acinetobacter*, 다제내성 그람음성균 등이 원인인 경우에는 병합 요법군 치료 효과가 다소 우세하였다. 낭성섬유증 환자에서 경증 혹은 중등도의 악화 및 객담에서 *P. aeruginosa*가 배양된 경우 ciprofloxacin (750 mg, 1일 2회, 경구) 혹은 ofloxacin (400 mg, 1일 2회, 경구) 요법은 항녹농균 β-lactam + tobramycin 병합 요법과 비교해 차이가 없었으나 중증의 악화인 경우에는 병합 요법이 더 우수한 임상 효과를 나타냈다.

급성화농부비동염의 경우 quionolone 제형은 β-lactam, cephalospoin, 마크로라이드와 비교해 우수한 효과가 인정된다. 그러나 내성 발현을 고려하여 quinolone 항생제를 우선적으로 사용하는 것은 권고하지 않는다.

6) 골관절감염

골관절감염은 장기간의 치료를 요하는 경우가 많아 경구투여가 가능하고 생체이용률이 높은 quinolone 항생제가 타 항생제에 비해 유용하다. 만성골수염에서 ciprofloxacin, ofloxacin, pefloxacin, levofloxacin을 이용한 6주 치료 요법에서 감수성이 있는 *P. aeruginosa*와 메티실린 감수성 *S. aureus* 감염을 포함하더라도 치료 효과는 제형 간에 차이는 없다. 그러나 죽은조직제거(debridement)가 불완전하거나, 인공삽입물이 있는 경우, 내성균감염의 경우에는 치료 실패 가능성이 높아진다. 당뇨발에 동반된 골수염에서 3개월 간의 ciprofloxacin 혹은 levofloxacin 투여로 60%의 치료 효과가 있었다는 보고가 있다.

S. aureus, coagulase negative staphylococci에 의한 인공관절의 패혈관절염(septic arthritis)에서 ciprofloxacin 혹은 ofloxacin과 rifampin을 병합하여 6~9개월 간 투여한 연구에서 81~93% 치료 효과 보고가 있으며 특히 인공관절을 제거하지 못한 경우에서도 54~70%의 효과가 관찰되었다. *P. aeruginosa*에 의한 인공관절관절염에서 ceftazidime 6주 + ciprofloxacin 6개월 요법으로 인공관절을 제거하지 않고 치료한 보고가 있다. Staphylococci에 의한 인공관절 혹은 인공삽입물감염은 적극적으로 죽은조직제거술을 시행하고 levofloxacin과 rifampin을 병합하여 투여하는 것이 효과적이다.

7) 피부연조직감염

연조직염(cellulitis)과 고름피부증(pyoderma)은 대부분 streptococci와 *S. aureus*가 원인이지만 당뇨, 말초혈관질환, 욕창궤양, 수술창상감염의 경우는 그람음성균, 혐기균에 의한 감염으로 범위가 확장된다. 비합병피부감염의 경우 ciprofloxacin, levofloxacin, moxifloxacin 등은 cephalospoin계 항생제와 비교해 차이가 없으며 치료 반응률은 90%를 상회한다.

합병피부감염의 경우 경구 ciprofloxacin 혹은 ofloxacin과 cefotaxime 혹은 ceftazidime 정맥주사를 비교한 연구에서 제형 간의 차이 없이 79~98%의 임상적, 미생물학적 효과가 입증되었다. Levofloxacin과 ticarcillin/clavulanate 혹은 amoxicillin/clavulanate의 비교연구에서 80% 정도의 효과가 입증되었으며 메티실린 감수성 *S.*

aureus가 원인균인 경우 levofloxacin 투여가 의미있게 효과적이었다. 당뇨발의 경우 ciprofloxacin 단독 투여의 효과는 50% 정도로 낮으므로 타 항생제와의 병합 요법이 필요하다. 당뇨발에 병발된 연조직염과 피부 농양에서의 moxifloxacin과 piperacillin/tazobactam의 비교연구 결과는 유사하며 이 연구에서 주된 원인균은 *Streptococcus pyogenes*와 장내 그람음성균이었다. 그러나 지역사회 피부연조직감염의 원인균으로 메티실린 내성 *S. aureus*의 빈도가 증가하고 있고 fluoroquinolone 내성균의 빈도 역시 증가하고 있어 중증의 피부연조직감염에서의 fluoroquinolone의 경험적 사용은 신중해야 하며 감수성 결과를 확인한 후 사용하는 것이 바람직하다.

피부 탄저의 치료와 탄저균 노출 후 예방에는 ciprofloxacin 500 mg, 1일 2회 투여가 권고된다.

8) 기타

Ofloxacin, ciprofloxacin 등은 *M. tuberculosis*에 항균력이 있으나 일반적으로 항결핵제로 추천되지 않는다. Levofloxacin과 moxifloxacin은 2차 결핵약제이며 통상 사용하는 항결핵제와 병합하여 사용할 수 있다. 그러나 지역사회에서의 광범위한 quinolone 사용은 결핵균에서의 내성 획득과 관련이 있으며, 결핵 치료 전 quinolone에 노출된 기간에 따라 결핵균의 내성은 비례하여 증가한다.

AIDS 환자에 동반된 *M. avium intracellulare* complex 균혈증에서 ciprofloxacin (750 mg, 1일 2회, 또는 500 mg, 1일 3회) + clarithromycin + amikacin 투여로 증상 및 균혈증 개선이 보고되었다. 피부 *M. fortuitum* 감염에서 ciprofloxacin 보다는 ofloxacin이 효과적이라는 보고가 있다.

*M. leprae*에 의한 나종형나병(lepromatous leprosy)에서 ofloxacin (400 mg, 1일 1회) + rifampin (600 mg, 1일 1회) 28일 요법은 dapsone + rifampin 6개월 요법과 비교해 임상적 경과의 호전 정도가 유사하다는 보고가 있다.

호중구감소성 발열 환자에서 ciprofloxacin + aminoglycoside는 β-lactam + aminoglycoise 요법과 효과가 유사하다. 그러나 이들 환자에서 ciprofloxacin 단독

투여는 권고하지 않으며 반드시 항녹농균 효과가 있는 다른 계열의 항생제와 병합 투여하여야 한다. 저위험군에 해당하는 호중구감소성 발열 환자에서는 cirpfloxacin + amoxicillin/clavulanate 경구투여가 ceftriaxone + amikacin과 비교해 임상적 효과의 차이가 없다는 연구 결과가 있다. Ciprofloxacin, ofloxacin을 호중구감소증 환자에게 예방적으로 투여할 수 있다. 그러나 quinolone의 예방적 투여는 그람양성균에 의한 돌발감염을 일으킬 수 있으므로 rifampin 등 그람양성균에 항균력이 있는 항생제와 병합 요법이 필요할 수 있다.

뇌척수액으로의 quinolone의 침투는 수막에 염증이 있는 경우 ciprofloxacin은 혈중 최고 농도의 39%, levofloxacin은 40%, pefloxacin은 60%이며 그람음성균에 의한 수막염에서 pefloxacin, ciprofloxacin을 이용한 치료 보고가 있다. 그러나 quinolone을 이용한 중추신경계 감염은 표준 치료가 불가능한 경우에만 사용하도록 제한한다.

Neisseria meningitidis 수막염 환자에게 긴밀하게 접촉하여 노출된 경우 ciprofloxacin 750 mg, 혹은 ofloxacin 400 mg 1회 요법으로 효과적으로 예방할 수 있다.

그 외에 야생토끼병에서 ciprofloxacin 혹은 levofloxacin을, Q열에서 ciprofloxacin 혹은 ofloxacin을 사용할 수 있다.

Ciprofloxacin

1. 작용 범위

다양한 그람음성균(*Escherichia coli*, *Klebsiella* spp., *Enterobacter* spp., *Citrobacter* spp., *Salmonella* spp., *Shigella* spp., *Proteus mirabilis*, *Proteus vulgaris*, *Providentia stuartii*, *Providencia rettgeri*, *Morganella morganii*, *Serratia* spp., *Yersinia enterocolitica*, *Pseudomonas aeruginosa*, *Acinetobacter* spp., *Haemophilus influenzae*, *Haemophilus parainfluenzae*,

Haemophilus ducreyi, *Neisseria gonorrhea*, *Neisseria meningitidis*, *Moraxella catarrhalis*, *Campylobacter* spp., *Aeromonas* spp., *Vibrio* spp., *Brucella melitensis*, *Pasteurella multocida*, *Legionella* spp.)과 그람양성균(*Staphylococcus aureus*, *Staphylococcus epidermidis*, *Streptococcus pyogenes*, *Streptococcus pneumoniae*), *Mycobacterium tuberculosis*, *Chlamydia trachomatis*, 비정형 mycobacteria에 항균력이 있다. 그러나 *Pseudomonas*, Enterobacteriaceae, staphylococci, *Campylobacter* spp. 등에서는 내성 균주의 빈도가 증가하고 있어 임상적 유용성이 점차 작아지고 있다.

Ciprofloxacin은 *Bacteroides fragilis*와 *Clostridium difficile*을 포함한 혐기균, 대부분의 *Burkroldrria cepacia*, *Stenotrophomonas maltophilia*에는 항균력이 없다.

2. 약물동력학

Ciprofloxacin은 투여 후 신속하게 조직으로 침투하며 특정 조직에서는 혈액에서 보다 더 높은 농도까지 도달한다. 정상 중추신경계 조직에는 혈중 최고 농도의 10%까지 도달할 수 있다. 투여 후 1~4시간에 혈중 최고 농도에 도달하며, 혈중 반감기는 3~7시간이다. 혈중 단백결합율은 20~40%로 낮다. 생체이용률은 60~80%이다. 500 mg 1일 2회 경구투여는 400 mg 1일 2회 정맥 투여한 경우와 area under the curve (AUC)가 유사하고, 750 mg 1일 2회 경구투여는 400 mg 1일 3회 정맥 투여한 경우와 AUC가 유사하다. 투여된 양의 30~50%가 소변으로 배설되며 20~35%는 대변으로, 1~2%가 담즙으로 배설된다.

3. 적응증, 용법, 용량

1) 요로감염
① 중증 혹은 합병요로감염: 400 mg, 정맥주사, 8시간 혹은 12시간 간격/혹은 500 mg, 경구, 12시간 간격, 7~14일 간 투여한다.
② 경증 혹은 비합병요로감염: 200 mg, 정맥주사, 12시간 간격/혹은 250 mg, 경구, 12시간 간격, 7~14일 간 투여한다.
③ 급성방광염: 250 mg, 경구, 12시간 간격, 3일간 투여한다.
④ 만성세균전립선염: 400 mg , 정맥주사, 12시간 간격/혹은 500 mg, 경구, 12시간 간격, 28일 간 투여한다.

2) 성매개질환
① 서혜육아종(granuloma inguinale): 750 mg, 경구, 1일 2회, 적어도 21일 간, 병변이 완전히 치료될 때까지 투여한다.
② 연성하감: 500 mg, 경구, 1일 2회, 3일 간 투여한다.
③ 임질: *N. gonorrheae*의 내성률이 높아 치료약제로 권고하지 않으나 감수성이 확인된다면 250 mg, 1회 경구투여한다.

3) 위장관·복강감염
① 감염성설사질환: 500 mg, 경구, 12시간 간격, 5~7일 간 투여한다.
② 장티푸스 : 500 mg, 경구, 12시간 간격, 10일 간 투여한다.
③ 합병복강감염 : 400 mg, 정맥주사, 12시간 간격/혹은 500 mg, 경구, 12시간 간격, 7~14일 간, metronidazole과 병합하여 투여한다.
④ 감염담관염 : 200 mg, 정맥주사, 12시간 간격으로 2~10일 간 투여 후 750 mg, 경구, 12시간 간격, 4~6일 간 투여한다.
⑤ HIV 감염자에 병발한 살모넬라 위장관염
균혈증이 아니거나 균혈증이 동반된 경증인 경우: 400 mg, 정맥주사, 1일 2회/혹은 500~750 mg, 1일 2회 경구투여한다. CD4 세포가 200/mm³ 이상이면 7~14일 간 투여하고 CD4 세포가 200/mm³ 미만이면 2~6주 간 투여한다. 증상이 동반되는 균혈증이 재발한다면 6개월 간 투여한다.

4) 호흡기감염

① 급성세균부비동염: 400 mg, 정맥주사, 12시간 간격/ 혹은 500 mg, 경구, 12시간 간격, 10일 간 투여한다.

② 만성기관지염의 급성 세균성 악화: 경증 혹은 중등도인 경우-400 mg, 정맥주사, 12시간 간격/혹은 500 mg, 경구, 12시간 간격, 1일 2회, 7~14일 간 투여한다; 중증인 경우-400 mg , 정맥주사, 8시간 간격/혹은 750 mg, 경구, 12시간 간격, 7~14일 간 투여한다.

③ 하부호흡기감염: 경증 혹은 중등도 감염-400 mg, 정맥주사, 12시간 간격/혹은 500 mg, 경구, 12시간 간격. 7~14일 간 투여한다; 중증 혹은 합병감염- 400 mg, 정맥주사, 8시간 간격/혹은 750 mg, 경구, 12시간 간격. 7~14일 간 투여한다.

④ 의료관련폐렴: 400 mg, 정맥주사, 8시간 간격, 10~14일 간 투여한다

5) 뼈감염

① 경증 혹은 중등도 감염: 400 mg, 정맥주사, 12시간 간격/혹은 500 mg, 경구, 12시간 간격, 4~6주 간 투여한다.

② 중증 혹은 합병감염: 400 mg, 정맥주사, 8시간 간격/혹은 750 mg, 경구, 12시간 간격, 4~6주 간 투여한다.

6) 피부연조직감염

① 경증 혹은 중등도 감염: 400 mg, 정맥주사, 12시간 간격/혹은 500 mg, 경구, 12시간 간격, 7~14일 간 투여한다.

② 중증 혹은 합병감염: 400 mg, 정맥주사, 8시간 간격/혹은 750 mg, 경구, 12시간 간격, 7~14일 간 투여한다.

7) 감염심내막염

① 자연판막, 배양 음성: 400 mg, 정맥주사, 12시간 간격/혹은 500 mg, 경구, 12시간 간격으로 vanco- mycin (15 mg/kg, 정맥주사, 12시간 간격) + gentamicin (1 mg/kg, 정맥 혹은 근육주사, 8시간 간격)과 병합하여 4~6주 간 투여한다.

② 인공판막, 배양음성 : 400 mg, 정맥주사, 12시간 간격/혹은 500 mg, 경구, 12시간 간격으로 vanco- mycin (15 mg/kg, 정맥주사, 12시간 간격) + gentamicin (1 mg/kg, 정맥 혹은 근육주사, 8시간 간격) + rifampin (300 mg, 정맥주사 혹은 경구, 8시간 간격)과 병합하여 4~6주 간 투여한다.

③ HACEK에 의한 자연 혹은 인공판막 감염 : 400 mg, 정맥주사, 12시간 간격/혹은 500 mg, 경구, 12시간 간격. 4~6주 간 투여한다.

8) 호중구감소 환자

① 예방적 투여: 500 mg, 1일 2회 경구투여한다.

② 호중구감소성 발열 환자에서의 경험적 투여: 400 mg, 정맥주사, 8시간 혹은 12시간 간격으로 투여한다. 단, fluoroquinolone을 예방적으로 투여하지 않은 경우로 한정하며 반드시 항녹농균 효과가 있는 다른 계열의 항생제와 병합 투여하여야 한다.

9) 세균성수막염

800~1,200 mg/일의 용량을 2~3회로 분할하여 정맥주사 한다.

10) 고양이긁힘병

500 mg, 경구, 1일 2회, 10~16일 간 투여한다.

11) 탄저 및 탄저 호흡기 노출후 예방

400 mg , 정맥주사, 12시간 간격/혹은 500 mg, 경구, 12시간 간격, 60일 간 투여한다.

12) 페스트

① 제한된 인원 발생 상황: 400 mg, 정맥주사, 12시간 간격, 10일 간 투여한다.

② 대량 인원 발생 상황: 500 mg, 경구, 1일 2회, 10일

간 투여한다.

③ 노출 후 예방: 500 mg, 경구, 1일 2회, 7일 간 투여한다.

13) 야생토끼병

① 제한된 인원 발생 상황: 400 mg, 정맥주사, 12시간 간격, 10일 간 투여한다.

② 대량인원 발생 상황: 500 mg, 경구, 1일 2회, 14일 간 투여한다.

Levofloxacin

1. 작용 범위

호기성 그람음성균(*Enterobacter cloacae*, *Escherichia coli*, *Haemophilus influenzae*, *Haemophilus parainfluenzae*, *Klebsiella pneumoniae*, *Legionella pneumophila*, *Moraxella catarrhalis*, *Proteus mirabilis*, *Pseudomonas aeruginosa*, *Salmonella* spp., *Shigella* spp., *Yersinia enterocolitica*, *Campylobacter jejuni*), 호기성 그람양성균(*Enterococcus faecalis*, *Staphylococcus aureus*, *Streptococcus pneumoniae*, *Streptococcus pyogenes*)에 항균력이 있다. *S. pneumoniae*의 경우 levofloxacin 내성균에 의한 치료실패가 보고된 바 있다. 혐기균에 대해서도 중등도의 항균력이 있지만 trovafloxacin에 비해서는 약하다. *M. tuberculosis*와 *M. avium* complex와 같은 비정형 mycobacteria에 대해 ofloxacin에 비해 2배 정도의 항균력이 있다. *Bacillus anthracis*에 대해 시험관 내에서 항균력이 확인되었다.

2. 약물동력학

경구 혹은 정맥 내 투여후 1~2시간에 혈중 최고농도에 도달하며, 혈중 반감기는 6~8시간이다. 혈중 단백 결합율은 24~38%로 낮다. 생체이용률은 99%이며 음식에 의한 영향을 받지 않는다. 전립선 조직은 물론 폐 조직으로의 확산이 우수해서 전립선 조직의 경우 혈중 최고 농도의 3배, 폐 조직의 경우 2~5배의 농도까지 도달한다. 그 외에도 여성 생식기계의 조직, 정액, 부비동과 편도, 침샘 등에서도 혈중농도보다 높은 농도에 도달한다. 투여된 양의 61~87%가 신장을 통해 배설되며 4% 정도가 대변으로 배설된다.

3. 적응증, 용법, 용량

1) 요로감염

① 비합병요로감염: 250 mg, 정맥주사 혹은 경구, 1일 1회, 3일 간 투여한다.

② 합병요로감염(*E. faecalis*, *E. cloacae*, *E. coli*, *K. pneumoniae*, *P. mirabilis*, *P. aeruginosa* 감염): 750 mg 정맥주사 혹은 경구, 1일 1회, 5일/또는 250 mg, 정맥주사 혹은 경구, 1일 1회, 10일 간 투여한다.

③ 급성신우신장염(*E. coli* 감염): 250 mg, 정맥주사 혹은 경구, 1일 1회, 10일 간 투여한다.

④ 급성신우신장염(*E. coli* 균혈증 동반): 750 mg, 정맥주사 혹은 경구, 1일 1회, 5일 간 투여한다.

⑤ 부고환염(그람음성균 감염, 임질 감염 배제된 경우): 500 mg, 경구, 1일 1회, 10일 간 투여한다.

⑥ 비임균요도염: 500 mg, 경구, 1일 1회, 7일 간 투여한다.

⑦ 만성세균전립선염: 500 mg, 정맥주사 혹은 경구, 1일 1회, 28일 간 투여한다.

2) 위장관·복강감염

여행자 설사: 500 mg, 경구, 1일 1회, 1~3일 간 투여한다.

3) 호흡기감염

① 만성기관지염의 급성 세균성 악화: 500 mg, 정맥주사 혹은 경구, 1일 1회, 7일 간 투여한다.

② 급성 세균부비동염: 750 mg, 정맥주사 혹은 경구, 1일 1회, 5일/또는 500 mg, 정맥주사 혹은 경구, 1일 1회, 10~14일 간 투여한다.

③ 지역사회 획득 폐렴: 500 mg, 정맥주사 혹은 경구, 1일 1회, 7~14일/또는 750 mg 정맥주사 혹은 경구, 1일 1회, 5일 간 투여한다.

④ 클라미디아감염: 500 mg 경구, 1일 1회, 7일 간 투여한다.

⑤ 의료관련폐렴 : 750 mg, 정맥주사 혹은 경구, 1일 1회, 7~14일 간 투여한다.

4) 피부연조직감염

① 비합병피부연조직감염: 500 mg, 정맥주사 혹은 경구, 1일 1회, 7~10일 간 투여한다.

② 합병피부연조직감염: 750 mg, 정맥주사 혹은 경구, 1일 1회, 7~14일 간 투여한다.

5) 탄저 호흡기 노출 후 예방

500 mg, 정맥주사 혹은 경구, 1일 1회, 60일 간 투여한다.

6) 페스트

500 mg, 정맥주사 혹은 경구, 1일 1회, 10~14일간 투여한다.

7) 결핵

500~1,000 mg, 정맥주사 혹은 경구, 1일 1회 투여한다.

Moxifloxacin

1. 작용 범위

Moxifloxacin은 그람양성균, 그람음성균, 혐기균, 결핵균에 항균력이 있다. 특히 호흡기감염의 주요 원인균인 *Streptococcus pneumoniae* (penicillin 내성과 무관), *Haemophilus influenzae*, *Haemophilus parainflu-*

enzae, *Klebsiella pneumoniae*, *Staphylococcus aureus*, *Mycoplasma pneumoniae*, *Chlamydia pneumoniae*, *Moraxella catarrhalis* 치료에 효과적이다. 폐렴알균을 포함한 대부분의 그람양성균은 시험관내에서 0.5 μg/mL 이하의 농도에서 억제되며 이 농도는 400 mg, 1일 1회 투여로 얻을 수 있는 농도이다. 폐렴알균의 MIC_{90}은 penicillin 내성 여부와 무관하게 0.125~0.25 μg/mL이다. 장알균은 0.5~4 μg/mL의 농도에서 억제된다. 그람음성균에 대해서는 ciprofloxacin에 비해 항균력이 낮으며, 특히 *Pseudomonas aeruginosa*는 상대적으로 내성을 보인다. 대부분의 혐기균의 MIC_{90}은 2 μg/mL 이하로 metronidazole과 유사한 효과를 얻을 수 있다. *Bacteroides fragilis*의 MIC는 0.12~0.5 μg/mL이다. *Mycobacterium tuberculosis*는 0.5 μg/mL의 농도에서 억제된다.

2. 약물동력학

경구투여 후 1.5~3시간, 정맥 투여 후 1시간 후에 혈중 최고 농도에 도달하며, 혈중 반감기는 경구투여의 경우 13시간, 정맥 투여의 경우 10~15시간이다. 혈중 단백 결합율은 30~50%이다. 생체이용률은 90%이며 음식에 의해 영향을 받지 않는다. 수막염이 있는 경우 뇌수막 침투율은 70~80%이다. 52%가 간에서 CYP450과 무관하게 glucuronide와 sulfate 접합에 의해 대사되며, 20%가 신장을 통해서, 25%가 분변으로 배설된다.

3. 적응증, 용법, 용량

정맥 투여할 경우 QT 간격 연장의 부작용을 피하기 위해 권고되는 투여량과 투여 속도(1시간 이상에 걸쳐서 투여)를 준수하여야 한다. 정맥주사에서 경구로 전환할 경우 용량 조절이 필요없다.

1) 위장관·복강감염

합병 복강내감염: 400 mg, 정맥주사 혹은 경구, 1일 1

회, 5~14일 간 투여한다.

2) 호흡기감염

① 만성폐쇄성호흡기질환의 급성 세균성 악화 : 400 mg, 정맥주사 혹은 경구, 1일 1회, 5일 간 투여한다.

② 급성세균부비동염 : 400 mg, 정맥주사 혹은 경구, 1일 1회, 10일간 투여한다.

③ 지역사회 획득 폐렴 : 400 mg, 정맥주사 혹은 경구, 1일 1회, 7~14일간 투여한다.

3) 피부연조직감염

① 비합병피부연조직감염: 400 mg, 정맥주사 혹은 경구, 1일 1회, 7일 간 투여한다.

② 합병피부연조직감염: 400 mg, 정맥주사 혹은 경구, 1일 1회, 7~21일 간 투여한다.

4) 페스트

치료 및 예방: 400 mg, 정맥주사 혹은 경구, 1일 1회, 10~14일 간 투여한다.

5) 결핵

400 mg, 경구, 1일 1회 투여한다.

Ofloxacin

1. 작용 범위

Ofloxacin의 Enterobacteriaceae에 대한 항균력은 ciprofloxacin과 유사하다. 일반적으로 quinolone은 *Providencia stuartii*와 *Stenotrophomonas maltophilia*에는 항균력이 약하나 ofloxacin은 ciprofloxacin에 비해 *S. maltophilia*에 대한 항균력이 우수하다. *Pseudomonas aeruginosa*에 대한 항균력은 ciprofloxacin보다 낮다. 그람양성균에 대한 항균력도 ciprofloxacin과 유사하나 group B *Streptococcus*, *Streptococ-*

*cus pneumoniae*에 대한 항균력은 ofloxacin이 우세하다. 메티실린 감수성 포도알균에 대한 항균력 역시 ciprofloxacin과 유사하다. *Haemophilus influenzae*, *Moraxella catarrhalis*, *Mycoplasma pneumoniae*, *Legionella pneumophila*에도 항균력이 우수하여 이들 균주에 의한 각막염과 이염(otic infection) 치료에 유용하다. *Bacteroides fragilis*를 포함한 혐기균에는 효과를 기대할 수 없다.

2. 약물동력학

경구투여 후 1~2시간 후에 혈중 최고 농도에 도달하며, 혈중 반감기는 경구투여의 경우 5~7.5시간이다. 혈중 단 백결합율은 20~32%이다. 생체이용률은 90~98%이며 음식물과 같이 섭취하면 흡수에 다소 장애를 받지만 최고 혈중농도에는 영향을 미치지 않는다. 담낭, 담즙, 기관지, 객담, 중이(middle ear) 점막으로의 침투력은 매우 우수하며, 복수, 심장조직, 흉수, 전립선, 수포액, 안구에도 침투력이 좋다. 뼈, 골수, 뇌척수액으로의 침투력은 제한적이어서 혈중 최고 농도의 20~50%이다. 65~80%는 신장을 통해서, 4~8%는 분변을 통해서 배설된다.

3. 적응증, 용법, 용량

1) 요로감염

① 비합병방광염(*E. coli* 혹은 *K. pneumoniae*): 200 mg, 경구, 12시간 간격, 3일 간 투여한다.

② 비합병방광염(기타 감수성 균주): 200 mg, 경구, 12시간 간격, 7일 간 투여한다.

③ 합병요로감염: 200 mg, 경구, 12시간 간격, 10일 간 투여한다.

④ 전립선염: 300 mg, 경구, 12시간 간격, 6주 간 투여한다.

⑤ 부고환염(임균감염 가능성이 배제된 경우): 300 mg, 경구, 1일 2회, 10일 간 투여한다.

⑥ 비임균요도염: 300 mg, 경구, 1일 2회, 7일 간 투여

한다.

2) 위장관·복강감염

여행자설사: 300 mg, 경구, 1일 2회, 1~3일 간 투여한다.

3) 호흡기감염

① 만성기관지염의 급성 세균성 악화: 400 mg, 경구, 12시간 간격, 10일 간 투여한다.

② 클라미디아감염: 300 mg, 경구, 12시간 간격, 7일 간 투여한다.

③ 지역사회 획득 폐렴: 400 mg, 경구, 12시간 간격, 10일 간 투여한다.

4) 피부 연조직 감염

비합병 피부 연조직 감염: 400 mg, 경구, 12시간 간격, 10일간 투여한다.

Gemifloxacin

1. 작용 범위

그람양성균에 대한 항균력은 여타 fluoroquionlone (trovafloxacin, sparfloxacin, lomefloxacin, levo-floxacin, ofloxacin)에 비해 우수해서 메티실린 내성 *Staphylococcus aureus*, 메티실린 내성 *S. epidermidis*, penicillin 내성 *Streptococcus pneumoniae*에도 항균력이 있다. penicillin 내성 *S. pneumoniae*에 대한 MIC_{90}은 통상적으로 0.06 μg/mL 이하이며, penicillin 내성 *S. pneumoniae* 혹은 메티실린 내성 *S. epidermidis*의 MIC_{90}은 2 μg/mL 이하이다. 장알균에 대한 항균력도 MIC_{90} 4 μg/mL 이하로 trovafloxacin에 비해 우수하다.

그람음성균에 대한 항균력은 ciprofloxacin과 유사해서 대부분의 Enterobacteriaceae의 MIC_{90}은 0.5 μg/mL 이하이다. *Bacteroides fragilis*에 대한 항균력은 중등도 정도로 sparfloxacin과는 유사하며 trovafloxacin 보다

는 약하다. *Pseudomonas aeruginosa*에 대한 항균력은 MIC_{90} 2~16 μg/mL로 sparfloxacin이나 trovafloxacin과 유사하다. *Mycoplasma pneumoniae*, *Chlamydia pneumoniae*, *Legionella pneumophila*와 같은 비정형 폐렴균에도 항균력이 있다.

2. 약물동력학

경구투여 후 0.5~2시간 후에 혈중 최고 농도에 도달하며, 혈중 반감기는 4.5~6.5시간이다. 혈중 단백 결합율은 60~70%이다. 생체이용률은 70%이며 음식에 의해 흡수에 영향을 받지 않는다. 기관지 점막, 기관지폐포 대식세포, 상피세포 등에 높은 농도로 침투한다. 36%는 신장을 통해서, 61%는 분변을 통해서 배설된다.

3. 적응증, 용법, 용량

LG 생명과학에서 팩티브(Factive)라는 상품명으로 판매되고 있다.

1) 호흡기감염

① 만성기관지염의 급성 세균성 악화: 320 mg, 경구, 1일 1회, 5일 간 투여한다.

② 지역사회 획득 폐렴: 320 mg, 경구, 1일 1회, 5~7일 간 투여한다.

Enoxacin

1. 작용 범위

주요 요로감염 그람음성균에 항균력이 있으나 *Acinetobacter* spp., *Pseudomonas aeruginosa*, 그리고 대부분의 그람양성균에는 항균력이 매우 낮다. 그러나 rifampin 내성 coagulase 음성 staphylococci나 β-lactam, gentamicin 등에 내성을 보이는 그람음성균

(*Enterobacter cloacae*, *Enterobacter aerogenes*, *Klebsiella pneumoniae*, *Serratia marcescens*)에 항균력이 있는 경우도 있다. 혐기균에는 항균력이 없다.

2. 약물동력학

경구투여 후 1~3시간 후에 혈중 최고 농도에 도달하며, 혈중 반감기는 7시간이다. 혈중 단백 결합율은 40%이다. 생체이용률은 87~98%이며 음식에 의해 흡수에 영향을 받지 않는다. 담즙, 여성생식기계(자궁, 나팔관, 자궁내막), 정액, 전립선, 신장조직, 중이 삼출액 등으로 침투력이 우수하나 폐로의 침투력은 약하다. 40%는 신장을 통해서 배설되고 대부분 분변을 통해 배설된다.

3. 적응증, 용법, 용량

동아에스티에서 후루마크(Flumark)라는 상품명으로 판매되고 있다.

1) 요로감염
   ① 비합병요로감염: 200 mg, 경구, 1일 2회, 7일 간 투여한다.
   ② 합병요로감염: 400 mg, 경구, 1일 2회, 14일 간 투여한다.

2) 성매개질환
   연성하감: 400 mg, 경구, 1일 2회, 7~12일 간 투여한다.

Fleroxacin

1. 작용 범위

Enterobacteriaceae, *Haemophilus influenzae*, *Pseudomonas aeruginosa*, staphylococci에 대한 항균력은 norfloxacin, ofloxacin, pefloxacin, enoxacin, lomefloxacin 등과 유사하지만 ciprofloxacin에 비해서는 약하다. 대부분의 Enterobacteriaceae, *H. influenzae*의 MIC_{90}은 2 μg/mL 이하이며 *P. aeruginosa* MIC_{90}은 2~8 μg/mL이다. *Enterococcus* spp., *Streptococcus pneumoniae*, *Bacteroides fragilis*에 대해서는 항균력이 없다.

2. 약물동력학

경구투여 후 1~2시간 후에 혈중 최고 농도에 도달하며, 혈중 반감기는 6~8시간이다. 혈중 단백 결합율은 23~32%이다. 생체이용률은 96~100%이며 음식물과 같이 섭취하면 흡수에 다소 장애를 받지만 최고 혈중농도에는 영향을 미치지 않는다. 뼈, 윤활액(synovial fluid), 여성생식기계, 간, 폐, 림프액, 근육 등으로의 침투력이 우수하다. 뇌척수액에서는 혈중 최고 농도의 20~30% 농도까지 도달한다. 50~77%는 신장을 통해서 배설되고 3%는 분변을 통해 배설된다.

3. 적응증, 용법, 용량

종근당에서 메가로신(Megalocin)이라는 상품명으로 판매되고 있다.

1) 요로감염
   ① 비합병요로감염 : 200 mg, 경구, 1일 1회, 7일 간 투여한다.
   ② 합병요로감염 : 200~400 mg, 경구, 1일 1회, 10일 간 투여한다.

2) 기타
   여행자설사, 만성기관지염의 급성 악화, 피부연조직감염 등에서 400 mg 경구투여한다. 그러나 임상 경험이 매우 제한적이어서 투여 기간에 대해서는 정해진 바 없다.

Lomefloxacin

1. 작용 범위

대부분의 Enterobacteriaceae (*E. coli*, *Proteus vulgaris*, *Proteus mirabilis*, *Enterobacter* spp., *Salmonella*, *Shigella*)에 대해 ciprofloxacin보다는 항균력이 약하지만 ofloxacin이나 norfloxacin과는 유사하다. *Neisseria meningitidis*, *Moraxella catarrhalis*, *Haemophilus influenzae*, *H. ducreyi*에도 항균력이 있다. *Pseudomonas aeruginosa*와 혐기균(*Bacteroides*, *Clostridium*, *Fusobacterium*, *Peptostreptococcus*)에 대한 항균력은 없다.

2. 약물동력학

경구투여 후 1~4시간 후에 혈중 최고 농도에 도달하며, 혈중 반감기는 8~13시간이다. 혈중 단백 결합율은 10~20%이다. 생체이용률은 95~98%이며 음식물과 같이 섭취하면 흡수 속도가 40%, 전체 흡수양이 20% 감소한다. 폐와 전립선으로의 침투력이 우수하다. 57~76%는 신장을 통해서 배설된다.

3. 적응증, 용법, 용량

1) 요로감염
① 비합병요로감염(*E. coli*, 여성): 400 mg, 경구, 1일 1회, 3일간 투여한다.
② 비합병요로감염(*Klebsiella. pneumoniae*, *P. mirabilis*, *Staphylococcus saprophyticus*): 400 mg, 경구, 1일 1회, 10일 간 투여한다.
③ 합병요로감염: 400 mg, 경구, 1일 1회, 14일 간 투여한다.

2) 호흡기감염
만성기관지염의 급성 세균성 악화: 400 mg, 경구, 1일 1회, 10일 간 투여한다.

Norfloxacin

1. 작용 범위

대부분의 Enterobacteriaceae (*E. coli*, *Klebsiella*, *Enterobacter*, *Citrobacter*, *Proteus mirabilis*, *Morganella*, *Salmonella* [*S. typhi* 포함], *Shigella*, *Yersinia*, *Campylobacter*)에 대해 항균력이 있다. *Haemophilus influenzae*에 대해서는 매우 항균력이 우수하다. 시험관 내에서 *Pseudomonas aeruginosa*에 대한 항균력은 amikacin보다 우수하다. 그러나 그람음성균에 대한 norfloxacin의 항균력은 enoxacin과 유사하며 전반적으로 ciprofloxacin보다는 약하다. 그람양성균에 대한 항균력도 ciprofloxacin에 비해 약하다.

2. 약물동력학

경구투여 후 1.3~1.5시간 후에 혈중 최고 농도에 도달하며, 혈중 반감기는 3~4시간이다. 혈중 단백 결합율은 10~15%이다. 생체이용률은 30~40%이며 음식물과 같이 섭취하면 흡수에는 영향을 미치지 않으나 우유나 요거트와 같이 복용하면 전체 흡수양이 40% 감소한다. 담즙, 담낭, 전립선, 정액, 소변에서 높은 농도를 보인다. 30%는 신장을 통해서, 30%는 분변을 통해서 배설된다.

3. 적응증, 용법, 용량

1) 요로감염
① 비합병요로감염(*E. coli*, *K. pneumoniae*, *P. mirabilis*): 400 mg, 경구, 12시간 간격, 3일 간 투여한다.
② 비합병요로감염(다른 병원균): 400 mg, 경구, 12시간 간격, 7~10일 간 투여한다.

③ 합병요로감염: 400 mg, 경구, 12시간 간격, 10~21일 간 투여한다.

④ 전립선염: 400 mg, 경구, 12시간 간격, 28일 간 투여한다.

2) 위장관·복강감염

여행자설사: 400 mg, 경구투여, 1일 2회, 1~3일 간 투여한다.

Pefloxacin

1. 작용 범위

Pefloxacin은 대부분의 Enterobacteriaceae에 항균력이 있으나 일반적으로 enoxacin, norfloxacin, ofloxacin과 유사한 정도이며 ciprofloxacin보다는 약하다. 3세대 cephalospoin과 비교해서는 열등하지 않다. 그람양성균에 대한 항균력은 norfloxacin, enoxacin과 유사하며 ciprofloxacin과 ofloxacin에 비해 약하다. *Bacteroides fragilis*, *Fusobacterium*, *Clostridium*과 같은 혐기균과 *Chlamydia trachomatis*, *Mycoplasma hominis*, *Ureaplasma urealyticum*에는 항균력이 없다.

2. 약물동력학

경구투여 후 1~1.5시간 후에 혈중 최고 농도에 도달하며, 혈중 반감기는 7~14시간이다. 혈중 단백 결합율은 20~30%이다. 생체이용률은 100%이며 지방이 많이 포함된 음식물과 같이 섭취하면 흡수가 다소 지연되나 생체이용률에는 영향을 미치지 않으며 위장장애의 빈도도 감소한다. 양수(amniotic fluid), 방수(aqueous humour), 기관지분비액, 여성생식기계, 이자액(pancreatic juice), 복막 등에서 높은 농도까지 상승한다. 뇌척수액에 염증이 있는 경우 혈중 최고 농도의 50%에 해당하는 농도까지 도달하여 비교적 우수한 침투력을 보인다. 85~90%가 간에서

대사되며 9~16%가 신장을 통해 배설된다.

3. 적응증, 용법, 용량

통상적으로 400 mg을 1일 2회 정맥 혹은 경구투여한다. 첫 투여용량은 800 mg의 부하용량(loading dose)으로 투여한다. 의료관련 폐감염, 골감염 등에서 사용이 가능하며 *Helicobacter pylori* 감염이 동반된 십이지장궤양의 병합치료 요법이 시도된 바 있다.

Tosufloxacin

1. 작용 범위

Enterobacteriaceae, *Pseudomonas aeruginosa*, *Haemophilus influenzae*에 대한 항균력은 ciprofloxacin에 비해 약하지만, *Acinetobacter* spp, *Campylobacter* spp, *Yersinia enterocolitica*, *Vibrio* spp. 에 대한 항균력은 ciprofloxacin과 유사하다. 반면에 streptococci, staphylococci, 장알균 등 그람양성균에 대한 항균력이 ciprofloxacin, ofloxacin, norfloxacin에 비해 우수하다. 또한 *Bacteroides fragilis*를 포함함 *Bacteroides* spp, *Clostridium perfringens*, *Fusobacterium* spp, *Peptostreptococcus* spp. 는 tosufloxacin에 감수성율이 높다. 그러나 *Clostridium difficile*은 tosufloxacin 내성률이 높다.

2. 약물동력학

경구투여 후 1~4시간 후에 혈중 최고 농도에 도달하며, 혈중 반감기는 3~4시간이다. 혈중 단백 결합율은 60%이다. 흡수는 매우 우수하지만 생체이용률에 대한 정보는 아직 명확하지 않다. 20~60%가 신장을 통해서 배설된다.

3. 적응증, 용법, 용량

1) 요로감염

비임균요로감염: 150 mg, 경구, 1일 3회, 14일 간 투여한다.

Balofloxacin

1. 작용 범위

Staphylococci와 streptococci에 대한 시험관내 항균력은 ciprofloxacin이나 ofloxacin보다 우수하고 tosufloxacin과 유사하다. 메티실린 감수성 *Staphylococcus aureus*, *S. epidermidis*, *Streptococcus pyogenes*에 대한 MIC$_{90}$은 0.25 μg/mL 이하이다. *Streptococcus pneumoniae*의 MIC$_{90}$은 0.06~0.4 μg/mL로 tosufloxacin과 유사하다. Enterococci에 대해서는 tosufloxacin보다 우수하다. Enterobacteriaceae와 *Haemophilus influenzae*에 대한 항균력은 ciprofloxacin이나 tosufloxacin에 비해 약하다. *Bacteroides fragilis*에 대한 항균력도 tosufloxacin에 비해 약하다.

2. 약물동력학

경구투여 후 1시간 후에 혈중 최고농도에 도달하며, 혈중 반감기는 7~8시간이다. 흡수는 매우 우수하지만 생체이용률에 대한 정보는 아직 명확하지 않다. 전립선을 포함한 대부분의 조직에서 높은 농도에 도달한다. 70~80%가 신장을 통해서 배설된다.

3. 적응증, 용법, 용량

중외제약에서 큐록신(Q-roxin)이라는 상품명으로 판매되고 있다. 적정 용량 등에 대한 자료는 아직 부족하며 수입사의 제품설명서에는 다음과 같이 기술되어 있다.

1) 단순요로감염(방광염, 요도염 등)

100 mg, 경구, 1일 2회 투여한다.

2) 골반내감염증, 자궁경관염

200 mg, 경구, 1일 2회, 7일 간 투여한다. 골반내감염증의 경우 증상 개선 정도에 따라 14일까지 투여할 수 있다.

■ 참고문헌

1. 소화기계 감염 진료지침 권고안. Infect Chemother 42:323, 2010.
2. 요로감염 임상진료지침 권고안: 무증상 세균뇨, 단순 요로감염, 복잡성 요로감염, 세균성 전립선염. Infect Chemother 43:1, 2011.
3. 질병관리본부: 성매개감염 진료지침. 2011.
4. Hooper DC, Strahilevitz J: Quinolones. In: Bennett JE, Dolin R, Blaser MJ, Principles and practice of infectious diseases. 8th ed, p419-39, Philadelphia, PA; Elsevir Inc, 2015.
5. Kim ES, Hooper DC: Clinical importance and epidemiology of quinolone resistance. Infect Chemother 46:226, 2014.2. Micromedex, www.micromedex.com

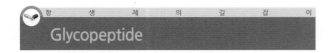

Vancomycin 및 Teicoplanin

최원석, 김우주 (고려대학교 의과대학 내과학교실)

Vancomycin과 teicoplanin은 glycopeptide계 항생제로, 세포벽의 생합성을 억제하여 작용하며 그람양성균에 효과적이다. Vancomycin은 1952년에 보르네오섬의 토양에서 분리된 *Streptomyces orientalis*에서 처음 발견되어 1955년부터 임상에서 사용되었고 1958년 FDA로부터 penicillin 내성 staphylococci의 치료제로 허가받았다. Vancomycin 사용 초기에는 불순물 혼입에 따라 전정 및 신장 독성 등 다양한 부작용 발생이 문제되었으나 이후 순도가 높아져 독성이 감소되었다. 항포도알균 반합성 penicillin 및 cephalosporin계 항생제가 등장함에 따라 vancomycin의 사용은 크게 감소하였다. 1980년대부터 vancomycin 사용은 다시 증가하기 시작하였는데 이는 methicillin 내성 *Staphylococcus aureus* (MRSA) 감염증의 증가 때문이었다. 현재 vancomycin은 임상에서 사용되기 시작한 지 약 60년이 되었지만 여전히 MRSA 등 그람양성균 감염증의 주된 치료제 역할을 하고 있다. Teicoplanin은 1978년 인도의 토양에서 발견된 *Actinoplanes teichomyceticus*에서 분리되었다. Teicoplanin은 처음 유럽에서 개발되어 미국을 제외한 많은 국가에서 사용되었다. Teicoplanin은 항균력이 vancomycin과 유사하면서 반감기가 길어 1일 1회 투여가 가능하고 독성은 vancomycin에 비해 적다는 장점이 있다.

Vancomycin은 수년 간 거의 대부분의 그람양성알균에 대해 우수한 항균력을 보여 왔다. 그러나 1980년대부터 vancomycin 내성장알균(vancomycin 내성 enterococci; VRE)이 출현한 이래 병원 내에서 VRE에 의한 집락/감염 환자 발생이 현저하게 증가하고 있으며 병원에서 분리되는 장알균의 30% 이상이 VRE라는 보고도 있다. 포도알균에서 vancomycin의 내성 출현도 문제가 되고 있는데, 1996년 일본에서 처음 vancomycin MIC가 8 μg/mL인 vancomycin-intermediate *S. aureus* (VISA)가 분리되었으며 이후 유럽, 아시아, 미국 등에서도 VISA와 함께 heterogenous resistant VISA (hVISA)가 보고되었다. 2002년에는 vancomycin 내성 (MIC ≥ 16 μg/mL) *S. aureus* (VRSA)도 분리되었으며 2015년까지 미국에서 14건의 VRSA 감염이 확인되었다.

1. 항생제명

Vancomycin, Teicoplanin

2. 구조 및 성상

Vancomycin은 $C_{66}H_{75}Cl_2N_9O_{24}$의 화학 구조로 2개의 chlorinated β-hydroxytyrosine 분자, 3개의 치환된 phenylglycine systems, N-methylleucine 및 aspartic acid amide가 기본 heptapeptide chain을 구성하고 있다(그림 1). Teicoplanin은 vancomycin과 화학적으로 달라서 탄수화물 구조가 D-glucose와 vancosamine 대신 D-glycosamine과 D-mannose, aspartic acid와 N-methylleucine 대신에 두 개의 dihydroxyphenylglycine으로 형성되어 있다(그림 2). 특히 다른 glycopeptide와 달리 지방산으로 된 acyl 치환기를 가지고 있는데, 이는 세균 세포벽에 분자를 고정시키는 역할을 하여 항균활성에 기여한다. Vancomyin의 분자량은 1485, teicoplanin의 분자량은 약 2,000으로 다른 계열 항생제에 비해 매우 크다.

3. 작용 기전

Vancomycin과 teicoplanin에 의한 살균의 주요 기전은 분열하는 미생물의 세포벽 합성을 억제하는 것이다. Vancomycin은 세포벽 합성 시 cross-linking polypeptide의 free carboxyl end의 D-alanyl-D-alanine

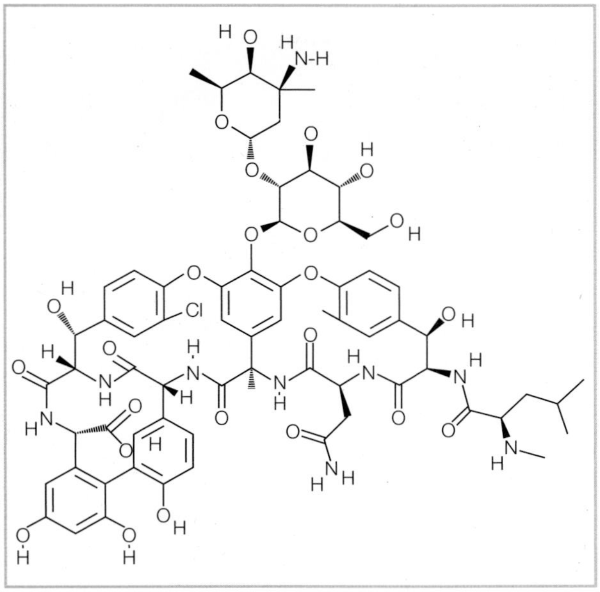

그림 1. Vancomycin의 구조도

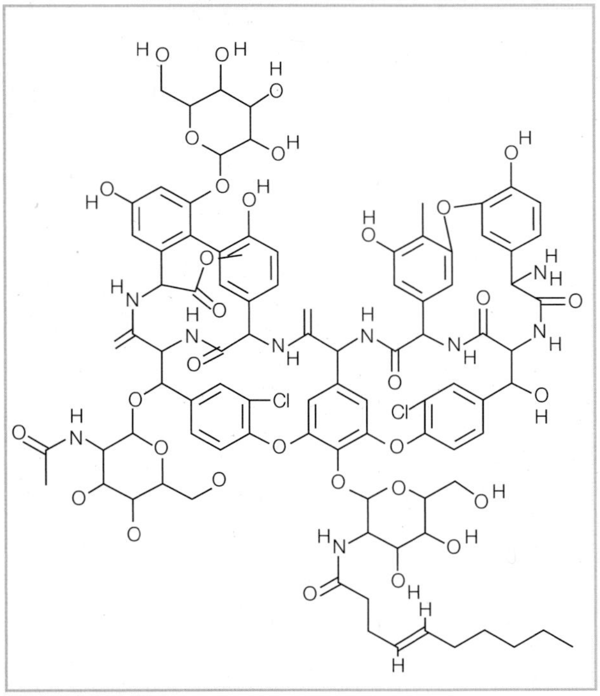

그림 2. Teicoplanin A2의 구조도

과 밀착 결합하여 UDP-N-acetylmuramyl pentapep-tide와 N-acetylglucosamine의 결합을 억제한다. Pen-icillin과 cephalosporin은 peptidoglycan의 pentapep-

tide 측쇄의 다음 단계 cross-linkage를 억제하기 때문에 vancomycin과 β-lactam 항생제 사이에는 교차 내성이 없다. Vancomycin은 분자량이 크기 때문에 그람음성균의 외막을 투과하지 못하여 항균 범위는 그람양성균에만 국한된다.

4. 내성 기전

1986년 영국과 프랑스에서 처음 보고된 VRE는 곧이어 미국에서도 발견되었으며 주요한 병원 감염균으로 대두되었다. VRE는 peptidoglycan 합성 과정 중 D-alanine-D-alanine 대신 vancomycin에 친화성이 떨어지는 D-alanine-D-lactate 또는 D-alanine-D-serine을 만들어 vancomycin의 결합을 막거나 VRE의 염색체에 있던 *ddl* 유전자에 의해 합성된 D-alanine-D-alanine 을 분해하여 vancomycin에 내성을 나타내는 것으로 알려져 있다. 최근까지 8가지 glycopeptide 획득 내성 표현형(VanA, VanB, VanD, VanE, VanG, VanL, VanM, VanN)이 보고되었으며, *E. gallinarum*과 *E. casseli-flavus*에서 1가지의 자연 내성 표현형(VanC)이 알려졌다 (표 1).

Peptidoglycan 전구체의 D-Ala-D-Lac (VanA, VanB, VanD, VanM)로 변화는 vancomycin에 대한 결합력을 1,000배 감소시키며, D-Ala-D-Ser (VanC, VanE, VanG, VanL, VanN)로 변화는 vancomycin에 대한 결합력을 7배 감소시킨다. VanA형은 세계적으로 VRE 인체 감염의 대부분을 차지하며, *E. faecium*에서 가장 흔하다. VanA형 VRE는 vancomycin에 MIC 64~100 µg/mL, teicoplanin에 MIC 16~512 µg/mL로 고도 내성을 나타낸다. VanA glycopeptide 내성 기전은 대부분 *E. faecium*의 10,851 bp 전위 유전자 단위(*Tn*1546)에서 발견되는 유전자군(*vanA* gene cluster)에 대한 연구로부터 규명되었다. *Tn*1546은 transposition function (ORF1, 2), vancomycin 내성 유전자의 조절(*vanR*, *vanS*), depsipeptide 생산에 의한 glycopeptide 내성 (*vanH*, *vanA*, *vanX*), peptidoglycan 합성에 관여하는

표 1. 장알균의 glycopeptide 내성 표현형의 특징

Resistance	Acquired								Intrinsic
	High		Variable	Moderate	Low				Low
Phenotype	VanA	VanM	VanB	VanD	VanE	VanG	VanL	VanN	VanC
Vancomycin MIC (mg/L)	64~1,000	> 256	4~1,000	64-128	8~32	≤ 16	8	16	2-32
Teicoplanin MIC (mg/L)	16~512	96	0.5~1	4~64	0.5	Sensitive	≤ 0.5	≤ 0.5	0.5~1
Modification	D-Ala-D-Lac	D-Ala-D-Lac	D-Ala-D-Lac	D-Ala-D-Lac	D-Ala-D-Ser	D-Ala-D-Ser	D-Ala-D-Ser	D-Ala-D-Ser	D-Ala-D-Ser
Location	Plasmid or chromosome	Plasmid or chromosome	Plasmid or chromosome	Plasmid or chromosome	Chromosome	Chromosome	Chromosome	Plasmid	Chromosome
Transferrable	Yes	Yes	Yes	No	No	Yes	No	Yes	No
Expression	Inducible	Inducible	Inducible	Constitutive	Inducible	Inducible	Inducible	Constitutive	Constitutive
Main species	E. faecalis, E. faecium	E. faecium	E. faecalis, E. faecium	E. faecalis, E. faecium	E. faecalis	E. faecalis	E. faecalis	E. faecium	E. gallinarum, E. casseliflavus

보조단백($vanY$, $vanZ$)의 4군으로 구성되어 있다. 이 유전자들의 발현 결과 D-Ala-D-Ala 대신에 D-Ala-D-Lac로 마무리되는 비정상적인 peptidoglycan 전구 물질이 합성된다.

VanB형도 $E.$ $faecalis$와 $E.$ $faecium$에서 흔한데 vancomycin에 대해서는 다양한 정도의 내성(MIC 4~1,000 μg/mL), teicoplanin에 대해서는 감수성(MIC 0.5~1 μg/mL)을 나타낸다. VanB형 VRE는 D-Ala-D-Lac로 종료되는 pepta depsipeptide를 합성하는 비정상적인 ligase (VanB)를 생산하며 이는 VanA ligase와 구조가 유사하다. $vanA$ 유전자군과 대응되는 유전자들은 각각 $vanH_B$, $vanX_B$, $vanY_B$, $vanS_B$로 명명되어 있다.

실험실에서 $vanA$ 유전자가 장알균으로부터 다른 그람양성균으로 전달되는 것이 밝혀진 바 있으며 A군 streptococci, viridans streptococci, $Listeria$ $monocytogenes$, $S.$ $aureus$ 등이 있다. 1992년 시험관 내와 동물에서 장알균으로부터 $S.$ $aureus$로 vancomycin 내성 유전자가 전달됨이 입증되면서, 실제 임상 환자에서 그러한 상황이 발생 가능할 것이라는 데에 대해 심각한 우려가 있어왔고 실제 2002년에 미국의 임상 환자에서 vancomycin 내성 $S.$ $aureus$ (VRSA) 사례가 보고됐다.

1996년 일본에서 Hiramatsu는 폐동맥부전증으로 심장 수술을 받은 유아에서 발생된 흉골창상감염에서 vancomycin MIC가 8 μg/mL인 Mu50을 처음 보고하였다. Mu50과 다른 Mu3이라는 균주도 분리되었는데, 이는 vancomycin MIC가 2 μg/mL 또는 4 μg/mL이지만, MIC가 8 μg/mL인 균주들이 ≥ 10^{-6}의 부분적인 비율로 존재하여 hVRSA라고 정의하였다. 현재까지 VISA와 hVISA의 내성 기전은 완전히 규명되지 않았지만, VISA 균주에서는 vancomycin 내성 유전자는 검출되지 않아 VRE나 VRSA의 내성 기전과는 다른 것으로 알려져 있다. VISA 균주를 전자 현미경으로 촬영해 보면 다른 감수성 균에 비해 세포벽의 두께가 2배 정도 증가되었음이 관찰되었다. 또한 VISA 균주는 vancomycin에 친화력이 강하면서 세포벽 합성 과정에는 기여하지 않는 glutamine-non-amidated mucopeptide (GNAM)를 대량 생산하는 것으로 밝혀졌다. VISA는 내성이 전달되지 않으며 vancomycin이 존재하지 않으면 유지되지 않는 것으로 알려져 있다. 여러 연구에서 hVISA 균주의 치료에 vancomycin의 효과가 낮은 것으로 보고하고 있다.

2002년 미국 미시간주의 환자에서 vancomycin MIC ≥32 μg/mL인 VRSA가 처음 분리되었다. 환자는 당뇨병,

말초혈관질환, 신부전 및 만성족부궤양감염으로 간헐적으로 vancomycin을 투여받은 환자였다. VRSA는 족부병변에서 분리되었으며, 동시 감염된 VRE로부터 vanA가 수평전파된 것으로 확인되었다. 이후 2015년 5월까지 미국에서 총 14건의 VRSA 감염이 보고되었다. VRSA는 pSK41-type 플라스미드를 가진 MRSA와 *vanA* 유전자가 코딩되어 있는 Inc 18-like 플라스미드를 가진 VRE로부터 유래된 것으로 알려져 있다.

Staphylococcus epidermidis 및 *Staphylococcus haemolyticus* 등 coagulase-negative staphylococci (CNS)에서도 vancomycin 내성이 보고되었으며 일부 균주는 teicoplanin에 대해서도 내성을 나타내는 것으로 보고되었다.

Vancomycin 내성을 나타내는 그람양성균으로는 드물지만 *Leuconostoc, Pedicoccus*, group G streptococci, *Lactobacillus, Erysipelothrix* 등이 있으며 *Lactobacillus casei, Pedicoccus pentosaceus* 및 *Leuconostoc mesenteroides*는 glycopeptide에 자연 내성을 보인다. UDP-N-acetyl muramyl tetrapeptide-D-lactate가 이들 균주에서 발견되나 VRE로부터 합성된 내성 유전자 탐식자에 이들 세균의 DNA가 교잡 반응을 나타내지는 않는다. Glycopeptide 내성 기전은 VRE와 유사하나, 이들 자연 내성 균주들에서는 다른 유전적 배경을 가진 것으로 알려져 있다.

Vancomycin

1) 작용 범위

Vancomycin은 대부분의 그람양성알균 및 막대균에 항균력이 좋다(표 2). 특히 MRSA를 포함하여 대부분의 *S. aureus*가 5 μg/mL 이하의 낮은 농도에서 vancomycin에 감수성을 나타낸다. 또한 *S. aureus* 이외에 다양한 포도알균들도 대부분 vancomycin에 감수성을 보인다. Penicillin에 내성을 보이는 *Streptococcus pneumoniae*도 vancomycin에 감수성을 보인다. Vancomycin은

Streptococcus pyogenes (A군 streptococcus), C 및 G군 streptococci, viridans streptococci 및 *Streptococcus bovis*에 살균 효과가 있다. 그러나 장알균에 대해서는 살균능이 없으며 최소 살균 농도(MBC)가 최소 억제 농도(MIC)보다 32배 이상 높다. B군 streptococci (*Streptococcus agalctiae*)는 대부분 MIC 4 μg/mL 이하로 감수성이나, 때때로 vancomycin에 대해 내성을 보이는 경우가 있다. 대부분의 *Listeria monocytogenes*는 vancomycin에 의해 억제되나 MBC가 MIC보다 매우 높아 혈중농도보다 높다. 모든 diphtheroid (*Corynebacterium jeikeium* 및 *Corynebacterium* D2를 포함한 non-diphtheria) 균주들은 vancomycin에 감수성 (MIC<1 μg/mL)을 보인다. 일부 Lactobacillus 균주들은 vancomycin에 대하여 내성을 보인다.

Vancomycin은 혐기균 중에서 *Clostridium perfringens* 및 *Clostridium difficile*을 포함한 대부분의 clostridia에 효과적이며, 대부분 MIC가 1 μg/mL 이하이다. 반면 Actinomyces 균주들은 절반 이하에서만 vancomycin에 감수성을 나타낸다. Microaerophilic streptococci, 혐기성 streptococci도 보통 감수성이다.

Vancomycin은 대부분의 그람음성균에는 항균력이 없으며 *Rickettsia, Chlamydia* 및 *Mycobacteria*도 내성이다.

2) 약물동력학

Vancomycin은 pH 3~5에서 대부분 용해되며 pH가 증가될수록 용해도는 급격히 감소되어 pH 7에서 최소 15 mg/mL에 도달한다. 증류수 또는 0.9% NaCl 용액에서 vancomycin은 약 pH 4이며 vancomycin HCl 용액은 실온에서 14일 간 안정하다. Vancomycin은 알칼리 용액에서 불안정하며, 어떤 화합물과의 용액에서는 비용해성 염을 생성한다. 그러므로 vancomycin은 잘 섞이지 않는 약제 또는 용해제인 sodium bicarbonate, heparin, 일부 penicillin, sulfonamide, chloramphenicol, corticosteroid, aminophylline, vitamine 제제, warfarin, barbiturate 등과 혼합해서는 안 된다. 인체에 사용되는 van-

표 2. 다양한 세균에 대한 vancomycin과 teicoplanin의 최소 억제 농도(MIC)

세균	MICs (μg/mL)	
	Vancomycin	Teicoplanin
Staphylococcus aureus (methicillin-sensitive)	1~2	0.12~1
Staphylococcus aureus (methicillin-resistant)	1~2	0.5~1
Coagulase-negative staphylococci	1~4	0.25~32
Haemolytic streptococci (group A~C and G)	0.12~0.25	0.03~32
Viridans streptococci	0.25~2	0.06~2
Steptococcus pneumoniae	0.12~0.25	0.03~0.12
Enterococcus faecalis	1~4	0.12~0.5
Listeria monocytogenes	0.25~0.5	0.25~0.5
Corynebacterium diphtheriae	0.06~0.25	0.06~0.5
Corynebacterium jeikeium	0.5~2	0.5~1
Propionibacterium acnes	0.5~1	0.06~2
Peptostreptococcus species	0.12~0.5	0.12~0.25
Clostridium perfringens	0.12~0.5	0.03~0.12
Clostridium difficile	0.06~1	0.03~0.25
Enterobacteriaceae	내성	내성
Pseudomonas aeruginosa	내성	내성
Bacteroides fragilis group	내성	내성

comycin은 HCl salt 제제로서 보통 멸균 증류수로 녹인 후 0.9% NaCl 또는 5% dextrose에 섞어 주사하게 된다.

위장관 내 vancomycin의 흡수는 매우 적다. Vancomycin 근육주사는 심한 통증과 조직 괴사를 초래하므로 정맥주사만 사용될 수 있다. 정맥염 및 주입과 관련된 합병증들을 최소화하기 위하여 주사 투여는 100~250 mL의 포도당 또는 생리식염수에 혼합하여 시간 당 1g을 넘지 않는 속도로 주사한다. 정맥주사 후 vancomycin의 분포는 이상성(biphasic)을 나타낸다. 정상 신기능을 가진 사람에서 vancomycin의 분포기(α-distribution phase)는 30분에서 1시간이며, 제거기(β-elimination phase)는 6~12시간, 분포용적(Vd)은 0.4~1 L/kg이다. Vancomycin의 단백 결합 정도에 대한 보고는 다양하나 50~55% 정도로 알려져 있다. 정상 신기능을 가진 사람에서 vancomycin의 체내 반감기는 3~13시간(평균 6시간)으로 길

며 다양하다. 정맥주사 후 vancomycin의 최고 혈중농도는 투여량에 비례한다.

Vancomycin이 조직으로 투과되는 정도는 다양하며 염증이나 질병의 상태에 영향을 받는다. 여러 번 투여 후에 vancomycin의 복강, 심낭, 관절강 내 침투는 우수(혈중농도의 75% 이상)하며, 흉막강 내 침투도 좋다(혈중농도의 50% 이상). Vancomycin의 복막투석액 내로의 침투는 다양하여 일정하지 않다. Vancomycin의 폐조직 내 투과는 불량하여 폐조직 내에 vancomycin 농도는 혈장 농도의 5~41%에 불과하다. 특히 상피도포액(epithelial lining fluid, ELF) 내 농도는 혈장 농도의 20% 미만으로 매우 낮으며 개인별 또는 개인 내 차이가 많다. 심각하게 손상을 받은 환자에서 ELF 투과는 매우 다양하며 blood:ELF 투과비는 6:1 정도이다. Vancomycin의 뇌척수액 내 투과는 불규칙하며 수막에 염증이 없는 경우에는 투과가 더 되지

않는다. 염증이 없는 수막의 경우 뇌척수액 내 vancomycin의 농도는 0~4 μg/mL이지만, 염증이 있는 경우 뇌척수액 내 vancomycin의 농도는 6.4~11.1 μg/mL로 상승한다(혈중농도의 1~37%). Vancomycin이 피부 조직으로 투과되는 정도는 비당뇨 환자(median, 0.3 μg/mL; range, 0.46~0.94 μg/mL)에 비해 당뇨 환자(median, 0.1 μg/mL; range, 0.01~0.45 μg/mL)에서 더 저하된다. 골조직 내 투과는 일정하지 않으며 피질(cortical bone)보다 골수 조직 내(medullary bone)에 농도가 높다. 동물실험에서 vancomycin의 신장, 간장 및 비장 조직으로의 침투는 우수하여 높은 조직 내 농도를 나타냈다.

Vancomycin은 거의 모두 사구체에서 걸러져 신장으로 배설되며, 세뇨관 분비 또는 재흡수가 일어난다는 증거는 없다. Vancomycin의 청소율(Cvanc)과 크레아티닌청소율(Ccr)과의 관계는 직선적으로 비례한다. Cvanc 대 Ccr의 비는 모든 환자에서 약 70%이며, 두 청소율의 차이는 단백 결합률이 약 10~55%인 것으로 설명된다.

Vancomycin은 혈중 약물농도가 미생물의 MIC보다 4~5배 이상 도달한 이후에는 농도에 비의존적인 살균 효과를 나타낸다. 살균 효과를 잘 나타내는 약동학적 지표는 24시간 AUC/MIC 비이다. 포도알균과 장구균에 대한 vancomycin의 시험관내항생제후효과(post-antibiotic effect, PAE)는 대부분 짧다. 치료 범위(therapeutic range)는 최고 농도 30~40 μg/mL 및 최저(trough) 농도>15 μg/mL이어야 한다.

Vancomycin의 약동력학 지표는 다양한 것들이 제시된 바 있으나, 현재는 AUC/MIC가 가장 적절한 모니터링 지표로 제시되고 있다. 동물실험, in vitro 연구, 사람을 대상으로 한 제한적인 연구 결과 AUC/MIC 비를 400 이상으로 유지해야 임상적으로 충분한 효과를 기대할 수 있는 것으로 알려져 있다. 그러나 실제 임상에서는 혈중농도를 통해 AUC를 산출하기 위한 연속적인 채혈이 어렵기 때문에 최저 농도를 통해 모니터 하는 것이 일반적이다. 초기의 가이드라인들에서는 최저농도를 5~10 μg/mL로 권장하였으나, 이는 충분한 임상 자료들을 토대로 하지 않고 설정된 기준이었으며 다양한 감염증이나 높은 MIC를

갖는 균주에 대해 충분한 효과를 보여주지 못하였다. 이후 2009년 1월 ASHP (American Society of Health-system Pharmacists), IDSA (Infectious Diseases Society of America), SIDP (Society of Infectious Disease Pharmacists)에서 공동으로 발표한 지침에서는 vancomycin의 최저 농도를 최소한 10 μg/mL 이상을 유지하되, 심내막염, 골수염, 뇌수막염, 폐렴 등에서는 15~20 μg/mL를 유지할 것을 권장하였다.

3) 약물상호작용

Vancomycin은 주사액 중 다른 약제들, 특히 chloramphenicol, corticosteroid 및 methicillin 등과 동시에 투여하면 불용성이다. 특히 고용량 heparin 주사액은 vancomycin을 불활성화시켜 균혈증 지속의 원인이 되기도 한다. Vancomycin과 마취제를 동시에 투여하면 홍반 및 histamine-유사발적, 아나필락시스 반응을 유발할 위험이 있는 것으로 알려져 있다.

4) 부작용과 금기

Vancomycin과 관련된 가장 빈번한 부작용은 정맥주사와 관련된 것이다. Red man 증후군은 histamine 분비에 의한 것으로 vancomycin 주사속도에 비례하는 비면역학적 반응이다. 얼굴, 두경부 및 상체의 홍조, 가려움증, 혈관부종과 같은 증상이 나타나고 때로 저혈압이 수반되기도 하며 드물지만 치명적인 경우도 있다. Red man 증후군은 vancomycin 투여를 중단하면 대개 수 분 이내에 소실된다. 이러한 부작용을 최소화하기 위해서는 vancomycin을 1시간에 500 mg 또는 2시간에 1,000 mg의 속도로 서서히 투여해야 한다. Vancomycin의 초기 제제는 불순물로 인하여 화학적 혈전정맥염(chemical thrombophlebitis)을 나타냈으나, 현재 사용되는 제제는 5~13%로 개선된 상태이다. Vancomycin을 투여받은 환자의 1~8%에서 홍반성 구진성 발진이나 두드러기 같은 양상의 피부 발진 및 약열 등 과민반응 발생도 보고된다.

Vancomycin 투여와 동반된 조혈기관 부작용은 드물지만 호중구감소증이나 혈소판감소증, 호산구증가와 같은 형

태로 나타날 수 있다. Vancomycin으로 인한 호중구감소증은 vancomycin 투여 시작 후 2~3주에 종종 나타나며 (2% 빈도), 호중구감소증의 발생 빈도는 혈중 vancomycin 농도와는 관련이 없다. 2주 이상 정맥 내 vancomycin 투여를 받는 환자는 정기적으로 호중구 수를 측정해 보는 것이 바람직하다.

Vancomycin 치료로 인한 이독성은 매우 드물며, 대부분 다른 이독성이 있는 약제(aminoglycoside 등)를 동시에 투여받은 환자에서 주로 보고된다.

Vancomycin과 관련된 신독성은 종종 관찰되며, 다음과 같은 임상 상황에서 빈번하게 발생한다. 노인, aminoglycoside와 동시 투여, 장기간 투여, 혈청 vancomycin 농도의 증가, 고도균혈증, 급성심혈관계부전 등이다. Vancomycin은 aminoglycoside 항생제의 신독성을 악화시킬 수도 있다. Faber와 Moellering 등은 vancomycin과 aminoglycoside 병용 환자에서 35%, vancomycin 단독 사용 환자의 5%에서 신독성이 발생한다고 보고하였다. 그러나 vancomycin의 특정 혈중농도와 신독성과의 직접적인 관련성을 평가해 볼 수 있는 자료는 다소 제한적이며 결과가 서로 상충하는 경우도 있다. 또한 신독성이 있는 다른 약제와 함께 투여되어 결과 해석에 혼란이 있는 경우가 많으며 어떤 경우를 신독성 발생으로 정의할지에 대해서도 각기 다른 기준을 적용하고 있다. 다만 vancomycin을 투여받는 환자에서 다른 이유 없이 혈장 크레아티닌 농도가 0.5 mg/dL 또는 기저값의 50% 이상 상승된 소견이 2~3회 이상 연속으로 확인된다면 vancomycin에 의한 신독성이 발생한 것으로 판단하는 것이 바람직하다.

Vancomycin에 대한 과민반응이 있는 환자에서 vancomycin 투여는 금기이다.

5) 임상 적응증

(1) *Staphylococcus aureus* 감염증

Vancomycin은 MRSA에 의한 각종 감염증의 1차 치료제이다. MRSA는 주로 의료기관에서 분리되는데, 의료기관에서 분리되는 *S. aureus* 중 MRSA의 빈도는 매우 높

으며 우리나라는 약 70% 정도이다. 따라서 원내에서 vancomycin의 사용량은 매우 많다. 지역사회에서도 MRSA (CA-MRSA)는 분리되나 우리나라의 경우 CA-MRSA의 빈도는 외국에 비해 상대적으로 낮다. 2006년 송 등이 보고한 자료에 의하면 7개 병원에서 조사한 결과 *S. aureus*의 58.4%가 MRSA였으며 이 중 6.0%가 CA-MRSA였다. β-lactam 항생제에 과민반응이 있는 환자의 경우 methicillin 감수성 *S. aureus* (MRSA) 감염증에 대해서도 vancomycin을 1차 약제로 사용할 수 있다.

*S. aureus*에 의한 자연심내막염의 경우 vancomycin을 4~6주 간 투여할 것을 권장한다. MRSA에 의한 인공판막 심내막염의 치료에 vancomycin과 rifampin을 6주 간 병합 투여하며, 감수성이 있는 경우 초기 2주 간 gentamicin 병합 투여를 권장한다. 그러나 포도알균 심내막염에 대한 glycopeptide 항생제 치료 실패가 종종 보고되고 있다. MSSA에 의한 심내막염 환자에서 vancomycin 치료시 혈액 배양 음전율은 전통적인 치료제인 anti-staphylococcal β-lactam보다 낮은 것으로 보고되었다.

*S. aureus*에 의한 골수염의 경우 vancomycin을 4~6주간 투여한다. 초기 2주간 rifampin을 병용하는 경우 치료 효과의 향상을 기대할 수 있다. 그러나 vancomycin의 골조직 내 투과성이 일정하지 않고 투과도도 1세대 cephalosporin이나 clindamycin보다 낮다.

MRSA가 주요 원인균인 폐렴의 경우 vancomycin 사용시 치료 실패 또는 늦은 임상 효과가 문제되기도 한다. 이러한 만족스럽지 못한 치료 효과는 vancomycin의 폐실질조직 내 투과가 충분하지 않기 때문인 것으로 여겨지고 있다. 또한 vancomycin에 감수성이 저하된 포도알균이 증가함에 따라 glycopeptide가 MRSA 폐렴의 1차 치료제로 권고되어야 하는지에 대한 이견이 있다. 다른 항생제로 linezolid가 폐 조직 내 높은 투과율과 상대적으로 좋은 내약성으로 MRSA 폐렴의 치료에 권장 항생제로 대두되고 있다.

(2) Coagulase-negative staphylococci 감염증

Vancomycin은 MRCNS 감염증의 주치료제이다.

MRSA와 마찬가지로 MRCNS는 병원 감염의 흔한 원인균의 하나이다. 일반적으로 CNS는 병독성이 낮은 오염균이지만, 병원내혈류감염, 인공기구 또는 카테터와 같은 이물과 관련된 감염의 가장 흔한 원인균이며 원내에서 분리되는 CNS의 70~80%는 MRCNS이기 때문에 vancomycin이 주된 치료제로 많이 쓰인다. 일반적으로 인공구조물과 관련된 대부분의 staphylococci 감염증은 완치를 위해 인공구조물의 제거가 필요하다. 이는 CNS가 균막을 형성하여 vancomycin의 살균효과를 방해하기 때문이다. 그러나 지속적 외래 복막투석(continuous ambulatory peritoneal dialysis, CAPD) 관련 복막염이나 안구내 렌즈 이식 환자에서 수술 후 내안구염(endophthalmitis)의 경우 인공구조물의 제거 없이 vancomycin 투여만으로 효과적일 수 있다. CNS에 의한 인공판막 심내막염의 치료에는 vancomycin과 rifampin 또는 gentamicin 병용 투여가 권고된다.

(3) Streptococcus, Enterococcus 감염증

Vancomycin은 β-lactam 과민반응 환자에서 streptococci에 의한 중증 감염 치료에 효과적이다. Viridans streptococci 또는 S. bovis에 의한 자연판막 심내막염의 치료에 효과적으로 사용된다. Vancomycin은 enterococci에 의한 감염증에서 penicillin 과민반응이 있는 경우 대체 치료제이며, ampicillin 고도 내성인 장알균(주로 E. faecium) 심내막염 환자에서 aminoglycoside (gentamicin 또는 streptomycin)와 병용 투여 되어야 한다. Vancomycin은 penicillin 고도 내성(MIC >2.0 µg/mL) pneumococci의 1차 치료제이다.

(4) Diphtheroid 감염증

Vancomycin은 인공기구유치, 호중구감소증, 암 환자 등에서 병원균으로 역할을 할 수 있는 diphtheroid 감염증의 1차 치료제이다. C. jeikeium을 포함한 diphtheroid에 의한 심내막염의 치료에 vancomycin은 중요한 역할을 한다.

(5) Clostridium difficile 관련 설사

경구 vancomycin 투여는 Clostridium difficile 관련 설사(C. difficile associated diarrhea, CDAD) 또는 위막성대장염(PMC)의 치료에 효과적이다. 약제 비용과 VRE 발생 우려 때문에 경구 metronidazole이 1차 치료제로 사용되고 있다. 경증 또는 중등도의 CDAD는 metronidazole과 vancomycin의 치료 성공률 및 재발률이 유사한 것으로 보고된다. 그러나 중증 CDAD, metronidazole에 대한 치료 실패 또는 부작용으로 복용이 어려운 경우, 임신부에게 발생한 CDAD에서는 경구 vancomycin 투여가 권장된다. 경구 vancomycin은 6시간마다 125 mg씩 투여하는 용법이 일반적이다. Vancomycin의 정맥 내 주사투여는 대변 내의 낮은 약제 농도로 인하여 CDAD의 치료 및 예방에 효과적이지 못하다. 중증 질환, 장마비 또는 독성 거대결장이 있는 환자에서 vancomycin 투여량을 6시간마다 125 mg에서 최대 500 mg으로 증량하거나 대장 내 직접 투여 치료가 효과적인 방법이 된다.

(6) 기타 임상 상황

Vancomycin은 호중구감소증 발열시 경험적 항균제, 그람양성균에 의한 감염증의 임상적 또는 미생물학적 소견이 있을 때(특히, 혈관 카테터 감염증) 또는 광범위 항생제의 경험적 투여 48~72시간 후에도 지속적인 발열이 있을 때에 사용할 수 있다.

(7) 예방적 항생제

Vancomycin은 심내막염에 대한 예방적 항생제 사용이 필요한 환자가 ampicillin 과민반응이 있는 경우 심내막염 예방을 위해 투여가 권장된다. 또한 vancomycin은 심장혈관 수술 또는 기구를 삽입하는 정형외과 수술을 받은 β-lactam 과민반응 환자와 MRSA 빈도가 높은 병원에서 예방적 항생제 사용이 필요한 수술을 받는 경우에 예방적 항생제로 사용할 수 있다.

(8) 항균제 병용

다양한 항균제 병용의 시험관 내 효과는 서로 상반되

는 결과를 나타낸다. 그 차이는 검사 방법, 판정 기준, 접종량의 크기 및 성장기, 시료 채취 시간의 차이 등에 의한 것으로 추정된다. 시험관 내 효과의 결과는 생체 내 효과와 다를 수 있으므로 조심스럽게 해석되어야 한다. Vancomycin과 gentamicin 병용은 대부분의 감수성 enterococci, viridans streptococci, *S. bovis*, MRSA 및 MSSA, 일부 *S. epidermidis* 균주들에 대하여 상승효과를 나타낸다.

Vancomycin과 rifampin의 병용은 효과가 감소되거나 만족스러운 결과를 보여주지 못하는 경우도 있다. *S. epidermidis*에 대해서는 vancomycin과 rifampin 병용이 종종 상승 효과를 나타내며, 드물게 길항 작용을 나타낸다. *S. aureus*에 대해서는 vancomycin과 rifampin 병용이 상승 효과를 나타내나 길항 작용도 종종 나타난다. 특히 중증 *S. aureus* 감염증 치료에 있어서 vancomycin과 rifampin의 병용 치료 효과는 항상 일정한 것은 아니다. Enterococci에 대해서는 vancomycin과 rifampin의 상승효과가 없으며 종종 길항 작용이 나타난다.

따라서, vancomycin과 다른 항생제의 병용 시 상승효과를 기대할 수 있는 경우는 첫째, enterococci, *S. bovis*, viridans streptococci에 대한 vancomycin과 gentamicin 병용, 둘째, MRSA 및 MSSA에 대한 vancomycin과 gentamicin 병용, 셋째, CNS에 대한 vancomycin과 rifampin 병용의 경우이다.

6) 용법 및 용량

Vancomycin의 투여 용량은 실제 체중을 기준으로 계산한다. 정상 신기능을 가진 성인의 경우 정맥 내 주사 vancomycin 투여량은 실제 체중을 기준으로 15~20 mg/kg이며, 이를 8~12시간 간격으로 투여한다. 중증 환자의 경우 목표 혈중농도에 빠르게 이르기 위해 초기에 25~30 mg/kg의 부하 용량 투여를 고려할 수 있다. 소아에서 vancomycin 투여량은 연령에 따른다. 1주 이하 신생아는 12시간마다 15 mg/kg, 1개월 이상 신생아 및 소아는 6시간마다 10 mg/kg의 vancomycin을 투여한다. 신속 주사와 관련된 부작용을 피하기 위해 1회 투여량은

10 mg/분의 속도를 넘지 않거나 총 투여량을 60분 이상에 걸쳐 주입해야 한다. 1회 투여량이 1 g을 초과하는 경우 투여시간은 1.5~2시간으로 연장되어야 한다. 연령 또는 비만 등 환자 요인에 따라 정맥내 주사 투여량을 조절할 수 있다. 소아암 환자의 경우 vancomycin 배출이 촉진되기 때문에 혈중 치료 농도에 도달하기 위해 상대적으로 많은 양의 vancomycin 투여가 필요할 수 있다.

Vancomycin의 적정 투여 용량 및 투여 간격 결정을 위해 최저(trough) 혈중농도를 측정해야 한다. 혈중 최저 농도를 위한 채혈은 정상 상태(steady-state)에 이른 후 해야하며, 정상 신기능을 가진 사람의 경우 4번째 용량 투여 직전에 채혈하는 것이 적절하다. Vancomycin의 최저 혈중농도가 10 μg/mL 미만인 경우 VISA 발생의 위험이 증가할 수 있기 때문에 vancomycin 최저 혈중농도는 항상 10 μg/mL 이상을 유지하도록 해야 한다. 또한 감염이 발생한 장기로 충분한 투과가 이루어질 수 있도록 하기 위해서는 균혈증, 심내막염, 골수염, 뇌수막염, 병원 폐렴에서 vancomycin 최저 혈중농도는 15~20 μg/mL를 유지하도록 권고된다. MIC가 1 μg/mL 이하인 MRSA 감염증의 경우 최저 혈중농도를 15~20 μg/mL 수준으로 유지하는 경우 AUC/MIC 비를 400 이상 유지할 수 있다. 신독성 발생을 예방하기 위해 vancomycin 혈중 최고 농도를 모니터링 하는 것은 더 이상 권고하지 않는다. 또한 vancomycin 단독 사용으로는 이독성 발생이 드물고 혈중 vancomycin 농도와 이독성 발생의 관련성이 없기 때문에, 이독성을 예방하기 위해 혈중 vancomycin 농도를 모니터링하는 것은 권고하지 않는다. Vancomycin 최저 혈중농도 모니터링은 최저 혈중농도를 15~20 μg/mL로 유지하고자 하는 경우, 신기능장애 환자, 5일 이상 장기간 투여 환자 및 신독성 약제를 동시에 투여받는 환자 등에서 필요하다. 모니터링의 횟수와 간격은 환자의 상태에 따라 달라진다. 혈역학적으로 안정적인 환자의 경우 주 1회 최저 혈중농도 측정이 권고되나, 혈역학적으로 불안정한 환자의 경우 모니터링이 더 자주 필요할 수 있다.

신장은 vancomycin의 유일한 배설 경로로 신기능장애 환자는 vancomycin 투여량 감량이 필요하다. Vancomycin의 혈중 독성 농도를 예방하기 위해 크레아티닌청소율에 따라 적절한 투여량을 결정한다. 특히 노인 환자에서는 혈청 크레아티닌만으로 신기능청소율을 평가해서는 안 된다.

혈액투석 환자의 경우 건체중을 기준으로 15~20 mg/kg의 vancomycin을 1회 투여한다(부하 용량). 기존의 투과율이 낮은 low-flux membrane을 사용하는 경우, vancomycin 투여 후 4~7일 사이에 목표 최저 혈중농도에 도달하면 이후 vancomycin을 재투여 한다. 최근 사용하는 투과율이 좋은 high-flux membrane을 사용하는 경우, vancomycin의 투여는 더욱 자주 필요하다. 투석 직전 채취한 혈액으로 vancomycin 최저 혈중농도를 측정하여 투석 후 vancomycin 투여 용량을 조절한다. Vancomycin은 CAPD와 관련된 복막염의 치료에도 사용된다. CAPD 환자에서 정맥 내 vancomycin 투여로 복강 내 vancomycin 농도가 혈중농도의 20~25%에 달하며 이는 약 1~5 µg/mL이다. 복강 내 vancomycin 투여는 정맥주사 투여와 효과면에서 유사하며 부작용은 적다.

척수강내 vancomycin을 주입하는 경우 유아는 5~10 mg, 소아와 성인은 10~20 mg을 투여한다.

Vancomycin의 약동학은 신기능 이외의 요인들에 의해 영향을 받는다. Aminoglycoside와 같이 vancomycin은 화상 환자에서 반감기가 짧아지며, 투여 요구량은 증가된다. 비만 환자에서는 상대적으로 넓은 분포 용적을 나타내므로 vancomycin 투여량을 총 체중에 따라 계산하여야 한다. Vancomycin 제거는 간기능장애 환자에서 지연된다.

경구 vancomycin을 125 mg씩 1일 4회 투여하면 CDAD 또는 위막성대장염(PMC)의 치료에 효과적이다. Vancomycin을 경구투여하면 혈중 및 조직내 농도가 낮으므로 경구 vancomycin은 *C. difficile* 장염의 치료에만 사용해야 한다.

Teicoplanin

1) 작용 범위

Teicoplanin은 그람양성균에 우수한 효과를 나타내며, staphylococci에 대하여는 vancomycin과 유사하고, streptococci와 clostridia에 대해서는 4~8배 이상 활성이 있다. Teicoplanin은 vancomycin과 함께 분열세포에 대하여 살균능이 있고 대부분의 세균에 대하여 MBC과 MIC의 2~4배 이내이다. *Enterococcus*에 대해서는 vancomycin보다 억제 효과가 강하나 정균 작용만을 나타내며 MBC가 혈중 약제 농도보다 높고, MIC보다 32배 이상이다. Teicoplanin은 VanB 표현형의 VRE에 효과가 있다.

2) 약물동력학

Teicoplanin은 지방 산기의 존재로 vancomycin보다 더욱 지용성이며, 이는 조직 및 세포 내 침투를 향상시킨다. Teicoplanin의 우수한 약리학적 특성으로 인하여 정맥주사 뿐만 아니라 근육주사 투여가 가능하다. Vancomycin과 마찬가지로 경구투여 시 체내에서 잘 흡수되지 않는다. Teicoplanin의 매우 높은 단백 결합률(약 90%)과 강력한 조직 결합능이 배설지연과 긴 반감기(83~169 시간)에 기여한다. 동물실험에서 vancomycin보다 teicoplanin은 골조직에 높은 약물 농도를 나타냄이 입증되었다. 인공관절 수술 환자를 포함한 임상 시험에서 골조직 내로 우수한 투과성이 확인되었다. Teicoplanin은 심장, 심장막, 종격동 조직, 폐, 활액막, 늑및 및 삼낭액에 적절한 농도를 나타낸다.

Teicoplanin은 거의 모두 신장을 통해서 배설되며 투석으로 제거되지 않는 약제로 간주되지만, 고유속(high-flux) 막을 이용한 혈액투석과 CVVHD로 상당량이 제거된다. Teicoplanin은 phenolic군과 carboxy 및 amino군으로 인하여 산성을 띄므로 생리적인 pH에서 sodium salt로서 용해성을 나타내고 근육주사 시에도 별다른 부작용 없이 잘 흡수된다.

3) 약물상호작용

Teicoplanin은 용액 내에서 aminoglycoside와 섞이지 않으므로 주사 투여 시 혼합해서는 안 되지만, 생체 내 반응에 대한 증거는 없다.

4) 부작용과 금기

Teicoplanin은 일반적으로 안전한 약으로 간주된다. Teicoplanin은 vancomycin에 비하여 모든 부작용과 신독성의 빈도가 낮다. Teicoplanin 사용과 관련된 가장 흔한 부작용은 과민반응(12%), 열(4%), 발진(9%), 설사(6%), 신독성(6%) 및 혈소판감소증(3%)이다. 정맥주사 시에 혈관염은 드물며, 주입과 관련된 red man 증후군도 매우 드물다. 가장 흔한 부작용은 홍반구진 또는 홍반발진 및 약열로서 각각 7%와 6%에서 보고되었다. Vancomycin과 teicoplanin 사이에 교차 알레르기반응이 보고되었다.

Vancomycin-aminoglycoside 병합 투여에 비하여 teicoplanin-aminoglycoside 병합 투여 시 신독성의 발생빈도가 유의하게 낮다. 근육주사 시에도 주사 부위의 경한 동통 이외에 문제가 없으며, 잘 흡수(생체이용률 90%)된다. 혈소판감소증이 12 mg/kg/일보다 30 mg/kg/일의 고용량 사용시 흔히 보고되고 있다. 호중구감소증과 호산구증가증과 같은 혈액 독성은 드물게 보고된다. Teicoplanin과 관련된 이독성은 드물다. 독성을 피하기 위한 혈중 teicoplanin 농도 측정은 12 mg/kg/일 이상 고용량을 투여하는 경우를 제외하고는 필요하지 않다.

5) 임상 적응증

Teicoplanin은 vancomycin이 사용되는 임상 감염증의 대부분의 경우에 대체가 가능하여, 1일 2회 투여, 신독성 및 이독성의 위험이 낮은 장점이 있으며, vancomycin에 의한 호중구감소증 또는 알레르기반응이 있는 환자에서도 사용 가능하다. 중증그람양성균감염증, 특히 폐렴, 패혈증, 연조직감염증, 요로감염증, 골수염, MRSA에 의한 심내막염 등이 적응증이 된다. Penicillin 과민반응 환자 또는 vancomycin 사용이 어려운 심내막염의 예방에 사용될 수 있다. 기타 적응증으로 단락 감염증, 만성복막투석 환자에서 그람양성균복막염의 치료에 사용될 수 있다. C. difficile 장염에 대해 경구 teicoplanin 투여는 metronidazole, vancomycin과 비슷한 치료 효과와 재발률을 나타낸다.

Teicoplanin을 중증포도알균감염증(균혈증, 심내막염 및 골수염)의 치료에 저용량(3 mg/kg/일)을 투여하였을 때, 50% 이상의 실패가 보고되었다. S. aureus에 의한 심내막염 또는 혈관 내 감염 환자에서 고용량(6 mg/kg/일 및 10 mg/kg/일) teicoplanin을 투여하였을 때에도 vancomycin에 비하여 유의하게 치료 효과가 불량하였다는 보고가 있었다. 한 연구에서는 혈중 teicoplanin 최저 농도가 20 μg/mL 이하일 때 치료실패와 연관이 있다고 보고하였다. 그러나 윤 등이 2014년 국내 15개 대학병원의 자료를 모아 분석한 연구 결과, HA-MRSA에 의한 균혈증의 치료에 있어 vancomycin과 teicoplanin은 치료 효과나 이상반응 발현에 차이가 없었다.

6) 용법 및 용량

긴 반감기로 인하여, teicoplanin은 vancomycin보다 투여횟수가 적어 1일 1회 투여로 충분하다. 주사 투여량은 환자의 연령 및 신기능, 의심되거나 확인된 원인 병원균 및 감염부위에 따라 다르다(표 3). 연조직, 피부, 요로 및 호흡기감염증 등에서 teicoplanin은 신장 기능과 상관없이 12시간마다 6 mg/kg (약 400 mg)을 3회 초기 부하 투여한다. 정상 신기능인 성인에서 유지용량으로 1일 1회 6 mg/kg(약 400 mg)씩 투여한다. 치료가 어려운 감염, 즉 S. aureus 심내막염, 화농성 관절염 및 화상 환자에 대해서는 고용량 투여(12 mg/kg씩 12시간마다 3회, 그리고 매 24시간마다)가 권장된다. 호중구감소증 환자에서 그람양성알균 감염증의 치료에 6 mg/kg/일 용량으로 vancomycin과 비슷하게 효과적이며 부작용은 적다. 크레아티닌 청소율이 40~60 mL/분 환자와 중증 신부전 또는 혈액투석 환자에 대해서는 권장 투여량(6 또는 12 mg/kg)을 각각 48시간과 72시간마다 투여한다. 12 mg/kg 이하 용량을 투여할 때 혈청내 teicoplanin 농도 측정은 일반적으로 권장되지 않는다. C. difficile 위막대장염의 치료에 경구

표 3. Teicoplanin의 권장 투여량

적응증	부하용량	유지용량
그람양성균감염		
정상 신기능의 성인 또는 노인	6 mg/kg(또는 400mg) q 12hr, 3회 IV	6 mg/kg(또는 400 mg) 매일 IV
중등도신부전	6 mg/kg(또는 400mg) q 12hr, 3회 IV	6 mg/kg(또는 400 mg) q48h IV
중증신부전 또는 신장 대체요	6 mg/kg(또는 400mg) q 12hr, 3회 IV	6 mg/kg(또는 400 mg) q72h IV
화농성 관절염, 화상 또는 *S. aureus* 심내막염의 단독요법	12 mg/kg(또는 800mg) q 12hr, 3회 IV	12 mg/kg(또는 800 mg) 매일 IV
수술 시 예방		
정형외과 또는 혈관수술	6-12 mg/kg 1회 IV	
심장흉부수술	12 mg/kg 1회 IV	
소아		
신생아	16 mg/kg 1회 IV	8 mg/kg 매일 IV
2개월 이상 소아	10 mg/kg q 12h, 3회 IV	10 mg/kg 매일 IV

용 teicoplanin을 1회 100~400 mg씩 1일 2회, 10일 동안 투여한다.

■ **참고문헌**

1. Rubinstein E, Keynan Y. Vancomycin revisited-60 years later. Front Public Health. 2:1-7;2014 .

2. Hidron AI, et al. NHSN annual update: antimicrobial-resistant pathogens associated with healthcare-associated infections: annual summary of data reported to the National Healthcare Safety Network at the Centers for Disease Control and Prevention, 2006-2007. Infect Control Hosp Epidemiol. 29(11):996;2008.

3. Walters M, Lonsway D, Rasheed K, Albrecht, V, McAllister, S, Limbago B, Kallen A. Investigation and Control of Vancomycin-resistant *Staphylococcus aureus*: A Guide for Health Departments and Infection Control Personnel. Atlanta, GA 2015. Available at: http://www.cdc.gov/hai/pdfs/VRSA-Investigation-Guide-05_12_2015.pdf .

4. National Center for Biotechnology Information. PubChem Compound Database; CID=14969, https://pubchem.ncbi.nlm.nih.gov/compound/14969 (accessed Aug. 29, 2015).

5. National Center for Biotechnology Information. PubChem Compound Database; CID=16132315, https://pubchem.ncbi.nlm.nih.gov/compound/16132315 (accessed Aug. 29, 2015).

6. Vandecasteele SJ, De Vriese AS, Tacconelli E. The pharmacokinetics and pharmacodynamics of vancomycin in clinical practice: evidence and uncertainties. J Antimicrob Chemother. 68(4):743-8;2013.

7. O' Driscoll T, Crank CW. Vancomycin-resistant enterococcal infections: epidemiology, clinical manifestations, and optimal management. Infect Drug Resist. 24(8):217-30;2015.

8. Song JS, Pyoeng Gyun Choe, Kyoung Ho Song, Jae Hyun Cho, Sung-Han Kim, Ji-Hwan Bang, Chang Seop Lee, Kyung Hwa Park, Kyoung Un Park, Sue Shin, Hee Jung Choi, Eu Suk Kim, Dong-Min Kim, Mi Suk Lee, Wan Beom Park, Nam Joong Kim, Myoung-don Oh, Eui-Chong Kim, Hong Bin Kim, and Kang-Won Choe. Multicenter study for frequency and clinical features of community-associated methicillin-resistant *Staphylococcus aureus* in Korea. Infect Chemother. 38(6):325-333;2006.

9. Rybak M, Lomaestro B, Rotschafer JC, Moellering R Jr, Craig W, Billeter M, Dalovisio JR, Levine DP. Therapeutic monitoring of vancomycin in adult patients: a consensus review of the American Society of Health-System Pharmacists, the Infectious Diseases Society of America, and the Society of Infectious Diseases Pharmacists. Am J Health Syst Pharm. 66:82-98;2009.

10. Yoon YK, Park DW, Sohn JW, Kim HY, Kim YS, Lee CS, Lee MS, Ryu SY, Jang HC, Choi YJ, Kang CI, Hee Jung Choi, Seung Soon Lee, Shin Woo Kim, Sang Il Kim, Eu Suk Kim, Jeong Yeon Kim, Kyung Sook Yang, Kyong Ran Peck, and Min Ja Kim. Multicenter prospective observational study of the comparative efficacy and safety of vancomycin versus teicoplanin in patients with health care-associated methicillin-resistant *staphylococcus aureus* Bacteremia. Antimicrob Agents Chemother. 58(1): 317-324;2014.

새로운 Glycopeptide계 항생제

엄중식 (한림대학교 의과대학 내과학교실)

Lipoglycopeptide

1. Telavancin

1) 구조 및 작용 기전

Lipoglycopeptide는 glycopeptide 분자의 생리학적인 변화에 의해 자연발생적으로 만들어진 glycopeptide의 반합성유도체이다. 시판된 최초의 Lipoglycopeptide인 telavancin은 그람양성균에 의한 급성세균성피부 및 연조직감염증의 치료에 대하여 미국과 캐나다에서 승인되었다. 또한, telavancin은 European Medicines Agency에 의해 MRSA에 의해 발생하였거나 발생한 것으로 추정되는 성인의 병원획득폐렴(인공호흡기 관련 폐렴 포함)에서 다른 항생제를 사용할 수 없을 때 승인되었다. 2013년 6월 미국 FDA는 telavancin을 감수성이 있는 *S. aureus*에 의한 원내폐렴의 치료에 다른 항생제를 쓸 수 없는 경우 사용하는 것을 승인하였다. Lipoglycopeptide의 다른 화합물로는 dalbavancin (teicoplanin에서 유도)와 oritavancin (vancomycin에서 유도) 등이 있으며 개발 단계에 있다.

Lipoglycopeptide에 속하는 화합물은 다양한 lipophilic side chain을 가지고 있다. Lipophilic chain은 더 긴 반감기를 갖게 하고 dalbavancin을 제외한 lipoglycopeptide들은 농도 의존형 살균효과를 갖게 한다. Lipoglycopeptide는 glycopeptide보다 그람양성균에 대한 항균력이 더 크고 다른 약물동력학적 특성을 갖는다. Telavancin은 vancomycin 유도체로서 hydrophobic side chain을 가진 vancosamine nitrogen의 알킬화와 cyclic peptide core의 레조르시놀 위치에서 amine치환으로 만들어진다.

Telavancin의 작용 기전은 glycopeptide와 유사한데 세포벽의 외측에서 peptidoglycan 전구체와 telavancin이 결합한다. 또한 telavancin의 농도 의존적 살균력이

peptidoglycan 합성 억제로 인하여 기대되는 것보다 더 높은 것으로 알려졌고 telavancin이 hVISA, VSA, VRSA, 일부 VRE 분리균에 대한 항균력을 가진 것에 근거하여 두 번째 작용 기전이 인지되었다. Telavancin에 의해 *S. aureus*의 세포막이 빠르고 용량 의존적으로 탈분극이 일어나는 것이 알려졌는데 이러한 세포막 기능의 변화는 ATP와 칼륨 소실, 세포 투과율 증가, 세포 생존력 감소 등과 관련되어 있다. Telavancin과 lipid II 사이의 상호작용이 세포막 탈분극에 결정적인 것으로 보임에도 이러한 상호작용의 본질은 알려지지 않았다. Telavancin에 의해 이루어지는 transglycosylase 활성도를 억제하는 것은 vancomycin과 비교하여 질량적 근거가 약 10배에 이른다.

2) 항균성과 내성

Telavancin은 강력한 농도 의존적 살균력이 있으며 세균의 정지기에도 나타난다. *S. aureus* 와 CNS에 대한 telavancin의 MIC_{90}은 methicillin 내성과 관련 없이 여러 연구에서 1 μg/mL 이하로 보고되었다. 2007~2008년 동안 전 세계에서 수집한 10,000개의 *S. aureus* 균주에서 telavancin MIC_{50}/MIC_{90}이 MIC와 동일하게 MSSA에 대하여 0.125 μg/mL, MRSA에 대하여 0.25 μg/mL이었다. 유사한 결과가 미국의 병원에서 분리된 *S. aureus*에서 발견되었다. 지역사회 연관 MRSA 균주도 telavancin에 의하여 효과적으로 억제되었다. 원내폐렴 환자에서 분리된 그람양성임상 균주에 사용하였을 때도 telavancin은 대부분에 대하여 강력한 시험관 내 항균력을 유지하였다. VRSA(2~4 μg/mL)에 대하여 더 높은 MIC가 보고되었지만 telavancin은 daptomycin 비감수성 *S. aureus*에 대하여 살균력을 유지한 것으로 보고되었다. MSSA, MRSA, VISA 등에 대하여 MIC 2배 이내의 MBC를 보이며 telavancin에 의한 살균력이 나타났다. VRSA에 대한 telavancin의 살균력은 감소하였는데 peptidoglycan 합성 억제 효과를 상실한 것으로 설명할 수 있다.

미국 FDA에 의해 결정된 *S. aureus*에 대한 telavancin의 감수성 변곡점은 MIC ≤ 1 μg/mL 이고 *S. pyogenes*, *S. agalactiae*, *S. anginosus* 군 등에 대해서

는 MIC ≤ 0.12 μg/mL이었다. EUCAST는 *S. aureus*에 대하여 같은 변곡점을 보고하였고 사슬알균이나 장구균에 대해서는 근거가 불충분하다고 보고하였다. 한 연구에서 vancomycin 감수성 *E. faecalis*와 *E. faecium*의 MIC_{90}은 각각 0.5 μg/mL와 0.12 μg/mL이었다. Telavancin은 VanB VRE (MIC_{90}, 0.5 μg/mL)에 대한 항균력을 유지하지만 VanA VRE의 성장을 억제하기 위해서는 농도가 더 필요하다(VanA *E. faecalis*와 *E. faecium*에 대해 MIC_{90}, 16 μg/mL). Viridans streptococci군에 *S. gallolyticus* (과거 *S. bovis*), *S. pneumoniae* 등에 대하여 telavancin MIC_{90}은 0.06 μg/mL 미만이었다. 또한 *Actinomyces* spp., *C. difficile*, 다른 여러 가지 *Clostridium* spp., *Eubacterium*군, *Lactobacillus* spp., *Propionibacterium* spp., *Peptostreptococcus* spp, *Corynebacterium* spp. 등을 포함하여 다양한 그람 양성 혐기군에 대하여 telavancin은 2 μg/mL 이하로 감수성이 있다. *L. monocytogenes*와 *B. anthracis*도 telavancin에 높은 감수성이 있다.

3) 임상 약역학 및 약동력학

Telavancin의 승인 용량은 1일 10 mg/kg으로 1시간 동안 정주해야만 한다. 이 용법으로 최고 혈장 농도 93.6 ±14.2 μg/mL 그리고 AUC 666±107 μg·hr/mL에 도달하게 된다. Telavancin의 제거 반감기는 6.1~9.1 시간으로 혈장농도는 선형이며 정상 신기능 환자에서 최소 축적을 예측할 수 있다. 단백 결합율은 상대적으로 높아 90%이며 조직 분포는 vancomycin과 비슷하다. 수포액의 telavancin 농도는 혈장의 41% 수준이다. 건강한 성인에서 폐 상피 내층액의 telavancin 농도는 투여 8시간 후 평균적으로 최고 3.7 μg/mL이고 24시간 후 최저 1 μg/mL이었다. 폐포대식세포 농도는 지연되어 보이지만 12시간째에 45 μg/mL, 24시간째에 42 μg/mL로 광범위하였다. 인구 약동력학 모델을 이용하여 telavancin 농도가 폐조직에서 두 번 투여 간격 사이 시간에 대부분 MRSA 균주 MIC 이상 농도가 올라가는 것이 알려졌다.

Telavancin 제거에 영향을 미치는 가장 중요한 요소는 신기능이기 때문에 신기능 저하가 있는 경우 용량 조절이 필요하다. 크레아티닌청소율이 30~50 mL/분인 환자에서 telavancin 용량을 7.5 mg/kg/mL로 줄이고 크레아티닌 청소율이 10~30 mL/분인 환자에서는 10 mg/kg으로 48시간마다 투여한다. 이러한 권고는 749명 환자가 등록된 임상 연구에서 인구 약동력학 모델을 이용하여 입증하였다. 크레아티닌청소율이 10 mL/분 미만인 환자나 혈액투석 환자에서의 용량 조절에 대한 권고는 정보가 충분하지 않다. Telavancin은 용해도를 향상시키기 위해 hydroxypropy 1-B-cyclodextrin과 함께 만드는데 신기능 저하 환자에서 축적될 수 있다.

경증 또는 중등도(Child-Pugh class B)의 간 장애 환자에서 telavancin의 용량 조절은 필요하지 않다. 간 대사를 통하여 telavancin이 의미 있는 약물상호작용이 일어날 가능성은 없다.

Telavancin의 효능은 다양한 동물 모델에서 평가되었다. 호중구감소 생쥐의 허벅지 감염 모델에서 telavancin은 vancomycin과 linezolid과 비교하여 MRSA와 MSSA의 세균 역가를 농도 의존적으로 의미 있게 감소시키며 MSSA에 대하여 nafcillin에 비교할 수 있는 수준이다.

포도알균 심내막염 토끼 모델에서 telavancin은 2개의 MRSA 균주에 대하여 vancomycin 보다 증식편 gm당 집락형성단위를 의미 있게 더 감소시켰다. 같은 모델에서 2개의 VISA 균주를 사용하였을 때 통계적으로 의미 있는 차이가 없었지만 telavancin이 vancomycin 보다 더 효능이 좋은 것으로 나타났다. MRSA 폐렴 동물실험 모델에서 telavancin과 vancomycin은 MRSA (vancomycin MIC ≤2 μg/mL)에 대하여 비슷한 효능을 보였으나 실험한 4개의 VISA 균주 중 3개에 대하여 폐 세균 수를 vancomycin에 비하여 의미 있게 더 크게 감소시켰다. Penicillin 내성 *S. pneumoniae* (telavancin MIC 0.06 μg/mL)에 의한 수막염 토끼 모델에서 염증이 있는 수막에 겨우 2%의 투과율을 가졌음에도 telavancin은 ceftriaxone과 vancomycin 병합 요법과 비교하여 뇌척수액의 집락형성단위를 통계적으로 의미 있는 감소가 있었다.

AUC/MIC 비는 동물 모델에서 telavancin의 효능을 가장 잘 예측할 수 있는 요소이다. 인구 약역동학 모델에서 MIC ≤ 1 μg/mL의 MRSA에 감염된 연구 대상의 대부분에 대하여 telavancin은 *S. aureus*에 대하여 vancomycin (1.2시간)에 비하여 더 긴 항생제 후 효과(~4시간)를 보였다.

4) 이상반응

건강한 지원자에서 telavancin 투여 초기 연구에서 QTc 간격이 약간 증가하는 것이 보였다. 임상 연구에서 vancomycin군에 비하여 QTc 간격의 의미 있는 차이는 없었다. 그러나, telavancin은 QTc 간격을 증가 시킬 수 있는 약제를 먹는 환자에서 주의하여 투여해야 하고 이미 진단된 QTc 간격 증가 환자, 보상되지 않는 심부전 환자, 중증좌심실비대증 환자 등 임상 연구에서 제외된 환자에서는 피해야한다. 2상 및 3상 급성세균성피부 및 연조직감염증과 병원 획득 폐렴 연구에서 모든 부작용 분석에 의하면 오심, 구토, 미각장애, 오한, 크레아티닌 상승 등이 비교 약제군에 비하여 telavancin군에서 더 흔하였다. Telavancin을 중단해야 하는 가장 흔한 이상반응은 오심, 구토, 신기능이상 등이었다. 신기능에 영향을 미치는 약물(이뇨제, 비스테로이드성 항염증 약물, 안지오텐신 전환효소 억제제 등)을 같이 투여하는 환자나 65세 이상 환자에서 신독성이 더 컸다. Telavancin 투여 환자에서 의미 있는 크레아티닌 상승(기본값의 50% 이상 증가하거나 최대 1.5 mg/dl 이상)이 급성세균성피부 및 연조직감염증 연구(6%:2%)와 병원 획득 폐렴 연구(16%:10%)로 vancomycin으로 치료 받은 환자보다 더 높았다. 최근 telavancin 시판 후 후향적 분석에 의하면 중앙값으로 9일 치료한 후 환자의 33%에서 크레아티닌 상승이 발견되었다. 이 환자들은 다른 기저 질환을 가졌지만 잠재적으로 신독성이 있는 다른 약물을 투여 받았고 telavancin을 승인되지 않은 적응증에 처방하였다. 관찰된 신독성은 가장 걱정스러운 telavancin의 이상반응으로 가역적이지만 telavancin을 투여하는 환자는 자주 검사실 검사가 필요하다.

Telavancin은 시약 스트립을 이용한 소변 단백 정량, 프로트롬빈 시간, 활성화 부분 트롬보플라스틴, 활성화 응고 시간, Xa 요소 응고 검사 등의 검사 방해를 일으킬 수 있다. 이런 효과는 약물 최저 농도에서 최소화되기 때문에 이런 검사들을 위한 혈액은 telavancin 다음 투여 직전에 채취해야한다. Telavancin은 vancomycin 유도체이기 때문에 레드맨 증후군과 같은 주입 관련 반응(홍조, 가려움증, 발진 등)을 일으킬 수 있다. 주입 속도를 늦추면 이러한 반응은 완화된다.

임산부, 수유 중인 여성, 소아 환자 등에서의 telavancin 사용에 대해서는 자료가 없다. Telavancin은 임신 약물 C등급으로 여겨지며 잠재적인 이득이 태아에 대한 위험보다 클 때까지 임산부에서는 피해야 한다. Telavancin에 노출된 세 가지 동물에서 사지와 손발가락의 기형율이 증가하였다.

5) 임상적 사용

(1) 피부 및 연조직감염

Telavancin은 현재 그람양성균에 의한 급성세균성피부 및 연조직감염증 치료에 대하여 승인되었다. Telavancin을 급성세균성피부 및 연조직감염증 환자에서 사용한 2개의 2상 연구와 1개의 대규모 3상 연구가 게재되었다. 최초의 2상 연구에서 telavancin을 매일 7.5 mg/kg으로 투여하였으나 이후 10 mg/kg/일로 투여하였다. MRSA가 가장 흔히 분리된 균주였다. Telavancin과 vancomycin의 완치율은 임상 평가 가능 환자군과 MRSA 감염군에서 각각 88.3%와 87.1% 그리고 90.6%와 86.4%였다. Telavancin의 효능을 평가하는 급성세균성피부 및 연조직감염증 연구의 최근 메타 분석에서 감염균이 MRSA인 경우 임상 반응과 MRSA 박멸율이 vancomycin 투여군 보다 telavancin 투여군에서 더 좋았다. 그러나 신기능 저하(크레아티닌청소율 < 50 mL/분) 환자 중에서 telavancin군에서만 효능이 감소하였다.

(2) 병원 획득 폐렴

그람양성균에 의한 병원 획득 폐렴에 대한 2개의 대규모 무작위 연구에서 telavancin은 vancomycin (1gm 매

12시간)보다 열등하지 않았다. 미생물학적 평가가 가능한 환자군의 90%에서 *S. aureus*가 호흡기 검체로부터 분리되었고 이 중 55% 이상이 MRSA였다. Telavancin과 vancomycin으로 치료한 환자에서 완치율은 각각 82.7%와 80.7%였다. Telavancin은 vancomycin보다 MRSA 감염은 물론이고 *S. aureus* 단독으로 일어난 폐렴 환자에서 vancomycin MIC 1 µg/mL 이상인 *S. aureus*에 의하여 발생한 단일 균주 병원 획득 폐렴에 대하여 통계적 의미가 있는 정도의 차이지만 조금 더 나은 치료 효과를 보였다. 2013년 미국 FDA는 다른 치료제를 사용할 수 없는 경우에 감수성이 있는 *S. aureus*에 의한 병원 획득 폐렴 치료에 telavancin 사용을 승인하였다.

2. Dalbavancin

Dalbavancin은 telavancin과 oritavancin 같은 반합성 lipoglycopeptide이다. Telavancin에서 유도되었고 반감기가 8.5일이어서 1주일 1회 투여가 가능하다. Dalbavancin은 포도알균, 사슬알균, vancomycin 감수성 장구균에 항균력을 보인다. VRE에 대하여 dalbavancin은 VanA형에 대하여 유용한 항균력이 없으나 VanB형에 대해 항균력은 보인다. 그러나 VanB 내성을 나타내는 변이가 치료 중에 바로 발생할 수 있다. Dalbavancin의 MIC$_{90}$은 MSSA와 MRSA에 대하여 0.06 µg/mL이다. 용량 조절은 중증의 신부전 환자에서 필요하며 간 장애에서는 필요하지 않다. 급성세균성피부 및 연조직감염증 치료에 대한 3상 연구들에서 dalbavancin(1000 mg을 첫날 투여하고 8일째 500 mg 투여)은 한 연구에서 linezolid에 비하여 그리고 2개의 연구에서 vancomycin 투여 후 경구 linezolid 투여를 한 경우 열등하지 않고 이상반응도 비교할 수준이었다. 2014년 3월 31일 미국 FDA의 항생제 자문위원회에서는 MRSA를 포함하여 감수성이 있는 그람양성균에 의하여 발생한 급성세균성피부 및 연조직감염증 성인 환자 치료에서 dalbavancin을 승인하였다.

■ **참고문헌**

1. Arias CA, Panesso D, McGrath DM, et al: Genetic basis for in vivo daptomycin resistance in enterococci. N Engl J Med 365:892-900, 2011.

2. Byren I, Rege S, Campanaro E, et al: Randomized controlled trial of the safety and efficacy of daptomycin versus standard-of-care therapy for management of patients with osteomyelitis associated with prosthetic devices undergoing two-stage revision arthroplasty. Antimicrob Agents Chemother 56:5626-32, 2012.

3. Dhand A, Bayer AS, Pogliano J, et al: Use of antistaphylococcal beta-lactams to increase daptomycin activity in eradicating persistent bacteremia due to methicillin-resistant Staphylococcus aureus: role of enhanced daptomycin binding. Clin Infect Dis 53:158-63, 2011.

4. Dohmen PM, Guleri A, Capone A, et al: Daptomycin for the treatment of infective endocarditis: results from a European registry. J Antimicrob Chemother 68:936-42, 2013.

5. Entenza JM, Giddey M, Vouillamoz J, et al: In vitro prevention of the emergence of daptomycin resistance in Staphylococcus aureus and enterococci following combination with amoxicillin/clavulanic acid or ampicillin. Int J Antimicrob Agents 35:451-6, 2010.

6. Falcone M, Russo A, Cassetta MI, et al: Daptomycin serum levels in critical patients undergoing continuous renal replacement. J Chemother 24:253-6, 2012.

7. Jauregui LE, Babazadeh S, Seltzer E, et al: Randomized, double-blind comparison of once-weekly dalbavancin versus twice-daily linezolid therapy for the treatment of complicated skin and skin structure infections. Clin Infect Dis 41:1407-15, 2005.

8. Jones RN, Sader HS, and Flamm RK: Update of dalbavancin spectrum and potency in the USA: report from the SENTRY antimicrobial surveillance program (2011). Diagn Microbiol Infect Dis 75:304-7, 2013.

9. Kullar R, Davis SL, Levine DP, et al: High-dose daptomycin for treatment of complicated gram-positive infections: a large, multicenter, retrospective study. Pharmacotherapy 31:527-36, 2011.

10. Lodise TP, Butterfield JM, Hegde SS, et al: Telavancin pharmacokinetics and pharmacodynamics in patients with complicated skin and skin structure infections and various degrees of renal function. Antimicrob Agents Chemother 56:2062-6, 2012.

11. Marcos LA, Camins BC, Ritchie DJ, et al: Acute renal insufficiency during telavancin therapy in clinical practice. J Antimicrob Chemother 67:723-6, 2012.

12. Mendes RE, Sader HS, Farrell DJ, et al: Worldwide appraisal and update (2010) of telavancin activity tested against a collection of

gram-positive clinical pathogens from five continents. Antimicrob Agents Chemother 56: 3999-4004, 2012.

13. Moore CL, Osaki-Kiyan P, Haque NZ, et al: Daptomycin versus vancomycin for bloodstream infections due to methicillin-resistant Staphylococcus aureus with a high vancomycin minimum inhibitory concentration: a case-control study. Clin Infect Dis 54:51-8, 2012.

14. Murray BE, Arias CA, Nannini EC. Glycopeptides (Vancomycin and Teicoplanin), Streptogramins (Quinupristin-Dalfopristin), Lipopeptides (Daptomycin), and Lipoglycopeptides (Telavancin). Mandell, Douglas, and Bennett's Principles and Practice of Infectious Diseases, 8th ed. 30, 377-400. Saunders. Philadelphia, PA 2015.

15. Pfaller MA, Mendes RE, Sader HS, et al: Telavancin activity against gram-positive bacteria isolated from respiratory tract specimens of patients with nosocomial pneumonia. J Antimicrob Chemother 65:2396-404, 2012.

16. Rubinstein E, Lalani T, Corey GR, et al: Telavancin versus vancomycin for hospital-acquired pneumonia due to gram-positive pathogens. Clin Infect Dis 52:31-40, 2011.

17. Samara E, Shaw JP, Barriere SL, et al: Population pharmacokinetics of telavancin in healthy subjects and patients with infections. Antimicrob Agents Chemother 56:2067-73, 2012.

18. Traunmuller F, Schintler MV, Metzler J, et al: Soft tissue and bone penetration abilities of daptomycin in diabetic patients with bacterial foot infections. J Antimicrob Chemother 65:1252-7, 2010.

19. Vilay AM, Grio M, Depestel DD, et al: Daptomycin pharmacokinetics in critically ill patients receiving continuous venovenous hemodialysis. Crit Care Med 39: 19-25, 2011.

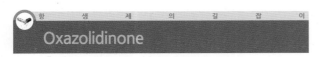

Oxazolidinone

이선희 (부산대학교 의학전문대학원 내과학교실)

Oxazolidinone은 처음에는 우울증 치료제로 개발되었다. 그 후 항균력이 있음이 발견되어 1970년대에는 식물 감염병을 치료하기 위해 사용되었다. 그 후 DuP-105와 DuP-721 두 가지 약제가 개발되었으나 동물실험에서 치명적인 부작용이 발생되어 개발이 중단되었다. 이후, 기존의 구조를 변경하여 항균력이 향상되고 부작용이 훨씬 적은 두 가지 약물 eperezolid와 linezolid가 개발되었다. 이 중 생체이용률이 더 우수한 linezolid가 상품화되어 2000년 4월 미국식품의약국(FDA) 승인 후부터 임상에 사용되고 있다. 2014년 6월 tedizolid가 oxazolidinone 계열 항생제 중 두 번째로 FDA 승인을 획득하였다. Radezolid가 현재 임상 시험 중이며 그 외 여러 종류의 oxazolidinone 계열 항생제 개발이 시도되고 있다.

1. 항생제명

Linezolid (Zyvox), Tedizolid phosphate (Sivextro)

2. 구조 및 성상

Oxazolidinone은 합성 항생제이다. Linezolid는 oxazolidione의 기본 구조의 A 위치에 piperazine 성분의 부착, B 위치에 hydroxyacetyl 그룹 추가와 phenyl 3 위치에 불소치환에 의해서 항균 효과가 증가되었다. Tedizolid는 경구 생체이용율을 향상시키기 위해서 전구 약물(prodrug)인 tedizoild phosphate의 형태로 투여되며 채내에서 신속히 tedizolid로 전환된다. Tedizolid는 linezolid와는 D-ring과 hydroxymethyl 군이 대체된 것에 차이가 있으며, D-ring과 세균의 리보소체(ribosome) 사이에 수소결합 수가 많아져 항균 효과가 증가되는 것으로 알려져있다.

3. 작용 기전

Oxazolidinone은 세균의 50S 리보소체의 23S RNA에 결합하여 단백 합성을 억제하는 단백 합성 억제제이다. 30S 아단위와 접촉하는 접촉면 근처의 50S 아단위에 결합하여 70S 개시복합체(initiation complex) 형성을 저해함으로써 단백 합성을 억제하는 것으로 여겨진다. 이 결합 부위는 chloramphenicol과 lincosamide의 결합 부위와

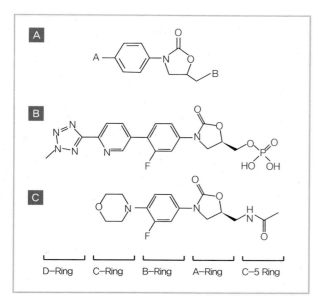

그림 1. Oxazolidinone 구조
a) 기본 구조, b) tedizolid, c) linezolid

도 인접해 있으며 결합을 위해서 이러한 약제와 경쟁한다. Chloramphenicol은 펩티드결합 형성을 억제하지만 linezolid는 개시복합체 형성을 억제하므로 작용 기전이 서로 달라 chloramphenicol 또는 lincosamide와 line-zolid 사이에 교차 내성은 드물다.

4. 내성 기전

임상검체에서 linezolid 내성은 반코마이신내성 장알균(Vancomycin resistance enterococcus, VRE)에서 처음 보고되었으며, 그 후 메치실린내성 황색포도알균(methi-cillin 내성 *Staphylococcus aureus*, MRSA)에서도 보고되었다. 장알균이나 황색포도알균에서 linezolid 내성율은 현재까지는 낮게 유지되고 있다. Linezolid 내성은 line-zolid를 반복해서 장기간 사용한 환자에서 주로 발생되지만, linezolid 사용력이 없는 환자에서도 보고되고 있다. Linezolid 내성은 주로 리보소체 복합체 내에 점돌연변이(point mutation)가 발생하거나 CFR (chloramphenicol-florfenicol resistance) 유전자 획득에 의해 발생한다. 점돌연변이는 23S rRNA 또는 리보소체 단백 L3와 L4에서

주로 발생한다. 대부분의 그람양성균은 4~6가지의 23S rRNA 유전자 복제를 가지고 있으며, 돌연변이가 발생한 rRNA 오페론(operon)수가 많을수록 비례해서 최소 억제 농도(minimal inhibitory concentration, MIC)가 증가한다. 내성이 되기 위해서는 돌연변이가 발생한 오페론 수가 많아야 하지만 G2576T 돌연변이는 한 가지 만으로도 내성을 유발할 수 있다. L3 및 L4 리보소체단백은 23S rRNA의 근위부에 위치하고 있어 이러한 단백을 부호화하는 유전자에 돌연변이가 생겨도 결합력이 감소된다. 가장 염려되는 내성은 CFR 유전자 획득에 의한 내성이다. CFR 유전자는 RNA methyltransferase CFR을 부호화하며, *cfr*은 23S rRNA의 A2503에 2번째 methyl군을 첨가하여 (methylation) 결합 부위를 변화시킨다. CFR 유전자는 플라스미드(plasmid)나 트랜스포손(transposon)과 같은 가동적 유전 요소에 포함되어 있어 내성을 전파시킬 수 있으며 집단 발생과 관련되고 있다. CFR 유전자 획득에 의한 내성인 경우 linezolid MIC는 2~4배 정도 상승하지만 tedizolid의 경우 효과가 유지된다. 그러나 23S rRNA 돌연변이가 함께 있으면 tedizolid에도 내성일 가능성이 높다.

5. 약물동력학

Linezolid는 경구 복용 후 신속히 흡수되어 1~2시간 후에 최고 혈중농도에 도달한다. 경구 생체이용율은 거의 100%에 가깝다. 간에서 산화작용에 의해 대사되며 cyto-chrome P-450 효소와는 상호작용이 없다. 85%는 소변으로 배설되며 약물의 30~40%는 변화 없이 소변으로 배설된다. 반감기는 약 5.5시간 이며 신부전 환자나 간부전 환자에서 용량 조절은 필요하지 않다. Linezolid와 대사산물 모두 투석에 의해 제거되므로 혈액투석 후에 투여한다. 지속신대체요법 동안에도 제거되지만 아직 용량 조절에 대한 권고는 없다. 혈장 단백 결합률은 31%로 관류가 좋은 조직에는 잘 분포된다. 폐, 근육, 상처 부위, 뼈 등 다양한 조직에 잘 투과한다. Linezolid는 피부연조직감염 400 mg 12시간 간격, 중증 감염 600 mg 12시간 간격으로 주사 및 경구로 투여한다. Linezolid의 효과를 예측할 수 있

는 약동학/약력학 지표는 T>MIC와 AUC/MIC이다. 황색포도알균에 대해 중등도의 항생제후효과를 보인다.

Tedizolid의 경구 생체이용율은 90% 이상이다. 간에서 황산화에 의해 대사되며 cytochrome P-450 효소와는 상호작용이 없다. 대부분 간을 통해 배설되며 투여량의 82%는 대변에서 18%는 소변에서 검출된다. 반감기는 12시간 정도이며 신부전 환자나 간부전 환자에서 용량 조절은 필요하지 않다. 혈장 단백 결합율은 70~90%이며 폐에 높은 농도로 분포한다. 혈장에 비해 폐포 내 층액 농도가 약 20배 더 높으며 폐포 대식세포에 축적된다. Tedizolid는 200 mg 하루 한 번 주사 및 경구로 투여한다. Tedizolid의 효과를 예측할 수 있는 약동학/약력학 지표는 AUC/MIC로 알려져 있다.

6. 약물상호작용

Linezolid와 tedizolid 모두 cytochrome P-450 효소와는 상호작용하지 않는다. Linezolid는 가역적 모노아민산화효소(monoamine oxidase, MAO) 억제제로 세로토닌성 약물(삼환계항우울제, venlafaxine, trazodone, sibutramine, meperidine, dextromethorphans, selective serotonin reuptake inhibitor)과 병용할 때 세로토닌 증후군(발열, 초조, 의식 변화, 경련)이 발생할 수 있다. 아드레날린성약물(phenylpropanolamine, pseudoephedrine, sympathomimetic agents, vasopressor or dopaminergic agents)과 병용 시 고혈압이 초래될 수 있다. 골수억제제 유발약물과 병용 시 골수억제 위험성이 증가될 수 있다. Tramadol과 병용 시 간질 위험성이 증가할 수 있다. Tedizolid도 가역적인 모노아민 산화효소 억제제이다.

7. 부작용과 금기

Linezolid의 가장 흔한 부작용은 설사, 두통, 오심, 구토이며, 그 외에 두통, 고혈압, 수면장애, 변비, 발진, 현기증 등이 발생한다. Linezolid의 중요한 부작용으로는 골수억제, 세로토닌 독성, 말초 및 시신경병증, 젖산혈증 등이

있다. 골수억제는 백혈구 저하, 빈혈, 혈소판 저하가 모두 발생할 수 있으며 가역적이다. Linezolid를 2주 이상 사용한 경우에 흔히 발생하며 혈소판 저하가 빈혈이나 백혈구 저하 보다 더 흔하다. 빈혈은 적혈구 생성 기전의 억제로, 혈소판 저하는 면역매개 기전으로 발생되는 것으로 여겨지고 있다. 10일 이상 linezolid을 사용한 사람의 약 47%까지 혈소판 저하가 발생하므로 혈액 검사 특히 혈소판 수의 주기적인 모니터링이 필요하다. Linezolid는 약한 가역적인 모노아민산화효소 억제제로 세로토닌성 약물과 병용할 때 세로토닌 증후군이 발생할 수 있다. 그 외에 장기간 linezolid를 사용한 환자에서 미토콘드리아 독성으로 젖산혈증, 말초 및 시신경병증이 발생할 수 있다. 말초신경병증은 손발에서 시작하며 투약을 중단해도 잘 회복되지 않는다. 시신경병증은 조기에 발견하여 중단하면 회복될 수 있으나 계속 사용하면 영구적 시력 소실도 가능하다. 반복되는 오심, 구토 및 산혈증이 있는 경우에는 젖산혈증을 의심할 수 있으며 투약을 중단한다. 젖산혈증은 첫 주 이내에도 발생할 수 있다. Linezolid의 임신 위험 요소는 category C에 속하며 모유로 분비된다. Tedizolid는 2상 임상 시험에서 오심, 구토, 설사 및 두통이 가장 흔한 부작용이었고 혈소판 저하는 linezolid보다 적게 발생하였다. Tedizolid의 임신 위험 요소는 category C에 속하며 모유로 분비되는지는 아직 잘 알려져 있지 않다.

8. 임상 적응증

1) 작용 범위

Linezolid는 현재 내성이 문제가 되는 MRSA, VRE, penicillin 내성 폐렴알균(PRSP)을 포함한 포도알균, 장알균, 폐렴알균 등 임상적으로 중요한 그람양성균의 대부분에 우수한 항균력을 보인다. Linezolid는 대개는 정균항생제지만 폐렴알균, 사슬알균에는 살균 항생제이다. 그외 다른 그람양성균(*Corynebacterium* spp., *Listeria monocytogens*, *Bacillus* spp., *Micorccoccus* spp., *Erysipelothrix rhusiopathiae*, *Leuconostoc* spp., *Rhodococcus equi*, *Pediocccus* spp.)에도 항균력이 있

다. 그람음성균에는 *Neisseria gonorrhoeae*와 *Neisseria meningitidis*에는 항균력을 보이나 *Haemophilus influenzae*에는 항균력은 있으나 일관성이 없고 Enterobacteriaceae, *Pseudomonas* spp. 등 다른 그람음성균에는 항균력이 없다. *Bacteroides fragilis*, *Clostriduim* spp., *Fusobacterium*, anaerobic cocci 등 혐기균에도 항균력을 가진다. *Mycoplasmae hominis*에는 항균력이 있으나 *Mycoplasma pneumonia*, *Ureaplasma urealyticum*에는 항균력이 없다. 결핵균을 포함한 미코박테리움(*Mycobacterium tuberculosis*, *Mycobacterium avium* complex, *Mycobacterium marinum* 및 *Mycobacterium forticum*, *Mycobacterium abscessus*, *Mycobacterium chelonae* 등 신속성장미코박테리움)과 *Norcardia* spp.에도 항균력을 가진다. Tedizoild의 항균 범위는 linezolid와 유사하다. CFR 유전자 획득에 의한 linezolid 내성인 균주에 항균력이 유지된다.

2) 임상 적응증

Linezolid는 VRE 감염, MRSA에 의한 복잡성 피부연조직감염증 및 병원내폐렴의 치료에 사용된다. Linezolid는 황색포도알균에는 정균 항균제이다. MRSA 균혈증의 치료에는 대체 요법으로 사용된다. 자료는 부족하지만 linezolid는 vancomycin에 반응하지 않는 지속성 MRSA 균혈증에 몇몇 연구에서 일부의 치료 성공을 보여 이 경우에 구제 요법으로 고려해 볼 수 있다. 카테터 관련 균혈증을 대상으로 시행된 한 연구에서, linezolid군이 vancomycin군에 비해 사망률이 더 높았다. 그람양성균만을 비교했을 때는 linezolid는 vancomycin과 유사한 효과를 보였지만, 카테터관련 균혈증에 linizolid를 경험적으로 사용하는 것은 추천되지 않는다. Linezolid는 혈액보다 폐포내층액 농도가 더 높으며, MRSA에 의한 병원내폐렴 치료에 vancomycin만큼 효과적이다. 신독성 위험이 있는 경우나 vancomycin 최소 억제 농도가 2 μg/mL 이상인 경우에 선호될 수 있다. Linezolid는 MRSA에 의한 피부연조직감염에도 vancomycin만큼 효과적이나 가격 및 부작용의 문제로 다른 약제에 효과가 없거나 부작용으로 사용

할 수 없을 경우에 사용한다. Linezolid는 뇌척수액을 잘 통과하며(약 66%), 자료는 부족하지만 MRSA에 의한 수막염을 포함한 중추신경계 감염증에 vancomycin의 대체 요법으로 사용될 수 있다. MRSA에 의한 심내막염의 치료에 linezolid의 사용은 성공과 실패 모두 보고되고 있다. Linezolid는 MRSA에 의한 골관절염에 vancomycin의 대체요법으로 사용될 수 있다. Linezolid는 *Enterococcus faecalis*, *Enterococcus faecium*을 포함한 장알균에 정균 작용을 가진다. VRE에 의한 균혈증, 심내막염, 수막염, 골수염, 요로감염, 복강내감염 등에 성공적인 치료가 보고되었으나, 치료 실패 및 내성 발생 또한 보고되었다. Linezolid는 *Streptococcus pneumoniae*에는 살균 항균제이며 지역획득폐렴에 사용 가능하지만 linezolid가 *Hemophilus influenzae*, *Mycoplasma pneumoniae*, *Chlamydia pneumoniae* 등에는 효과가 일관되지 못하므로 경험적으로 사용하기는 어렵다. Linezolid는 결핵균에 정균 작용이 있어 결핵 치료에도 사용된다. Linezolid의 현재 보험 급여 기준은 VRE 감염인 경우 혈액 배양 또는 무균체액(뇌척수액, 복수, 흉수)등에서 VRE가 동정된 경우이며, MRSA 감염인 경우 vancomycin이나 teicoplanin 투여 후에도 반응이 없거나 두 약제에 알러지가 있는 경우이다. Tedizolid는 급성세균성피부연조직감염의 치료에 FDA 승인을 받았고, 적응증에 대한 추가 연구들이 진행중이다.

3) 용법 및 용량

Linezolid는 주사 및 경구투여 모두 가능하며, 400~600 mg을 12시간 간격으로 투여한다. VRE 감염증에는 600 mg를 12시간마다 경구 또는 정주로 14~28일간 투여한다. 병원내폐렴, 복잡성피부연조직감염, 균혈증이 동반된 지역획득폐렴에는 600 mg 12시간마다 경구 또는 정주로 10~14일 간 투여한다. 단순피부연조직감염에는 400 mg을 12시간마다 경구로 10~14일 간 투여한다. 11세 이하의 소아의 경우 VRE 감염, 병원내폐렴, 복잡성피부연조직감염, 균혈증이 동반된 지역획득폐렴에는 10 mg/kg을 8시간마다 투여하고 단순피부연조직감염에는 10 mg/kg을

12시간마다 투여한다. 12세 이상은 성인 용량을 투여한다. 정주 시에는 30~120분에 걸쳐 주입하며 다른 약물과 섞지 않는다. Linezolid를 7~10일 이상 사용하는 경우에는 매주 온혈구계산을 시행하고, 2주 이상 사용하는 경우에는 말초 및 시신경병증의 초기 증상에 대해 교육한다.

■ 참고문헌

1. Barbachyn MR, Ford CW. Oxazolidinone structure-activity relationships leading to linezolid. Angew Chem Int Ed Engl. 42 (18):2010-23, 2003.

2. Diekema DJ, Jones RN. Oxazolidinone antibiotics. Lancet. 358 (9297):1975-82, 2001.

3. Hancock RE. Mechanisms of action of newer antibiotics for Gram-positive pathogens. Lancet Infect Dis. 5:209-18, 2005.

4. Kollef MH. Limitations of Vancomycin in the Management of Resistant Staphylococcal Infections. Clinical Infectious Diseases 45:S191-5, 2007.

5. Meka VG, Gold HS. Antimicrobial resistance to linezolid. Clin Infect Dis. 39 (7):1010-5. 2004.

6. Micek ST. Alternatives to Vancomycin for the Treatment of Methicillin-Resistant Staphylococcus aureus Infections. Clin Infect Dis 45:S184-90, 2007.

7. Moellering RC. Linezolid: the first oxazolidinone antimicrobial. Ann Intern Med. 138 (2):135-42. 2003.

8. Norrby R. Linezolid-a review of the first oxazolidinone. Expert Opin Pharmacother. 2 (2):293-302, 2001.

9. Prasad JV. New oxazolidinones. Curr Opin Microbiol. 10:454-60, 2007.

10. Richard RW, Tracy LL, Thomas MF. An evidence-based review of linezolid for the treatment of methicillin-resistant Staphylococcus aureus (MRSA): place in therapy. Core Evid. 2012;7:131-43.

11. Rodrigo EM, Lalitagauri MD, Ronald NJ. Linezolid update: Stable in vitro activity following more than a decade of clinical use and summary of associated resistance mechanisms. Drug Resistance Updates 17 (2014) 1-12.

12. Wilcox MH1, Tack KJ, Bouza E, et al. Complicated skin and skin-structure infections and catheter-related bloodstream infections: noninferiority of linezolid in a phase 3 study. Clin Infect Dis. 2009 Jan 15;48(2):203-12.

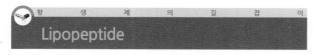

Lipopeptide

송영구 (연세대학교 의과대학 내과학교실)
엄중식 (한림대학교 의과대학 내과학교실)

1. Lipopeptides

메티실린내성 포도알균이나 반코마이신내성 장알균 등의 다제내성 그람양성균이 문제가 되면서 이를 치료하기 위한 여러 약제들이 최근 개발되었는데, 그 중 daptomycin은 lipid가 peptide에 연결된 구조로 되어있는 lipopeptide 계열로 승인된 유일한 항생제이다. Daptomycin은 1980년대에 개발되었으나 4 mg/kg의 용량을 하루 2회 사용하는 용법으로 시행한 임상 시험에서 근골격계 독성으로 임상 시험이 중단되었다가, 1999년에 다시 임상 시험이 시작되어 그람양성균에 의한 복잡성피부 및 연조직 감염의 치료에 4 mg/kg 용량을 하루 1회 주사하는 용법으로 2003년에 미국 FDA, 2006년에 유럽 EMEA의 승인을 받았다. 그 후 포도알균균혈증과 우측심내막염에 대해서 6 mg/kg 용량을 하루 1회 주사하는 용법으로 2006년 미국 FDA의 승인을 받았다. Daptomycin은 하루 1회 투여가 가능하다는 점 때문에 외래에서 주사 치료가 가능한 약제이며, 2006년도에 미국에서 시행된 시판 후 조사에서도 daptomycin 치료를 받은 환자의 1/3이 외래에서 치료받은 것으로 나타났다.

2. Daptomycin (Cubicin®)

Daptomycin은 고분자량의 lipopeptide 항생제로 1980년대 초반에 *Streptomyces roseosporus*에서 발견되었다. 1991년 임상 연구에서 일부 효능이 확인되었으나

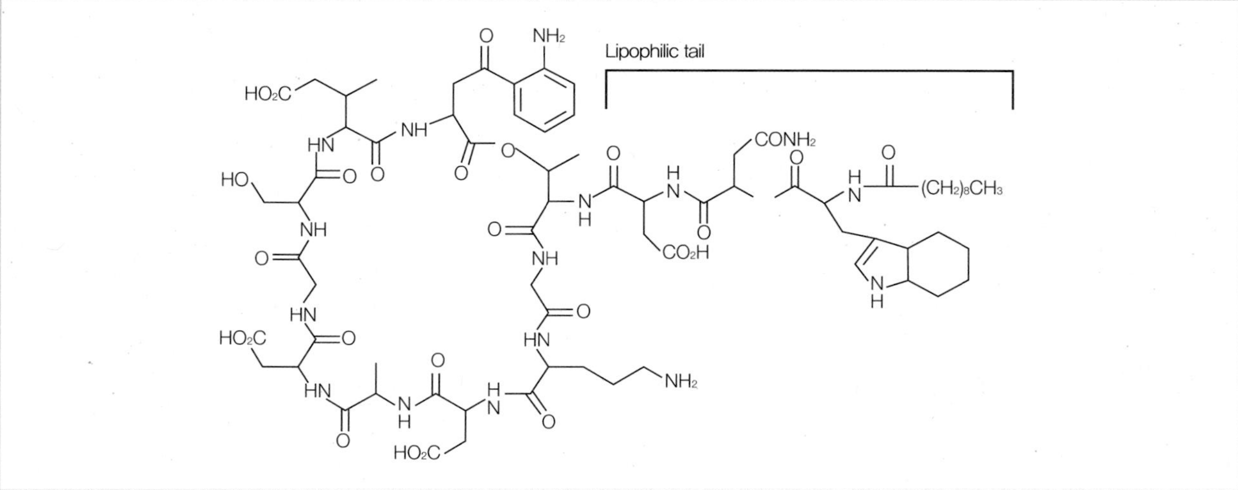

그림 1. Daptomycin의 구조

2상 연구에서 매일 2회 투여한 경우 골격근 독성이 관찰되어 연구가 중단되었다. 이후 1일 1회 투여하는 경우 근독성이 감소하는 것으로 알려져 2003년 미국과 2006년 유럽에서 승인되었다.

1) 구조 및 성상

Daptomycin은 Streptomyces roseosporus의 발효 산물로, decanoyl 측쇄를 가진 13개의 아미노산 환형 lipopeptide 구조이다(그림 1).

2) 작용 기전

Daptomycin의 항균력과 관련된 작용 기전은 정확히 알려져 있지 않은데 그람양성균의 세포막에 칼슘 의존형으로 작용하여 사실상 양이온의 항균 펩티드가 된다. 최근에는 분할 격막 단계에서 daptomycin이 세포막에 우선적으로 결합하는 것으로 알려졌다. Daptomycin이 세균의 세포막과 상호작용을 하여 세포막 구조의 중요한 변화를 일으키고 이로 인하여 세포 모양과 세포 분열에 필수적인 단백질이 보충되는 것을 변화시킨다. 또한 daptomycin이 세포막을 파괴시키는 기전에서 세포막 안 항생제 분자의 올리고머화가 일어나는 단계가 중요하며 이 단계는 phospholipid phosphatidylglycerol(음이온화된 phospho-

lipid)에 의존하는 것으로 보인다. 결론적으로 daptomycin은 세포막의 구조와 생리를 비가역적으로 변화시켜서 칼륨과 같은 이온의 소실을 유도하고 충분히 설명되지 않는 기전에 의하여 결국 세포를 사멸시킨다. Daptomycin에 내성인 포도알균과 장구균의 경우 daptomycin에 의한 세포막 변화를 피할 수 있는데 이 사실은 세포막이 daptomycin의 표적이라는 것을 뒷받침한다. Daptomycin은 황색포도알균에 대해 세포 용해 없이 살균 효과를 나타내는데 oxacillin이나 vancomycin과 비교하여 감염된 대식세포로부터 염증 전 매개체의 유리가 감소한다.

3) 항균력

Daptomycin의 항균 범위는 다른 glycopeptide계 항생제와 매우 유사하지만 일반적으로 glycopeptide계 항생제 감수성이 감소한 균주에도 항균력이 있다. Daptomycin의 시험관 내 항균력은 배지의 칼슘 존재에 달려있기 때문에 daptomycin의 항생제 감수성은 칼슘을 보정한 Mueller-Hinton 액체배지(칼슘농도 50 μg/mL)를 이용한 희석법으로 측정한다. Kirby-Bauer 디스크 확산법은 정확하지 않아서 권고하지 않는다. 칼슘 보충 Etest (bioMerieux, Marcy l' Etoile, France)를 우무배지에서 시행하는 경우 결과를 신뢰할 수 있으며 항생제 감수성

자동 또는 반자동시스템이 개발되어 사용이 가능하다.

미국 FDA와 EUCAST가 공인한 daptomycin의 감수성 변곡점은 칼슘을 보정한 Mueller-Hinton 액체배지를 이용한 경우 포도알균과 사슬알균에 대하여 1 μg/mL 이하(감수성), E. faecalis에 대하여 4 μg/mL 이하(감수성)이다. E. faecium에 대해서는 감수성 기준이 정해지지 않았다. 중요한 것은 포도알균, 폐렴알균, E. faecalis, E. faecium은 물론 MRSA, VISA, VRE 등에 대해서도 daptomycin이 빠르고 농도 의존적인 살균력을 보여준다는 것이다. Daptomycin은 Peptostreptococcus spp. (MIC$_{90}$ 1 μg/mL), C. perfringens (MIC$_{90}$ 0.5 μg/mL), C. difficile (MIC$_{90}$ 0.5 μg/mL) 등의 그람양성혐기균에 대하여 시험관 내 살균력을 보이는데 일부 클로스트리디움 균종에는 억제 농도가 높았다. 그러나 혐기균에 대한 daptomycin의 감수성 변곡점은 결정되지 않았다. Actinomyces 종에 대한 daptomycin의 살균력은 다양하며 (MIC$_{90}$ 4~32 μg/mL) 일부 Lactobacillus spp.에는 daptomycin에 대한 감수성이 낮은 것으로 나타났다. 반면, Propionibacterium spp.와 vancomycin 내성 Leuconostoc 종 그리고 Pediococcus 종은 daptomycin MIC 2 μg/mL에서 억제된다. Vancomycin MIC 증가와 daptomycin의 비감수성과의 관계는 황색포도알균에서 관찰되었는데 VISA(80%가 vancomycin MIC 4 μg/mL)의 상당수가 daptomycin에 감수성이 없는 것(MIC ≥ 2 μg/mL)으로 보고한 연구가 있었다. 다른 많은 항균제와 달리 daptomycin이 고농도에서 황색포도알균의 정지기 배양에서도 살균력을 유지하는데 이런 현상은 세포막에 대한 daptomycin의 효과와 관련이 있을 것으로 추정한다. 포도알균에 의한 중심정맥관감염 동물실험에서 전신 주사와 항생제 잠금 치료로 표피포도알균과 황색포도알균에 대한 살균력이 유지되는 것으로 나타났다.

4) 내성

포도알균이나 사슬알균의 경우 daptomycin MIC가 1 μg/mL 이하인 경우 감수성이며, 장알균의 경우 4 μg/mL 이하가 감수성이다.

Daptomycin의 시험관 내 내성 발현은 드물다. 대규모 감시에서 황색포도알균 임상 분리 균주 10,000개 중 0.7%에서 MIC 1 μg/mL 이상이었고 0.04%에서 MIC 2 μg/mL 이상이었다. 그러나 황색포도알균에 의한 균혈증과 심내막염에 대한 대규모 후향적 임상 연구에서 6%의 환자에서 daptomycin MIC 2 μg/mL 이상으로 증가한 것이 관찰되었고 이 균주들은 다수의 미생물학적 실패와 관련이 있으며 대부분 감염이 해결되지 않았다. Vancomycin을 사용하다가 daptomycin (4~6 mg/kg/일)으로 바꾸었던 경우 daptomycin에 대한 비감수성이 더 많은 비율로 발생하는 것으로 알려졌다.

Daptomycin 내성은 여러 요인에 의해 나타나며 그 기전은 아직까지 잘 규명되어 있지 않다. Daptomycin에 대해 높은 MIC를 가진 황색포도알균은 세포막 유동성의 증가와 세포막 수준에서 다수의 표현형 변화가 나타났는데 탈분극과 투과에 대한 저항, 색소생성의 증가, daptomycin의 표면 결합 감소, phosphatidylglycerol 감소 등이 관련이 있으며 이런 변화는 연속적으로 탈분극과 세포 자가용해의 감소로 이어진다. 여러 유전자의 변이가 황색포도알균의 daptomycin 비감수성의 원인인데 가장 많이 연구된 유전자는 MprF, yycFG (Wal KR)과 vraSR, dlt 클러스터, rpoB와 rpoC, pgsA와 cls 등이다. 부가적으로 daptomycin 비감수성의 발생은 트롬빈 유도 혈소판 살균단백질과 호중구에서 얻은 detensin 1 같은 내인성 항균 펩티드에 대한 교차 내성과 관련이 있다.

Daptomycin 비감수성은 장구균에서 더 흔히 보이는데 실제로 여러 증례에서 E. faecalis와 E. faecium에 의한 감염 치료를 하는 동안 daptomyicn 내성(MIC 6~32 μg/mL 이상) 발생이 보고되었다. 또한, 항생제 노출이 없는 상황에서도 daptomycin 비감수성이 나타나는 것도 보고된 바 있다. Daptomycin 내성 기전에 대한 이해가 최근 이루어지고 있는데 세포 피막과 세포막의 표현형 변화가 포도알균과 유사한 것으로 나타났지만 유전 경로는 다른 것 같다. 대립 형질 치환법을 이용한 결과 장구균에서 daptomycin 내성이 발생하는 초기 주요 변화는 항생제와 항균펩티드에 반응하는 세포 피막의 구성을 예측하는 세 가지 조절 시스템 중 하나인 LiaFSR 시스템(황색 포도알균의 *VraTSR* 동족체) 생성의 변화와 관련이 있다. 실제로 세포막 관통 단백질을 만드는 것으로 추정되는 최초 유전자 *liaF*에서의 돌연변이가 daptomycin 감수성을 감소시키고 항생제의 시험관 내 살균력을 없앴다. Glyc-erophosphoryldiester-phosphodiesterase와 cardio-lipin synthase 두 가지 효소(세포막의 phospholipid 기전과 관련되어 세포막 phospholipid의 변화를 만듦)를 만드는 유전자(*gdpD*와 *cls*)의 돌연변이로 내성 기전이 완성되었다. 흥미로운 것은 세포막에서 daptomycin 올리고머화에 중요한 세포막 phosphatidylglycerol의 큰 감소가 daptomycin 치료 중인 환자에서 분리된 daptomycin 내성 *E. faealis*와 *E. faecium*에서 보고되었다. 또 다른 흥미로운 관찰은 포도알균과 장구균에서 daptomycin 비감수성을 증가시키는 것이 특정 β-lactam에 대한 감수성을 증가시킬 수 있다는 것이다. 실제로 daptomycin과 oxa-cillin을 병용하면 증식편의 집락형성단위를 유의하게 감소시킨다. Daptomycin 비감수성 황색포도알균(MIC 2~4 μg/mL)에 의한 심내막염 연구에서 daptomycin 단독투여와 비교하면 Daptomycin과 다른 β-lactam (nafcil-lin, imipenem, amoxicillin-clavulanate, cefotaxi-me, ceftraroline)을 병용하는 경우 daptomycin 비감수성 MRSA에 대한 시험관 내 및 생체 내 항균력이 증가 하는 것으로 알려졌다. β-lactam이 daptomycin 비감수성 균주의 세포막 양전위를 감소시켜서 daptomycim이 세포막에 잘 결합하도록 하는 것으로 알려졌다.

5) 임상 약동학과 약력학

(1) 분포와 제거

Daptomycin을 1일 1회 주사할 때 최소 12 mg/kg로 축적할 때까지 선형 약동학을 보인다. 건강한 지원자에서 daptomycin을 4, 6, 8, 10, 12 mg/kg/일로 투여한 후 평균 최대 혈장 농도는 각각 약 55, 86, 116, 130, 165 μg/mL이었다. 안정 상태의 daptomycin AUC 0~24시간 AUC/MIC는 4~6 mg/kg로 1일 1회 투여한 경우

500~750 μg·hr/mL이며 8 mg/kg/일로 투여한 경우 850 mg·hr/mL이었다. Daptomycin은 긴 반감기(7.3~9.6 시간)와 작은 분포용적(92~117 mL/kg)을 보여 혈장과 간질액에 주로 분포하는 것으로 보인다. Dapto-mycin은 사람에서 혈장 단백질에 의미 있는 친화력(90~93% 단백질 결합)을 가졌으나 조직 단백에서는 낮은 친화력을 가지며 주로 신장을 통해 대부분 변화가 없는 상태로 배설되어 제거된다. Daptomycin은 정상 혈액-뇌 장벽을 거의 통과하지 못한다(약 2%). Daptomycin으로 치료한 MSSA 수막염 증례에서도 중추신경계 투과율이 5%였다. 염증성 피부 수포에서 daptomycin 평균 농도는 건강한 지원자에게 4 mg/kg/일로 1회 투여한 경우 심내막염 실험 모델에서 증식편 내에서 혈청의 절반 정도 농도가 되어 증식편에서 고루 분포되었다. 중요한 것은 dapto-mycin의 항균력이 폐 표면 활성 물질과 반응하면 없어져 폐렴구균에 의한 기관지-폐포 폐렴 쥐모델에서 세균을 줄이는데 실패하였다. 반면에 황색포도알균에 의한 혈행성 폐렴과 탄저 동물 모델에서는 daptomycin이 효과가 있었다. 골수염 토끼 모델에서 daptomycin은 감염된 뼈와 정상 뼈 모두 투과력이 나빴다. 그러나 당뇨발감염 환자의 중족골에서 daptomycin의 최대 농도가 4.7 μg·hr/mL이었다.

(2) 약력학

황색포도알균과 폐렴구균에 감염된 동물 모델에서 효능과 가장 상관관계가 있는 생체 내 변수는 MIC 피크율과 24시간 AUC/MIC 비율이다. 같은 모델에서 정균 효과를 내기 위해서 daptomycin 피크 농도가 최소 억제 농도의 2.5~7배가 필요하며 살균 효과를 위해서는 최소 억제 농도의 7~25배가 필요하다. 임상 연구에서 임상 효과를 예측하는데 특정 AUC/MIC cutoff 값을 결정할 수 없었다. Daptomycin은 포도알균과 폐렴구균에 대해 각각 평균 2.5시간과 1.7시간의 시험관 내 항생제 후 효과를 나타냈다. 호중구감소 생쥐 허벅지 감염 모델에서 생체 내 항생제 후 효과는 황색포도알균에 대해 5시간, 폐렴구균에 대해 10.8시간이었다. *E. faecalis*에 대해서 daptomycin의 용량 의존적 항생제 후 효과를 가하였는데 vancomycin

에서 보인 0.6~6.7시간 및 0.5~1시간에 비하여 길었다.

6) 약물 용량 및 용법

Daptomycin은 0.9% 생리식염수에 희석하여 정주하는 데 매일 1회(2분 이상 주입 또는 30분 이상 정주) 투여한다. Daptomycin은 포도당을 함유한 수액에는 섞지 않는다. 피부 및 연조직감염, 황색포도알균균혈증, 우측심내막염 등에 일부 전문가들은 8~10 mg/kg/일로 더 높은 용량을 권고하지만 승인 용량은 4~6 mg/kg/일이다. 혈액투석 환자에서는 투석이 종료된 후 투여해야 한다. 신기능이 30 mL/분 미만인 경우 혈액투석과 복막투석 환자 모두에서 용량 조절이 필요하다. 투석 환자들은 기저 감염질환에 따라 48시간마다 투여해야 하는데 이런 경우 3일마다 투석하는 연구에서 적절한 혈장 용량을 보였다. Daptomycin 투여 8시간 후에 투석을 시작해야 하며 투석을 더 간헐적으로 하는 환자에서는 6 mg/kg/일로 투여한다. CRRT 환자에서 daptomycin 투여량은 아직 일정한 권고안이 없다. CVVHD를 시행하는 소수의 중환자에서 Daptomycin 용량을 8 mg/kg로 48시간마다 투여하는 경우 4 mg/kg로 24시간마다 투여하는 것보다 더 높은 최고 농도와 더 낮은 최소 농도를 나타내는 것으로 알려졌다. CVVHDF 환자에서 CVVHD 보다 daptomycin의 제거율이 더 높은 것으로 나타났다. CVVHDF 환자에서 6 mg/kg/일로 daptomycin을 투여하는 경우 약물 축적이 되기 때문에 48시간마다 8 mg/kg로 투여하는 것이 제안되었다. 혈장 농도의 변화가 심하여 약물 모니터링을 가능한 할 수 있어야 하고 신기능 저하 환자에서 Daptomycin 관련 근독성이 발생하는지 주 1회 이상 평가해야한다.

Daptomycin 용량은 중등도의 간기능 저하(Child-Pugh class B) 환자에서는 용량 조절이 필요하지 않다. 비만 환자에서 C_{max}와 AUC 농도가 더 높지만 안전한 범위 내에 있어서 용량 조절은 필요하지 않다. Daptomycin의 어린이에 대한 사용 승인이 이루어지지 않았지만 15명의 어린이(중앙값 6.5세, 대부분 침습성 포도알균 감염-대부분 지역사회획득 MRSA의 지속적 균혈증)를 대상으로 한 연구에서 이상반응이 없는 좋은 결과를 얻었다. 동물연구에서 태아에 대한 이상이나 손상을 발견하지 못하였으나 임산부에서 daptomycin을 안전하게 사용할 수 있다는 것을 뒷받침할 충분한 임상 자료가 없다(기형 효과: Category B). Daptomycin이 모유로 가는지 알려져 있지 않아 환자가 수유 중인 경우 상황에 따라 잠재적 위험성을 평가하고 투여한다.

7) 약물상호작용

Daptomycin은 CYP 동종효소에 의해 대사되지 않기 때문에 이 효소에 의해 유도되거나 대사되는 약물들과의 상호작용은 거의 무시할만하다. NSAIDs나 cyclo-oxy-genase-2 억제제처럼 신장 여과기능을 저하시킬 수 있는 약물과 같이 투여할 경우 daptomycin의 혈장 농도를 증가시킬 가능성이 있다. Simvastatin과의 약물상호작용에 대한 증거는 없으나 두 약제를 동시에 사용할 경우 CPK 수치를 자주 모니터해야 한다. Aminoglycoside계 항생제나 warfarin, probenecid 등과의 상호작용도 관찰되지 않았다.

8) 부작용과 금기

1980년대에 4 mg/kg bid 용량으로 임상 시험이 진행되었으나 근골격계 부작용으로 인해 임상 시험의 진행이 중단되었다. 4~6 mg/kg 하루 1회 용량으로 투여한 경우 심각한 근골격계 부작용은 나타나지 않았다.

Daptomycin이 4 mg/kg 하루 1회 용량으로 투여되던 피부 및 연조직감염에 대한 임상 시험 결과에 의하면, 3-6% 환자에서 나타난 흔한 부작용으로는 변비, 오심, 구토, 발진 등이 있었고, 크레아틴 키나아제의 상승이 2.8%의 환자에서 나타났다. 크레아틴 키나아제의 상승은 투약을 종료한 지 2주 안에 정상 수치로 회복되었다.

Daptomycin이 6 mg/kg 하루 1회 용량으로 투여되던 균혈증 및 심내막염에 대한 임상 시험 결과에 의하면, 크레아틴 키나아제의 상승이 6.7%의 환자에서 나타났고, 말초 신경병증, 신독성 등이 대조군에 비해 많이 나타났다.

9) 임상 사용

(1) 피부 및 연조직감염

두 개의 무작위 평가자 맹검 3상 연구에서 급성세균성 피부 및 연조직감염증에 4 mg/kg 용량으로 24시간마다 투여하였을 때 기존 치료(vancomycin 또는 항포도알균 반합성 penicillin)와 유사한 효능을 보였다. 이 결과로 감수성이 있는 그람양성알균-E. faecalis (vancomycin 감수성), S. aureus (메티실린 내성 포함), S. agalactiae, S. dysgalactiae subsp. equisimilis, S. pyogenes 등에 의한 감염증 치료에 사용 승인을 미국 FDA로부터 받았다. 두 개의 급성세균성피부 및 연조직감염증 2상 연구에 등록된 궤양성당뇨발감염 환자의 부분 분석에서 비교군에 비해 유사한 임상 및 미생물학적 성적을 보였다. Daptomycin은 glycopeptide 치료에 실패하였거나 사용할 수 없는 경우 그리고 vancomycin MIC가 높은 MRSA 감염으로 인한 급성세균성피부 및 연조직감염증 환자에서의 선택을 고려 할 수 있다.

(2) 황색포도알균 균혈증과 심내막염

Daptomycin은 다기관 무작위 연구(daptomycin 6 mg/kg/일 용법과 penicillinase 내성 penicillin 또는 vancomycin을 각각 초기 4일 동안 gentamicin 1 mg/kg을 매 8시간 병용 투여하는 표준 요법과 비교)에 근거하여 우측 심내막염을 포함하여 황색포도알균에 의한 혈류감염에 대해 미국 FDA의 승인을 받았다. 절반 정도의 환자에서 복잡성균혈증(최소 2일에서 연구 5일째까지 혈액 배양 검사 양성, 감염 전파의 증거 또는 4일 이내 제거되지 않은 감염된 인공삽입물 등으로 정의)을 가졌고, 10% 미만에서 우측 심내막염이 있었고 분리 균주의 38%가 MRSA이었다. Daptomycin은 표준 요법에 비하여 열등하지 않으며 모든 최종 진단에서 유사한 치료 성공률을 보였다. 또한 MSSA 균혈증과 MRSA 균혈증을 독립적으로 분석했을 때 통계적 차이가 없었다. MSSA 또는 MRSA 균혈증이 제거되는 시간의 중앙값은 두 치료군에서 각각 daptomycin 4일과 8일, 표준 요법 3일과 9일로 비슷하였다.

지속적 또는 재발성 S. aureus 감염은 daptomycin 투여 환자의 10%(120명 중 19명), 표준 요법 투여 환자의 10%(115명 중 11명: vancomycin 투여 9명, 항포도알균 penicillin 2명)에서 발생하였다. 대부분의 환자는 심부감염에 대하여 적절한 수술 치료를 받지 않았다. 미생물학적 치료 실패 환자 중에서 daptomycin 투여군의 경우 19명 중 6명, vancomycin 투여 환자 9명 중 4명에서 MIC가 2 µg/mL 이상이었다. 우측 심내막염 환자의 소수에서 낮은 치료 성공률을 보였는데 일부에서 완치의 정의가 매우 엄격했기 때문이었다. 그람양성균(주로 MRSA, VRE, CNS)에 의한 균혈증에 대한 daptomycin 치료를 평가한 후향적 판매 연구에서 신기능 저하 환자군(S. aureus 균혈증/심내막염 연구 제외)에서 낮은 치료 성공률이 관찰되었다. 유럽의 daptomycin 판매 후 후향적 보고에서 S. aureus 심내막염이 있는 92명 환자 중 임상적 완치율이 83%로 관찰되었다. 이 환자들의 대부분은 6 mg/kg 용량으로 치료하였고 36% 만이 단독 요법을 받았다. Coagulase 음성 포도알균에 의한 심내막염 환자에서도 유사한 완치율을 보였다. 후향적 연구에서 MRSA와 VRE에 의한 다양한 침습적 감염을 가진 환자(n=250)에 대하여 daptomycin 고용량(≥8 mg/kg/일)을 이차 요법으로 사용한 경우 좋은 임상적 반응(84%)과 낮은 이상반응 발생(1.2%), 비감수성 균주 발생율 5.2% (주로 vancomycin에 광범위하게 노출된 환자)를 보였다.

Vancomycin MIC가 1 µg/mL 이상인 MRSA 균혈증 치료에 대한 두 개의 후향적 연구에서 daptomycin과 vancomycin이 비교되었다. 첫 번째 연구에서 60일째 사망률이 vancomycin군에 비하여 daptomycin군(6 mg/kg/일)에서 감소하였다(8%:20%, p=0.046). 그러나 daptomycin 투여 환자에서 더 자주 감염 전문가 자문을 받았으며 초기 vancomycin 최저 농도의 중앙값이 10 µg/mL로 낮았다. 두 번째 연구에서 daptomycin 투여군(8.4 mg/kg/일)과 vancomycin 투여군(최저농도 중앙값 18.1 µg/mL)의 임상적 치료 실패, 30일 사망, 지속적 균혈증 등 에서 유의하게 낮은 것으로 보고하였다 (각각 20%:48.2%, 3.5%:12.9%, 18.8%:42.4%). 그러나 이러한

daptomycin의 분명한 이득이 보고되었음에도 daptomycin 고용량 요법을 일반적인 조기 치료로 권고하려면 전향적인 연구가 더 필요하다.

포도알균에 대하여 다른 항생제와 daptomycin 병합요법이 시험관내 및 생체 내 모델에서 연구되었다. 다양한 시험관 내 모델에서 S. aureus에 대하여 gentamicin을 병합하였을 때 daptomycin의 살균력이 증가되었다. 시험관 내 daptomycin과 rifampin 간의 상호작용은 균주에 독립적으로 있으며 길항 작용이나 상승 작용은 보고되지 않았다. 그러나 MRSA 심내막염 실험 모델에서 이 병합을 평가하였을 때 두 항생제 사이에 길항 작용이 보고되었다. Daptomycin 고용량(10 mg/kg/일)은 gentamicin 또는 rifampin과 병용하는 경우를 포함하여 daptomycin을 6 mg/kg/일로 S. aureus를 이용하여 모의 실험용 증식편에 사용한 경우 나타난 daptomycin 비감수성 균주의 발생을 예방하였다. 다른 연구로는 β-lactam계 항생제와 daptomycin을 병용 투여하는 것으로 앞서 언급한 장점을 거둘 수 있다. 생체 내 연구에서도 이런 병합 요법은 daptomycin 단독 요법과 비교하여 높은 daptomycin MIC 균주의 출현을 예방하였다.

지속적인 비카테터 관련 MRSA 균혈증이 있는 6명의 환자에서 vancomycin과 daptomycin (6~8 μg/kg)을 포함한 다수의 요법에 실패한 후 daptomycin(8~10 μg/kg)과 natcillin 병합 투여로 성공적인 치료가 이루어졌다. 다른 심내막염 환자에서 daptomycin 비감수성 MRSA에 의한 지속적 균혈증이 ceftaroline과 daptomycin 병합으로 음전되었다. 이 병합 요법은 이 균주에 대한 daptomycin의 시험관내 항균력이 보존된 것과 연관이 있다. 그러므로 daptomycin의 용량 의존적 항균력과 그람양성균에 의한 심부감염을 치료하는 과정에서 내성 발생의 위험이 보고된 것에 근거하여 임상의들은 특히 이전에 vancomycin 요법이 실패한 환자에서 흔히 고용량(8~10 μg/kg/day)으로 daptomycin 투여를 한다. 예비 임상 연구 자료에서 daptomycin MIC 2 μg/mL인 MRSA에 의한 균혈증을 치료하는데 daptomycin 10 mg/kg/일이 효과적임을 제시하였다. 다른 시도로는 일부 전문가들에 의하여 고용량

daptomycin과 gentamicin 또는 rifampin이 감염 균주에 감수성이 있는 경우 병용하는 방법, β-lactam (ceftaroline 포함) 병합, 또는 daptomycin 시험관 내 항균력을 의미있게 증가시킨 TMP-SMX 병용 등이 고려되었다. 이러한 흥미로운 시도들은 모두 임상 연구가 더 필요하다.

(3) 포도알균에 의한 골관절감염

Daptomycin은 MRSA에 의한 만성 골수염 동물 모델에서 vanocmycin과 유사한 효능을 보였다. Daptomycin은 만성골수염에서 승인되지 않았지만 효능을 평가한 많은 연구가 게재되었다. 대부분 MRSA인 그람양성균에 의한 만성골수염에 대한 daptomycin 요법의 후향적 연구에서 치료 성공률이 82%(완치 63%, 호전 19%)이었고 추적기간의 중앙값은 76일(1~547일)이었다. 절반 정도의 환자에서 다른 항생제가 투여되었고 중요한 것은 초기에 4 mg/kg/일 이상으로 투여된 환자에서 치료 성공률이 유의하게 높았다. S. aureus 균혈증/심내막염이 있는 연구에서 대부분 화농성관절염과 척추골수염의 골관절감염이 있는 32명의 환자에서 사후 분석결과 비교군과 비슷한 치료 성공률을 보였다. 두 단계의 관절 교정술을 받았고 S. aureus에 의한 인공관절 감염이 있는 49명의 환자를 대상으로 한 2상 무작위 연구에서 daptomycin을 6.8 mg/kg/일로 투여한 군과 표준치료(vancomycin, teicoplanin, 반합성 penicillin)과 비교하였다. Daptomycin 치료 성공률이 6 mg/kg/일에서 58%, 8 mg/kg/일에서 61%였고 비교군에서 38%로 치료 성공률의 통계적 차이가 없었다. Daptomycin은 골조직에서 고농도에 이르지 못하고 치료 중 내성이 발현될 수 있기 때문에 고용량 daptomycin (8~10 mg/kg/일)과 골 투과력이 좋은 다른 항생제의 병용 투여가 일부 연구자들에 의해 제안되었다. 이점에서 MRSA 골수염 토끼 모델에서 rifampin을 daptomycin에 추가한 경우 효능을 증가시키고 두 가지 항생제에 대한 비감수성 발생을 감소시킨다. Daptomycin은 후향적 연구에서 보인 바와 같이 S. aureus에 의한 화농성관절염 치료에 완치 41%, 호전 50%로 효과가 있었다. 이 연구에서 daptomycin의 중앙값은 5 mg/kg/일 (3~6.3 mg/kg/일)이었고 투

여 기간의 중앙값은 22일(3~52일)이었으며 2/3에서 다른 항생제가 병합되었는데 rifampin이 가장 흔하였다.

(4) 장구균감염

Daptomycin은 무작위 임상 연구에서 분리된 vanco-mycin 감수성 *E. faecalis*에 의한 급성세균성피부 및 연조직염 치료에서 비교 항생제와 유사한 효능은 보여주었다. Vancomycin이 비교 약물이었고 vancomycin 감수성 *E. faecalis*가 효능 평가에 부족하였기 때문에 이 연구에서 VRE에 의한 감염은 제외되었다. Daptomycin은 심내막염 실험 모델에서 다양한 장구균에 대하여 비교약물 (vancomycin, teicoplanin, amoxicllin)과 유사한 항균력을 보였다.

Daptomycin은 시험관 내 연구와 동물 모델 연구 모두에서 장구균에 대하여 gentamicin을 추가한 경우 항균력이 증가되었다. VRE 감염증 치료에 daptomycin 사용이 보고되었는데 주로 후향적 분석으로 다양한 치료 성공률을 보였다. VRE (*E. faecium*) 균혈증 환자의 45% 정도에서 임상적 완치가 이루어졌고 시판 후 연구에서 카테터 관련 그리고 비 카테터 관련 균혈증에서 약 90%가 완치되었다. VRE 균혈증 환자를 포함한 2개의 후향적 연구에서 daptomycin 투여군과 linezolid 투여군에서 미생물학적 완치, 임상적 완치, 사망 등에서 차이가 없는 것으로 보고되었다. 한 연구에서 daptomycin을 투여받은 환자의 재발율이 높았는데 이 환자 중에는 혈액종양 환자와 간이식 환자가 유의하게 더 많았다. 이런 보고에도 불구하고 여러 다른 연구에서 주로 균혈증과 심내막염의 VRE 감염증 치료에서 daptomycin 치료 실패가 나타났고 daptomycin 치료 중 내성균이 출현하였다. 그러므로, daptomycin이 단백질과 결합하는 비율이 높고 장구균의 상대적으로 높은 daptomycin MIC와 치료 중 내성 발생 가능성 때문에 daptomycin 고용량 요법(8~12 mg/kg/일)과 항균력이 있는 다른 항생제와의 병합 요법을 중증 장구균 감염증에서 고려할 수 있다. VRE 심내막염에 고용량 daptomycin을 rifampin과 gentamicin, gentamicine과 ampicil-lin, fosfomycin, TMR-SMX, tigecyline 등과 병용하여 성공적으로 사용할 수 있다. 이러한 시도는 daptomycin의 항균력을 증가시키고 daptomycin에 대한 감수성이 감소한 변이 균주의 출현을 피할 수 있다. 최근에는 고용량 daptomycin과 ampicillin 병합 요법이 표준 용량의 daptomycin과 linezolid 7일 치료에 반응하지 않는 대동맥 판막 심내막염을 일으킨 ampicillin 내성 VRE (*E. faecium*)에 효과적이었다. 이 균주의 시험관 내 분석에서 ampicillin 존재 하에서 daptomycin 살균력이 증가하는 것으로 나타났고 흥미로운 것은 일부 선천 양이온 항균 펩타이드의 항균력도 ampicillin에 의해 증가되었다. 장구균 감염에 ampicillin 내성에도 불구하고 ampicillin과 daptomycin을 사용하는 경우에 대한 임상 연구가 더 이루어져야 한다.

(5) 다른 임상적 사용

후향적 연구에서 CNS에 의한 카테터 관련 그리고 비카테터 관련 균혈증에 대한 daptomycin (초기 용량 중앙값 4 mg/kg)의 치료 성공률(완치 및 호전)은 각각 87%와 100%였다. 수술 후 수막염과 뇌실염을 포함한 포도알균 수막염의 일부 증례에서 daptomycin이 사용되어 성공적으로 치료되었지만 대부분의 증례에서 항균력이 있는 다른 항생제와 함께 투여하였다. Daptomycin의 낮은 중추신경계 투과율(염증이 있는 수막에서 5%)과 MRSA 수막염이 있는 호중구 감소 환자에서 daptomycin 치료 실패 증례로 인하여 daptomycin 단독 투여를 중추 신경계 감염증에 사용하는 것은 불가능하다. Daptomycin의 뇌실내 투여는 5mg/day 용량으로 VRE 균주에 의해 외부 배액관 관련 뇌실염의 치료에 linezolid 주사제와 함께 사용하였다. 폐렴구균수막염에서 daptomycin 사용의 잠재적 이점은 동물 모델에 ceftriaxone 보다 적은 염증 변화의 유도로부터 기인한다. Daptomycin과 폐 계면활성제 간의 억제적 상호작용 때문에 daptomycin(4 mg/kg/일)은 지역사회 획득 폐렴 임상 연구에서 주로 *S. aureus*에 의한 감염의 혈행성 전파로 인한 이차적 폐 감염이 아닌 이상 폐 감염증 치료에 사용할 수 없다.

■ 참고문헌

1. Enoch DA, Bygott JM, Daly ML, Karas JA. Daptomycin. J Infect 2007;55:205-13.

2. Gostelow M, Gonzalez D, Smith PB, Cohen-Wolkowiez M. Pharmacokinetics and safety of recently approved drugs used to treat methicillin-resistant Staphylococcus aureus infections in infants, children and adults. Expert Rev Clin Pharmacol 2014;7 (3):327-40

3. Hair PH, Keam SJ. Daptomycin: A reivew of its use in the management of complicated skin and soft-tissue infections and Staphylococcus aureus bacteraemia. Drugs 2007;67 (10):1483-512.

4. Humphries RM, Pollett S, Sakoulas G. A current perspective on rgen JN, Alder J, Thorne GM, Tally FP. Daptomycin: a lipopeptide antibiotc for the treatment of serious Gram-positive infections. J Antimicrob Chemother 2005;55:283-8.

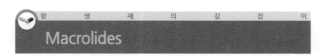

Macrolides

오지은 (고신대학교 의과대학 소아과학교실)

Macrolide는 거대한 락톤 고리(macrocyclic lactone ring)에 당(sugar)이 부착된 화합물 군을 일컫는 말이다. 가장 오랫동안 사용된 macrolide는 erythromycin이며 1952년 필리핀의 토양에서 분리된 *Saccharopolyspora erythraea*(이전에 *Streptomyces erythreus*로 불림)로 부터 추출되었다. Erythromycin은 개발 이후 여러 그람 양성균의 치료에 사용되었고, 그람음성균인 *Bordetella pertussis*와 비정형 폐렴의 원인균인 *Legionella pneumophila, Mycoplasma pneumoniae, Chlamydia pneumoniae* 그리고 *Chlamydia trachomatis*의 치료제로 중요한 역할을 하고 있다. 최근에는 erythromycin보다 소화기관 부작용이 적고, 자주 복용하지 않아도 되며, 항균력이 우수한 azithromycin과 clarithromycin 등이 임상에서 주로 사용되고 있다.

Macrolide 항균제는 lactone ring의 구조에 따라 14, 15, 그리고 16각형으로 분류되는데, 다양한 약제 중 실제 임상에서 흔히 사용되는 약제는 azithromycin, clarithromycin 및 roxithromycin이다. Erythromycin의 반합성 물질인 ketolide도 macrolide와 구조적으로 유사한 항생제이다(표 1).

Erythromycin은 오랫동안 사용되었지만 현재는 국내에서 경구 및 정맥주사용 제제의 생산 및 유통이 중단된

표 1. Macrolide의 분류

Macrolides		Azalides	Ketolides
14각형	**16각형**	**15각형**	**14각형**
Clarithromycin	Josamycin	Azithromycin	Cethromycin
Dirithromycin	Kitasamycin		Modithromycin
Erythromycin A	Midecamycin		Telithromycin
Flurithromycin	Miokamycin		CEM 101
Oleandomycin	Rokitamycin		
Roxithromycin	Spiramycin		

상태이다. 그러나 macrolide 항균제를 이해하는데 가장 중요하고 기본이 되는 약물이다.

Erythromycin

1. 화학적 구조 및 약물의 제형

Erythromycin은 14각형의 macrocyclic lactone ring과 당인 desosamine 및 L-cladinose로 이루어져 있다(그림 1). Erythromycin base는 물에 거의 녹지 않고, 위산이 있는 환경에서 빠르게 비활성화되며, 경구로 복용했을 때 흡수가 일정하지 않다. 경구 제제로 만들 때는 위산에 의한 파괴를 줄이고, 더 흡수가 잘 되도록 하기 위해 여러 가지 에스테르(예; ethylsuccinate ester)와 염(예; stearate salt) 상태로 조제한다. 정맥주사할 수 있도록 수용성의 염으로 개발된 약제로는 erythromycin

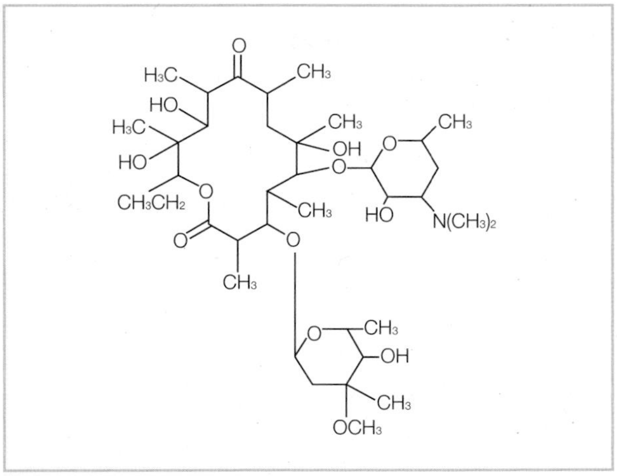

그림 1. Erythromycin의 구조

gluceptate와 erythromycin lactobionate가 있다. Erythromycin base는 여드름 치료를 위한 국소 용액, 젤, 크림을 만드는 데 사용되고 있다.

2. 작용 기전

Erythromycin은 약제에 감수성이 있는 세균의 50S ribosome에 가역적으로 결합하여 RNA 의존성 단백 합성을 방해한다. Erythromycin이 결합하는 장소는 peptidyltransferase center 근처이며, polypeptide exit tunnel을 막아서 peptide chain elongation이 되지 못하게 한다. 결국 peptidyl-tRNA가 ribosome으로부터 떨어져 나오고, 단백 합성이 억제된다.

일부 세균에서 erythromycin은 다른 macrolide, lincomycin, 그리고 chloramphenicol이 ribosome에 결합하는 것을 방해하는 데, 이것은 이들 항균제와 erythromycin의 결합 부위가 비슷하기 때문일 것이다.

3. 내성 기전

1) 세포막 투과성의 감소와 능동적 유출

Enterobacteriaceae, *Pseudomonas* spp. 그리고 *Acinetobacter* spp.는 macrolide에 대한 outer cell envelope의 투과성이 낮아서 항균제가 투과하지 못하기 때문에 자연 내성을 보인다.

세균의 *mef* (macrolide efflux)유전자에 의해 코딩되는 efflux pump 때문에 macrolide 내성이 생길 수도 있다. Erythromycin과 다른 14, 15각형 macrolide에 대한 efflux system을 M형(M phenotype)이라고 부르며 이것은 erythromycin에 내성인 *Streptococcus pyogenes*, *Streptococcus pneumoniae*, group C streptococci와 enterococci에서 확인된다. *S. pneumoniae*에 의해 발현되는 M형 내성은 중등도 내성을 보이며 erythromycin에 대한 MIC는 1~64 μg/mL 정도이다.

2) 표적 부위의 변화

(1) 유전자 혹은 염기서열의 돌연변이

세균의 50S ribosomal protein 유전자 혹은 23S rRNA receptor site의 염기서열 돌연변이가 생기는 경우 항균제의 결합 친화력(binding affinity)이 감소하므로, erythromycin과 일부 다른 macrolide, lincomycin과 clindamycin에 대한 내성을 나타낸다. 이 경우 고도 내성을 보이며 *S. pneumoniae*, *Helicobacter pylori*, *Mycobacterium avium*, *Bacillus subtilis*, *S. pyogenes*, *Campylobacter* spp., *Mycoplasma pneumoniae*, *E. coli* 및 *S. aureus*에서 이 형태의 내성을 나타낸다.

(2) 항균제 결합 부위의 메칠화(methylation)

세균 내의 plasmid 혹은 염색체의 transposon에 있는 *erm* (erythromycin ribosome methylation) 유전자에서 코딩되는 methylase에 의해 항균제가 ribosome에 결합하는 부위인 23S rRNA의 특정 위치(domain V, A2058)에 있는 adenine이 dimethylation되면, 구조적 변화 때문에 항균제의 결합이 감소하게 된다. 이러한 기전에 의해 표적 부위가 비슷한 macrolide (M), lincosamides (L, lincomycin과 clindamycin), 그리고 streptogramin type B (S_B) 항균제에도 내성을 보이므로

MLS$_B$형이라고 부른다. *erm* 유전자는 여러 개 알려져 있는데 그 중에서 중요한 것은 *erm*A, *erm*B, *erm*C, 그리고 *erm*F이다.

MLS$_B$형 내성 기전은 macrolide와 lincosamide에 대해 내성을 보이는 균주에서 가장 흔하게 확인되는 것으로, 이러한 내성 기전을 가지는 균주로는 *S. aureus*, *S. pyogenes*, *S. pneumoniae*, *Enterococcus* spp., *Corynebacterium diphtheriae*, *Campylobacter* spp., *Bacteroides fragilis*, *C. perfringens*, *Listeria* spp., *M. pneumoniae*와 *Legionella* spp.가 있다.

MLS$_B$형 내성에는 구성형(constitutive)과 유도형(inducible)이 있다. 유도형은 세균이 저농도의 erythromycin이나 다른 macrolide에 노출되는 경우 methylating enzyme이 유도되는 것이다. *erm*A 유전자를 가진 *S. pyogenes* 균주는 유도형의 내성을 가지며 macrolide에 내성이고 clindamycin에는 감수성이다. 하지만 균주가 macrolide에 노출되거나 치료 중 clindamycin을 사용하여 구성형 내성을 가진 세균이 선택된 경우 macrolide와 clindamycin 둘 다에 내성을 가지게 된다.

반면 *erm*B 유전자를 가진 *S. pyogenes* 균주는 구성형의 methylase producer이므로 macrolide와 clindamycin에 고도내성을 보인다.

3) 약물의 비활성화

S. aureus, *E. coli*와 *Nocardia* spp.에서는 *mph* (A), *mph* (B), 그리고 *mph* (C) 유전자에 의해 코딩되는 효소(phosphotransferases)에 의해 macrolide가 비활성화될 수 있다. 또한, esterase 유전자(*ere* [A]와 *ere* [B])에 의해 erythromycin의 macrocyclic lactone이 가수분해되는 경우가 *E. coli*, *Klebsiella* spp., *Citrobacter* spp., *Proteus* spp., *Enterobacter* spp., 그리고 드물게 *S. aureus*에서 보고되었다.

근래에는 PCR을 이용하여 임상 분리 균주에서 macrolide에 대한 여러 다른 내성 유전자를 빠르게 검출할 수 있으며, 각 균주들은 macrolide에 대해 하나 이상의 내성 기전을 가지고 있을 수 있다.

4. 항균 범위

Erythromycin은 항균 범위가 넓은 편으로, 그람양성균, 그람음성균, actinomycetes와 mycobacteria뿐 아니라 *Treponema*, *Mycoplasma*, *Chlamydia* 그리고 *Rickettsiae*에도 항균력을 가진다. Erythromycin은 기본적으로 정균성이며 약물농도, 세균의 종류, 성장 시기(phase of growth), 그리고 세균 수에 따라 살균 효과를 보일 수 있다. 살균(Bacterial killing) 작용은 약물농도가 높을 때, 세균 수가 적을 때, 빠르게 성장할 때 일어난다. 약한 염기성을 띠는 erythromycin의 항균력은 그람양성균, 그람음성균 모두에서 pH가 5.5~8.5 정도일 때 가장 증가한다. Erythromycin과 다른 macrolide 항균제의 시험관 내 MIC 값은 표 2와 같다.

Erythromycin은 *S. pneumoniae*와 group A streptococci에 효과적인 항균제이지만 임상 분리 균주에서 erythromycin 내성은 전 세계적으로 증가하고 있다. *S. pneumoniae*의 erythromycin 내성은 나라마다 다른 양상을 보이는데, 아시아와 유럽에는 erythromycin에 대해 고도 내성(MIC >128 µg/mL)을 보이며 clindamycin에도 내성인 MLS$_B$형 내성 기전을 가진 *S. pneumoniae*가 대부분을 차지한다. 2012년에 보고된 연구에서 국내 환자들의 임상 검체에서 분리된 *S. pneumoniae* 중 77%가 erythromycin에 대한 내성을 보였고, 아시아에서 혈청형 19A의 증가와 함께 *erm*B와 *mef*A 유전자를 동시에 가지는 내성 균주의 비율이 계속 늘고 있다고 하였다. 5세 미만 소아를 대상으로 한 국내 연구에서 비인두 검체에서 분리된 *S. pneumoniae* 중 92.1%가 erythromycin에 내성임을 보고하였다. 이와 같이 국내에서 분리되는 *S. pneumoniae*의 erythromycin 내성률이 높으므로 급성중이염, 급성부비동염 및 지역사회 획득 폐렴 환자에서 *S. pneumoniae* 감염을 치료하기 위해 macrolide를 1차 항균제로 선택하는 것은 바람직하지 않다.

근래에는 *S. aureus* 균주 중 대부분이 erythromycin에 내성을 보인다. 이 균주들은 다른 macrolide 항균제와 lincomycin, clindamycin에도 교차 내성을 보일 수 있

표 2. Macrolide 항균제의 시험관 내 감수성 (MIC_{90} Range [μg/mL])

균주	Erythromycin	Clarithromycin	Azithromycin	Roxithromycin	Telithromycin
그람양성균					
Staphylococcus aureus (MS)	>128	>16~>128	64	>128	0.06~0.25
Staphylococcus aureus (MR)	>128	>16~>128	>64	>128	0.5~>128
Streptococcus pneumoniae	32~>128	16~>64	>64	64	0.12~0.5
Viridans group streptococci	8	>16	>64		0.12
Streptococcus pyogenes	0.12~2	0.12~0.25	0.5	0.5~1	0.015~0.03
Streptococcus agalactiae	0.03~0.12	0.015~0.06	1	0.06~0.25	0.008~0.06
Listeria monocytogenes	0.12	0.12	1		
그람음성균					
Bordetella pertussis	0.06~0.25	0.06	0.06	0.125~0.5	0.03
Haemophilus influenzae	8	8~16	2	16	2
Moraxella catarrhalis	0.06~0.5	0.03~0.25	≤0.06~≤0.25	0.12	0.03~0.12
Neisseria gonorrhoeae	0.5~1	0.12~1	0.12	0.5	0.03~0.06
Neisseria meningitidis	0.25	0.03~0.06		0.25	0.03
혐기균					
Bacteroides fragilis group	16~>64	2~>64	>64	>64	16~>64
Peptostreptococcus spp.	4~>128	2~>32	>32~>64	16~64	0.008~0.12
Prevotella spp.	8	1	8	4	0.5~1
Porphyromonas spp.	0.125~0.25	0.125	0.5	0.125	0.25
비정형 세균					
Legionella spp.	0.5~1	0.12~0.25	0.25~2		0.03
Mycoplasma pneumoniae	≤0.004~0.06	≤0.001~0.03	≤0.001~0.03	0.25	0.008

MR, methicillin-resistant; *MS*, methicillin-sensitive.

다. Viridans streptococci는 전통적으로 erythromycin에 감수성으로 알려졌지만, 점점 macrolide 내성이 증가하고 있다.

*Listeria monocytogenes*와 *C. diphtheriae*는 대부분 erythromycin에 감수성이다. *C. perfringens*의 상당수가 중등도의 감수성을 보인다. *Actinomyces israelii*에 대해서는 시험관 내에서 감수성을 보이며, mycobacteria에 대해서는 erythromycin보다는 clarithromycin과 azithromycin이 더욱 효과적이다.

Erythromycin은 그람음성균 중에서 *B. pertussis*에 뛰어난 항균력을 가지며, *Neisseria meningitidis*와 *Neisseria gonorrhoeae*에 대해서는 중등도의 항균력을 보인다. 하지만 *Haemophilus influenzae*에는 항균력이 떨어진다. 대부분의 *Campylobacter jejuni*는 erythromycin에 감수성이다. *Prevotella*와 *Porphyromonas* 같은 그람 음성 혐기균에 중등도 항균력을 가지지만 *B. fragilis*는 일반적으로 erythromycin 내성이다.

Erythromycin은 다양한 균종 즉, *L. pneumophila*, *M. pneumoniae*, *Ureaplasma urealyticum*, 일부 *Rickettsia*, 그리고 *C. trachomatis*에 항균력을 가지기 때문에 임상적으로 유용하다. Erythromycin은 *M. pneumoniae*에 대하여 levofloxacin 보다 30배, tetracycline 보다는 50배 강력한 항균제이다. 최근 macrolide 내성인 *M. pneumoniae*에 대한 보고가 증가하고 있는데 이 경우

erythromycin뿐만 아니라 다른 macrolide 항균제에도 내성을 보인다. 연령 제한 등으로 다른 항균제를 사용하기 어려운 소아 연령에서 특히 문제가 될 수 있으므로, 내성 균주에 대한 추이를 관찰해야 한다.

5. 항균 효과 이외의 작용

Erythromycin을 포함한 14각형 macrolide는 소화기관 운동을 촉진하는 효과가 있다. 이러한 prokinetic effect 때문에 erythromycin을 diabetic gastroparesis, postvagotomy gastroparesis, 기계 환기 중인 중환자의 gastroparesis, 그리고 어린 영아의 intestinal dysmotility의 치료에 사용할 수 있는지에 대한 연구가 진행되고 있다.

Erythromycin과 다른 macrolide의 항염증 작용에 대해서도 관심이 높다. 항염증 효과가 주목받게 된 것은 일본에서 diffuse panbronchiolitis 환자들에게 erythromycin을 사용했을 때 이로운 점이 있다는 보고 때문이었다. 이러한 효과는 erythromycin이 중성구의 oxidant production을 저해하고, 중성구의 apoptosis를 가속화하며, proinflammatory cytokine의 분비를 억제하고, 내피세포에서 NO (nitric oxide)의 분비를 촉진하기 때문이라고 알려져 있다.

6. 약동학적 특징

Erythromycin base는 위산에 의해 파괴되므로 경구제제를 만들 때는 소장에 잘 도달할 수 있도록 acid 내성 coating을 한다. Erythromycin의 ester 혹은 ester salt는 산에 더 안정적이다. Erythromycin base, stearate, 그리고 ethylsuccinate는 일반적으로 공복 시에 흡수가 더 잘 되고, estolate의 경우 음식에 의한 영향을 받지 않는다. 여러 제제들의 차이는 임상적인 효과면에서 크게 영향을 주지 않는다. 정맥주사제를 투여하면 경구 약물을 투여한 경우보다 혈중농도가 높아지므로 심각한 감염이 있을 때 사용할 수 있다.

Erythromycin은 뇌척수액을 제외한 체액에 넓게 분포하며, 단백결합은 40~90%로 다양하게 나타난다. 약물은 혈액보다 조직에서 오랫동안 머무른다. 중이염이 있을 때 erythromycin을 사용하는 경우, 중이강 내의 약물농도는 약제에 감수성이 있는 S. pneumoniae와 S. pyogenes 감염에 효과적이지만 H. influenzae를 제거하기는 어렵다. Erythromycin은 세포 외 체액보다 폐포 대식세포와 다형핵백혈구에서 더 높은 농도에 도달한다.

태반을 통하여 태아에게 전달되는데, 태아의 혈중농도는 모체 약물농도의 2%에 해당하지만, 태아의 조직과 양수에는 더욱 높은 농도로 축적된다. 또한 이 약물은 모유로 분비된다.

경구로 투여할 경우 4.5%, 정맥주사할 경우 15%까지 소변에서 활성형의 형태로 배설된다. 간에서 농축되어 담즙으로 높은 농도로 배출된다. 경구로 복용한 후 약물은 대변에서 높은 농도로 발견되는데, 이것은 담즙을 통해 배설될 뿐 아니라 복용한 약물의 상당 부분이 흡수되지 않는다는 것을 의미한다. 반감기는 1.4시간이며 6시간 동안 적정 농도를 유지한다. 무뇨증 환자에서 반감기는 약 5시간까지 길어지지만 일반적으로는 신부전 환자에서 용량 감량이 필요하지 않다. 복막투석 혹은 혈액투석으로 제거되지 않는다.

7. 이상반응

가장 흔한 약물 이상반응은 소화기관의 자극성 반응이다. 복통, 오심, 구토, 설사, 그리고 복부 팽만감이 나타나며 용량 의존적이다.

알레르기반응으로 피부 발진, 약물열, 호산구증가증이 나타날 수 있다.

담즙울체성간염(cholestatic hepatitis)이 드물게 발생하는데, erythromycin estolate 제제에 의한 경우가 대부분이다. 주로 성인에서 발생하며, 약물 투여 20일 이후에 시작하는데, 이전에 약물을 사용했던 적이 있는 경우 더 빨리 나타날 수 있다. 증상은 오심, 구토, 복통으로 시작하며 이어 황달, 발열, 간 효소치의 상승이 따른다. 때로 발진, 백혈구 증가, 호산구 증가도 동반된다. 이러한 소견들은 약을 중단하면 수일에서 수 주 이내에 호전되며, 다시 약을 사용하면 빠르게 다시 나타난다. 황달을 포함한 가역적인 간독성은 stearate salt와 ethylsuccinate ester 제제를 사용할 때도 나타날 수 있다.

일과성 청력소실은 많은 양의 erythromycin lactobionate를 정맥주사하거나 경구 erythromycin을 고용량 투여했을 때 드물게 보고되었다. 이독성(ototoxicity)은 약물의 혈중농도에 의존적이다.

Erythromycin을 정맥주사하거나 경구투여했을 때 QT 간격 연장과 다형성심실빈맥(torsades de pointes)이 발생할 수 있다. Class Ia와 III antiarrhythmics 약제와 함께 사용하거나, 전해질 불균형이 있거나, 혹은 QT 간격이 연장되어 있는 환자에서 그 위험이 증가한다. 또한 CYP3A4 저해제로 작용하는 약물과 동시 투여했을 때도 나타난다.

소화관 혹은 질에서 *Candida* spp. 혹은 그람음성막대균에 의한 superinfection이 발생할 수 있다. 독소를 생산하는 *Clostridium difficile*의 과증식으로 인한 위막성 대장염이 드물게 생길 수 있다.

어린 나이에 erythromycin에 노출된 경우 infantile hypertrophic pyloric stenosis가 생긴다는 보고가 있으므로, 백일해 치료 시 신생아에서는 erythromycin 대신에 azithromycin을 사용한다.

8. 약물상호작용

Erythromycin의 대사산물이 cytochrome P450 효소와 결합하여 inactive complex를 형성하기 때문에 간에서 cytochrome P450 (CYP3A subclass) 효소를 통해 대사되는 여러 가지 약물들과 상호작용이 있다. 예를 들어 terfenadine과 astemizole의 혈중농도가 상승하여 심각한 심실 빈맥을 일으킬 수 있고, midazolam의 혈중농도 상승으로 의식 저하를 초래할 수 있다. Benzodiazepine, carbamazepine, cyclosporine, HMG-CoA inhibitor, tacrolimus와 theophylline과의 상호작용이 알려져 있

다. Warfarin의 농도를 올리므로 함께 사용할 때 용량을 모니터해야 한다.

Erythromycin은 장관세균총에 의한 약물 비활성화를 방해함으로써 digoxin 농도를 상승시킨다.

9. 임상적 사용

Erythromycin은 여러 감염증에서 일차 약제로 사용되며, penicillin G와 다른 항균제의 대체 약제로 사용되기도 한다(표 3, 4). 성인에서 경구 약제 사용 시 담즙울체성간염의 위험을 줄이기 위해 erythromycin estolate 이외의 약물을 사용하도록 한다. Enteric-coated base, stearate, 그리고 ethylsuccinate제의 경우 공복 시에 복용해야 흡수가 잘 된다. Estolate 제제를 임신부에서 사용하는 경우 간독성이 더욱 흔하게 발생하므로 임신부에서는 사용하지 않도록 해야 한다.

M. pneumoniae 감염이 있을 때 erythromycin을 사용하면 증상 기간을 줄일 수 있다고 알려져 있다. 하지만 최근 macrolide 내성인 *M. pneumoniae*가 증가하여 약물 선택에 주의가 필요하다.

Legionella pneumophila 혹은 *Legionella micdadei* 감염에 erythromycin이 효과적이지만, 현재는 약물 순응도가 더 높고 효과가 비슷한 azithromycin이 주로 사용된다. 백일해 환자에서 erythromycin을 투여하면 임상적인 호전이 빠르고, 비인두에서 *B. pertussis*를 빨리 제거할 수 있고, 가족 내 이차 감염을 줄일 수 있다. 영아에서 *C. trachomatis*에 의한 폐렴과 결막염의 치료에 사용된다.

C. jejuni 위장관염이 있는 환자에서 erythromycin을 사용하면 대변 내 세균을 박멸하는데 효과적이다. 소아에서 *C. jejuni*에 의한 급성이질양설사가 있을 때 초기에 erythromycin을 사용하면 설사 기간이 줄어들고 대변으로 분비되는 세균의 양을 줄일 수 있다. 하지만 태국에서는 macrolide 내성인 *C. jejuni*가 흔하다고 보고되었다.

Bartonella 감염증(bacillary angiomatosis와 면역억제환자에서 bacillary peliosis hepatis)이 있을 때는 erythromycin이 1차 선택 약제이다.

표 3. Macrolide 항균제의 임상 적응증과 약물 용량 및 용법

원인 병원체 및 질환	항균제	약물 용량 및 용법*	
		성인	소아
Bartonella henselae	Azithromycin	첫날 500 mg, 2~5일째 250 mg	첫날 10 mg/kg/일 1회, 다음 4일간 5 mg/kg/일, 하루 1회
	Clarithromycin†	500 mg/회, 하루 2회, 7~10일 간	
Bordetella pertussis (백일해)	Erythromycinʲ	40~50 mg/kg/일 (최대량, 2 g/일), 하루 4회 분복, 14일 간	40~50 mg/kg/일, 하루 4회 분복, 14일 간
	Azithromycin	첫날 500 mg, 2~5일째 250 mg	6개월 미만 소아: 10 mg/kg/일, 5일 간 6개월 이상 소아: 첫 날10 mg/kg /일(하루 최대량 500 mg), 2~5일째 5 mg/kg/일, 하루 1회 (하루 최대량 250 mg)
	Clarithromycin†	1 g/일, 2회 분복, 7일 간	15 mg/kg/일, 12시간 간격으로 분복, 7일 간(1회 최대량 500 mg)
Campylobacter jejuni	Azithromycin	500 mg/일, 3~7일 간	
	Erythromycin	250 mg/회, 하루 4회, 5~7일 간	
Chlamydia pneumoniae	Azithromycin	첫 1~2일간, 500 mg, 1일 1회, 경구 혹은 정주, 이후 1일 1회 500 mg, 총 7~10일 간	첫날 10 mg/kg, 1회(하루 최대량 500 mg), 2~5일째 5 mg/kg/일, 하루 1회(하루 최대량 250 mg)
	Clarithromycin†	250~500 mg/회, 하루 2회, 7~10일 간	15 mg/kg/일, 12시간 간격으로 분복, 10일 간
	Erythromycin	0.5 g/회, 하루 3~4회, 7~10일 간	10 mg/kg/회, 6시간마다
Chlamydia trachomatis (봉입체 결막염)	Erythromycin	Erythromycin base 혹은 ethyl-succinate 50 mg/kg/일, 하루 4회 분복, 14일 간	
	Azithromycin	20 mg/kg, 1회(최대량: 1 g)	
Chlamydia trachomatis (폐렴)‡	Erythromycin		10 mg/kg/회, 6시간마다
Chlamydia trachomatis (트라코마)	Azithromycin	1 g, 1회	
Chlamydia trachomatis (요도염, 자궁경부염)	Azithromycin	1 g, 1회	
Haemophilus ducreyi (연성하감)	Azithromycin	1 g, 1회	
Helicobacter pylori	Clarithromycin† (+amoxicillin 혹은 metronidazole + proton pump inhibitor)	500 mg, 하루 2회, 10~14일 간	20 mg/kg/일 간, 12시간 간격으로 분복 (1회 최대량 500 mg)
Legionella spp. (폐렴)	Azithromycin ± rifampin (혹은 fluoroquinolone ± rifampin)	첫날 1 g 정주 혹은 경구, 2일일째부터 하루 1회 500 mg, 총 7~10일 간	

표 3. Macrolide 항균제의 임상 적응증과 약물 용량 및 용법(계속)

원인 병원체 및 질환	항균제	약물 용량 및 용법*	
		성인	소아
Mycobacterium avium complex (파종성 감염)	Clarithromycin † (+etham-butol ± rifabutin)	500 mg/회, 하루 2회	15~30 mg/kg/일, 12시간 간격으로 분복(1회 최대량 500 mg)
	Azithromycin (+ethambutol ± rifabutin)	500~600 mg, 하루 1회	10~12 mg/kg/일 (maximum: 500 mg)
Mycobacterium avium complex (예방)	Azithromycin	1200 mg, 주 1회	20 mg/kg (1회 최대량 1200 mg), 주 1회
	Clarithromycin†	500 mg/회, 하루 2회	15 mg/kg/일, 12시간 간격으로 분복(1회 최대량 500 mg)
Mycobacterium fortuitum/chelonae complex	Clarithromycin (+amikacin)	500 mg/회, 하루 2회, 4~6개월 간	
Mycoplasma pneumoniae	Azithromycin	500 mg, 하루 1회, 5~10일 간	첫 1~2일 간 10 mg/kg/일, 이후 경구로 5일 간
	Clarithromycin†	250 mg, 하루 2회, 14일 간	15 mg/kg/일, 12시간 간격으로 분복, 10일 간
	Erythromycin	0.5 g/회, 하루 3~4회, 14~21일 간	10 mg/kg/회, 6시간마다
Ureaplasma urealyticum (비임균성 요도염)	Azithromycin	1 g, 1회	

* IV로 따로 표시하지 않은 것은 모두 경구 용법이다.
† Clarithromycin은 임신부에 사용하지 않는다.
‡ 영아에서 발생하는 질환이다.
∫ 생후 1개월 미만의 신생아에서는 infantile hypertrophic pyloric stenosis 발생 때문에 사용하지 않는다.

임신부가 매독이 있을 때 erythromycin을 사용하는 경우 태아에서 매독균이 치료되지 않을 수 있으므로 penicillin 알레르기가 있는 임신부에서 대체 약제로 erythromycin을 사용하는 것은 더는 추천되지 않는다.

Azithromycin과 Clarithromycin

Azithromycin과 clarithromycin은 erythromycin 보다 경구 흡수율이 높고, 반감기가 길며, 위장관 부작용이 적고 항균 범위가 더욱 넓다.

1. 화학적 구조 및 약물의 제형

Azithromycin은 15각형 lactone ring에 메칠화된 질소를 가지고 있다는 점이 erythromycin과는 다르며, 이때문에 azalide 항균제로 불린다(그림 2). Clarithromycin은 14각형 구조를 가지며 C6 위치에 methoxy group을 가진다는 점에서 erythromycin과 다르다(그림 3). 이 구조 때문에 위산에 더욱 안정적이며, 경구로 투여했을 때 흡수가 잘 된다.

Azithromycin은 국내에서 250, 500 mg 정(tablet)과 건조 시럽(40 mg/mL), 정맥주사용 제제(500 mg/10 mL)가 사용가능하다. 미국 FDA에서는 2005년에 2 g/60 mL 1회 투여용 제제(Zmax®)를 지역사회 획득 폐렴과 급성부비동염 치료에 사용하도록 허가한 바 있지만 국내에는 도입되지 않았다.

Clarithromycin은 250, 500 mg 정(tablet), 500 mg 서방정, 건조 시럽(125 mg/5 mL, 250 mg/5 mL), 정맥주사용 제제(500 mg)가 사용가능하다. 소아용 건조 시럽의 경우 냉장 보관하면 매우 점도가 높아져서 잘 흔들어 섞을 수 없으므로 반드시 실온 보관해야 한다.

표 4. Macrolide를 대체 약제로 사용하는 적응증

적응증	대체 약제로 사용되는 macrolide 항균제	1차 약제
Group A, C, G streptococcal infection	Azithromycin Clarithromycin Erythromycin	Penicillin G or V
Streptococcus pneumoniae infection	Azithromycin Clarithromycin Erythromycin	Penicillin G Ceftriaxone or cefotaxime
Moraxella catarrhalis	Azithromycin Clarithromycin	Cefuroxime Fluoroquinolone
Haemophilus influenzae (upper respiratory infection and bronchitis)	Azithromycin Clarithromycin	Trimethoprim-sulfamethoxazole
Shigella	Azithromycin	Fluoroquinolone
Prevention of infection after colorectal surgery	Erythromycin (+ neomycin)	Cefoxitin or cefotetan
Rheumatic fever prophylaxis	Erythromycin	Penicillin G
Anthrax	Erythromycin	Ciprofloxacin Doxycycline
Lymphogranuloma venereum	Erythromycin	Tetracycline
Acne vulgaris	Erythromycin	Tetracycline
Borrelia burgdorferi (Lyme disease)	Azithromycin	Doxycycline Amoxicillin Cefuroxime axetil
Babesia microti	Azithromycin (+ atovaquone)	Clindamycin+quinine

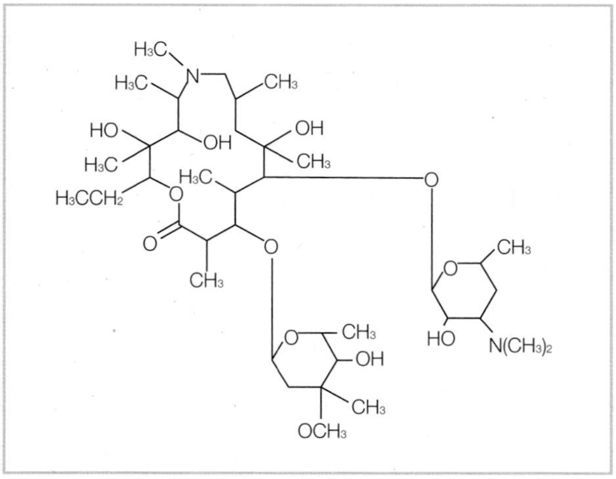

그림 2. Azithromycin의 구조

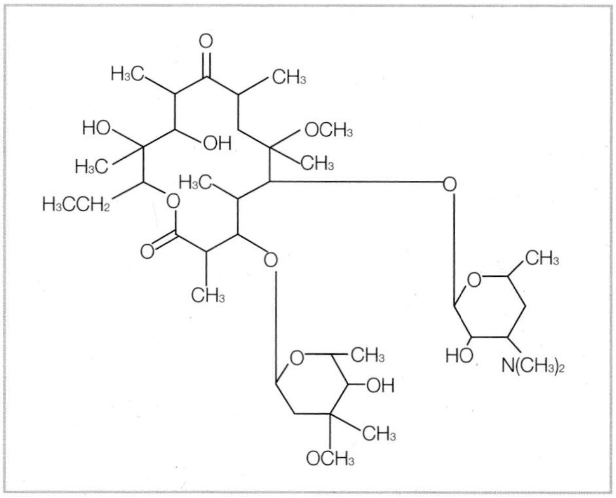

그림 3. Clarithromycin의 구조

334

2. 작용 기전과 내성 기전

Azithromycin과 clarithromycin은 erythromycin과 같이 세균의 50S ribosomal subunit에 결합하여 RNA 의존성 단백 합성을 방해한다. Azithromycin는 14각형 macrolide인 erythromycin과 clarithromycin 보다 그 람음성균(특히, *M. catarrhalis*와 *H. influenzae*)에 대한 항균력이 좋으며 이들 세균의 outer envelope을 더 잘 통과한다. Azithromycin과 clarithromycin은 일반적으로 정균성 약제이지만, *in vitro*에서 *S. pyogenes*, *S. pneumoniae*와 *H. influenzae*에 대해서는 살균력을 보이며, erythromycin과 마찬가지로 pH가 높은 환경에서 항균력이 증가한다.

Azithromycin과 clarithromycin의 내성 기전은 기본적으로 erythromycin과 같거나 비슷하다. Erythromycin에 대해 MLS_B형 내성 기전을 보이는 그람양성균은 14, 15각형 macrolide 모두에 작용하는 methylation 기전 때문에 azithromycin과 clarithromycin에도 교차내성을 가진다. M형에 의한 내성 역시 14, 15각형 macrolide에서 공유되어 교차 내성을 보인다.

Clarithromycin 내성 *H. pylori* 균주에서 확인되는 23S rRNA 유전자의 점 돌연변이(point mutation)는 세균의 ribosome에 항균제가 결합하는 것을 감소시킨다. *M. avium* complex에 의한 파종성 감염이 있는 환자에서 clarithromycin 혹은 azithromycin을 단독으로 사용했을 때 선택되는 macrolide 내성 균주에서도 23S rRNA 유전자의 점 돌연변이가 확인된다.

3. 항균 범위

Clarithromycin은 그람양성균에 대한 항균력이 뛰어나서, *S. pneumoniae*와 *S. pyogenes*를 포함한 대부분의 사슬알균과 methicillin 감수성 *S. aureus*에 대해 erythromycin보다 2~4배 항균력이 높다. 그러나 azithromycin은 이들 세균에 대해 erythromycin보다 2~4배 항균력이 떨어진다. Erythromycin에 내성인 포도

알균과 사슬알균은 clarithromycin과 azithromycin에도 내성을 보인다. Methicillin 내성 *S. aureus*는 대부분 clarithromycin과 azithromycin에 내성이다. 그람음성세균에 대한 clarithromycin의 항균력은 erythromycin과 비슷하지만, *M. catarrhalis*에 대해서는 clarithromycin의 항균 효과가 더 크다. Clarithromycin의 활성형 대사산물인 14-hydroxyclarithromycin은 clarithromycin에 비해 *S. aureus*, *S. pneumoniae*, *H. influenzae*와 *M. catarrhalis*에 대한 항균력이 더 우수하다.

Azithromycin은 그람음성균, 특히 *H. influenzae*와 *M. catarrhalis*에 대한 항균력이 erythromycin과 clarithromycin에 비해 뛰어나다.

Azithromycin과 clarithromycin은 *in vitro*에서 *L. pneumophila*에 대해 erythromycin과 같거나 좀 더 좋은 항균력을 보인다. 세 가지 항균제 모두 *M. pneumoniae*와 *C. pneumoniae*에 대해 항균력이 좋다. Azithromycin과 clarithromycin은 *C. trachomatis*와 *U. urealyticum*에 대해 erythromycin보다 훨씬 우수한 항균력을 보이며, *Borrelia burgdorferi*에 대해서는 약간 좋은 항균력을 보인다. 하지만 실험실적으로 확인된 macrolide 간의 적은 항균력 차이가 임상적으로 효능에 영향을 주지는 않을 것으로 보인다. Macrolide는 *Mycobacterium tuberculosis*에 대해 항균력이 거의 없지만, clarithromycin은 *Mycobacterium leprae*에 대해서 상당한 항균력을 가지며, 이 세균에 대해서는 erythromycin과 azithromycin보다 항균력이 좋다. Azithromycin과 clarithromycin은 *M. avium* complex 감염증의 치료에 효과가 있는데, clarithromycin은 *in vitro*에서 이 세균에 대해 azithromycin보다 4배 정도 더 항균력이 뛰어나며, 대식세포 내에서 세균 증식을 억제한다.

4. 약동학적 특징

Clarithromycin은 공복에 섭취하거나 음식과 함께 복용한 경우 모두 잘 흡수되며, 생체이용률은 약 50%이다. 250 mg과 500 mg을 각각 12시간 간격으로 복용하고 항

정상태에 도달했을 때 최고 혈중농도는 평균적으로 1과 2~3 µg/mL이며 반감기는 각각 3~4시간과 5~7시간이다. Clarithromycin은 간에서 대사되며 주요 대사산물인 14-hydroxyclarithromycin도 항균 효과가 있다. 250 mg을 12시간 간격으로 복용하면 약물의 20%는 그대로 소변으로 배출되고, 10~15%는 14-hydroxyclarithromycin 상태로 배출된다. 약물의 65~70%는 혈액 내에서 단백질과 결합한다. 신기능부전이 심한 경우(크레아티닌청소율 30 mL/분 이하)에는 반감기가 매우 길어지므로, 용량 조정이 필요하다. 심한 간질환이 있는 경우 대사 청소율이 감소하므로 소변으로 배설되는 약물이 증가하여 용량 조정은 필요하지 않다.

Clarithromycin은 여러 조직에 잘 투과되며 널리 분포한다. 일반적으로 조직 내 농도는 혈중농도의 여러 배에 달한다. 중이염이 있는 환자에서 12시간 간격으로 약물을 6회 투여 후 12시간이 지나면 중이강 내 저류액에서 clarithromycin과 14-hydroxyclarithromycin의 농도는 혈장 내 농도보다 약 9배와 4배 높다. 중이강 내 약물농도는 penicillin 고도 내성인 *S. pneumoniae*를 제외하고 일반적으로 중이염을 일으키는 균주들의 MIC를 상회한다. 수막염이 없는 경우 clarithromycin과 14-hydroxyclarithromycin은 혈액뇌장벽을 통과하지 못하며, 척수액의 약물농도는 혈장 내 농도의 1~2%에 해당한다.

Azithromycin의 경구 생체이용률은 37%이며, 제형에 따라 음식물 섭취와 흡수율의 관계가 달라진다. 시럽제는 음식과 함께 복용했을 때 흡수율이 46% 증가하고, 일반적인 정제(tablet)는 음식에 영향을 받지 않으며, 서방형 제제는 공복 시에 복용해야 한다. 마그네슘 혹은 알루미늄 포함 제산제와 함께 복용하면 흡수율이 감소하고, 최고 혈중농도가 감소한다.

2 g/60 mL 1회 투여용 제제(Zmax®)를 투여한 경우 최고 농도와 24시간 AUC (area under the curve)는 1.5 g을 일반적으로 투여한 경우(하루 500 mg 3일간 복용 혹은 첫째 날 500 mg 복용 후 250 mg을 4일간 복용)에 비해 2~3배 높다.

Azithromycin의 단백 결합률은 약물농도에 따라 7~50%까지 다양하다. Azithromycin는 조직에 광범위하게 분포하며 혈중농도보다 10~100배 높은 농도를 보이는데, 특히 객담과 폐에서 농도가 높다. 또한 폐포 내 대식세포와 호중구에서 매우 높은 농도를 가진다. 수막염이 없는 환자의 뇌척수액과 염증이 없는 눈의 방수(aqueous humor)에서는 매우 낮은 농도로 검출된다. 조직 내에서 평균 반감기는 2~4일이므로 5일 간 투약할 경우 조직 내에서 적절한 항균 효과가 5일 이상 지속된다. 평균적인 최종 반감기는 68시간이다. 경구로 투약하면 6% 정도는 소변에서 그대로 검출되며 일부는 비활성화 compound로 대사된다. 약물 대부분은 대사되지 않은 형태로 흡수되며 담즙 배출을 통해 대변 내로 배설된다. 심한 신기능 혹은 간기능부전 환자에서 용량 조정이 필요한 지에 대해서는 데이터가 없다.

5. 이상반응

Azithromycin과 clarithromycin을 통상 용량으로 사용하는 경우 이상반응 발생은 매우 드물다. 가장 흔한 이상반응은 설사, 오심, 복통과 같은 소화기 증상이다. Erythromycin을 투약하면 소화기 증상 때문에 약물을 중단하는 경우가 흔하지만, azithromycin과 clarithromycin 사용 시에는 이로 인해 약물을 중단하게 되는 일이 거의 없다.

Clarithromycin을 투여한 소수의 환자에서 급성정신증 혹은 조증이 보고된 바 있다. 동물에서 clarithromycin을 고용량으로 사용했을 때 기형을 유발하였다는 보고가 있으므로, 임신 시에는 clarithromycin을 사용하지 않도록 한다. 최근 덴마크의 코호트 연구를 보면, 임신 초기에 clarithromycin을 처방받은 환자 군에서 기형의 위험이 높아지지는 않았으나 유산의 위험이 증가하였다.

간기능의 이상이 종종 나타나며, azithromycin 사용 환자에서 가역적인 담즙울체성간염이 보고된 적 있다. *M. avium* complex 환자에서 clarithromycin 혹은 azithromycin을 고용량 사용하였을 때 이명, 어지러움, 가역적인 청력소실이 보고되었다. Azithromycin 사용 환자에서 드물게 심한 알레르기반응이 나타났다.

Macrolide 사용과 연관된 다형성심실빈맥(torsades de pointes)은 고령, 여성, 그리고 cisapride 같은 약물과 함께 사용했을 때 위험이 증가한다. 미국 테네시의 Medicaid cohort를 이용한 후향적 연구에서 azithromycin을 사용한 경우 항균제를 사용하지 않은 그룹과 비교할 때 심혈관 원인에 의한 사망이 2.88배 높다는 보고가 있었고, 이들 중 심혈관계 질환을 가지고 있는 환자에서 그 위험이 가장 뚜렷하게 나타났다. 이 연구에 혼란 변수가 포함되어 있을 수 있지만, 미국 FDA는 이 연구를 근거로 azithromycin 제품설명서에 QT 간격 연장과 심장 부정맥의 위험에 대해 표시하도록 하였다. 따라서 macrolide 항균제는 QT 간격을 연장시킬 수 있는 다른 약제와 병용해서는 안되며, 심장 질환을 가지고 있는 환자에게 사용할 때는 주의를 기울여야 한다.

6. 약물상호작용

Clarithromycin은 간에서 cytochrome P450 효소에 의해 대사되는 여러 약물의 농도를 증가시킨다. Erythromycin과 마찬가지로 이러한 약물상호작용은 심각한 독성을 유발할 수 있다. 간에서 대사되는 약물과의 상호작용은 macrolide 항균제 중에서 erythromycin에서 가장 두드러지며, 그 다음으로 clarithromycin과 roxithromycin이 많고, azithromycin에서는 거의 나타나지 않는다. Azithromycin은 azalide 구조를 가지기 때문에 cytochrome P450 효소와 결합하여 이를 비활성화시키는 작용을 하지 않는 것으로 보이며, 약물상호작용의 측면에서 가장 안전한 macrolide이다.

Clarithromycin은 zidovudine과 동시에 투여했을 때 알려지지 않은 기전에 의해 zidovudine의 혈중농도를 낮추기 때문에 병용할 경우 zidovudine에 대한 반응을 모니터 해야 한다. Rifampin과 rifabutin은 clarithromycin의 약물농도를 낮추고, clarithromycin은 rifampin과 rifabutin의 약물농도를 올린다.

7. 임상적 사용

Clarithromycin과 azithromycin은 여러 감염증에서 일차 선택 약제이며, 일부 중요한 적응증에서 대체 약제로 사용된다(표 3, 4). Clarithromycin과 azithromycin은 인두염, 부비동염, 지역사회 획득 폐렴(M. pneumoniae과 C. pneumoniae 포함)과 피부감염증의 치료에 효과적이다. β-용혈성 A군 사슬알균인두염에서 penicillin의 대체 약제로 사용되며, azithromycin을 5일 간(첫째 날 500 mg 1회, 이후 4일 간 하루 1회씩 250 mg) 투여했을 때 인두에서 사슬알균을 제거하는데 10일 간 penicillin V를 투여한 것과 동일하게 효과적이었다. 그러나 이 용법을 사용할 때 급성류마티스열이 예방될 수 있는지는 알 수 없고, A군 사슬알균의 macrolide 내성률이 다양하게 보고되고 있으므로 균주의 약제 감수성을 알지 못하는 상태에서 이 약제를 사용하는 것에 대해서 신중해야 한다.

급성중이염의 치료로 azithromycin을 5일 간 투여하거나 clarithromycin을 7~10일 간 투여할 수 있다. 하지만 국내 임상 균주에서 분리된 S. pneumoniae의 macrolide 내성률이 높기 때문에 급성중이염의 치료로 macrolide를 단독 사용했을 때 효과가 좋지 않을 것으로 예상된다.

지역사회 획득 폐렴이 있는 성인 환자를 외래에서 치료할 때, 기저 질환이 없고 최근 항균제를 사용한 적 없는 경우에는 1차 치료 약제로 macrolide를 단독으로 사용할 수 있다. 만성심질환, 폐질환, 간질환, 당뇨, 면역억제 상태 등의 기저 질환이 있는 환자에서는 macrolide 혹은 respiratory fluoroquinolone을 β-lactam 항균제와 함께 병용할 수 있다. 환자가 심장 질환을 가지고 있을 때는, 심장 부정맥의 위험을 줄이기 위해 macrolide 혹은 respiratory fluoroquinolone보다는 doxycycline을 사용하는 것이 안전할 수 있다. Clarithromycin과 azithromycin은 모두 지역사회 획득 폐렴의 주요 원인균인 S. pneumoniae, M. pneumoniae, C. pneumoniae, Legionella spp.와 M. catarrhalis에 효과적이다. 하지만 S. pneumoniae의 macrolide 내성률이 높은 상황에서 S. pneumoniae에 의한 폐렴이 의심될 때 macrolide를 단독으로 사용하는 것에는 주의가 필요하다. Macrolide는 세포 내 농도가 높은 특징 때문에 세포 내 병원체인 *C. pneumoniae*, *Legionella* spp.와 *C. burnetii* (Q fever의 병원체)에 대해 효과적이다.

지역사회 획득 폐렴이 있는 환자가 입원하는 경우 경험적인 치료제로는 macrolide와 β-lactam 항균제의 병합요법이 사용된다. 초기 치료로 macrolide를 병용한 경우 cephalosporin을 단독으로 사용했을 때보다 입원 기간이 단축되고, 사망률이 감소했다는 보고가 있었기 때문이다. 병합요법이 더 효과적인 이유는 항균제의 synergism, macrolide의 항염증 작용과 연관된 cytokine 생산 감소, 그리고 비정형 세균이 함께 감염을 일으킬 수 있기 때문이라고 추정하였다. 하지만 항균제의 synergism의 경우 실험 실적으로 증명되지 않았고, 한 연구에서는 erythromycin이 penicillin의 항균 작용을 감소시킨다는 보고도 있었기 때문에 이 부분에 대해서는 더 연구가 필요하다. Clarithromycin과 azithromycin은 둘 다 *Legionella*에 의한 폐렴에 효과적인데, 동물 모델에서는 azithromycin이 더 효과가 있었고 약물상호작용이 적었으므로 많은 약물을 병용하는 면역 결핍 환자를 치료할 때는 azithromycin이 유용하다.

백일해 치료 시, 생후 1개월 미만의 신생아에서는 azithromycin을 사용하도록 하고 있으며, 생후 1개월 이상의 환자에서는 erythromycin, clarithromycin, azithromycin 모두 사용 가능하다. Azithromycin에 대한 내성 균이 드물게 보고되었으나 이것이 임상적인 효과에 영향을 주는지는 명확하지 않다.

후천성면역결핍 환자에서 파종성 *M. avium* complex 감염이 있을 때 1차 치료는 clarithromycin (500 mg 하루 2회) 혹은 azithromycin (500 mg 하루 1회)과 ethambutol을 병용하는 것이며, 여기에 rifabutin을 추가할 수 있다. 후천성면역결핍 환자에서 CD4+ T-림프구가 100 cells/mm³ 이하일 때 파종성 *M. avium* complex 감염을 예방하기 위해 clarithromycin (500 mg 하루 1회 혹은 2회) 혹은 azithromycin (1,200 mg 1주에 1회)을 투여한다. 예방약을 먹었는데도 파종성감염이 발생한 환자에서

는 macrolide 내성 균주가 흔하게 발견된다.

Azithromycin (20 mg/kg, 최대 1 g) 1회 투여는 trachoma의 치료에 매우 효과적이며, *C. trachomatis* 요도염과 자궁경부염, 그리고 남자에서 *C. trachomatis* 혹은 *Ureaplasma urealyticum*에 의한 급성비임균성 요도염의 치료에 1주간 doxycycline을 사용한 것만큼 효과적이다. 또한 연성하감(chancroid)의 치료에도 ceftriaxone만큼 효과적이며 1차 치료제로 사용된다.

H. pylori 감염이 있는 소화성궤양환자에서 clarithromycin (500 mg 하루 2회)과 amoxicillin (1 g 하루 2회) 혹은 metronidazole (500 mg 하루 2회), 그리고 proton pump inhibitor를 10~14일 간 사용하는데, 항균제에 대해 *H. pylori* 균주가 내성을 갖고 있는 경우 치료에 실패할 수 있다.

Azithromycin은 *Campylobacter* 장염의 치료에 효과적이나 일부지역에서 azithromycin (혹은 macrolide)에 내성인 균주가 보고되고 있다. Azithromycin은 세균성이질의 치료에 ciprofloxacin만큼 효과적이므로 어린이나 임신부에서 사용할 수 있다.

Clarithromycin은 *Mycobacterium chelonae*, *Mycobacterium fortuitum*, *Mycobacterium genavense*와 *Mycobacterium kansasii*에 대한 치료에 사용된다. 면역억제 환자에서 이러한 감염이 있거나 심부감염이 발생한 경우에는 내성 균주의 출현 가능성을 감소시키기 위해 하나 이상의 효과적인 약물을 사용해야 한다.

Azithromycin은 동물 모델에서 doxycycline과 유사한 항말라리아 효과를 보였다. 하지만 실제 말라리아 치료에서의 효과는 연구 중이다.

만성감염(특히 *C. pneumoniae*에 의한 감염)과 관상동맥 질환을 포함하여 동맥경화와 혈관 내 혈전 형성을 일으키는 염증에 대한 macrolide의 효과에 대하여 연구가 진행 중이다. 또한 cystic fibrosis 환자에서 azithromycin을 장기간 사용했을 때 폐기능이 개선되고, 세균 감염이 감소했다는 보고가 있으며, COPD (chronic obstructive pulmonary disease) 환자에서 azithromycin을 장기적(1년)으로 사용했을 때 급성 악화를 감소시켰다는 보고가 있

다. 하지만 장기간 azithromycin를 사용한 cystic fibrosis 환자에서 다제내성 *Mycobacterium abscessus*가 검출되었다는 보고가 있다.

Roxithromycin

1. 화학적 구조 및 약물의 제형

Roxithromycin은 erythromycin과 같은 14각형 macrolide인데 C9 위치에 etheroxime side chain이 있다는 점에서 구조적인 차이가 있고, 이 때문에 위산에 안정적이다(그림 4). 국내에서 150 mg 정(tablet), 50 mg 현탁정(소아용), 과립 50 mg/g이 사용되고 있다. 경구투여 후 높은 혈중농도를 보이며, 반감기가 긴 편으로 하루 1회 혹은 2회 복용한다. 미국에서는 시판되지 않으며 임상 연구 자료가 제한적이다.

2. 작용 기전과 내성 기전

Erythromycin과 작용 범위 및 항균 효과가 비슷하다. *L. monocytogenes, C. jejuni, H. ducreyi, G. vagi-*

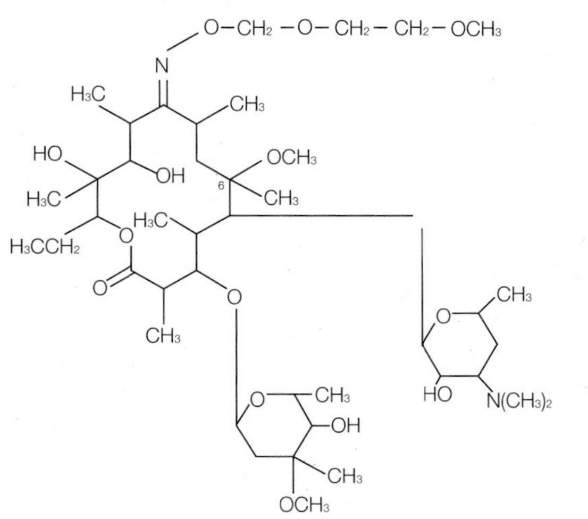

그림 4. Roxithromycin의 구조

nalis, B. pertussis, C. diphtheriae, B. burgdorferi, H. pylori, M. avium complex, *Chlamydia* spp.와 *U. urealyticum*에 항균력이 있다.

3. 약동학적 특징

약물의 흡수는 음식에 영향을 받지 않으며 제산제 혹은 H_2-receptor antagonist는 약물의 생체이용률에 영향을 주지 않는다. 경구 흡수율은 50~55%이고, 150 mg을 투여했을 때 혈중 최고 농도는 1.9시간 이후에 7.9 mg/L이다. 반감기는 10.5~11.9시간이다. 소아에서의 약물농도도 성인에서와 비슷하여, 2.5 mg/kg를 반복해서 투여했을 때 평균 최고 혈중농도는 1~2시간 째 10 mg/L에 도달한다. 하지만 반감기는 성인보다 길어서 약 20시간이다. Roxithromycin은 뇌척수액을 제외한 조직에 널리 분포한다. 투여량의 50% 정도는 대변에서 발견되며, 일부는 폐에서 호기 시 공기 중으로 배출된다. 대사산물을 포함하여 7~10% 정도만 소변으로 배출된다. 크레아티닌청소율이 10 mL/분 미만인 환자에서 반감기는 15.5시간까지 길어지므로 심한 신부전이 있는 경우 투약 간격을 2배로 늘인다. 간 경화가 있는 환자에서는 반감기가 약간 길어진다.

4. 이상반응

일반적으로 순응도가 좋은 약으로 이상반응은 약 3~4%의 환자에서 발생하는데, 대개는 복통, 오심과 설사 같은 소화기 증상이 나타난다. 두통, 위약감, 어지러움, 발진, 가역적인 간 효소치 상승과 호산구 및 혈소판 증가가 있을 수 있다.

5. 약물상호작용

Erythromycin과 같은 14각형 macrolide이지만 roxithromycin의 경우 cytochrome P450과의 친화력이 낮아서 carbamazepine의 대사를 방해하지 않으며, warfarin이나 cyclosporin과의 상호작용은 없다. Theophylline을 동시에 투여하는 경우 theophylline의 반감기가 10% 가량 길어진다.

6. 임상적 사용

Erythromycin과 비슷하다.

Ketolide

Ketolide는 erythromycin의 반합성 물질이며 산에 대해 안정적이고 macrolide에 내성인 세균에도 항균 효과가 있다. Ketolide 계열의 첫 번째 약제는 telithromycin (HMR 3647, 상품명 Ketek)이다. Telithromycin은 2001년에 유럽에서, 2004년도에 미국에서 사용 승인을 받았고 국내에도 도입되었으나, 드물지만 심각하고 치명적인 간독성이 확인되어 사용이 제한되었고, 현재는 국내에서 허가 취하된 상태이다.

1. 화학적 구조 및 약물의 제형

Ketolide는 14각형 구조를 가지며, erythromycin의 3번 위치에 L-cladinose 대신 ketone group을 가지기 때문에 ketolide라고 분류된다. Ketolide라는 이름은 *keto* (3-keto group)와 *olide* (lactone)에서 기원하였다.

Telithromycin은 이에 더해 C6 위치에 methoxy group, C11/C12 위치에 고리형 카르밤산염(cyclic carbamate)이 추가되었다(그림 5). 이러한 구조 변화 때문에 위산에 안정적이고 약효가 향상되었다. 3-keto group은 MLS_B 형의 내성이 유도되는 것을 막고, C6 위치와 C11/C12 위치 구조 변화 때문에 위산에 대한 안정성이 증가하였다. 고리형 카르밤산염의 butyl imidazolyl pyridinyl side chain 때문에 ribosome에 더욱 단단하게 결합하여 효능이 증대되었으며 세균의 efflux system에 대한 감수성이 감소한다. 300 mg과 400 mg 필름 코팅정이 출시되었다.

2. 작용 기전과 내성 기전

Telithromycin의 기본적인 작용 기전은 erythromycin 및 다른 macrolide과 비슷하여, 50S ribosomal subunit의 peptidyl transferase 부위에 결합하여 세균의 단백 합성을 방해하고, 50S ribosomal subunit의 생성을 저해한다. Telithromycin은 ribosome과 더욱 단단하게 결합하며, 항균제가 결합하는 부위인 peptidyl transferase loop의 methylation을 극복할 수 있다. 50S ribosomal subunit 중 23S rRNA는 6개의 domain을 가지는데 그 중 domains II와 V가 macrolide와 ketolide의 작용에서 중요하다. Macrolide는 주로 domain V와 결합하는데, ketolide는 domain II와도 결합할 수 있으므로 telithromycin은 전통적인 macrolide보다 세균 내의 약

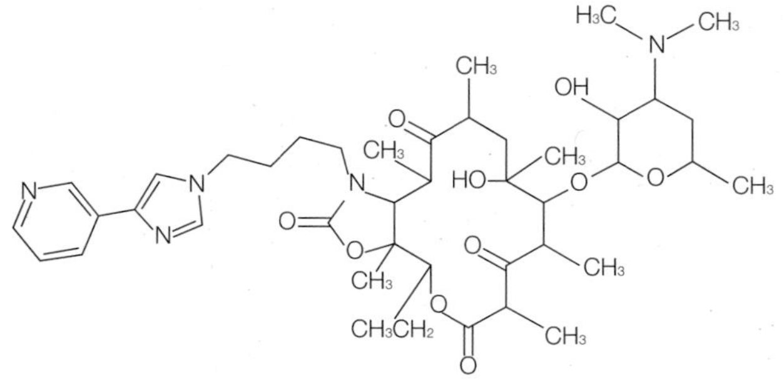

그림 5. Telithromycin의 구조

물 부착 부위에 대한 결합력이 증가한다. 또한 M형(drug efflux)과 MLS_B (ribosomal methylase)형 내성 기전을 가진 세균에 대해서도 항균력을 가진다.

Telithromycin에 대한 내성은 아직 흔하지 않다. Ketolide는 유도형(inducible) MLS_B 내성 기전을 가진 *S. pneumoniae*, *S. pyogenes*와 *S. aureus*에도 효과적이다. 하지만 구성형(constitutive) *erm* 유전자를 보유한 *S. aureus*는 ketolide에 내성이다. 구성형 *erm* B 유전자를 가진 *S. pyogenes* 에 대한 MIC는 4~64 μg/mL이지만, 구성형 *erm* 유전자를 보유한 *S. pneumoniae* 균주에 대해서는 효과적이다. 23S rRNA 염기서열 혹은 ribosomal protein의 돌연변이에 의해 telithromycin에 대한 MIC가 증가된 균주들에 대한 보고가 있으므로 향후 내성 균주의 출현에 대한 감시가 필요하다.

3. 항균 범위

Macrolide와 비교할 때 ketolide는 *in vitro*에서 대부분의 호기성 그람양성균에 대한 항균력이 더 뛰어나다. Erythromycin에 감수성인 *S. pneumoniae* 균주에 대해 clarithromycin과 azithromycin보다 항균력이 좋으며, erythromycin에 내성을 보이는 *S. pneumoniae* 균주에 대해서도 좋은 항균력을 가진다. Ketolide는 erythromycin 감수성 혹은 내성인 *Enterococcus faecalis* 균주에는 macrolide 보다 강력한 항균 효과를 보이지만 *Enterococcus faecium* 균주에 대해서는 항균력이 떨어진다.

Enterobacteriaceae는 macrolide에 대해 자연 내성을 보이며, 이것은 ketolide에 대해서도 마찬가지이다. *H. influenzae*에 대한 ketolide의 항균력은 azithromycin과 유사하다. Ketolide는 *M. catarrhalis*와 *B. pertussis*에 효과적이다. Telithromycin은 *in vitro*에서 *Propionibacterium*과 peptostreptococcus spp.에 효과적이지만, *B. fragilis*와 *Fusobacterium*에는 효과가 없다. Ketolide는 *C. pneumoniae*, *L. pneumophila*와 *M. pneumoniae*에 macrolide보다 효과가 좋거나 비슷하며,

*in vitro*에서 *M. tuberculosis* 대한 항균력은 거의 없고, *M. avium* complex에 대한 항균력은 clarithromycin보다 떨어진다.

4. 약동학적 특징

Telithromycin은 경구로 투여했을 때 음식 섭취와 상관없이 잘 흡수되며, 젊은 연령층과 노인층 모두에서 약 60%의 생체이용률을 보인다. 800 mg의 telithromycin을 하루 한번 일주일 간 복용했을 때, 최고 혈중농도는 2.27 mg/L으로 일반적인 호흡기감염 병원체의 MIC 보다 높다. Telithromycin은 세포 내와 세포 외 체액에 모두 분포하며 폐포 대식세포와 호중구에서 농도가 높다. 약 70%의 telithromycin은 간에서 cytochrome P450 3A4 효소에 의해 대사된다. 경증 혹은 중등증신부전 환자에서는 용량 조정이 필요없고, 중증신부전 환자에서 사용할 때 용량의 50%를 감량한다.

5. 이상반응

허가 전 임상 시험에서 telithromycin은 clarithromycin, azithromycin과 유사한 안전성을 보였고 임상 시험에서 확인된 이상반응도 다른 macrolide와 비슷했다. 임상 시험 중에 간 효소치의 이상이 보고 되었지만 약물을 중단 후 호전되었다. 하지만 2006년에 세 명의 환자에서 telithromycin 사용과 연관된 심한 간독성이 발생하여, 한 명은 사망했고, 다른 환자들은 간 이식을 받았다. 이후 시행한 이상반응 관련 분석에서 telithromycin은 다른 약제에 비해 간독성의 위험이 82% 높았다. 중증 근무력증 환자가 telithromycin을 사용했을 때 수 시간 이내에 호흡 곤란과 근육의 약화가 관찰되어, 미국 FDA에서는 2007년부터 중증 근무력증 환자에서는 사용하지 않도록 하였다. Macrolide와 비슷하게 telithromycin도 QT 간격을 연장시킬 수 있으므로 선천적인 QT 연장 증후군이 있거나, 서맥이 있는 경우, class IA 혹은 III 항 부정맥 약제(예; quinidine, procainamide, dofetilide)를 사용하는

환자에서는 금기이다.

6. 약물상호작용

Ketolide는 cytochrome P450 3A4 system에 의해 간에서 대사되는 여러 약물의 농도를 올린다. 다른 macrolide와 마찬가지로 이러한 약물상호작용은 심각한 독성을 일으킬 수 있다. Simvastatin, cisapride와 병용해서는 안 되며, erythromycin과 clarithromycin에 약물상호작용이 있는 약제는 telithromycin과도 상호작용이 있다고 생각해야 한다.

7. 임상적 사용 가능성

처음에 약물 사용 허가를 받을 때는 성인에서 지역사회 획득 폐렴, 급성부비동염, 만성기관지염의 급성 악화, β-용혈성 A군 사슬알균에 의한 편도염 및 인두염에 대한 적응증을 인정받았으나, 시야 장애와 간독성 때문에 2007년도에 미국 FDA에서는 급성부비동염, 만성기관지염의 급성 악화시 사용에 대한 허가를 철회하였다. 현재 telithromycin은 지역사회 획득 폐렴에 대해 1일 1회 800 mg을 경구로 7~10일 동안 사용하도록 허가되어있다. 그러나 이상반응이 적은 약제들이 많이 있으므로 일반적으로 폐렴 치료에 사용하지는 않는다.

특수한 상황에서 macrolide의 사용

Erythromycin은 오랫동안 사용하며 임상 경험이 축적된 약물이기 때문에 임신부에서 가장 안전한 macrolide이다. 새로 개발된 약물 중에서는 azithromycin이 clarithromycin이나 telithromycin 보다 많이 사용되었다.

Azithromycin은 erythromycin과 마찬가지로 미국 FDA의 pregnancy category B (즉, 임신부에게 위험이 없는 약물)이다. 임신부에서 사용한 보고에 따르면 태아 기형유발은 없었다. Clarithromycin은 pregnancy category C(즉, 위험을 배제할 수 없는 약물)이며 동물에서 약물농도를 높여 투여했을 때 기형(구개열, 심혈관 기형)이 유발되었다. 따라서 일반적으로는 임신부에게 사용하지 않으며, 태아에 대한 위험보다 효용이 큰 경우에만 사용해야 한다. Telithromycin은 pregnancy category C 약물이며, 동물 시험에서 고용량 투여했을 때 태중의 동물에서 성숙이 지연되었다.

■ 참고문헌

1. 홍영진: 항생제의 길잡이(제3판), p306-19, 대한감염학회, 도서출판 MIP, 2008.
2. Bearden DT: Macrolides, in : Vincent JL, Abraham E, Moore FA, eds. Textbook of Critical Care. 6th ed. p949-52, Philadelphia, Saunders, 2011.
3. Bryskier A : Macrolides, In : Finch RG, Greenwood D, Norrby SR, eds. Antibiotic and Chemotherapy. 9th ed. p276-89, Philadelphia, Elsevier, 2011.
4. Choi EH. Emergence of macrolide resistance and clinical use of macrolide antimicrobials in children. Korean J Pediatr 51:1031-7, 2008.
5. Sivapalasingam S, Steigbigel NH : Macrolides, Clindamycin, and Ketolides, In : Bennett JE, Dolin R, Blaser MJ, eds. Mandell, Douglas, and Bennett's Principles and Practice of Infectious Diseases. 8th ed. p358-76, Philadelphia, Saunders, 2015.

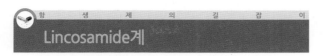

Lincosamide계

손장욱 (고려대학교 의과대학 내과학교실)

1962년 미국의 Lincoln, Nebraska 지역의 토양에서 분리된 *Streptomyces lincolnensis*에서 lincomycin이 분리되었으며, 이후 lincomycin을 화학적으로 변화시킨 clindamycin 이 만들어졌다. Clindamycin이 항균력이 더 강하고 경구 흡수율이 높기 때문에 lincomycin은 clindamycin으로 대체되어 사용량이 줄고 있다. Clindamycin은 거짓막결장염과 같은 심각한 부작용으로 인해 임상에서 제한적으로 사용되나, 그람양성균과 혐기균에 의한 감염증의 치료에 우수한 효과를 보인다.

1. 항생제명

Clindamycin, Lincomycin

2. 구조 및 성상

Lincomycin의 생물학적 성질은 erythromycin과 유사하지만 하나의 아미노산에 하나의 아미노당으로 구성되어 화학적 성질은 다르다(그림 1). Clindamycin은 lincomycin을 화학적으로 변화시킨 새로운 7-chloro-7-deoxy-lincomycin이다. Clindamycin과 lincomycin은 약

염기성으로 염화합물은 물에 잘 녹는다.

3. 작용 기전

Clindamycin은 세균의 단백질 합성을 억제하는 정균 항생제이다. 세균의 50S 리보솜에 부착해 transpeptidation 과정을 억제하므로 펩티드의 신장이 일어나지 않아 세균의 단백질 합성이 억제된다. 화학적 구조가 다른 chloramphenicol이나 macrolide도 clindamycin과 동일하게 세균의 50S 리보솜에 부착해 효과를 나타내는데, 각 항균제 간에 경합 작용이 있다. 따라서 어느 한 항균제가 먼저 리보솜에 결합하면 다른 항균제의 작용을 방해하게 되므로 이들 항균제를 병용하지 말아야 한다. 또 리보솜으로부터 peptidyl-tRNA의 분리를 자극하는 것 역시 단백질 합성의 억제 기전 중 하나이다.

4. 내성 기전

Clindamycin에 대한 내성은 다양한 기전을 통해 발생한다. 첫째로 가장 중요한 것은 아데닌의 메틸화에 의해 50S 리보솜 소단위의 23S 리보솜 RNA의 변화이다. 일반적으로 플라즈미드에 의해 매개되며 내성에 있어서 MLS_B 타입을 제공하며, 이는 *Staphylococcus aureus*, *Streptococcus pyogenes*, *Bacteroides fragilis*의 일부 균주에 있어서 clinidamycin에 대한 내성을 표현한다. *S. aureus*에 있어서 이와 같은 내성의 타입은 *ermA* 또는

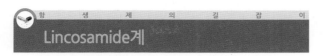

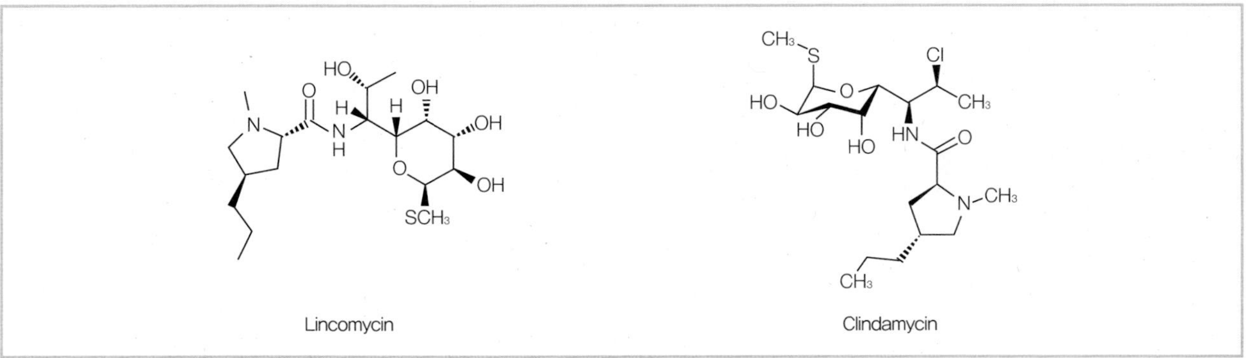

그림 1. Lincomycin와 Clindamycin의 구조

ermC 유전자에 의해 나타나며 macrolide에 의해 유도되어지는 경우에 있어서 erythromycin-clindamycin "D test" 양성에 의해 특징지어진다.

이 D test는 erythromycin-clindamycin 이중 디스크 확산법으로 clindamycin 디스크 억제대가 D 형태로 휘어지는 양상으로 보이는 경우 양성이다. 포도알균(*S. aureus*)에 있어서 MLS_B 내성 기전은 균주가 *ermC* 유전자를 가지는 경우보다 *ermA* 유전자를 가지는 경우에 있어서 clindamycin 내성을 보다 흔히 나타낸다. 둘째로 세균의 리보솜 RNA의 변이이다. 이러한 변이는 *Mycobacterium smegmatis* 일부 균주에 보고된 clindamycin 내성 기전에서 확인 된 바 있다. 셋째로 일부 50S 리보솜의 수용체 부위의 단백의 변화가 erythromycin 내성을 나타내며 종종 lincosamide 내성을 나타낸다. 넷째로 플라즈미드에 의해 매개되는 3-lincomycin 4-clindamycin 0-nucleotidyltransferase로 이를 지닌 *S. aureus*를 포함하는 포도알균과 *Bacteroides* 종의 일부 균주에 있어서 lincomycin과 clindamycin의 불활성화를 통해서 내성을 나타낸다. 이 효소는 clindamycin의 4번 위치에 있는 수산기의 nucleotidylation을 촉매한다. lincosamide의 이 adenylation은 lincomycin의 고도 내성을 나타내나 clindamycin 내성은 통상 검사법에서는 내성이 발견되지 않을 수 있다. clindamycin의 adenylation은 살균능의 장애와 고접종 수준에서 감소된 항균능과 관련되어 있다. 이들은 *linA*, *linA'* 유전자에 의해 발현된다. 마지막으로 장내 세균 속과 *Pseudomonas* 종, *Acinetobacer* 종은 내인성으로 clindamycin에 내성을 나타낸다. 이는 약물이 세포 외피를 잘 투과하지 못해 발생한다.

Clindamycin

1) 작용 범위

Clindamycin은 lincomycin보다 강력하나 staphylococci, pneumococci, *Streptococcus pyogenes*, viridans streptococci에 대해서는 두 약제에 대하여 감수성이 있는 경우 erythromycin과 유사한 항균력을 나타낸다. 그러나 erythromycin이 *Enterococcus*, *Haemophilus influenzae*, *Neisseria meningitidis*에 대하여 적어도 중등도 항균력을 나타내지만 clindamycin의 경우에 있어서는 일반적으로 항균력이 없다. 반면에 clindamycin은 erythomycin에 비해 *B. fragilis*를 포함한 혐기균에 우월한 항균력을 지닌다.

Clindamycin은 *B. fragilis*에 대한 항균력을 지닌 몇몇 항생제 중의 하나이나 최근 내성(~30%에서 60%)이 증가되고 있다. 혐기균에 대한 경험적 항생제 치료시 clindamycin은 주의를 요한다. 혐기균에 대한 clindamycin 내성은 병원마다 지역마다 차이가 있다. *C. perfringens*를 제외한 다른 *Clostridium* 종에서는 10~20%, *Peptostreptococcus*의 경우 8%, *Fusobacterium* 종에서는 9%, *Prevotella* 균주에서는 11~31% 정도로 내성이 보고되고 있다. Enterobacteriaceae는 모두 clindamycin에 내성이다.

Erythromycin 내성 *S. pyogenes*의 경우 약 반수 이상에서 MLS_B 표현형을 나타낸다. 이는 초기에 clindamycin에 감수성을 지니나 clindamycin 치료 동안에 clindamycin 내성이 유도된다. 그러므로 *S. pyogenes*가 erythromycin 내성인 경우 clindamycin 감수성 여부를 확인하기 위하여 D-test를 시행하는 것이 좋다.

*S. pyogenes*에 대한 clindamycin의 항균력은 penicillin 계열의 항생제보다 임상적인 몇 가지 장점을 지닌다. clindamycin의 억제 농도 미만에서 *S. pyogenes*의 액체 배지 배양에서 A군 streptococci의 피막형성을 감소시키고 M 단백과 화농성 외독소 A의 생성과 promitogenic 활성을 감소시킨다. *S. pyogenes* 근염의 생쥐 모델에 있어서 clindamycin 투여는 세균의 성장을 억제시키고 생존율을 증가시키는 있어서 penicillin보다 효과적이다.

Clindamycin은 메치실린 감수성 *S. aureus*에 대하여 상당한 항균력을 지니나 메치실린 내성의 경우에 있어서는 일부 균주에 있어서만 항균력을 지닌다. *S. aureus*에 있어서 lincomycin과 clindamycin 사이의 완전한 교차내성을 나타낸다. *S. aureus* 균주에 있어서 clindamycin과

erythromycin이 모두 감수성이 있는 경우 최소 억제 농도 (MIC)는 일반적으로 유사하다. 그러나 내성은 시험관 내에서 두 약제의 억제 농도 이하의 항생제 농도 하에서 순차적인 계대 배양을 통해서 발현되어질 수 있으며, clindamycin에 대한 내성은 천천히 나타나나 erythromycin의 경우에 있어서는 보다 신속하게 발생한다. 반면에 clindamycin에 감수성이나 erythromycin에 내성인 균주에 있어서는 clindamycin하에서 순차적인 계대 배양을 하는 경우 내성이 신속히 나타날 수 있다. 이들 시험관 내 결과와 유사하게 치료 시작에 있어서 erythromycin 내성인 경우 clindamycin으로 치료하는 환자에 있어서 clindamycin 내성 *S. aureus*의 출현이 보고되고 있다. 유도 가능한 MLS$_B$ 내성 기전을 가지고 있는 세균 균주는 D-test에 의해서 검출될 수 있다. Erythromycin 내성인 *S. aureus*나 *S. pyogenes* 감염의 경우에 있어 clindamycin 치료를 고려할 시에는 반드시 D-test 검사를 시행하여 유도 가능한 clindamycin 내성을 확인하여야 한다. Lincomycin과 clindamycin의 항균력은 제한된 시험관 내 연구 결과에서 *S. pneumoniae*, *S. sureus*, *S. pyogenes*에 대하여 살균력을 보여준다. 살균력은 erythromycin과 유사하여 농도와 균종, 접종량에 따라 다양하다. *S. aureus*에 대하여서는 penicllin 보다 살균력이 느리고, *B. fragilis*에 대하여서는 살균력이 일정하지 않다. 시험관 내 연구결과에서 clindamycin은 *S. aureus*의 일부 세포외 독소 단백의 생성을 억제할 수 있는 것으로 나타난다.

Clindamycin은 *Toxoplasma gondii (T. gondii)*에 대한 항균 효과가 밝혀져 있다. 이외에도 *Plasmodium falciparum*과 *Plasmodium vivax*에도 항균력을 갖고 있다.

2) 약물동력학

경구투여 시 약 90% 정도가 위장관에서 흡수되며, 음식물 섭취에 의한 영향은 거의 없다. 150 mg, 300 mg 경구투여 1시간 후의 최고 혈중농도는 각각 2.5, 3.6 μg/mL, 6시간 후의 혈중농도는 0.7, 1.1 μg/mL이다. 반감기는 2.4시간으로 6시간 간격으로 투여하면 적절한 치료 농도를 유지할 수 있다. 근주 시 최고 혈중농도는 3시간 안에 도달하며, 300 mg 투여 시 6 μg/mL, 600 mg 투여시 9 μg/mL이고, 12시간에 각각 0.7, 0.9 μg/mL이다. 건강한 성인을 대상으로 clindamycin phosphate 600, 900, 1200 mg을 20분에서 45세 정주 후 즉시 측정한 혈중농도는 각각 10, 11.14 μg/mL이다. 정주 clindamycin의 용법 용량은 900 mg 매 8시간마다 또는 600 mg 매 6시간마다가 적절하다.

혈액 내에서 90% 이상의 약물이 혈장 단백과 결합하며, 조직이나 체액으로 잘 침투하나 뇌척수액으로는 잘 투과되지 않는다. 특히 골조직의 약물 농도는 혈중농도보다 높다. 임부에 투여 시 태반을 잘 통과해 태아 혈액이나 조직으로 간다.

Clindamycin의 정상 반감기는 약 2.4시간이다. 투여한 clindamycin의 약 10% 정도는 그대로 소변으로 나가고 대변으로는 소량 배설된다. 대부분의 약제는 간에서 *N*-demethyl-clindamycin이나 clindamycin sulfoxide로 대사되어 대변이나 소변으로 배설된다.

비경구투여 48시간 후부터는 최소 5일 이상 대변에서 clindamycin이 검출되며 장관 내 감수성 균주들의 제거가 14일가량 지속된다. 심한 신부전증 환자에서는 정상인 보다 혈중농도가 2배 정도 증가하므로 투여량을 줄여야 한다. 혈액투석이나 복막투석에 의해 제거되지 않는다. 간부전 환자에서는 clindamycin이 체내에 축적되므로 다른 약으로 대체하거나 투여 용량을 조절해야 한다.

3) 약물상호작용

Clindamycin은 신경-근 신호 전달을 억제할 수 있으므로 신경-근 신호 전달 억제제의 효과를 높일 수 있다. 그 외 cyclosporine의 효과를 감소시킬 수 있다. 정맥주사 시 가능하면 ampicillin, diphenylhydantoin, barbiturate, aminophylline, calcium gluconate, magnesium sulfate와 함께 투여하지 않는다.

4) 부작용과 금기

피부 발진과 발열 등의 과민반응이 약 10%에서 나타나며 드물게는 다형홍반, 아나필락시스, Stevens-Johnson

증후군이 발생할 수 있다.

　위장장애는 2~20%에서, 특히 경구투여 시, 설사가 발생하지만 투여를 중단하면 회복된다. 가장 중요한 부작용은 약제 투여 후 장관에서 과다 증식하는 독소 생성 *Clostridium difficile*에 의한 거짓막결장염이 약제 투여한 환자의 약 0.01~10%에서 발생하므로 주의해야 한다. 약제 투여 중이나 중단 수 주 후에도 발생이 가능하다. 일단 진단되면 즉시 약제를 중단해야 하며, 지사제의 사용은 증상을 악화시킬 수 있어 금기사항이다. AST/ALT의 상승이 있을 수 있으며 대체로 가역적이며, 특히 비경구투여 시 관찰된다. 백혈구감소증 및 혈소판감소증이 발생하기도 한다. 특별한 금기 사항은 없다. 임신 관련 위험도는 미국 기준 분류 B에 해당된다.

5) 임상 적응증

　Clindamycin이 대부분의 그람양성알균 또는 혐기균 감염에 효과적이나 거짓막결장염의 발생빈도가 높고, 효과적이고 안전한 penicillin과 cephalosporin, metronidazole 등의 항생제가 개발되어 있으므로 clindamycin을 반드시 투여해야 할 경우는 드물다.

　임상적으로 중추신경계 이외의 감염에 있어서 혐기균 감염이 의심되고, *B. fragilis*나 penicillin 내성혐기균의 감염이 흔한 폐농양, 흡인성폐렴, 복강내감염, 골반내감염 및 욕창감염 등에 효과적인 항생제이다. 복강내감염이나 골반내 감염에서는 혐기균과 호기성 그람음성세균의 복합감염이 흔하므로 aminoglycoside, 3세대 cephalospoin, aztreonam 등과 병용한다. 골조직으로의 침투가 뛰어나므로 골관절감염의 치료에 유리하다. *Clostridium perfringens*에 의한 가스괴저 치료에서 penicillin 치료에 비해 좋은 효과를 보이는데 동물실험에서 균이 생성하는 alpha 독소를 억제해 사망률을 감소시키는 이점이 확인되었다. 뇌척수액으로의 약물투과가 낮으므로 뇌농양의 치료에서는 clindamycin을 사용하지 않고 metronidazole을 투여하는 것이 유리하다. 이외에도 *Plasmodium* spp.에 대한 항균력을 갖고 있으므로 chloroquine 내성 또는 감수성 *P. falciparum* 또는 *P. vivax* 말라리아의 치료에

사용될 수 있다. Pyrimethamine과 방용해 *T. gondii* 감염의 치료에 사용되기도 한다. 그 외 AIDS 환자에서 발생한 *Pneumocystis jirovecii* 폐렴의 치료에서 primaquine과 병용 투여하기도 한다. 대부분의 methicillin 감수성 *S. aureus*와 일부 methicillin 내성 *S. aureus*에서 감수성을 보이므로 감수성 결과에 따라 사용할 수 있으나, 치료 도중 내성 균주가 발현하는 불리한 면이 있다. 이외에도 penicillin이나 cephalosporin에 과민성이 있는 환자에서 대체 약제로 사용할 수 있다.

6) 용법 및 용량

　소아의 경우, 경구투여는 일일 8~25 mg/kg을 3회에서 4회 나누어 투여한다. 정주의 경우 일일 20~40 mg/kg를 3~4회 나누어 투여한다.

　성인의 경우, 경구투여는 150~300 mg을 매 6시간마다 투여한다. 중증 감염의 경우 450~600 mg을 매 6시간마다 투여할 수 있다. 정주의 경우, 일반적으로 600 - 900 mg을 매 8시간마다 투여한다. 심각한 중증의 감염에 있어서 용량은 증가되어 질수 있다.

Lincomycin

1) 작용 범위

　Lincomycin은 항균 범위가 clindamycin과 유사해 여러 가지 그람양성균과 혐기균에 대한 항균력을 가지지만 clindamycin보다 항균력이 약하다. 따라서 현재 lincomycin은 clindamycin으로 대체되어 가고 있다.

2) 약물동력학

　경구투여 시 투여량의 20~30%가 흡수된다. 그러나 흡수가 일정하지 않고 음식물 섭취 후 복용하면 흡수가 현저히 감소한다. 생체 내에서 복막액, 흉막액, 관절액, 골조직 등으로 잘 투과되나 clindamycin과 마찬가지로 뇌척수액으로는 잘 들어가지 않는다.

　반감기는 4~6시간으로 신기능이나 간기능이 저하된

경우 반감기가 연장된다. Lincomycin은 부분적으로 간에서 대사되며, 약물 자체 또는 대사물이 소변과 담즙으로 배설된다. 복막투석이나 혈액투석 시 혈중농도는 거의 영향을 받지 않는다.

3) 약물상호작용

약물상호작용은 clindamycin과 유사하다.

4) 부작용과 금기

부작용은 clindamycin과 유사하나 거짓막결장염의 발생빈도는 비교적 적다. 특별한 금기 사항은 없다. 임신 관련 위험도는 미국 기준 등급 C이다.

5) 임상 적응증

Lincomycin은 임상적으로 clindamycin과 동등하게 그람양성균의 감염증 치료에 사용될 수 있다. 그러나 그람양성균감염증의 치료에서 일차 선택약제는 아니며, penicillin에 대한 부작용이 생겼을 때 대체약제로 사용될 수 있다. 혐기균에 대한 효과는 확실하지 않다.

6) 용법 및 용량

경구투여 시 성인이나 소아의 경우 30~60 mg/kg/일, 정맥주사 시에는 100 mg/kg/일을 3회 나누어 투여한다. 신부전 환자에서는 용량을 30~50% 감량한다.

■ **참고문헌**

1. *Sumathi S., Neal HS.*: Macrolides, clindamycin, and ketolides. In: Bennett JE, Dolin R, Blaser MJ, eds. Mandell, Douglas, and Bennet's Principles and Practice of Infectious Diseases. 8th ed, p372, Philadelphia, Chuchill Livingstone Inc, 2015.

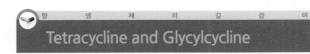

Tetracycline and Glycylcycline

김동민 (조선대학교 의과대학 내과학교실)

Tetracycline의 발견은 항생물질을 생성하는 미생물에 대한 광범위한 검색의 결과로 이루어졌다. 1948년 *Streptomyces aureofaciens*로부터 추출된 chlortetracycline이 처음 소개되면서 호기성 그람양성세균 및 그람음성세균, 혐기균, *Rickettsia*, *Mycoplasma*, *Chlamydia* 등 여러 종류의 세균에 우수한 항균 효과를 보여 "광범위 항생제"로 알려지게 되었다. 1950년에는 *Streptomyces rimosus*로부터 oxytetracycline (terramycin), 1952년에는 반합성 제품인 tetracycline, 1959년에는 demethylchlortetracycline (demeclocycline), 1959년에는 methacycline, 1966년에 doxycycline, 1967년에 minocycline이 개발되었다. Tetracycline 제제는 약리학적 특성에 따라 1) short-acting compound: chlortetracycline, oxytetracycline, tetracycline 2) intermediate group: demeclocycline, methacycline 3) long-acting compound: doxycycline, minocycline으로 분류된다. 처음 개발된 chlortetracycline이나 methacycline은 임상에서 더 이상 사용되지 않으며, tetracycline, 반감기가 길고 항균력이 우수한 doxycycline이 임상에서 많이 사용된다. Tetracycline 은 비용이 저렴하고 임산부와 어린이들을 제외하면 부작용 또한 적은 편이어서 광범위하게 사용되어지며, 성장 촉진 작용이 있음이 밝혀지면서 동물들의 사료로도 사용되고 있다.

1953년 최초로 tetracycline에 내성을 갖는 세균이 확인된 이후 현재는 다양한 세균에서 tetracycline 내성이 증가하고 있으며, tetracycline 내성균의 확산으로 인해 과거에 사용되던 많은 감염증의 치료에서 tetracycline을 사용하기 어려운 경우가 많아졌다. 이러한 내성을 극복하기 위해 개발된 새로운 계열의 항생제가 Glycylcycline 계

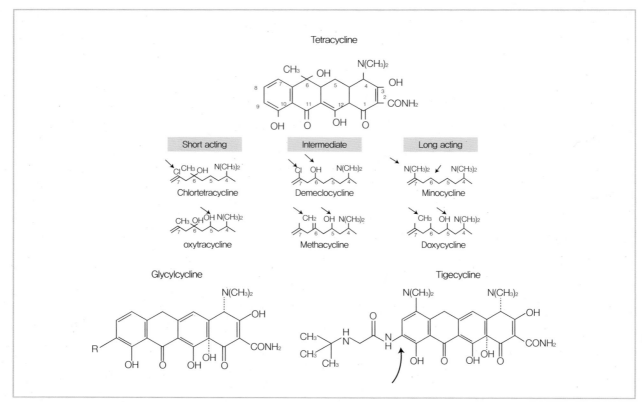

그림 1. Tetracyclnie 계열 과 Glycylcylines의 항생제 구조

열 항생제이며, tigecycline (Tygacyl, Wyeth Pharmaceuticals)이 미국식품의약청(FDA)에서 임상 사용을 승인받은 최초의 glycylcycline이다. Tigecycline 은 tetracycline 계열의 항균 범위를 갖을뿐 아니라 tetracycline 계열 항생제의 대표적 내성 기전인 약물 배출 펌프(drug efflux pump) 및 리보솜 보호 작용(ribosome protection)의 내성 기전을 갖는 세균에도 항균력이 있다. 또한 glycylcycline 항생제는 methicillin 내성 staphylococci, penicillin 내성 *Streptococcus pneumoniae*, 및 vancomycin 내성 enterococci 에도 항균력을 가지고 있다.

1. 항생제명

Tetracycline 계열의 항생제로 tetracycline, doxycycline, minocycline, demeclocycline이 사용되고, glycylcycline 계열 항생제로 tigecycline이 임상에 사용

된다.

2. 구조 및 성상

여러 가지 tetracycline들의 기본 구조는 그림 1과 같다. Tetracycline 기본 구조의 R5, R6, R7 위치에 치환된 탄화수소 화합물을 붙여 여러 종류의 tetracycline이 개발되었다. 각 항생제 간의 항균 범위에는 차이가 없으나, 항균력, 약동학 및 부작용 등이 다르다.

Tigecycline (9-t-butylglycylamido-minocycline; GAR-936, formely TBG-MINO; Wyeth Laboratories)의 기본 구조는 minocycline의 중심부 골격에 9-t-butyl-glycylamido라는 측쇄(side chain)가 붙어 있으며 그림 1과 같다. 이 R9위치에 side chain이 결합되어 있어서 tetracycline에 내성을 보이는 2가지 주요 내성 기전(drug efflux pumps, ribosome protection)을 극복

하는데 관여한다.

3. 작용 기전

Tetracycline 계열은 단백질 합성을 억제하는 정균항균제이다. Tetracycline 계열 종류의 방법으로 세균벽을 통과한다. 일부는 pH 의존적으로 에너지 의존성 능동적 운반에 의하여 세균 내로 들어가고 일부는 수동적 확산에 의하여 들어가는데, minocycline과 doxycycline은 지질 친화성(lipophilic)이므로 세포막의 지방층을 통하여 직접 들어가게 된다. 세균 내로 들어간 tetracycline은 30S ribosome에 가역적으로 결합하여 세균의 aminoacyl tRNA와 mRNA-ribosome의 결합을 억제하고, 이로 인하여 peptide의 신장(elongation)이 일어나지 않아 단백질 합성이 억제되어 정균 효과를 보인다. Tetracycline 계열은 세균의 30S 리보솜에는 강력한 결합력을 가지는 반면 진핵세포의 80S 리보솜에는 매우 약한 결합력으로 인해 진핵 세포 내 축적이나 독성 작용은 거의 없는 것으로 알려져 있다.

Tigecycline도 단백질 합성을 억제하는 정균 항균제로 tetracycline계 항생제와 마찬가지로 세균의 30S 리보솜에 결합하여 amino-acyl tRNA 분자가 들어오는 것을 차단함으로써 작용한다. 그러나 glycylcycline은 tetracycline이나 minocycline보다 리보솜 결합력이 5배 이상 강력하여 tetracycline의 주요 내성 기전인 리보솜 보호(ribosomal protection) 기전을 극복하는 것으로 알려져 있다. Tigecycline은 R9 위치에 큰 치환기를 붙여 입체적 장애물(steric hindrance)을 형성함으로 인해 tetracyclnie의 주요 내성 기전을 극복하는 것으로 알려져 있다.

4. 내성 기전

Tetracycline의 내성 기전은 능동적 단백질 운반 펌프에 의한 유출의 증가에 따른 세포 내 약물의 감소(drug-specific efflux pump), 리보솜의 변화에 의한 약제의 결합 저하(ribosomal protection), 세균이 생산하는 효소에 의한 약제의 불활성화(chemical modification) 3가지 기전이 알려져 있지만, 처음 두 가지 기전이 임상적으로 중요한 기전으로 이러한 내성은 plasmid나 다른 종류의 전파가능한 요소인 transposons에 의하여 매개된다. 특히 이 plasmid는 동시에 aminoglycoside, sulfonamide 및 chloramphenicol 등의 다른 약제에 대한 내성유전자를 갖고 있기 때문에 tetracycline에 내성인 경우 타 항균제에 대해서도 내성인 경우가 많다. 주요 내성 기전중 하나인 세포로부터 tetracycline을 유출시키는 막 관련 단백질인 유출 펌프는 세포 내 약물 농도를 감소시켜 항균제의 작용을 무력하게 한다. 초기 tetracyline 계열의 항생제는 이 유출펌프에 의해 내성이 초래되지만, 2세대 계열인 doxycycline과 minocycline에는 내성이 초래되지 않는다. 리보솜 보호 단백질(Ribosomal protection protein, RPPs)은 tetracycline 계열 항생제의 작용 부위인 리보솜에 대한 보호 역할을 하는 세포질 내 단백질이다. 리보솜 보호 단백질은 GDP 의존성 기전(GDP dependent mechanism)에 의해 tetracycline계의 작용 부위에서 tetracycline계가 달라붙지 못하게 한다. 즉, 리보솜에 결합하여 tetracyline계가 리보솜에 결합되지 못하도록 구조적인 변형을 일으켜 단백질 합성이 진행되도록 한다. 리보솜 보호 단백질에 의한 내성은 유출 펌프에 의한 내성 기전보다 더 광범위한 내성을 갖게 하여, 1세대와 2세대 tetracycline 계열 항생제에 모두 내성을 초래한다. 리보솜 보호 단백질은 주로 그람양성균에 존재하며 몇몇 비-장관(Non-enteric) 그람음성균과 혐기균에도 발견된다. Tetracyline 내성율의 증가로 tetracycline 계열의 새로운 세대인 glycylcycline 유도체가 개발되었는데, glycylcycline은 1, 2 세대 tetracycline계 항생제보다 리보솜에 결합력이 훨씬 강해 리보솜 보호 단백질의 작용을 극복할 수 있어 유출펌프 및 리보솜 보호 단백질에 의한 tetracycline에 내성을 가진 균주에도 효과적이다.

5. 약물동력학

Tetracycline계 항생제들은 약제에 따라 경구투여후

표 1. Tetracyclines 및 tigecycline 의 체내동태

항생제	위장관흡수 반감기(%)	반감기(time)	Creatinine 청소율(mL/분)	분포용적(Liter)	단백결합(%)
Short-acting					
Oxytetracycline	58	9	99	128	35
Tetracycline	77	8	74	108	65
Intermediate-acting					
Demeclocycline	66	12	35	121	91
Methacycline	58	14	31	79	90
Long-acting					
Doxycyline	93	18	20	50	93
Minocycline	95	16	9	60	76
Long-acting, 3rd-generation					
Tigecycline	NA	37~38	NA	480	69~87

흡수와 배설이 다르다(표 1). 흡수는 주로 상부 소장에서 일어나고 약물 투여 후 1~3시간에 혈청 내 최대 농도에 도달하며 음식물 섭취, Ca^{2+}, Mg^{2+}, Fe^{2+} 등의 2가 양이온, Al^{3+} 등 다가 양이온과 위산 및 알칼리성 pH에 의하여 영향을 받는다. Doxycyline 과 minocycline 은 높은 생체이용율(bioavailability)로 인해 음식물의 섭취와 관계없이 복용 가능한 반면, tetracycline은 공복 시에 생체이용률은 60~80%이나 음식물과 함께 복용 시 50%까지 생체이용율이 감소될 수 있다. 모든 tetraclcyline 계열 항생제는 이온 착화와 관여된 다가 양이온, 예를 들면 칼슘, 철, 마그네슘 등과 함께 복용 시 흡수가 감소되며, glycylcyline 역시 2가 이온과 착화 가능하다. Tetracycline은 뇌척수액을 제외한 체액과 조직으로 잘 침투하며, 뇌척수 액에서는 혈중농도의 10~25%에 이른다. 그러나 지용성이 높은 doxycycline이나 minocycline은 tetracycline에 비하여 체액과 조직에서 높은 농도에 이른다. Minocylcline 은 생리적 pH에서 tetracycline보다 5배의 친지질성을 보여, 타액과 누액에서도 tetracycline보다는 높은 농도를 유지할 수 있어 tetracycline에서는 불가능한 수막구균 보균자 상태의 치료가 가능하다. Tetracycline계는 태반을 통과하여 산모 혈청의 20~60% 의 혈중농도를 유지할 수 있어, 태아의 골 조직이나 치아에 침착될 수 있다. Tetracycline

계는 모유로도 높은 농도로 분비된다. 동물연구에서 약력학 및 약동학적으로 tetracycline계의 효과를 가장 잘 반영하는 지표는 24hr AUC/MIC ratio로 알려져 있다.

Tigecycline은 하루에 2회 30분에서 1시간에 걸쳐 정맥주사로 투여한다. 경구 생체이용율(bioavailability)이 낮아 정주용으로만 사용된다. 정맥 투여 시 69~87%가 단백질에 부착되며, 평균 반감기는 37~38시간이고 안정 상태에서 kg당 7.2 L에서 8.6 L로 큰 분포용적을 보인다. 주로 간의 glucuronidation에 의해 대사되어 담도계로 배설되며 일부 신장으로도 배설된다. 30%는 대사되지 않은 채로 소변 및 대변으로 배설된다. Tigecycline의 대사산물은 항균 효과가 없다. Tigecycline은 또한 신장기능부전에 따른 용량 조절이 필요 없으며 혈액투석 시에도 체내에서 제거되지 않는다. Tigecycline은 cytochrome P450 효소를 억제하지 않으므로 약물상호작용이 흔하지 않다. 경도의 간기능장애(Child A)에서는 tigecycline 용량 조절이 필요하지 않으나, 중등도의 간기능장애(Child B) 및 심한 간기능장애(Child C)에서는 각각 25% 및 55%로 용량 조절이 필요하다. 정맥 투여 후 혈청에 비하여 상대적으로 담낭, 폐 그리고 대장에 농도가 더 높지만 활액 및 뼈에는 혈액보다 농도가 낮게 유지된다. Tigecycline은 시간 의존적으로 항균 효과(time depent killing)를 보이고 지속적인

postantibiotic effect를 갖는 항생제이다.

6. 약물상호작용

제산제, 우유, 및 비타민 제제, 철분 제제는 tetracycline 제제의 흡수를 떨어뜨린다. Carbamazepine, diphenylhydantoin 및 barbiturate 등은 항생제의 간 대사를 증가시키므로 반감기가 약 50% 정도 줄어든다. Tetracycline계는 warfarin의 효과를 증가시키므로 병용할 경우 주의하여야 한다. 살균 항생제와 병용하여 사용하면 길항 작용이 있고 pneumococci에 의한 수막염의 치료에 penicillin과 병용할 경우 치료 효과가 감소하는 것으로 보고되었으므로 살균 항생제와 병용하지 않는다.

모든 tetracycline 계열의 항생제는 경구투여 시 알루미늄, 칼슘, 마그네슘, 철, 아연 등 2가 혹은 3가 양이온과 같이 투여 시 흡수에 괄목할 만큼의 감소를 초래하므로 이를 함유하고 있는 제산제, sucralfate, multi-vitamine 등과 같이 복용해서는 안 된다. Sodium bicarbonate와 cimetidine도 tetracycline의 흡수 감소를 초래하지만 임상적으로 큰 의의는 없다. 항전간제인 carbamazephine, phenytoin, barbiturate 등은 간내 대사(hepatic metabolism)를 증가시켜 doxycycline의 반감기를 약 50% 정도로 감소시키며, 만성적인 ethanol 섭취 시에도 간의 미소체효소(microsomal enzyme)의 분비를 유도해 doxycycline의 반감기를 감소시킨다. 마취제인 methoxy flurane은 tetracycline과 같이 복용 시 신독성을 증가시키고, 이뇨제 투여 등으로 체액 감소 시 tetracycline의 신독성을 증가시킬 수 있다. 경구용 항응고제와 tetracycline 계열의 항생제를 동반 복용 시 장내 세균에 의한 비타민 K의 생성 감소로 인해 prothrombin의 작용감소로 출혈소인이 증가될 수 있다. 경구용 피임제를 복용 중인 경우 tetracycline 병용 시 경구 피임제의 약물농도를 감소시킬 수 있어 tetracycline과 같이 복용하지 않는 게 좋다. 다른 항생제 즉, aminoglycoside와 penicillin 계열의 약물을 같이 사용 시 드물게 길항 작용이 있음이 보고되어 병용투여하지 않는 게 좋다. Tigecycline은 간 내에서 cytochrome

P450 효소를 유도하거나 억제하지 않지만, 와파린과 상호작용이 있을 수 있고 이때 임상적인 중요성은 미미하지만 와파린 복용 환자들은 INR을 검사하여야 한다.

7. 부작용과 금기

모든 tetracycline 제제는 용량 의존적으로 오심, 구토, 상복부 통증을 유발할 수 있고 음식과 함께 복용 시 소화기 부작용은 감소하나 약물의 흡수도 50%까지 감소할 수 있다. 식도 궤양이 생길 수 있고 췌장염이 생겼다는 보고도 있다. 또한 tetracycline제제는 장의 정상 세균총을 변화시켜 *Clostiridium difficile* 연관 설사를 유발하여 다량의 설사를 유발할 수 있다. Tetracycline은 칼슘과 쉽게 결합하여 신생 골과 소아의 치아에 침착된다. 따라서 임산부에 투약하면 태아의 치아에 침착되어 변색 및 법랑질 이형성을 초래하고, 뼈에 침착되어 변형과 성장 억제를 일으킬 수 있다. 따라서 치아의 법랑질이 형성되는 시기인 8세 이하의 소아나 임산부는 금기이다.

Tetracycline을 다량 투여할 경우 간 괴사가 나타날 수 있다. 미세한 공포(vacuole)나 지방질 침착이 일어나는데 임산부에서 흔히 발생한다.

신독성이 있어 신부전 환자의 신기능을 저하시키고, demeclocycline은 신성요붕증(nephrogenic diabetes insipidus)을 일으키기 때문에 SIADH (syndrome of inappropriate antidiuretic hormone secretion)의 치료에 사용된다. 아나필락시스, 두드러기, 발진 등 과민성 반응이 나타날 수 있으며, 교차 반응이 있어 한 가지 약물에 알레르기반응이 있는 환자에서는 그 계열의 다른 모든 약물 투여시 알레르기반응을 고려해야 한다. 약물 자체에 의한 독성으로 광과민성 반응이 나타날 수 있다.

Tigecycline 투여와 연관된 심각한 부작용은 관찰되지 않았으나 오심(17~25%) 및 구토(12%)가 가장 흔히 관찰되는 부작용으로 이 부작용은 치료 첫 1~2일에 발생하나 일시적이며 용량 의존적(dose limiting)이고 약물 투여 속도를 감소하여도 사라지지 않으며, 여자 및 젊은 사람들에서 더 많은 빈도로 발생한다. 약물 투여 시 식사를 하거나

metoclopramide 및 prochlorperazine 같은 항구토제를 복용 시 다소 증상이 완화된다. Tigecycline에 과민반응이 있거나 임신 중인 경우는(category D) 투여 금기이고, tetracycline 항생제와 마찬가지로 유아, 8세 미만의 소아는 치아 발육 문제상 치아의 착색을 일으킬 수 있으므로 tigecycline을 투여해서는 안 된다.

8. 임상 적응증

Tetracycline 계열 항생제는 광범위한 항균력을 가진 항생제로 지역사회 획득 호흡기감염증, 성병 등 여러 감염질환의 치료에 널리 사용되어 왔으나 사용량의 증가로 인하여 내성률이 증가하게 되었고 이러한 이유로 tetracycline보다 효과적이고 부작용이 적은 새로운 항생제로 대체되어 가고 있다. 그러나 아직도 *Rickettsia*, *Mycoplasma*, *Chlamydia* 감염의 치료에는 효과적이다(표 2). 또 *Vibrio cholerae*, *Vibrio vulnificus* 및 다른 *Vibrio* 균들에도 효과적이어서 이들 균에 의해 발생한 감염병에 효과적인 치료제로 사용되고 있다. *Mycobacterium marinum*에도 감수성이 있으며 임상 반응도 효과적이다. *Campylobacter* species에도 감수성이 있지만 일부 나라들에서 내성 균주들이 보고되고 있다.

Tigecycline의 임상 적응증은 합병증이 동반된 피부 연조직감염, 합병증이 동반된 복강내감염, 그리고 폐렴 및 골수염을 일으키는 다제내성을 보이는 균감염의 치료에 효과적으로 사용할 수 있다.

Tetracycline

1) 작용 범위

지용성이 높을수록 항균력이 강하여 doxycycline과 minocycline이 가장 항균력이 강하고 tetracycline이 다음으로 강하다.

일반적으로 tetracycline은 그람양성세균과 그람음성세균에 항균 효과를 가지고 있으나 항균력이 더 강한 다른 항생제들이 이들 감염증의 치료에 이용된다. Pneumococci와 *Haemophilus influenzae*에 대한 항균력을 갖고 있고 gonococci와 meningococci에 대한 항균 효과가 우수하지만 penicillin 내성 gonococci는 대부분 tetracycline에 내성이다. 대부분의 *E. coli*, *Pseudomonas pseudomallei*, *Brucella* spp., *V. cholerae*, *V. vulnificus* 및 *Campylobacter* spp. 등에도 항균 효과를 보인다. 혐기균에 대한 항균력을 가지고 있으나 metronidazole과 clindamycin이 더 효과적이므로 이들 약제가 우선적으로 사용되고 있다. 이외에도 *Rickettsia*, *Chlamydia*, *Mycoplasma*, 및 *Treponema pallidum*과 *Borrelia burgdorferi*와 같은 spirochetes 등에도 항균 효과를 보인다.

2) 약물동력학

Tetracycline의 흡수는 주로 상부 소장에서 일어나고 약물투여 후 1~3시간에 혈청 내 최대 농도에 도달하며 음식물 섭취, Ca^{2+}, Mg^{2+}, Fe^{2+} 등의 2가 양이온, Al^{3+} 등다가 양이온과 위산 및 알칼리성 pH에 의하여 영향을 받는다. Tetracycline은 음식물과 함께 복용 시 50%까지 생체이용율이 감소될 수 있다. Tetracycline은 뇌척수 액을 제외한 체액과 조직으로 잘 침투하며, 뇌척수 액에서는 혈중농도의 10~25%에 이른다. Tetracycline은 반감기가 6~8시간이고, 신장과 담즙으로 배설되는데 주로 사구체 여과에 의해 요로 배설되므로 신부전 환자에서 사용하지 말아야 하며, 간기능 저하 환자에는 혈중농도가 높아지지 않는 것으로 알려져 있으나 간독성이 있으므로 주의하여 사용한다. 신기능이 저하된 환자에서 tetracycline 투여 시에 약물의 축적과 간독성이 발생할 수 있다.

3) 약물상호작용

제산제, 우유 및 철분 제제는 tetracycline 제제의 흡수를 떨어뜨린다. Carbamazepine, diphenylhydantoin 및 barbiturate 등은 항생제의 간대사를 증가시키므로 반감기가 약 50% 정도 줄어든다. Tetracycline은 warfarin의 효과를 증가시키므로 병용할 경우 주의하여야 한다.

폐렴알균에 의한 수막염의 치료에 penicillin과 병용할

표 2. Tetracycline (또는 doxycycline)의 임상 적응증

선택적 적응증	이차적 적응증
라임병	여드름
재귀열	방선균증(actinomycosis)
브루셀라증	탄저병(anthrax)
연성하감	*Campylobacter fetus, C. jejuni*
Chlamydia 감염증	만성기관지염의 급성 악화
C. pneumoniae	*Clostridium tetani*
비특이성 요도염	*Eikenella corrodens*
트라코마	야토병(tularemia)
조병(ornithosis)	렙토스피라증
Helicobacter pylori	*Nocardia* (minocycline)
(metronidazole, bismuth subsalicylate와 병용)	*Pasteurella multocida*
Nongonococcal urethritis	서교열
골반내감염증	매독
Pseudomonas mallei	페스트
Rickettsia 감염증	*Ureaplasma urealyticum*
Q fever *(Coxiella burnetii)*	*Acinetobacter baumannii*
Trachoma *(C. trachomatis)*	*Mycobacterium leprae*
치주염(Periodontitis)	*Burkholderia mallei*
Scrub typhus *(Orientia tsutsugamushi)*	*Burkholderia pseudomallei* (Melioidosis)
콜레라	*Yersinia pestis*
Vibrio parahemolyticus	Parasite
Vibrio vulnificus	*Entamoeba histolytica*
탄저병	*Giardia lamblia*
Cat-scratch fever	Prophylaxis
Granuloma inguinale	Anthrax *(Bacillus anthracis)*
Mycobacterial infection	Colon surgery prophylaxis
M. marinum, M. fortuitum, M. chelonae	Malaria prophylaxis
	Traveler's diarrhea prophylaxis

경우 치료 효과가 감소하는 것으로 보고되었으므로 살균 항생제와 병용하지 않는다.

4) 부작용과 금기

Tetracycline은 오심, 구토, 상복부 통증 및 설사를 유발할 수 있다. 식도 궤양이 생길 수 있고 췌장염이 생겼다는 보고도 있다. Tetracycline은 칼슘과 쉽게 결합하여 신생 골과 소아의 치아에 침착된다. 따라서 임산부에 투약하면 태아의 치아에 침착되어 변색 및 법랑질 이형성을 초래하고, 뼈에 침착되어 변형과 성장억제를 일으킬 수 있다.

임산부나 8세 이하의 소아에서는 사용하지 않는다. Tetracycline을 다량 투여할 경우 간 괴사가 나타날 수 있다. 미세한 공포(vacuole)나 지방질 침착이 일어나는데 임산부에서 흔히 발생한다. 약물 자체에 의한 독성으로 아나필락시스, 두드러기, 발진 등 과민성 반응이 나타날 수 있으며, 교차 반응이 있어 한 가지 약물에 알레르기반응이 있는 환자에서는 그 계열의 다른 모든 약물 투여 시 알레르기반응을 고려해야 한다.

5) 임상 적응증

Tetracycline은 광범위한 항균력을 가진 항생제로 여러 감염 질환의 치료에 널리 사용되어 왔으나 사용량의 증가로 인하여 내성률이 증가하게 되었고 이러한 이유로 tetracycline보다 효과적이고 부작용이 적은 새로운 항생제로 대체되어 가고 있다. 그러나 아직도 *Rickettsia*, *Mycoplasma*, *Chlamydia* 감염의 치료에는 효과적이다 (표 2). 또 *Vibrio cholerae*, *Vibrio vulnificus* 및 다른 *Vibrio* 균들에도 대체로 효과적이어서 이들 균에 의해 발생한 감염 병에 가장 효과적인 치료제로 사용되고 있다. *Mycobacterium marinum*에도 감수성이 있으며 임상반응도 효과적이다. *Campylobacter* spp.에도 감수성이 있지만 일부 나라들에서 높은 내성 균주들이 보고되고 있어 이들에 의해 감염에는 좋은 선택 약제는 아니다.

6) 용법 및 용량

경구투여 시 성인에서 1~2 g을 4회 분복하고, 소아에서는 25~50 mg/kg/일을 3회 분복한다.

Doxycycline

1) 작용 범위

반감기가 길며 항균력도 우수하여 tetracycline의 적응증이 되는 모든 감염에 대체하여 사용된다.

2) 약물동력학

반감기는 16~18시간으로 길고, 복용후 1.5~4시간에 혈중 최고 농도에 도달한다. Doxycycline은 70~80% 가 분변을 통해서 배출되고 나머지는 사구체 여과를 통해 소변으로 배설된다. Doxycycline 의 약물역동학, 반감기 및 치료 농도는 신기능의 변화와 관련이 적어 신부전 환자에서도 사용 가능하다. Doxycycline은 반감기가 길어 1일 1회 사용이 가능하고, *Plasmodium falciparum*에도 항균력이 있어 열대 지방을 여행할 때 예방적 항생제로 사용된다.

3) 약물상호작용

다른 tetracycline에 비하여 경구투여로 흡수가 잘 되고 음식물 섭취에 의해 영향을 받지 않는다. 그러나 ethanol은 흡수를 방해해 지속적 음주는 혈중농도를 감소시킨다. 한약재(herb medication) 또한 흡수를 저해하는 것으로 보고된 바 있다.

4) 부작용과 금기

다른 tetracycline과 유사하게 오심, 구토, 설사를 유발하며 심혈관계에는 두개내압상승, 심막염등이 보고되기도 하고 드물지만 피부질환으로 혈관신경부종, 탈락피부염(exfoliative dermatitis), 광과민성 반응(photohypersensitivity), 일광화상을 일으키기도 한다. 그 외에 아나필락시스양자반병, 아나필락시스, 루푸스의 악화가 발생하는 경우도 있다. 임산부에서는 금기이며 장기간 사용 시 균교대 감염 및 구강이나 질의 칸디다증을 유발한다. 이 약물에 광과민성 반응이 있는 환자는 되도록 일광을 피하거나 일광차단제를 사용하는 것이 바람직하다.

5) 임상 적응증

주로 *Rickettsia*, *Chlamydia*, *Mycoplasma*에 의한 감염에 대한 치료로 사용되며 malaria 예방약으로 mefloquine 대신 사용되기도 한다. Penicilline에 알레르기가 있는 환자에서 syphilis, *Neisseria gonorrhoeae*, *Listeria*, *Actinomyces israelii*, *Clostridium* 감염에 사용되고 지역사회 폐렴의 치료로 쓰이기도 한다. 비교적 흔치 않은 그람양성 및 음성균인 *Borrelia recurrentis*, *Ureaplasma urealyticum*, *Haemophilus ducreyi*, *Yersinia pestis*, *Francisella tularensis* 및 *Campylobacter*, *Brucella* 등에 의한 감염의 치료로도 사용된다.

6) 용법 및 용량

성인에서 100 mg을 1일 2회 경구투여, 또는 주사로 투여가능하나 현재 주사 제재는 생산 중단되었다. 임산부나 8세 이하의 소아에서는 사용하지 않는 것이 좋다. 신부전 환자에게 투여할 때에 감량할 필요는 없고 혈액투석이나 복막투석후에 추가로 투여할 필요가 없다.

Minocycline

Tetracycline계 중에서 경구투여로 가장 흡수가 잘된다. Minocycline은 대부분이 간에서 비활성 대사물로 대사되고 단지 10~13%만이 신장에 의해 배설되며 극소량이 대변으로 배출되며 간질환에서 약물의 축적은 보이지 않는다. 반감기도 14~16시간으로 doxycycline과 비슷하며 지용성이 높고 항균력도 우수하다. 그러나 구역, 현기증, 쇠약감, 운동실조증의 부작용이 거의 모든 환자에서 나타나는 문제가 있다.

투여용량은 성인에서 100 mg을 1일 2회 경구투여 한다. 임산부나 8세 이하의 소아에서는 역시 금기이다. 부작용은 다른 tetracycline과 유사하나 위장관 부작용은 적게 발생한다. 신경학적 부작용이 더 흔하여 1일 200~400 mg 투여할 경우 35~70%에서 현기증, 현훈, 운동 실조 등이 나타난다.

Demeclocycline

경구투여 시 tetracycline과 비슷한 정도로 흡수된다. 음식물 섭취 후 복용하면 약 50% 정도 흡수가 덜 된다. 반감기는 10~17시간이며 신장으로 배설된다. 뇌척수 액으로 잘 투과되지 않는다.

임질의 치료에 사용될 수 있으나 tetracycline이나 doxycycline이 더 많이 쓰인다.

Demeclocycline은 감염증의 치료보다는 주로 SIADH의 치료제로 잘 알려진 약제이다. 그러나 demeclocycline이 이뇨 작용을 일으키기까지는 수일이 걸리기 때문에 급성 저나트륨혈증에는 효과가 없고 만성형의 SIADH의 치료에 효과적이다.

Tigecycline

1) 작용 범위

Tigecycline은 ESBL 생성 유무와 상관없이 Enterobacteriaceae에 매우 효과적으로 MIC_{90}은 2 mg/L 이하이다(표 3). 그러나 *Proteus mirabilis*, indole-positive *Proteus* spp.에 대한 항균력은 낮다. 특히 *P. mirabilis*에서 tigecycline의 항균력 감소는 AcrAB multidrug efflux pump와 관련이 있다. *Pseudomonas aeruginosa* 또한 tigecycline에 의해 효과적으로 억제되지 않는다. Tigecycline은 non-fermentative 그람음성균 즉 *Acinetobacter* spp. (90% 이상 감수성), 및 *Stenotrophomonas maltophilia* (90% 이상 감수성)에 매우 효과적이다. 특히 *S. maltophilia*에 대해서는 amikacin, ceftazidime, ticarcillin/calvulanate보다 더 효과적이다. 또한 tigecycline은 *H. influenzae* 및 *M. catarrhalis* 같은 호흡기 병원균에 항균력을 가지며 MIC_{90}은 각각 1 mg/dL 및 0.25 mg/dL이고, β-lactamase 생성 여부에 관계없이 항균력이 있다. Tigecycline은 또한 그람양성균에도 광범위한 항균력이 있어서 oxacillin 감수성 여부에 상관없이 *S. aureus*에 MIC_{90}이 0.5 mg/dL로 효능이 있으며, glycopeptide에 intermediate를 보이는 *S. aureus*에서도 MIC_{90}은 0.5 mg/dL이고 MBC는 0.25~2 mg/dL이다. 또한 vancomycin에 내성을 보이는 *S. aureus*에서도 정균 작용을 보였다. Methicillin 감수성 *S. aureus* (MSSA)에 대한 항균력은 minocycline 〉 tigecycline = doxycycline 〉 tetracycline 순으로 tigecycline이 minocycline보다 항균력이 낮았으나, Methicillin 내성 *S. aureus* (MRSA)에 대해서는 MIC_{90}을 기준으로 비교 시 tigecycline이 가장 항균력이 좋았다. Methicillin 내성인 coagulase negative staphylococci에서도 MIC_{90}이 0.5~1.0 mg/L로 항균력이 좋았다. 다른 tetracycline계열과 항균력 비교시 MRSA, MSSA에서 처럼 minocycline 이 methicillin 감수성 *S. epidermidis* (MSSE)에 대해서는 가장 항균력이 좋았고, methicillin 내성 *S. epidermidis* (MRSE)에 대해서는 tigecycline 이

표 3. Tigecycline의 작용 범위 및 MIC

Organism	MIC rage (mg/L)	MIC$_{50}$ range (mg/L)	MIC$_{90}$ range (mg/L)
Gram positive			
Staphylococcus aureus	≤ 0.02~2	0.06~0.5	0.125~1
Coagulase-negative staphylococci	≤ 0.03~2	0.06~1	0.25~1
Enterococcus spp.	≤ 0.02~2	0.03~0.25	0.06~0.5
Streptococcus pneumoniae	≤ 0.01~1	≤ 0.02~0.25	≤ 0.02~0.5
Group A streptococci	≤ 0.02~0.5	0.06~0.13	0.06~0.25
Group B streptococci	0.03~0.5	0.06~0.13	0.06~0.25
Viridans streptococci	0.01~0.2	≤ 0.02~0.06	0.03~0.5
Gram negative			
Escherichia coli	0.06~2	0.13~0.5	0.25~1
Klebsiella pneumoniae	0.06~8	0.25~1	1~2
Klebsiella oxytoca	0.5~2	0.5~1	1
Morgenella morganii	1~8	2~4	4
Proteus mirabilis	1~8	4	8
Proteus vulgaris	0.13~0.16	4	4
Providencia species	4~8	4	8
Shigella spp.	0.13~0.5	0.25	0.5
Salmonella spp.	0.25~2	1	1
Citrobacter spp.	0.25~16	0.5~1	0.5~2
Enterobacter spp.	0.25~8	1	1~2
Serratia marcescens	0.5~8	2~4	2~4
Stenotrophomonas maltophilia	0.25~8	0.5~2	2~4
Pseudomonas aeruginosa	0.5~32	8~>16	16~32
Acinetobacter spp.	≤ 0.03~16	0.25~2	0.5~8
Burkholderia cepacia	0.5~64	2~4	4~32
Haemophilus influenzae	≤ 0.13~4	0.25~1	0.5~2
Moraxella spp.	≤ 0.03~0.25	0.06~0.13	0.13~0.25
Neisseria gonorrhoeae	≤ 0.02~1	0.06~0.5	0.13~1
Eikenella corrodens	≤ 0.06~4	0.5	2
Anaerobes			
Bacteroides fragilis	0.5~8	2	2
Bacteroides fragilis group	0.02~2	0.13~0.5	0.13~2
Clostridium perfringens	0.03~4	0.03~0.5	0.25~1
Clostridium difficile	≤ 0.02~0.25	0.03~0.13	0.03~0.13
Proprionibacterium acnes	0.03~0.13	0.03	

표 3. Tigecycline의 작용 범위 및 MIC (계속)

Organism	MIC rage (mg/L)	MIC$_{50}$ range (mg/L)	MIC$_{90}$ range (mg/L)
Peptostreptococcus spp.	≤ 0.02~0.5	0.03~0.06	0.03~0.25
Fusobacterium spp.	≤ 0.02-0.25	0.02~0.06	0.06
Prevotella spp.	0.02~1	0.03~0.5	0.06~1
Porphyromonas spp.	≤ 0.02~0.13	0.03~0.06	0.06
Atypical organism			
Mycobacterium abscessus	≤ 0.06~1	≤ 0.13	0.25
Mycobacterium chelonae	≤ 0.25	≤ 0.06	≤ 0.13
Mycobacterium fortuitum	≤ 0.25	≤ 0.06	≤ 0.13
Mycobacterium avium	≥ 32	>32	>32
Mycobacterium lentiflavum	≥ 32	>32	>32
Mycobacterium marinum	0.19~24	2~16	3~16
Mycobacterium kansasii	8~32	16	32
Chlamydophilia pneumoniae	0.13~0.25	0.25	0.5
Mycoplasma hominis	0.13~0.5	0.25	0.5
Mycoplasma pneumoniae	0.06~0.25	0.13	0.25
Ureaplasma urealyticum	1~16	4	8

가장 항균력이 좋았다. 한 실험에서는 vancomycin 및 daptomycin보다 4배 이상 항균 효과가 있음을 보고하기도 하였다. Tigecycline은 대부분의 streptococci에도 우수한 항균 효과를 보여서 macrolide나 β-lactam 항생제에 내성을 보이는 *S. pneumoniae* 등에서도 효과적으로 사용할 수 있다(MIC$_{90}$은 0.5 mg/L이하). Vancomycin에 감수성이 있거나 내성인 enterococci에도 MIC$_{90}$이 0.25에서 0.5 mg/L로 우수한 효과를 보이며 *E. faecium* 및 *E. faecalis* 모두 효과적으로 억제할 수 있으며, tetracycline 항생제 내성 유무에도 관계없이 tigecycline은 enterococci를 효과적으로 억제할 수 있다.

혐기세균중 *Bacteroides fragilis*에서 MIC$_{90}$이 0.05 mg/L로 tigecycline에 감수성을 보이고 *P. anaerobius*, *P. asaccharolyticus*, *P. micros*, *P. magnus*, *P. prevotii*, *P. indolicus* 같은 대부분의 peptostreptococci 들도 MIC 4 mg/L 이하로 항균 효과가 있고 또한 *Clostridium perfringens*, *Clostridium difficile*, *Pre-*votella spp., *Propionibacterium acnes* 및 *Fusobacterium nucleatum*에도 효과가 있다. 더군다나 사람이나 동물의 교상과 관계된 *Pasteurella*, *Fusobacterium*, *Prevotella*, *Bacteroides* 등에도 항균 효과가 있다. 그 외 minocylcine과 비교하여 *M. pneumoniae* 같은 비전형적인 균에서도 MIC$_{90}$이 0.25 mg/L로 효과가 있으며 또한 *M. hominis*도 0.5 mg/L로 효과가 있다. 실험실에서 tigecycline은 rapid growing mycobacteria의 증식을 억제한다. 특히 *M. fortuitum* group, *M. abscessus*, *M. chelonae*, *M. immunogenum* 그리고 *M. smegmatis* group 등의 비전형적인 균에 대한 MIC$_{90}$이 0.25 mg/L로 효과적이나, slowly growing non-tuberculous mycobacteria (*M. avium* complex, *M. lentifalvum*, *M. kansasii*, *M. marinum*, *M. xenopi*, *M. simiae*)에는 항균 효과가 없었다. 결론적으로 tigecycline은 *S. aureus*, *Enterococcus* spp., *S. pneumoniae*, *H. influenzae*, *M. catarrhalis*, *N. gonorrhoeae*, 대부분

의 Enterobacteriacae 그리고 *Bacteroides*들을 포함한 그람양성 및 그람음성의 호기성 세균 및 혐기성 세균에 항균 효과를 갖고 있다. 그렇지만 *Pseudomonas*에 대한 항균력은 없으며 *Proteus mirabilis*에는 제한된 효과를 갖고 있다

2) 약물동력학

Tigecycline은 하루에 2회 30분~1시간에 걸쳐 정맥주사로 투여한다. 경구 생체이용율(bioavailibity)이 낮아 정주용으로만 사용된다. 정맥 투여 시 69~87%가 단백질에 부착되며, 평균 반감기는 36~37시간이고 안정 상태에서 kg당 7.2에서 8.6 L로 큰 분포용적을 보인다. 주로 간의 glucuronidation에 의해 대사되어 담도계로 배설되며 일부 신장으로도 배설된다. 30%는 대사되지 않은 채로 소변 및 대변으로 배설된다. Tigecycline의 대사산물은 항균 효과가 없다. Tigecycline은 또한 신장기능부전에 따른 용량 조절이 필요 없으며 혈액투석 시에도 체내에서 제거되지 않는다. Tigecycline은 cytochrome P450 효소를 억제하지 않으므로 약물상호작용이 흔하지 않다. 경도의 간기능장애(Child A)에서도 용량 조절이 필요하지 않으나 중등도의 간기능장애(Child B) 및 심한 간기능장애(Child C)에서는 각각 25% 및 55%로 용량 조절이 필요하다. 정맥 투여 후 빠른 속도로 혈청에서 조직으로 분포하여 담낭, 폐 그리고 대장에 농도가 더 높으며 상대적으로 혈청, 활액 및 뼈에는 농도가 낮아, 균혈증이 있는 환자에서 사용 시 주의가 필요하다. Tigecycline은 시간 의존적으로 항균 효과(time dependant killing)를 보이고 지속적인 postantibiotic effect를 갖는다.

3) 약물상호작용

간 내에서 cytochrome P450 효소를 유도하거나 억제하지 않지만, 와파린과 상호작용이 있을 수 있고 이때 임상적인 중요성은 미미하지만 와파린 복용 환자들은 INR을 검사하여야 한다.

4) 부작용 및 금기

임상 연구 결과 tigecycline 투여와 연관된 심각한 부작용은 관찰되지 않았으나 오심(17~25%) 및 구토(12%)가 가장 흔히 관찰되는 부작용으로 이 부작용은 치료 첫 1~2일에 발생하나 일시적이며 용량 의존적(dose limiting)이고 약물 투여 속도를 감소하여도 사라지지 않으며, 여자 및 젊은 사람들에서 더 많은 빈도로 발생한다. 약물 투여시 식사를 하거나 metoclopramide 및 prochlor-perazine같은 항구토제를 복용 시 다소 증상이 완화된다. Tigecycline에 과민반응이 있거나 임신 중(category D) 투여는 금기이고 또한 유아, 8세 미만의 소아는 치아 발육 문제상 치아의 착색을 일으킬 수 있으므로 tigecycline을 투여해서는 안 된다.

5) 임상 적응증

FDA에서 합병증이 동반된 피부연조직감염, 합병증이 동반된 복강내감염, 그리고 폐렴 및 골수염을 일으키는 다제 내성을 보이는 균감염에 대해 tigecycline을 사용하도록 승인하고 있다.

6) 용법 및 용량

Tigecycline은 100 mg을 처음에 투여하며 12시간마다 50 mg을 30~60분에 걸쳐 정맥 투여한다. 투여 기간은 5~14일 정도이나 감염의 심각도에 따라 투여 기간을 결정하여야 한다.

■ **참고문헌**

1. 강문원: 항생제의 길잡이(제3판), P 199-202, 대한감염학회, 광문출판사, *2005*.

2. Mandell GL et al; *Principle and practice of infectious diseases, 6th ed, p356-366, New York, Churchill Livingstone, 2005*.

3. Pankey GA; *Tigecycline, J Antimicrob Chemother 56: 470-80, 2005*.

4. Pang LW, Limsomwong N, Boudreau EF, Singharaj P:Doxycycline prophylaxis for *Plasmodium falci-parum* malaria. Lancet 1:1161-4, 1987.

5. Petersen PJ, Jacobus NV, Weiss WJ et al; *In vitro and in vivo anti-bacterial activities of a novel glycylcycline, the 9-t-butylglycylamido derivative of minocycline (GAR-936). Antimicrob. Agents Chemother. 43:738-44;1999.*

6. Rosenblatt JE, Barrett JE, Brodie JL, Kirby WM: *Comparison of in vitro activity and clinicl phar-ma-cology of doxycycline and with other tetracyclines. Antimicrob Agents Chemother 6:134-41, 1966.*

7. Standiford HC:*Tetracyclines and chloramphenicol In : Mandell GL,*

Bennett JE, Dolin R, eds, *Principle and Practice of Infectious Diseases, 4th ed, p306, New York, Churchill Livingstone Inc. 1995.*

8. Stein GE and Craig WA; *Tigecycline : A Critical Analysis, Clin Infect Dis 43:518-24, 2006.*

9. Sum PE, Sum FW, Projan SJ: Recent developments in tetracycline antibiotics. Curr. Pharm. Des 4:119-32, 1998.

10. Zhanel GG, Homenuik K, Nichol K et al; *The glycylcyclines: A comparative review with the tetracyclines. Drugs 64:63-88, 2004.*

■ ■ ■ ■

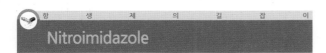

Nitroimidazole

신형식 (국립중앙의료원 감염병센터)

1955년 발견된 azomycin (2-nitroimidazole) 이 Trichomonas vaginalis에 대한 항균 효과가 증명된 이후 여러 종류의 5-nitroimidazole이 합성되었으며, met-ronidazole [1-(2-hydroxyethyl)-2-methyl-5-nitro-imidazole]이 1959년부터 *Trichomonas vaginalis* 감염의 치료에 사용되었다. 이외에도 *Entamoeba histolyti-ca, Giardia lamblia* 등의 원충과 혐기균에 우수한 항균력을 가지고 있다.

Metronidazole과 유사한 구조와 항균 효과를 가진 5-nitroimidazole 계통의 약제로 tinidazole과 ornida-zole등이 있다. 이 약제들은 metronidazole에 비해 반감기가 길고 약물 투여 간격이 긴 장점이 있다.

1. 항생제명

Metronidazole, Tinidazole, Ornidazole

2. 구조 및 성상

Metronidazole은 1-(2-hydroxyethyl)-2-methyl-5-nitroimidazole로 nitro기에 CH_2CH_2OH기를 가지고

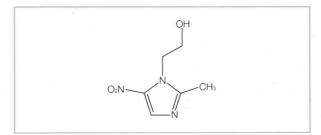

그림 1. Metronidazole 의 구조

ornidazole은 $CHOHCH_2Cl$기를 tinidazole은 $CH_2CH_2SO_2CH_2CH_3$기를 가진다. 이러한 nitroimidazole은 체내 pH에서는 이온화되지 않고 약간만 물에 녹는다. 알콜 존재 하에서는 잘 녹는다. 그림 1에 metronidazole의 구조식을 표시하였다.

3. 작용 기전

Metronidazole은 세균에 의해 대사가 된 후 중간대사물질이 항균 효과를 나타내는 살균 항균제이다. 혐기균과 원충 내로 들어간 metronidazole의 nitro기가 화학적으로 낮은 산화환원 전위(redox potential)를 가진 전자 전달 단백질인 ferredoxin으로부터 전자를 받아들여 환원된다. 이 때 형성된 불안정한 환원 산물인 nitro라디칼 음이온이 세균이나 원충의 DNA에 손상을 일으켜 항균 효과를 나타낸다. 이러한 작용 기전으로 인해 metronida-zole은 인체내에서 돌연변이를 일으킬 수 있다.

4. 내성 기전

Metronidazole에 대한 내성은 잘 발생하지 않는다. 내성은 주로 항생제의 세포막 투과 저하나 세균의 pyruvate/ferredoxin oxidoreductase가 감소함으로써 metronidazole에 대한 감수성이 감소하여 발생한다. Pyruvate/ferredoxin oxidoreductase가 감소하여 유도되는 내성은 *Bacteroides fragilis*의 *nim* 유전자가 알려져 있으며 플라스미드 또는 염색체에 의해 매개된다. Metronidazole에 내성이면 다른 nitroimidazole에도 교차 내성을 보인다.

Metronidazole

1) 작용 범위

Metronidazole은 *T. vaginalis*, *E. histolytica*, 및 *G. lamblia* 등의 원충과 *Clostridium spp.*, *Bacteroides spp.*를 포함한 혐기성 그람음성막대균 및 혐기성 그람양성균에 우수한 항균력을 가진 살균 항균제이다. 그러나 호기성 세균과 통성 호기성 세균에는 항균 효과가 없다.

2) 약물동력학

Metronidazole은 위장관에서 투여 용량의 거의 대부분이 신속하게 흡수되며 음식물의 섭취에 영향을 받지 않는다. 500 mg을 1회 경구투여 시 혈중농도는 10 μg/mL에 이르고 직장 내 흡수는 67~82%로 높고, 질내 투여 시는 20~56%가 흡수된다. 혈중에서 약 20%가 혈장 단백과 결합하고 반감기는 8시간이다. Metronidazole은 체액이나 조직으로 침투가 잘 되어 뇌척수액이나 타액, 질 분비물 및 정액에서도 치료 농도에 도달한다. 간에서 대부분 대사되고, metronidazole과 대사산물이 대부분 소변으로 배설되며 12% 정도가 대사되지 않은 형태로 배설된다. 간부전이 있는 환자에서는 제거 반감기가 길어지기 때문에 약 30~50%로 감량한다. 신부전이 있는 환자에서는 metronidazole의 대사산물이 체내에 축적될 수 있으므로

부작용이 발생하는지를 주의해서 투여한다.

3) 약물상호작용

Metronidazole은 disulfiram 유사 효과를 갖고 있으므로 치료 중 술을 마시면 오심과 구토가 발생한다. Warfarin의 대사를 억제하므로 같이 사용할 경우 warfarin 용량을 감량해야 한다. Prothrombin 시간을 병용 치료 시작 시부터 metronidazole 투여 종료 후 8일까지 모니터링한다. 5-FU 청소율이 감소하여 독성이 증가하고 vecuronium의 효과가 증강된다. Phenobarbital은 metronidazole의 대사를 증가시키므로 용량을 증량해야 한다. Lithium 치료를 받고 있는 환자에서 metronidazole을 병용하는 경우 lithium의 중추신경계 부작용이 나타날 수 있다.

4) 부작용과 금기

Metronidazole의 부작용은 흔하지 않으며 치료를 중단할 정도의 심각한 부작용은 없다. 두통, 오심, 구토, 설사, 복부 불쾌감 및 입안의 금속성 맛 등이 주로 나타난다. 신경학적 부작용으로 어지러움, 운동실조증 및 팔과 다리의 감각이상이 드물게 나타날 수 있으므로 중추신경계 질환 환자에서는 주의하여 사용한다. 이외에도 배뇨통, 두드러기와 가려움증이 나타날 수 있다.

Metronidazole은 쥐를 대상으로 한 실험에서 암을 유발하는 것으로 알려졌고, 세균을 대상으로 한 실험에서는 돌연변이를 유발하였다. 따라서 필수적인 적응증의 경우에 투여하도록 한다. 아직까지 사람에서 metronidazole로 인해 암이 발생하였다는 증거는 없다. 임산부의 치료 시 기형아, 사산 등을 유발하였다는 보고는 없으나 임신 첫 3개월 동안에는 사용하지 않도록 권고하고 있다. 수유 여성의 경우 모유에서 측정되는 농도가 혈장 농도의 50~100%이기 때문에 투여 시 이득을 고려하여 치료한다. 마지막 치료 용량 복용 후 24시간동안 수유를 하지 않는다.

5) 임상 적응증

Metronidazole은 *Bacteroides spp.*, *Clostridium*

spp., *Fusobacterium*, *Peptococcus*, *Peptostreptococcus*, *Eubacterium* 및 *Helicobacter spp.* 등 거의 모든 혐기균에 항균 효과를 보인다. 그러나 Actinomycetes와 *Propionibacterium acne* 감염증에는 효과가 없다. 복강 내감염, 골반내감염, 농양, 욕창 등의 감염은 흔히 혐기균과 호기성 세균의 복합 감염이 흔하기 때문에 metronidazole과 호기균에 효과적인 다른 항생제를 병용하여 치료한다. 중추신경계를 비롯한 체액이나 조직으로의 침투가 우수하고, 감수성 세균에 대한 살균력이 탁월해 뇌농양이나 혐기균에 의한 중추신경계 감염과 심내막염 및 면역저하환자의 혐기균 감염에 일차 선택약제이다. 과거에 흔히 사용되었던 chloramphenicol이나 clindamycin은 혐기균 감염증 중 가장 흔한 *B. fragilis*에 내성을 보이는 경우가 많고 부작용이 비교적 많기 때문에 혐기균 감염증의 치료에는 metronidazole이 더 효과적이다. 여러 혐기균을 포함하여 *B. fragilis* 감염에는 혐기균에 항균력이 우수한 metronidazole, carbapenem계 항생제, β-lactam/β-lactamase 억제제 복합제 등으로 치료하며, 같이 병용 투여하지 않는다. *Clostiridium difficile*에 의한 위막성 대장염의 치료에 vancomycin보다 효과가 다소 떨어지지만 vacomycin 내성 발현 억제를 위해 metronidazole이 일차 선택 약제이다. 중증 *Clostridium difficile*에 의한 위막성 대장염에서는 vancomycin을 먼저 사용한다. 소화성 궤양과 관련된 *H. pylori*의 치료에 tetracycline이나 macrolide 항생제와 병용하여 치료한다.

세균성 질증의 치료에도 metronidazole을 경구 또는 국소 투여로 효과가 좋다. *T. vaginalis* 감염, 장관 아메바증, 아메바성 간농양 및 giardiasis에 선택 약제이다. 아메바증의 치료 시 diloxanide와 같은 포낭형 아메바에 효과적인 항생제와 병용하여 치료하여야 치료 실패나 재발을 줄일 수 있다.

6) 용법 및 용량

혐기균에 의한 감염의 치료 시, 성인 투여 용량은 경구 투여 시 500 mg을 매 6시간마다, 정맥주사 시 500 mg을 매 6시간마다 투여한다. C. difficile에 의한 장염은 500

mg을 1일 3회 총 10~14일 간 투여한다.

세균성 질증의 치료 시 metronidazole을 경구로 2 gm 1회 투여하거나, 500 mg 1회 7일 간 질내 투여 또는 metronidazole gel을 질내 도포한다. *T. vaginalis* 감염의 치료시에는 2 g을 1회 또는 500 mg을 하루 2회 7일 간 투여한다. Metronidazole 질내 투여는 경구투여보다 효과가 낮다.

아메바 대장염이나 아메바성 간농양 등 장관외감염의 치료에 750 mg을 하루 3회 10일간 투여한다. 소아에서의 치료 용량은 30~50 mg/kg/일이다.

Giardiasis의 치료시 2 g을 하루 1회 3일 간 투여하거나 250 mg을 하루 3회 5일 간 사용한다.

Tinidazole

Tinidazole은 경구투여 시 흡수율이 90%로 매우 우수하며 음식에 영향을 받지 않는다. 제거 반감기는 12~14시간이다. 단백 결합률은 8~20%로 적다. 조직 분포는 다른 nitroimidazole과 유사하며 뇌수막, 태반을 잘 통과하고 모유로도 배출된다. 질액, 뇌척수액, 침 담즙의 농도가 혈장 농도와 유사하다. 항균 효과를 나타내는 기전은 metronidazole과 동등하다. 아메바증과 giardiasis 등의 원충감염 치료에 사용된다. 혐기균에 의한 감염의 치료에도 효과적인다.

부작용은 metronidazole과 거의 비슷하나 Metronidazole에 비해 경미하고 더 적게 발생한다. 오심, 구토, 금속성 맛 등이 흔하다. Disulfiram 유사 효과를 가지고 있다.

Ornidazole

Nitroimidazole 유도체로 항균 효과는 metronidazole과 동등한 것으로 여겨진다. 경구투여 시 흡수가 잘되고 반감기는 12~14시간이다. Tinidazole과 같이 지용성이 높은 항생제로 조직으로 투과가 잘 되며 부작용도 비슷하다. 원충 감염의 치료에 주로 사용된다.

■ 참고문헌

1. Ednie LM, Spangler SK, Jacobs MR, Appelbaum PC. Antianaerobic activity of the ketolide RU 64004 compared to activities of four macrolides, five beta-lactams, clindamycin, and metronidazole. Antimicrob Agents Chemother 41 (5):1037-41, 1997.

2. Edwards DI. Mechanism of antimicrobial action of metronidazole. J Antimicrob Chemother 5 (5):499-502, 1995.

3. Freeman CD, Klutman NE, Lamp KC.Metronidazole. A therapeutic review and update. Drugs 54 (5):679-708, 1997.

4. Jokipii AM, Jokipii L. Metronidazole, tinidazole, ornidazole and anaerobic infections of the middle ear, maxillary sinus and central nervous system. Scand J Infect Dis (Suppl) 26:123-9, 1981.

5. Lamp KC, Freeman CD, Klutman NE, Lacy MK. Pharmacokinetics and pharmacodynamics of the nitroimidazole antimicrobials. Clin Pharmacokinet 36 (5):353-73, 1999.

6. Schaumann R1, Petzold S, Fille M, Rodloff AC. Inducible metronidazole resistance in *nim*-positive and *nim*-negative *Bacteroides fragilis* group strains after several passages metronidazole containing columbia agar plates. Infection 33 (5-6):368-72, 2005.

7. Verstraelen H, Verhelst R, Roelens K, Temmerman M. Antiseptics and disinfectants for the treatment of bacterial vaginosis: a systematic review. BMC Infect Dis 28;12:148, 2012.

8. Zhang Y. Metronidazole validates drugs targeting hypoxic bacteria for improved treatment of tuberculosis. Proc Natl Acad Sci U S A 28;109 (35):13890-1, 2012.

9. Zar FA, Bakkanagari SR, Moorthi KM, Davis MB. A comparison of vancomycin and metronidazole for the treatment of *Clostridium difficile*-associated diarrhea, stratified by disease severity. Clin Infect Dis 45 (3):302-7, 2007.

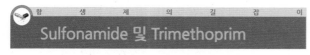

Sulfonamide 및 Trimethoprim

배인규 (경상대학교 의학전문대학원 내과학교실)

Sulfonamide계 항생제는 생체 내에서 항균 효과가 입증된 최초의 약물로, 근대 항균 화학 요법의 출발점이 되는 제제이다. 1934년 독일의 Gerhard Domagk는 1932년 Josef Klare 등에 의해 합성된 azo 계열의 염색약의 일종인 sulfachrysoidine (Prontosil®)이 생체 내에서 streptococci에 의한 감염증에 효과가 있음을 발표하는데, 이것이 sulfonamide계 항생제의 효시이다. 1936년 영국의 Colebrook와 Kenny가 산욕열의 치료에 Prontosil®을 사용하면서 산욕열로 인한 사망률은 급격히 감소하게 되었다. 당시 Prontosil®이 인체 내에서는 효과가 있으나 시험관 내에서는 항균 효과가 없다는 사실에 의문을 가졌는데, 1937년에 Prontosil®이 생체 내에서 대사되어 활성형인 *para*-amino-benzene-sulfonamide (sulfanilamide)가 되면서 비로소 항균력을 갖게 된다는 사실이 밝

혀졌다. 이후 많은 sulfonamide계 약물이 개발되었는데, 이들 약물은 penicillin이 임상에 도입되기 이전까지는 세균 감염증 치료에 신뢰하고 사용할 수 있는 유일한 약물이었다.

Trimethoprim은 Bushby와 Hitchings에 의해 개발되어 1962년부터 사람에게 사용되기 시작했으며, 1968년 이후에는 sulfonamide와 복합 제제(Trimethoprim-Sulfamethoxazole) 형태로 주로 사용되고 있다.

1. Sulfonamide계 항생제와 Trimethoprim의 구조와 성상

임상에서 사용되는 sulfonamide계 항생제는 sulfanilamide에서 유래하여 세균의 엽산(folic acid) 합성에 필요한 *para*-aminobenzoic acid (PABA)와 구조적으로 유사하다(그림 1). Sulfonamide계 항생제의 기본 구조는 R-SO$_2$NH$_2$로 NH$_2$와 R기의 변형에 따라 다양한 약물이 개발되었다.

Trimethoprim은 2,4-diamino-5-(3′,4′,5′-trime-

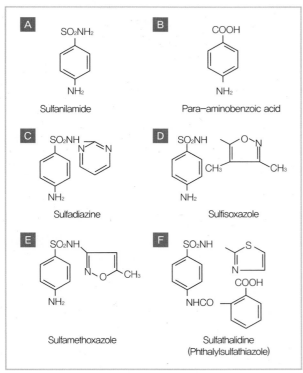

그림 1. Sulfonamide 계열 항생제와 PABA (*para*-aminobenzoic acid)의 구조

thoxybenzyl) pyrimidine으로 화학명에서 알 수 있듯이 pyrimidine 유사체이고, 엽산의 유도체인 dihydrofolate와 구조적으로 유사하다(그림 2).

2. Sulfonamides계 항생제와 Trimethoprim의 작용 기전

Sulfonamide와 trimethoprim은 세균의 엽산 합성 과정의 서로 다른 단계를 각각 억제한다. Sulfonamide는 PABA와 구조적으로 유사하여 PABA가 dihydropteroate synthetase (DHPS)에 결합하는 것을 경쟁적으로 억제하여 dihydropteroate의 생성을 방해하며, trimethoprim은 dihydrofolate의 유사 물질로 dihydrofolate reductase (DHFR)에 가역적으로 결합하여 dihydrofolate가 tetrahydrofolate (THF)로 변환되는 것을 억제한다(그림 3). 엽산의 활성형인 THF는 deoxynucleotide를 생성하는 대사경로에 필수적인 보조인자(cofactor)인데,

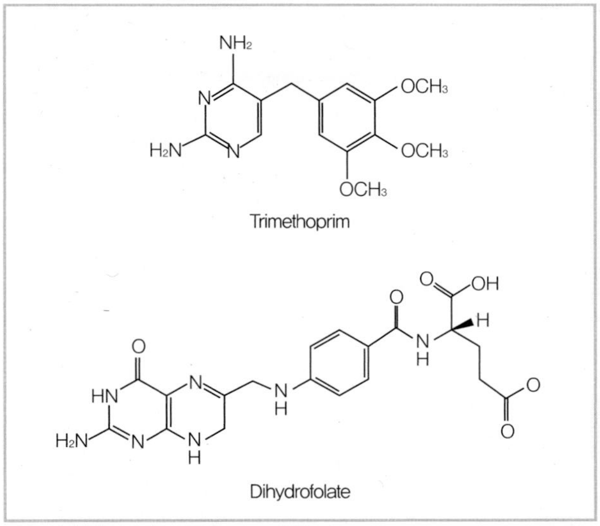

그림 2. Trimethoprim과 dihydrofolate의 구조

sulfonamide와 trimethoprim은 이 THF가 합성되는 과정에 서로 다른 단계에서 작용하여 세균의 DNA 합성에 필요한 purine 생성을 방해한다. 포유동물은 엽산을 직접 생성하지 않고 외부에서 섭취하므로, sulfonamide는 사람에게는 큰 영향을 끼치지 않으면서 세균에만 작용한다. 그리고 trimethoprim은 세균의 DHFR과 친화도가 사람의 DHFR에 대한 친화도보다 50,000~100,000배 정도 높기 때문에 세균에 훨씬 선택적이다. Sulfonamide와 trimethoprim은 모두 정균 항생제에 속한다.

3. Sulfonamide계 항생제와 Trimethoprim의 내성 기전

Sulfonamide에 대한 내성은 지역사회나 의료기관에서 발생하는 세균들에 광범위하게 발생하고 있고, 다른 종류의 sulfonamide 항생제들과 상호 내성도 흔하게 발생한다. Sulfonamide에 대한 내성은 원래부터 가지고 있는 내인성 내성(intrinsic resistance)과 획득 내성(acquired resistance)으로 나눌 수 있다.

내인성 내성은 세균이 세포 내 항생제 농도를 낮추거나, 엽산을 외부에서 얻거나, sulfonamide가 작용하는 dihydropteroate synthetase (DHPS)와 trimethoprim

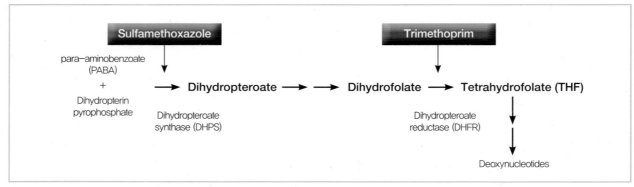

그림 3. Sulfonamide와 trimethoprim의 작용 기전

이 작용하는 dihydrofolate reductase (DHFR)에 결합력을 감소시켜 발생한다. *Pseudomonas aeruginosa*는 약물의 투과 억제(permeability barrier)와 유출 펌프(efflux pump)를 통하여 sulfonamide와 trimethoprim이 세균의 세포 안에 축적되는 것을 억제하여 항생제의 농도를 낮춤으로써, *Enterococcus* spp.는 외부에서 엽산 또는 thymine을 흡수하여(일종의 bypass 기전), *Lactobacillus* spp.도 엽산을 외부에서 얻을 수 있어 내인성 내성을 갖는다. 그리고 *Bacteroides* spp., *Clostridium* spp., *Neisseria* spp., *Moraxella catarrhalis*, *Nocardia* spp. 등은 trimethoprim과 친화력이 약한 DHFR을 가지고 있어 내인성 내성을 보인다.

획득 내성은 내인성 내성보다 더 다양한 기전에 의해 일어나는데, 그 중 중요한 예는 다음과 같다. 염색체 내부에 있는 DHPS를 암호화하는 유전자(*dhps*)에 점돌연변이(point mutation)가 생기면서 sulfonamide에 내성이 있는 DHPS를 생성하는 경우가 있는데, *Staphylococcus aureus*, *S. hemolyticus*, *Escherichia coli*, *Camphylobacter jejuni*, *Helicobacter pylori* 등에서 볼 수 있다. *N. meningitidis*, *Streptococcus pyogenes* 등은 형질전환(transformation) 또는 재조합(recombination)을 통해 다른 종(species)의 세균으로부터 sulfonamide에 내성을 갖는 *dhps* 유전자를 획득하기도 한다. 그 외에도 내성 *dhps* 유전자가 플라스미드(plasmid) 또는 전위유전단위(transposon)를 통해 옮겨지기도 한다. DHFR를 암호화하는 유전자(*dhfr*)의 점돌연변이에 의해 trimethoprim에

친화력이 떨어진 DHFR을 생성하는 경우가 있는데, *S. aureus*, *Streptocuccus pneumoniae* 등에서 이런 기전에 의한 내성이 관찰되며, *E. coli*의 경우 과량의 DHFR을 생성함으로써 내성을 획득할 수 있다. *Haemophilus influenzae*의 경우 상기 두 가지 기전을 모두 이용하기도 한다. 그리고 *Enterobacteriaceae*, *P. aeruginosa*, *H. influenzae*, *S. pneumoniae*, *S. aureus*, *Campylobacter* spp. 등의 세균들이 플라스미드 또는 전위유전단위를 통해 trimethoprim에 내성을 지닌 *dhfr* 유전자를 획득하여 trimethoprim에 내성이 발생하는 것으로 알려져 있다.

Sulfonamide

1. 항생제의 종류

Sulfonamide계 항생제는 약효 지속 시간에 따라 분류할 수 있는데, 속효성(short-acting) 항생제로는 sulfamethizole, sulfisoxazole, sulfadiazine, sulfamethoxazole, sulfanilamide 등이 있으며, 지속형(long-acting) 항생제로는 sulfamethoxypyridazine, sulfameter, sulfadoxine 등이 있다. 이 중에서 sulfadiazine, sulfisoxasole, sulfamethoxazole 등이 아직까지 임상에서 유용하게 사용되고 있다. 이 중 sulfamethoxazole은 trimethoprim과 복합 제제 형태로 쓰이

는 경우가 많다.

2. 작용 범위

Sulfonamide는 다양한 그람양성균, 그람음성균, *Mycobacterium*, *Actinomyces*, *Chlamydia*, *Plasmodium*, *Toxoplasma* 등에 광범위 항균력을 갖고 있다.

3. 약물동력학

개별 약물에 따라 차이가 있기는 하지만 대부분의 sulfonamide계 항생제는 경구로 투여하더라도 70~90%의 높은 생체이용률을 보인다. 대부분의 sulfonamide는 흉수, 복수, 관절액, 양수, 전립선 분비액(prostatic fluid), 정낭액(seminal vesicle fluid), 안구방수(aqueous humor), 유즙(breast milk) 등을 포함한 전신에 고루 분포하며, 뇌척수액에서의 농도는 혈중농도의 20~80% 정도를 유지한다. Sulfisoxazole은 세포 외액(extracelluar fluid)에만 분포하지만, 대부분의 sulfonamide는 세포 내액(intracelluar fluid)에도 분포한다. 혈액 내 sulfonamide의 20~90%는 혈장 단백과 결합하는데, 이 때문에 혈장 단백에 결합한 다른 약물을 유리형(free form)이 되게 하는 경우도 있다. Sufonamide의 대사는 대개 간에서 이루어지며, 대사되지 않은 약물과 대사산물의 대부분은 신장을 통해서 배출된다.

4. 약물상호작용

Pyrimethamine 및 trimethoprim과 같이 세균의 엽산 합성 과정의 다른 단계를 억제하는 약물과 sulfonamide를 동시에 투여하면 상승 작용을 보일 수 있다. PABA 또는 PABA 유도체(예; benzocaine, tetracaine, chloroprocaine, piperocaine, procaine)를 투여할 경우 sulfonamide의 효과가 감소될 수 있다. Sulfonamide는 단백 결합 형태의 coumadin을 유리형으로 만들고, 이의 대사를 억제하여 coumadin에 의한 항응고효과를 증대시

킨다. Sulfonamide는 혈장단백에 결합된 methotrexate, tolbutamide, chlorpropamide를 유리시킴으로써 상기 약물의 효과를 증대시킬 수 있으며, cyclosporine의 농도를 낮출 수 있다.

5. 부작용

Sulfonamide는 두드러기, 결절홍반(erythema nodosum), Stevens-Johnson 증후군, 발열 등의 과민반응을 일으킬 수 있으며, 메트헤모글로빈혈증(methemoglobinemia), 백혈구 및 과립구감소증, glucose-6-phosphate dehydrogenase 결핍 환자에서의 용혈성 빈혈, 재생 불량성 빈혈, 혈소판감소증 등의 혈액학적 부작용을 유발할 수 있다. 소화기 부작용으로는 구역, 구토, 복통, 설사, *Clostridium difficile* 장관염, 설염(glossitis) 등을 초래할 수 있으며, 고빌리루빈혈증을 일으킬 수 있다.

6. 임상 적응증

Sulfonamide는 요로감염, 장관감염증, 기관지염, 중이염 등을 비롯한 다양한 감염증에 사용되었지만, 내성균의 증가로 최근에는 그 유용성이 감소하였다. 그러나 폐포자충(*Pneumocystis jirovecii*) 폐렴, 톡소포자충증(toxoplasmosis), 노카르디아증(nocardiosis), 열대열 말라리아의 치료에 일차 선택약 또는 대체약으로 사용되고 있다. Sulfadiazine은 pyrimethamine과 병용요법으로 톡소포자충뇌염(encephalitis) 또는 맥락망막염(chorioretinitis) 치료의 일차 선택 약제로 사용되는데(표 1), 이때 pyrimethamine으로 인한 폴리닌산(folinic acid) 결핍증이 발생하는 것을 예방하기 위하여 leukovorin(환원형 폴리닌산)을 같이 투여해야 한다.

Sulfamethoxazole은 주로 trimethoprim과 복합 제제로 사용되고 있으며, sulfasalazine은 염증장질환의 치료제로 사용되고 있다.

표 1. AIDS에 합병된 중추신경계 톡소포자충증의 초기 치료
(Pyrimethamine 200 mg PO 부하(loading) 후 용량)

약제	체중 < 60 kg	체중 > 60 kg
Pyrimethamine	50 mg PO qd	75 mg PO qd
Leucovorin	10~20 mg PO qd	10~20 mg PO qd
Sulfadiazine	1 gm PO qid	1.5 gm PO qid

치료기간: ≥ 6 weeks

Dexamethasone 4 mg PO or IV q 6 h for mass effect.

Trimethoprim

1. 작용 범위

Trimethoprim은 *P. aeruginosa*, *Treponema pallidum*, *Mycobacterium tuberculsis*, *Mycoplasma* spp. 와 *Bacteroides* spp.을 비롯한 대부분의 혐기성 세균들을 제외한 다양한 종류의 그람양성균과 그람음성균에 항균력을 갖고 있다.

2. 약물동력학

경구로 투여된 trimethoprim은 거의 대부분 신속히 혈중으로 흡수되어, 100 mg을 투여 시 1~4시간 후 최고 혈중농도가 1 μg/mL에 도달한다. 흡수된 trimethoprim은 안구방수, 중이액(middle ear fluid), 타액, 폐조직, 객담, 정낭액, 전립선 및 전립선액, 질분비물(vaginal secretion), 담즙, 뼈, 뇌척수액, 유즙 등에 폭 넓게 분포하고, 뇌척수액 내에서의 농도는 혈중농도의 약 50% 정도이다. 혈중 trimethoprim의 65~70% 정도가 혈장 단백에 결합된 형태로 존재한다. Trimethoprim의 혈중 반감기는 9~11시간이고, 대사는 간에서 이루어지며 주로(60~80%) 신장을 통해 배설된다.

3. 약물상호작용

Trimethoprim은 phenytoin, digoxin 등의 혈중농도를 상승시킬 수 있으며, 안지오텐신전환효소억제제에 의한 고칼륨혈증을 악화시킬 수 있다. 그리고 carbamazepine, phenobarbital, phenytoin, rifampin 등은 간에서 cytochrome P450을 활성화시킴으로써 trimethoprim의 대사를 항진시켜 혈중농도를 낮춘다.

4. 부작용

Trimethoprim은 두드러기, 광과민성, 탈피성 피부염 (exfoliative dermatitis), 독성상피괴사용해(toxic epidermal necrolysis), Stevens-Johnson 증후군 등의 피부과적 이상을 초래할 수 있다. 소화기 부작용으로는 상복부 불편감, 구역, 구토, 미각 이상, 설염 등을 일으킬 수 있다. 혈액학적 부작용으로 백혈구 및 과립구감소증, 거대 적아구성 빈혈(megaloblastic anemia), 메트헤모글로불린혈증 등이 초래될 수 있다. 그 외에도 드물게 고칼륨혈증, 발열, 간 효소치 상승, 고빌리루빈혈증 등의 부작용이 나타나기도 한다.

Trimethoprim에 대해 치명적인 과민반응의 과거력이 있었던 경우 재투여는 금기이다. 그 외에도 거대적아구성 빈혈, 엽산 결핍에 의한 빈혈이 있는 경우에도 금기에 해당한다.

5. 임상 적응증

Trimethoprim은 주로 여성에서 발생하는 재발성 요로감염의 예방을 위해서 사용된다. 급성요로감염의 치료에도 사용되지만(100 mg 하루 2회 투여), 최근에는 내성률이 증가하여 제한적으로 사용되고 있다.

Trimethoprim-Sulfamethoxazole

1. 작용 범위

Trimethoprim-Sulfamethoxazole (TMP-SMX)은

현재까지도 임상에서 많이 사용되고 있는 약물이다. TMP-SMX는 *S. aureus* (지역사회 획득 methicillin 내성 *S. aureus*를 포함), *S. pneumoniae, H. influenzae, M. catarrhalis, E. coli, Shigella* spp., *Salmonella* spp., *N. gonorrheae, Campylobacter jejuni, Burkholderia cepacia, Stenotrophomonas maltophilia, Listeria monocytogenes, Brucella* spp., *Nocardia asteroides,* 일부 non-tuberculous mycobacteria (예; *Mycobacterium kansasii, M. marinum, M. scrofulaceum*), *Chlamydia trachomatis, Cyclospora cayetanensis, Pneumocystis jirovecii, Plasmodium falciparum, Isospora belli*에 항균력을 갖고 있다.

2. 약물동력학

주사제와 경구 약물 형태가 모두 유통되고 있으며, 경구로 투여된 TMP-SMX은 위장관에서 신속하게 대부분(약 85%) 흡수된다. 흡수된 TMP-SMX는 객담, 안구방수, 중이액, 전립선 분비액, 질분비물, 담즙, 뇌척수액을 포함하여 전신에 고루 분포하며, 태반을 통과하고 모유로도 분비된다. Trimethoprim은 기관지 분비물에서도 발견된다. Trimethoprim의 44%, sulfamethoxazole의 70% 정도가 혈장 단백과 결합한다. 뇌척수액 내에서의 농도는 trimethoprim의 경우 혈중농도의 약 50% 정도이며, sulfamethoxazole는 40% 정도이다. 대사는 주로 간에서 일어나며 신장으로 배설된다. 경구투여 후 1~4시간 후에 혈중 최고 농도에 도달하고, 반감기는 10시간 전후이다.

3. 약물상호작용

TMP-SMX는 간에서 cytochrome P450 효소(주로 CYP2C9와 CYP3A4)를 통하여 대사되므로, cytochrome P450 효소에 의해 대사가 되는 다른 약물들과 상호작용이 발생할 수 있다. 중대한 약물상호작용을 표 2에 요약하였다.

4. 부작용

오심, 구토, 설사, 식욕부진, 과민반응이 가장 흔한 부작용이다. AIDS 환자에서는 피부 발진, 저요산혈증, Sweet 증후군 등이 흔하게 발생한다. 독성표피괴사용해, Stevens-Johnson 증후군이 0.1~0.2%에서 발생할 수 있다.

장기간 투여되는 경우에 엽산 결핍으로 거대적혈구모세포 골수, 메트헤모글로빈혈증, 백혈구감소증, 혈소판감소증, 과립백혈구감소증 등이 발생하여 치명적일 수 있다. 저프로트롬빈혈증과 약제유발 혈소판감소증이 발생할 수 있다.

신기능장애가 기존 신질환이 있는 환자들에서 발생할 수 있지만 용량을 감량하면 회복된다. 저나트륨혈증, 고나트륨혈증, 고칼륨혈증이 고용량을 투여하거나 신기능부전이 있는 환자에서 발생할 수 있다.

약물유발 담즙정체와 간염, 췌장염, 전격간기능상실이 보고된 적이 있다. 수막뇌염과 수막염, 떨림, 보행장애, 급성 정신병 등의 신경학적 증상도 보고된 적이 있다.

5. 용법 및 용량

TMP-SMX는 trimethoprim과 sulfamethoxazole가 1:5로 혼합된 약물로 80 mg/400 mg 제형(single strength)으로 먼저 개발되었지만, 나중에 160 mg/800 mg 제형(double strength)도 추가로 개발되었다. 경구용과 정주용이 모두 개발되어 유통 중이다.

폐포자충폐렴의 치료에는 trimethoprim 용량 기준으로 5 mg/kg q 8h로 투여한다. 중증에는 정주용 제제를 투여하고 corticosteroid를 병용한다. 폐포자충폐렴의 예방을 위해 투여할 경우에는 single strength 정제 1~2알 또는 double strength 정제 1알을 매일 투여한다.

피부나 임파선 또는 호흡기에 발생한 노카르디아증에는 trimethoprim 용량 기준으로 하루 5~10 mg/kg를 2~4회에 나눠서 투여한다. 중증의 호흡기 노카르디아증과 중추신경계 노카르디아증에는 trimethoprim 용량으

표 2. Trimethoprim-Sulafmethoxazole (TMP-SMX)과 약물상호작용이 발생하는 약물

TMP-SMX의 농도를 상승시킬 수 있는 약물
Carbamazepin
Phenobarbital
Phenytoin
Rifampin
Rifapentine
Secobarbital
TMP-SMX의 부작용을 유발할 수 있는 약물(부작용)
Angiotension-converting enzyme inhibitors (고칼륨혈증)
Amantadine (섬망)
Angiotensin receptor antagonists (고칼륨혈증)
Methotrexate (빈혈)
Pyrimethamin (빈혈)
Sulfonylurea (저혈당)
Wafarin (저프로트롬빈혈증과 출혈)
Cyclosporin (신독성)
TMP-SMX가 약물의 농도를 상승시킬 수 있는 약물
Amiodarone
Bosentan
Dapsone
Fluxetin
Glimepride
Glipizide
Losartan
Montelukast
Nateglinide
Paclitaxel
Phenytoin
Piogliazone
Repaglinide
Rifampin
Rosiglitazone
Wafarin
Zafirlukast

표 3. Trimethoprim-Sulafmethoxazole (TMP-SMX)*의 탈민감화법

시간	TMP-SMX 용량 (mg)
0	0.004/0.02
1	0.04/0.2
2	0.4/2
3	4/20
4	40/200
5	160/800

* TMP-SMX 경구 용액(40 mg TMP/200 mg SMX) 5 mL를 사용하고, 매 용량을 복용 후 150-200 mL의 물을 마시게 한다.

로 하루 15 mg/kg까지 증량하거나, amikacin, ceftrixaone, 또는 imipenem 등의 약물과 병용 투여한다. *N. farcinica* 감염에는 sulfonamide에 내성인 경우가 많으므로 주의가 필요하다.

중추신경계 톡소포자충증의 치료에는 trimethoprim 용량 기준으로 5 mg/kg q 12h로 투여한다.

*S. maltophilia*는 metollo-beta-lactamase 생성, cephalosporinase 생성 등을 포함한 다양한 기전에 의해 여러 계열의 항생제에 내성을 보이는 경우가 흔한데 TMP-SMX에 감수성이 있다면 일차 선택 약제로 사용된다. 투여 용량은 trimethoprim 기준으로 하루 10 mg/kg를 2~4회에 나눠서 투여하면 된다. 중증은 다른 약물과 병용해서 투여하기도 한다.

AIDS 환자에서 폐포자충폐렴의 1차 및 2차 예방, 톡소포자충증의 1차 예방 등의 목적으로 장기간 TMP-SMX를 투여해야 하는 경우에 피부 발진 등의 과민반응으로 사용이 곤란할 때가 있다. 이런 경우에는 과민반응이 치명적인 것이 아니었다면, 탈민감화(desensitization) 후 다시 투여해 볼 수 있다(표 3).

6. 임상 적응증

1) 요로감염

국내에서 요로감염 주요 원인균인 *E. coli*의 TMP-SMX에 대한 내성률이 높아서(>30%) 경험적 항균 치료의

약제로 사용하기는 어렵지만, 요배양에서 TMP-SMX에 감수성이 있는 균주인 경우에 효과적인 치료제로 사용할 수 있다. Trimethoprim이 전립샘 분비물에 축적되므로, TMP-SMX에 감수성이 있는 균주에 의한 전립샘염, 고환염, 부고환염의 치료에 효과적으로 사용된다. 성인과 아동에서 만성 또는 재발성 요로감염의 장기 억제요법으로 사용되며, 성관계와 연관되어 발생하는 재발성 요로감염에서 성관계 후 예방적으로 투여하여 재발률을 낮출 수 있다.

2) 호흡기감염

TMP-SMX에 감수성이 있는 균주에 의한 급성기관지염, 폐렴, 중이염, 외이도염, 부비동염의 치료제로 효과적으로 사용될 수 있지만, 호흡기감염증의 균주들이 TMP-SMX에 대한 내성률이 높아서 초기 치료제로는 사용하기 어렵다.

3) 위장관감염

경구 TMP-SMX는 합병증이 동반되지 않은 장티푸스의 치료제로 사용된다. 아직 국내에서 분리되는 *Salmonella typhi*의 TMP-SMX에 대한 내성률이 높지 않아 무리는 없겠으나, 초기 치료에 반응이 없거나 이상반응이 있을 때 2차 치료제로 주로 사용된다. *Shigella*, *Campylobacter*, 또는 enterotoxigenic *E. coli*에 의한 감염증에는 내성률이 높아 잘 사용하지 않는다.

4) 피부 및 연조직감염

TMP-SMX는 피부 및 연조직감염의 주요 원인균인 *S. aureus*와 streptococci에 대한 항균력이 좋아서 연조직염, 농가진의 치료에 효과적으로 사용할 수 있지만, 고름집이나 괴사 조직이 많은 감염에서는 세포 외의 thymidine이 많아져 세균이 TMP-SMX 작용 기전을 우회하기 때문에 TMP-SMX가 불활성화 되어 사용하기 곤란하므로 배농이나 괴사조직을 제거하고 사용되어야 한다.

5) 골관절계 감염

TMP-SMX은 *S. aureus*에 의한 골수염, 관절염의 치료에 오랫동안 사용되어 왔다. *S. aureus* 골수염을 초기에 vancomycin과 같은 주사 항생제로 치료하여 세균수를 충분히 감소시킨 후, 항생제 감수성 결과에서 감수성이 있다면 step-down 치료로 경구 TMP-SMX를 rifampin과 병용요법으로 사용한다.

6) 기타

TMP-SMX은 브루셀라증에 대해 효과적이어서, rifampin, tetracycline과 병용 요법으로 브루셀라 심내막염을 효과적으로 치료할 수 있다. 노르카디아증, *B. cepacia* 균혈증, *S. maltophilia* 균혈증, *L. monocytogenes* 수막염 등의 치료에도 효과적이며, 정주용 TMP-SMX은 감수성이 있는 그람음성막대균균혈증, 포도알균에 의한 균혈증과 심내막염의 치료에도 유용하다. 최근 연구에서는 TMP-SMX이 methicillin 내성 *S. aureus* (MRSA) 균혈증의 치료에 vancomycin에 버금가는 효과가 있음이, TMP-SMX과 rifampin의 병용 요법이 MRSA 감염의 치료에 linezolid 단독 요법과 비슷한 치료 효과가 확인되어, 항생제 감수성 결과에서 감수성이 있다면 TMP-SMX이 MRSA 감염의 치료에 일차 선택 약제인 vancomycin이나 linezolid를 대신하는 대체 약제 또는 step-down 치료제로 사용될 수 있다. 경구 TMP-SMX은 소아에서 발생한 급성골수염의 치료에도 효과적이다.

TMP-SMX은 *Mycobacterium kansasii*, *M. marinum*, *M. scrofulaceum* 감염의 치료에 다른 약제와 병용요법으로 사용되고, isoniazide와 rifampin과 병용하여 나병의 치료에 사용된다.

TMP-SMX은 TMP-SMX에 감수성이 있는 *P. falciparum* 감염, HIV 감염인에서 발생한 *Isospora belli* 장염, *Cyclospora cayetanensis* 감염의 치료에 효과적으로 사용된다.

TMP-SMX는 톡소포자충증의 치료에 2차 선택 약제로 사용되며, CD4+ 림프구의 수치가 100 미만이고 과거에 톡소포자충 뇌염을 앓은 적이 있는 환자에서 톡소포자충증의 예방을 위해 사용된다. TMP-SMX에 과민반응이 있는 환자에서는 dapsone이 대체 약제로 사용된다.

7) 폐포자충 감염

TMP-SMX는 AIDS 환자나 다른 면역 저하자에서 발생한 폐포자충 폐렴의 1차 치료제로 사용되고 있다. CD4+ 림프구 수치가 200 미만이거나, 아구창이 있는 경우, 예전에 폐포자충 폐렴을 앓은 모든 HIV 환자에게 폐포자충 폐렴을 예방하기 위한 1차와 2차 예방적 항생제 치료제로 TMP-SMX가 사용된다.

8) 면역 저하 환자에서 예방적 사용

호중구감소증 환자에서 TMP-SMX를 예방적 항생제로 투여할 경우 그람 양성 균혈증의 발생을 감소시킬 수 있다. 경구 TMP-SMX의 예방적 투여는 다발골수종 환자에서 중증 세균감염을 감소시킬 수 있다. 백혈병 환아에서 TMP-SMX의 주 2회 요법은 폐포자충 감염의 예방에 효과적이다.

■ 참고문헌

1. Bean DC, Livermore DM, Papa I, Hall LM: Resistance among Escherichia coli to sulphonamides and other antimicrobials now little used in man. J Antimicrob Chemother 56: 962-4, 2005.

2. Brumfitt W, Hamilton-Miller JM: Reassessment of the rationale for the combinations of sulphonamides with diaminopyrimidines. J Chemother 5: 465-9, 1993.

3. Huovinen P: Resistance to trimethoprim-sulfamethoxazole. Clin Infect Dis 32:1608-14, 2001.

4. Kim BN, Kim ES, Oh MD. Oral antibiotic treatment of staphylococcal bone and joint infections in adults. J Antimicrob Chemother. 69:309-22, 2014.

5. Leoung GS, Stanford JF, Giordano MF, Stein A, Torres RA, Giffen CA, Wesley M, Sarracco T, Cooper EC, Dratter V, Smith JJ, Frost KR: Trimethoprim-sulfamethoxazole (TMP-SMZ) dose escalation versus direct rechallenge for Pneumocystis carinii pneumonia prophylaxis in human immunodeficiency virus-infected patients with previous adverse reaction to TMP-SMZ. J Infect Dis 184:992-7, 2001.

6. Masters PA, O' Bryan TA, Zurlo J, Miller DQ, Joshi N: Trimethoprim-sulfamethoxazole revisited. Arch Intern Med 163:402-10, 2003.

7. Roche Laboratories Inc.: Prescribing information of Bactrim. Available at http://www.fda.gov/cder/ogd/rld/17377s56.pdf, accessed: November 22, 2007.

8. Zinner SH, Mayer KH: Sulfonamides and trimethoprim, In: Mandell GL, Bennett JE, Dolin R, eds. Principles and Practice of Infectious Diseases. 8th ed. p410, Philadelphia, Elsevier Inc., 2015.

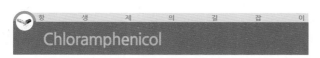

Chloramphenicol

방지환 (서울대학교 의과대학 감염내과)

Penicillin이 발견된 이후 많은 연구자들이 항생물질을 생산하는 미생물을 찾는데 주력하게 된다. 그러던 중, 1947년 David Gottlieb 등이 Venezuela의 Caracas 근교에서 *Streptomyces venezuelae*를 발견하게 되는데, 이는 토양 중에 서식하는 그람양성균으로 자연적으로 chloramphenicol을 생성하는 세균이다. 이후 chloramphenicol은 화학적으로 합성되었고, 역사적으로 대량 생산이 시작된 최초의 항생제가 된다. 당시 발진티푸스를 비롯한 많은 감염증에 효과를 보여 임상에 널리 사용되었지만, 1950년에 들어서 재생불량성 빈혈을 유발할 수 있다는 것이 알려지게 된다. 이후 안과용 점안액 또는 연고제로 투여되는 경우를 제외하고는 그 사용이 현저히 감소하였다. 하지만 가격이 저렴하다는 장점 때문에, 현재까지도 개발도상국을 중심으로 종종 처방되고 있다.

1. 항생제명

Chloramphenicol과 같은 계열의 항균제로 thiamphenicol이 있다. Thiamphenicol은 소수의 나라를 제외하고는 동물에게만 사용된다. 그 외에도 점안액 또는 연고에만 사용되는 azidamfenicol, 동물에게만 사용되는

그림 1. Chloramphenicol 및 thiamphenicol의 구조

florfenicol 등이 있다.

2. 구조 및 성상

Chloramphenicol은 nitrobenzene 구조를 포함한 dichloroacetic acid의 유도체이다. Thiamphenicol은 chloramphenicol의 *p*-nitro기가 methyl-sulfonyl기로 치환된 것이다(그림 1).

3. 작용 기전

Chloramphenicol 계열의 항생제는 정균 항생제(bacteriostatic antibiotic)로, 에너지 의존 경로(energy-dependent process)에 의해 세균의 세포 안으로 들어가서 단백질 합성을 억제한다. 세포 내로 들어간 chloramphenicol은 70S ribosome의 50S 소단위(subunit)를 공격하는데, 50S 소단위의 peptidyltransferase center가 표적이 된다. 이렇게 되면 aminoacyl tRNA가 결합하지 못하게 되고, 결과적으로 세균의 단백질 합성이 억제된다.

진핵생물의 80S ribosome는 chloramphenicol계 항생제의 공격 대상이 아니기 때문에 chloramphenicol은 세균에 더 선택적이다. 하지만 mitochondria의 ribosome은 70S ribosome과 구조적으로 유사하기 때문에, chloramphenicol이 mitochondria의 단백질 합성을 억제시킬 수 있다. 이러한 mitochondia에 대한 독성 때문에 chloramphenicol의 혈중농도가 상승됨에 따라 골수억제가 일어난다.

4. 내성 기전

Chloramphencol 내성 기전 중 대표적인 것은 chloramphenicol acetyltransferase (CAT)라는 효소의 작용을 통해 약제를 불활화시키는 것이다. CAT에 의해 chloramphenicol이 acetylation되어 diacetyl 유도체로 변형되면, 50S ribosome 소단위와 결합할 수 없게 되어 항균력을 상실한다. CAT를 암호화하는 유전자(*cat*)는 플라스미드와 같은 이동성 유전자에서 많이 관찰된다. 따라서 CAT에 의한 내성은 다른 세균으로 전달이 가능하며, 다른 내성 기전과 연관되어 나타나기도 한다. CAT에 의한 내성은 전파속도가 빨라 문제가 되는 경우가 있는데, 1989년 이후 한국, 베트남, 태국, 페루, 멕시코 등지에서 유행되고 있는 CAT 생성 *S. typhi*가 대표적인 예이다.

세균 중에는 유출 펌프(efflux pump), 투과성 감소 (decreased permeability) 등으로 chloramphenicol이 세포내에 축적되는 것을 억제함으로써 내성을 획득한 경우가 있다. *P. aeruginosa*, *E. coli*, *Burkholderia cepacia*, *Bacillus subtilis* 등에서 유출 펌프를 이용한 내성이 확인되었으며, *Haemophilius influenza*, *S. typhi*, *B. cepacia* 등에서 투과성 감소에 의한 내성이 확인되었다.

그 외의 내성 기전으로는 *Bacteroides* spp., *Clostridum* spp. 등의 혐기균에서 nitroreductase를 이용해서 chloramphenicol의 $-NO_2$를 환원시키는 경우가 있으며, *E. coli*, *B. subtilis* 등에서 변형된 50S ribosome을 생산하여 약제 친화도를 감소시키는 경우도 있다.

5. 작용 범위

Chloramphenicol의 항균 범위는 비교적 넓어서, 다양한 그람음성세균, 그람양성세균, 혐기성 세균에 대해 효과를 발휘한다. 특히, *H. influenzae*, *S. pneumoniae*, *N. meningitidis*에는 살균 항생제로 작용하며, *S.* Typhi, Lymphogranuloma-psittacosis group, rickettia 등에 의한 감염증에도 효과가 있다. 다만, 서태평양 및 남아프리카에서 확보한 *S. pneumoniae* 균주에서 chloramphenicol 내성이 17.1%로 높다는 보고가 있어서 주의가 필요하다(우리나라 균주는 포함되지 않았음).

6. 약물동력학

경구로 투여된 chloramphenicol은 위장관에서 빠른 속도로 대부분 흡수된다. 정맥으로 투여할 때에는 수용성의 전구약물(prodrug)인 chloramphenicol succinate ester형태로 투여하는데, 이는 몸 안에서 빠르게 가수분해되어 활성화된다. 그러나 가수분해가 완벽히 일어나지는 않기 때문에 정맥으로 투여했을 경우 생체이용률은 70% 정도이다.

Chloramphenicol은 지용성으로 체액이나 조직으로 침투가 용이하며, 뇌척수액, 흉수액(pleural fluid), 심낭액(pericardial fluid), 복수, 관절액, 타액, 안구방수(aqueous humor), 유리체액(vitreous humor), 모유(breast milk) 등을 포함해 전신에 폭 넓게 분포한다. 또한, 태반을 통과해 태아의 혈중에서도 모체 혈중농도의 30~80%에 달하는 약물이 검출된다. 체내에서 chloramphenicol이 가장 높은 농도로 검출되는 곳은 간과 신장이며, 뇌(brain)와 뇌척수액에서의 농도가 가장 낮다. 혈중 chloramphenicol의 약 60%는 혈장 단백과 결합한다. 뇌수막에 염증이 있는 경우 뇌척수액 내의 농도는 혈중농도의 45~89%에 달하며, 염증이 없을 경우 혈중농도의 21~50%에 달한다.

투여된 chloramphenicol의 대부분은 간에서 glucuronyl transferase에 의해 glucuronic acid에 결합된(conjugated) 후 신장으로 배설되는데, 8~12%는 대사되지 않고 배출되며, 담즙과 대변에서도 소량의 chloramphenicol이 검출된다. 반감기는 4.1시간 정도이다. 신기능 장애가 있다고 하더라도 활성형의 chloramphenicol은 혈중에 누적되지 않기 때문에 감량 투여할 필요는 없다. 복막투석 환자에게는 정상 신기능 환자와 같은 용량을 투여하며, 혈액투석 환자에게는 투석 후 유지 용량을 투여한다. 지속성 신대체요법(continuous renal replacement therapy)를 받는 환자에게 적절한 용량에 대해서는 자료가 부족하다.

7. 임상 적응증

Chloramphenicol은 중추신경계 감염, *Rickettsia* spp.에 의한 감염, 장티푸스 등에 투여를 고려할 수 있다(표 1).

8. 용법 및 용량

성인에서 통상적인 용량은 경구로 투여할 경우 500

표 1. Chloramphenicol의 임상 적응증

병명	비고
세균성 수막염 　*Streptococcus pneumoniae* 　*Haemophilus influenzae* 　*Neisseria meningitidis*	penicillin 과민반응 환자
뇌종양	
Chlamydia psittaci	
Clostridium perfringens	
Ehrlichiosis	
Rickettsia 감염 　쯔쯔가무시병 　Rocky Mountain spotted fever 　Q fever	정맥주사가 필요한 환자, 또는 임산부 및 소아
장피푸스, 　침습성 salmonella 감염	보균자나 위장관 감염에 사용하지 않는다.
Vibrio vulnificus 감염	

mg po qid이며, 정맥 투여 시에는 50 mg/kg/일을 4회에 나눠서 투여한다. 경우에 따라 정맥 투여 용량을 최대 100 mg/kg/일까지 증량할 수 있으나, 감염증이 호전되기 시작하면 즉시 통상 용량으로 감량해야 한다.

1주 미만의 신생아에서는 25 mg/kg을 매 24시간마다, 1~4주 사이의 신생아는 25 mg/kg을 매 12시간마다, 4주 이상의 소아는 50 mg/kg/일을 4회로 나눠서 투여한다.

9. 약물상호작용

Chloramphenicol은 CYP2C9, CYP3A4 등을 포함한 간효소를 억제한다. 이에 따라 chlorpropamide, dicumarol, phenytoin, fosphenytoin, tolbutamide, tacrolimus, cyclosporine, coumadin과 같은 약물의 혈중농도 및 독성 빈도를 높일 수 있다. 또한, 골수억제(bone marrow suppression) 효과가 있는 약물과 chloramphenicol을 같이 투여할 경우 골수억제가 더 심각하게 나타날 수 있다.

Chloramphenicol은 정균제로 penicillin계 항생제, cephalosporin계 항생제, aminoglycoside계 항생제의 효과를 감소시킬 수 있다(antagonistic effect).

한편, chloramphenicol은 철분(iron), 비타민 B12, 엽산(folic acid) 등의 빈혈 교정 효과를 감쇄시킬 수 있으므로, 이들 약물을 투여하는 경우 chloramphenicol은 가급적 피하는 것이 좋으며, 장내 세균총에 영향을 줘서 비타민 K 생성을 감소시킨다. 또한, cyclophosphamide가 활성형으로 대사되는 것을 억제하여 상기 약물의 효과를 떨어뜨릴 수 있다. 또한, Ty21a 주의 장티푸스 생백신의 효과를 떨어뜨릴 수 있다.

Phenobarbital, rifampin, rifabutin 등의 약물은 간 미세소체효소(hepatic microsomal enzyme)를 활성화 함으로써 chloramphenicol의 혈중농도를 낮출 수 수 있다.

10. 부작용과 금기

가장 심각한 부작용은 골수억제로, 재생불량성빈혈, 혈소판감소증, 호중구감소증 등을 유발할 수 있다.

총 투여 용량과 연관된 가역적인 골수억제가 나타날 수 있는데, 이는 mitochondria 단백질 합성 억제에 의한 것이다. 이에 따라 적혈구계 세포들(erythroid cells)의 공포화(vacuolization), 망상적혈수감소증(reticulocytopenia), 빈혈, 백혈구감소증, 혈소판감소증 등이 나타난다. 이러한 부작용은 하루 4 g 이상의 chloramphenicol이 투여되었거나 혈중농도가 25 μg/mL 이상일 때 잘 나타나며, 약물 투여를 중지하면 다시 회복된다.

다른 한편으로, 특이체질(idiosyncrasy)에 의해 발생되는 재생불량성빈혈로, 이는 투여 용량과 관계없이 발생하며, chloramphenicol이 함유된 안약(optic drop)을 투여한 후에 발생한 사례도 있다. 이러한 부작용은 대개 약물 투여가 종료되고 수 주~수개월이 지난 후에 나타난다. 1967년, California 주 보건 당국(Department of Public Health)과 의사회(California Medical Association)의 합동 조사에 의하면 chloramphenicol을 투여한 환자의 24,500~40,500에서 재생불량성빈혈이 발생했는데, 이는 일반 인구에서의 발병 빈도에 비해 약 13배나 높은 수준이다. 특이체질에 의한 재생불량성빈혈의 원인은 명확하지는 않으나 니트로 유도체(nitro derivatives)와 같은 독성 대사물과의 연관성이 제기되고 있다. 실제로 chloramphenicol의 p-nitro기가 methyl-sulfonyl기로 치환되어 니트로 유도체(nitro derivatives) 생성을 유발하지 않는 thiamphenicol은 재생불량성빈혈을 일으키지 않는다.

그 외에도 발작성 야간혈색소뇨증(paroxysmal nocturnal hemoglobinuria), 급성골수성백혈병(acute myeloblastic leukemia) 등도 일으킬 수 있는 것으로 보고되고 있다.

신생아, 특히 미숙아는 간기능과 신기능이 완전하지 않기 때문에 혈중 약물농도가 상승하여, 복부 팽만, 구토, 청색증, 혈압 저하, 호흡 이상, 저체온증 등을 보이는 경우가 있는데 이를 gray baby 증후군이라고 한다. 이는 chloramphenicol이 심근 수축력에 지장을 초래하여 일어난다. Gray baby 증후군은 주로 신생아에게서 발생하지만 드물게 그 이상 연령의 소아 또는 성인에게서 나타나기도 한다. 이런 부작용은 대개 고용량의 chloramphenicol 을 3~4일간 지속적으로 투여했을 때 나타난다. 분만 중 chloramphenicol을 투여받은 임산부에서 태어난 아기에 게서 gray baby 증후군이 발생한 경우도 있었다. Gray baby 증후군은 치명적인 부작용으로 즉시 약물 투여를 중 단하고 교환수혈(exchange transfusion)을 해야 한다.

이외에도 소아에서 백혈병을 유발할 수 있으며, 시신경 염(optic neuritis), 말초신경염, 두통 등을 비롯한 신경학 적 부작용, 피부 발진, 혈관부종과 같은 과민반응 등이 나 타날 수 있다.

이전에 chloramphenicol에 대해 과민반응이나 부작용 이 있었던 경우에는 금기이다. 재생불량성빈혈 등을 포함 한 치명적인 부작용이 나타날 수 있으므로, 항생제 투여가 필요 없는 감염증 또는 경미한 감염증(감기, 독감, 인후염 등)의 환자에게 chloramphenicol을 투여하는 것은 금기 이다. 또한, 세균 감염에 대한 예방적 목적으로 투여하는 것도 금기이다.

■ 참고문헌

1. 방지환, 신형식: Chloramphenicol, In: 대한감염학회 편. 항생제의 길잡 이. 제3판. p346, 서울, 도서출판 MIP, 2008.
2. Bell JM, Turnidge JD, Jones RN: Antimicrobial resistance trends in community-acquired respiratory tract pathogens in the Western Pacific Region and South Africa: report from the SENTRY antimicrobial surveillance program, (1998-1999) including an in vitro evaluation of BMS284756. Int J Antimicrob Agents 19:125-32, 2002.
3. Klein NC, Cunha BA: New uses of older antibiotics. Med Clin North Am 85:125-32, 2001.
4. Schwarz S, Kehrenberg C, Doublet B, Cloeckaert A: Molecular basis of bacterial resistance to chloramphenicol and florfenicol. FEMS Microbiol Rev 28:519-42, 2004.
5. Wallerstein RO, Condit PK, Kasper CK, Brown JW, Morrison FR: Statewide study of chloramphenicol therapy and fatal aplastic anemia. JAMA 208:2045-50, 1969.

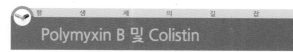

Polymyxin B 및 Colistin

우흥정 (한림대학교 의과대학 내과학교실)

Polymyxin은 1947년에 개발된 오래된 약제이다. 이후 좀 더 효과적이고 안전한 약제의 개발로 1980년 이후 거 의 사용되지 않았다. 최근 들어 다재내성 그람음성균의 증 가로 사용할 수 있는 약제가 줄어들면서 다시 사용되기 시 작하였다. 특히 *Pseudomonas aeruginosa*, *Acinetobacter baumannii*, Carbapenem 내성 Enterobacteriaceae (CRE), 모든 다른 항균제에 내성을 보이는 그람 음성균이 나타나면서 주사용 polymyxin의 사용이 증가 되고 있다. Polymyxin은 cyclic cationic polypeptide이 며, 초기에는 polymyxin A, B, C, D, E가 개발되었으나

A, C, D는 독성이 강해 이용되지 않았고 polymyxin B와 E (colistin)만 사용되었다. Polymyxin B는 Bacillus polymyxa에서 colistin은 Bacillus colistimus에서 얻어 진다. Colistin은 여러 성분의 polypeptide 항균제로 주로 colistin A와 colistin B로 이루어졌다. 두 가지 제형의 colistin이 상용화되어 있는데 colistin sulfate는 경구와 국소도포용으로 사용되며 colistimethate sodium (sodium colistin methanesulphonate, colistin sulfomethate sodium)은 정맥주사로 사용된다.

1. 작용 범위

그람음성 호기성 막대균에 널리 항균 효과를 가지고 있 다. 단지 *Proteus* 종들은 이 항생제에 높은 내성을 나타 내며 *Providencia*, *Burkholderia*, *Serratia*, *Moraxel-*

la, *Helicobacter*, *Campylobacter*, *Vibrio*, *Brucella*, *Aeromonas*, *Morganella*, *Edwardsiella* species에도 항균력이 좋지 않다. 그람양성균, 그람음성구균, 대부분의 혐기균이 내성을 가지고 있다. Polymyxin은 다재내성 *P. aeruginosa*, *A. baumannii*, CRE등과 같은 많은 다재내성 그람음성막대균에 MIC_{90}이 2 μg/mL 이하로 항균력을 유지하고 있다. 그러나 이러한 polymyxin 감수성균주에서 이형내성(heteroresistance)이 흔하다.

2. 약역학, 역동학

Polymyxin은 세포막을 투과하여 세포막의 인지질에 작용해 빠르게 세포막을 파괴시킨다. 생체외 자료에 의하면 polymyxin은 농도의존형의 빠른 살균 항생제이다. *P. aeruginosa*에 항균제 후 효과(postantibiotic effect)가 있으나 *A. baumannii*와 *K. pneumoniae*는 없다. *A. baumannii*와 *K. pneumoniae*에서는 이형내성에 의해 생체외 자료에서 빠른 재성장을 보인다. *P. aeruginosa*에도 재성장이 일어나나 좀 더 지연되어 나타난다. AUC/MIC ratio가 살균력을 보이는 최고의 약역학 변수이지만 목표 농도를 안전하게 얻는 것에 대한 우려가 있다. 이러한 이유로 polymyxin은 다른 효과적인 약제나 상승작용을 가진 약제와의 병합 치료 또는 약제 투여 간격이 길어지는 것을 피하는 것을 고려해야 한다. 한 시험관적 모델에서는 하루 세 번 투여가 내성의 발현을 억제하는데 효과적인 것을 제시했다. Polymyxin은 경구투여 시 흡수되지 않는다. Colistimethate 2.5 mg/kg를 근육주사하면 최대 혈중농도가 5~7 μg/mL이고 정맥주사하는 경우 10분에 최대농도 20 μg/mL을 얻는다. 최근에 Plachouras 등에 의한 연구 결과에서는 상태가 불안정한 환자에서 90 mg colistin base activity (CBA)를 8시간마다 투여한 경우 C_{max} of active colistin은 첫 번째 투여시 7시간 이후 단지 0.6 μg/mL이었고 반감기는 14.4시간이었고 steady state에서는, C_{max}가 2.3 μg/mL 였다. 따라서 loading dose로 270~360 mg CBA 정도를 투여하여야 치료 농도에 빠르게 도달할 것으로 보인다. 그러나 이는 제조사의 투여 권고와는 다른 내용이다. Polymyxin B와 colistin은 주로 사구체여과를 통해 배설된다. Polymyxin B의 반감기는 혈중에서 4.5~6시간이며 colistimethate의 경우는 3시간이다. 뇌척수액, 담도계, 흉수, 관절액으로 약물 분포는 좋지 않다.

3. 약물상호작용

Aminoglycoside계 항균제와 병합 투여는 신경독성을 악화시킬 수 있다. 신경근육 차단은 curariform 약제를 투여하는 사람에서 더 흔하게 일어날 수 있다.

4. 부작용과 금기

국소 투여하는 경우에는 전신적 흡수가 거의 없기 때문에 전신적인 부작용은 거의 없다. 드물게 알레르기가 생기거나 귀에 사용되는 경우 이독성이 있을 수 있다.

흡입 사용 시에는 급성호흡장애를 유발할 수 있다. 전신적으로 투여하는 경우 권장 용량에서도 부작용이 일어날 수 있다. 가장 흔하게 문제가 되는 것은 투여량에 비례한 신독성이며 이는 약물을 중단하면 대개는 좋아진다. 그러나 신기능이 정상화되기까지는 시간이 걸릴 수도 있다. 약제를 사용한 환자의 약 20%에서 단백뇨, 혈뇨, 요침사를 볼 수 있고 약 2%에서 급성세뇨관괴사가 일어날 수 있다. 기존의 신질환이 있는 환자에서 이러한 신기능장애가 주로 일어난다. 또한 투여량에 비례한 가역적인 신경독성을 보일 수 있는데 이는 신경 근육 차단으로 나타나며 근육의 약화와 무호흡을 일으킬 수 있다. 신경 근육 차단은 신기능 저하자에서 과량투여 하는 경우에 가장 흔히 일어난다. 입술주변, 혀, 팔다리의 이상감각, 말초신경이상증, 기타 다른 신경독성이 드물지 않게 온다.

과민반응으로 피부 발진, 소양증, 약열이 있을 수 있으며 비만세포에서 히스타민과 세로토닌을 방출시킬 수 있다.

오랜 기간 투여하는 경우 전해질 이상을 초래할 수 있는데 심한 저칼슘혈증, 저포타슘혈증, 저나트륨혈증, BUN의 상승이 올 수 있다.

척추강내 및 뇌실내 투여는 일반적으로 특별한 부작용이 없다.

5. 임상 적응증

1) 경구 및 국소 투여

경구용 polymyxin은 위장관 감염증의 치료를 위해 사용되거나 백혈병 환자나 수술전 환자에서 정상 세균총을 선택적으로 억제하는 장관 내 오염제거를 위해 다른 약제와 병용해 사용한다.

Polymyxin B sulfate는 국소 투요로 사용하는 경우 독성이나 내성 발현이 드물고 손상된 피부가 재생되는 데 영향을 주지 않기 때문에 화상이나 기타 *P. aeruginosa*에 의한 감염이 빈번한 환자에서 피부 감염을 치료하거나 예방할 목적으로 국소적으로 사용한다.

2) 호흡기 흡입 치료

잘 알려진 치료는 colistimethate를 낭종성 섬유화증 환자에서 기관지의 세균의 집락이나 감염의 치료로 사용되며 특히 다제내성 *P. aeruginosa*에 사용된다. 최근 들어 적은 수이지만 다제내성 그람음성균에 의한 원내 폐렴에 흡입 치료를 통해 효과적으로 폐렴을 치료한 보고가 있다.

3) 정맥 투여

최근 colistimethate의 정맥 투여에 의한 치료 효과의 보고가 급증하고 있다. 그러나 최근의 이런 보고는 대조 임상 시험이 아니다. 최근의 연구에 의하면 정맥 투여에 의한 치료의 대상은 주로 폐렴, 균혈증, 비뇨기감염, 뇌막염, 수술부위감염, 복부감염, 카테터연관감염 등의 원내 다제약제 내성 그람음성균의 치료이다. 일반적으로 *P. aeruginosa*에 의한 폐렴의 치료 효과는 piperacillin, imipenem, ciprofloxacin과 비슷했다. 그러나 일부의 연구에서는 polymyxin계 항생제가 다른 종류의 항생제보다 낮은 치료 결과를 보이는 보고가 있다. 적정 용량보다 낮은 용량의 치료에서는 효과가 좋지 않았으며 colistin 내성의 *Serratia marcescens, Sternotrophomonas maltophilia*에 의한 중복 감염이 보고되었다.

높은 독성률과 아직 밝혀지지 않은 적정한 투여 방법, 의문스러운 현재의 breakpoints for susceptibility 등을 고려하면 주사용 colistin, polymyxin B는 다른 치료제가 없을 경우에만 사용해야 한다. 심각한 감염에서는 가능하다면 감수성이 있거나 상승 효과가 있는 다른 항균제를 polymyxin과 병합 투여해야 한다.

6. 용법 및 용량

Polymyxin B는 근육주사하면 매우 통증이 심해 가능하면 피해야 한다. 만일 필요한 경우, 일상적인 근육주사 용량은 2.5~3 mg/kg/일이고 4~6시간마다 나누어 투여한다. 정맥주사는 1.5~2.5 mg/kg/일로 지속적 투여하거나 12시간마다 나누어서 60분 이상 투여한다. 최근에 밝혀진 약동학자료에 따라 일부에선 loading dose 2.5 mg/kg (actual body weight) 투여 후 12시간마다 2.5 mg/kg/일을 12시간마다 나누어 투여함을 권장한다. 신기능장애에 의한 용량의 조절이 필요하지는 않다. 척수강내 투여 시 5~10 mg/day로 첫 3일 간 투여하며 그 후에는 격일로 투여한다.

Colistimate의 정상 신기능 환자의 근육 및 정맥 투여 용량은 colistin base activity (CBA)로 2.5~5 mg/kg/일(염으로는 6.67~13.3 mg/kg/일)이고 이를 2~4회 나누어 투여한다. 여기서 체중은 이상 체중이며 하루 300 mg CBA를 초과하지 않는다. 새로운 역동학 자료에 근거해 일부 전문가는 colistimate의 투여 방법을 다음과 같이 제안한다. 하루에 투여하는 용량은 CBA 기준 300 mg을 초과할 수 있으며 체중은 이상 체중을 기준으로 한다. 초기 loading dose를 5 mg/kg (최대 300 mg CBA)로 시작하고 ClCr이 50 mL/분 이상인 경우 8시간 경과 후 5 mg/kg/일을 8시간마다 나누어 투여한다. ClCr이 30~49 mL/분인 경우 12시간 경과 후 3.5 mg/kg/일을 12시간마다 나누어 투여한다. ClCr이 10~29 mL/분인 경우 12시간 경과 후 2.5 mg/kg/일을 12시간마다 나누어 투여한다. ClCr이 <10 mL/분이거나 혈액투석하는 경우 24시간

경과 후 1.5 mg/kg/일을 24시간마다 투여한다. 혈액투석하는 경우에는 투석일에는 투석 후에 투여한다. 척수강이나 뇌실에 투여하는 경우 10 mg을 5 mL 생리식염수에 혼합하여 하루 한 번 투여한다. 흡인 치료의 경우 일반적으로 75~150 mg CBA를 12시간마다 투여한다.

■ 참고문헌

1. Garonzik SM, Li J, Thamlikitkul V, et al: Population pharmaokinetics of colistin methanesulfonate and formed colistin in critically ill patients from a multicenter study provide dosing strategies for various categories of patients. Antimicrob Agents Chemother 55:3284-94, 2011.

2. Keith S. Kaye, Jason M. Pogue, Donald Kaye: Principle and Practice of Infectious Disease 8th ed, P401, Philadelphia, Churchil Livingstone, 2014.

3. Plachouras D, Karvanen M, Friberg LE, et al: Population pharmacokinetic analysis of colistin methanesulfonate and colistin after intravenous administration in critically ill patients with infections caused by gram-negative bacteria. Antimicrob Agents Chemother 53:3430-6, 2009.

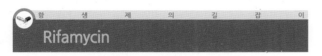

Rifamycin

정두련 (성균관대학교 의과대학 내과학교실)

1. 항생제명

Rifampin, rifabutin, rifapentine, rifaximin, rifalazil

2. 구조 및 성상

Rifamycin은 곰팡이인 *Streptomyces mediterranei* (*Amycolatopsis mediterranei*)에 의해 만들어지는 항균제로서 치료적으로 사용되는 약물은 rifamycin B의 반합성 유도체이다. Rifamycin B는 활성이 낮지만 쉽게 생산되고, 가장 활성이 높은 유도체가 만들어질 수 있는 rifamycin S로 화학적으로 바로 변환되는 특성을 가진 발효물질이다. 이들은 공통적으로 다음과 같은 일반적인 구조를 가진다(그림 1).

이 중 대표 약물인 rifampin은 1965년에 *Streptomyces mediterranei*의 발효 산물로부터 처음 합성되었으며 rifamycin의 3-4-methyl-piperazinyl-iminomethyl 유도체이다. Rifampin과 rifabutin은 미코박테륨 감염의 치료에 중요한 약물이다.

3. 작용 기전

Rifampin은 세포 내로 신속히 들어가 세포 내에서 항균작용을 나타낸다는 점에서 특이하다. 광범위한 항균작용을 가지고 있지만 내성이 신속히 발현되기 때문에 단일 치료약제로는 사용될 수 없다. 이러한 이유로 인해 비미코박테륨 감염에서 rifampin을 사용하는 것은 매우 제한적이고 특수한 경우이다.

Rifampin은 DNA-dependent RNA polymerase라는 효소의 베타 소단위(subunit)에 결합한 후에 효소를 억제

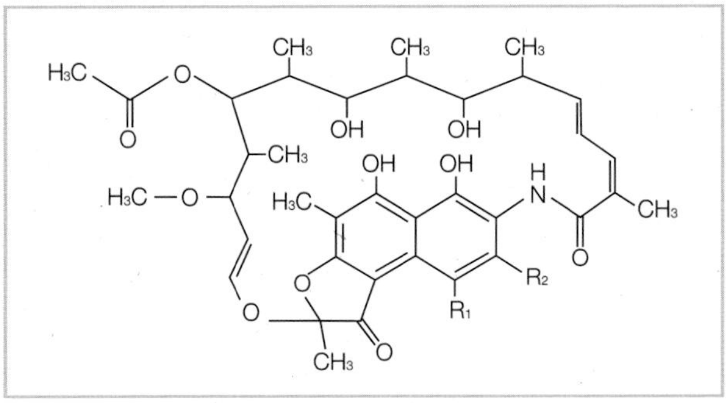

그림 1. Rifamycin의 기본 구조

하여 RNA 합성의 개시를 억제한다. 이는 연쇄 개시를 막음으로써 단백질 합성을 방해한다. 대개 살균 작용을 나타내지만 세균의 종류와 약물의 농도에 따라서는 정균 작용을 보이기도 한다.

Rifampin

Rifampin은 rifamycin에서 유래한 반합성 유도체로서 1968년에 효과적인 항결핵제로서 임상에 도입된 이래 지금까지 중요한 항결핵제로 이용되고 있다. 결핵균에 대한 치료 효과 이외에도 그람양성균이나 그람음성균에 대해서도 항균력을 가지고 있고 다제내성 세균이 증가함에 따라서 이러한 세균감염의 치료에도 이용되고 있다. 이 장에서는 결핵이 아닌 기타 감염증에서의 rifampin의 사용에 대해 중점적으로 다루어본다.

1) 작용 범위

일반적으로 포도알균과 사슬알균을 포함하여 대부분의 그람양성알균은 rifampin에 고도로 감수성을 보이는데, 예외적으로 장내구균은 중등도의 감수성을 보인다. 수막알균, 임균, 인플루엔자균(*Haemophilus influenzae*)는 rifampin에 감수성이 있지만 대부분의 그람음성막대균은 내성을 보인다. 그 외에 rifampin은 레지오넬라균에 고도의 감수성이 있다.

다른 항생제에 rifampin을 병용 시 효과는 그 결과를 예측하기 어려운데 어떤 약물인지, 농도, 표적 세균의 종류, 실험 모형의 종류 등에 따라서 상승 효과(synergistic effect)를 보이기도 하고, 부가 효과(additive effect), 무관심 효과(indifferent effect), 또는 대항 효과(antagonistic effect)를 보이기도 한다. Rifampin과 다른 항생제와의 병용요법에 대한 시험관내연구와 임상 증례는 매우 많이 보고되었지만 전향적인 무작위 대조 임상 시험 연구는 매우 제한적이다.

2) 내성 기전

Rifampin은 살균 작용을 보이는 우수한 약물이지만 단독으로 사용 시 내성변이주가 발생하며 내성이 빨리 발현되는 제약이 있다. Rifampin 내성은 DNA-dependent RNA polymerase의 베타 소단위를 암호화하는(encoding) *rpoB* 유전자의 돌연변이에 의해 종종 발생한다. 또한 세포막 투과성의 변화에 의해서도 내성이 발생할 수 있다.

3) 약물동력학

Rifampin은 경구용과 주사용 제형이 있다. 경구 흡수율이 매우 높아 600 mg 투여 후에 7~10 μg/mL의 혈청 최고 농도에 도달한다. 음식물은 흡수를 방해하기 때문에 공복 상태에서 투여해야 한다. 300 mg 또는 600 mg을 정맥 내로 30분에 걸쳐 투여하게 되면 평균 혈청 최고 농도는 각각 9 μg/mL 또는 17.5 μg/mL에 도달한다. 투여된 rifampin의 80%는 단백질과 결합한다. 고도로 지용성이며 침, 담즙, 흉수, 뇌척수액과 같은 체액으로 광범위하게 분포된다. 간, 폐, 전립선, 뼈와 같은 조직으로도 들어간다. 뇌수막의 염증이 있을 때 뇌척수액 내 rifampin 농도는 혈청 내 농도의 10~20% 정도이다. 이 약물의 지방친화성을 고려한다면 뇌수막의 염증이 없을지라도 혈액-뇌 장벽을 넘어 비교적 잘 들어가는 편이다. 주로 간에 의해 배설되는데 간에서 활성 있는 대사물로 탈아세틸화된 후에 담즙으로 배설된다. 창자간순환이 많이 이루어진다. 혈청 내 반감기는 2~5시간인데 투여가 반복되면서 간 내에서의 P-450 효소를 유도하는 능력과 관련되어 담즙으로의 배설이 증가하기 때문에 반감기가 감소하게 된다. 대부분의 약물은 결국 대변으로 배설된다. 간기능 부족이 있는 경우 혈중농도는 증가하지만 신기능 부족이 있는 경우에는 혈중농도에 별로 영향을 미치지 않는다. 450 mg 이상을 투여하면 간에서의 배설 능력이 포화되면서 혈중농도가 불균형적으로 상승하게 된다. Rifampin은 포식세포 내로 신속히 들어가서 세포 안에 있는 미생물을 죽이게 되는데, rifampin 자체의 약역학에 대해서는 알려진 바가 별로 없다. 후항균제 효과(postantibiotic effect)는 매우 길다.

4) 부작용과 금기

소변과 땀이 오렌지색을 띠게 되고 소프트 컨택트렌즈가 염색될 수 있다. 피부 발진이 5%까지 발생할 수 있는데 장기간의 간헐적 투여와 연관 있는 인플루엔자 같은 증후군은 비미코박테륨 감염의 치료에 이용되는 단기간의 치료와는 연관이 없다. 구역, 구토, 설사, 가슴쓰림 등의 위장관 증상이 5%까지 발생할 수 있다. 간기능 검사의 이상이 흔하게 나타나지만 실제적인 간염은 흔하지 않고(1% 미만) 특히 비미코박테륨 치료를 위한 단기간 요법에서는 더욱 드물다. 신독성도 있을 수 있으며 이 경우 주로 간질성 신염으로 발현된다. 발열, 백혈구감소증 등도 보고된다. Rifampin 사용에서 가장 큰 문제점은 간의 미세소체효소를 강력하게 유도함으로써 다양한 약물상호작용을 초래한다는 것이다.

5) 약물상호작용

Rifampin은 간과 장의 시토크롬 P-450 효소의 강력한 유발인자이다. 잘 알려진 임상적으로 중요한 상호작용의 예를 들면 항응고제인 warfarin, 경구 피임제, 시클로스포린, 글루코코르티코이드, itraconazole, voriconazole, posaconazole, theophylline, quinidine sulfate, digitoxin, digoxin, verapamil hydrochloride, HIV 치료 약물, delavirdine mesylate, nifedipine, midazolam 등과의 상호작용이다. Rifabutin은 항레트로바이러스제의 혈중농도를 감소시키기는 하지만 rifampin보다는 덜하다. Rifampin을 투약 처방에 추가하거나 중단하는 경우에 치료 반응의 감소, 치료 실패, 또는 독성 반응을 피하기 위해서는 임상 의사들이 이러한 상호작용에 대해 잘 알고 있어야 한다(표 1).

6) 임상 적응증

Rifampin은 주로 결핵의 치료를 위해 다른 항결핵제와 병용하여 사용되어 왔다. 실험실과 임상의 여러 연구에서는 이 약물이 요로감염, 골감염, 심내막염, 이물관련 감염, 호흡기감염, 세균성수막염, 피부 및 연조직감염과 같은 기타 감염의 치료를 위해서도 다른 약물과 병용하여 성공적으로 사용될 수 있다는 근거를 보였다. 또한 그람양성균의 만성 보균 상태를 근절하는 데에도 rifampin 단독치료나 다른 약물과의 병용 치료에서 비슷한 좋은 효과가 있음이 보고된 바 있다.

미국감염학회(IDSA), 미국심장협회(AHA), 영국항균제요법학회(BSAC)에서의 지침은 그람양성균에 의한 심내막염 치료에서 다른 항생제와의 rifampin의 병용 요법에 대해서 언급하고 있다. 더 명확히 말하면, 포도알균에 의한 인공판막 심내막염의 치료에서 oxacillin 감수성 혹은 내성인 균주 모두에 대해서 nafcillin이나 vancomycin에 rifampin과 gentamicin을 병용하도록 강하게 권하고 있다(레벨 B의 근거). BSAC 지침에서는 자연판막 심내막염의 경우에도 MRSA에 의한 심내막염이나 penicillin 알레르기를 가진 환자에서는 vancomycin과 함께 rifampin을 병용할 것을 권장하고 있다(전문가 의견). 또한, BSAC 지침은 MRSA에 의한 인공 관절 및 골 감염의 치료에서도 vancomycin과 rifampin의 병용을 권장하고 있다.

표준적인 항균제와 rifampin의 병용 요법 후에 감염의 결과에 대해서는 꽤 많은 증례 보고와 증례 시리즈가 있지만, 표준적 요법 단독 치료와 이에 rifampin을 병용하는 요법 간에 그 효과와 독성을 비교한 대조 임상 연구는 별로 없다. 따라서, 현존하는 비교 대조 연구의 자료에 근거하여 그람양성균감염의 치료에서 표준적 항균제에 rifampin을 병용함으로써 얻을 수 있는 장점에 대해서는 결정적인 결론을 내릴 수 없는 상태이다. 포도알균감염의 치료에서 보조적 rifampin 투여가 더 효과적이라는 것을 명확하게 보여주는 대표적 연구는 Zimmerli 등이 JAMA에 보고한 정형외과용 이식물 관련 감염에 중점을 둔 연구였다. 또한, 이식물 감염에서 이식물의 제거를 면해보기 위한 구제(salvage) 치료로써 사용될 때에는 ciprofloxacin 단독 요법보다 ciprofloxacin과 rifampin의 병용 치료가 더 효과적이라는 보고가 있다. 이처럼 rifampin을 이물관련감염의 치료에서, 특히 정형외과용 이식물 감염의 치료에서 사용하는 생물학적인 근거는 인공 기구나 손상을 받은 조직의 표면에서 종종 발견되는 미생물에 의한 균막(biofilm)에 대한 이 약물의 좋은 항균력을 들 수 있다. 균

표 1. Rifampin의 약물상호작용

약물	조치
경구 항응고제(warfarin)	INR을 모니터해야 함; 항응고제의 증량 필요
경구 피임제	다른 피임 방법을 택할 것
면역억제제	
Cyclosporine	혈청 농도 모니터 요함; 용량의 증량 필요
Tacrolimus	혈청 농도 및 임상 반응 모니터 요함; 증량 혹은 타약제 사용
Glucocorticoids	Glucocorticoid 용량을 2~3 배로 증량
심혈관약제	
Digitoxin/Digoxin	부정맥의 조절, 심부전 여부 및 혈청 농도의 모니터 요함
Quinidine	혈청 농도 모니터 및 부정맥 조절; 필요하면 증량
칼슘차단제	
Verapamil	다른 약물로 대체 사용
Diltiazem	다른 약물로 대체 사용
Nifedipine	다른 약물로 대체 사용
HMG-CoA reductase inhibitors	
Simvastatin, Atovastatin	치료 반응 모니터; 용량 증량 필요할 수 있음
항생제	
Itraconazole	Rifampin과의 병용을 피하는 것이 좋음; 사용해야 한다면 증량이 필요하고 치료 반응의 모니터 요함
Ketoconazole	Rifampin과의 병용을 피하는 것이 좋음; 사용해야 한다면 증량이 필요하고 치료 반응의 모니터 요함
Voriconazole, Posaconazole	Rifampin과의 병용을 피하는 것이 좋음
Linezolid	치료 반응 모니터 필요하고 필요 시 증량
HIV 치료 약제	Rifabutin이 상호작용이 가장 적음
혈당강하제	
Sulfonylureas	혈당 레벨 모니터 및 용량 조절 필요
Biguanide (Metformin)	혈당 레벨 모니터 및 용량 조절 필요
항혈소판/항혈전제	
Clopidogrel	임상 반응 모니터 필요
진통제	
Methadone	증량 요하며 금단증상의 모니터 및 조절이 필요함
Oxycodone	진통 효과 모니터 필요; 필요시 증량
Ketamine	진통 효과 모니터 필요; 필요시 증량
기타 약물	
Midazolam/Triazolam	Rifampin과의 병용을 피하고 가능하면 다른 약제를 사용할 것
Phenytoin	혈청 농도와 간질 활성도의 모니터; 필요하면 증량
Theophylline	혈청 농도 모니터; 필요하면 증량

막에 포함된 세균은 대개 항균 요법에 내성을 보이는데 이는 균막 내로의 항균제의 낮은 투과율 또는 제한된 영양소로 인해 세균의 증식이 느려지거나 증식하지 않는 특성에 기인한다. 균막에 관련된 세균은 자유롭게 증식하는

세균에 비해 같은 항균제에 대한 감수성이 4~5배 정도 떨어진다. Coagulase-negative *Staphylococcus* (CoNS)와 황색포도알균은 흔히 균막 생성과 관련이 있으며 인공기구 감염의 내과적 치료를 어렵게 만들곤 한다. CoNS와 황색포도알균에 의한 기구관련 감염의 시험관내 연구와 동물 모형 연구에서는 rifampin을 포함하는 항균제의 병용투여가 포도알균에 의한 인공기구 감염 치료에 있어서 효과적이라는 것을 증명하였다.

(1) 포도알균 감염

중증 황색포도알균 감염에 대해서 penicillin 분해효소에 저항성을 보이는 penicillin 제제 단독치료와 이에 rifampin을 병용하는 치료를 비교한 임상 연구에서 rifampin의 유익한 효과에 있어서는 결론이 나지 않았다. 포도알균에 대한 표준 약제에 환자가 반응하지 않는 경우에는 rifampin을 추가하는 것이 흔하지만, rifampin의 추가 이후에 더 좋은 치료 반응을 보였다는 보고에 대해서는 그 효과를 해석하기가 어렵다. *S. epidermidis*에 의한 인공판막 심내막염의 완치율이 vancomycin에 rifampin이나 gentamicin을, 혹은 둘 다 병용하였을 때 상당히 개선된다고 보고된 바 있다. Rifampin의 조직 내 및 체내 공간으로의 우수한 투과율 때문에 일반적으로 농양이나 이물질이 존재하는 포도알균 감염의 치료 약제에 rifampin을 추가하려는 경향이 많다. 황색포도알균 골수염의 동물 모형에서 rifampin 병용 요법의 이점이 확인되었지만 임상 연구에서는 그 효과가 확실치 않았다. 하지만, 이물질이 존재하는 경우에는 rifampin의 병용 투여가 적절해 보인다. IDSA의 MRSA 치료 지침에서는 MRSA에 의한 골수염 치료 시 trimethoprim/sulfamethoxazole과 rifampin 병용치료를 선택해볼 수도 있다고 하였다. 최근에 보고된 무작위대조 임상 시험에서는 MRSA 감염 치료에서 trimethoprim/sulfamethoxazole과 rifampin의 병용 치료가 linezolid 치료에 비해 열등하지 않음을 보고하였다.

(2) 폐렴알균 수막염

폐렴알균에 대한 rifampin의 우수한 시험관 내 감수성에도 불구하고 폐렴알균 수막염 치료에 rifampin을 단독으로 투여해서는 안된다. 원인균이 ceftriaxone이나 cefotaxime에 고도 내성을 보이지만 rifampin에 감수성을 보이는 경우에는 vancomycin, ceftriaxone, rifampin의 병용 투여를 고려할 수 있다. 이를 뒷받침할 만한 임상 연구 결과는 아직 없는 상태이며 시험관 내 및 동물 모형 연구에서도 이러한 경우에서의 rifampin 병용 요법의 효과에 대해서는 일치되지 않는 결과들이 보고되어 왔다. 스테로이드를 투여하는 경우에는 뇌수막의 염증을 감소시켜 뇌척수액 내로의 항균제의 투과를 더 감소시킬 수 있다고 동물 모형에서 알려졌으며, 이러한 영향은 vancomycin에 더 크게 작용한다. 이처럼 스테로이드 치료는 cephalosporin이나 vancomycin의 단독 요법의 치료 실패와 연관이 있다고 보고된 바 있다. 하지만, 이들 항균제와 rifampin을 병용 투여하는 경우에는 스테로이드 치료와 병행한다 해도 효과를 유지할 수 있다. 폐렴알균 수막염의 치료에서 원인균이 penicillin과 ceftriaxone에 내성을 보이고 치료에 반응이 좋지 않은 경우, 또는 내성이 의심되면서 스테로이드 보조 치료를 병행하는 경우에는 rifampin의 병용을 고려해볼 수 있겠으나 이에 대해서는 향후 이에 대한 연구 결과가 더 필요하다.

(3) 다제내성 그람음성균 감염

최근 다제내성 *P. aeruginosa* 및 *Acinetobacter*가 증가하면서 이에 의한 중증 감염의 치료에 큰 어려움을 겪고 있다. 70년대 이후로는 신독성이나 신경독성 때문에 이용되지 않았던 polymyxin (colistin)이 다제내성 그람음성균 감염 치료에 이용되고 있지만, colistin 단독치료의 치료 성적이 우수하지 않은 점과 신독성 문제로 인해 다른 약물과의 병용 요법이 새로운 대안으로 연구되어 왔다. 이 중 colistin과 rifampin의 병용 요법은 최근 시험관 내 연구와 동물 모형 연구를 통해서 다제내성 *P. aeruginosa* 감염의 치료에 효과가 있다는 긍정적인 보고가 있어왔다. 다제내성 *P. aeruginosa*에 의한 중증 감염의 치료에 있어서 colistin과 rifampin 병용 요법의 효과와 안전성에 대한 임상 연구가 필요한 상태이다. 다제내성 *Acinetobacter*

의 경우에도 시험관내 연구와 동물 모형 연구에서는 colistin과 rifampin 병용 시 상승 효과를 보인다고 보고되었지만 현재까지의 무작위대조 임상 시험에서는 colistin 치료에 rifampin을 병용 시 치료 성적의 향상을 보이지 않았다.

(4) 기타 감염 질환

그 외에 rifampin이 치료 목적으로 병용 투여될 수 있는 예를 들면, *Brucella* 감염, *Legionella* 감염 등이 있다. 또한, Q 열, 연성하감(chancroid), 바르토넬라증, *Rhodococcus* 감염 등의 치료에 단독으로 또는 병용 요법으로 rifampin이 사용되어 왔다. Rifampin과 doxycycline의 병용 요법은 브루셀라증의 치료에 성공적으로 이용되어 왔다. *Legionella pneumophila*와 *L. micdadei*는 시험관 내에서 rifampin에 고도의 감수성을 보이며 macrolide 단독 투여에 치료 반응이 좋지 않은 감염에서 rifampin을 macrolide에 병용하도록 제안된 바 있지만, 이를 뒷받침할 수 있는 의미있는 임상 연구 결과는 없는 상태이다.

Rifampin을 단독으로 사용할 수 있는 유일한 경우는 감염의 예방적 목적으로 투여하는 것이다. 대표적인 예가 침습적 수막알균 감염의 예방을 위한 경우이다. 또한, *H. influenzae*에 의한 중증 감염 환자의 긴밀한 접촉을 하였던 가족에게 투여함으로써 소아에서의 *H. influenzae* 감염을 예방하기 위해서도 사용되어 왔다. 예방화학요법의 원칙은 세균을 코인두로부터 박멸시키는 것이다. *H. influenzae* 백신의 광범위한 사용은 rifampin을 이용한 *H. influenzae* 감염 예방의 필요성을 감소시켜 왔다.

7) 용법 및 용량

Rifampin을 결핵이 아닌 다른 세균 감염의 치료에 병용 투여하는 경우 용법에 대해서는 아직 명확히 제시되어

있지 않지만 *S. epidermidis*에 의한 인공판막 심내막염의 치료에서 vancomycin에 rifampin을 병용할 때 AHA에 의해 권장되는 rifampin의 용법은 8시간마다 300 mg을 경구투여하는 것이다.

■ 참고문헌

1. Al-Shaer M, Nazer LH, Kherallah M. *Rifampicin as adjunct to colistin therapy in the treatment of multidrug-resistant Acinetobacter baumannii.* Ann Pharmacother 48:766-71, 2014.
2. Baciewicz AM, Chrisman CR, Finch CK, et al. *Update on rifampin, rifabutin, and rifapentine drug interactions.* Curr Med Res Opin 29:1-12, 2013
3. Baddour LM, Wilson WR, Bayer AS, et al. *Infective endocarditis in adults: diagnosis, antimicrobial therapy, and management of complications: a scientific statement for healthcare professionals from the American Heart Association: endorsed by the Infectious Diseases Society of America.* Circulation 132:1435-86, 2015.
4. Drapeau CM, Grilli E, Petrosillo N. *Rifampicin combined regimens for gram-negative infections: data from the literature.* Int J Antimicrob Agents 35:39-44, 2010.
5. Forrest GN, Tamura K. *Rifampin combination therapy for nonmycobacterial infections.* Clin Microbiol Rev 23:14-34, 2010.
6. Gould FK, Denning DW, Elliott TS, et al, Working Party of the British Society for Antimicrobial Chemotherapy. *Guidelines for the diagnosis and antibiotic treatment of endocarditis in adults: a report of the Working Party of the British Society for Antimicrobial Chemotherapy.* J Antimicrob Chemother 67:269-89, 2012.
7. Harbarth S, von Dach E, Pagani L, et al. *Randomized non-inferiority trial to compare trimethoprim/sulfamethoxazole plus rifampicin versus linezolid for the treatment of MRSA infection.* J Antimicrob Chemother 70:264-72, 2015.
8. Perlroth J, Kuo M, Tan J, et al. *Adjunctive use of rifampin for the treatment of Staphylococcus aureus infections: a systematic review of the literature.* Arch Intern Med 28;168:805-19, 2008.
9. Russell CD, Lawson McLean A, Saunders C, et al. *Adjunctive rifampicin may improve outcomes in Staphylococcus aureus bacteraemia: a systematic review.* J Med Microbiol 63:841-8, 2014.

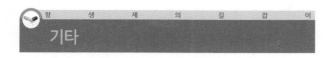

Fusidic acid

이창섭 (전북대학교 의학전문대학원 내과학교실)

Fusidic acid는 정균항생제로서 크림 형태의 국소 연고/점안용이나 경구나 주사제로 사용되어지고 있다. 전세계적으로 항생제 내성이 심해지고 있는 상황에서 새로운 항생제로 관심을 받고 있다.

1. 항생제명

Sodium fusidate (경구)
Diethanolamine fusidate (주사제)
외용약(연고, 점안용)

2. 구조 및 성상

Fusidium coccineum 이라는 진균의 발효로 추출한 항생제이다. Steroid 구조를 가지며, 화학적으로는 cephalosporin-P와 유사하다. 염화염의 형태로 된 sodium fusidate는 수용성을 띠며 임상적으로 주로 사용된다. 1960년대 개발된 이후 Sodium fusidate 형태로 사용한다.

3. 작용 기전

작용 기전은 단백질 합성의 다중펩티드 연장 단계에 관여하는 리보솜에 있는 elongation factor G (EF-G)-GDP 혼합체와 결합해 세균의 단백질 합성을 막는 기전으로 세균을 억제한다. T세포를 자극하고 감마 interferon을 형성해 면역 기능에도 관여한다.

4. 내성 기전

임상 균주에서 내성은 매우 드물고, 피부에 국소적인 항균제로 사용하는 경우에도 내성 출현이 매우 드물다. 내성은 EF-G 구조 변화로 fusidic acid와의 결합이 감소하거나 내성유전자(*fusB*)의 획득에 의하며 *fusB* 유전자 존재가 주된 내성 기전으로 알려져 있다. 항균제 결합부위인 EF-G를 변화시키는 유전자 변이에 의한 것이므로 penicillinase 내성 penicillin이나 cephalosporin과 교차 내성을 일으키지는 않는다. Sodium fusidate 내성 유전자는 플라스미드로 매개되며, 흔히 β-lactamase와 같은 플라스미드로 운반되고, chloramphenicol acetyl transferase 와 관련이 있을 수 있다.

Staphylococci에서, fusidic acid 고도 내성은 *fusA* (EF-G의 유전자)의 변이가 일어나서 발생하며, 저도 내성은 *fusB*, *fusC*와 관련있다. Fusidic acid 내성 *S. aureus* 는 국소 피부 연고제 사용과도 관련이 있으며, 장기간 사용하였을 때 내성 빈도는 증가될 수 있다. *S. aureus* 내성 빈도는 유럽에서는 1.4~62.4%까지 다양하게 보고되고 있으며, 북미에서는 0.3~7.0%로 보고되었다. 대부분의 아시아 국가에서의 fusidic acid 내성은 10% 미만으로 낮은 편이나 대한민국(12.2~52.2%), 쿠웨이트(84~92%), 그리고 파키스탄(9~20%)에서는 높게 보고되었다.

Sodium fusidate는 그람음성 막대균의 세포막을 투과하지 못하기 때문에 자연 내성을 보인다.

5. 작용 범위

대부분의 그람양성균에 대해 항균력을 가진다. MRSA와 VISA, β-lactamase를 생산하는 균주를 포함해 대부분의 *S. saprophyticus*에 대해서는 우수한 항균력을 보이지만, MRSA의 경우에는 내성의 빈도가 증가되고 있다. 대부분의 *S. epidermidis*에 대해서는 우수한 항균력을 보이지만, *S. saprophyticus*에 대한 감수성은 낮다. 다른 그람양성균은 staphylococci 보다 낮은 감수성을 보인다. Streptococci나 pneumococci에는 staphylococci보다 항균력이 약하고, enterococci의 경우 정균 작용은 있으나 살균력은 없다. *Corynebacterium diphtheriae*와 *C. difficile*, *Peptostreptococcus* 등의 그람양성혐기균에 대해 감수성을 보인다.

Neisseria, *Moraxella*, *Legionella pneumophila*, 그리고 *Bacteroides fragilis*를 제외한 모든 그람음성막대균에는 항균력이 없다.

진균에는 거의 항균력이 없다. *Nocardia asteroides*, *Mycobacterium tuberculosis*, *M. bovis*나 *M. malmoense*에 의한 비정형 mycobacteria, *M. leprae*, *Giardia lamblia*, *Plasmodium falciparum*과 같은 원충에 대해 시험관내에서 감수성을 보인다. 또한 *Coxiella burnetii*에 대한 일부 시험관 항균력을 보인다.

Fusidic acid와 rifampin 병용 요법의 효과와 관련해서는 in vivo/in vitro 자료들이 있으며, 다른 병용 항생제로는 minocycline, linezolid, 그리고 fosfomycin 등이 있다. Checkerboard dilution/time-kill 방법에 의한 결과를 보면, fusidic acid/rifampin 병용 투여 시에 부분적인 상승 효과를 가지고 있었다. Fusidic acid/minocycline은 vancomycin-intermediate *S. aureus* (VISA) 치료 효과가 있는 것이 보고되었으며, fusidic acid/linezolid는 VISA 감염 및 신내막염 환자에서 성공적으로 치료한 것이 보고되었다. Fusidic acid/rifampin에 ciprofloxacin 이나 vancomycin을 병용하여 사용할 경우 MRSA biofilm에 대한 살균 효과를 유지할 수 있다는 보고가 있다. 이 외에도 fusidic acid와 fosfomycin은 88%에서 상승효과를 가지고 있으며, 일부에서는 fusidic acid/rifampin 보다도 fusidic acid/fosfomycin 병용시에 더 좋은 효과가 있음을 보고하였다.

Fusidic acid 와 quinolone은 길항 작용이 있기 때문에 병용 투여는 권고되지 않는다.

6. 약물동력학

경구투여는 흡수가 잘 되나 우유와 함께 투여하면 흡수가 저하된다. 전신에 투여 시 뼈, 관절, 전립선, 농양 등의 몸 전체로 잘 분포하게 된다. 염증이 없는 뇌수막을 통한 침투는 매우 떨어지나 뇌농양에서의 적절한 농도가 보고된 적이 있다. 새로이 사용되는 코팅 제제의 경우 경구 흡수율이 91%이며, 복용 후 2시간에 최고 혈중농도에 도달하고, 혈중 반감기는 5~6시간이다. 혈중 약물의 97~99%가 혈중 단백과 가역적으로 결합된 상태로 존재한다. 약물의 배출이 늦기 때문에 약물을 반복 투여할 경우 혈중농도가 상승된다. 경구로 하루 2번 250 mg에서부터 최고 750 mg 하루 3번까지 투여할 수 있다.

조직이나 장기에 침투가 잘 되기 때문에 폐실질, 늑막액, 신장, 근육, 골, 관절 등에서 치료 농도에 도달할 수 있으며, 농양이 동반된 경우에도 효과적으로 치료할 수 있다. 뇌척수액 내로는 투과되지 못하지만 뇌농양으로 침투할 수는 있다. 태반을 통과하면 유즙으로도 분비된다.

대부분 간에서 대사되어 담즙으로 배출되며, 소변으로 배출되는 것은 1% 미만이다. 투석으로는 거의 제거되지 않는다.

7. 약물상호작용

알려진 약물상호작용은 없다.

8. 부작용

경구투여 시 경도의 위장장애와 설사가 올 수 있다. 전신적인 투여 후, 특히 정맥주사 시 간기능 이상이나 황달이 올 수 있다. 말초정맥으로 24시간 이상 투여하거나 빠르게 투여하는 경우 혈관 수축, 혈전이 생길 수 있고, 드물지만 저칼슘혈증을 유발할 수 있으므로, fusidic acid 주사용 제제는 큰 혈관에 주사하는 것을 권유한다. 진한 소변이 나올 수 있다. 국소적인 치료 후 접촉성 피부염이 보고되어 있는데, 이는 연고에 포함된 formaldehyde 때문이다.

9. 임상 적응증

주로 *Staphylococcus* spp.에 의한 피부감염, 골수염,

관절염, 폐렴 등의 치료에 사용된다. 인공 삽입물이 삽입된 환자를 포함한 골수염 및 화농성관절염 환자를 대상으로 한 연구에서 대부분의 환자가 fusidic acid 와 rifampin 병용 요법으로 투여되었다. Fusidic acid로 치료받은 80명의 환자에서 10% 이하에서만 치료 실패하거나 재발하여, 치료 성공률은 높은 것으로 보고되었다. 다른 인공관절 골수염 치료 연구에서는 MRSA (89%)와 methicillin 내성 CoNS (11%)에 감염된 환자에게 vancomycin이나 teicoplanin을 2주 이상 투여한 후 fusidic acid를 투여하였다. 4주 이상 투여하였을 때 감염 표시자는 모두 음성으로 되었고, 오직 3 증례에서만 재발하는 결과를 보여, 치료는 성공적이었다. 그 외 MRSA로 감염된 인공 삽입물 감염 환자에서 fusidic acid와 rifampin 병용자에서 재발하는 환자는 전혀 없었으며, 다른 연구에서는 fusidic acid/rifampin을 12개월 이상 투여하여 11명의 환자 가운데 오직 1명에서만 재발하였다. 이렇듯 골·관절 감염에서는 fusidic acid/rifampin 병용 요법이 우수한 효과가 있음을 보여주었다.

국소적인 비강내 도포와 함께 trimethoprim, rifampin을 경구투여하면 MRSA 비강 보균자를 효과적으로 치료할 수 있다. 피부감염증이나 급성결막염에서 국소 사용만으로도 효과적이나, 사용 중 내성이 유도될 수도 있다.

7명의 Diphtheroids에 의한 인공판막심내막염 환자에서 fusidic acid와 erythromycin과 병용 요법으로 4명의 환자가 치료에 성공한 문헌이 보고되었다. *Clostridium difficile* 장염의 치료를 위해 fusidic acid를 하루 500 mg씩 투여하면 vancomycin이나 metronidazole과 유사한 효과를 보여 대체 약물로 거론되고 있다.

■ 참고문헌

1. 대한감염학회. 항생제의 길잡이(제3판), p354-6, 도서출판 MIP, 2008.
2. Jung MY, Chung JY, Lee HY, et al. Antibiotic susceptibility of Staphylococcus aureus in atopic dermatitis: current prevalence of methicillin-resistant *Staphylococcus aureus* in Korea and treatment strategies. Ann Dermatol 27:398-403, 2015.
3. Wang JL, Tang HJ, Hsieh PH, et al. Fusidic acid for the treatment of bone and joint infections caused by methicillin-resistant *Staphylococcus aureus*. Int J Antimicrob Agents 40:103-7, 2012.
4. Whitby M. Fusidic acid in the treatment of methicillin-resistant *Staphylococcus aureus*. Int J Antimicrob Agents. 2:S67-71, 1999.

Nitrofurantoin

이기덕 (을지대학교 의과대학 내과학교실)

니트로푸란(nitrofuran) 계열의 약물은 1940년대 초에 미국과 독일에서 항균제로 개발 되었다. 현재는 니트로푸란토인만 쓰인다. 국내에서 생산 및 판매가 이루어지고 있지 않다.

1. 항생제명

25% macrocrystalline nitrofurantoin/75% nitro-furantoin monohydrate (Macrobid®)

100% macrocrystalline nitrofurantoin (Macrodantin®)

2. 구조 및 성상

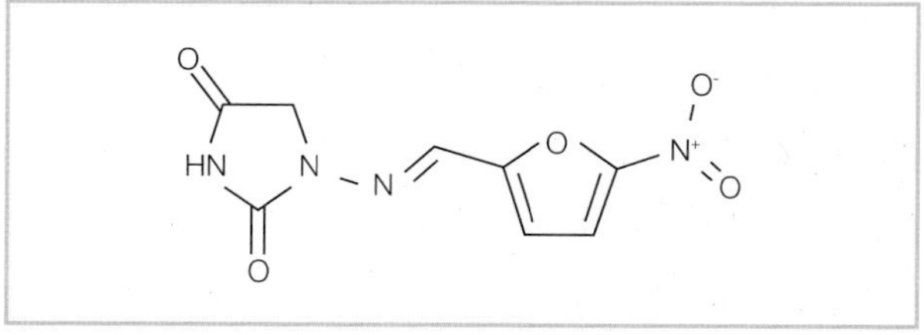

그림 1. Nitrofuran의 구조

5-nitro-2-furfurylidine 구조를 가진다. 황색의 화합물로서 합성이 비교적 쉽고 물에 잘 녹지 않는다. pKa 값이 7.2로서 알칼리성에서 물에 잘 녹고 산성에서 항균력이 증가된다. 광선을 피해 상온 보관 시 5년 이상 안정적이다.

3. 작용 기전

니트로푸란은 세균의 DNA를 손상시켜 작용한다. 작용 기전이 복잡하고 규명이 덜 되었으나, 세균세포 내의 환원효소에 의해 활성화된 대사산물이 세균의 DNA, 리보솜단백, 세포 내 macromolecule들을 손상시키고, 효소 합성 및 호흡을 방해한다고 본다. 최소 억제 농도에 근접한 농도에서는 codon-anticodon 결합을 방해함으로써 mRNA 전사를 방해할 수 있다. 인체의 신경조직에서 당분해 혹은 시트르산회로(citric acid cycle)에 관여하는 효소를 방해해 신경독성을 유발할 수 있다.

4. 내성 기전

니트로푸란토인은 1953년부터 요로감염의 치료에 사용되어 왔지만, 획득내성의 발현이 매우 낮고, 다른 항균제와 교차 내성도 없다. 감수성 breakpoint가 통일되지 않아 주의해야 한다. 내성은 nitroreductase 활성의 감소나 세균으로부터 항균제가 제거되는 기전에 의한 것으로 여겨지며, 내성률이 낮은 이유는 잘 모른다.

5. 작용 범위

E. coli, *Salmonella* spp., *Shigella* spp., *Bacteroides* spp., *Neisseria* spp. 등의 그람음성균과 *S. aureus*, *S. epidermidis*, *S. saprophyticus*, *Streptococcus pyogenes*, pneumococci, *E. faecalis*, *C. diphtheria*, *Clostria* 등의 그람양성균에 항균력을 가진 광범위 항균제이다. 그람음성 막대균 중 *Klebsiella* spp., *Enterobacter* spp., *Serratia marcescens*에 대해서는 항균력이 약하고, *Proteus* spp., *Pseudomonas* spp.에 대해서는

항균력이 거의 없다. 살균 작용을 하며 *E. coli*가 1시간 동안 2 x MIC에 노출 시 1.5 시간까지 항생제후효과를 갖는다. 실험실에서 nalidixic acid 및 다른 quinolone에 길항작용이 있다.

6. 약물동력학

경구약 및 주사제가 개발되었고, 경구 흡수율이 94%에 달하여 경구약이 사용된다. Microcrystalline 형태보다 서서히 흡수되는 macrocrystalline 형태가 구역 및 구토가 적어서 macrocrystalline 제제나, 25% macrocrystalline nitrofurantoin과 75% nitrofurantoin monohydrate 복합제가 사용된다. 구역을 줄이기 위해 음식과 같이 복용하며, 음식물과 함께 섭취해도 흡수율이 떨어지지 않는다.

반감기가 1~1.5 시간으로 짧고, 혈청 및 조직 내 농도가 낮다. 주 배설 경로는 소변이다. 100 mg 투여 후 최고 혈중농도는 1 mcg/L 이며, 소변 내에서는 4시간에 32 mcg/L 이상으로 유지된다. 혈액이나 조직 내에서의 농도가 낮아 신우신장염, 신농양, 전신감염증 치료에는 적합하지 못하다.

모유 내 농도는 무시할 정도이며, 태반은 극소량이 통과한다.

7. 약물상호작용

다른 약물과 상호작용이 거의 없다. 페니토인의 혈중농도를 낮췄다는 보고가 있다. 소변검사에서 당이 위양성으로 나올 수 있다.

8. 임상 적응증

주로 요로감염증의 예방과 치료를 위해 사용된다. 요로감염증의 흔한 원인균인 *E. coli*, *S. saprophyticus*, *Enterococcus*에 대한 항균력이 있고, 과거에 비해 항균제의 내성이 거의 증가하지 않았기 때문에 요로감염이 의심

되는 환자에서 권유된다. 실제 하부요로감염 환자에서 신기능이 정상인 경우 치료가 효과적이며, 상부요로감염이나, 균혈증이 동반된 경우에는 다른 약제를 선택하는 것이 바람직하다. 국내 임상검체를 대상으로 한 실험실적 감수성이 좋다는 보고가 늘어나서 ESBL 생성균에 의한 하부요로감염 치료에 국내도입이 고려된다. 요로감염이 재발되는 여성의 경우 50~100 mg을 매일 자기 전에 12개월 간 투여하거나, 간헐적으로 성교 후에 투여함으로써 재발성 요로감염을 예방할 수 있다. Pregnancy category B로 임신부의 요로감염에 사용이 가능하나, 최근 기형발생에 대한 엇갈린 연구 결과들이 보고되고 있다.

9. 부작용과 금기

가장 흔한 부작용은 상부위장관장애로 구역이며, 구토가 동반되기도 한다. 약물이 중추신경계의 구토 중추에 직접 작용하기 때문인 것으로 생각되며, 약물을 음식물 혹은 우유와 함께 복용함으로써 감소시킬 수 있다. 드물게 피부 발진이 있을 수 있다.

심각한 합병증은 매우 드물며, 과민반응에 의해 폐, 간, 신경계, 혈액 이상을 초래하는 것이다. 북유럽인이 그런 부작용 발생이 높은 편이다. 폐 반응은 두 가지로 발생하는데, 급성이 더 흔하며 약물 치료 후 5~10일 내에 시작되며, 재투여 시에는 수 시간 내에 시작되며 2일 이내에 소실된다. 천식, 기관지염, 폐렴의 증세로 나타나며, 호산구 증가가 동반될 수 있다. 아급성 혹은 만성 경과를 취하는 경우도 있으며, 약물 투여를 중단하면 서서히 회복된

다. 장기간의 호흡곤란과 기침이 섬유화에 동반되기도 한다.

간장애는 주로 만성적으로 약물을 투여하는 경우에 만성 활동성 간염 혹은 간경변의 형태로 나타난다. 예후는 양호하나 수개월 후 회복된다. 말초 신경계의 이상은 주로 기존의 신기능이상이 있었던 환자에서 나타난다. 예후는 증상의 중증도에 따라 다르고, 간이나 폐 부작용과는 달리 약물 자체 혹은 발생되는 과산화물이나 그 대사산물 중 한 가지에 의한 직접적인 독성작용 때문이다. Glucose-6-phosephate dehydrogenase가 결핍된 환자에서 용혈 작용을 일으킬 수 있다.

신기능의 장애가 있는 경우에는 약물 배출이 감소되어 체내에 축적될 수 있고, 소변 내에서 적정 농도에 도달하기 어려워지므로 사용하지 않는 것이 바람직하다. 크레아티닌 청소율이 분당 60 mL 이하인 경우 용량을 감소시켜 투여하며, 분당 20 mL 이하인 경우 용량을 감소시켜 투여하며, 분당 20 mL 이하인 경우 약물을 중단한다. 미숙아나 신생아에서 혈중농도가 상승할 수 있으므로 금기이다.

◼ 참고문헌

1. 최희정, 김은옥: 기타 항생제. 항생제의 길잡이(제3판), pp.360-62
2. Seo MR, Kim SJ, Kim Y, et al.: Susceptibility of Escherichia coli from community-acquired urinary tract infection to fosfomycin, nitrofurantoin, and temocillin in Korea. J Korean Med Sci, 2014 Aug;29(8):1178-81.
3. Tu Y, McCalla DR: Effect of activated nitrofurans on DNA. Biochem Biophys Acta 402:142-49.

Mupirocin

정동식 (동아대학교 의과대학 감염내과)

1. 항생제명

Mupirocin

2. 구조 및 성상

1971년 *Pseudomonas fluorescens*의 발효 산물에서 얻어진 항균제로서 pseudomonic acid A라고 불리기도 하며, lithium, sodium, calcium염의 형태로 투여한다. 구조적으로 fatty acid side chain (hydroxy-nonanioc moiety)이 monic acid에 결합된 독특한 구조를 가지고 있다.

3. 작용 기전

Isoleucyl t-RNA synthetase에 결합해 세균의 RNA 합성과 단백합성을 억제한다. 이는 특히 isoleucine이 세포벽의 단백사슬에 결합하는 것을 방해함으로써 세포벽 형성을 억제한다. 이러한 특이한 작용 기전으로 다른 항균제와 교차 내성을 일으키지 않는다.

4. 내성 기전

최근 내성 균의 증가는 중요한 문제로 대두되고 있으며, 이로 인한 치료 실패도 보고되고 있다. *S. aureus*는

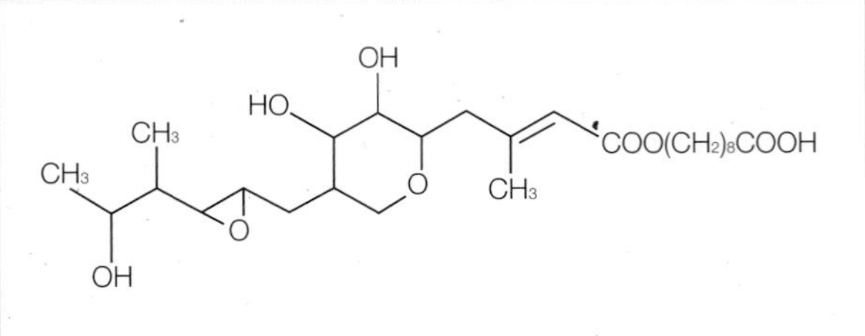

그림 1. Mupirocin의 구조

시험관 내에서 mupirocin에 노출되거나, 장기간 국소적인 치료를 하는 경우에 저도 내성(최소 억제농도 8~256 mg/L)이 생길 수 있다. 저도 내성 유발은 isoleucylt RNA synthetase에서 변이가 발생하여 생기지만 기존 치료에 반응이 떨어지지 않고, 다른 균으로 전파하는 특성이 없어 임상적으로 중요하지 않다. 하지만 MRSA 유행 시 장기간 국소적인 치료를 하는 경우에 생기는 고도 내성(최소 억제농도 256 mg/dL 이상)의 경우는 주로 다른 항생제 내성 유전자와 함께 다른 균에 전파될 수 있고, 또한 mupirocin과 같은 기존 치료에 임상적으로 감수성이 떨어진다는 문제가 발생한다. 이는 *mupA* (ileS2) 내성 유전자에 의해 생기며, conjugative plasmid의 획득에 의해 유발되는 것으로 알려져 있다.

5. 작용 범위

MRSA를 포함한 staphylococci, aerobic streptococci, pneumococci등 다양한 그람양성균에 대해 살균효과를 보인다. *S. aureus*에 대한 항균력은 피부의 산성 pH (6~7)에서 4배에서 8배 정도 항균력이 증가되며, 코 점막 분비물에 의해 항균력이 감소되지 않으므로 *S. aureus* 비강 보균자 치료에 적합하며, 접종균 수에 따라 영향을 받을 수 있다. *Enterococcus faecium*에는 감수성을 보이는 반면 *E. faecalis*에는 내성을 나타낸다.

일부 그람음성균(*H. influenzae*, *N. gonorrhoeae*, *N. meningitidis*, *Mycoplasma* spp.)에 항균력을 보이나, *Pseudomonas aeruginosa*, 혐기균이나 진균에는 항균력이 없다. 피부상재균(Micrococcus, Corynebacterium, and Propionibacterium)에 대해서는 항균력이 약하다.

6. 약물동력학

Mupirocin은 정상 피부로는 혈중 흡수가 0.25%로 거의 일어나지 않으나 손상된 피부를 통해서는 적은 농도로 흡수될 수 있다. 하지만 흡수된 mupirocin은 혈청에서 대

부분(95%) 단백질과 결합하여 비활성화되고, 주사로 투여하는 경우 non-specific esterase에 의해 빠르게 탈에스테르화되어 비활성 monic acid로 변화되어, 혈중 반감기가 15분이라 빠르게 배출된다. 이러한 대사과정은 신장과 간에서 생기는 것으로 보고된다. 그러므로 피부 감염의 국소적 치료제로 사용할 수 있다. 피부 외용약제에 포함되어 있는 polyethylene glycol은 개방성 창상이나 화상 피부를 통해 흡수될 수 있다. Mupirocin은 산성 상태에서 더 강력한 항균력을 나타낸다.

7. 약물상호작용

자료 없음

8. 부작용과 금기

Mupirocin은 사람의 isoleucyl t-RNA synthetase에는 결합력이 약해서 국소적인 사용 시 부작용이 별로 없으나 연고에 포함된 polyethylene glycol이 손상된 피부나 점막을 자극시킬 수 있고 신장애를 유발 시킬 수 있다. 결막을 자극할 수 있어 결막염에는 금기이며, 비강에 사용 후 소수의 환자에서 경미한 자극을 느낄 수 있다. 중등도 이상의 신장애 환자에게 사용은 주의해서 사용해야 한다. 임신 중 사용에 대해서는 동물실험에서 특별한 부작용 없어 안전성이 입증되었다(pregnancy category B drug). 오랫동안 사용 시 진균과 같은 비감수성 균주의 증가를 유발 시킬 수 있다.

9. 임상 적응증

첫째는 주로 staphylococci나 streptococci에 의한 피부감염증(단독, 모낭염)에 피부 외용약제(크림과 연고제)로 사용할 수 있다. 다른 약제(neomycin, fusidic acid, 등)보다 더 효과가 좋은 것으로 보고되고 있다. 사용 중 고도 내성이 유발될 수 있어 장기간의 사용은 피하는 것이 바람직하다. 둘째는 MRSA 비강 보균자에 대한 비강 연고 치료(2% ointment, two or three times daily)를 통한 MRSA제거에 사용되고 있다. 이는 입원 환자나 의료진의 MRSA 유행을 효율적으로 조절할 수 있는 것으로 알려져 있다(도포 5~7일 내 제거). 비강 내 *S. aureus*를 가지고 있는 혈액투석을 받는 사람에게 비강 내 도포를 하면 *S. aureus* 균혈증을 감소시킬 수 있고, 수술 전에 비강 내 *S. aureus*를 치료하면 청결수술 후 창상감염빈도를 줄일 수 있다. 셋째로 중심 정맥관의 삽입 부위에 국소적으로 사용해 catheter 집락율을 25%에서 5%로 감소시켰다는 보고가 있다. 특히 메타분석에서 심장수술, 정형외과 수술, 신경계 수술 등에서 비강 내 mupirocin 투여군이 의미 있게 수술 부위 감염이 감소하였고 비용이 효과적이었다.

▣ **참고문헌**

1. Adam P. Fraise: Mupirocin. Antibiotic and Chemotherapy. 9th ed, p290-291, New York, Churchill Livingstone, 2011.
2. Gerard RB and Amar S: Mupirocin. Mandell, Douglas, and bennett's Principles and Practice of Infectious Diseases 8th ed. P460-461, New York, Churchill Livingstone, 2015.
3. Poovelikunnel T, Gethin G, Humphreys H: Mupirocin resistance: clinical implications and potential alternatives for the eradication of MRSA. Clin Infect Dis. 2015 Jul 3. pii: dkv169. [Epub ahead of print] doi: 10.1093/jac/dkv169.

Bacitracin

류성열 (계명대학교 의과대학 내과학교실)

1. 항생제명

Bacitracin

2. 구조 및 성상

1945년 *Bacillus subtilis*로부터 생성된 폴리펩타이드 항생제이며 균이 최초로 동정된 소녀 Margaret Tracy의 이름을 따서 지었다. 포유류에 독성을 보여 현재 도포용으로만 사용을 제한하고 있다. 상품화된 약물의 경우 bacitracin A, B, C와 bacitracin A, F로부터 유도된 적어도 13가지 요소들을 포함하고 있으며, 더욱 안정된 아연염의 형태로 나온다.

3. 작용 기전

세균 세포벽의 lipid pyrophosphate가 탈인산화하는 것을 방해해 세포벽 합성을 억제하거나 세포막을 손상시킨다.

4. 내성 기전

획득 내성은 드물지만 도포 치료 후 *S. aureus*에서 내성이 보고되었다.

5. 작용 범위

많은 그람양성균과 병원성 *Neisseria* spp.에 대해 강력한 항균력을 보인다. 대부분의 *S. aureus*에 항균력을 보이지만, 다른 그람양성균에서보다는 항균력이 약하다. A군 ß-hemolytic streptococci는 streptococci B, C, G보다 항균력이 강해, bacitracin에 대한 감수성 검사가 A군 streptococci 동정의 선별 검사로 사용된다. 그람음성균 중에서는 *H. influenzae*와 *Fusobacterium*에 감수성을 보이며, Enterobacteriaceae나 *Pseudomonas* spp.에는 내성을 보인다. 이외에 *Actinomyces* spp.에는 항균력이 있지만 Nocardia에 대한 항균력은 없다. *Entamoeba histolytica*는 0.6~1.0 μg/mL에서 억제된다.

6. 약물동력학

Bacitracin은 경구로 흡수되지 않는다. 궤양이 있는 부위에 바른 뒤 흡수가 일어나기도 한다.

7. 약물상호작용

자료 없음

8. 부작용과 금기

Bacitracin은 경한 피부 자극 반응 이외의 부작용은 거의 없다.

국소적으로 투여하는 경우 드물지만 혈액 내 histamine과 IgE증가를 동반하는 과민반응이 있을 수 있는데 대부분 이전에 여러 번 노출된 경우였다. 신장에서 bacitracin A로부터 변환된 유도체는 평활근을 수축시키는 5-HT에 강력한 길항 작용을 나타낸다.

비경구적으로 투여할 경우 신독성이 있으며, 신기능 저하가 수 주 간 지속될 수도 있다. 인슐린이나 diphtheria 독소는 disulphide-linked hetrodimer 전구체로서 존재하며 생리적 작용을 나타내기 위해는 분할이 필요한데, bacitracin은 이 분할 과정을 방해한다.

Bacitracin과 polymyxin B가 둘다 *Bacillus* species에서 유래되어 이 두 약제의 교차 반응이 일어날 수 있다.

9. 임상 적응증

주로 국소적인 치료에 사용된다. 농가진에서 원인균을 박멸하는 데 80%의 효과를 보여주었으나, 약 30%의 환자에서 상처 회복 속도의 지연이 관찰되었다. 또 *S. aureus* 비강 보균율을 감소시키는 데 효과를 나타내었다. 국소 도 포용으로 사용될 때 bacitracin은 주로 neomycin, polymyxin B와 함께 제조되어 사용된다.

■ 참고문헌

1. 대한감염학회 항생제의 길잡이(제3판), p363.
2. Mandell GL, Bennett JE, Dolin R et al. Principles and practice of infectious diseases 8th ed, p459, New York, Churchill Livingstone, 2015.

Dapsone

전재범 (울산대학교 의과대학 내과학교실)

Dapsone은 sulfone계 항생제이다. 1941년에 쥐의 나병 치료에서 처음으로 효과가 증명된 이후, 여러 질환에서 항균(antibacterial)과 항염(anti-inflammatory) 제제로 사용되고 있다.

1. 화학적 구조

Sulfone계 항생제는 황(sulfur) 원자가 2개의 탄소 (carbon) 원자에 연결되어 있는 구조를 가지며, dapsone (4-4'-diaminodiphenylsolfone, DDS)은 구조적으로 가장 단순한 sulfone계 항생제이다(그림 1).

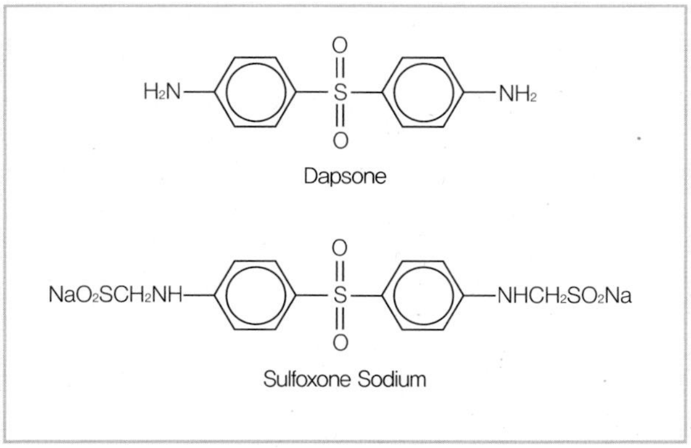

그림 1. Daspone과 sulfoxone sodium의 구조

2. 약력학

1) 흡수

경구 흡수율은 86%이나, 심한 나병에서는 흡수율이 떨어질 수 있다. 반감기는 10~30시간이다.

2) 분포

단백 결합율은 70% 정도이며, 피부, 간, 신장, 적혈구를 비롯한 여러 장기에 분포될 수 있다. blood-brain barrier (BBB)와 태반을 통과하며, 모유에서도 발견된다.

3) 대사

위장관에서 흡수되어, 간에서 acetylation이나 N-hydroxylation에 의해서 대사된다(그림 2). Cyto-

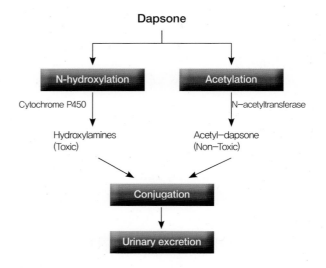

그림 2. Dapsone의 2가지 대사 경로

chrome P-450 enzyme에 의한 N-hydroxylation에 의해서는 잠재적 독성이 있는 hydroxylamines이 생긴다. N-acetyltransferase에 의한 acetylation에 의해서는 acetyl-dapsone이라는 독성이 없는 대사물이 생긴다.

4) 배설

Dapsone의 85%는 소변으로 배설되며, 10%는 담즙으로 배설된다. Probenecid에 의해서 소변으로의 배설량이 줄어들며, rifampin에 의해서는 증가된다. 신부전시에는 용량 조절이 필요할 수 있다.

2. 작용 기전

1) 항균작용

Dapsone은 다른 sulfone계 항생제와 마찬가지로, 세균의 dihydropteroate synthase를 방해하여, 엽산(folic acid) 합성을 억제하여 항균 작용을 나타내게 된다.

2) 항염작용

호중구와 호산구가 모이는 여러 피부 질환에서 효과를 보인다. Dapsone은 호중구의 화학주성이동을 방해한다. 호중구의 myeloperoxidase (MPO), 호산구의 peroxidase의 기능을 억제하여, 독성이 있는 oxygen-derived radicals의 생성을 줄임으로써, 세포를 보호할 수 있다.

3. 임상 적응증

Dapsone은 *Mycobacterium leprae*에 대해서 정균 (bacteriostatic) 효과를 보이며, 나병 치료에 있어서 중요한 부분을 차지한다. Actinomycetoma 치료와 *Pneumocystis jiroveci* (PCP)와 malaria의 치료 및 예방에 사용된다.

Dermatitis herpetiformis 등의 여러 피부 질환에서, 항염증기전으로 사용이 되고 있으나, 이 책의 범주를 벗어나서 따로 언급하지는 않는다.

1) 나병(Leprosy)

Paucibacillary 환자에서는 rifampin 매달 600 mg과 dapsone 매일 100 mg의 6개월 간 사용이 추천된다. Multibacillary 환자에서는 최소 2년 간 사용이 추천된다.

2) *Pneumocystis jiroveci* (PCP) 폐렴

PCP 치료의 1차약제는 trimethoprim-sulfamethoxazol (TMP-SMX)이다. TMP-SMX를 사용할 수 없을 경우에는, dapsone-trimethoprim이나 clindamycin-primaquine을 경증 혹은 중등증 폐렴에서 사용할 수 있다. 하지만 이 2가지 조합은 모두 glucose 6-phosphate dehydrogenase (G6PD) 결핍증이 있을 경우에는 사용할 수 없다. Dapsone은 PCP 예방에도 TMP-SMX나 pentamidine을 사용할 수 없을 경우에 2차 약제로 사용이 가능하다. 하지만 TMP-SMX에 비해서 예방 효과가 떨어진다.

4. 부작용

메트헤모글로빈혈증(methemoglobinemia), 용혈 (hemolysis), 무과립구증(agranulocytosis) 등 여러 부작용이 발생할 수 있는데, cytochrome P-450에 의해 생기는 hydroxylamines이 원인으로 생각되고 있다.

Dapsone은 사용량에 비례해서 용혈이 일어날 수 있는데, 이는 G6PD 결핍증이 있을 경우 더 심할 수 있다. 위장관계 부작용으로는 오심, 구토, 식욕 부진 등이 발생할 수 있고, 피부 발진, 가려움, 발열 등도 생길 수 있다.

메트헤모글로빈혈증은 일반적으로는 증상이 없지만, 저산소증이 있을 경우에는 임상 증상이 나타나게 된다. 중증의 무과립구증이 발생할 수도 있으므로 주의를 요한다.

5. 임신과 수유시의 사용

일반적으로 안전하다고 생각되고 있지만, 산모에서의 dapsone 치료후에, 신생아의 용혈성 질환, 황달, 메트헤모글로빈혈증 등이 발생한 보고가 있다. Dapsone은 태반을 통과하며, 모유에서 적은양이 발견된다.

6. 약제상호작용

Cytochrome P-450 효소를 유도하는 글루코코티코이드, 항전간제 등은 dapsone의 N-hydroxylation을 증가시켜서, hydroxylamine을 증가시킬 수 있다. Cytochrome P-450 효소를 억제하는 macrolide계 항생제나 azole계 항진균제 등은 dapsone의 N-hydroxylation 과 독성을 감소시킬 수 있다.

▣ 참고문헌

1. GL. Mandell, JE. Bennett, R. Dolin : Principles and Practice of Infectious Disease. 8th ed, p544, Churchill Livingstone Elsevier, 2015.
2. Y. Isabel Zhu, Matthew J. Stiller : Dapsone and sulfones in dermatology, Overview and update. J Am Acad Dermatol 45:420, 2001.

Fosfomycin

기현균 (건국대학교 의학전문대학원 내과학교실)

1. 항생제명

Fosfomycin

2. 구조 및 성상

항균제는 phosphonic acid 구조를 가지는 항균제로 1969년 최초로 발견되었다. 다른 항균제와 구조 및 화학적 유사성이 없다(그림 1). 수용성이나 알코올에는 녹지 않는다.

3. 작용 기전

Peptidoglycan의 필수 성분인 N-acetylmuramic acid의 형성을 억제하여 세포벽 형성이 되지 않도록 한다

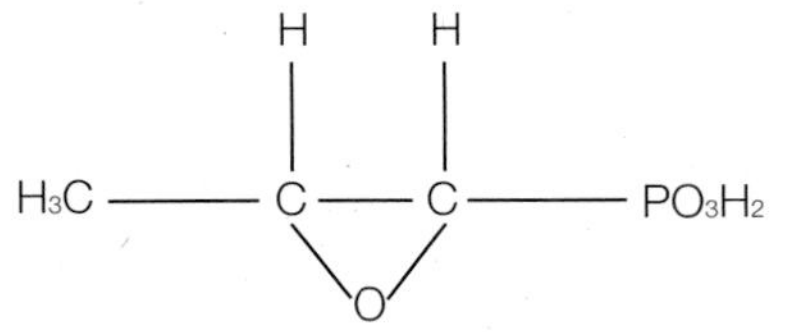

그림 1. Fosfomycin의 구조

4. 작용 범위

그람음성 호기성 세균 및 그람양성균에 in vitro 상 효과가 있다. 임상적으로는 *Enterococcus faecalis*, *E. coli* 등에 대하여 효과가 증명되었다. 시험관 내 효과는 *Enterococcus faecium*, *Enterobacter aerogenes*, *Klebsiella oxytoca*, *Klebsiella pneumoniae*, *Proteus mirabilis*, *Proteus vulgaris*, *Serratia marcescens* 등에 대하여 감수성이 있다. ESBL 생성 균주에 대하여는 *E. coli*에 대하여는 감수성이 높으나 *Klebsiella pneumoniae*에 대하여는 감수성이 57% 정도로 낮은 것으로 보고되었다.

5. 약물동력학

경구투여 시 위장관 흡수율은 30% 정도로 공복시 37%, 공복이 아닌 경우에는 30% 이다. 약물의 반감기는 5.7시간이며 혈중 단백에 결합하지 않는다. 대사 과정 상 소변으로 배출되며 체내 대사는 되지 않는다. 최대 농도는 3 g을 투여하는 경우 투여 후 4시간 경과 시점에서 22~32 μg/mL 이다. 긴 반감기로 인하여 1회 투여로 소변에서 2000 μg/mL로 24시간 이상 농도가 유지된다.

6. 약물상호작용

Fosfomycin과 metoclopramide와 동시에 투여하는 경우 소변 및 혈중 fosfomycin의 농도가 감소한다.

7. 임상 적응증

E. coli 및 *Enterococcus faecalis*에 의한 급성 방광염에 효과적이다. 아직 복잡성 방광염에 대하여는 권장하지 않는다. Fosfomycin 투여 중에 증상의 호전이 없으면 다른 약제로의 변경이 필요하다. 임신한 경우 태아 위험도는 FDA class B이며 투여는 불가피한 경우에만 고려한다.

8. 용법 및 용량

경구용 약제의 경우 18세 이상의 비복잡성 요로감염에 fosfomycin 3 g(포장 단위: 8 g/pack)을 1회 복용한다. 경구 제제는 분말로 복용하지 않으며 투여 시에는 120 mL 정도의 물과 함께 복용한다. 두 차례 이상 복용 시에는 부작용의 빈도가 증가하는 것으로 알려져 있다.

9. 부작용

설사가 주로 발생하며 이외에도 오심, 두통, 어지러움 등의 증상이 5% 이내의 빈도로 발생한다. 드문 부작용으로 변비, 구강건조증, 발열, 간 효소 증가 등이 나타날 수 있는 것으로 보고되어 있다.

■ 참고문헌

1. 대한감염학회 항생제의 길잡이(제3판), p366.
2. Mandell, Douglas, and Bennett's Principles and Practice of Infectious Disease, 8th ed, p447-51, Elsevier Sounders.

Streptogramin

박윤수 (국민건강보험공단 일산병원 감염내과)

1. 항생제명

Quinupristin/dalfopristin (Synercid®)

2. 구조 및 성상

Streptogramin 항생제는 mikamycin, virginiamycin, pristinamycin, quinupristin-dalfopristin과 같은 서로 다른 화합물로 구성되어 있다. 각각의 streptogramin 항생제는 두 개의 부분(streptogramin A와 B)으로 이루어져 있다. Virginiamycin은 virginiamycin M (streptogramin A)과 virginiamycin S (streptogramin B)를 포함하고 있고 동물에서 성장촉진제로 이용되어 왔다. Pristinamycin은 유럽에서 이미 경구용으로 사용되던 약제로 *Streptomyces pristinaespiralis*에서 추출하였고 streptogramin A (pristinamycin IIA)와 streptogramin B (pristinamycin IA)를 가지고 있다. Quinupristin-dalfopristin (Synercid®, 이전 RP 59500)은 pristinamycin을 기본 구조로 하며 반합성 제제인 quinupristin (streptogramin B)과 dalfopristin (streptogramin A) (그림 1)을 30:70의 비율로 수용성으로 혼합하여 정주 투여에 적합하게 만든 것이다.

3) 작용 기전

Streptogramin은 70S unit의 50S ribosome과 결합하여 단백 합성을 억제한다. 이 중에서 dalfopristin은 ribosome의 구조적 변화를 일으켜 quinupristin이 잘 결합할 수 있도록 한다. 결과적으로 두 streptogramin 성

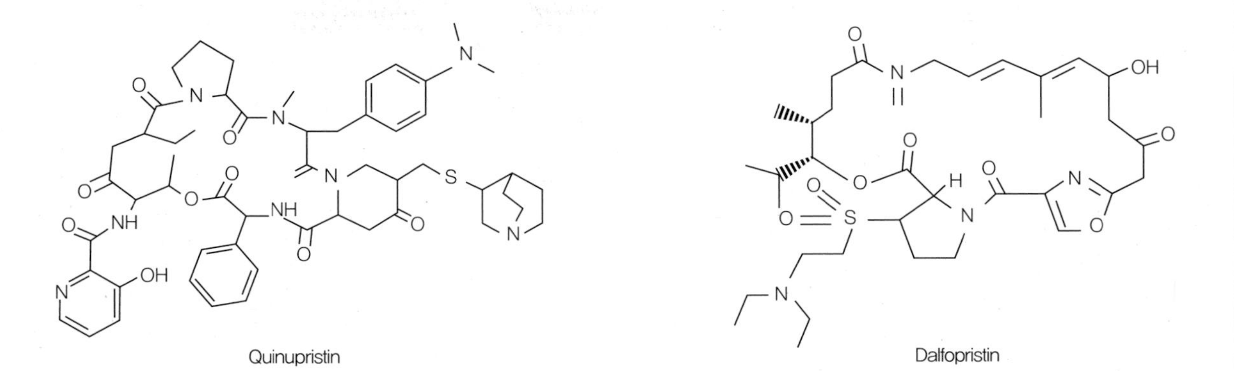

그림 1. Synercid의 성분인 quinupristin과 dalfopristin의 구조.

분이 시너지 효과를 일으킨다. Quinupristin: ribosome: dalfopristin이 매우 안정적인 구조를 형성하여 단백 합성을 억제하여 살균 효과를 나타낸다.

4) 작용 범위

Quinupristin-dalfopristin은 대부분의 그람양성균 (*E. faecalis*는 제외)과 몇몇 그람음성균에 활성을 보인다. 각각의 성분은 단독으로 사용하였을 때에는 정균 효과를 나타낸다. 두 가지의 약제를 병용하면 매우 뛰어난 상승 효과를 보여 살균 효과를 나타내지만 한가지 성분에 내성이면 살균 효과가 감소한다. *E. faecium*에 대해 vancomycin 내성 균주인 경우도 대부분 MIC가 1 μg/mL 이하이다. *E. faecalis*는 예외가 존재하기는 하지만 내재적으로 내성을 보인다.

*S. aureus*와 *S. epidermidis*에 대한 MIC$_{90}$은 methicillin, vancomycin, erythromycin, clindamycin 내성 양상과 관련없이 1 μg/mL 이하이다. *S. pyogenes*, *S. agalactiae*, group C와 G streptococcus, *S. pneumoniae* 그리고 viridans streptococcus의 90%는 quinupristin-dalfopristin 1 μg/mL 이하에서 억제된다. *Corynebacterium jeikeium*을 포함한 *Corynebacterium* spp.와 *L. monocytogenes*도 감수성이고 *Bacillus* spp., *Leuconostoc* spp., *Lactobacillus* spp., *Pediococcus* spp., *E. rhusiopathiae*도 감수성을 보인다. Quinupristin-dalfopristin은 다양한 그람양성혐기균과

몇몇 그람음성균(예; *Haemophilus influenzae*, *Moraxella catarrhalis*, *Neisseria gonorrhoeae*, *Neisseria meningitidis*)에 낮은 MIC를 보이지만 실험실 연구가 시행된 적은 없다. Quinupristin-dalfopristin은 Enterobacteriaceae, *Pseudomonas aeruginosa*, 또는 *Acinetobacter* spp.에는 활성이 없다.

5) 내성 기전

Quinupristin과 dalfopristin이 화학적으로 다른 물질이고 50S ribosomal subunit에 부착하는 부위가 다르기 때문에 내성을 나타내는 기전도 각각 다르다. Streptogramin 내성은 ribosomal target의 구조적 변형, 효소에 의한 약제 불활성화, 세포 밖으로 항생제의 배출의 3가지 기전에 유발된다.

*E. faecalis*는 quinupristin-dalfopristin에 자연적으로 내성인데 이것은 *lsa*라는 유전자를 염색체에 가지고 있기 때문이다.

기질적 또는 유발성 MLS 내성이 일부 staphylococci에서 발생하며 효소에 의한 약제 불활성화가 일부 staphylococci와 enterococci에서 발생한다. 몇몇 종의 coagulase 음성 staphylococci와 *Enterococcus faecium*은 항생제를 세포 바깥으로 배출함으로써 내성을 보인다.

Synercid®는 quinupristin/dalfopristin의 복합 제제이기 때문에 내성을 나타내기 위해서는 두 가지 성분에 모

두 변이가 생겨야 가능하다. 따라서 streptogramin에 대한 내성이 그리 잘 유발되지는 않는다. 또한 다른 항생제와 구조적으로 다르기 때문에 quinolone, glycopeptide, aminoglycoside, β-lactam 등과 교차 내성이 없다. 그러나 virginiamycin과는 교차 내성을 보이기 때문에 이를 사료로 먹인 동물에서는 Synercid®에 대한 내성균이 출현할 수 있다.

6) 약물동력학

많은 그람양성균에 대하여 postantibiotic effect가 매우 길다(pneumococcus에 2.8시간, staphylococcus에 4.7시간, vancomycin 내성 또는 감수성 *E. faecalis*에 각각 2.6시간, 8.5시간).

대식세포 내의 농도가 높게 유지되며, 혈중 반감기는 0.7~1.2시간이다. 주된 배설 경로는 간이며 75%가 대변으로 배출된다. 15~19%의 quinupristin, dalfopristin이 대사되지 않은 형태로 소변으로 배출된다. 뇌척수액에는 치료적 농도에 이르지 못하고 태반을 통과하지 못한다. Quinupristin-dalfopristin은 복막투석을 받는 환자에서 복막투석액에 침범하지 못한다. Quinupristin-dalfopristin의 추천 용량은 vancomycin 내성 *E. faecium*에 7.5 mg/kg every 8 hours이며 피부연조직 감염에는 7.5 mg/kg every 12 hours이다. 본 약제는 생리식염수가 아닌 5% dextrose 수액에 2 mg/mL 농도를 혼합하여 60분 이상 천천히 투여하여야 하며 정맥염이 흔히 발생하기 때문에 중심정맥관을 통한 투여를 권장한다. 진행된 간질환자에서도 약리학적인 변화가 없어 부작용 발생이 증가하지 않기 때문에 감량할 필요가 없으며 신질환자에서도 혈중농도가 30%정도 증가하지만 감량할 필요는 없다.

7) 부작용 및 약물상호작용

30% 이상에서 정맥 투여 부위 통증을 호소한다. 근육통과 관절통이 각각 6.6%, 9.1%에서 발생하는데 때로는 심해서 약제투여를 중단하게 하지만 creatine phosphokinase (CPK)는 전형적으로 정상이다. 약제 투여를 중단하면 호전된다. 이외에 드문 부작용으로 오심, 구토, 설사,

발진, 가려움증, 두통 등이 있다. 동물실험에서 기형을 유발하지는 않았으나 사람을 대상으로는 자료가 없기 때문에 임신부나 수유부에는 다른 치료법이 없는 경우에만 투여하여야 한다.

Quinupristin-dalfopristin은 cytochrome P450 3A4의 대사를 억제하여 이 효소에 의해 대사되는 diazepam, verapamil, HMG-CoA reductase inhibitors, 대부분의 HIV type 1 protease inhibitor, Vinca alkaloids, cyclosporine, tacrolimus, methylprednisolone, quinidine, lidocaine, disopyramide의 농도를 올린다. Cytochrome P450 3A4에 의해 대사되어 QTc interval을 연장시킬 수 있는 약제는 quinupristin-dalfopristin과 동시에 투여되어서는 안된다.

8) 임상 적응증

Quinupristin-dalfopristin은 vancomycin 내성 *E. faecium*에 허가되어 있다. 사용 가능한 모든 항생제에 대하여 내성인 균에 의한 감염증, 사용 가능한 모든 항생제에 의한 부작용 등으로 사용이 금기인 경우 및 사용 가능한 적절한 항생제로 치료하여 실패하였을 경우에 사용한다.

Vancomycin 내성인 *E. faecium*에 의한 균혈증을 동반한 간이식 환자에서 초기에 80%의 치료 반응으로 보였지만 이후에 23명중 4명은 세균학적, 임상적으로 재발하였다. 심내막염 환자에서 낮은 반응률(50%)가 보고되었다.

Quinupristin-dalfopristin는 FDA에서 VRE (*E. faecium*)의 치료로 첫 번째로 허가받은 약제이지만 부작용, 약물상호작용, 투여 시 중심정맥관의 필요함, 효과와 내성 문제로 임상적으로 많이 사용되지는 않는다.

■ 참고문헌

1. Murray BE, Arias CA, Nannini EC:Glycopeptides (Vancomycin and Teicoplanin), Streptogramins (Quinupristin-Dalfopristin), Lipopeptides (Daptomycin), and Lipoglyocopeptides (Telavancin) In : Bennett JE, Dolin R, Blaser MJ, eds. Mandell, Douglas, and Bennett's Principles and Practice of Infectious Diseases. 8th ed. p377, Philadelphia, Elsevier Saunders, 2015.

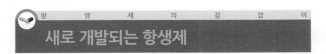

이미숙 (경희대학교 의과대학 내과학교실)

2000년대 들어 전 세계적으로 여러 병원성 세균들의 항생제 내성이 증가되면서 다제내성 균주의 전파를 차단하기 위한 감염관리에 대한 노력과 함께 세균의 내성에 대적할 수 있는 새로운 항생제를 개발하기 위해 연구자들과 제약회사들은 많은 노력을 기울여 왔다. 2014년 1월 1일부터 2015년 2월 28일까지 미국 식품의약국(Food and Drug Administration, FDA)에서 Lipoglycopeptide 계열 dalbavancin (Dalvance, 2014년 5월), Oxazolidinone 계열인 Tedizolid (Sivextro, 2014년 6월), Glycopeptide 계열 Oritavancin (Orbactive, 2014년 8월), cephalosporin/beta-lactamase inhibitor 계열 약물인 Ceftolozane/tazobactam (Zerbaxa, 2014년 12월), Ceftazidime/avibactam (Avycaz, 2015년 2월) 등, 총 5가지 약제가 새로운 항생제로 사용 승인을 받았다. 2008~2013년 6년 동안 Glycopeptide계 Telavancin (Vibativ, 2009년 9월), Ceftaroline fosamil (Teflaro, 2010년 11월), *Clostridium difficile* 장염 치료제인 Fidaxomicin (Dificid, 2011년 5월) 등 3가지 약제가 사용 승인을 받았던 것에 비해 괄목할 만한 성과이다. 그러나 항생제 신약의 개발 속도가 세균들의 내성 발현 속도를 아직 따라잡지 못하고 있는 것이 실제 상황이다.

항생제를 분류할 때 약제의 작용 기전(DNA topoisomerase inhibitors, protein synthesis inhibitors, 새로운 beta-lactamase/beta-lactamase inhibitor 복합제, membrane acting agents 등)과 그람양성균/그람음성균에 대한 효과, 특정 신체부위별 감염 질환(피부-연조직 감염, 복강내감염, 호흡기감염 등)의 치료 효과 등에 따라 다양하게 구분하고 있다. 표 1에서는 2015년 2월 28일까지 2상, 3상 임상 연구가 시행되고 있는 항생제들을 약제의 작용 기전, 임상 연구의 진행 단계별로 정리하였다. 본문에서는 현재 3상 임상 연구까지 진행 중인 새로운 항생제들을 중심으로 기술하고자 한다. 미국에서 개발되는 약제들의 경우 미국 국립보건원(National Institutes of Health)에서 운영하는 웹사이트(http://www.clinical-trials.gov)에서 진행되고 있는 임상 연구들의 세부적인 내용을 확인할 수 있다.

1. Delafloxacin

Delafloxacin (RX-3341, WQ-3034, ABT-492; Rib-X Pharmaceuticals)은 1번 nitrogen 위치에 새로운 6-amino-3,5-difluoro-pyridin-2-yl group이 붙으며, 7번 carbon 지점에 3-hydroxyazetidin-1-yl group을 붙임으로써 항균 능력을 강화시킨 fluoroquinolone 항생제이다(그림 1). Methicillin 내성 *Staphylococcus aureus*를 포함한 그람양성균에 대한 효과가 우수하여, 최소 억제 농도(minimum inhibitory concentration, MIC)는 0.008~1 μg/mL, MIC_{50}은 0.03 μg/mL, MIC_{90}은 0.5 μg/mL로 알려져 있다. DNA gyrase (topoisomerase II)와 topoisomerase IV에 동등하게 작용하면서 광범위한 항균 범위를 가지게 된다. 저농도에 노출 시 내성 변이균주가 생길 수 있지만, delafloxacin MIC와 돌연변이를 예방 하는 농도가 낮아서 MRSA 변이 균주의 선택 가능성이 낮은 편이다. 정상 건강한 사람들을 대상으로 한 1상 연구에서 최고 900 mg 투여 시 안정성과 내약성이 우수하였다. 복잡성피부 및 피부부속기감염을 치료하는 2개의 2상 임상 연구에서 delafloxacin는 치료 성공률 70.4%로 vancomycin 54.1%에 비해 임상적으로 유의

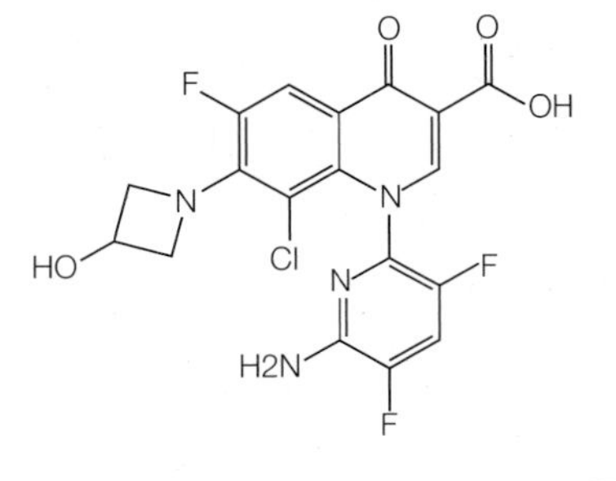

그림 1. Delafloxacin의 구조

표 1. 새로 개발 중인 항생제들(2015년 2월 28일 기준)

약제 계열	약제 이름	개발 단계	제약회사	예상 적응증
DNA topoisomerase inhibitor				
DNA gyrase inhibitors	AZD0914	2상	AstraZeneca	합병증이 없는 임질
Fluoroquinolone	Avarofloxacin	2상	Actavis	지역사회획득세균폐렴, 급성세균성피부 및 피부부속기감염
Fluoroquinolone	Finafloxacin	2상	MerLion Pharmaceuticals	복잡성요로기계감염증, 급성신우신장염, 급성복강내감염, 급성세균성피부 및 피부부속기감염
Quinolone	Nemonoxacin	2상	TaiGen Biotechnology	지역사회획득세균성폐렴, 당뇨족부감염, 급성세균성피부 및 피부부속기감염
Type 2 topoisomerase inhibitor	GSK2140944	2상	GlaxoSmithKline	호흡기계감염증, 급성세균성피부 및 피부부속기감염, 합병증이 없는 비뇨생식기계 임질
Fluoroquinolone	Zabofloxacin	2상	Dong Wha Pharmaceutical	지역사회획득세균성폐렴
Fluoroquinolone	Delafloxacin	3상	Melinta Therapeutics	급성세균성피부 및 피부부속기감염, 지역사회획득세균성폐렴, 원내획득세균성폐렴, 복잡성요로기계감염, 복잡성복강내감염
Protein synthesis inhibitors				
Oxazolidinone	Radezolid	2상	Melinta Pharmaceuticals	급성세균성피부 및 피부부속기감염, 지역사회획득세균성폐렴
Pleuromutilin	Lefamulin (BC-3781)	2상	Nabriva Therapeutics	급성세균성피부 및 피부부속기감염, 지역사회획득세균성폐렴, 원내획득세균성폐렴, 인공호흡기관련세균성폐렴
FabI Inhibitor	Debio 1452	2상	Debiopharm Group	급성 세균성 피부 및 피부 부속기 감염(포도알균-특화)
FabI Inhibitor	CG-400549	2상	CrystalGenomics	급성세균성피부 및 피부부속기감염, 골수염
Fusidic acid	Taksta (CEM-102)	2상	Cempra Inc.	인공관절감염, 급성세균성피부 및 피부부속기감염
Tetracycline	Omadacycline	2상	Paratek Pharmaceuticals	지역사회획득세균성폐렴, 급성세균성피부 및 피부부속기감염, 복잡성요로기계감염
Tetracycline	Eravacycline	3상	Tetraphase Pharmaceuticals	복잡성요로기계감염, 복잡성복강내감염, 원내획득세균성폐렴
Aminoglycoside	Plazomicin	3상	Achaogen	정맥도관 관련 균혈증, 원내획득세균성폐렴, 인공호흡기관련세균성폐렴, 복잡성복강내감염, 복잡성요로기계감염
Macrolide	Solithromycin	3상	Cempra Inc.	지역사회획득 세균성 폐렴, 합병증이 없는 비뇨생식기계 임질, 요도염
Novel beta-lactams and beta-lactamase inhibitor combinations				
Cephalosporin	S-649266	2상	Shionogi	복잡성요로기계 감염
β-lactamase combinations	Ceftaroline/Avibactam	2상	AstraZeneca/Actavis	세균성 감염

표 1. 새로 개발 중인 항생제들(2015년 2월 28일 기준) (계속)

약제 계열	약제 이름	개발 단계	제약회사	예상 적응증
β-lactamase combinations	Imipenem/cilastatin +relebactam (MK-7655)	2상	Merck	복잡성요로기계감염, 급성신우신장염, 복잡성복강내감염, 원내획득세균성폐렴, 인공호흡기 관련 세균성폐렴
	Carbavance (meropenem + RPX7009)	3상	Rempex Pharmaceuticals	복잡성요로기계감염, 복잡성복강내감염, 원내획득세균성폐렴, 인공호흡기 관련 세균성폐렴, 호중구감소성발열, 균혈증, 급성신우신장염
Membrane-acting agents				
Defensin-mimetic	Brilacidin	2상	Cellceutix	급성세균성피부 및 피부부속기감염
Macrocyclic peptido-mimetic outer membrane LptD inhibitor	POL7080 (RG 7929)	2상	Polyphor	인공호흡기관련세균성폐렴(녹농균에 의한), 하부호흡기계감염, 기관지확장증
Compounds for the treatment of *Clostridium difficile* infections				
	SMT 19969	2상	Summit	*C. difficile* associated diarrhea
Quinolonyl-oxazolidinone	Cadazolid	3상	Actelion Pharmaceuticals	*C. difficile* associated diarrhea
Lipopeptide	Surotomycin	3상	Cubist Pharmaceuticals	*C. difficile* associated diarrhea

한 이득이 있었다(*p*=0.031). 투약 후 48~72시간 내 해열, 피부 병변의 진행 중단이라는 2차 목표에서도 delafloxacin은 vancomycin, linezolid에 비해 각각 78%, 75%, 73%로 더 우수한 효과를 보였다. 2014년 7월 660명을 대상으로 복합성피부 및 피부부속기감염의 치료에서 delafloxacin을 vancomycin, aztreonam 병합 요법과 비교하는 1개의 3상 임상 연구가 종결된 바 있다.

2. Eravacycline

Eravacycline (TP-434; Tetraphase)은 7, 9번 carbon에 두 개의 치환기가 붙어 항균력의 범위가 넓어진 fluorocycline 약제이다(그림 2). Tigecycline이 9번 위치에 큰 치환기를 붙여 입체적 장애물(steric hindrance)을 형성하고, 리보솜에 대한 결합력이 기존 tetracycline 계열 약제보다 5배 이상 강해 tetracycline 계열의 주요 내성 기전인 리보솜 보호기전 기전을 극복하는 것처럼

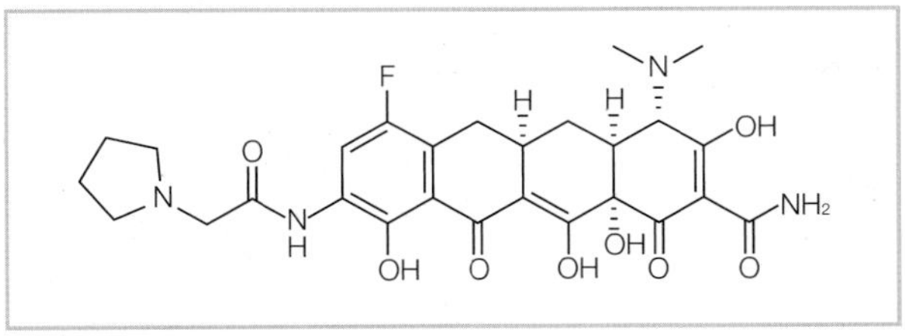

그림 2. Eravacycline의 구조

eravacycline 역시 efflux, 리보솜 보호에 따른 내성 기전에 구애 없이 리보솜에 강하게 결합하여 작용 효과를 나타낸다. 그람양성균들에 대해서도 우수한 항균력을 가지는데, 특히 streptococci, enterococci들에 대해 <0.12 μg/mL, MSSA와 MRSA에 대해 각각 0.12, 0.25 μg/mL의 MIC_{90}을 보였다. Eravacycline은 베타락탐 내성 *Escherichiae coli*, *Klebsiella pneumoniae*, *Acinetobacter* spp. 등을 포함한 다양한 다제내성 그람음성균들에 대해 2 ug/mL 미만의 낮은 MIC를 보였다. 요로기계 병독성을 가진 *E. coli*가 형성하는 생체막에 대해서도 좋

은 효과를 나타냈다. 1상 연구에서 28%의 낮은 경구 생체 이용률을 보였다. 2012년 중반 지역사회획득복잡성복강내 감염에 대한 ertapenem과 eravacycline 치료 효과를 비교한 2상 임상 연구가 시행되고 있다. 연구결과에서 하루 1회 ertapenem 치료 군(92.3%)과 하루 1회 eravacycline 1.5 g 치료 군(92.9%), 하루 2회 eravacycline 1 g 치료 군(100%)의 치료 효과는 서로 비슷하였다. 약제 관련 중증 이상반응은 없었으며, eravacycline 치료 군(1회 치료군, 1.9%; 1회 치료 군, 10.7%)에서 ertapenem 치료 군(6.7%)에 비해 낮은 위장 관계 증상을 보였다. 현재 levofloxacin과 효과를 비교하는 복잡성요로기계감염 치료 3상 임상 연구가 모집 중이다.

3. Plazomicin

약제의 안전성을 높이면서 기존의 내성을 극복할 수 있는 새로운 aminoglycoside 계열 약물로 plazomicin (ACHN-490; Achaogen)이 개발되었다(그림 3). Plazomicin은 기존 sisomycin의 반합성 유도체로 E. coli, carbapenem 분해효소 형성 K. pneumoniae, metallo-β-lactamase 형성하는 다제내성 장내 세균들과 Acinetobacter spp. 및 MRSA를 포함하는 S. aureus에 대해서도 우수한 항균력을 가지고 있다. Plazomicin은 이제까지 알려진 대부분의 aminoglycoside 변형 효소들에 의해 효과가 억제되지 않았으며, NDM-1 metallo-β-lactamase를 형성하는 일부 세균들에서 보이는 armA, rmtC-ribosomal methyltransferase에 의해 MIC 64~256 μg/mL로 높아질 수 있다고 알려져 있다. 그람음성균 중 P. aeru-

ginosa에 대한 MIC_{50} 8 μg/mL로 중등도의 효과를 보이지만, A. baumannii에 대해서는 다른 aminoglycosides계 비해 훨씬 강력한 효과를 가지고 있다.

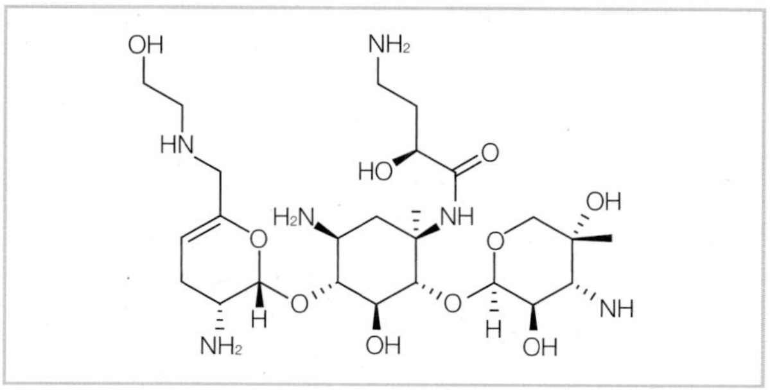

건강한 성인을 대상으로 4개의 1상 연구가 시행되었으며, 약물농도에 비례하는 선형의 약물동태를 가지고 있었다. 2012년 복잡성요로기계감염과 급성신우신장염에 대해 levofloxacin과 치료 효과를 비교하는 2상 임상 연구가 시행되었다. 제균에 대한 치료 효과에서 두 약제 간 유의한 차이는 없었다. 1상, 2상 임상 연구에서 보고된 약물 이상반응 보고는 적었으며 고용량 투여 시 2건의 이명 발생 보고가 있었다. 요로기계감염 치료 연구에서 경증-중증도 이상반응이 plazomicin 치료군에서 17.7%, levofloxacin 치료군에서 27.3%가 보고되었고, 중증 약물 이상반응 사례는 없었다. 2014년 9월 이후 carbapenem 내성 장내 세균들에 의한 감염증(균혈증, 원내획득폐렴, 인공호흡기관련폐렴)에 대해 colistin과 치료 효과를 비교하는 3상 임상 연구가 진행되고 있다.

4. Solithromycin

Erythromycin의 반합성 유도체인 telithromycin (Ketek®)처럼 solithromycin (CEM-101; Cempra®)는 4세대 macrolide 계열에 해당되는 새로운 fluroketolide 약물로 리보솜의 50S에 강한 결합력을 가지고 있다(그림 4).

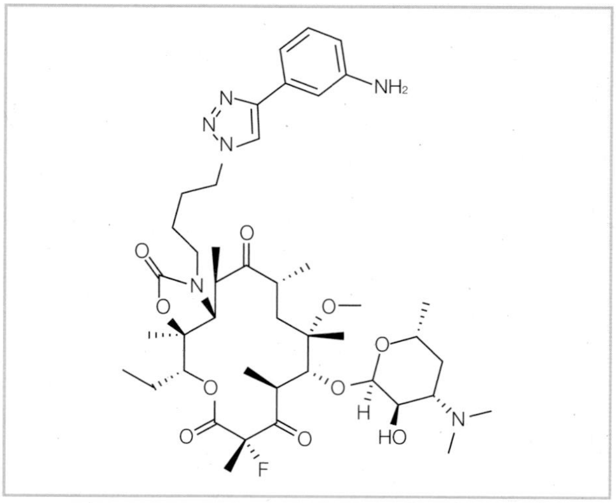

그림 3. Plazomicin의 구조

그림 4. Solithromycin의 구조

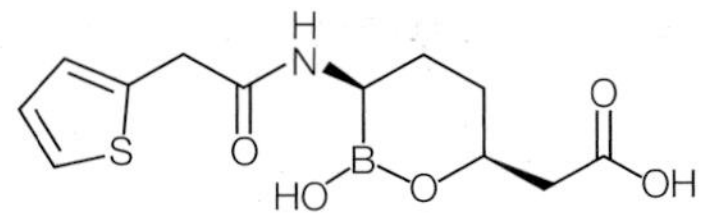

그림 5. RPX7009의 구조

Telithromycin처럼 치환기의 변화를 통해 methylase-mediated (*erm*) 내성 기전이나 efflux-mediated (*mef* 또는 *msr*) 내성 기전에 영향을 덜 받아 그람양성균에 대한 효과가 좋다. *S. pneumoniae*와 전형적 또는 비전형적 호흡기 병원체들에 대한 항균 효과가 우수하며, streptococci에 대한 MIC는 0.5 g/mL이며 *Haemophilus influenzae*, *Moraxella catarrhalis*에 대한 MIC_{90}이 각각 2 μg/mL, 0.12 μg/mL로 알려져 있다. Telithromycin에 비해 enterococci, staphylococci에 대한 실험실적 효과는 2배 가까이 높게 보고되었다. 과거 telithromycin 사용 시 심한 간독성, 시력장애, 중증 근무력증으로 인한 안정성 문제가 있었는데, solithromycin의 신경근 접합부, 안구의 섬모체신경절, 간의 미주 신경 등에 대한 반수 최대 억제농도(MIC_{50})가 30배 이상으로 높아 약제와 관련된 시야장애, 간손상의 위험이 낮을 것으로 예상되고 있다. 1상 임상 연구에서 solithromycin은 최대 1,600 mg 복용 시에도 안정성이 있었으며, 건강한 사람들이 200~600 mg을 1회 복용한 이후 7일째까지 약물의 축적이 관찰되었다. 중등도 이상의 지역사회 획득 폐렴 환자들을 대상으로 한 2상 임상 연구에서는 levofloxacin과 비교 시 치료 효과와 안전성은 비슷하였다. 2012년 지역사회 획득 세균성 폐렴에 대해 경구 moxifloxacin과 치료 효과를 비교하는 3상 임상 연구가 시작되어 2014년 10월 종료되었으며, 지역사회 획득 폐렴의 치료에서 solithromycin 주사 또는 경구 약제를 moxifloxaicn 주사 또는 경구 약제와 비교하는 3상 임상 연구가 계속 진행되고 있다. 그 외 임질 치료에서 solithromycin (1 g, 1회 경구 복용)과 1회의 ceftriaxone 근육주사 및 azithromycin 경구 복용 병합의 치료 효과와 안정성 비교에 대한 3상 연구가 진행 중이다.

5. Carbavance

Carbavance (RPX2014/RPX7009; Rempex Pharmaceuticals)는 RPX2014 (meropenem)에 새로운 β-lactamase 억제제인 RPX7009 (그림 5)를 각각 2 g씩 결합시킨 주사 항생제이다. RPX7009는 2012년 Rempex에서 개발한 boronic acid를 포함하는 β-lactamase 억제제로, class A, class C serine β-lactamase, 특히 KPC-형성 *K. pneumoniae*에 대해 강한 억제 효과를 보이고 있다. 이전부터 penicillin 결합단백질(penicillin binding protein, PBPs)과 class A, C, D 계열 β-lactamase에 대항하는 boronic acid 계열 약물은 새로운 항생물질로 가능성이 제시되어 왔지만 임상 연구에서 효과가 입증되지 못했었다. 이에 비해 RPX7009는 기초 연구에서 부정확한 영향(off-target effect)이 없고, 고농도에서도 순응도가 좋았다. 최근 다양한 신기능을 가진 32명의 자원자를 대상으로 안정성과 약물 동태를 조사한 1상 임상 연구가 종결되었다. 현재 carbapenem 내성 장내 세균에 의한 급성 감염질환(요로기계감염, 복잡성급성신우신장염, 원내획득세균성폐렴, 인공호흡기관련폐렴, 균혈증)들을 기존의 항생제들과 치료 효과를 비교하는 3상 임상 연구와 복잡성요로기계감염 또는 급성신우신장염을 piperacillin/tazobactam과 carbavance로 각각 치료하여 효과, 안전성, 순응도 등을 비교 분석하는 3상 임상 연구 등 2개의 전향적 다기관 연구가 진행되고 있다.

6. Cadazolid

Cadazolid (ACT-179811; Actelion)는 oxazolidinone과 quinolone의 구조를 서로 결합시켜(chimeric) 만든 새로운 항생제이다(그림 6). *C. difficile* 감염의 치료제로 개발되었으며, 1상 및 2상 임상 연구가 이미 종결되었고, 최근 2개의 3상 임상 연구가 진행 중이다. 2상 임상 연구에서 3가지 치료 용량의 cadazolid 경구투여(250 mg, 500 mg, 1000 mg, 하루 2회 복용)와 vancomycin 하루 4회 경구 복용, 10일 치료 효과를 비교하였는데, 모든 치료 용

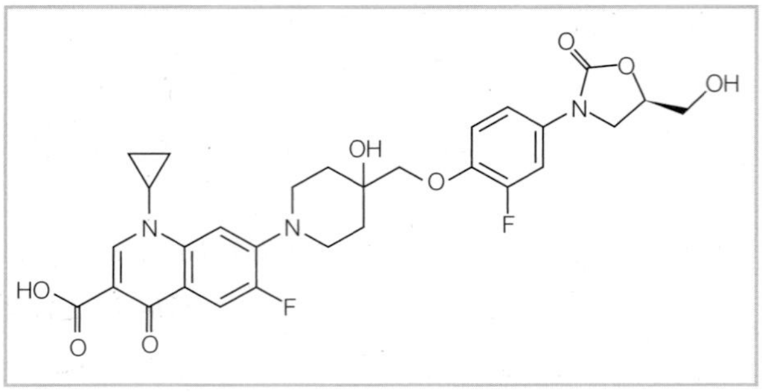

그림 6. Cadazolid의 구조

량에서 vancomycin에 비해 단기와 장기 치료 효과가 우수하였으며, 재발률이 훨씬 낮았으며 약제 관련 이상반응 발생이 없었다.

7. Surotomycin

Surotomycin (CB-315, CB-183,315; Cubist Pharmaceuticals)은 *C. difficile* 감염 치료제로 개발 중인 lipopeptide 계열 경구 항생제다(그림 7). Lipopeptide 계열인 daptomycin과 유사한 구조를 가지며, 작용 기전 역시 비슷하다. *C. difficile*에 대해 vancomycin에 비해 4배, metronidazole에 비해 16배 높은 효과가 있었으며,

모든 균주들이 1 μg/mL에서 성장이 억제되었다. Surotomycin은 살균력을 가진 약제로, 경구 복용 시 장관 내 높은 농도를 유지하며, 전신 순환계로의 흡수는 잘 되지 않으며, 장내 세균총에 대한 영향 역시 적은 편이다. 2상 임상 연구에서 surotomycin 치료 군은 vancomycin 치료 군에 비해 높은 치료 효과와 함께 재발률 역시 17%로 vancomycin 36%에 비해 낮았다. 2012년 이후 2개의 3상 임상 연구가 진행되었는데, vancomycin 125 mg 하루 4회, 10일 치료 군과 surotomycin 250 mg, 하루 2회 10일 치료 효과와 안정성을 비교하는 연구가 최근 2015년 5월 종료되었다.

8. 앞으로의 예상

2015년 1월 Nature지에 Ling LL 등의 연구진들이 자연토양에서 존재하는 그람음성균인 *Eleftheria terrae*로부터 새로운 항생물질인 teixobactin를 개발했다는 논문을 발표하였다. 기존의 새로운 항생 물질의 개발 과정과 이 연구결과의 차이점은 새로운 배양 방법을 통한 항생 물질의 탐색이라는 것이다. 새로운 항생제를 개발하게 된 전제 이론은 병원체와 치료 약제는 모두 자연에 있다는 것이

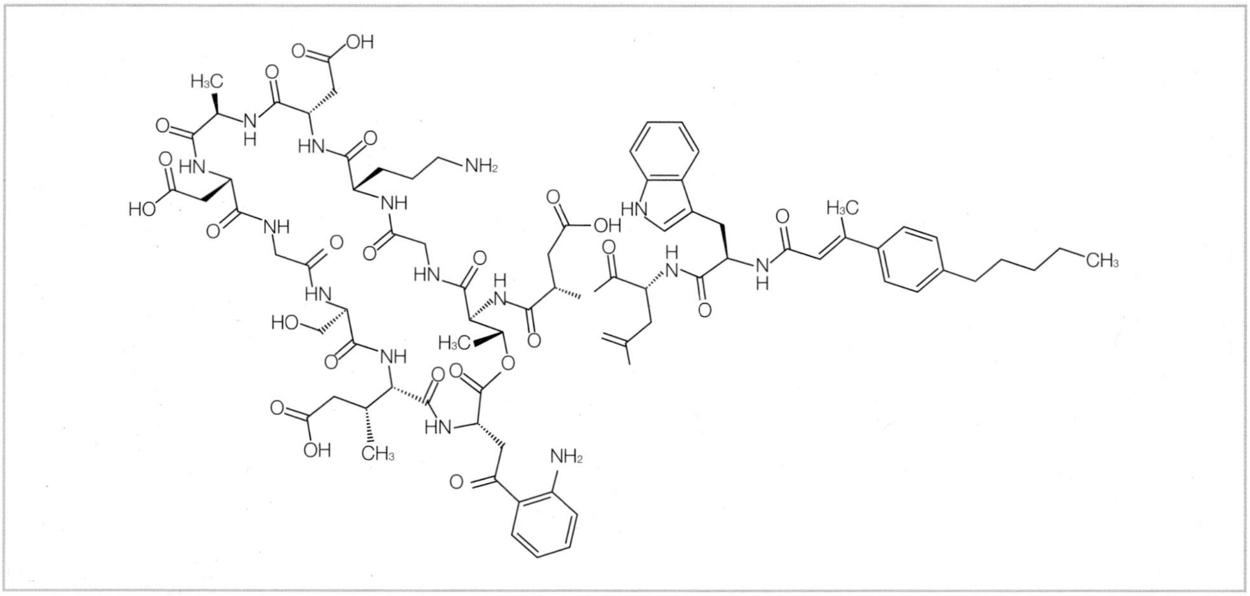

그림 7. Surotomycin의 구조

다. Fleming 박사가 penicillin을 발명한 과정을 보면 그가 penicillin을 '만들어 낸' 것이 아니라, 세균을 억제하는 곰팡이(*Penicillium notatum*)가 만든 물질을 '발견'한 것이다. 이후 개발된 항생제들을 분석해보면 일부 합성 과정을 통해 만들어진 항생제들도 있지만 상당수의 항생제는 사실 다른 곰팡이나 세균들이 다른 세균들을 견제하기 위해 만든 물질들을 발견하여 임상 연구를 통해 상용화한 것들이다. 자연에 존재하는 엄청난 규모의 미생물들을 샅샅이 조사하면 이제까지 개발된 항생제 종류의 수십, 수백 배가 넘는 다량의 항생 물질을 발견할 수 있다는 뜻이지만 기존의 균 배양 방법으로는 속도 측면에서 약제 개발을 현실화하기가 어려웠다. 이와 같은 연구 개발의 장벽을 극복하기 위해 Ling 등의 연구자들은 iChip이라는 획기적인 배양 방법을 개발하였는데, iChip은 수십 개의 구멍으로 이루어진 chip을 이용하여 구멍 하나당 세균 1개체 정도가 자랄 수 있도록 희석한 흙과 성장인자, 영양분을 넣고 배양을 하였다. 기존의 배양법을 이용하여 흙만을 배양하면 약 1%에서만 균이 자라는 것에 비해, iChip을 이용하면 50%까지 균이 자랄 수 있어 대량 분석이 가능하다는 장점을 가지게 된 것이다.

Teixobactin은 *S. aureus*, *Streptococcus* spp., *Mycobacterium tuberculosis*, *C. difficile*, *Bacillus anthracis* 등 다양한 균들에 대해 우수한 항균 효과를 가지고 있었다. 앞으로 치료제로 투여되기 위해서는 수 년 이상의 검증 과정과 임상 연구가 필요하겠지만, 이를 계기로 항생제 신약 개발이 가속화될 수 있다는 점에서 매우 중요한 사건이라 할 수 있다. 앞으로 관심을 가지고 teixobactin과 iChip 기술이 항생제 개발 과정에 미치는 영향과 새로운 신약 개발의 부흥기를 가져올지 지켜볼 일이다.

■ **참고문헌**

1. Arias CA, Murray BE. A new antibiotic and the evolution of resistance. N Engl J Med. 372(12):1168-70, 2015.
2. Centers for Disease Control and Prevention, Antibiotic Resistance Threats to the United States, 2013, http://www.cdc.gov/drugresistance/threatreport2013/index.html.
3. Hay M, Thomas DW, Craighead JL, Economides C, Rosenthal J. Clinical development success rates for investigational drugs. Nat Biotechnol. 32(1):40-51, 2014.
4. Ling LL, Schneider T, Peoples AJ, Spoering AL, Engels I, Conlon BP, Mueller A, Schäberle TF, Hughes DE, Epstein S, Jones M, Lazarides L, Steadman VA, Cohen DR, Felix CR, Fetterman KA, Millett WP, Nitti AG, Zullo AM, Chen C, Lewis K. A new antibiotic kills pathogens without detectable resistance. Nature. 517 (7535):455-9, 2015.
5. Pucci MJ, Bush K. Investigational antimicrobial agents of 2013. Clin Microbiol Rev. 26(4):792-821, 2013.

CHAPTER

03 항결핵제

항 생 제 의 길 잡 이

이소니아지드(Isoniazid)

김종현 (가톨릭대학교 의과대학 소아과학교실)

Isoniazid는 ethyl isonicotinate와 hydrazine hydrate로부터 1912년에 처음 합성되었으나, 강한 항결핵 기능이 증명되고 난 후 임상적으로 결핵 치료에 사용이 시작된 것은 1952년부터이다. 이 약제의 사용은 결핵 치료에 있어 획기적인 사건으로, 이전에 streptomycin과 para-aminosalicylic acid만을 사용하였던 것보다 효과면에서 월등하였다. 활발히 증식하는 결핵균에 가장 강력한 살균 작용을 보이므로 현재 결핵 치료에 있어 가장 핵심이 되는 대표적 약제이다.

1. 항생제명

Isonicotinic acid hydrazide; isonicotinoylhydrazine; isonicotinylhydrazine (isoniazid, INH)

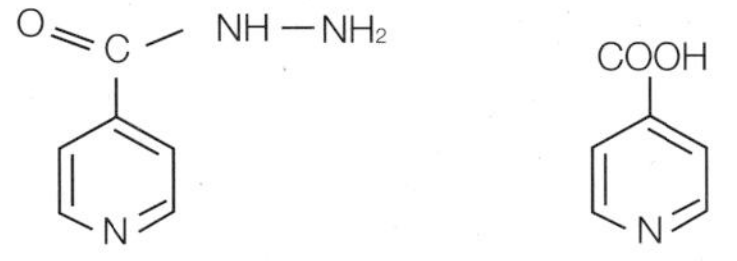

I II

그림 1. Isoniazid (I), isonicotinic acid (II)의 구조

2. 구조 및 성상

Sulfonamide 관련 물질인 thiosemicarbazone의 bezene 고리를 pyridine 고리로 치환함으로써 항결핵능이 증가한다는 사실을 알아내었다. 이 물질에 대한 합성 중에 INH가 발견되었으며, pyridine 고리와 hydrazide 군으로 구성되는 단순 구조로 두 부분 모두 INH의 항결핵능에 있어 필수적이다(그림 1). INH 유도체 중 thiophen-2-carboxylic acid hydrazide (TCH)는 *Mycobacterium tuberculosis*에는 대부분 내성이 있지만, *M. bovis*에는 감수성을 보인다.

INH는 무색 또는 흰 결정체로 물에 잘 녹으며, 저온에서는 결정화되는 경향이 있기 때문에 약제는 15~30℃에서 채광 방지 밀폐 용기에 보관한다.

경구용 제제로는 INH 단독 성분뿐 아니라 rifampin 과 pyrazinamide의 3제 또는 rifampin, pyrazinamide 와 ethambutol의 4제로 구성된 혼합 제제가 상품화되어 있다. 또한 주사제(Tebesium®-S-100 mg, Riemser Pharma, 독일)도 있는데 한국희귀의약품센터에서 구입이 가능하다.

3. 작용 기전

INH의 구조는 간단하지만 작용 기전은 매우 복잡하다. 기전이 완전하게 밝혀지지 않았지만 결핵균의 거의 모든 대사 경로(단백, 핵산, 탄수화물, 지질 등)를 차단하는 것으로 알려져 있다. 결핵균 안으로 확산된 INH는 균의 catalase-peroxidase 효소(katG)에 의해 활성화되어 산소기, 유기기(organic radicals), isonicotinic acid가 형성된다. 이러한 기들은 세포 내에서 mycolic acid 합성, DNA 손상, 지질의 과산화, NAD 대사 등 여러 대사 경로에 영향을 주어 살균 작용을 한다. 이 중 mycobacteria의 세포벽 성분인 mycolic acid 합성을 방해하여 항산성을 소실시키고 세포벽을 파괴하는 것이 INH의 1차 역할이라 생각되고 있다.

INH의 활성은 감수성 있는 균의 증식기에만 있고 휴지기에는 없다. 활성을 위해 적당한 온도(37℃에서 최대)와 산소가 필요하며, 산성 pH가 필요한 pyrazinamide와는 달리 INH는 pH가 5.0~8.0이라면 영향을 받지 않는다.

4. 내성 기전

INH의 작용 기전이 아직 완전히 밝혀지지 않았기에 내성 기전 또한 명확하지 않다. 그러나 최근 분자생물학적 검사법의 발달로 인해 이에 대한 많은 진전이 있었다. KatG, inhA, kasA, ndh, ahpC 등과 같은 유전자의 돌연변이는 INH 내성과 관련이 있는 것으로 알려져 있다.

katG: 일반적으로 INH 내성은 catalase 활성도 소실과 큰 관련이 있다. Catalase-peroxidase 유전자인

katG의 돌연변이는 catalase 활성도 소실을 초래하고, 이는 INH 전구 약물의 활성화 능력을 감소시킴으로써 INH 내성의 원인이 된다. katG 유전자의 돌연변이는 INH 내성 M. tuberculosis의 50~80%에서 관찰되며 KatG S315T 변이종이 가장 흔한 형태이다.

inhA: inhA 유전자는 NADH 의존 enoyl ACP reductase를 관장하는데 mycolic acid 합성에서 긴 고리 지방산의 연장과 관련이 있다. inhA에 변이가 생기면 NADH에 대한 효소 친화력의 감소가 유발되고 이것은 INH 내성을 초래하게 된다.

INH에 대한 자연 내성은 결핵균 10^6 개체당 1개의 비율로 생기기 때문에 INH 단독 치료는 약제 내성을 쉽게 유발한다. 또한 폐결핵의 공동에는 보통 결핵균 $10^{7~9}$ 개체가 존재하기에 INH로만 치료를 하게 되면 결국 내성균만 살아남게 된다. 따라서 다른 항결핵제와 병용하여 치료하면 내성 균주의 출현을 방지하거나 지연시킬 수 있다. 반면에 잠복 결핵 감염의 치료 시에는 병변에 존재하는 결핵균의 숫자가 적으므로 INH 단독 투여로도 내성 균주가 생성되는 경우는 드물다.

2004년의 한 보고에 의하면 우리나라 폐결핵 환자의 INH 단독 내성률은 초치료 환자에서 5%, 재치료 환자에서 7%이다.

5. 작용 범위

INH는 M. tuberculosis에 감수성이 매우 높아 0.1 µg/mL의 최소 억제농도에서 80%가 살균된다(M. bovis는 0.5 µg/mL). M. aurum (MIC=0.3~1 µg/mL), M. kansasii, M. gastri, M. xenopi (MIC=1~5 µg/mL)도 치료에 반응하나 M. avium, M. phlei, M. smegmatis (MIC=10~100 µg/mL)는 치료에 반응하지 않는다.

6. 약물동력학

경구투여나 근육주사 모두 흡수가 잘 되어 모든 체액과 세포 내로 분포된다. 경구투여 후 최고 혈중농도는

1~2시간 내에 다다르며 폐와 뇌 척수액의 농도는 혈중농도와 비슷하다. INH는 단백과의 결합이 적으므로 태반을 통과하고 모유로도 분비된다.

약제의 대사는 간에서 아세틸화와 탈수소화에 의해 이루어진다. 반감기는 1~3시간으로 아세틸화의 속도로 결정이 되는데 N-acetyltransferase의 활성이 유전적으로 달라 개인마다 차이가 있다. Nat2 유전자의 다형태에 따라 신속 대사형(rapid acetylator)과 지연 대사형(slow acetylator)으로 구분된다. 백인과 흑인은 각각 50%씩 신속 및 지연 대사형이고, 에스키모인의 대부분, 아시아인의 85%가 신속 대사형이다. 대부분(70%)의 INH는 소변으로 대사물의 형태로 배설된다. 지연 대사형은 유리 INH 또는 hydrazone 복합체의 형태로 37%가, acetyl-INH와 그 대사물의 형태로 63%가 배설된다. 반면에 신속 대사형은 acetyl-INH와 그 대사물 형태로 94%가 배설되며, 유리 INH와 hydrazone 복합체의 형태로는 단지 각각 2.8%, 3.6%만이 배설된다. 간장 질환은 아세틸화 속도를 감소시킬 수 있다. 현재 사용하고 있는 치료 용량으로는 아세틸화 속도가 약제의 효능에 의미 있는 영향을 주지 않는다. 우리나라 사람은 70% 이상이 신속 대사형이기에 과거에는 체중이 50 kg 이상일 때 1일 400 mg을 권고하기도 하였으나 이에 대한 명확한 근거가 없고, 또한 국내 임상 연구에 의해 1일 300 mg과 400 mg 치료군 간에 치료 성적의 차이가 없음이 밝혀졌으므로 현재는 외국과 같이 1일 300 mg의 치료를 권고하고 있다.

7. 임상 적응증

INH는 모든 결핵 치료요법에 있어 근간이 되는 대표적인 약제로 다른 항결핵제와 함께 현증 결핵의 치료에 사용한다. 성인에서 합병증이 없는 폐결핵이나 폐외 결핵의 경우 대부분 단기 요법(최소 6개월)으로 사용한다. 원인균이 내성으로 밝혀졌거나 금기의 상황이 아니라면 반드시 초치료 약제에 포함시켜야 한다. 또한 다른 mycobacteria 감염의 치료에도 다른 항결핵제와 함께 사용하며, 현증 결핵으로의 진행을 막기 위한 잠복 결핵 감염의 치료제로 단독(9개월) 또는 rifampin과 병합(3개월)하여 사용한다.

8. 용법 및 용량

대부분 경구로 투여하는데 이것이 불가능할 때는 근육 또는 정맥주사로 투여할 수 한다. 추천되는 하루 용량은 소아 10~15 mg/kg, 성인 5 mg/kg이다(최대 300 mg). 임산부에서도 안전하게 사용할 수 있다. INH는 증식하는 결핵균에 대해 조기 살균 작용이 있기에 첫 2주 간의 투여로 객담 내 균의 숫자를 급격히 감소시킨다. 증식하지 않는 결핵균에 대해선 효과가 적다. 현증 결핵의 치료로 INH의 단독 투여는 하지 않는다. M. kansasii, M. xenopi에 의한 감염은 다른 항결핵제와 병합하여 치료하나, M. avium 에는 고도 내성이 있으므로 사용하지 않는다.

9. 부작용 및 약물상호작용

1) 부작용

(1) 신경계

Pyridoxine (vitamin B_6) 대사를 방해하여 pyridoxine 부족을 초래할 수 있기 때문에 손과 발의 저린 느낌이 생기는 말초신경병증(peripheral neuropathy)과 중추신경계 증상이 발생할 수 있다. 지연 대사형은 신경 독성이 발생할 위험이 더 높다. 하루에 INH를 5 mg/kg 용량으로 투여하면 신경 증상이 생길 가능성이 드물기 때문에 pyridoxine을 무조건 투여할 필요는 없다. 그러나 임신, 영양결핍, 당뇨병, 만성 신부전, 알코올 중독, 경련 질환이 있는 경우는 말초신경병증의 고위험군이므로 pyridoxine 10~50 mg/일을 예방적으로 함께 투여한다. 다른 흔하지 않은 신경학적 부반응으로 독성 뇌증, 경련, 시신경염 및 위축, 기억 감퇴, 불안증 및 불면, 정신병 등이 있다. INH를 과용량으로 투여했을 때는 비슷한 용량의 pyridoxine으로 신속히 치료해야 한다.

(2) 간

가장 중한 부작용은 치명적인 간염이 생기는 것이다. 간 손상의 빈도는 나이가 많을수록 증가하며, 일반적으로 2% 미만에서 발생한다. 한 연구에 의하면 1년간의 INH 치료 시 약제와 연관된 간염의 발생 빈도는 투여군 1,000명당 20세 미만 0명, 20~34세 2.4명, 50~64세 19.2명이었다. 지연 대사형에서 간독성의 위험이 더 높다고 최근 알려졌다. 그 외 간 손상과 연관된 위험 인자로는 다량의 알코올 소비, 주사용 약물 남용자, 간질환의 과거력 등이다. INH를 단독 투여할 때보다는 rifampin과 병합할 때가 간염이 발생할 가능성이 더 높다. 35세 이상의 연령, 매일 음주를 하거나 간독성이 있는 약물 복용자, 간질환의 과거력이 있는 경우를 제외하고는 간기능 선별 혈액검사는 권하지 않는다.

(3) 과민반응

약제 투여 첫 3~7주에 발열, 소양증, 발진, 림프절 종대, 혈관염, 저혈압 등의 과민반응이 드물게 발생할 수 있다. 증세가 나타나면 약제를 일단 중단해야 하며 증세가 소실되면 소량부터 다시 시작해 본다. 만약 재투여로 과민반응이 다시 나타나면 즉시 중단해야 한다.

(4) 혈액

무과립세포증, 호산구증, 혈소판감소증, 메트헤모글로빈혈증, 용혈성빈혈 등이 나타날 수 있다.

(5) 기타

구역, 구토, 상복부 불쾌감, 구내 건조, pyridoxine 결핍, pellagra, 고혈당증, 대사성 산증, 여성형 유방과 함께 루푸스증후군 및 관절통이 동반된 류마티스양증후군이 발생할 수 있다.

2) 약물상호작용

INH와 상호작용이 있는 약으로 prednisolone, ethionamide, cycloserine, phenytoin, carbamazepine, warfarin, enflurane 등이 있다. 항경련제와 병합하여 사용해야 한다면 항경련제의 용량을 줄여야 한다.

■ 참고문헌

1. Bai GH, Park YK, Choi YW, *et al.* : Trend of anti-tuberculosis drug resistance in Korea, 1994-2004. Int J Tuberc Lung Dis 11: 571-6, 2007.
2. Joint Committee for the Revision of Korean Guidelines for Tuberculosis, Korea Centers for Disease Control and Prevention : Korean Guidelines for Tuberculosis. 2nd ed. p50, Chungwon : Korea Centers for Disease Control and Prevention, 2014.
3. No authors listed : Isoniazid. Tuberculosis (Edinb). 88: 112-6, 2008.
4. Park IN, Hong SB, Oh YM, *et al.* : Comparison of effectiveness and adverse reactions between isoniazid 300 mg and 400 mg in Korean patients with pulmonary tuberculosis. Tuberc Respir Dis 60: 44-8, 2006.
5. Zhang Y. Isoniazid. In : Rom WN, Garay SM, eds.Tuberculosis. 2nd ed. p739-58, Philadelphia, PA : Lippincott Williams & Wilkins Co, 2004.

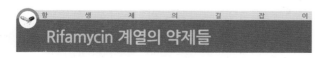

Rifamycin 계열의 약제들

박상원 (서울대학교 의과대학 내과학교실)

Rifampin을 포함한 rifamycin 계열의 약제는 *Amycolatopsis mediterranei* 의 배양 과정에서 추출된 물질을 이용한 반합성제제이다. 1957년 당시 인기 프랑스 영화인 'Rififi(모로코북부 산악 지대의 리프족)'에서 이름이 유래되었으며, 처음에는 rifamycin SV가 임상에서 사용되었으나, 1968년 경구 흡수율과 항균력을 높인 현재의 rifampicin (rifampin)으로 대체되었다. Rifampin은 결핵균에 매우 효과적이어서 결핵의 단기 치료 요법의 근간을 이루고 있다. 약물상호작용이 적고 약력학적으로 개선된 새로운 rifamycin 약제들이 일부 도입되었다. Rifaximin은 항균범위의 확장과 약력학적인 특수성으로 인하여 간성혼수, 여행자 설사 등에 사용되고 있다.

1. 항생제명

Rifampin, rifabutin, rifapentine, rifaximin

2. 구조 및 성상

Rifamycin은 그림 1에서 보는 바와 같이 고리구조의 화합물들이 여럿 모여서 거대한 분자 구조를 구성하고 있다. 이는 모체인 rifamycin SV보다 더 잘 용해되고 더 좋은 항균력을 보인다. 쌍성이온(zwitterion)이기 때문에 산성 용액 및 유기 용매에 잘 녹으며, 지질층을 잘 통과하기 때문에 세포 내로 잘 들어가고 혈액-뇌 장벽을 통과해 뇌척수액 속으로도 잘 들어간다.

3. 작용 기전

세균의 DNA dependent RNA polymerase의 β-subunit에 결합해 RNA 사슬 형성이 시작되는 것을 억제하는데, 이미 사슬이 형성된 후 차곡차곡 늘어나는 과

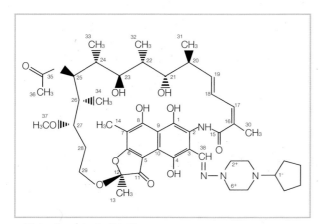

그림 1. Rifamycin의 기본 구조

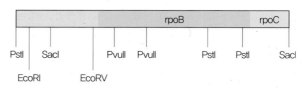

그림 2. *rpo* 유전자의 구성 및 제한효소가 작용하는 부위들

정은 억제하지 못한다. Rifampin은 번식 중인 세균에 유효하지만, 대사가 활발치 않은 세균에는 효과가 낮다.

4. 내성 기전

내성 기전은 DNA dependent RNA polymerase가 변질되어 rifampin이 결합할 곳이 없어지는 까닭이라고 설명되고 있다. 이 polymerase는 모두 4개의 단위 효소로 이루어져 있는데, 각각 α, β, β', σ라고 한다. 이들은 서로 헤쳐 모여서 핵심 효소인 α2ββ' 형태나 혹은 전체 효소인 α2ββ'σ 형태로 존재한다. 핵심 효소는 RNA 중합을 수행하는 역할을 하지만, 이를 맨 처음에 개시하기 위해서는 σ 단위 효소가 필요하다. 이들 네 가지 단위 효소들은 각기 별도의 유전자에서 만들어지는데, α를 생성하는 것이 *rpoA*, β를 생성하는 것이 *rpoB* 이고, β'와 σ는 각각 *rpoC* 와 *rpoD* 유전자가 만들어낸다. 이들 유전자들은 대장균, 나균, 결핵균에서 관찰되며, 특히 결핵균의 경우 그림 2에서 보는 바와 같이 *rpoB*와 *rpoC*는 나란히 인접해 있는 배열을 하고 있다.

작용 기전에서 설명된 바와 같이 rifampin이 결합하는 부위는 RNA 중합 효소의 β 단위이므로, 이를 생성하는 *rpoB* 유전자의 돌연변이가 내성 기전의 핵심이라고 할 수 있다. 결핵균은 세포 분열 과정에서 $10^8 \sim 10^9$개에 하나의 확률로 rifampin 내성이 생기고, 특히 rifampin을 단독으로 사용할 때 내성균이 선택적으로 남게 된다. Rifampin에 내성을 갖는 결핵균의 95% 이상이 *rpoB* 유전자 돌연변이 때문이며 돌연변이 여부를 확인하여 rifampin 내성을 판단할 수 있다. 내성균이 잘 생기는 성질 때문에 일반세균 감염증에는 잘 사용되지 않지만 결핵균에 대한 MIC 가 0.005~0.2 μg/mL이고 살균 작용이

탁월하며, 다른 항 결핵제와 병합 사용할 때에는 내성균의 발생이 억제되어 우수한 치료 효과를 나타낸다.

5. 약물동력학

각 rifamycin 제제 참조

6. 약물상호작용

각 rifamycin 제제 참조

7. 부작용과 금기

각 rifamycin 제제 참조

8. 임상 적응증

각 rifamycin 제제 참조

Rifampin

Rifampin의 분자화학 구조는 그림 3과 같다.

1) 작용 범위

Rifampin은 포도알균을 비롯한 그람양성균에 강력한 살균력을 보이는데, *Streptoccus pneumoniae*, *Streptococcus viridans*, *Clostridium difficile*, *Listeria monocytogenes*에도 효과적이다. Rifampin이 효과적인 그람음성균에는 *Neisseria meningitidis*, *Haemophilus influenzae*, *Helicobacter pylori*를 포함한다. 다른 항균제와 병합해서 사용할 경우 다제내성균인 *Acinetobacter baumannii*와 *Pseudomonas aeruginosa*에 효과를 보인다. 결핵균에 대한 항균력은 매우 우수하며, 다른 마이코박테리아 종인 *Mycobacterium avium-intracellulare* complex, *Mycobacterium kansasii*, *M. marinum*에도

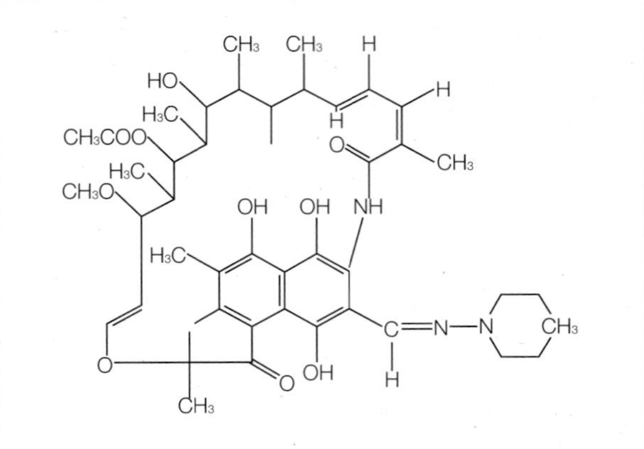

그림 3. Rifamcin의 기본구조

효과적이다. *Chlamydia*, *Legionella*, *Brucella*, *Bartonella*와 같은 세포 내 병원체에도 효과적이다.

2) 약물동력학

위장에서 거의 100%에 가깝게 잘 흡수되며, 복용 후 1시간에서 4시간 사이에 혈중농도가 최고치에 이른다. 반감기는 복용 초기에는 약 2~5시간이지만, 시간이 흐를수록 담도 배설 속도가 점차 증가하여서, 복용 시작 후 첫 2주 이내에 처음 반감기의 40% 정도로 단축된다. 대사와 배설은 간·담도를 통해서 이루어지기 때문에 신부전 시의 용량 조정은 필요 없다. 그러나 간기능의 장애가 있을 경우에는 용량을 줄이거나 가급적 사용하지 않는 것이 좋다. Rifampin을 복용하는 동안은 위장 내 흡수를 현저히 저해하기 때문에 고지방 음식을 피하는 것이 좋다. 혈중에서는 약 80% 정도가 단백질에 결합하며, 체중의 160% 정도의 용적으로 분포된다. 지용성이기 때문에 거의 모든 전신조직에 잘 들어가며, 특히 뇌척수액이나 농양, 그리고 식균세포에 높은 농도로 들어가서 살균 작용을 나타낸다.

3) 약물상호작용

Rifampin은 간의 cytochrome P-450 효소를 활성화함으로써, 매우 많은 약물들의 대사에 영향을 미친다. Rifampin과의 병용으로 혈중농도가 떨어지는 약제로는 항간질제(phenytoin), 부정맥 치료제(disopyramide, mexiletine, quinidine, tocainide, digoxin), 경구 항응고제(warfarin), 항진균제(fluconazole, itraconazole, ketoconazole), barbiturates, β-blockers, calcium channel blockers, chloramphenicol, clarithromycin, corticosteroids, cyclosporine, clofibrate, dapsone, diazepam, doxycycline, fluoroquinolones, haloperidol, levothyroxine, methadone, progestins, quinine, tacrolimus, theophylline, metronidazole, tamoxifen, zidovudine, 경구 피임제제, 경구혈당강하제(sulfonylureas), 마약성 진통제, 삼환 항우울제(amitriptyline, nortriptyline) 등이 있다. 제산제와 병용하면 rifampin의 혈중농도가 감소하므로, 제산제 복용 1시간 전에 투여해야 한다. Co-trimoxazole과 probenecid는 병용시 rifampin의 혈중농도를 높인다. HIV/AIDS 환자에 사용하는 항레트로바이러스 치료제 중 protease inhibitor와 함께 쓰면 이들 약제의 혈중농도를 현저히 떨어뜨린다.

4) 부작용과 금기

약 4%에서 생기며 발진, 발열, 구역과 구토가 대부분이다. 과민반응으로 피부염이나 독감과 비슷한 증세가 나타나며, 이때 혈소판감소증, 용혈성빈혈, 급성신손상이 생기는 수가 있다. 간장애로 담즙울체(cholestasis)가 생기며 알코올 중독자, 간질환이 있는 사람에게 잘 생기고, isoniazid와 병용할 때에 더 잘 생긴다. Aspartate aminotransferase가 먼저 상승하지만, 투약을 중지하면 대개는 원상태로 돌아가고 독성간염(toxic hepatitis)이 생기는 일은 드물다. 그러나 ethionamide, pyrazinamide, PAS 등과 병용하면 isoniazid나 ethambutol 병용 시보다 간장애가 더 많이 유발된다. Rifampin을 복용하면 타액, 땀, 눈물, 소변 등이 적황색으로 변한다. 태반을 통과하여 태아에게 영향을 미칠 수 있어 임신 초기에는 피해야 하지만(FDA risk category C), 엄마가 결핵에 감염되어 치료가 필요한 경우에는 결핵에 의한 태아의 위험이 더 높으므로 투약을 권고한다. 월경이상이 생길 수 있고, 임상적인 문제가 되지는 않지만 rifampin을 투여하는 환자의 85%에서 light-chain 단백뇨가 생긴다.

5) 임상 적응증

(1) 결핵

Rifampin은 작용 효과가 빨라 병합 치료 초기에 살균 효과(bactericidal effect)가 뛰어나고 지속 생존균의 사멸 효과(sterilizing effect)가 강력하여 감수성 결핵에 대한 현재의 6개월 또는 9개월 단기 복합 결핵 치료 요법의 근간을 이룬다. 결핵 치료에서 rifampin을 배제할 경우 다제내성 결핵의 치료와 유사한 치료적 접근이 필요하다. 비정형 성결핵인 *M. avium-intracellulare*, *M. kansasii*, *M. xenopi*, *M. marinum*에도 우수한 임상효과를 보인다.

(2) 나병

보통 나병에 쓰이는 sulfone 계통의 약제보다 더욱 빠른 살균력을 보인다. 그러나 결핵에서와 마찬가지로, 내성 발현이 잘 되기 때문에, 실제 치료 시에는 dapsone과 병합해 사용한다.

(3) 수막염 환자와의 접촉 후 예방적 사용

수막구균성 수막염 또는 *Haemophilus influenzae* b 형에 의한 수막염의 경우 rifampin을 이용한 예방 화학요법을 시행하는데, 복용 대상을 어느 범위까지 해야 하는지에 대해서는 아직까지 논란이 많지만, 대체적으로 4세 미만의 소아와 의료진(임산부는 제외)은 필수적으로 받는 것이 좋다.

(4) 심내막염

Rifampin은 인공판막을 비롯한 인공 의료 기구에 붙어 감염을 일으키고 있는 *Staphylococcus*에 대해서 효과가 좋다. 따라서 *Staphylococcus*에 의한 인공 판막 심내막염에 사용되며, 내성 발현이 우려되기 때문에 β-lactam 항생제나 vancomycin, gentamicin과 함께 병합하여 사용한다(300 mg씩 1일 2회 투여). 또한 vancomycin 혹은 nafcillin 과 gentamicin을 먼저 수일 간 사용한 이후에 rifampin을 추가할 경우 내성 발현의 확률이 더욱 줄어든다.

(5) 기타

반복하여 부스럼(furuncle)이 생기는 환자나 황색포도알균 비강 내 보균자(nasal carrier) 치료에도 이용된다. 이 밖에 감염성 관절염, 잘 호전되지 않는 수막염, 비뇨생식기 감염증, legionellosis, brucellosis, chancroid, *Rhodococcus equi* 감염증에 macrolide 등과 같은 다른 약제들과 병용할 수 있다. 혐기균에 대해서도 동물실험상 metronidazole 못지않게 살균력을 보이는데, 아직 임상연구 자료는 없어 실제 효과는 미지수이다. 그러나 농양의 치료나 발생의 예방에 다른 약제와 병용해 볼 만한 가치는 있다. 또한 *Clostridium difficile*에 경구 vancomycin과 같은 효과를 보인다.

6) 용법 및 용량

결핵의 치료를 위해서는 주요 지침서에서는 하루에 10~20 mg/kg(최대 600 mg)이 추천된다. 약물동력학적으로는 더 고용량의 투여가 장점이 있을 것으로 예측되지만 임상적인 효과에 대해서는 추가적인 연구가 필요하다. 피부도말 검사상 균이 많이 나오는 나병(multibacillary leprosy)의 경우에는 rifampin을 한 달에 한 번씩 600 mg을 투약하며, 동시에 매일 dapsone 100 mg, clofazimine 50 mg (단, 한 달에 한 번은 300 mg)을 투여하는데, 적어도 2년간 혹은 피부도말검사상균이 사라질 때까지 계속한다. 그 외의 나병(paucibacillary leprosy)에 대해서는 rifampin 600 mg을 한 달에 한 번, dapsone 100 mg을 매일 투여한다. 수막환자와 접촉 후 예방적 목적으로 투여 시에는 성인에게는 600 mg을 매 12시간마다 2일 간, 소아에게는 10 mg/kg을 하루 두 번씩 2일 간 투여하거나, 소아나 성인의 구분 없이 하루 10 mg/kg (최고 600 mg)씩 4일 간 복용시킨다. *H. influenzae* b형에 의한 수막염의 경우 소아는 하루 20 mg/kg, 성인은 최고 600 mg씩 4일 간 투여한다.

Rifabutin

Rifabutin은 rifamycin S의 spiro-piperidyl 유도체로 구조는 그림 4와 같다.

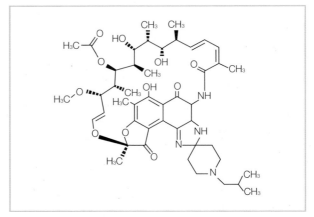

그림 4. Rifabutin의 기본구조

1) 작용 범위

Rifampin과 작용범위가 같다. Rifampin 내성 균주의 일부는 rifabutin과 교차 내성을 보이지 않는 경우가 있으므로 rifabutin 감수성 검사를 시행하여 선택적을 사용할 수 있다.

2) 약물동력학

경구 섭취 시 생체이용률은 53%이고, 음식은 전체적인 흡수율에는 영향을 주지 않지만 최고 농도를 높인다. Rifampin보다 지질 친화성이 강해서 폐를 비롯한 전신조직에 잘 침투해 들어가며, 뇌척수액에는 혈중농도의 절반 정도에 도달한다. 복용 후 2~4시간 내에 최고 혈중농도에 도달하고, 반감기는 45시간이다. 배설은 소변(53%), 대변(30%)을 통해 이루어진다.

3) 약물상호작용

병용 투여 시 rifabutin의 혈중농도를 높이는 약제로는, fluconazole, ritonavir, nelfinavir 등이 있다. Efavirenz는 rifabutin의 혈중농도를 ⅓로 낮추기 때문에

rifampin을 사용한다. Clarithromycin, raltegravir, elvitegravir (cobicistat 복합제의 경우) 등은 rifabutin과 병용 시 혈중농도가 낮아진다. Ritonavir, ritonavir/lopinavir, efavirenz와 병용 시 이들 약제의 혈중농도에는 별 영향을 미치지 않는다.

4) 부작용과 금기

Rifampin과 비슷한 부작용을 나타낸다. 혈액학적 독성(호중구감소증, 용혈), 간독성, 피부 발진, 소화기장애 등이 나타나고, 드물게 독감 유사 증세, 관절통, 흉통, 피부 변색, 포도막염 등의 현상이 나타날 수 있다.

5) 임상 적응증

Rifampin에 비해서 약물상호작용이 적어서 주로는 rifampin과 중대한 약물상호작용이 있는 약을 동시에 투여할 필요가 있는 결핵의 치료에 사용하게 된다. 에이즈의 파종성 MAC 감염에서 macrolide를 근간으로 하는 치료제에 부가적으로 사용해 볼 수 있다. MAC의 예방 요법에는 macrolide에 추가하여 투여 시 부작용의 증가로 인하여 효용성이 없다.

6) 용법 및 용량

결핵치료에서는 5 mg/kg (최대 300 mg)를 1일 1회 투여하며, 간헐적 요법에서는 같은 용량을 1주 2~3회 투여한다. 비정형결핵 치료에서는 일반적으로 1일 300 mg을 투여한다. 약물상호작용 때문에 boosted protease inhibitors와 병용 시에는 1일 150 mg으로 감량하여 투여한다. Creatinine 청소율이 30 mL/분 미만인 신기능장애에는 투여 용량을 50% 줄인다.

Rifapentine

구조는 그림 5와 같다.

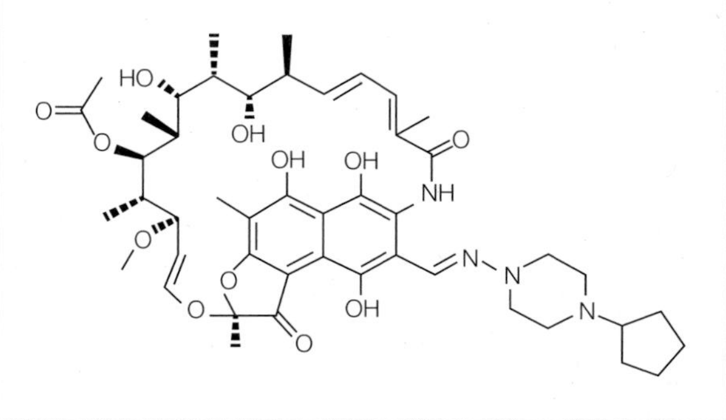

그림 5. Rifapentine의 구조

1) 작용 범위

Rifampin과 유사하지만 현재로서는 결핵균을 주요 대상으로 한다.

2) 약물동력학

경구투여 후의 생체이용률은 약 70%이다. 복용 후 5~6시간에 혈중 최고치에 오른다. 반감기는 약 17시간이다. 대부분 간에서 대사되어 70%가 대변으로 배설되고 17%는 소변으로 배설된다.

3) 약물상호작용

Rifampin과 유사한 약물상호작용이 있으며, HIV 항레트로바이러스 약제를 투여하는 경우에 잠복결핵이나 활동성 결핵에 사용하지 않는다.

4) 부작용과 금기

Rifampin과 유사하다. 위장장애, 간독성이 주된 부작용이다. 고요산혈증, 체액의 착색, 독감유사증상, 저혈압, 실신 등이 나타날 수 있다.

5) 임상 적응증

반감기가 긴 특성으로 인하여 활동성 결핵 치료 시 집중치료기 이후 유지 요법 단계에서 isoniazid와 병용하여 1주 1회 간헐적 요법으로 사용한다. 국내에서는 간헐적 요법을 거의 사용하지 않으므로 국내 임상 경험은 없다. 간헐적 요법은 rifampin 단독 내성 발현의 위험 때문에, 동공을 형성하지 않는 HIV 비감염자의 활동성 결핵에서만 사용한다. 잠복결핵 치료를 위하여 isoniazid와 병용하여 12주 동안 주 1회씩 투여하는 것이 isoniazid 단독으로 9개월 투여하는 것과 동등한 효과가 있다.

6) 용법 및 용량

간헐적 요법에서 유지요법단계에 isoniazid와 병용하여 10 mg/kg(최대 600 mg) 1일 1회씩 투여한다.

Rifaximin

구조는 그림 6과 같다.

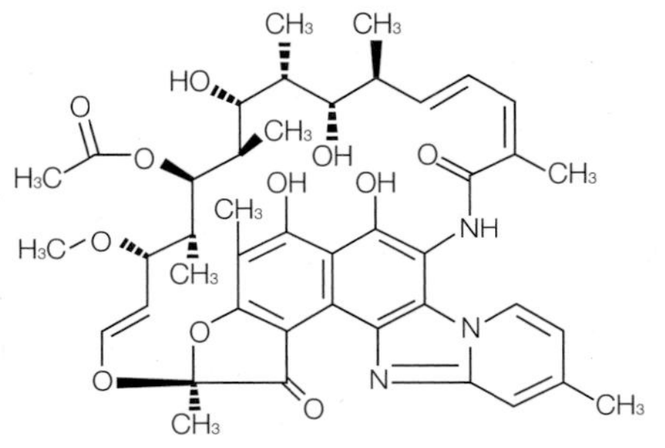

그림 6. Rifaximin의 구조

1) 작용 범위

Rifampin과 거의 같으며, 장관 감염을 일으킬 수 있는 그람음성 및 양성 세균, 특히 비침습성 대장균과 *Clostridium difficile*을 포함한다. 그러나 *Salmonella*, *Shigella*, *Campylobacter*의 경우는 그 효과를 보장할 수 없다.

2) 약물동력학

흡수가 거의 안 되어 생체이용률이 0.4% 미만이다. 복용약제의 97%가 대변으로 배설된다. Child-Pugh class C 간경변 환자에서 class A환자에 비해 흡수가 증가한다.

3) 약물상호작용

BCG 효과를 감소시킬 수 있다. Cyclosporine은 rifaximin의 혈중농도를 증가시킬 수 있다.

4) 부작용과 금기

두통이 10% 정도에서 있으며, 그 밖에 피부 발진, 이명, 악몽, 피로감, 불면증, 가려움 등이 드물게 있다. 열성 설사나 혈변을 보는 장관감염의 경우에는 사용을 추천하지 않는다. 복용 후에도 설사가 악화되면 중단하고 다른 약으로 바꾼다. *Salmonella*, *Shigella*, *Campylobacter*에 의한 설사의 경우 사용하지 않는다.

5) 임상 적응증

급성 세균성장관염, 여행자설사, 결장염, 위장관 수술 전후 예방 요법, 간성혼수 치료의 보조 요법, 대장균에 의한 장관 감염, *C. difficile*에 의한 설사, 게실염 등이 해당한다. 결핵치료에는 쓰지 않는다.

6) 용법 및 용량

설사에는 200 mg 하루 3회 3일간 복용한다. 염증성 설사의 경우에는 7일까지 연장할 수 있다. 12세 미만의 소아는 안전성 자료가 부족하므로 추천하지 않는다. 흡수가 매우 낮은 약이므로 간이나 신기능장애에 용량 조절이 필요하지 않다.

■ 참고문헌

1. 대한감염학회: 항생제의 길잡이. 제3판, p694, 서울, 도서출판 MIP, 2008.
2. American Thoracic Society, CDC, and Infectious Diseases Society of America : Treatment of Tuberculosis. MMWR 52: RR-11, 2003.
3. Musser JM : Antimicrobial agent resistance in Mycobacteria: molecular genetic insights. Clin Microb Rev 8: 496-514, 1995.
4. Sterling, TR, et al : Three months of rifapentine and isoniazid for latent tuberculosis infection." N Engl J Med 365:2155-66, 2011.

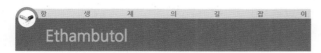

Ethambutol

김성한 (울산대학교 의과대학 내과학교실)

1. 항생제명

Ethambuthol

2. 구조 및 성상

Ethambutol은 1961년 Lederel 실험실에서 처음 합성된 경구 항결핵제로 dextro-2, 2'-(ethylenediimino)-di-1-butanol dihydrochloride의 구조로서 다른 항결핵제와는 구조적으로 상이하다(그림 1). 1961년 항결핵 작용이 있는 합성 물질로 발견되었다.

3. 작용 기전

세포벽 생성을 억제하여 정균 작용을 보이는 약제이다. 세포벽 생성 억제 기전은 정확히 밝혀지지 않았으나 ara-binan의 polymerization에 관여하는 arabinosyl transferase를 억제하여 결과적으로 polymerization이 되지 않아 arabinogalactam의 생성을 억제하기 때문일 것으로 생각한다. Arabinogalactam은 mycolic acid가 부착하는 부위인데, 생성이 억제됨에 따라 mycolic acid가 부착을 하지 못하게 되어 세포벽 형성이 억제된다. 또한, ethambutol에 의한 mycobacteria의 세포벽 파괴는 다른 약제의 침투를 도와서 rifampicin과 같은 약제와 상승작용을 일으킨다.

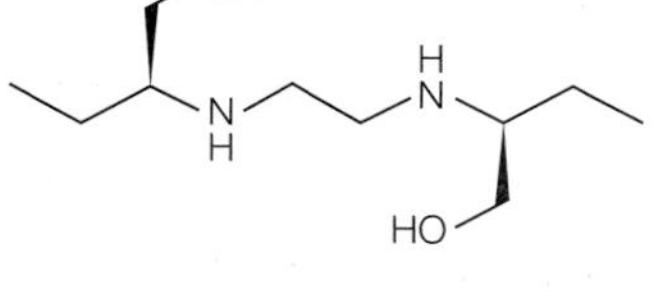

4. 내성 기전

결핵균이 자연변이에 의해 ethambutol에 대한 내성이 생길 확률은 1×10^{-5}이어서, isoniazid, rifampin, strep-tomycin에 비해 10~1,000배 흔한 편이다. 단독으로 사용하게 되면 6개월 내에 50%에서 내성이 발생한다. 내성 기전은 *embA*, *embB* locus의 변이에 의해 ethambutol의 작용점이 되는 arabinosyl transferase에 변이가 생겨 ethambutol이 결합을 하지 못하는 것으로 알려져 있다.

국내에서 결핵균의 ethambutol 내성률은 다른 지역보다 높은 것으로 알려져 있다. 미국의 경우 ethambutol 내성률이 약 2% 정도로 알려져 있고, 우리나라의 경우 약 6%로 알려져 있다.

5. 작용 범위

Ethambutol은 mycobacteria에만 항균력이 있고 그람양성균 또는 그람음성균에는 항균력이 없다. *M. tuberculosis*에 대해서는 최소 억제농도가 1~2 μg/mL 정도이며 5 μg/mL 이상을 넘는 경우는 드물다. *M. marinum*은 모두 감수성이 있으며, *M. kansasii*는 50%만이 감수성이 있다. *M. avium*의 40%가 최소 억제 농도 1~4 μg/mL로 중등도 감수성을 보인다.

6. 약물동력학

경구투여후 75~80%가 흡수된다. 제산제나 알코올에 의해 흡수가 저하될 수 있으나 음식 섭취 여부에 따른 영향은 받지 않는다. 연령도 약물농도에는 영향을 미치지 않는다. 25 mg/kg을 투여하면 2~3시간 후 최고 농도인 2~6 μg/mL에 도달한다. 분포용적은 1.6~3.8 L/kg이다. 신기능이 정상인 사람에서 반감기는 3~4시간이며, 최종 투여 24시간이 지나면 혈중에서 ethambutol이 검출되지 않는다. 단백 결합률은 30% 정도이며 적혈구에도 결합하

그림 1. Ethambutol 구조

여 적혈구 내 농도는 혈중농도의 1.2~2배에 달한다. 뇌를 제외한 전신 조직에 침투율이 높으며, 임산부에서 측정한 결과를 보면 태반에서도 혈중농도와 비슷한 농도에 달한다. 염증이 없는 뇌에서는 거의 발견되지 않지만 염증이 있으면 혈중농도의 10~50%에 달하는 농도에 도달하여 25 mg/kg을 투여했을 때 1~2 μg/mL에 이른다.

경구투여량의 20%는 흡수되지 않은 채 대변으로 배설된다. 흡수된 양의 80%는 대사되지 않은 채 소변으로 배설되고, 나머지 8~15%는 항균력이 없는 물질로 변해 소변으로 배설된다. 따라서 신부전 환자에서는 용량을 줄이거나 투여 간격을 연장한다. Creatinine 청소율이 정상이면 15~25 mg/kg을 하루 1번 투여하면 되고, creatinine 청소율이 50~25 mL/분이면 15 mg/kg을 24~36시간마다 투여한다. Creatinine 청소율 25~10 mL/분이면 7.5 mg/kg 감량하거나 15 mg/kg을 36~48시간마다 투여한다. Creatinine 청소율 10 mL/분 이하이면 5 mg/kg으로 감량하거나 15 mg/kg을 48시간마다 투여한다. 혈액투석 환자에게는 creatinine 청소율 10 mL/분 이하에 준하여 투여하고 투석후 15 mg/kg을 보충한다. 복막투석 환자에게는 하루 15 mg/kg을 투여한다. 이런 환자에게는 혈중 농도 측정을 권한다.

7. 임상 적응증

결핵이나 비정형 mycobacteria 감염증에 사용한다. 과거 사용하던 para-aminosalicylic acid을 완전히 대치하였다. 그러나 정균 작용을 갖는 약제이므로 현재의 단기 치료 요법에서는 큰 역할을 하지 못하며 streptomycin 대신 경구투여를 할 수 있다는 장점이 있으나 주로 내성 발현을 막는 목적으로 사용한다. 간질환자나 임산부 또는 항결핵제 사용 도중 부작용이 생겼을 때와 같은, 다른 1차 약제를 사용하지 못할 경우 유용한 약제이다.

비정형 mycobacteria 감염증에 사용할 수 있다. 비정형 mycobacteria중 *M. kansasii, M. avium- intracellulare, M. scrofulaceum, M. marinum, M. abscessus, M. chelonae*에서 ethambutol이 항균력이

있을 수 있으므로, 다른 약제와 함께 사용한다.

8. 용법 및 용량

정상 성인에게는 15~25 mg/kg으로 2개월 간 사용하고 이후 15 mg/kg로 감량하거나, 중증이 아니라면 처음부터 15 mg/kg로 사용한다. 하루 최대 용량은 1600 mg 이하가 추천된다.

소아에서의 안전성은 완전히 확립되어 있지 않다. 소아에서 안 독성(optic toxicity)에 대한 보고는 없으나 영유아에서는 시력측정이 어렵기 때문에 isoniazid 내성 균주가 아닌 한 일반적으로 사용이 잘 권장되지 않는다.

9. 부작용 및 약물상호작용

1) 부작용

안 독성을 제외하면 ethambutol은 비교적 안전한 약이다. 시신경염(retrobulbar neuritis; optic neuritis)이 대표적인데 시력저하, 색약(녹색), central scotoma와 드물게 주변 시야 장애가 발생할 수 있다(그림 2). 안 독성은 용량과 투여 기간에 비례하여 발생하는데, 15 mg/kg을 사용할 때에는 1% 이하에서 발생하고, 25 mg/kg을 투여할 때에는 6%, 35 mg/kg 이상 다량을 사용할 때에는 15%에서 발생한다. 보통 2개월 이상 투여된 후부터 발생하는 것으로 보고되고 있다. 간헐적 투여 방법에서도 시신경염이 드물게 발생할 수 있다. 부작용 발생 시 즉각 중단하면 원상태로 회복되지만 색각 장애는 더 오래 지속할 수도 있다. 특히, 신장 기능에 이상이 있는 환자의 경우 이러한 부작용이 빈도가 높고, 약제 중단 시에도 회복되지 않거나 느릴 수 있으므로 주의가 필요하다. 논란이 있기는 하지만, 가능하면 혈액투석을 하는 말기신부전 환자에서는 ethambutol 대신에 가능하면 다른 약제를 사용하는 것을 추천하는 전문가가 많다. 중단하지 않게 되면 위축이 생겨 영구 시력 장애가 생길 수 있으며 드물게 출혈성 망막장애가 관찰되기도 한다. 이런 이유로 ethambutol을 투여 받는 환자는 치료 전과 치료 중에는 주기적으로 시력과

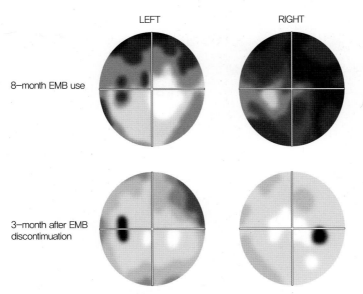

LEFT　　　　RIGHT

8-month EMB use

3-month after EMB
discontinuation

그림 2. 결핵성 림파선으로 진단받은 71세 여자 환자에서 ethambutol (EMB)을 투여받고 생긴 시신경염 예
정상 신기능으로 isoniazid, rifampicin, ethambutol로 치료 도중 8개월째 시력 저하가 생겼을 때 시야 사진(위). 이 후 ethambutol을 끊고 3개월 후 시력이 회복되었을 때 시야 사진(아래).

색약에 대한 검사를 받아야 하며, 25 mg/kg 이상의 용량을 투여 받는 환자는 4~6주에 한 번씩 검사 하도록 권한다. 안 독성은 한쪽 눈에만 올 수 있으므로 각각의 눈에 대해 검사하여야 한다. 좌우 따로따로 신문에 있는 작은 글씨를 매일 읽는 것을 권하는 의사도 있으며, 양 눈의 시력에 차이가 생기면 즉시 진찰을 받도록 권하기도 한다. 6살 미만 어린이는 눈 검사를 할 수 없기 때문에 투여를 권고하지 않는 경우가 많다. 혈중 uric acid 농도가 증가하며, 이는 신장에서의 urate 배설이 감소하기 때문으로 생각된다. 전신관절통과 통풍이 생긴 예가 보고되어 있다.

말초신경염이 드물지만 발생할 수 있다. 피부 부작용으로 발진, 가려움증, 탈모, 두드러기, 다형홍본, 탈락피부염, 독성 표피 괴사 용해 등이 발생할 수 있다. 호중성 백혈구감소증, 저혈소판증 등이 생길 수 있고, 기타 부작용으로는 위장관 증상, 황달과 간기능 이상, 중추신경계 증상, 간질성 신염, 폐렴이 나타날 수 있다.

2) 약물상호작용

제산제와 함께 복용하면 흡수가 저하될 수 있지만 환자마다 다양하기 때문에 환자 치료에는 큰 영향을 미치지 않

으리라 생각한다. 다른 항결핵제와 함께 복용할 때 시신경염의 빈도가 높아진다는 보고들이 있다.

■ **참고문헌**

1. American Thoracic Society/Centers for Disease Control and Prevention/Infectious Disease Society of America: Treatment of tuberculosis. Am J Resp Crit Care Med 167:603-63, 2003.

2. Cohn DL, Bustreo F, Raviglione MC: Drug-resistant tuberculosis: review of the worldwide situa-tion and the WHO/IUATLD Global Surveillance Project. Inter-national Union Against Tuberculosis and Lung Disease. Clin Infect Dis 24 (Suppl 1):S121-30, 1997.

3. Etzkorn ET, Lillis PK, McAllister CK: Tuberculosis in Korea. The relationship between prior therapy and drug resistance. Chest 90:247-50, 1986.

4. Kim SY, Jeong SS, Kim KW: Drug-resistant pulmonary tuberculosis in a tertiary referral hospital in Korea. Korean J Intern Med 14:27-31, 1999.

5. Kucer A, Crowe SM, Grayson ML, Hoy JF: The Use of Antibiotics. 5th ed, p1211, Oxford, Butter-worth-Heinemann, 1997.

6. Schlossberg D. Tuberculosis. 6th edition. ASM Press.

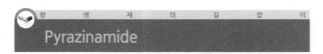

박완범 (서울대학교 의과대학 내과학교실)

1. 항생제명

Pyrazinoic acid amide

2. 구조

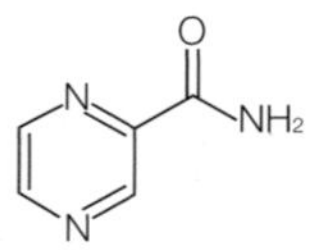

그림 1. pyrazinamide

3. 작용 기전

Pyrazinamide는 nicotinamide 유도체인 pyrazine analogue(그림 1)로 1952년 합성되었다. 세포질 내에서 pyrazinamide는 pyrazinamidase에 의해 pyrazinoic acid로 전환되어 작용하나 정확한 작용 기전은 알려져 있지 않다. 시험관 내에서 pyrazinamide는 *M. tuberculosis*와 *M. africanum*에 활성을 보이나, *M. bovis*는 pyrazinamidase 발현도가 낮아 활성이 적다.

Pyrazinamide는 산성 상태(pH 5 ~ 5.5)에서 활성을 보이기 때문에 생체 내에서는 이러한 조건을 만족하는 제한된 상황(대식세포 내, 최근의 건락화 병소)에서 적정 효과를 기대할 수 있다. Pyrazinamide는 12.5 μg/mL에서 결핵에 bactericidal하다.

시험관내 pyrazinamide 감수성 검사의 문제점은 배지의 산도가 감소하기 때문에 나타나는 위내성으로 접종량이 많거나($10^7 \sim 10^8$ CFU/mL), 배지 내에 소혈청알부민이 들어있는 경우에 주의해야 한다. 또한 보관이 오래된 *M. tuberculosis*는 pyrazinamide에 더 높은 감수성을 보이게 되는데 이는 휴지기의 세포에 더 활성을 보이는 pyrazinamide의 특성 때문이다.

4. 내성 기전

Pyrazinamide를 단독으로 사용하는 경우 쉽게 내성이 발생한다. 일차 내성은 1% 이내이나, isoniazid-rifampin 내성균의 경우 거의 50%에서 pyrazinamide에 내성이다. Pyrazinamide 내성균은 대부분 pyrazinamidase 유전자(*pncA*)에 돌연변이를 갖고 있고 그 결과 pyrazinamidase의 활성을 잃게 된다.

5. 약물동력학

위장관을 통해 거의 100% 흡수되며, 20 mg/kg 1회 복용 후 2시간 후에 30 μg/mL에 도달한다. 혈중 최고 농도는 35~45 μg/mL이며 단백 결합률은 5~10%이다. 간, 폐, 신장에서의 조직 내 농도는 15~20 μg/mL에 이르지만 비장, 골수, 골격근 조직에서의 농도는 다소 떨어진다. 뇌척수액에서도 혈액에서와 유사한 농도를 얻을 수 있으며 3 g 투여 5시간 뒤에 50 μg/mL의 뇌척수액 농도도 보고된 바 있다.

70%가 신장을 통해 배설된다. 1~14%는 대사되지 않은 채로 배설되고, 나머지는 pyrazinoic acid, 5-hydroxy-pyrazinoic acid와 같은 대사물로 배설된다. 혈장 배설 반감기는 9~12시간이며 신기능 혹은 간기능 부전이 있는 경우 지연된다.

6. 약물상호작용

Cyclosporin과 함께 투여하면 cyclosporin의 혈중농도를 높일 수 있어 cyclosporin을 사용하는 면역저하자에서 사용에 주의를 요한다. Zidovudine과 병합 사용시 pirazinamide 혈중농도가 감소한다. Probenecid의 요산뇨 효과(uricosuric effect)를 저해시키므로 통풍 환자에서 병합 사용 시 probenecid의 용량을 증량하여야 한다.

7. 부작용과 금기

1) 소화기계 및 간독성

가장 흔한 부작용은 구역, 구토이며, aminotranferase의 일시적 상승, 황달, 간염 등이 흔하다. 매우 드물게 급성 간기능 부전에 의한 사망이 보고된 바 있다. 간독성은 사용 용량과 관계가 있으며 치료 시기 중 어느 시점에서라도 나타날 수 있다. 하루 40~50 mg/kg 용량을 투여하는 경우 간독성은 15%, 황달은 2~3%의 빈도로 보고되었으나 현재 용량(20~35 mg/kg/일)은 그보다는 안전하다. 하지만 rifampin과 같이 사용하는 경우 치명적인 간독성이 증가할 수 있다. 2000~2003년 미국 CDC에 rifampin과 pyrazinamide를 병합 투여한 경우 발생한 중증 간독성이 48례 보고되었으며 이중 11명이 사망하였다. Ethionamide와 병합 사용 시에도 간독성의 빈도가 증가한다.

2) 고요산혈증

Pyrazinoic acid는 신세뇨관에서 요산의 배설을 감소시키기 때문에 혈중 요산 증가가 나타나며 대부분 무증상이나 통풍의 기왕력이 있는 환자에서 급성 증상 발현을 일으킬 수 있다. 혈중 요산 농도 증가에 의해 비통풍성 다발성 관절통이 40%의 빈도로 발생할 수 있다. 요산뇨 제제(uricosuric agents)를 사용하면 고요산혈증을 교정할 수 있으나 고요산혈증으로 인한 합병증은 없으며 aspirin이 증상 호전에 도움이 된다.

3) 기타

여드름, 다형홍반(erythema multiforme), pellagra, 광독성(phototoxicity) 등의 피부 변화와 급성포르피린증의 악화, 체온 상승, 혈당 상승 등이 보고된 바 있다. 혈소판 감소 및 철적혈모구성 빈혈(sideroblastic anemia) 등 혈액학적 부작용이 드물게 보고되었다. 임신 시 위험도는 category C에 해당하므로 주의해서 사용할 필요가 있다. WHO는 임신 시 pyrazinamide 사용을 추천하고 있으나 미국 식약청(FDA)이나 질병관리본부(CDC)는 일반적인 사용은 추천하지 않고 있다.

4) 금기

급성 통풍환자, 중증 간질환 환자, pyrazinamide에 과민한 환자에게는 투여할 수 없다.

8. 임상 적응증

1) 모든 형태의 활동성 결핵의 일차 약제로 다른 항결핵제와 함께 첫 2개월 간의 집중 치료기에만 투여한다.
2) 잠복결핵: 과거 "예방적 치료" 혹은 "화학 예방 요법"으로 불리우던 치료 전략으로 특히 isoniazid에 내성을 보이는 *M. tuberculosis*에 노출된 경우 결핵으로의 진행을 억제하기 위해 사용할 수 있다. 그러나 pyrazinamide 단독으로 사용할 수 없으며 rifampin과 병합하여 사용 시 간독성이 증가하고 isoniazid 단독 요법(6개월 혹은 9개월)이나, rifampin 단독요법(4개월) 등의 다른 전략이 있으므로 이득-손실을 따져 충분히 고려한 후 투여하여야 한다. 미국감염학회(IDSA)와 미국질병관리본부에서는 잠복결핵의 치료로 rifampin과 pyrazinamide 병합 요법을 통상적으로 사용하는 것은 추천하고 있지 않다.

9. 용법 및 용량

1) 활동성 결핵

(1) 15세 이상 청소년, 성인

신기능, 간기능이 정상인 경우 체중에 따라, 방법에 따라 아래 표와 같은 용량을 투여한다.

(2) 소아

매일 투여하는 경우 15~30 mg/kg/일(최대 2 g)을 투여하고 주 2회 요법을 시행하는 경우 50 mg/kg/dose(최대 2 g/dose)을 투여하도록 한다.

2) 잠복결핵

잠복결핵을 치료하기 위해 rifampin과 병합하여 매일

	마른 체중(lean body weight)		
	40~55 kg	56~75 kg	76~90 kg
매일 요법	1 g	1.5 g	2 g (최대 용량)
주 2회 요법	2 g	3 g	4 g (최대 용량)
주 3회 요법	1.5 g	2.5 g	3 g (최대 용량)

요법으로 투여하는 경우 15~20 mg/kg(최대 2 g)을 투여한다. Rifampin과 함께 2개월 간 투여하며 적어도 3개월 동안 60회가 투여되도록 하여야 한다. 투여 기간 동안 처방 전, 2주, 4주, 6주, 8주에 빌리루빈을 포함한 간기능 검사를 시행하고 한 번에 2주 이상 처방하지 않도록 한다. 주 2회 요법으로 투여하는 경우 1회 투여량이 50 mg/kg(최대 4 g)가 되도록 처방한다.

3) 신기능 저하 환자

크레아티닌청소율(CrCl)이 30 mL/분 미만이거나 혈액 투석을 하는 경우 일주일에 3회 25~35 mg/kg/dose를 투석 후 투여한다.

4) 간기능 저하 환자

간기능이 저하된 환자에서의 규정화된 지침은 없다.

▣ 참고문헌

1. Bryskier A, Grosset J : Antituberculosis agents, In : Bryskier A, Anmicrobial agents, p 1088, Washington, 2005.
2. Blumberg HM, Burman WJ, Chaisson RE, et al, "American Thoracic Society/Centers for Disease Control and Prevention/Infectious Diseases Society of America: Treatment of Tuberculosis," Am J Respir Crit Care Med, 2003, 167 (4):603-62.
3. McEvoy GK, Litvak K, Dewey DR et al : 2004 Drug information. American Society of Health-System Pharmacists. 560-3, 2004.

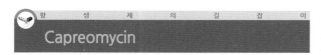

Capreomycin

박선희 (가톨릭대학교 의과대학 내과학교실)

1. 항생제명

Capreomycin sulfate

2. 구조 및 성상

*Streptomyces capreolus*에서 추출한 폴리펩티드 항생제이다(그림 1).

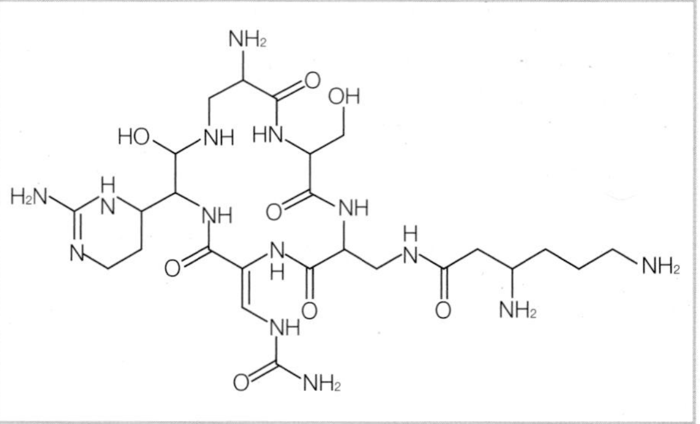

3. 작용 기전

정균작용(bacteriostatic effect)을 나타낸다. 리보솜에

그림 1 Caphalosporin 구조

작용하여 단백질 합성을 저해는 것으로 알려져 있으나, 기전은 명확히 밝혀지지 않았다.

4. 작용 범위

M. tuberculosis 및 *M. avium*에 효과를 보인다. *M.*

*tuberculosis*의 MIC는 2 μg/mL이다. 증식하지 않는 형태(non-replicating form)의 *M. tuberculosis*에는 살균 효과를 보인다.

5. 내성 기전

다른 약물에 내성이더라도 capreomycin에 감수성을 보이는 경우가 많으나 단독으로 사용하는 경우 빠르게 내성이 유도된다. 내성은 16S ribosomal RNA gene (*rrs*) 변이와 연관이 보고되었다. Kanamycin, amikacin, streptomycin과는 다양한 정도의 교차 내성을 보인다.

6. 약물동력학

근주 또는 정주한다. 성인에서 1.0 g을 근주한 후 1~2시간 뒤 32 μg/mL (20~47)의 최고 혈중농도에 도달하며 6시간 뒤 10 μg/mL, 24시간뒤에는 1 μg/mL이하로 떨어진다. 최고 혈중농도에 도달하는 시간은 근육주사 후에는 2시간, 정주하는 경우 1시간 동안 정주 후 1.5~2시간이다. 정주하는 경우 1시간 동안 천천히 투여하여야 하므로, 정주에 비해 근주 시 최고 농도가 더 높다. 뇌척수액을 통과하지 못하며 다른 조직이나, 태반, 모유로의 분포는 자료가 부족하다. 혈장 반감기는 3~6시간이며 주로 신장을 통해 배설된다. 신장 기능이 정상인 성인에서 1 g을 근주하면 투여 후 12시간 내에 52%가 소변으로 배설된다.

7. 약물상호작용

비탈분극성 신경 근육 차단제와 함께 사용하면 신경 근육 차단 효과가 지연되거나 강화될 수 있으므로 가능한 같이 사용하지 말아야 한다.

Aminoglycoside와 함께 사용하는 경우 신독성, 이독성(ototoxicity), aminoglycoside의 신경 근육 차단 효과가 증가할 수 있다.

8. 부작용과 금기

1) 신독성

신독성은 세뇨관괴사, 단백뇨, 소변 내 요침산, 혈뇨, 농뇨 등으로 나타난다. 신독성은 일반적으로 가역적이기는 하지만 매우 드물게 치명적인 신손상을 유발하기도 한다. 노인 환자나 다른 신독성 약제를 병용 사용하는 경우 빈도가 증가한다.

2) 이독성

약 11%에서 무증상 청력손상이, 3%에서 증상이 있는 청력손상 발생이 보고되었다. 이독성은 8번 뇌신경 손상과 관련되며, 어지러움, 귀울림(tinnitus), 현기증(vertigo), 고음역난청(loss of high tone acuity)도 발생할 수 있다. 신기능 저하, 탈수상태, 또는 다른 이독성 약제를 병합 사용하는 경우 빈발한다. 투여 전과 투여 도중에 규칙적인 청력 검사가 필요하다.

3) 기타

호산구증가증이 흔히 관찰된다. 그 외 호중구증가 혹은 감소증, 드물게 혈소판감소증이 발생할 수 있다. 과민반응으로 두드러기, 광독성, 반구진발진(maculopapular rash) 등이 발생할 수 있으며, 주사 부위 통증, 경화(induration), 과다 출혈 등이 보고되었다.

4) 금기

약제에 과민한 경우 투여할 수 없다. 신장기능, 청력, 전정기능 등에 장애가 있는 환자에게 투여하여야 하는 경우에는 특히 주의를 요하며 지속적인 모니터링이 필요하다. 임산부에는 FDA category C이다.

9. 임상 적응증

활동성 다제내성 결핵균 감염증에서 2차 약제로 사용된다. Capreomycin에 감수성이 있는 경우 투여하며 다른 항결핵제와 병합 투여한다.

10. 용법 및 용량

15세 이상 청소년과 성인의 경우 매일 15 mg/kg(최대 1 g)을 60~120일간 근주 혹은 정주하고 이후 치료 기간 동안 1 g을 주 2~3회 투여한다. 1일 투여 용량이 20 mg/kg을 넘지 않아야 한다. 59세 이상의 고령자에게는 1회 투여량이 10 mg/kg(최대 750 mg)으로 감량하여 투여한다. 신기능저하자의 경우 용량을 감량하여야 하며 항정상태 혈중농도가 10 μg/mL이 되도록 유지할 것을 권고하고 있다.

■ 참고문헌

1. Capreomycin, Handbook of anti-tuberculosis agents. Tuberculosis 88: 89, 2008.
2. Capreomycin. Micromedex® Healthcare Series. Thomson Micromedex. Greenwood Village, CO. https://www.micromedexsolutions.com/ (acccessed July 22, 2015).
3. Second-line antituberculosis drugs: current knowledge, recent research findings and controversies. In : Donald PR, van Helden PD (eds): Antituberculosis Chemotherapy, p81-95, Prog Respir Res. Basel, Karger, 2011.

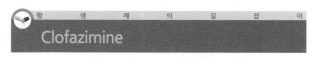

Clofazimine

박선희 (가톨릭대학교 의과대학 내과학교실)

1. 항생제명

Clofazimine

2. 구조 및 성상

Lipophilic riminophenazine 항생제로 항결핵제로 개발되었으나 주로 한센병 치료제로 사용되었다(그림 1).

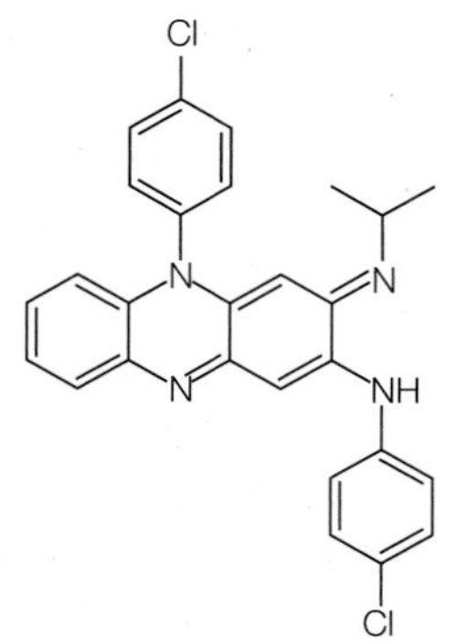

그림 1 Clofazimine의 구조

3. 작용 기전

작용 기전은 아직 밝혀지지 않았으나, 외막이 주 타겟일 것으로 추정된다. *Mcobacterium*에 대한 효과 이외에 항염작용(anti-inflammatory)을 보인다.

4. 작용 범위

M. leprae, M. tuberculosis, M. avium complex (MAC), *M. bovis, M. chelonei, M. fortuitum, M. kansasii, M. marinum, M. scrofulaceum, M. simae, M. ulcerans* 등에 활성을 보인다. Clofazimine에 감수성을 보이고, isoniazid에만 내성인 *M. tuberculosis*는 MIC ≤0.05 μg/mL에서 억제되나, 다제내성균인 경우 MIC가 6.25 μg/mL까지 증가한다. *M. bovis, M. ulcerans* 등은 0.01~3.3 μg/mL의 농도에서, MAC은 0.1~10 μg/mL의 농도에서 억제된다.

5. 내성 기전

장기간 사용하는 경우 *M. leprae*에서의 내성 발현이 매우 드물게 보고되었다. Dapsone, rifampin과의 교차 내성은 보고된 바 있다.

6. 약물동력학

경구투여 시 42~62%가 흡수되며, 고지방음식과 같이 투약한 경우 흡수가 증가한다. 지질 친화성이 커서 지방조직에 고농도로 침착되며, 담즙, 담낭, 간, 신장, 비장, 폐, 피부 등에 분포한다. 세망내피계에서 섭취되므로 대식세포에도 분포되며 림프절에서 약제 투여 중단 후 4년까지도 검출된 바 있다. 이에 반해, 최대 혈중농도는 1일 1회 100~300 mg을 복용 시 0.145~2.0 µg/mL로 낮다. 주로 간에서 대사되어 11~59%가 분변을 통해 배설되고 소변을 통해 소량(1일 섭취량의 0.2~0.25%)만이 배설된다. 장기간 투여 후 배설 반감기는 65~70일로 매우 길다.

7. 약물상호작용

Aluminum hydroxyde, magnesium hydroxide, 오렌지 쥬스는 clofazimine의 혈중농도를 감소시키므로 같이 투여하지 않는다. Phenytoin과 같이 투여 시 phenytoin 혈중농도가 감소되므로 혈중농도 모니터링이 필요하다.

8. 부작용과 금기

1) 피부 변화
매우 흔하게(75~100%) 피부가 핑크색 혹은 짙은 갈색으로 변하게 된다. 농도 의존적으로 나타나며 얼굴, 손바닥과 발바닥의 나병 병변이 있는 부위에서 호발한다. 약제 투여 1~4주 후에 주로 발생하며 약제를 끊으면 6~12개월에 걸쳐 소실된다. 그 외 비늘증(ichthyosis; 8~28%) 및 피부건조증, 발진과 가려움증(1~5%)도 보고되었다.

2) 안구 변화
결막, 각막에 착색(pigmentation)과 시력저하가 발생할 수 있다. 그 외 안구 건조, 가려움증, 자극 증상, 과도한 눈물 분비 등이 2~32%에서 나타날 수 있다.

3) 소화 장애
복통, 설사, 구역, 구토 등의 증상이 약 40~50%에서 나타나며 투약을 중단하게 되는 가장 중요한 부작용이다. 농도 의존적으로 발생하며 약제 중단 후 서서히 완화된다. 1% 내의 빈도로 식욕저하, 체중감소, 변비, 장폐색증, 위장관 출혈 등이 보고되었다.

4) 기타
어지러움, 피로, 두통, 신경통, 미각 장애 등의 중추신경장애, 체액(땀, 객담, 소변, 대변, 정액, 모유)의 적갈색 변화 등이 발생할 수 있다. 태반을 통과하여 태아에게도 피부착색을 유발 할 수 있다. 피부착색으로 인한 우울증이 발생한 사례도 있다.

9. 임상 적응증

1) 나병
다균나병, 희균나병, 나병결절홍반 등 현재 식약처에서는 나병에서의 사용만 승인된 상태이다.

2) MAC 감염
시험관 내 감수성은 있으나, HIV양성자에서는 MAC감염 치료제로 투여 시 추가적인 임상적 효과가 없고 사망률이 증가하여 권고되지 않는다.

3) *M. tuberculosis*
시험관 내에서 감수성은 있으나 결핵 환자에서의 효과에 대한 임상 자료가 아직은 부족하나, 최근 다제내성 결핵감염에서 효과가 있었다는 보고되고 있다.

10. 용법 및 용량

Dapsone에 감수성인 나병 치료 시 50 mg을 1일 1회 dapsone, rifampin과 함께 적어도 2년 간 투여한다. Dapsone에 내성인 경우 clofazimine 100 mg을 1일 1회

를 2가지 항나병 약제와 병합하여 3년 간 투약하고, 그후 100 mg 1일 1회 유지한다.

■ 참고문헌

1. Capreomycin, Handbook of anti-tuberculosis agents. Tuberculosis 88: 89, 2008.

2. Capreomycin. Micromedex® Healthcare Series. Thomson Micromedex. Greenwood Village, CO. https://www.micromedexsolutions.com/ (acccessed July 22, 2015).

3. Second-line antituberculosis drugs: current knowledge, recent research findings and controversies. In : Donald PR, van Helden PD (eds): Antituberculosis Chemotherapy, p81-95, Prog Respir Res. Basel, Karger, 2011.

■ ■ ■ ■ ■

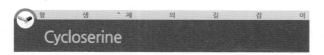
Cycloserine

박선희 (가톨릭대학교 의과대학 내과학교실)

1. 항생제명

Cycloserine

2. 구조 및 성상

D-alanine 유사체(analogue)로 *Streptomyces orchidaceus*와 *Streptomyces garyphalus*에서 추출하거나 합성하여 제조한다(그림 1).

3. 작용 기전

L-alanine racemase와 D-alanine-D-alanine

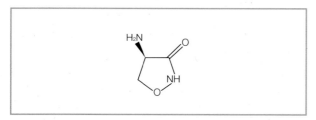

그림 1 Cycloserine의 구조

ligase를 경쟁적으로 억제하여 세포벽 합성에 필요한 D-alanine의 합성 및 peptidoglycan 형성을 억제한다. 감염 장소에서 농도와 감염균의 감수성에 따라 정균 혹은 살균 효과를 나타낸다.

4. 작용 범위

시험관내에서 *M. tuberculosis*, *M. bovis*, *M. kansasii*, *M. marinum*, *M. ulcerans*, *M. avium*, *M smegmatis*, *M. intracellulare* 등에 활성을 보인다. 또한 *S. aureus*, *Enterobacter*, *E. coli* 등에도 활성이 있다.

5. 내성 기전

*M. tuberculosis*에서 단독으로 사용하면 내성이 획득된다. 다른 항결핵제와의 교차 내성은 보고된 바 없다. 약제 내성 검사는 어렵다. Lowenstein-Jensen medium에서 MIC는 약 10 μg/mL이며, pharmacodynamic parameter는 불분명하다(micromedex에서는 결핵균에 대해서는 MIC가 25 mg/mL).

6. 약물동력학

경구투여 시 70~100%가 흡수된다. 공복에 복용 시 가장 흡수가 빠르다. 250 mg을 경구투여하면 3~4시간 뒤에 최고 혈중농도인 10 μg/mL에 도달한다. 전신에 고루 분포하여, 폐, 복수, 흉막액, 관절액 등에서는 혈중농도와 유사한 정도의 농도까지 도달한다. 뇌척수액에서는 수막에 염증이 없는 경우 혈중농도의 50~80% 정도 까지, 수막에 염증이 있는 경우 혈중농도의 80~100%의 농도까지 도달한다. 그 외 담즙, 객담, 림프조직에도 분포된다. 혈장 단백과는 결합하지 않는다. 태반을 통과하여 양수에도 분포되며, 모유에도 분포한다. 혈장 반감기는 8~10시간이다. 주로 신장으로 배설되며, 24시간 이내에 약 70%가 변하지 않은 상태로 배설된다.

7. 약물상호작용

Ethionamide나 과량의 ethanol과 함께 투여하면 발작(seizure)의 위험도가 증가한다. Isoniazid와 함께 사용하면 중추신경계 독성(어지럼, 졸음) 등이 증가할 수 있다. Phenytoin의 간대사를 저해하기 때문에 phenytoin 중독 증상이 나타날 수 있다.

8. 부작용과 금기

1) 신경계
가장 흔하다. 졸림, 어지럼, 두통, 우울증, 떨림(tremor), 말더듬증(dysarthria), 과다반사(hyperreflexia), 감각이상(paresthesia), 불안(anxiety), 현기(vertigo), 기억상실, 불완전마비(paresis), 간헐발작(clonic seizure), 경련(convulsion), 혼수상태 등 다양한 신경계 부작용이 나타날 수 있으며 정신병(psychosis), 인격 변화, 과다흥분(hyperirritability), 공격성 등 정신적 부작용도 보고된 바 있다. 부작용 발생은 농도 의존적이며 1일 500 mg을 투여하는 경우 투약 후 약 30%의 환자에서 발생한다. Pyridoxine 200~300 mg을 같이 투여하면 신경독성을 완화하거나 예방할 수 있다.

2) 기타
급성 심부전 발생이 보고되었으며, Stevens-Johns

syndrome이 HIV 감염자에서 발생된 예가 있다. 그 외 간 효소 수치 상승 및 B12 결핍, 엽산 결핍, 거대적혈모구빈혈(megaloblastic anemia), 철적모구빈혈(sideroblastic anemia)이 보고되었다.

3) 금기
Cycloserine에 과민반응이 있었거나, 중증 신기능부전, 간질(epilepsy), 우울증, 불안, 정신병이 있거나 그러한 과거력이 있는 경우, 그리고 알코올 중독증인 경우 투여 금기이다. 임신부에서 꼭 필요한 경우를 제외하고는 사용하지 않는다(FDA category C).

9. 임상 적응증

활동성 결핵 치료에 있어서 cycloserine에 감수성을 보이는 경우 다른 항결핵제와 함께 2차 약제로 사용한다.

10. 용법 및 용량

10~15 mg/kg (500~750 mg)을 2회로 분복하여 복용토록 한다. 성인 1일 최대 용량은 1 g이다. 첫 2주 동안은 대개 성인은 250 mg 1일 2회로 투여한다. 크레아티닌청소율이 50 mL/분 미만인 환자에서는 투석을 시행하지 않는 한 투약 금기이다.

▣ 참고문헌

1. Capreomycin, Handbook of anti-tuberculosis agents. Tuberculosis 88: 89, 2008.
2. Capreomycin. Micromedex® Healthcare Series, Thomson Micromedex. Greenwood Village, CO. https://www.micromedexsolutions.com/ (acccessed July 22, 2015).
3. Second-line antituberculosis drugs: current knowledge, recent research findings and controversies. In : Donald PR, van Helden PD (eds): Antituberculosis Chemotherapy, p81-95, Prog Respir Res. Basel, Karger, 2011.

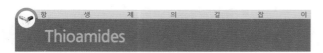

박선희 (가톨릭대학교 의과대학 내과학교실)

1. 항생제명

Ethionamide, Protionamide

2. 구조 및 성상

Isonicotinic acid 유도체로 ethionamide는 3-eth-ylthioisonicotinamide, protionamide는 2-propylthi-oisonicotinamide이다(그림 1). Ethionamide와 prothi-onamide는 반감기, 최고 혈중농도, 대사물 등 약간의 차이를 보이지만 임상적 의의가 없기 때문에 같은 약으로 간주해도 무방하다. 본문은 ethionamide 위주로 작성한 것이다.

3. 작용 기전

Isoniazid와 마찬가지로 mycolic acid 합성을 저해하는 것으로 알려져 있다.

4. 작용 범위

*M. tuberculosis*에 활성을 보이며, 다른 mycobacte-ria에 활성은 비교적 낮다. 감수성을 보이는 *M. tuber-culosis*에 대한 MIC는 0.25~0.5 µg/mL이다.

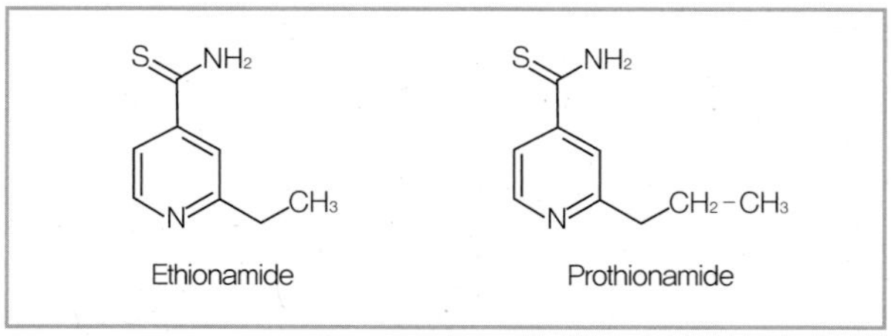

그림 1 Ethionamide와 Prothionamide의 구조

5. 내성 기전

Isoniazid와 교차 내성을 갖는다. Ethionamide는 mycobacterial enzyme (EthA)에 의해 활성화된 후 enoyl-acyl carrier protein reductase (InhA)에 작용하여 효과를 나타낸다. Isoniazid도 InhA에 작용하므로, *inhA* 유전자에 변이가 발생하는 경우 두 약제에 모두 내성을 나타낼 수 있다.

6. 약물동력학

경구로 투여한 약제의 대부분이 흡수된다. 500 mg을 투여하면 약 2시간 후에 혈중 최고 농도인 1.9~2.5 µg/mL에 도달하며, 10 mg/kg를 투여 시 혈중농도 5.5 µg/mL까지 도달한다. 치료 목적으로는 혈중농도가 2.5 µg/mL 유지가 권고된다. 혈장 단백 결합도는 30%이다. 뇌척수액을 포함한 다양한 조직에 고루 분포하며 혈중농도와 유사 농도에 도달한다. 혈장 반감기는 2~3시간이고, 간에서 주로 대사되며 약 1~5%가 소변을 통해 배설된다.

7. 약물상호작용

Aminosalicylic acid, isoniazid, rifampin, pyra-zinamide등과 함께 복용하게 되면 간독성이 증가될 수 있다. Cycloserine과 함께 복용하면 신경계 부작용, 특히 발작의 위험도가 증가할 수 있으며 ethambutol과 함께 투여하면 위장관장애, 간독성, 두통, 신경염등의 부작용 빈도가 증가할 수 있다.

8. 부작용과 금기

1) 위장관

구역, 구토, 복통, 설사, 과다한 침 분비, 금속 맛, 구내염, 식욕부진, 체중저하 등의 증상이 흔히 나타난다. 투여 용량과 관계 있으며 1 g을 투여하면 위장관 부작용으로 50%의 환자에서 복용이 불가능할 정도이다. 약제의 용량을 줄이거나 항구토제와 함께 복용하면 빈도를 줄일 수 있다. 또한 취침 전에 복용시키거나 분복을 해 음식물과 함께 복용시키면서 순응도를 높일 수 있다.

2) 신경계

우울, 불안, 졸림, 어지럼, 두통, 체위 혈압저하(postural hypotension), 무력증(asthenia) 등이 나타날 수 있다. 드물게 말초신경염, 감각이상, 발작, 떨림, 펠라그라 유사 증후군, 환청, 복시, 시신경염, 후각이상 등이 보고된 바 있다. 과음하는 경우 정신장애(psychotic reaction)가 발생할 수 있다. Pyridoxine과 함께 복용하면 신경독성을 완화하거나 예방할 수 있다.

3) 간담도

약 5%에서 간독성이 발생할 수 있으며, 약제를 중단하면 호전된다.

4) 내분비계

갑상선기능저하증이 발생할 수 있으며, PAS와 같이 투여시 빈도가 증가한다. Ethionamide 투약 전과 투약 중에 갑상선 검사를 규칙적으로 시행하여야 한다. 투약중에는 갑상선 호르몬 투여가 필요할 수 있다. Ethionamide 투약중단 시 갑상선 기능은 회복된다. 저혈당이나 여성형 유방증도 보고된 바 있다.

5) 과민반응

발진, 광독성, 혈소판감소, 자반 및 기타 관절통 등이 보고되었다.

5) 금기

약제에 과민하거나 중증 간기능 저하 환자에게는 투여할 수 없다. 임산부에는 category C이다.

9. 임상 적응증

활동성 결핵 치료에 있어서 감수성을 보이는 경우 다른 항결핵제와 함께 2차약제로 사용한다.

10. 용법 및 용량

위장관장애를 극복하기 위해 투여 첫 1~2일은 250 mg 1회, 다시 1~2일간 250 mg 1일 2회를 복용토록하고 기후 위장관증상이 나타나지 않으면 15~20 mg/kg/일(최대 1 g)을 3~4회에 나누어 복용토록 한다. 대부분 10~15 mg/kg이 위장관부작용을 극복하고 복용할 수 있는 용량(tolerable dose)이다.

■ **참고문헌**

1. Ethionamide, Handbook of anti-tuberculosis agents. Tuberculosis 88: 106, 2008.
2. Ethionamide. Micromedex® Healthcare Series. Thomson Micromedex. Greenwood Village, CO. https://www.micromedexsolutions.com/ (acccessed July 22, 2015).
3. Second-line antituberculosis drugs: current knowledge, recent research findings and controversies. In : Donald PR, van Helden PD (eds): Antituberculosis Chemotherapy, p81-95, Prog Respir Res. Basel, Karger, 2011.

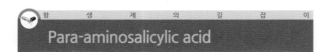

항 생 제 의 길 잡 이
Para-aminosalicylic acid

박선희 (가톨릭대학교 의과대학 내과학교실)

1. 항생제명

Para-aminosalicylic acid (PAS)

2. 구조 및 성상

Aminobenzoic acid 유사체이다(그림 1). Free acid PAS와 sodium salt PAS의 두 형태가 있다. Free acid PAS는 장코팅 그래뉼(enteric coated slow-relaease granule) 형태이고, sodium salt PAS는 그래뉼과 정제 두 가지 형태이다. 2000년 이전에는 sodium salt PAS가 주로 사용되었으나, MDR/XDR-TB 치료를 위해 free-acid PAS가 재도입되었다.

3. 작용 기전

정균작용을 나타내며, 감수성 균주에서 aminobenzoic acid의 dihydrofolic acid로의 전환을 경쟁적으로 억제함으로써 folic acid 합성을 억제한다.

4. 작용 범위

M. tuberculosis에만 활성을 보이는 선택적 항결핵제로 PAS에 감수성을 보이는 M. tuberculosis의 MIC는 대부분 1.0 μg/mL미만 이다. 항생제 투여 후 효과(post-antibiotic effect)는 없다.

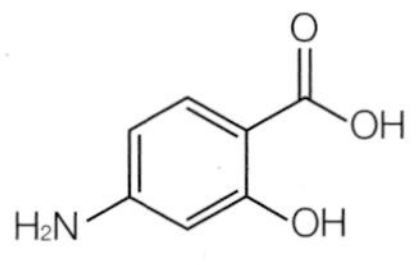

5. 내성 기전

M. tuberculosis에서 단독으로 사용하면 내성이 획득된다. PAS내성 균주에서 thyA 유전자 변이가 발견되었다. 다른 항결핵제와의 교차 내성은 보고된 바 없다.

6. 약물동력학

위산 보호 목적으로 장코팅(enteric coating)을 한 제형 4 g을 음식물과 함께 투여하면 평균 6시간 후에 혈중 최고 농도인 20 μg/mL에 도달한다. 혈장 단백 결합률은 50~60%이고, 자유 약제(free drug)의 반감기는 약 0.75~7시간 정도로 짧다. 다양한 조직에 고루 분포하여, 복막액, 흉막액, 관절액 등에서는 혈중농도와 유사한 정도의 농도까지 도달한다. 뇌척수액에서는 수막에 염증이 있는 경우 혈중농도의 10~50%의 농도까지 도달한다. 태반을 통과한다는 보고는 없으며 소량이 모유에도 분포된다. 장관의 점막과 간에서 아세틸화되어 대사되며 대표적인 대사물은 N-acetyl-p-aminosalicylic acid와 p-amino-salicyluric acid이다. 약물의 대사는 농도 의존적으로 진행된다. 대부분 신장을 통해 배설되어 4 g 경구투여 후 24시간 내에 77%가 소변으로 배설된다.

7. 약물상호작용

장기간의 PAS 복용은 비타민 B12의 흡수를 저해한다. Digoxin과 함께 사용하면 digoxin의 혈중농도가 저하될 수 있으므로 주의하여야 한다. Ethionamide와 함께 투여하면 위장관 부작용과 간독성이 증가할 수 있으며, isoniazid와 투여 시 isoniazid의 혈중농도가 상승한다. Probenecid와 함께 사용하면 PAS의 혈중농도가 상승할 수 있다.

그림 1 Para-aminosalicylic acid

8. 부작용과 금기

1) 위장관

구역, 구토, 복통, 설사 등의 증상이 흔히 나타나며 위궤양과 위장관 출혈의 원인이 되기도 한다. 음식과 함께 복용하면 증상의 정도를 줄일 수 있으나 투약 중단의 주요 원인이다.

2) 흡수장애

비타민 B12, 엽산, 철, 지질 흡수장애가 일어날 수 있으므로 1개월 이상 PAS를 복용하는 환자에게는 비타민 B12를 보충하도록 하여야 한다.

3) 과민반응

발열, 다양한 형태의 발진, 혈관염, 탈락피부염(exfoliative dermatitis), 관절통, 호산구증가증, 무과립구증, 림프구감소증, 혈소판감소증, 간염, Loffler증후군, 유사전염단핵구증, 뇌병증, 혈당저하, 심장막염, 시신경염, 정신병증이 보고된 바 있다.

4) 기타

약 6개월 이상 장기간 투여 시 갑상선기능저하증 및 goiter 발생 보고가 있다. Coombs 양성 용혈빈혈(glucose−6−phosphate dehydeogenase 결핍 환자에서), 저칼륨혈증, 산증, 단백뇨, 결정뇨(crystalluria) 등의 발생이 보고된 바 있다.

5) 금기

과민반응이 있는 경우 투여하지 않는다. 중증 신기능부전 환자에게는 투여하지 않는다. 간기능저하 환자와 위궤양 환자에게 투여 시 주의를 요한다. 임산부에서는 카테고리 C이다.

9. 임상 적응증

활동성 결핵 치료에 있어서 PAS에 감수성을 보이는 경우 다른 항결핵제와 함께 2차 약제로 사용한다.

10. 용법 및 용량

15세 이상 청소년과 성인에게는 1일 8~12 g을 2~3회에 나누어 복용토록 한다. 소아에게는 1일 200~300 mg을 2~4회에 나누어 복용토록 한다.

▣ 참고문헌

1. Second-line antituberculosis drugs: current knowledge, recent research findings and controversies. In : Donald PR, van Helden PD (eds): Antituberculosis Chemotherapy, p81-95, Prog Respir Res. Basel, Karger, 2011.
2. Para-aminosalicylic acid, Handbook of anti-tuberculosis agents. Tuberculosis 88: 137, 2008.
3. Para-aminosalicylic acid. Micromedex® Healthcare Series. Thomson Micromedex. Greenwood Village, CO. https://www.micromedexsolutions.com/ (acccessed July 22, 2015).

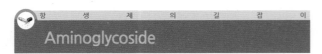

김태형 (순천향대학교 의과대학 내과학교실)

Aminoglycoside는 처음 streptomycin이 발견된 1943년 이후 1970~1980년대까지 대부분의 감수성 균에 대한 농도 의존형인 항균력과 베타락탐항균제와의 상승 작용으로 인해서 녹농균을 포함한 그람음성균 감염에 대한 경험적 치료제로 널리 사용되어왔다. Streptomycin이 대식세포안의 결핵균을 살균하는 효능이 관찰된 이후 aminoglycoside는 마이코박테리아 감염의 주사 치료제로 사용되었다. 장내 원충치료, 마이코박테리아 감염, 임질균 치료에도 일부 사용되고 있으나, 상대적으로 독성이 덜한 광범위 스펙트럼 베타락탐과 퀴놀론이 개발되면서 그 적응증이 좁아졌었다. 그러나 내성결핵과 다제내성 그람음성 막대균, 장알균, 브루셀라, 리스테리아 감염에 단독 또는 병합요법으로 제한적으로 사용된다. 특히 다재내성결핵(multidrug-resistant tuberculosis)치료에 있어서 aminoglycoside는 구제 요법에 사용되기 때문에 모든 퀴놀론에 내성이고 동시에 주사 aminoglycoside 중 한가지라도 내성인 경우를 광 범위 약제 내성 결핵(extensively drug-resistant tuberculosis)이라고 정의한다. 항결핵 치료에 있어서 aminoglycoside는 단독치료를 권하지않는다.

1. 항균제명

결핵이나 비결핵 마이코박테리아(nontuberculous mycobacteria; NTM) 감염 치료에 사용되는 aminoglycoside는 다음과 같다. 모두 주사제이고 결핵 치료제의 WHO 분류에 따르면 group 2라고 한다. Streptomycin, kanamycin, amikacin, capreomycin. 토양방선균의 하나인 Streptomyces spp에서 유도된 약제는 '-mycin'으로 끝나는 이름을 가지는 반면, *Micromonospora*에서 유도된 약제는 '-micin'으로 끝나는 이름을 가지고 있다.

2. 구조와 성상

모든 aminoglycoside는 아미노기가 붙은 6개 원구조인 aminocyclitol이 기본골격이다. Streptomycin의 aminocyclitol은 streptidine이고 나머지 대부분의 aminoglycoside는 2-deoxystreptamine이다. Aminoglycoside는 강력하게 수용성이고 유기 용매에 녹지 않는다. 분자량은 대부분 445~600 daltons이고 양전하를 띠고 있다.

3. 작용 기전

Aminoglycoside는 균의 세포막 내로 들어가 리보솜의 30S에 결합하여 mRNA가 잘못 인식되므로 결과적으로 단백 합성이 저하되는 것을 초래하는데 세균이 괴사되는 정확한 기전은 잘 알려지지 않았다. 리보솜과 결합의 중요한 단계는 에너지, 산소 의존적 운반과정으로 낮은 pH와 무기 상태에서 억제되는 것이 특징이다. 리보솜과의 결합은 대개 가역적이기 때문에 대부분의 세균에 대한 효과는 살균보다는 정균 작용이다.

4. 내성 기전

Aminoglycoside의 그람 음성 세균들에 대한 내성은 aminoglycoside 변형효소와 같은 획득 내성 기전도 존재하지만 마이코박테리아에 대한 내성은 주로 내인성 내성 기전으로는 16S 리보솜 RNA (rRNA) 또는 S12 리보솜 단백 유전자의 점 돌연변이에 의한 결핵균의 streptomycin에 대한 내성과 *M. abscessus*, *M. chelonae*의 amikacin에 대한 내성이 대표적이다.

5. 약물동력학

Aminoglycoside는 대부분 위장관 흡수가 좋지 못해 주사용으로 사용한다. 또한 지용성이 아니기 때문에 지질막을 통과해야 하는 조직 내로의 약제의 유입이 어렵다.

전신적으로 투여가 된 후 약제의 volume of distribution 이 전체 세포 외액 공간과 비슷하기 때문에, 가령 복수의 증가처럼 세포 외액 공간이 확대되는 상황에서는 투여 용량을 늘려야한다. 치료적 약물농도 감시를 할 때 heparin 은 aminoglycoside의 활성을 억제하므로 heparin 처리된 튜브를 사용해서는 안 된다. 결핵 치료를 목적으로 쓸 때는 일회 주사 요법은 효능이 잘 알려지지 않았다.

6. 약물상호작용

Aminoglycoside편 및 각론 참조

7. 부작용과 금기

Aminoglycoside편 및 각론 참조

8. 임상 적응증

Aminoglycoside (Streptomycin)는 1943년에 처음 소개 되어 결핵 환자의 사망률을 낮춘 최초의 항균제였지만, 현재는 과거와 달리 결핵 치료의 1차 약제로 사용하지는 않고 특수한 상황에서의 병합 약제로 선택하여 사용한다. 아직까지 4가지 aminoglycoside 간의 2차 치료의 효능에 대해 어떤 약이 더 우위에 있는지는 밝혀진 바가 없다.

Streptomycin

1) 작용 범위

1943년에 처음 *Streptomyces griseus*에서 추출된 aminoglycoside로 결핵균에 대해 시험관적 살균력이 있으나, 세포 내 결핵균에는 살균력이 없다. 결핵균은 혈중 농도 4~10 μg/mL에서 억제되지만 단일약제 치료를 할 경우 약제 내성이 빠르게 유도되기 때문에 반드시 병합치료를 해야 한다. Streptomycin에 대한 자생적인 일차 내성은 10^6 개중 하나 꼴이므로 이 약제에 대한 일차 내성은

또한 isoniazid 내성률이 높은 지역의 환자들 가운데 발생한다. 내성은 리보솜 작용 부위 변성에 의해 표현되지만 결핵균의 streptomycin에 대한 내성은 amikacin, kanamycin, capreomycin과 교차 내성이 없다. 비결핵 마이코박테리아 감염 중에서도 *M. kansasii*는 86%, *M. scrofulaceum*은 93%, M. avium-intracellulare는 44%가 streptomycin에 감수성이다. 그러나 *M. fortuitum*은 내성이다.

2) 약물동력학

모든 조직에 잘 분포하지만 혈관-뇌 장벽은 통과하지 못한다. 수막염이 있어도 중추신경계 농도는 약간 증가할 뿐이다. 태반은 비교적 잘 통과해 태아의 혈중농도는 산모의 혈중농도의 약 1/2이다. 90% 이상은 변화되지 않은 상태로 주로 신 세뇨관의 여과를 통해 소변으로 배설된다. 건강한 사람에게 투여되었을 때 반감기는 약 3시간 정도이다. 일부가 모유로 배설되며 혈액투석으로 제거가 가능하다.

3) 약물상호작용

특별히 주의해야할 약물상호작용은 알려진 바 없는 편이지만, 드물게 전신마취 수술에서 사용하는 근육이완제와의 상호작용 때문에 수술 후 호흡근 약화가 초래될 수 있다. 다른 aminoglycoside와 병용 치료하는 것은 신손상이 더 심해지기 때문에 권고하지 않는다.

4) 부작용과 금기

다른 aminoglycoside의 부작용과 비슷하지만 신기능과 청력 기능의 장애보다는 전정 기능의 장애가 더 많다. 따라서 치료를 시작할 때는 반드시 이명, 청력저하, 균형 감각의 이상이 있을 경우 즉시 의료진을 만나도록 교육한다.

(1) 이독성

약제가 내이에 축적되어 제8 뇌신경장애를 일으킬 수 있다. 주로 전정신경장애를 일으킨다. 노인에게 더 자주 발생하며 용량에 비례하며(일회 용량이 높거나 또한 특히 누적 용량 100~120 g 이상일 때) 신 세뇨관 고리에 작용하

는 이뇨제(furosemide, ethacrynic acid)와 같이 사용할 때 위험이 증가한다. 대개는 치료 3개월 내에 발생하며 점진적인 현기증을 호소하는 경우가 많다. Calroric test를 실시하여 전정신경장애를 알 수 있으나 환자에게 처음에는 눈을 뜨고 다음에는 눈을 감고 똑바로 걷게 해 보는 것만으로도 쉽게 알 수 있다. 안구진탕증이 올 수도 있다. 전정신경장애가 영구적일 수도 있으나 즉시 투약을 중단하면 수 주 내에 증상이 없어진다. 노인일수록 회복도 늦다. 청력을 완전히 잃는 경우가 매우 드물며, 이미 청각 기능에 이상이 있는 환자에게 주로 나타난다.

(2) 신경독성

주사를 한 후 입 주위의 감각이상 증상은 비교적 흔하다. 치료 처음 수 주 내 흔하고 크게 문제되지 않는다. 심할 경우에만 용량을 조금 줄임으로써 해결할 수 있다. 드물게 신경근육 전달을 방해하여 호흡억제나 근무력증을 일으킬 수 있다.

(3) 신독성

Amikacin, kanamycin, capreomycin등 다른 aminoglycoside에 비해 신독성은 덜한 편이다. 약제를 중단해야 할 만큼 신독성이 초래된 경우는 2% 정도이다. 근위세뇨관 손상을 일으켜 단백뇨, 요원주가 발생하고 BUN이 증가한다.

(4) 기타

과민성 반응이 상대적으로 흔하며 열과 피부 발진과 같은 가벼운 증상을 일으킨다. 드물게 치명적인 anaphylaxis나 박탈피부염도 생길 수 있다. 그 외 용혈성빈혈, 재생불량성빈혈, 무과립구증, 혈소판감소증, 낭창양 반응이 보고된 바 있다.

(5) 임신 기간 중 사용

태아의 청각장애가 올 수 있으므로 임신 기간 동안 사용은 금기(category D)이다.

5) 임상 적응증

결핵 치료에 있어서 내성결핵의 위험이 있을 경우 isoniazid, rifampicin, pyrazinamide과 함께 4번째 병합 약제로 또는 다제내성 결핵의 병합 치료를 위해서 추천한다. 단독 치료는 내성 발현에 따른 실패가 많아서 추천하지 않는다. 6개월의 짧은 기간 치료를 할 때도 초기에 병합 약제로서는 ethambutol과 동등한 효과가 있으나 결핵의 발생률이 높은 지역에서는 내성 때문에 그 역할이 제한된다. 상대적으로 다른 aminoglycoside에 비해서 독성의 빈도가 높고 가격이 저렴하기 때문에 개발도상국에서 더 많이 사용한다.

6) 용법과 용량

액체 바이알로 된 streptomycin sulphate로서 정상 신기능을 가진 성인에서는 15 mg/kg/일(최대 1 g/일day)을 첫 2~4개월 동안은(또는 배양음전시기까지) 매일(일주일에 5~7회) 근주하고 이후 일주일에 2~3회 근주한다. 널리 알려진 투여방법은 아니지만 정맥주사가 가능하다. 60세 이상의 노인은 10 mg/kg/일(750 mg 이내)로 하루용량을 감량하여 투여한다. 신기능이 낮은 경우에는 이 약제의 농도 의존적 특성을 고려하여 처음부터 매주 2~3회로 기간을 늘려서 치료를 한다. 그러나 일회 용량이 지나치게 줄 경우 약효가 약화되기 때문에 최소 12~15 mg/kg/일 정도까지 유지해야하고 그 이하로 줄이지 않는다. 간질환자에게는 특별한 주의사항이 필요 없다. 어린이는 20~40 mg/kg/일(최대 1 g/일) 용량을 두 번에 나누어 12시간마다 주사한다. 처음 치료를 시작할 때는 청력검사(audiogram), 전정 검사(vestibular testing), Romberg 검사, 혈청 creatinine 검사를 시행하여야한다. 혈청 creatinine 검사와 청력과 전정 기능에 대한 문진은 매달, 그리고 독성이 의심될 때 시행한다.

Kanamycin

1) 작용 범위

1957년에 처음 *Streptomyces kanamyceticus*에서 추

출되어 얻어진 aminoglycoside이다. 구조적으로 strep-tomycin과 유사하고 작용 범위도 비슷하지만 strepto-mycin과 교차 내성이 드물어서 streptomycin 내성 결핵균의 치료에 추천한다.

2) 약물동력학

반감기가 약 2시간이며, 50~80%가 소변을 통해 배설된다. 흉막액이나 복수로 잘 분포되어 혈중농도와 비슷한 농도를 보이는 반면, 염증이 없는 뇌척수액으로는 거의 분포하지 않는다.

3) 약물상호작용

Foscarnet 병용 할 때 신 손상이 가중되므로 피한다.

4) 부작용과 금기

Streptomycin이 주로 전정신경장애를 일으키는데 반해 kanamycin, amikacin은 주로 청력장애를 일으키며, 신독성이 문제가 되고 신경 근육차단, 과민성 부작용이 일어날 수 있다. 독성의 정도는 amikacin보다 덜하다. 임신기간 동안 사용은 금기(category D)이다.

5) 임상 적응증

결핵의 일차 치료에는 사용되지 않지만, streptomycin 내성 결핵균에 효과가 있어 재치료에 사용한다. Capreo-mycin과 교차 내성이 있는 경우가 흔하다.

6) 용법과 용량

결핵과 비결핵 마이코박테리아 감염 치료의 경우 정상 신기능을 가진 성인에서는 10~15 mg/kg/일(최대 1 g/일 day)을 첫 2~4개월 동안은(또는 배양음전시기까지) 매일 (일주일에 5~7회) 근주하고 이후 일주일에 2~3회 근주한다. 60세 이상의 노인은 10 mg/kg/일(750 mg 이내)로 하루 용량을 감량하여 투여한다. 신기능이 낮은 경우에는 처음부터 매주 2~3회로 기간을 늘려서 치료를 한다. 그러나 최소 12~15 mg/kg/일 정도까지 유지해야하고 그 이하로 줄이지 않는다. 간질환자에게는 특별한 주의사항이 필요 없다. 어린이는 15~30 mg/kg/일(최대 1 g/일) 용량을 매일 한 번씩 주사한다.

Amikacin

1) 작용 범위

Amikacin은 kanamycin의 반합성유도체로서 화학적, 약리학적 특징이나 독성 등이 kanamycin과 유사하다. 결핵균에 대하여 시험관과 동물실험에서 가장 감수성이 있는 aminoglycoside의 하나이지만 사람 결핵치료에는 경험이 부족하다. 다제내성 결핵의 치료에는 strepto-mycin, capreomycin에 이어 3차 치료제로 추천한다. 반면 비결핵 마이코박테리아에는 가장 많이 쓰인다. *M. marinum*, *M. kansasii*, *M. fortuitum*은 amikacin 4 µg/mL 또는 미만에서 감수성이지만 *M. chelonae*, *M. abscessus*, M. avium-intracellulare는 덜 감수성이어서 amikacin 8~32 µg/mL에서 감수성이다. *M. chelo-nae*는 amikacin보다는 tobramycin이 가장 감수성이다.

2) 약물동력학

반감기가 약 2시간이며 kanamycin과 마찬가지로 소변을 통해 배설된다. 흉막액이나 복수로 잘 분포되어 혈중농도와 비슷한 농도를 보이는 반면 뇌척수액으로는 거의 분포하지 않는다.

3) 약물상호작용

Foscarnet 병용할 때 신손상이 가중되므로 피한다.

4) 부작용과 금기

급성신부전이 streptomycin에 비해 더 흔하다(8.7%). 그 밖에 이명, 청력손실이 중요한 부작용이다. 과민반응은 드물다. 임신 기간 동안 사용은 금기(category D)이다.

5) 임상 적응증

시험관 내에서는 결핵균과 비결핵 마이코박테리아에 대

하여 효과가 있다. 인체 결핵의 치료 효과에 대해서는 아직 평가되지 못하였다. 가격이 비싸고 독성이 있어서 감수성이 있는 결핵이라면 amikacin보다는 일차적으로 streptomycin을 사용한다. 내성균에 대해서는 kanamycin과 함께 마찬가지로 쓰일 수 있다. 가격이 비싸다는 점만 제외하면 kanamycin에 대치하여 사용할 수 있는 약제이다. 내성 기전도 kanamycin과 완전한 교차 내성을 가지고 있다. Amikacin은 대부분의 검사실에서 치료적 혈중농도 감시가 가능하지만 kanamycin, streptomycin, capreomycin은 가능하지 않기 때문에 amikacin은 신부전 환자나 이미 청력장애가 있는 노인에게 주사 치료를 할 경우 적합하다.

6) 용법과 용량

결핵과 비결핵 마이코박테리아감염 치료의 경우 정상 신기능을 가진 성인에서는 7.5~10 mg/kg/일(최대 1 g/일day)을 첫 2~4개월 동안은(또는 배양음전시기까지) 매일(일주일에 5~7회) 근주하고 이후 일주일에 2~3회 근주한다.

■ 참고문헌

1. American Thoracic Society, Centers for Disease Control and Prevention, and the Infectious Diseases Society of America: American Thoracic Society/Centers for Disease Control and Prevention/Infectious Diseases Society of America: Treatment of Tuberculosis. Am J Respir Crit Care Med 167:603-662, 2003.

2. Edson RS, Terrel CL: The Aminoglycosides. Mayo Clin Proc 74:519-528, 1999.

3. Kasper DL, Fauci AS, Hauser SL, Longo DL, Jameson JL, Loscalzo J: Harrison's Principles of Internal Medicine, 19th ed, New York, McGraw Hill, 2015.

4. Mandell GL, Bennett JE, Dolin R: Principles and Practice of Infectious Diseases, 5th ed, New York, Churchill Livingston, 2004.

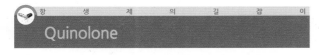

Quinolone

김윤정 (가톨릭대학교 의과대학 내과학교실)

Fluoroquinolone (quinolone, FQ)는 mycobacteria에 대해 항균력이 우수하고 경구 흡수율이 높으며 대식세포 등의 세포 내 침투증이 좋아 결핵 약제로 사용되고 있다. 하지만 결핵에 대한 단독 요법은 쉽게 내성을 유발할 수 있기 때문에 다른 결핵 약제와 병합하여 2차 약제로 사용된다. 3, 4 세대 FQ인 levofloxacin, moxifloxacin이 M. tuberculosis에 대해 보다 좋은 항균력을 보이며, 1차 결핵 약제에 비해 초기 살균 효과가 우수하다.

1. 작용 범위

Ciprofloxacin, ofloxacin, levofloxacin, gatifloxacin, moxifloxacin은 M. tuberculosis, Mycobacterium fortuitum, Mycobacterium kansasii, M. cheloanae에 효과가 있다. 단 moxifloxacin을 제외하고 M. avium-intracellulare에는 효과가 떨어지는 것으로 보고된다. Ofloxacin과 pefloxacin은 M. leprae에 항균력이 있다. Ciprofloxacin, ofloxacin, levofloxacin은 교차 내성이 보고된다.

2. 약물동력학

상부 위장관에서 잘 흡수되어 생체이용률이 70~95% 이상으로 매우 우수하다. 조직의 침투성은 양호하여 폐, 전립선, 담즙, 호중구, 대식세포 내에 혈농 농도보다 높은 농도로 분포한다. 반감기는 norfloxacin 3시간에서 cip-rofloxacin 12시간 정도로 하루 1~2회의 투여로 충분하다. 일차적으로 콩팥을 통해 배설되기 때문에 크레아티닌 청소율이 50 mL/분인 경우 용량을 조절해야 한다.

3. 임상 적응증

1) 결핵
FQ은 결핵의 1차 치료로는 사용하지 않고, 1차 약제를 복용할 수 없는 경우나 약제 내성이 생긴 경우에 2차 약제로서 다른 결핵 약제와 병합하여 사용된다.

2) 비정형 결핵
M. avium complex의 경우 주로 HIV/AIDS 환자들에서 자주 볼 수 있는데, 대부분의 FQ은 이 균들에 대해 항균력이 떨어진다. 하지만 macrolide 내성 MAC에 의한 감염의 경우 rifabutin, ethambutol, aminoglycoside와 병용할 경우 좋은 효과를 기대할 수 있다. 특히 고용량의 moxifloxacin이 효과가 있다는 보고가 있다.

3) 나병
나병의 치료에 dapsone, rifampin 혹은 clofazimine의 병합 요법을 사용하게 되는데, 이들 약제를 복용하기 어려운 경우 대체 약제로 FQ을 사용할 수 있다. 임상 연구에 따르면 ofloxacin을 clofazimine 대신 효과적으로 사용할 수 있으며, moxifloxacin은 효과적이라는 결과도 있다.

4. 용법 및 용량

Levofloxacin, moxifloxacin과 같은 3세대, 4세대 FQ이 항결핵 효과가 더욱 좋은 것으로 보고된다. 보통 levofloxacin은 하루 1,000 mg, moxifloxacin은 하루 400 mg을 권장하는데, isoniazid와 동등한 살균효과를 보인다. 다제 내성 폐결핵의 경우 ofloxacin 하루 300~600 mg을 다른 2차 약제와 병합하여 사용할 수 있다. *M. avium-intracellulare* complex 감염의 경우 ciprofloxacin 500 mg 하루 세 번, 750 mg 하루 두 번을 clarithromycin, amikacin 등과 병합하거나 rifampin, ehtambutol, clofazimine과 병합하여 사용한다. *M. fortuitum*에 의한 피부 연조직 감염의 경우 cip-rofloxacin을 단독 사용할 경우 내성이나 재발의 위험이 높다. *M. leprae* 감염시 1차 약제를 복용할 수 없는 경우 대체 약제로 사용할 수 있는데, ofloxacin 하루 400 mg 혹은 perfloxacin 하루 800 mg을 사용 권장한다.

5. 부작용과 금기

소아 청소년, 임신 시에는 사용하지 말아야 한다. 이외 부작용 및 약물상호작용은 항생제 각론 참고.

■ 참고문헌
1. Donald ,P.R. : Antituberculosis chemotherapy, p81, 2011.
2. John E. Bennett, Raphael Dolin, Martin J Blaser : Mandell, Douglas, and Bennett' s principles and practice of infectious diseases, 8th ed, p419, Elsevier, 2015.

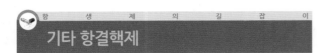

기타 항결핵제

이승순 (한림대학교 의과대학 내과학교실)

1. Linezolid

Linezolid는 oxazolidinone계 항생제로 MRSA, VRE 등에 우수한 항균력을 보이는 정균제이지만 결핵균에도 우수한 항균력을 보여 5군 항결핵제(약효가 입증되지 않아 표준 요법으로 선택되지 않고 내성 결핵의 치료에서 적절한 약제구성이 불가능한 경우 제한적으로 선택되는 약제들로 전문가 자문이 필요한 약제)로 분류되고 있다. 국내에 기존의 항결핵제에 반응이 없어 새로운 약제 없이는 생존 가능성이 거의 없는 다제내성 결핵 혹은 광범위 약제내성 결핵(extensively drug-resistant tuberculosis) 환자들이 늘어나고 있고, 이들 약제내성 결핵 환자들에게 충분한 임상적 검증이 되지는 않았으나 off-label로 linezolid가 제한적으로 사용되었다. 이러한 상황에서 국립마산병원과 국립중앙의료원의 광범위 약제내성 폐결핵 환자들을 대상으로 기존의 항결핵제와 linezolid의 병합 투여의 효과를 조사한 무작위 2상 임상 시험 결과가 2012년 NEJM에 보고되었다. 이 연구에서는 지난 6개월 간의 항결핵 치료에 반응을 보이지 않는 광범위 약제내성 폐결핵을 진단받은 20세 이상의 환자들을 대상으로 기존의 항결핵제와 linezolid를 병합하였을 때 장기간 치료 효과 및 이상반응을 조사하였다. 한 집단(immediate-start group; 19명)에서는 기존의 항결핵제에 즉시 linezolid를 병합하였고 다른 한 집단(delayed-start group; 20명)에서는 2개월 뒤에 linezolid를 병합하도록 무작위 배정하였으며, 양군 모두에서 2번 연속으로 AFB 객담도말 음성이 나오거나 병합치료 후 4개월이 경과되면 2번째 무작위 배정을 통해 linezolid 600 mg 하루 1회를 유지하거나 혹은 300 mg 하루 1회로 감량하여 객담배양 음전 이후 18개월 동안 혹은 환자가 더 이상 linezolid를 복용할 수 없을 때까지 linezolid 치료를 지속하였다. 치료 시작 4개월째에

immediate-start group에서는 79%, delayed-start group에서는 35%의 배양음전율을 보여 양군 간의 유의한 차이가 있었다. 한편, linezolid를 투여받은 환자들 중 82%에서 임상적으로 유의한 약물 이상반응을 보였는데, 2번째 무작위 배정을 통해 linezolid 300 mg 하루 1회로 감량하는 경우에 비해서 600 mg 하루 1회 복용을 지속하는 경우 이상반응이 발생할 확률이 2.7배나 높아 양군 간의 유의한 차이를 보였다. 이상반응으로 인해 linezolid 투여를 중단한 환자는 3명(7.7%)이었고, 13명(33.3%)에서 결핵 치료를 완료할 수 있었고 이들에서 재발은 없었다.

Linezolid의 가장 중요한 이상반응은 골수 억제와 말초 신경병증, 그리고 시신경병증이다. 골수 억제의 경우 백혈구감소증, 빈혈, 혈소판감소증이 모두 생길 수 있고 10일 이상 사용하는 경우에 흔하게 발생하며 투여를 중단하면 대부분 회복된다. 말초신경병증과 시신경병증은 장기간 linezolid를 사용한 경우에 발생할 수 있으며, 투여를 중단할 경우에도 회복되지 않을 수 있으므로 이에 대한 주의가 필요하다. 이 외에도 흔한 이상반응으로 오심, 구토, 설사, 두통 등이 있고, 수면장애, 변비, 발진, 현기증 및 드물게는 횡문근융해증이 발생할 수 있다.

아직까지 적절한 용법과 사용 기간이 확립되지는 않았는데, 치료 효과와 부작용을 고려하여 주로 하루 600 mg 하루 1회 복용이 사용되지만, 300 mg 하루 1회 복용을 할 경우에 부작용은 줄이면서 비슷한 치료 효과를 기대해 볼 수도 있겠다. 고가의 약제 비용을 감안할 때 장기간의 사용에 제한이 있지만, 광범위 약제내성 결핵 혹은 다제내성 결핵 환자들에서 다른 약제들의 조합으로 충분한 치료 효과를 보기 힘든 경우 전문가의 자문 하에 linezolid를 사용하면 약값 전액을 환자가 부담토록 하여 사용해 볼 수 있다.

2. Bedaquiline

새로이 개발된 항결핵제인 Bedaquiline fumarate (Sirturo, TMC207)는 결핵균의 에너지원 생성에 필수적 효소인 마이코박테리아의 ATP synthase를 억제해 결핵

균의 복제를 효과적으로 차단하는 작용 기전을 가진 diarylquinoline 계열의 약물이다. 2012년 다제내성 결핵 치료에 사용할 수 있도록 미국 FDA 승인을 받았고, 2013년 세계보건기구는 다제내성 결핵 치료에서 bedaquiline 사용에 대한 임시 지침을 제시하였다. 최근 다제내성 결핵 환자들을 대상으로 시행된 무작위 2상 임상 시험 결과가 2014년 NEJM에 발표된 바 있다. 도말양성 다제내성 폐결핵으로 처음 진단받은 160명의 환자(18~65세)에게 bedaquiline 400 mg을 하루 1회 2주 간 투여한 후에 bedaquiline 200 mg을 주 3회 22주 간 투여하는 군과 위약군으로 무작위 배정하여 preferred background regimen과 병합 투여하였다. 위약군과 비교하였을 때 Bedaquiline 투여군에서 객담배양 음전까지의 median time이 125일에서 83일로 유의하게 감소하였고, bedaquiline군과 위약군에서 24주째 배양음전율이 79%와 58%, 120주째 배양음전율이 62%와 44%로 bedaquiline군에서 배양음전율이 유의하게 높았다. 또한, 120주째 완치율이 bedaquiline군에서 58%, 위약군에서 32%로 유의한 차이를 보였다. 약물 이상반응 발생률은 양군에서 비슷하였다.

Bedaquiline 이상반응으로는 QT 연장과 부정맥, 간기능장애(간효소 수치 상승 및 황달) 등이 발생할 수 있고, 이 외에도 오심, 구토, 어지러움증, 두통, 객혈, 피부 발진, 관절통 및 근육통, 흉통, 식욕저하 및 피로감, 혈중 아밀라아제 상승 등이 발생할 수 있다. Bedaquiline이 cytochrome P450 system을 통해 대사되므로 rifamycin 혹은 다른 strong CYP3A4 inducer와 같이 투여하지 않도록 권고된다.

Bedaquiline의 용법 및 사용 기간으로는 bedaquiline 400 mg 하루 1회 2주 간 사용 후 하루 200 mg 주 3회 복용하여 22주 간 유지하여 최대 6개월 간 사용하며 약물 흡수를 극대화하기 위해 음식과 함께 복용하도록 되어 있다. 다제내성 결핵 치료에서 효과적인 약제 처방을 구성할 수 없는 경우에 한하여 5군 약제 대신 사용할 수 있으며 실패한 처방에 추가해서는 안 된다. 항결핵제 감수성 검사에서 감수성을 보인 적어도 3가지 이상의 약물과 병용 요법으로 사용되어야 하며, 감수성 검사 결과를 이용할 수 없을 시에 균주가 감수성을 보일 가능성이 있는 적어도 4가지 이상의 다른 약물과 병용하여 치료하도록 되어 있다. 반감기가 4~5개월로 길기 때문에 약제내성 발생 우려를 감안하여 다른 병용치료제들을 중단하기 4~5개월 전에 먼저 bedaquiline을 중단하도록 권고된다. 2014년 3월 아시아 태평양 지역 최초로 18세 이상의 다제내성 결핵에 대한 병용 요법으로 식품의약품안전처의 승인을 받았고, 2015년 5월부터 건강보험 급여가 적용되기 시작하였다.

3. Delamanid

새로이 개발된 항결핵제인 delamanid (OPC-67683)는 nitro-dihydro-imidazooxazole 계통의 약제로 결핵균 세포벽을 구성하는 mycolic acid 합성을 억제하여 약제내성 결핵균에 대해 효과를 나타낸다. Delamanid는 2014년 4월 유럽의약청의 승인을 받은 상태로 2014년 10월 세계보건기구에서는 새로운 기전의 결핵치료제인 delamanid를 다제내성 결핵 치료의 1차 치료제로 제시하는 임시 지침을 제시하였다. 이는 2012년 NEJM에 발표된 다제내성 폐결핵 환자들을 대상으로 시행된 무작위 2상 임상 시험 결과를 근거로 하였다. 무작위 위약대조 다기관 2상 임상 시험에서 481명(18~64세)의 다제내성 폐결핵 환자들에게 preferred background regimen과 병합하여 2개월 동안 delamanid 100 mg 하루 2회(160명), 200 mg 하루 2회(160명), 그리고 위약(160명)을 투여하도록 하였다. 기존의 표준 치료와 함께 delamanid 100 mg 하루 2회를 투여한 군에서는 2개월째 객담배양 음전율이 45.4%였고, 위약군에서는 객담배양 음전율이 29.6%로 유의한 차이가 있었다. 비슷하게 perferred background regimen과 함께 delamanid 200 mg 하루 2회 투여한 군에서는 2개월째 객담배양 음전율이 41.9%로 위약군에 비해 유의하게 객담배양 음전율이 높았다.

대부분의 약물 이상반응은 경도에서 중등도였고, 각 군 간의 차이는 없었다. Delamanid 투여군에서 QT 연장이 의미있게 더 많이 발생했지만 QT 연장으로 인한 임상적인

event는 전혀 없었다. Delamanid 투여군의 10% 이상에서 발생하였고, 또한 위약 투여군에 비해 유의하지는 않지만 더 많이 발생한 약물 이상반응으로는 오심, 구토, 상복부 동통, 두통, 불면증, 고요산혈증이 흔했고, 그 외에도 빈혈, 심계항진, QT 연장, 객혈, 감각이상, 진전, 이명, 무기력, 식욕저하, 다한증, 저칼륨혈증이 있었다.

■ 참고문헌

1. Diacon AH, Pym A, Grobusch MP, et al. Multidrug-resistant tuberculosis and culture conversion with bedaquiline. N Engl J Med 371:723-32, 2014.

2. Gler MT, Skripconoka V, Sanchez-Garavito E, et al. Delamanid for multidrug-resistant pulmonary tuberculosis. N Engl J Med 366:2151-60, 2015.

3. Lee M, Lee J, Carroll MW, et al. : Linezolid for treatment of chronic extensively drug-resistant tuberculosis. N Engl J Med 367:1508-18, 2012.

4. World Health Organization. The Use of Bedaquiline in the Treatment of Multidrug-Resistant Tuberculosis: Interim Policy Guidance. http://apps.who.int/iris/bitstream/10665/84879/1/9789241505482_eng.pdf?ua=1, accessed 19 Oct 2015.

5. World Health Organization. The Use of Delamanid in the Treatment of Multidrug-Resistant Tuberculosis: Interim Policy Guidance. http://www.ncbi.nlm.nih.gov/books/NBK299541/pdf/Bookshelf_NBK299541.pdf. Accessed 19 Oct 2015.

항바이러스제

항 생 제 의 길 잡 이

항바이러스제의 작용 기전과 분류

김윤정 (가톨릭대학교 의과대학 내과학교실)

바이러스는 세포 내에 기생하므로 바이러스의 증식은 세포의 대사과정과 연관되기에 항바이러스 효과를 가지는 약물이 세포에도 해를 줄 수 있어 항생제에 비해 항바이러스제의 개발과 사용은 상대적으로 어렵다. 1950년대 초에 항암제를 개발하다가 바이러스를 억제할 수 있는 새로운 약물을 생산하게 되었는데, 5-iododeoxyuridine과 tri-fluorothymidine이 처음 개발된 항바이러스제이다. 이 약제들은 비특이적으로 작용하여 바이러스뿐 아니라 숙주 세포의 DNA에도 작용하여 전신적으로 사용하기에는 어려움이 있었다. 다행히 최근 들어 여러 분야의 과학 발전에 힘입어 항바이러스제가 활발히 개발되어 항바이러스제의 시대를 기대할 수 있게 되었다. 바이러스의 생활사 등에 관한 분자생물학적 연구는 바이러스 증식을 선택적으로 억제하는 약물을 개발하는 데 공헌하였다. 이와 함께 새로운 진단법의 개발과 사용은 항바이러스제 치료와 병행하여 발전하였고, 만성 바이러스 질환의 항바이러스제 치료 효과의 중요성 등으로 이러한 변화가 앞당겨지고 있다.

항바이러스제는 바이러스 증식의 여러 단계에 작용한다. 바이러스의 세포 부착, 침입과 껍질벗김(uncoating), 유전체 복제, 단백질 합성, 바이러스 입자의 조합과 방출 등의 단계에 작용하여 바이러스를 억제하게 된다.

항바이러스제는 작용 기전이나 항바이러스제의 구조에 따라 뉴클레오시드 유도체, 뉴클레오티드 유도체, 비 뉴클레오시드 역전사효소 억제제, 뉴라민가수분해효소(neuramidase) 억제제, adamantine, 올리고핵산염(oligonucleotide), 포스폰산(phosphonic acid), 인터페론, 단백분해효소억제제, 세포 내 침투 억제제(fusion & entry inhibitor), 인테그라제(integrase) 억제제 등으로 구분할 수 있다. 작용하는 바이러스제 따라 크게 항헤르페스바이러스제제, 항호흡기바이러스제제, 항간염바이러스제제, 항레트로바이러스제제, 비특이적으로 작용하는 인터페론 등으로 분류할 수 있다.

지금까지 개발된 대부분의 항바이러스제는 바이러스가 합성하는 효소나 증식에 중요한 역할을 하는 바이러스의 구조를 작용 부위로 하므로, 약 투여를 중단하면 다시 증식할 수 있고 잠복 바이러스를 제거하는 데는 효과적이지 않다. 항바이러스제는 이환율과 사망률이 높은 바이러스를 중심으로 개발되었고, 항균제와는 달리 대부분의 항바이러스제는 일부 특정한 바이러스 종류에 한정되어 작용을 나타낸다. 바이러스는 돌연변이가 쉽게 일어날 수 있고 일부 환자에서는 장기간에 거쳐 약제를 투여해야 하기 때문에 내성 발현이 문제가 될 수 있다. 현재 사용되는 많은 약들이 뉴클레오시드 유사체로서 앞으로 다른 구조의 새로운 작용 기전을 가진 약제의 개발이 효과적인 바이러스 감염증의 치료를 위해 필요하다. 향후 새로운 방법으로 다양한 항바이러스제가 개발되어 임상에서 사용되기를 기대한다.

항바이러스제는 크게 1) 바이러스를 직접적으로 억제하거나 2) 바이러스에 대한 숙주의 방어작용을 보조 혹은 강화시키는 약제 두 종류로 나누어질 수 있다. 각 약제의 상세한 사항은 각론을 참고하라.

1. 항바이러스제의 작용 기전

항바이러스제는 바이러스 증식의 각 단계에 작용하여 항바이러스 작용을 나타낸다. 표 1은 바이러스 증식의 각 단계와 그에 작용하여 항바이러스 작용을 나타내는 약제를 보여준다.

1) 바이러스 핵산 합성 억제

대부분의 항바이러스제는 바이러스 중합효소를 억제하는 뉴클레오시드 혹은 뉴클레오티드 유도체이다. Acyclovir와 penciclovir는 HSV의 티미딘 활성효소(thymidine kinase)에 의해 인산화되어 활성화되고 세포 효소에 의해 triphophate 유도체로 변화되고 이는 바이러스 DNA 중합효소를 억제시킨다. Cidofovir는 당 유사체에 인산염이 부착된 뉴클레오티드 유도체로 인산화 과정이 필요하지 않는다. 숙주 세포의 효소를 이용해 diphophate로 변화되고 바이러스 DNA 중합효소를 억제시키고 DNA 사슬을 조기에 중단시킨다. 티미딘 활성효소가 없는 바이러스에도 효과적으로 작용하여 acyclovir나 peniclovir에 내성이 있는 바이러스에도 효과가 있다.

Foscarnet은 피로인산염(pyrophosphate)과 유사한 구조로 DNA 중합효소의 피로인산염 결합부위에 비경쟁적으로 작용하여 피로인산염의 결합을 막아 바이러스 증식을 억제한다.

HIV 감염에 뉴클레오시드 혹은 뉴클레오티드 유도체는 역전사효소를 억제하여 바이러스의 DNA 합성을 억제할 수 있고, zidovudine, tenofovir, emtricitabine,

표 1. 항바이러스 작용 기전과 약제

단계		약제	표적 바이러스
바이러스 핵산 합성	뉴클레오시드 유사체	Acyclovir, famciclovir, penciclovir, valaciclovir	HSV
		Ganciclovir, valganciclovir	CMV
		Abacavir, didanosine, emtricitabine, lamivudine, tenvofovir	HIV
		Adefovir, entecavir, lamivudine, telbivudine, tenvofovir	HBV
	뉴클레오티드 유사체	Cidofovir	CMV
	비뉴클레오시드 유사체	Efavirenz, etravirine, nevirapine, rilpivirine	HIV
RNA antisense 뉴클레오티드		Fomivirsen	
바이러스 침투(Entry)	CCR5 수용체 억제제	Maraviroc	HIV
	세포막 융합 저해	Enfuvirtide	HIV
단백 합성(Protein synthesis)		Atazanavir, darunavir, fosamprenavir, indinavir, lopinavir, ritonavir, saquinavir, timpranavir	HIV
통합(Integrasion)		Raltegravir	HIV
껍질벗김(Uncoating)		Amamtadine, rimantadine	Influenza A
방출(Releasing)		Oseltamivir, zanamivir	Influenza A, B

abacavir가 이러한 작용을 나타내는 약제이다. 비뉴클레오시드 역전사효소 억제제는 효소의 작용 부위가 아닌 역전사효소에 붙어 억제 작용을 나타내는데, 이러한 약제에는 nevirapine, efavirenz가 있다.

2) RNA anti-sense 뉴클레오티드

anti-sense 뉴클레오티드는 mRNA를 억제하여 바이러스의 복제를 억제할 수 있다. Fomivirsen은 CMV 조절단백질을 전사하는 immediate-early region 2의 mRNA 염기서열에 상보적으로 결합하여 mRNA의 발현을 억제한다. 작용 기전이 다르기 때문에 HIV 환자의 CMV 망막염 치료시 ganciclovir, foscarnet, cidofovir 약제 내성이 있는 경우에도 안구 내 주사로 사용할 수 있다.

3) 바이러스 침투 억제

바이러스가 세포 수용체 간의 부착하거나 바이러스가 세포 내로 침투하는 것을 억제하는 것은 항바이러스 약제의 중요한 기전이다. Maraviroc은 HIV-1이 CCR5 수용체에 결합하는 것을 막아 바이러스가 세포 내 침입하지 못하도록 한다. Enfuvirtide는 HIV-1의 gp41의 상동부위에 작용하여 세포와 바이러스 사이에 일어나는 결합을 억제해 바이러스의 세포 내 침입을 막는다.

4) 단백분해효소(protease) 억제

바이러스는 폴리펩타이드 전구체를 분해하여 바이러스 단백질을 합성하고 증식한다. HIV-1 약제로 사용하는 ritonavir, nelfinavir, atazanavir 등이 단백분해효소억제제로 사용된다. Boceprevir, telaprevir는 C형 간염의 NS3/4A 단백분해효소억제제로 이외 C형 간염에 대한 단백분해효소억제제가 개발중이다.

5) 통합 효소(integrase) 억제

통합 효소는 HIV-1이 숙주 세호의 DNA로 통합하여 들어가 바이러스를 안정화시키는 과정에 필요하다. Raltegravir는 이 과정을 억제하여 항바이러스제 효과를 나타낸다.

6) 바이러스 껍질벗김(uncoating) 억제

Amantadine과 rimantadine은 influenza A 바이러스의 M2 단백질의 기능을 방해하여 바이러스가 세포내로 침투한 후에 껍질벗김하는 것을 억제한다.

7) 바이러스 방출(release) 억제

Influenza virus의 뉴라민가수분해효소(neuraminase)는 감염된 세포에서 바이러스가 빠져나오는 과정에서 시알산(sialic acid)을 잘라 바이러스 적혈구 응집소(hemagglutinin)가 붙어있는 세포 수용체를 파괴함으로써 바이러스가 세포에서 빠져나오게 되는데, osteltamivir와 zanamivir는 뉴라민가수분해효소(neuraminase) 억제제로 작용한다.

2. 숙주 방어기전 조절(host defense modifier)

숙주의 적절한 방어기전이 바이러스 감염을 막거나 감염에서 회복하는데 중요하다. B형 혹은 C형 간염 치료에 사용되는 인터페론은 직접적으로 항바이러스 작용을 가지지는 않으나, 티로신 키나제(tyrosine kinase)를 활성화시키거나 세포내의 STAT 단백질을 인산화시켜 항바이러스 효과를 나타낸다. Imiquimod는 toll-like receptor (TLR) 7의 작용제(agonist)로 선천성 면역 시스템의 다양한 세포를 활성화시키는데, 항문 생식기 사마귀의 치료에 승인되었다. Resquimod는 TLR7과 TLR8을 통해 바이러스에 효과적인 면역 반응을 유도하는 도포제로 사용한다.

▣ 참고문헌

1. Dolin R: Mandell, Douglas,and Bennett's principles and practice of infectious diseases. 8th ed, p528-30, Elsevier, 2015.

2. Katzung, Bertram G. Basic & clinical pharmacology 13th ed. pMcGraw-Hill, 2015.

3. Rang, H. P.,Flower, R. J.,Henderson, G. Rang & Dale's pharmacology 8th ed, p642-52, Churchill Livingstone,, 2016.

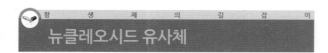

뉴클레오시드 유사체

Acyclovir 및 Valacyclovir

홍성관 (차의과대학교 의학전문대학원 내과학교실)

1. 항바이러스제명

Acyclovir, Valacyclovir

2. 구조 및 성상

Acyclovir (ACV)는 acyclic guanine 유사체로 화학명은 9-[(2-hydroxyethoxy) methyl] guanine이다(그림 1).

Valacyclovir (VCV)는 ACV의 L-valine ester 유도체로 경구투여 후 거의 대부분 장과 간에서 ACV로 전환된다(그림 2).

3. 작용 기전

ACV는 herpes simplex virus (HSV) 1형 및 2형, varicella zoster virus (VZV)의 DNA polymerase의 작용을 억제하며 정상 인체 세포에는 작용이 미미하다. Herpes viruses에 감염 시 ACV가 바이러스 DNA 합성을 방해하는 기전을 보면, ACV가 바이러스 DNA 복제를 억제하기 위해서는 3개의 phosphate group (P)과 결합하

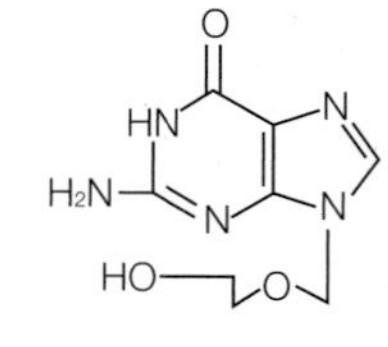

그림 1. Acyclovir의 구조

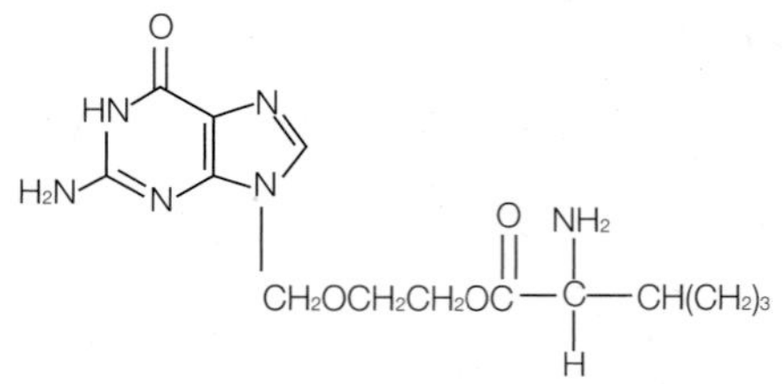

그림 2. Valaciclovir의 구조

여야 한다. 첫째로 herpes viruses에 감염된 세포에서 ACV는 바이러스의 thymidine kinase (TK)에 의하여 ACV-monophosphate (MP)로 변환된다. ACV-MP는 다시 cellular guanylate kinase에 의하여 acyclovir diphosphate가 되며, 이어서 cellular phosphoglycerate kinase, nucleoside diphosphate kinase, phosphoenol pyruvate kinase 등에 의하여 ACV-triphosphate (TP)가 된다. 이렇게 생성된 ACV-TP의 농도는 herpes viruses에 감염된 세포에서 정상 세포에 비해 40~100배 이상 높다. ACV-TP는 바이러스 DNA polymerase에 의하여 정상적인 nucleoside triphosphate처럼 deoxy-guanosine triphosphate와 경쟁적으로 복제 바이러스 DNA 사슬과 결합한다. ACV-TP는 다른 정상적인 nucleoside와는 달리 sugar ring이 없기 때문에 3'hy-droxyl group이 없으므로 핵산 복제가 진행되기 위한 nucleotide가 결합하지 못하게 되어 바이러스 DNA의 복제가 이어지지 못하고 중지된다(그림 3).

VCV는 경구투여 후 ACV로 전환되므로 작용 기전은 ACV와 유사하며, 경구생체이용율은 ACV보다 3~5배 높다.

4. 내성 기전

HSV가 ACV에 내성을 갖게 되는 기전은 thymidine kinase 및 DNA polymerase와 관련이 있다. 유전자의 삽입이나 결손으로 인해 돌연변이체가 만들어지며, 이로 인해 TK 유전자의 조기 종결이 일어나고 절단된 단백질만

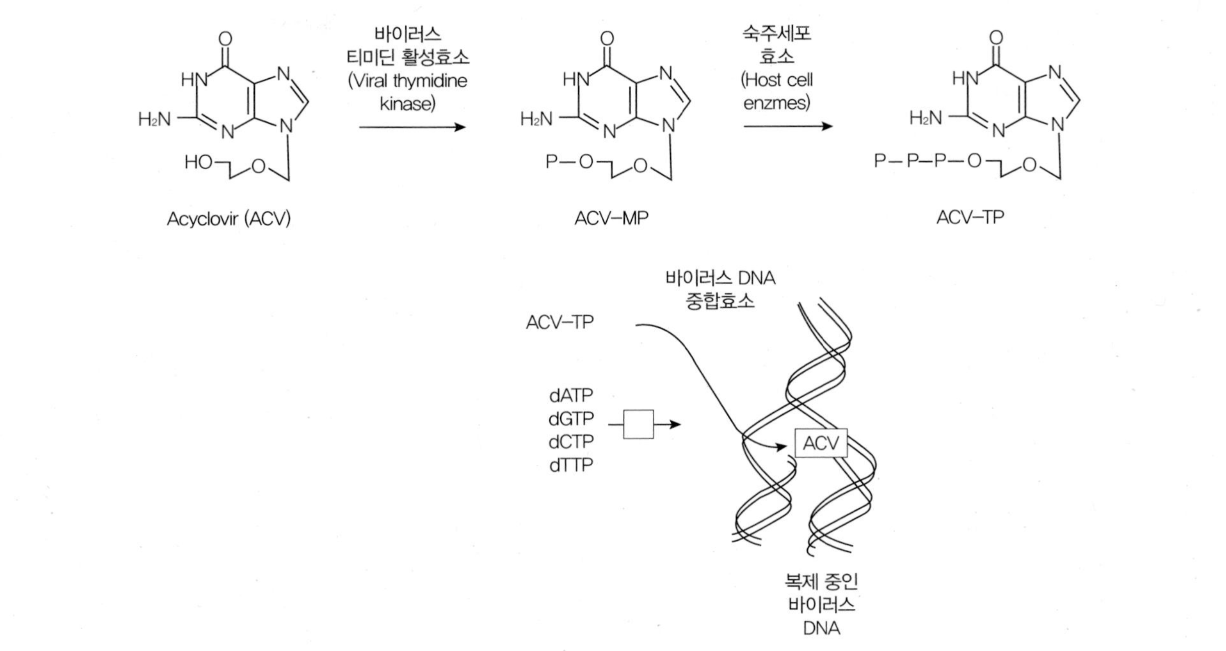

그림 3 Viral DNA 합성 억제기전

이 생산되어 TK를 생산하지 못하게 된다(TK 음성 돌연변이체의 출현에 의한 TK 결핍). TK 유전자의 nucleotide 치환이 일어나는 경우에도 정지 codon이 조기에 작동하여 역시 절단된 단백질이 생산되어 TK를 생성하지 못하게 되어 TK 음성 돌연변이체가 출현하게 된다. 이러한 TK 결핍과 함께 DNA polymerase의 변이도 내성 발생의 원인이다. 임상 환자에서 분리된 ACV 내성을 보이는 HSV에서 DNA polymerase의 single point mutation이 일어났음이 확인되었다.

바이러스 세포배양을 하면 HSV는 흔히 heterogeneous하여 내성을 보이는 바이러스와 감수성을 보이는 바이러스가 혼재한다. 더욱이 임상에서 발견된 내성 주는 ACV를 투여하기 이전에 나타난 것도 있다. 이는 DNA polymerase gene locus의 변이 때문인 것으로 믿어지며 HSV 1형과 2형 사이에 ACV의 감수성에도 차이가 있음이 밝혀졌다.

이러한 내성의 발현은 면역기능이 정상인 환자에서는 극히 적은 반면, 면역 저하 환자에서는 처음부터 내성 바이러스가 발견되는 경우가 많다. 또한 면역 기능이 정상인 경우는 내성 바이러스가 등장하여 실험실적 검사 상 ACV-내성 HSV가 동정되어도 숙주의 면역 시스템에 의해 내성 균주들이 대부분 제거되어, 이로 인한 치료 실패를 경험하는 경우는 거의 없는 것으로 보고된 바 있다. 반면 면역 저하자에서 HSV에 감염된 경우는 인체 내 바이러스의 부하가 많고 이로 인해 내성 바이러스가 주 원인으로 될 기회도 많아져 임상적으로 치료에 어려움을 보일 수 있다. 이러한 경우 피부 점막의 병변이 지속되며, 이들 중 일부에서는 중증 감염이나 합병증이 동반된 감염(파종성 감염, 뇌염, 폐렴, 식도염, 기관기관지염 등)이 동반될 수 있다.

5. 작용 범위

HSV, VZV 감염에 가장 효과적으로 사용한다. 대부분의 HSV 감염증에 효과가 있어 뇌염, 파종성 헤르페스증, 점막 및 피부 감염 등에 사용한다. 치료와 예방에 모두 효과가 있다. VZV 감염에도 효과적이나 VZV의 thymidine kinase에 인산화가 상대적으로 적게 일어나 고용량 사용이 필요하다. EBV의 경우 바이러스 복제를 억제하기는 하나 세포 내 잠복 감염에는 효과가 없다. CMV의 치료의 경우 효과가 적으며 그 외 adenovirus나 RNA virus에는 효과가 없다.

VCV는 대상포진 치료에 있어 ACV보다 우월하며 단순포진에 있어서는 동일한 효과를 나타낸다.

6. 약물동력학

정맥 투여 시 신독성의 위험성으로 1시간에 걸쳐 투여하게 되는데 이 경우 투여가 끝나는 시기에 최고 혈중농도에 도달하게 된다. 성인의 경우 8시간마다 투여하면 C_{max}에 도달하며 이것은 1회량 투여 후의 최고 혈중농도와 같다.

경구복용 시 흡수력은 낮아 200~400 mg을 4시간마다 투여하면 15~20%만이 흡수되며 1.5~1.75시간 후 0.35~1.0 (mean 0.6) μg/mL를 유지하며 반감기는 3시간이다. 복용량의 10~15%는 소변으로, 15~25%는 대변으로 배설된다. 결과적으로 경구 복용 시 정맥 투여 시 보다 혈장 농도가 낮다. 하루에 수 차례 반복 투여하면 1일 후 C_{max}에 도달한다. Probenecid가 신장에서 세뇨관 분비를 방해하므로 병용 시 혈중농도 및 반감기를 늘일 수 있다.

국소 도포 시 표피에서는 경구투여 시 보다 50배 높은 농도로 약물이 존재하지만 바이러스 감염의 표적 기관인 표피 기저부에서는 오히려 경구투여 시 2~3배 높은 농도로 존재하게 된다. 흡수된 ACV는 체내 모든 조직 및 체액에 분포하는데 뇌척수액에서도 혈중농도의 13~50%로 분포한다. 약물 배설은 6시간 내에 60%, 24시간 내에 99%가 배설되며 62~91%가 대사되지 않은 ACV형태로 배설된다.

VCV는 경구투여 후 장과 간에서 ACV로 전환되며 투여 15분 후면 모든 조직에 분포하게 되는데 최고 혈중농도는 투여 1~2시간 후에 도달하며, 반감기는 2.8시간이다. 신장을 통해 배설되는 데 대부분 ACV 형태로 배설된다. 생체이용률은 51~54%로 ACV의 3~5배이다.

7. 약물상호작용

ACV와 phenytoin, 그리고 valproate를 병용 투여한 경우 phenytoin의 혈중농도를 낮춰 발작 치료에 실패한 경우가 보고 된 바 있다. 이 보고에서는 ACV가 valproate의 농도에는 영향을 끼치지 않는 것으로 보고하였다. 따라서 phenytoin, ethotoin, fosphenytoin과 ACV 혹은 VCV를 병용하는 경우는 용량의 조절을 고려해야 한다. Probenecid는 ACV의 신세뇨관 배설을 감소시켜 ACV의 혈중, 또는 뇌척수액 내의 농도를 높인다. Cimetidine이나 probenecid가 VCV에서 ACV로의 전환 속도를 느리게 하며 신장에서의 배설을 느리게 한다. ACV는 zidovudine의 실험실적 활성도를 증가시키며, tenofovir와 병용 투여 시 tenofovir의 혈중농도를 증가시킨다. 또한 entecavir도 ACV와 병용 투여 시 혈중농도가 상승하여 부작용이 발현될 수 있으므로 주의를 요한다. Amphotericin B, aminoglycoside계 항생제 등과 ACV의 병용은 신독성을 증가시킬 수 있으며, ibuprofen lysine과의 병용 시 ACV의 배설 저하로 신독성을 더욱 증가시킬 수 있다. Tacrolimus와의 병용도 신독성을 증가시킬 수 있으며, cidofovir도 신독성 때문에 ACV와 병용을 권유하지 않는다.

8. 부작용과 금기

ACV의 전신적 투여는 신독성을 유발할 수 있다. 이는 신장에서 약물의 결정체화에 의한 것으로 소변의 양이 적을수록, 그리고 정맥 투여 시나 많은 용량, 또는 빠른 속도의 투여 시 더욱 심해진다. 따라서 정맥 내 주입 속도를 1시간 이상으로 하고 충분한 수분을 공급하여 예방할 수 있다. 신경 독성은 특히 ACV의 많은 용량의 투여나, 만성 신부전 환자에서 발생할 수 있으며, 최고 혈중농도 도달 24~48시간 후에 주로 발생한다. 혼수, 혼돈, 섬망, 뇌병증, 환각, 감각이상, 정신병, 발작, 떨림 등의 부작용이 나타날 수 있으며, 특히 ACV의 과량 투여에서 발작과 기면의 부작용이 보고된 바 있다. 그 외에도 두통 등이 올 수 있다. 주사 부위 반응으로 정맥염, 소포성 발진 등이 발생할 수 있으며, 투여 약물의 농도가 높은 경우(>7 mg/mL) 이러한 발생 빈도가 더 높아진다. 또한 주사액이 정맥 외 조직으로 잘못 투여된 경우 피부괴사를 포함한 심한 국소 염증반응을 초래할 수 있다. 소화기계 독성으로는 복통, 식욕부진, 설사, 간효소 수치 증가, 고빌리루빈혈증, 그리고 오심, 구토 등이 발생할 수 있다. 드물게 혈액학적 이상으로 백혈구감소, 림프절병증, 혈소판 감소 등이 보고 된 바 있다. ACV의 피부 반응으로는 탈모, 다형홍반, 광과민성발진, 가려움증, 두드러기 등이 발생할 수 있고, 스티븐스존슨증후군, 독성 표피괴사용해의 발생도 보고 된 바 있다. 그 외에도 ACV 를 투여 받은 면역 저하자에서 용혈요독증후군, 혈소판 감소자색반 등의 발생이 보고된 바 있다. VCV는 투여 환자의 약 1/3에서 오심, 구토, 설사, 복통 등의 소화기계 증상이 있을 수 있으며 드물게 신장애나 어지럼, 혼돈 등의 신경계 부작용이 있을 수 있다. ACV 또는 VCV에 과민성이 있는 경우에는 ACV를 투여해서는 안되며, famciclovir, ganciclovir, penciclovir, valganciclovir에 과민성이 있는 경우에도 ACV를 투여해서는 안된다. 이 경우 foscanet이나 cidofovir는 사용이 가능하다. ACV는 FDA 임신 위험도 카테고리 B로 임신 시 제한적으로 사용될 수 있다.

9. 임상 적응증

1) HSV 감염

(1) 경증의 국소 감염(herpes labialis 등)

초감염 시 성인은 ACV 경구로 200~400 mg을 하루 3~5회 투여하는 방법으로 5~10일간, 또는 임상적으로 병변이 소실될 때까지 투여한다. 어린이는 하루 1000 mg을 3회 내지 5회에 나누어서 복용하며, 최대 용량은 하루에 80 mg/kg를 넘지 않도록 한다. 재발성 감염 시에는 경구로 200~400 mg을 하루 5회 5일 간 투여한다. 약물의 복용은 병변의 관찰 즉시 시작한다. 국소도포 치료는 성인 및 소아에서 크림이나 연고 제제로 3시간마다 하루 6회 7일간 모든 병변에 충분히 도포하며, 치료의 시작은 병변이 관찰되면 바로 시작한다. 신생아의 경우 정맥주사로 20

mg/kg을 1시간 이상에 걸쳐 8시간마다 14일 간 투여한다. 제태연령 34주 미만의 미숙아나 신기능, 간기능 부전이 있는 경우는 투여 횟수를 줄인다. 유지 요법으로 75 mg/kg을 12시간마다 경구투여 할 수 있다.

(2) Herpes genitalis 감염

초감염 시 심한 성인의 경우 ACV 정맥주사를 5~10 mg/kg을 8시간마다 5~7일 투여한다. 일반적으로는 경구 ACV 200 mg을 4시간마다 하루 5회, 또는 400 mg을 하루 3회 7~10일 간 투여할 수 있다. VCV는 1,000 mg을 하루 2회 7~10일 투여할 수 있다. 어린이는 ACV 400 mg 을 하루 3회 7~10일 간 투여하며, 최대 용량은 하루에 80 mg/kg를 넘지 않도록 한다. 하지만 초감염 시 ACV를 투여하였더라도 재발까지의 기간이나 재발 시 병의 정도를 줄이는 효과는 없다. 재발성 감염 시 증상은 초감염 시 보다 경하며, 치료는 면역 기능이 정상인 성인인 경우는 경구투여로 400 mg을 하루 3회 5일간, 또는 800 mg을 하루 3회 2일간 투여하거나 800 mg을 하루 2회 5일 간 투여 할 수 있다. VCV는 500 mg을 하루 2회 3~5일 투여한다. 치료는 병변의 관찰 즉시 시작한다. 어린이는 ACV 400 mg을 하루 3회 5일 간 혹은 800 mg 하루 2회 5일 간 투여하며, 최대 용량은 하루에 80 mg/kg를 넘지 않도록 한다. Herpes genitalis 감염에서의 국소 도포 치료는 면역 기능이 정상인 경우에서 사용 가능한 치료로 연고를 3시간 마다 하루 6회 7일간 모든 병변에 충분히 도포하며, 가능한 조기에 치료를 시작한다. 여성의 질이나 자궁경부에는 사용할 수 없으며, 면역기능이 저하된 경우의 국소 도포 치료는 임상적 효과를 기대할 수는 없으나 바이러스의 흘림을 줄일 수는 있다.

(3) Herpes simplex 뇌염

ACV는 단순포진뇌염의 선택 약제로 가능한 한 빨리 투여를 시작하여야 한다. ACV가 가장 효과적인 약제로 알려져 있지만 치료에도 불구하고 신경학적 후유증은 남을 수 있다. 성인의 경우 정맥주사로 10 mg/kg을 8시간마다 10일 간 혹은 임상적으로 회복 시까지 투여한다. 증상에 따라 치료 기간을 14~21일로 연장할 수 있다. 용량을 높여 15 mg/kg을 8시간마다 투여하는 방법을 고려할 수 있다. 6개월에서 12세까지의 영아나 어린이는 500 mg/m², 혹은 10 mg/kg을 8시간마다 10일간 투여하며, 재발의 가능성 때문에 14~21일로 치료기간을 연장할 수 있다. 신생아의 경우는 10 mg/kg을 8시간마다 10일간 투여하는데, 사망률과 재발율의 감소를 위해 20 mg/kg을 1시간 이상에 걸쳐 8시간마다 21일간 정맥주사하는 투여법을 권유하기도 한다. 제태 연령 34주 미만의 미숙아나 신기능, 간기능 부전이 있는 경우는 하루 투여 횟수를 줄인다. 유지 요법으로 75 mg/kg을 12시간마다 경구투여 할 수 있다.

(4) 중증 감염이나 합병증이 동반된 감염(파종성 감염, 폐렴, 식도염, 기관기관지염, 직장염, 구내염, 인두염 등)

성인인 경우 정맥주사로 5~10 mg/kg을 8시간마다 임상적으로 호전될 때까지 사용한다. 경구투여도 가능하여 400 mg을 하루 5회 10일 간, 혹은 임상적으로 호전될 때까지 투여한다. 기관기관지염인 경우는 정맥주사로 8 mg/kg을 8시간마다 7~10일 간 투여한다. 6개월 이상의 소아나 어린이는 뇌염의 동반이 없는 경우 250~500 mg/m², 혹은 5~10 mg/kg을 8시간마다 5~7일 간 투여하거나, 경구로 20 mg/kg을 하루 4회 7~14일 간 투여할 수 있다. 최대 용량은 하루에 80 mg/kg을 넘지 않도록 한다. 특히 신생아 감염은 80%는 피부점막 병변으로 나타나지만 20%에서는 뇌염, 간염, 폐렴 등의 파종성 경과를 취한다. 치료는 정맥주사로 20 mg/kg을 한 시간 이상에 걸쳐 8시간마다 14일 간 투여한다. 제태연령 34주 미만의 미숙아나 신기능, 간기능 부전이 있는 경우는 하루 투여 횟수를 줄인다. 유지요법으로 75 mg/kg을 12시간마다 경구투여할 수 있다.

(5) 결막염, 각막결막염

3% ACV 안 연고를 하루 5회 눈에 넣는다. Trifluo-rothymidine과 효과가 유사하며, adenine arabinoside나 idoxuridine에 내성을 보이는 각막염에서 모두 효과를 보인다. 신생아는 정맥주사로 10 mg/kg을 8시간마다 10일간 투여한다.

(6) ACV-내성 HSV 감염의 치료

주로 면역 저하자에서 내성 발현이 문제가 된다. 경구 투여로 800 mg을 하루에 5회 5~7일 치료 후에도 병변의 호전이 없으면 내성을 의심하여 치료약제의 교체를 고려한다. 이 경우 ACV 정맥주사 치료나 VCV 혹은 famciclovir도 효과가 없을 가능성이 높다. 피부 점막으로 병변의 접근이 가능하면 trifluorothymidine(안 연고)를 하루 3~4회 병변에 도포하고 반응이 없으면, foscarnet을 정맥주사로 10일간 투여할 수 있으며, 이에도 임상적 호전이 없으면 정맥주사로 cidofovir 투여를 고려할 수 있다.

(7) HIV 감염자에서 치료

구강입술헤르페스의 경우 경구 VCV, ACV, famciclo-vir를 5~10일 간 사용한다. 심한 점막피부 감염이면 초기 ACV 정주 후 병변이 소실될 때까지 경구치료를 유지한다. 생식기헤르페스의 경우 VCV, ACV, famciclovir를 5~14일간 사용한다.

2) HSV 감염의 예방 요법

(1) 면역기능이 정상인에서의 재발성 herpes genitalis의 장기간 억제요법

성인은 400 mg을 1일 2회 12개월 간 경구복용하고 재검사를 시행한다. ACV의 투여는 보통 6년 이상 안전성과 효과가 입증되어 있으나, 매년 재검사를 시행하여 복용기간을 결정한다. VCV는 500~1,000 mg을 하루 1회 장기간 복용할 수 있다. VCV는 1년 정도 장기 치료의 안정성이 입증되어 있다. 어린이는 하루에 ACV 800~1000 mg을 2~5회에 나누어 복용하며 최대 용량은 80 mg/kg을 넘지 않도록 한다.

(2) HSV-seropositive인 골수이식 수여자 혹은 면역 저하자의 일차 예방 요법

골수이식 수여자는 250 mg/m²을 8시간마다 골수이식 하루 전부터 시작하여 골수 생착 시까지 투여한다. 면역저하자는 경구로 600~1,000 mg을 하루에 3 내지 5회에 나누어 위험기간 동안 복용한다. 어린이는 최대 용량이 80 mg/kg를 넘지 않도록 한다. 또는 정맥주사로 250 mg/m²을 8시간마다 위험 기간 동안 투여한다.

(3) HIV 감염자에서 반복되는 재발성 감염의 이차 예방 요법

경구로 VCV를 하루 두 번 500 mg 투여한다. ACV, famciclovir를 하루 2회 복용할 수 있다.

3) VZV 감염

(1) 골수이식, 장기이식, 항암 요법 혹은 그 외 면역 저하자에서 Herpes zoster (shingles, 대상포진)의 치료

ACV는 면역 저하자의 파종성 피부 감염이나 장기의 대상포진을 치료할 수 있다. 이러한 환자에서 ACV는 파종성 감염으로의 진행 감소, 피부 치유율 증가, 통증 완화 등에서 우수한 효과를 보인다. VZV 수막뇌염의 치료에도 효과가 있으며 주사로 투여한다. 성인은 정맥주사로 10 mg/kg을 8시간마다 7일 간 투여하며, 어린이는 500 mg/m² 혹은 10 mg/kg을 7~10일 간 투여한다.

(2) 면역기능이 정상인자의 Herpes zoster (shingles, 대상포진) 및 급성 안 대상포진 치료

대상포진에서 ACV를 투여하면 피부병변의 치유율이 증가하고, 급성기 통증의 완화, 새로운 병변의 생성 억제, 바이러스 흘림 기간 단축 등의 효과가 있다. 치료는 성인에서 경구로 800 mg을 4시간마다 하루 5회 7~10일 간 투여하며, 피부 발진이 발생한 후 48~72시간 이내 치료를 시작한다. 특히 50세 이상에서는 치료 시기가 빠를수록 감염 후 신경통의 발현이 적은 것으로 알려져 있다. 급성 안 대상포진 시 ACV로의 치료는 포도막염이나 각막염의 합병증을 줄여준다. 치료는 성인에서 경구로 600 mg을 4시간마다 하루 5회 10일 간 투여하며 72시간 이내 투여를 시작하여야 하지만, 특히 고령에서는 발진 생성 후 7일 이

내에도 투여 시 효과가 있다. VCV는 ACV와 효과가 동일하며, 안연고의 단독치료는 효과가 불충분하다.

(3) 면역기능이 정상인자의 수두 치료

성인이나 40 kg 이상의 어린이는 경구로 800 mg을 하루 4회 5일 간 투여하며, 초기 증상 발현 시(가능하면 24시간 이내) 치료를 시작한다. ACV 투여는 질병의 유병기간을 줄이고 병변의 수를 감소시키며 발열, 식욕부진, 졸음 등 전신증상의 호전에 도움을 준다. 2세 이상의 어린이는 경구로 20 mg/kg (최대용량 800 mg 이하)을 하루 4회 5일간 투여할 수 있다. 그 외 어린이는 중증의 가능성이 있는 경우 ACV 투여를 고려한다.

(4) 면역저하자의 수두 치료

ACV 정맥 투여가 면역 저하자에서 수두 및 대상포진의 이환율과 치사율을 줄여준다. 성인이나 12세 이상의 어린이는 정맥주사로 10 mg/kg을 8시간마다 7~10일 간 투여하며, 12세 미만의 어린이는 정맥주사로 500 mg/m²을 8시간마다 7~10일 간 투여한다.

(5) 중추신경계나 폐감염이 있는 신생아의 치료

선천성수두증후군은 피부와 신경의 병리 손상으로 인한 것으로 이미 태내에서 바이러스에 의한 병변이 종식된 상태이므로 출생 후 바이러스 증식을 억제하기 위한 ACV 치료가 도움을 주지 못한다. 생후 5일 이내의 신생아에게 수두가 생긴 경우는 모체의 면역이 전달되어 증상이 심하지 않아 ACV 치료가 필요 없을 수 있다. 그러나 분만에 임박한 산모에서 수두가 나타난 경우(분만 4~5일 전에서 분만 후 2일 사이)는 모체에서 면역이 형성되어 신생아에게 전달되지 못하므로 신생아에서 치명적인 수두를 일으킬 수 있다. 이 경우 대상포진 면역글로불린(VZIG)을 출생 직후 투여하고 수두 합병증이 의심될 때에는 ACV를 투여하여야 한다. 특히 중추신경계나 폐감염이 있는 신생아는 정맥주사로 20 mg/kg을 1시간 이상에 걸쳐 매 8시간마다 21일 간 투여한다. 제태연령 34주 미만의 미숙아나 신기능, 간기능 부전이 있는 경우는 하루 투여 횟수를 줄인다. 유

지요법으로 75 mg/kg을 12시간마다 경구투여 한다.

(6) ACV-내성 VZV 감염

특히 후천성면역결핍증 환자에서 치료 10일 후에도 병변의 호전이 없으면 내성 가능성을 고려하며 가능하면 바이러스 배양과 내성검사를 시행한다. ACV-내성의 치료는 foscarnet이 선택 약제이고, 대체약제로 cidofovir를 고려할 수 있다.

(7) HIV 감염자에서 치료

합병증이 동반되지 않은 수두의 경우 VCV 1,000 mg을 하루 3회, 혹은 famciclovir 500 mg 하루 3회, 5~7일간 복용한다. 경구 ACV 20 mg/kg (최대 800 mg)을 하루 5회 투여할 수 있다. 중증 수두의 경우 초기 정주용 ACV를 7~10일 간 투여한다. 심부장기 침범 소견이 없으면 해열 후 경구로 전환한다. 국소적 대상포진의 경우 VCV 1회 1,000 mg을 하루 3회, 혹은 famciclovir 500 mg 하루 3회를 7~10일 간 복용한다. ACV 800 mg을 하루 5회 투여할 수 있다. 호전이 느리면 치료 기간을 연장할 수 있다. 대상포진의 피부 병변이 광범위하거나 장기 침범이 있는 경우 정주용 ACV 1회 5~10 mg/kg를 8시간마다 투여하며 병변이 호전될 때까지 유지한다. 호전되면 경구로 전환하여 10~14일 간의 치료 기간을 채운다.

4) VZV에 감수성이 있는 HIV 감염자에서 VZV (대상포진, 수두)에 노출되었을 때 일차 예방 요법

노출 96시간 이내에 수두 면역글로불린(125 IU/10 kg, 최대 625 IU)을 투여한다. 또한 노출 후 수두 발병을 막기 위해 수두백신(CD4+ 림프구 수가 200개/μL 이상인 경우)이나 약 5~7일간 ACV, VCV 투여를 고려할 수 있다.

5) Bell's palsy 치료

VCV 500~1,000 mg 하루 2회 5일 투여한다. ACV 투여도 가능하다. 증상 발현 후 3일 이내 투여하고, prednisone과 함께 투여한다.

10. 용법 및 용량

1) 용법 및 용량

ACV는 정맥 투여 시 5 mg/mL 이하의 농도로 희석하여 1시간 이상에 걸쳐 천천히 정주한다. ACV의 최대 용량은 성인에서 정맥주사 시 하루에 60 mg/kg, 경구복용 시 하루에 4,000 mg을 넘지 않는다. 어린이의 경우는 정맥주사 시 하루에 60 mg/kg, 경구 복용 시 하루에 80 mg/kg 혹은 4,000 mg을 넘지 않는다.

2) 간부전 환자

용량의 조절은 필요치 않다.

3) 신부전 환자

신기능 이상이 있는 환자의 경우 신장을 통한 약물의 배설에 지장이 있는데 크레아틴 청소율과 밀접한 연관이 있다. 크레아틴 청소율이 50 mL/분인 경우는 용량 조절이 필요 없으며, 분당 25~50 mL인 경우 ACV 정맥 투여는 투여 간격을 12시간 간격으로 늘이며, 경구 복용 시는 용량조절이 필요치 않다. 크레아틴 청소율이 분당 10~24 mL인 경우 ACV 정맥주사는 투여 간격을 24시간 간격으로 늘이고, 800 mg 하루 5회 경구 복용 하던 환자는 하루 3회 복용으로 줄이며, 12시간마다 400 mg 복용하던 경우나 200 mg 하루 5회 복용하던 경우는 용량의 조절이 필요 없다. 크레아틴 청소율이 분당 10 mL 미만인 정맥주사의 경우 용량을 반으로 줄이고 24시간 간격으로 투여하며, 경구 복용의 경우는 200 mg 하루 5회 복용하던 경우나 400 mg 하루 2회 복용하던 경우는 200 mg 하루 2회로 양을 줄인다. 하루에 800 mg 5회 복용하던 경우는 800 mg 하루 2회로 줄인다. 혈액투석의 경우는 간헐적 투석의 경우 경구 복용은 크레아틴 청소율이 분당 10 mL 미만인 경우에 준하며 정맥주사 시는 24시간 간격으로 투여하되 투석 후에 투여하도록 한다. 혹은 2.5 mg/kg을 24시간 간격으로 주고 투석 후 2.5 mg/kg을 보충투여하기도 한다. 지속적 혈액투석(CRRT) 시에는 정맥주사 시 5~10 mg/kg을 24시간 간격으로 투여한다. 복막투석을 하는 경우는 정맥주사 시 크레아틴 청소율이 분당 10 mL 미만인 경우에 준하여 투여한다.

■ **참고문헌**

1. Beutner KR: Valaciclovir:a review of its antiviral activity, pharmaco-kinetic properties, and clinical efficacy. Antivir Res 28:281-90, 1995.

2. Biron KK, Elion GB: In vitro susceptibility of vari-cella zoster virus to acyclovir. Antimicrob Agents Chemother 18:443-7, 1980.

3. CDC; Sexually transmitted diseases treatment guidelines 2006. MMWR 2006;55(no. RR-11);1-94.

4. Crumpacker CS, Schnipper LE, Zaia JA, Levin MJ: Growth inhibition by acycloguanosine of herpesvirus isolated from human infections. Antimicrob Agents Chemother 15:642-5, 1979.

5. Elion GB: Acyclovir; discovery, mechanism of action, and selectivity. J Med Virol Suppl 1;2-6, 1993.

6. Furman PA, de Miranda P, St. Clair MH, Elion GB: Metabolism of acyclovir in virus-infected and unin-fected cells. Antimicrob Agents Chemother 20:518-24, 1981.

7. Jacobson MA: Valaciclovir (BW25687):the L-valyl ester of acyclovir.

J Med Virol, Suppl 1:150-3, 1993.

8. Jeffery DT, Nandini K: Bell's palsy; dignosis and management. Am Fam Physician 76;997-1002, 2007.

9. Mahnaz F, Robert AS: Human herpes simplex virus infections: epidemiology, pathogenesis, symptomatology, diagnosis, and management. J Am Acad Dermatol 57(5):737-62, 2007.

10. Martin JM, Villalon G, Jorda E.: Update on the treatment of genital herpes. Actas Dermosifiliogr 2009;100:22-32.

11. Safrin S, Elbeik T, Phan L, Robinson D, Rush J, Elbaggari A, Mills J.: Correlation between response to acyclovir and foscarnet therapy and in vitro susceptibility result for isolates of herpes simplex virus from human immunodeficiencyvirus infected patients. Antimicrob Agents Chemother 1994;38:1246-50.

12. Suneel C, Ted R: Management of acyclovir-resistant herpes simplex virus. Dermatol Clin 21:311-20, 2003.

13. Whitley RJ, GnannJr. JW: Acyclovir; a decade later. N Engl J Med 327:782-9, 1992.

14. Wim O, Michel JWZ: Managing ophthalmic herpes zoster in primary care. BMJ 331;147-51, 2005.

15. Wallace MR, Hooper DG, Pyne JM, Graves SJ, Malone JL.: Varicella immunity and clinical disease in HIV infected adults. South Med J 1994;87:74-6.

Ganciclovir

최수미 (가톨릭대학교 의과대학 내과학교실)

1. 항바이러스제 명

Ganciclovir (9-[1,3-dihydroxy-2-propoxymethyl] guanine, Cytovene), Valganciclovir (Valcyte)

2. 구조 및 성상

Ganciclovir는 acyclovir 무환 측쇄(acyclic side chain) 의 3번 위치에 hydroxymethyl군을 붙인 deoxy-guanosine analogue이다(그림 1). Valganciclovir는 ganciclovir의 L-valyl ester로 경구투여 시 ganciclovir 로 즉시 전환된다.

3. 작용 기전

Ganciclovir는 cytomegalovirus (CMV)가 감염된 세포에서 UL97 유전자가 만들어 내는 phosphotransferase에 의해 ganciclovir monophosphate로 전환된다. Ganciclovir monophosphate는 세포효소에 의해 diphosphate를 거쳐 활성형인 triphosphate로 전환된다. Ganciclovir triphosphate는 바이러스의 DNA에 결합하여 dGTP가 결합하는 것을 경쟁적으로 억제한다. 이렇게 DNA 중합효소를 억제하여 DNA 복제를 억제함으로써, DNA 사슬이 길어지지 못하도록 하여 결국 바이러스 합성

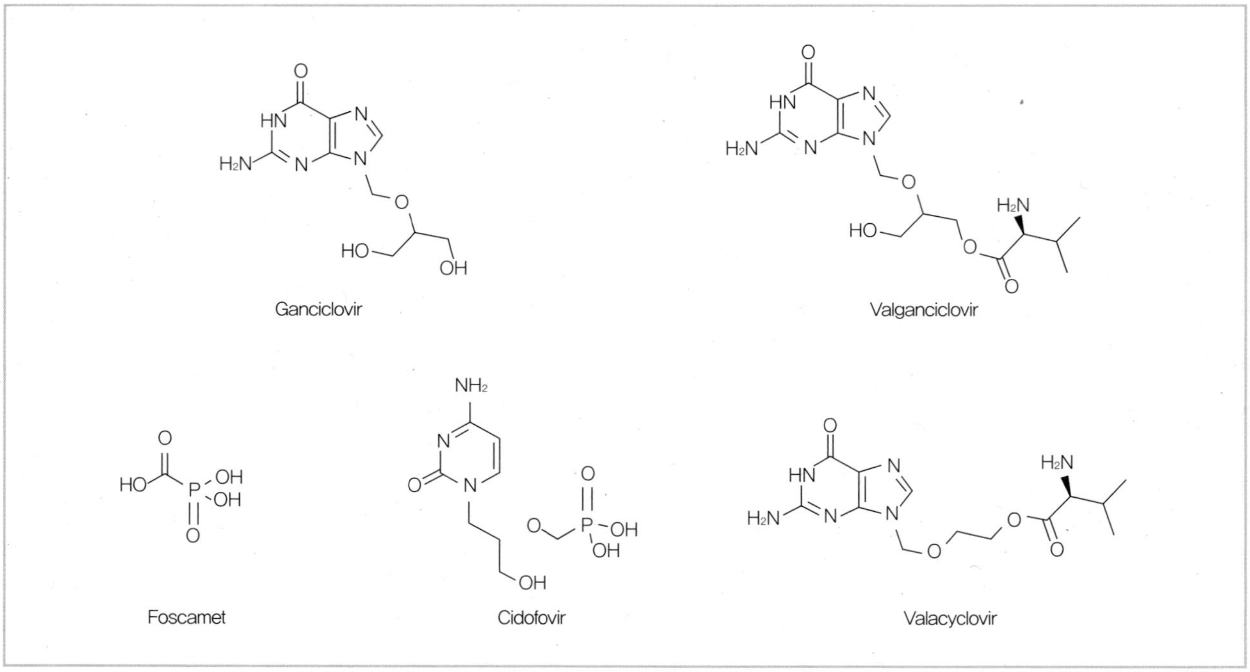

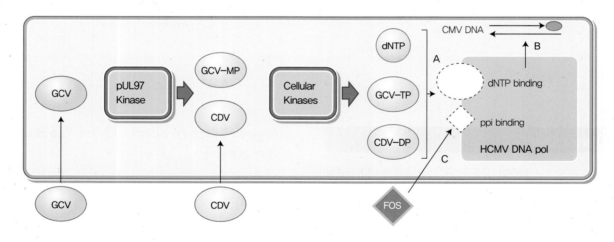

그림 1. 시판중인 anti-CMV 약제

그림 2. Anti-CMV 약제별 작용 기전

을 억제한다(그림 2). Ganciclovir triphosphate의 세포 내 농도는 CMV에 감염되지 않은 세포보다 CMV에 감염된 세포에서 최소 10배 이상 높다. 또 CMV에 감염된 세포 내에서 ganciclovir는 acyclovir에 비해 phosphotransferase에 더 잘 반응하여, acyclovir triphosphate보다 ganciclovir triphosphate의 농도가 10배 이상 높고, 세

포 내 반감기가 acyclovir의 1~2시간보다 16.5~24시간 이상으로 훨씬 길기 때문에 CMV 감염에 대해 acyclovir보다 더 효과적이다. CMV에 대한 항바이러스 효과는 약제에 노출된 동안만 지속되는 정바이러스 작용을 나타낸다.

4. 내성 기전

CMV의 ganciclovir 내성은 시험관 내에서 50% 억제 농도(inhibitory concentrations, IC_{50})가 1.5~3 µg/mL 이상일 때로, 보고자마다 차이가 있으나 대부분 IC_{50}이 6~12 µM인 경우로 정의된다. 실험실에서 유도된 ganciclovir 내성 바이러스 연구에 의하면 내성 기전은 ganciclovir의 인산화에 관여하는 UL97 유전자와 DNA 중합효소 유전자 UL54의 점돌연변이 또는 결손에 의해 발생하며, UL97 유전자 돌연변이가 DNA 중합효소 유전자 돌연변이보다 흔하다. Ganciclovir에 대한 IC_{50}이 10 µM 이상의 고도 내성을 지닌 CMV의 경우 UL97과 UL54 유전자 돌연변이를 모두 가지고 있으며, 이런 경우 cidofovir에는 교차내성을 보이나 foscarnet에는 보통 감수성을 보인다.

Ganciclovir를 전혀 사용하지 않았던 환자에서도 내성이 있을 수 있으나 드물다. Ganciclovir 내성 발생의 위험인자는 장기간 ganciclovir 사용, CMV 초감염, ATG를 포함한 강도 높은 면역억제제의 사용 등이 있다. CMV 망막염이 있는 AIDS 환자에서 ganciclovir 투여 3개월에 7%, 9개월에 28%의 환자에서 내성이 발현되었다. HAART 치료 도입 후, valganciclovir 치료 18개월 째에 15%에서 UL97 돌연변이가 발견되었다. 그러나 내성 검사는 시행이 어려울 뿐 아니라 시험관 내에서 시행한 내성 검사 결과와 약물 치료에 대한 임상적 반응이 반드시 일치하는 것은 아니어서 일반적으로 시행되지 않는다. 따라서 다음과 같은 경우 내성을 의심하여 검사를 고려해 볼 수 있겠다. AIDS 환자, 특히 CD4+ 세포수가 50/µL 미만인 경우에서 3~4개월 이상 장기간 ganciclovir 치료를 하는 경우, CMV 항체 양성인 공여자로부터 장기 이식을 받은 CMV 음성 수여자에서 장기간 예방적 ganciclovir 투여시, 최대 용량의 항바이러스제를 주사함에도 불구하고 DNA 혈증 또는 항원혈증(antigenemia), 바이러스혈증이 지속되거나 증가할 때 등이다. 그렇다 하더라도 조혈모세포이식 환자에서 ganciclovir 선제치료 2주 후에도 CMV 항원혈증이 계속 증가한다면 ganciclovir 내성보다는 숙주의 면역학적 요인이나 다른 이식 관련 요인들을 먼저 생각해 봐야 한다. 반면 조혈모세포이식 환자에서 CMV 감염에 대해 ganciclovir 선제 치료를 3주 간 시행하였는데 항원혈증이 계속 증가하거나, 4주 간 투여 후에도 음전되지 않고 지속된다면 ganciclovir 내성을 의심해 볼 수 있다. 일단 내성이 의심되면, plaque reduction assay와 같은 표현형 검사와 유전자 변이를 조사하는 유전형 검사를 동시에 시행하는 것이 도움이 된다.

Acyclovir 치료는 ganciclovir 내성을 유도하지는 않는 것으로 알려져 있다. 정주와 경구 제제 사용에 따른 내성 유도에 차이는 없는 것으로 알려져 있다.

5. 작용 범위

1) Cytomegalovirus (CMV)

평균 IC_{50}은 0.1~9 µM (0.025~2.28 µg/mL)이고 IC_{90}도 0.6~16 µM로 차이가 심하다. 세포 독성을 유발하는 ganciclovir 농도는 일반적으로 항바이러스 효과를 나타내는 농도보다 훨씬 높지만 골수의 줄기 세포(stem cells)는 ganciclovir에 감수성이 높아 문제가 된다. Ganciclovir는 시험관 내에서 CMV에 대해 acyclovir보다 10~50배 강한 효과를 보이지만 cidofovir보다는 약하다. 시험관 내에서 ganciclovir 감수성 또는 중등도 내성인 CMV에 대해 ganciclovir와 foscarnet을 병용 시 상승 효과를 보였다. CMV 급성 감염 동물모델에서 ganciclovir는 CMV 복제를 억제시키지만 잠복 감염은 예방하지 못하여 면역억제제를 투여하면 CMV 감염이 재활성화되었다.

2) Herpes simplex virus (HSV)

HSV-1과 HSV-2에 대한 평균 IC_{50}은 0.2~2.4 µM (0.05~0.6 mg/L)로 acyclovir와 유사하다. HSV-2에 대해서는 더 우수하다는 보고도 있다.

3) Epstein-Barr virus (EBV)

EBV에 대해서는 acyclovir보다 효과가 높아 IC_{50}이 0.05~1 µM이다. 시험관 내에서 ganciclovir는 활성 바이러스 DNA 복제를 억제하지만 episomal virus에는 영향을 주지 못하였다. 중증 복합 면역 결핍 질환이 있는 마우스에 조혈모세포 이식을 시행한 후 ganciclovir를 투여하면 B 세포 림프종이 생기는 것은 억제되나 EBV 감염은 발생하였다.

4) Varicella zoster virus (VZV)

평균 IC_{50}는 0.6~8 μM로 acyclovir와 유사하다.

5) Human herpesvirus 6 (HHV-6)

평균 IC_{50}가 1~4 μM로 보고되었으나, 25 μM이라는 보고도 있어 많은 차이를 보인다.

6) Adenovirus

시험관 내에서 일부 adenovirus에 효과를 보였으나 정도는 미약하였다.

6. 약물동력학

Ganciclovir를 정주한 후 반감기, 최고 혈중농도, 신배출 등의 약력학은 acyclovir와 유사하다. 혈장 단백 결합율은 1~2%에 불과하다. 5 mg/kg을 주사한 후 최고 혈중농도는 8~11 μg/mL이고, 최저 혈중농도는 0.6~1.2 μg/mL이다. 정상 신기능 환자에서 혈장 반감기는 2.9(약 2~4) 시간이다. 8시간마다 5 mg/kg의 용량을 투여한 후 평균 최고 혈중농도는 25 μM, 평균 최저 혈중농도는 3.6 μM이므로 CMV IC_{50} 이상을 유지할 수 있다. 1~2.5 mg/kg의 용량을 8시간마다 8~22일 간 투여한 환자에서 1 mg/kg을 1시간 동안 투여하면 평균 항정 상태 혈중농도는 투여 직후 7.2 μM, 8시간 이후에는 0.8 μM에 이르고, 2.5 mg/kg의 용량을 투여하면 각각 19.6 μM, 3.2 μM에 도달한다.

Ganciclovir 경구 생체이용률은 공복에 복용시 약 5% 정도이나, 음식과 함께 복용할 경우 6~9%까지 증가되므로 식사와 함께 투여하는 것이 권장된다. 1,000 mg을 하루 3회 투여한 경우, 최고 혈중농도는 0.9~1.2 μg/mL이고, 최저 혈중농도는 0.2~0.5 μg/mL로 정주한 경우보다

낮아 내성이 발생할 가능성이 높다. 반면 valganciclovir는 기존 ganciclovir 경구 제제보다 생체이용률이 10배 가량 높다. Valganciclovir 900 mg을 음식과 함께 투여할 경우 ganciclovir 생체이용률이 60%에 이르며, ganciclovir 최고 혈중농도가 5.9~6.7 μg/mL에 이른다. 이는 ganciclovir 5 mg/kg을 정주할 때와 같은 농도이다. 현재는 ganciclovir 경구 제제는 시판되지 않으며, valganciclovir가 이를 대체하고 있다.

분포에 대한 자료는 많지 않으나 뇌척수액 내 농도는 혈중농도의 24~70%, 뇌조직 내 농도는 혈중농도의 38%에 달한다. 초자체 내의 평균 농도는 1일 용량으로 6 mg/kg을 투여한 경우 12시간 후 약 4 μM 정도에 달하나, 보고자에 따라 차이가 많으며 일반적으로 CMV 망막염을 치료하기에 충분한 농도에는 이르지 못한다. 시험관 내에서 태반 모체부와 태아에 수동적으로 전달된다고 알려져 있다.

약제의 90%는 변화되지 않은 상태로 24시간 내에 소변으로 배설된다. 심한 신기능장애가 있는 경우에는 평균 혈장 반감기가 28.3 (약 28~40) 시간에 이르므로 감량하여야 한다. 혈액투석을 하면 혈장치가 약 50~60%가 감소하므로, 투석 후에는 재투여하여야 한다.

7. 약물상호작용

Zidovudine과 함께 사용할 경우 zidovudine 혈중 약물농도 곡선하 면적(area under the curve, AUC)이 15% 정도 증가되며 didanosine과 함께 사용하면 didanosine AUC가 70~80% 이상 증가되고 ganciclovir의 AUC는 23% 정도 감소된다. 즉, ganciclovir는 didanosine에 대한 노출을 증가시켜 didanosine 농도 관련 독성을 일으킬 수 있다. 시험관 내에서 zidovudine이나 didanosine이 ganciclovir의 CMV 억제 작용을 감소시키고, ganciclovir는 zidovudine이나 didanosine의 HIV 억제 작용을 감소시키는 것으로 알려졌으나, 그 임상적 의미는 아직 알려져있지 않다. 동물실험에서 zidovudine이 ganciclovir의 CMV 억제 작용을 감소시켰으나, amphotericin B, ketoconazole, dapsone, cotrimoxazole 등과는 길항 작용이 없는 것으로 보고되었다. Ganciclovir를 zidovudine과 함께 사용하면 ganciclovir의 골수 억제 위험이 증가되며, probenecid, cotrimoxazole과 같은 약제는 ganciclovir의 배설을 막아 신독성 위험을 높일 수 있다. Ganciclovir는 cyclosporine 농도를 상승시킬 수 있다.

8. 부작용과 금기

골수 억제가 가장 중요한 부작용으로 용량과 관련이 있다. 골수의 집락 형성 세포에 대한 IC_{50}는 39 ± 73 μM이나 다른 종류의 세포에 대한 IC_{50}는 $110 \sim 2,900$ μM이다. 따라서 중요한 독성으로 골수 억제가 나타나며, 5 mg/kg/일의 용량을 격일 투여하여도 발생할 수 있다. 가장 흔한 것은 호중구 감소로 ganciclovir 또는 경구 valganciclovir를 투여한 AIDS 환자의 24~40%에서 호중구 감소가, 15~20%에서 혈소판 감소가 발생하였다. 상용량으로 2주간 치료 후 34%의 환자에서 $500/mm^3$ 이하의 호중구 감소가 발생했다는 보고도 있다. 호중구 감소는 대부분 투여 2주째에 나타나며, 약제를 중단하면 대부분 1주 내에 회복된다. Ganciclovir에 의한 호중구 감소 치료에 GM-CSF와 같은 집락자극인자가 도움이 된다. 따라서 ganciclovir를 투여하는 동안에는 골수 억제 부작용을 모니터하기 위해 전혈구 측정을 시행하여야 한다.

중추신경계 부작용으로 두통, 어지러움, 정신착란, 환시, 정신병, 떨림, 경련, 운동실조, 졸림, 혼수 등이 환자의 5~15% 정도에서 나타난다.

빈혈, 발진, 발열, 간기능장애, 오심, 구토, 호산구 증가 등도 보고되었다. 주사액의 알칼리성 때문에 주사 부위 정맥염이 발생하기도 한다. 과량이 투여된 경우 투석과 수액 보충을 하여 혈중 ganciclovir 농도를 낮출 수 있다. Ganciclovir를 안구 내로 주사한 경우에는 심한 통증과 때로는 1~10분간 지속되는 흑색증이 나타나기도 한다.

동물실험에서 정자 형성과 수정률이 억제되고 돌연변이 유발, 기형 발생, 태아 사망 등의 가능성이 있으므로 임신이나 수유 중에는 사용하지 않는다(임신 category

C). Ganciclovir는 국소 조직 손상을 일으키므로 근육이나 피하주사는 피하고 정주할 때에도 충분히 희석한다.

9. 임상 적응증

1) AIDS 환자의 CMV 감염

CMV 망막염은 7.5~10 mg/kg/일의 용량으로 10~21일간 정주하면 약 85%에서 호전되거나 병변이 안정되지만, 치료를 중단하면 거의 대부분의 환자에서 수 주 내에 재발한다. Ganciclovir와 foscarnet은 같은 효과를 보이므로 ganciclovir 10 mg/kg/일과 foscarnet 180 mg/kg/일의 용량을 병용하거나 교대로 사용하여도 효과적이며 부작용의 빈도도 증가하지 않았다고 한다. 실명의 위험이 낮은 망막염의 경우는 valganciclovir (900 mg씩, 2회/일, 3주간) 경구 요법이 ganciclovir 정주 방법과 유사한 효과가 있었다. 유지 요법으로 ganciclovir를 2.5~5 mg/kg로 정주하는 것은 재발을 50~100일 후로 지연시킬 뿐 빈도는 여전히 높기 때문에 ganciclovir 5~10 mg/kg와 foscarnet 90~120 mg/kg의 병용 요법 또는 교대 투여 요법으로 1주일에 3~5회 투여하는 방법이 효과적이다. 유지 요법으로 valganciclovir는 900 mg을 1일 1회 투여한다. 초자체 내에 ganciclovir를 200~400 μg씩 투여하는 방법도 시도되었으나 8주 간의 유지 요법에도 불구하고 50% 이상에서 재발하는 것으로 알려져 있다.

Ganciclovir가 서서히 분비되도록 고안된 안구 내 장치 (Vitrasert, Chiron)가 1996년 AIDS 환자의 망막염 치료에 승인을 받았다. 그러나 안구 내 장치만 삽입한 환자에서 전신적 ganciclovir를 동시에 투여받은 환자보다 다른 장기와 반대편 안구에도 망막염이 발생할 위험이 더 높다.

AIDS와 연관된 CMV 위장관 질환은 ganciclovir로 2주간(일부에서는 4주 권장) 치료한다. 치료율은 일반적으로 망막염보다 낮으나 유지 요법을 사용하지 않아도 재발률이 25~30%로 낮고 재발할 때까지의 기간도 평균 9주로 길다.

2) 조혈모세포이식 환자의 CMV 감염

(1) CMV 감염과 질환의 예방

조혈모세포이식 환자에서 CMV 감염은 일차 감염과 재활성화 감염의 형태로 발생하는데, 자가 이식보다는 동종이식 환자에서 빈도가 높다. 국내 동종 조혈모세포이식 환자에서 CMV 감염은 대부분 재활성화 감염으로 빈도는 20~50%까지 다양하게 보고되었다. 이는 검사 방법이나 이식 전처치 약제, 면역억제제 종류에 많은 차이가 있기 때문으로 생각된다. CMV 전파를 막기 위하여 CMV 혈청음성 환자는 혈청음성인 공여자로부터 조혈모세포를 얻어야 하나 성인의 97~98%가 혈청양성인 우리나라의 경우 혈청음성 공여자를 찾기는 매우 어렵다. 따라서 혈청양성 환자에서 재활성화를 예방하거나 혈청음성 환자가 혈청양성 공여자로부터 조혈모세포를 받는 경우 CMV 감염을 예방하기 위해 ganciclovir와 면역글로불린 등을 사용한다. Ganciclovir를 투여하는 방법은 다양한데, 조혈모세포이식 전 6~7.5 mg/kg/일의 용량을 7일간 투여하고 조혈모세포이식 후에는 1일 5~6 mg/kg의 용량을 1주일에 5~7일씩 투여하는 것이 일반적이다. 그러나, ganciclovir는 가장 중요한 부작용으로 골수 억제를 일으키므로 중증의 호중구 감소가 필연적으로 동반되는 조혈모세포이식 환자에서 ganciclovir 외에 고용량의 acyclovir를 이식 전 전처치와 함께 이식 후 30일까지 투여하는 것이 이식 후 CMV 감염과 질환을 예방하는데 도움이 된다는 보고도 있다. 조혈모세포이식에서 모든 혈청양성 환자에게 예방적 gaciclovir를 투여하는 것(general prophylaxis)이 약제의 독성에 의한 부작용과 비용면에서 문제가 많고, 조혈모세포이식에서는 무증상 CMV 감염 환자에 대한 선제치료(preemptive therapy)가 증상이 생긴 후 치료하는 방법보다 효과적이라는 것이 1991년 밝혀지면서 현재는 선제치료를 대부분 시행하고 있다. 선제치료는 혈액, 기관지세척액, 소변 등 검체에서 CMV 배양, 중합효소 연쇄반응 혹은 pp65 항원혈증 검사가 양성인 경우 증상이 없더라도 미리 치료를 시행하여 CMV 질환으로의 진행을 막는데 목적이 있다. Ganciclovir 선제치료는 10 mg/kg/일의 용량으로 처음 1~2주 투여 후 선제치료에 사용한 지표가 음성으로 될 때까지 대략적으로 2~5주간 5 mg/kg/일의 용량으로 유지치료를 계속한다. Ganciclovir 예방 요법은 CMV 조기 질환을 예방할 수는 있지만 바이러스에 대한 T 세포 매개 반응이 계속 억제되어 있는 상태이므로 약제를 끊으면 재활성화되는 경우가 흔하다.

(2) CMV 질환의 치료

조혈모세포이식 환자는 고형 장기이식 등 다른 면역저하 환자와는 CMV 질환 발생 패턴이나 중증도 면에서 다른 양상을 보인다. 폐렴이 일단 발생되면 ganciclovir 치료에 반응이 거의 없어 매우 치명적이며, 다른 형태의 CMV 질환인 위장관 질환과 파종성 질환 등도 다른 양상을 보인다.

CMV 폐렴에서 ganciclovir만으로 치료한 경우 사망률이 70~90%에 이르지만, 고용량의 CMV 면역글로불린과 함께 투여시 52~69%로 생존률이 향상되었다. 면역글로불린은 CMV 감염의 위험은 감소시키지만 CMV 질환에서 치료 효과에 대해서는 아직 이견이 있다. 그러나 조혈모세포이식 환자에서 CMV 폐렴 치료시 호흡부전이 생기기 전에 ganciclovir와 CMV 면역글로불린 혹은 혼주(pooled) 면역글로불린을 병용하는 것이 현재 권장되는 치료법이다. 그 외의 경우는 연구가 더 필요하다.

3) 신이식 환자의 CMV 감염

(1) CMV 감염과 질환의 예방

혈청양성 공여자로부터 혈청음성 환자에게 이식한 경우 CMV 감염의 빈도는 70~90%이고 CMV 질환의 빈도는 50~60%로 대단히 높다. CMV 감염을 예방하기 위한 특수 전략은 없지만 일반적인 지침은 조혈모세포이식 환자에서 사용되는 방법과 유사하다. 대부분의 치료 방침은 이식 후 면역억제제가 최고 상태에 이른 기간 중에 생기는 CMV 질환을 예방하는데 있으나 신이식 3~5년 후에 지연되어 발생하는 경우도 있으므로 유의하여야 한다. Ganciclovir 6~10 mg/kg/일의 용량을 이식 7일 전부터 투여하거나 이식 후 투여하는 등 여러 가지 방법이 사용되고 있으며 모두 감염률이 저하되고 질환 발생이 지연되거나 훨씬 가벼운 증상으로만 나타나는 효과를 보인다. CMV 항원혈증이 양성인 환자에게 선제 치료하는 방법도 효과적인 것으로 보고되었다. 경구 ganciclovir (1 g/3회/일, 12주)를 예방적으로 투여하는 것이 CMV 질환 발생을 효과적으로 예방했다는 보고와 valganciclovir (900 mg/일, 이식 후 100일까지)가 경구 ganciclovir보다 더 효과적이라는 보고도 있으나, 용량과 투여 기간에 대해서는 연구가 계속 진행 중이다.

혈청음성 환자가 혈청양성 공여자로부터 이식을 받는 경우 CMV 면역글로불린을 예방적 목적으로 사용하는 방법도 ganciclovir와 마찬가지로 인정되고 있다.

(2) CMV 질환의 치료

Ganciclovir 정주는 거의 모든 CMV 질환에 효과적이지만 폐렴에는 효과가 떨어진다. CMV 배양검사는 ganciclovir 투여 3일 이내에 음성으로 전환된다. CMV 질환이 발생하면 이식 신장의 생존율이 감소하는 경향을 보이나 고형 장기이식 중 신이식이 CMV로 인한 사망률이 가장 낮다.

4) 심장/폐/간/췌장 이식 환자의 CMV 감염

(1) CMV 감염과 질환의 예방

심/폐/간이식에서도 이식 전에 공여자와 수여자에서 CMV에 대한 혈청 검사를 하는 것이 바람직하다. 그러나 실제적으로는 시행하기 어려운 경우가 많아 고위험군의 환자들에게 예방적으로 ganciclovir를 투여하는데 실패하는 경우도 있다.

① 심장 이식

혈청양성 환자들에게 ganciclovir를 10 mg/kg/일의 용량으로 이식 첫 날부터 2주 간 투여하고 이후 6 mg/kg을 2주 간 더 투여하는 방법이 효과적인 것으로 알려져 있다.

② 폐 이식

폐 이식 환자들은 특히 CMV에 의한 기회 감염이 많고 사망률도 높다. 혈청양성 환자들에게 ganciclovir 5~10 mg/kg/일의 용량을 첫 10일~4주 간 단독 또는 CMV 면역글로불린과 병용 투여하는 방법들이 다양하게 시도되었으나 보고자에 따라 결과에 차이가 많다.

③ 간/췌장 이식

CMV 질환에 대한 예방을 해야 한다는 것은 확실하지만 권장되는 방법은 아직 없다. 혈청양성 공여자로부터 혈청음성 수여자로의 이식을 포함한 고위험군에서 경구 ganciclovir (1 g/3회/일, 이식 후 98일까지)를 예방적으로 투여하여 CMV 질환을 현저히 줄였다는 보고가 있으나, 현재는 valganciclovir (900 mg/일)가 그 자리를 대신하고 있는 추세이다. 그러나 ganciclovir 단독 요법으로는 성공률이 낮으며 CMV 면역글로불린과의 병용이 추천되나 면역글로불린이 고가이기 때문에 고위험군에서 선택적으로 사용하는 것도 고려할 수 있겠다. 항원혈증이나 PCR 양성인 경우에만 ganciclovir를 사용하는 선제 치료도 효과적이다.

(2) CMV 질환의 치료

고형 장기이식 환자의 중증 CMV 질환 치료에 ganciclovir 10 mg/kg/일의 용량을 약 10~30일간(평균 14일) 투여한다. 해열은 2~9일(평균 5.3일)에 이루어지며, 재발되어도 ganciclovir를 다시 투여하면 대부분 반응한다. 치명적이지 않은 경증, 중등증 CMV 질환에는 경구 valganciclovir도 고려해 볼 수 있으나, viral load가 높거나, 경구 흡수에 장애가 있거나, 순응도에 문제가 있는 환자는 ganciclovir 주사 치료를 한다.

5) Ganciclovir 내성 CMV 감염

Ganciclovir 내성 CMV 임상주가 1989년 면역저하환자에서 처음 보고되었다. 이후에도 계속 조혈모세포이식과 AIDS 등 면역 저하 환자에서 ganciclovir 내성 균주가 발견되고 있는데, 내성 검사를 하지 못하는 경우라면 foscarnet 투여가 권장된다. UL97과 UL54 부위에 모두 돌연변이가 있는 경우는 ganciclovir와 cidofovir에 교차 내성을 보이나, UL97 부위에만 돌연변이가 있는 경우라면 cidofovir도 시도해 볼 수 있다.

6) 선천성 CMV 감염

아직까지 선천성 CMV 감염 치료제로 승인받은 약제는 없다. Ganciclovir 10~15 mg/kg/일의 용량으로 치료하여 CMV가 소실되고 신경학적 기능이 개선된 보고가 있고, CMV 폐렴이 치료된 예도 있으나 큰 효과가 없었던 보고도 있다. 최근 중추신경계를 침범한 증상을 동반한 선천성 CMV 질환을 가진 신생아에서 ganciclovir 12 mg/kg/일 용량으로 6주 간 치료한 군과 치료를 하지 않은 군을 비교한 3상 임상 시험에서 6개월, 1년째에 유의하게 발달 지연을 줄일 수 있었다. 이 연구 결과 ganciclovir 치료를 하는 것이 표준 치료로 받아들여지고 있으나, 영아에서 정주에 따른 급성 부작용과 생식기계에 대한 장기 부작용 등이 아직 문제로 남아있고, 중추신경계를 침범하지 않은 CMV 질환이나 무증상 CMV 선천성 감염에 대해서는 연구가 더 필요하다. 증상이 있는 선천성 CMV 질환을 가진 신생아에서 valganciclovir 시럽을 6개월까지 연장 투여한 경우 6주 투여군보다 임상 효과가 더 우수했다는 보고도 있어 최종 연구 결과가 주목된다.

■ 참고문헌

1. Balfour HH Jr.: Antiviral drugs. N Engl J Med 340:1255-68, 1999.
2. Biron KK: Antiviral drugs for cytomegalovirus diseases. Antiviral Res 71:154-163, 2006.
3. Crowe SM:Ganciclovir. In: Kucers A. Crowe SM, Hoy JF eds. The Use of Antibiotics. 5th ed. Oxford, Butterworth Heinemann, p1557, 1997.
4. Drew WL: Is combination antiviral therapy for CMV superior to monotherapy? J Clin Virol 35:485-8, 2006.
5. Gilbert C and Boivin G : Human cytomegalovirus resistance to antiviral drugs. Antimicrob agents chemother 49:873-83, 2005.
6. Griffiths P and Lumley S : Cytomegalovirus. Curr Opin Infect Dis 27(6):554-9, 2014.

Famciclovir 및 Penciclovir

장현하 (경북대학교 의과대학 내과학교실)

1. 항바이러스제명

Famciclovir, Penciclovir

2. 구조 및 성상

Acyclovir (ACV)의 낮은 경구 흡수율을 개선하기 위하여 acyclic guanine analogue인 9-(4-hydroxy-3-hydroxymethylbut-1-yl) guanine의 penciclovir (PCV)를 개발하였다. 그러나 동물 및 사람을 대상으로 한 연구에서 PCV의 경구투여 흡수율이 5% 이하로 불량한 것이 밝혀져 6-deoxypenciclovir의 diacetyl ester 유도체인 famciclovir (FCV)가 경구용 전구약물(prodrug)로 개발되었다. FCV는 체내에서 빠르게 대사되어 PCV로 변환되어 항바이러스 효과를 나타내며, 화학명은 9-(4-acetoxy-3-(acetoxymethyl) but-1-yl) -2-aminopurine이다. FCV는 경구용 250 mg, 750 mg 제제가 국내에서 사용 가능하나, PCV는 국소 도포용 크림(1% cream)으로만 사용 가능하고 국내에서는 현재 시판되고 있지 않은 상태다.

3. 작용 기전

단순헤르페스바이러스(herpes simplex virus, HSV-1, HSV-2)와 수두대상포진 바이러스(varicella-zoster virus, VZV)에 효과가 있으며, Ebstein-Barr 바이러스(EBV)에서는 생체외 실험에서는 일부 효과가 있으나 거대세포 바이러스(cytomegalovirus, CMV)에는 효과가 없다. FCV는 자체로는 항바이러스 효과가 없으나, 경구투여하게 되면 소장과 간에서 활성약물인 PCV로 빠르게 대사된다. PCV의 작용 기전은 ACV와 유사하다. HSV-1, HSV-2, 그리고 VZV에 감염된 세포 내에서 viral thymidine kinase (TK)에 의하여 PCV는 PCV-monophosphate로 변환된 후 celluar kinase에 의해 PCV-diphosphate, PCV- triphosphate로 바뀌는데 이러한 phosphorylation 과정은 감염된 세포에서 ACV에 비해 더 효과적으로 빠르게 일어나고, 감염된 세포 내 활성 약물 phasphate 농도가 ACV보다 더 높게 유지된다. 또한 감염된 세포 내에서의 PCV 반감기는 ACV보다 길어 ACV의 경우 1시간 이내이나 HSV에 감염된 세포 내에서는 10~20 시간, VZV에 감염된 세포에서는 7~14시간으로 투약 횟수를 줄일 수 있는 장점이 있다. 이 PCV-triphosphate가 감염된 세포 내에서 선택길항적(selective competitive inhibition)으로 herpes viral DNA 합성을 억제하여 바이러스 증식을 선택적으로 억제하게 된다. PCV-triphosphate는 감염되지 않은 정상세포 DNA polymerase에 대한 친화력은 바이러스의 DNA polymerase에 대한 친화력보다 매우 낮아서 바이러스에 감염되지 않은 정상세포의 DNA합성에는 거의 영향이 없다.

4. 내성 기전

내성은 주로 바이러스 TK의 변이나 결핍에 의해 일어나며, 일부에서는 DNA polymerase의 변이에 의한다. TK 유전자의 변이로 인해 TK가 발현이 되지 않거나 이 효소의 기질특이성이 변화되어 내성이 발현되는 것이 주된 기전이다. 따라서 HSV나 VZV 중 TK가 결핍된 바이러스의 경우에는 ACV에 내성을 갖게 되는 것과 마찬가지로 PCV에도 교차 내성을 갖는다. 하지만 일부 바이러스 TK 변이주나 DNA polymerase 변이주의 경우에는 TK와 DNA polymerase와의 상호작용이나 기질 친화력이 ACV와 다르므로 ACV에는 내성을 나타내지만 PCV에는 감수성이 있을 수 있다.

5. 약물동력학

PCV는 경구 이용률이 낮아 임상에서 경구 제제로 쓰이지 않으며, PCV의 prodrug인 FCV는 경구로 잘 흡수되어 장벽에서의 deacetylation과 간에서의 oxidation을 거쳐 활성약물인 PCV로 전환된다. 이 경우 경구 흡수 이용률은 약 77%이며 음식에 의한 영향이 거의 없다. 경구 투여 후 최고 혈중농도는 1시간 이내에 도달되어 반감기는 2.1~2.7시간이고 배설의 70%는 신장에서 이루어진다(표 1). PCV의 가장 큰 특징은 ACV triphosphate가 세포 내 반감기가 1시간 이하인 것에 비교하여 HSV 감염세포에서는 10~20시간, VZV 감염 세포에서는 7~14시간으로 PCV triphosphate의 세포 내 반감기가 상당히 길어서 투여 횟수를 줄일 수 있는 것이 장점이다.

6. 약물상호작용

FCV 대사에 cytochrome P450 효소와는 작용이 없어서 이를 이용하는 약물과의 상호작용은 없다. FCV는 생백신인 수두 백신과 대상포진 백신의 효과를 감소시킬 수 있으므로 이들 생백신과 같이 투여하지 않는다. 이들 백신을 투여할 경우에는 백신 투여 전에 최소한 24시간 이전에 투약을 중지하고 백신 접종 후에는 14일 이후에 투여하도록 한다.

표 1. Famciclovir의 약물동력학적 특징

흡수	음식 섭취가 최고 PCV 농도를 낮출수 있고 최고 농도에 도달하는 시간을 늦어지게 한다 AUC는 변동이 없다
분포	Vd: PCV: 0.91~1.25 L/Kg
단백결합	20% 이하
대사	FCV는 빠르게 deacetylation과 oxidation을 거쳐 active prodrug인 PCV로 변환된다
경구 흡수율	69~85%
반감기	PCV: 2~4 시간, 신기능 저하 시 연장됨
최고농도도달 시간	PCV: 약 1 시간
배출	73%는 소변으로, 27%는 대변으로 배출

7. 부작용과 금기

경구 FCV는 대부분 부작용 없이 잘 복용할 수 있다. 가장 흔한 부작용은 두통(9~39%)과 오심(2~13%) 등이 나타나며 대개 경미하고, 발생빈도도 다른 경구 항바이러스 제제들이나 위약(placebo)과도 비슷하다고 알려져 있다. 그 외에도 피로감, 편두통, 가려움증이나 발진, 월경통, 설사, 복통, 구토, 복부팽만, 백혈구감소증, 간기능이상 등이 나타날 수 있다고 보고되어 있다. FCV나 PCV에 과민증(hypersensitivity)이 있으면 투여 금기이다. 동물실험에서는 배아나 태아에는 영향이 없어 비교적 안전한 것으로 알려져 있으나 사람에서는 임신 시 안전성에 대해서는 알려진 바가 없다(Pregnancy Category B).

8. 임상 적응증

1) 급성 띠헤르페스(급성 대상포진, acute herpes zoster)

면역 기능이 정상인 환자에서 발병 72시간 내에 FCV를 경구로 500 mg씩 1일 3회 7일 간 투여하는 것이 급성통증 감소와 신경통의 기간 감소에서 ACV 투여군과 비교하여 비슷한 효과를 나타내었다. 효과면에서는 ACV와 별 차이가 없으나 투약 방법에서 하루 3회 투여로 간편한 것이 장점이다. 띠헤르페스 치료 시에는 500 mg 1일 3회 경구로 투여하여 건강한 면역 정상인은 7일간, 면역 저하환자는 10일 간 투여한다.

2) 성기 단순헤르페스감염(성기 단순포진, genital herpes simplex virus infection)

PCV와 ACV의 비교 임상 시험 자료에 의하면 첫 번째 성기 단순헤르페스에는 동등한 효과를 보이고 있다. 재발성 성기 단순헤르페스감염 치료 시에도 환자가 증상이 있을 때 FCV로 치료를 시작하는 것이 하루 정도 증상 기간을 단축시킬 수 있었고, 회복 기간도 단축시킬 수 있었으며 이는 ACV 치료 성적과 비슷하였다. 자주 재발하는 환자에게 있어서 FCV 250 mg 1일 2회로 1년까지 장기 투여하는 것이 재발을 감소시키는데 도움이 된다고 알려져 있

표 2. 신장 기능 저하에 따른 famciclovir 용량 조절

Herpes zoster	
CrCl ≥ 60 mL/분	용량 조절 필요 없음
CrCl 40~59 mL/분	500 mg q 12 hours
CrCl 20~39 mL/분	500 mg q 24 hours
CrCl < 20 mL/분	250 mg q 24 hours
Hemodialysis	각 투석 시행 후 250 mg
Recurrent genital herpes (treatment)	
CrCl ≥ 60 mL/분	용량 조절 필요 없음
CrCl 40~59 mL/분	500 mg q 12 hours (1일 투여)
CrCl 20~39 mL/분	500 mg 1회 투여
CrCl < 20 mL/분	250 mg 1회 투여
Hemodialysis	투석 시행 후 250 mg 1회 투여
Recurrent genital herpes (suppression)	
CrCl ≥ 40 mL/분	용량 조절 필요 없음
CrCl 20~39 mL/분	125 mg q 12 hours
CrCl < 20 mL/분	125 mg q 24 hours
Hemodialysis	각 투석 시행 후 125 mg
Recurrent herpes labialis (treatment, single dose regimen)	
CrCl ≥ 60 mL/분	용량 조절 필요 없음
CrCl 40~59 mL/분	750 mg
CrCl 20~39 mL/분	500 mg
CrCl < 20 mL/분	250 mg
Hemodialysis	투석 시행 후 250 mg 1회 투여
Recurrent orolabial/genital herpes in HIV-infected patient	
CrCl ≥ 40 mL/분	용량 조절 필요 없음
CrCl 20~39 mL/분	500 mg q 24 hours
CrCl < 20 mL/분	250 mg q 24 hours
Hemodialysis	각 투석 시행 후 250 mg

다. HIV 환자에서도 재발성 성기 단순헤르페스 감염 환자에 FCV를 투여함으로써 바이러스 흘림(shedding)을 줄이는 등 임상적인 이득이 있음이 보고되었다.

면역이 정상인 환자의 급성 초회 성기 단순헤르페스의 경우에는 경구 250 mg 1일 3회 투여로 7~10일 간 투여한다. 재발인 경우 1000 mg 1일 2회로 1일 간 투여하거나, 125 mg 1일 2회 투여로 5일 간 치료, 또는 500 mg 1회

투여 후 250 mg씩 1일 2회 2일 간으로 투여하기도 한다. 재발을 막기 위한 억제요법으로는 250 mg 1일 2회 경구로 투여하며 임상경과를 관찰하며 1년까지 투여해 볼 수 있다. HIV 감염자나 면역저하환자의 단순헤르페스 반복감염에는 500 mg 1일 2회 7일 간 또는 5~10일 간 경구투여하며, 재활성화(reactivation)를 방지하기 위한 억제요법으로 500 mg 1일 2회 경구로 투여한다. 임상경과에 따라 6개월 또는 12개월마다 중지한다. 신부전환자에서는 약물의 용량 조절이 필요하며(표 2), 간부전환자에서는 일반적으로 용량조절은 필요 없다.

3) 재발성 구강 단순헤르페스(구강 단순포진)

FCV를 1500 mg 1회 요법으로 투약하며 발진이나 입술주변의 감각이상, 저림, 가려움증, 화끈거림 등의 증상이 시작한 후 바로 투여하거나 1시간 이내에 투약하면 효과가 있다고 알려져 있다.

▣ 참고문헌

1. Vere Hodge RA: Famciclovir and penciclovir: The mode of action of famciclovir including its conversion to penciclovir. Antivir Chem Chemother 4:67, 1993.
2. Perry CM, Wagstaff AJ: Famciclovir. a review of its pharmacological properties and therapeutic efficacy in herpes virus infections. Drugs 50:396, 1995.
3. Simpson D, Lyseng-Williamson KA: Famciclovir, a review of its use in herpes zoster and genital and orolabial herpes. Drugs 66: 2397, 2006.
4. Saltzman R, Jurewicz R, Boon R: Safety of famciclovir in patients with herpes zoster and genital herpes. Antimicrob Agents Chemother 38:2454, 1994.
5. Sarisky RT, Bacon TH, Boon RJ, et al.: Profiling penciclovir susceptibility and prevalence of resistance of herpes simplex virus isolates across eleven clinical trials. Arch Virol 148:1757, 2003.

Vidarabine

박윤선 (국민건강보험 일산병원 감염내과)

1. 항바이러스제명

Vidarabine (9-β-D-ribofuranosyladenine; ara-A, adenine arabinoside; vira-A)

2. 구조 및 성상

Vidarabine은 adenosine 유사체로 시험관 내에서 herpesviruses, poxviruses, rhabdoviruses와 일부의 RNA tumor virus에 항바이러스 작용을 가진다.

3. 작용 기전

Vidarabine은 세포효소에 의한 인산화로 triphos-phate 유도체가 되어 바이러스와 세포의 DNA 중합효소 활성을 감소시킨다. 또한 vidarabine triphosphate는 세포와 바이러스의 DNA에 통합되어 chain terminator로서 작용한다. Vidarabine triphosphate는 ribonucleoside reductase, RNA polyadenylation, S-adenosyl-homocysteine hydrolase (SAHH) 를 포함하는 효소를 억제한다. SAHH의 억제는 adenosine deaminase의 억제를 야기하여 vidarabine의 항바이러스 효과와 독성을 유발한다.

4. 작용 범위

Vidarabine은 시험관 내에서 idoxuridine 또는 acyclovir 내성 HSV와 VZV의 복제를 억제한다. 그러나 CMV와 EBV에 대해서는 항바이러스 작용이 약하다.

대부분의 HSV와 VZV의 plaque 형성은 vidarabine 3 μg/mL 이하에서 완전히 억제된다. Vidarbine의 carbocyclic analogue (cyclaradine)는 adenosine deaminase에 저항성을 가지며 시험관 내 실험과 동물 모델에서 비교할 만한 항바이러스 효과를 가진다.

5. 약물 약동학

정맥 투여 후 vidarabine은 체내에 널리 분포하고 있는 adenosine deaminase에 의해 빠르게 탈아미노화 (deamination)하여 hypoxanthine metabolite인 ara-Hx로 바뀌며 이는 항바이러스 효과가 30~50배 높다. 지속적인 정맥 투여 동안(10 mg/kg 용량으로 하루에 한번 12시간 동안 투여) 혈중 ara-Hx의 농도는 최고 3~6 μg/mL, vidarabine의 농도는 0.2~0.4 μg/mL이다. Ara-Hx는 혈중농도의 35% 정도로 뇌척수액에 존재한다. 단, 신생아는 뇌척수액 대 혈청 비가 90% 이상이다.

신장은 vidarabine 제거의 주된 경로이고, 하루 용량의 40~53%는 ara-Hx 형태로, 1~3%는 vidarabine 형태로 소변에서 검출된다.

Ara-Hx의 혈청농도의 반감기는 어른에서 약 3.5시간이며, vidarabine은 적혈구에 축적된다. 신기능이 저하된 환자에서는 혈청 ara-Hx 농도는 올라가고 신경학적 또는 다른 부작용과 관계된다.

6. 임상 적응증

면역 부전 환자에게서 발생한 VZV 감염, 신생아 HSV 감염, HSV 뇌염을 포함한 치명적인 herpesvirus 감염에는 vidarabine 정맥 투여가 효과적일 수 있으나 기형유발, 돌연변이 유발, 암 유발 가능성으로 더 이상 임상에서 씌여지지 않는다. HSV의 결막염은 국소적 vidarabine 투여가 idoxuridine 보다 우수하고 알레르기, 독성, 내약성 때문에 idoxuridine을 쓸 수 없는 환자에게 효과적이다.

7. 용법 및 용량

HSV 각결막염에서 국소 vidarabine 점안약의 도포가 도움이 된다.

8. 부작용 및 약물상호작용

Vidarabine은 기형유발, 돌연변이 유발, 암 유발성이 가능하여 1992년 이후 시판이 금지되어 왔다. 국소 vidarabine 점안약의 도포는 이물감, 안구통, 충혈이나 눈부심 등이 있을 수 있으며 도포 후 자외선 노출 시 각막염이 생기거나 눈물이 심하게 날 수 있다.

Ribavirin

1. 항바이러스제명

Ribavirin (1-β-D-ribofuranosyl-1,2,4-thiazole-3-carboxamide; Virazole, Rebetol, Copegus, Vilona, Ribasphere)

2. 구조 및 성상

Ribavirin은 guanosine 유사체로 항바이러스 작용에 필요한 염기 및 D-ribose sugar가 포함되어 있다.

3. 작용 기전

Ribavirin은 myxoviruses, paramyxoviruses, arenaviruses, flaviviruses, bunyaviruses, corona-

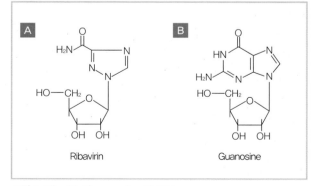

그림 1. Ribavirin과 guanosine 의 구조

viruses, togaviruses, reoviruses, herpesviruses, adenoviruses, poxviruses과 retroviruses 등의 RNA 및 DNA 바이러스 모두의 복제를 억제한다. 저농도의 ribavirin (1~10 µg/mL)은 가역적으로 macromolecular synthesis와 급속히 분열하는 비감염세포의 증식을 억제한다. Ribavirin에서 휴지기 및 분열기의 림프구의 핵산합성을 억제하지만 다형핵백혈구 기능에 역작용을 나타내지는 않는다. 시험관 내에서 ribavirin에 노출 후 비만세포의 분비반응의 억제가 일어난다.

Influenza나 RSV 감염의 동물 모델에서는 비경구적 투여보다는 분무 형태의 투여가 더 효과적이다. 비경구적으로 투여한 ribavirin은 lassa 바이러스, 다른 arena-viruses, bunyavirus 감염의 동물 모델에서 항바이러스 및 치료작용을 갖는다. RSV 감염에서 면역글로불린과 병용하거나, influenza A 감염 시 M2 혹은 neuramini-dase 저해제와의 병용 시 항바이러스 효과는 항진된다.

Ribavirin monophosphate는 inosine-5'-phosphate dehydrogenase (IMPDH)를 경쟁적으로 억제하고 GTP 합성을 저해함으로써 핵산 합성을 억제한다. IMPDH 작용 억제와 guanosine의 농도 저하가 다른 항바이러스 효과를 가중시킬 수 있지만, 이러한 정상 세포 내 효소의 억제로 선택적 항바이러스 작용을 충분히 설명할 수는 없다. Ribavirin triphosphate는 인플루엔자 바이러스 RNA 중합효소를 억제할 수 있고, 바이러스의 mRNA의 GTP-dependent 5'-capping을 경쟁적으로 억제한다. Ribavirin triphosphate는 인플루엔자 바이러스 중합효소 복합체에 의해 initiation과 특히 capped mRNA primer fragment의 연장(elongation)을 억제하는 것으로 보인다. Ribavirin은 혈청 항체를 억제하지만 불활성화 인플루엔자 백신에 대한 세포면역 반응을 억제하지는 않고, 생체 내에서 1차 항체반응을 감소시키고 T-의존 또는 T-비의존 항원에 대한 기억 세포 생성을 감소시킨다.

4. 내성 기전

Ribavirin의 내성은 Sindbis 바이러스나 hepatitis C 바이러스의 내성이 밝혀졌으며 소아의 분무 치료 기간 동안에 RSV에 대한 ribavirin 내성은 발견되지 않았다.

5. 작용 범위

Ribavirin은 시험관 내에서 myxoviruses, para-myxoviruses, arenaviruses, bunyaviruses, herpes-viruses, adenoviruses, poxviruses, retroviruses 등 광범위한 RNA 및 DNA 바이러스의 복제를 억제한다. Plaque assay에 의한 influenza, parainfluenza, RSV 바이러스들에 대한 억제 농도는 3~10 µg/mL이며, 고농도에서는 신경 세포 내의 West nile virus를 포함한 flavi-viruses와 Group C 아데노 바이러스를 억제한다. Severe acute respiratory virus (SARS) coronavirus의 시험관 내 억제는 불가한 것으로 알려져 있다.

6. 약물동력학

Ribavirin의 약동학적 특징은 복합적이며, β-phase 반감기는 약 2시간이지만 prolonged terminal phase의 반감기는 37~79시간이다. 적혈구에서 ribavirin triphos-phate 농도는 40:1 이상이고, 적혈구 수준의 농도는 40일의 반감기를 가지며 점차 감소한다. 신장을 통한 배출은 ribavirin 배출의 30~60%를 차지하고, 대부분이 간으로 대사된다. 혈액투석으로 제거되는 약물의 양은 미미하다. 분무로 투여 시 혈중 수준은 노출 기간에 따라 증가한다.

소아에서의 최고 혈중농도는 0.8~3.3 µg/mL으로 호흡기 분비물 내의 농도는 보통 1,000 µg/mL를 넘고, 반감기는 1.4~2.5시간이다. 다른 병리학적 상태 또는 인공환기 기간동안 호흡기계의 각 부분에 축적되는 ribavirin의 양은 불분명하다.

하부 호흡기에 도달할 수 있는 적절한 aerodynamic size의 입자를 생산하기 위해서는 modified Callison nebulizer를 이용하여 특별히 고안된 aerosol generator가 필요하다. 최근 연구에서는 성인에서보다 영아에서 delivery dose가 두 배나 많은 것이 알려졌고, 다양한 다른 인자들이 용량에 영향을 미치는 것으로 나타났다.

7. 임상 적응증

Ribavirin 분무제는 RSV 모세기관지염과 폐렴으로 입원 중인 환아의 치료에 적용되고 있다. RSV 폐렴으로 입원 중인 영아에서 ribavirin 분무제(하루에 18시간 분무하여 3~6일간)는 바이러스 탈락 기간을 단축시키고 동맥 산소 포화도 등을 포함한 임상 수치들을 호전시킨다. 기관지 폐 이형성증 또는 선천성 심질환을 지닌 고위험군에서도 질병 중증도와 산소 포화 등에 빠른 호전을 보인다. RSV와 연관된 호흡 부전으로 인공 호흡을 받고 있는 영아를 대상으로 시행된 연구에서는 물 분무를 한 경우와 비교하여 ribavirin 흡입제가 인공호흡기 이용의 기간을 평균 4일, 입원 기간을 2일 감소시켰다. 투여 방법을 간소화하는 방법으로 간헐적 고용량 치료(하루 3회 2시간 분무하여 5일간)를 시행한 연구에서도 좋은 결과를 보였다. 조혈모세포 이식 후 RSV 폐렴환자에서 분무 ribavirin과 면역글로불린 혹은 palivizumab의 병용 투여는 치료에 유용하였으나 ribavirin 정맥 투여는 효과가 없었다. 감염 시 치료의 전반적인 임상 유용성, 적응증, 적절한 치료 기간에 대한 전문적 의견들은 다양하다. 특히 중증 또는 합병증이 동반된 RSV 감염의 경우 즉 고위험성을 지닌 영아(선천성 심질환, 만성 폐질환, 면역 결핍 상태)와 동맥 산소 분압이 65 mmHg 미만이거나 동맥 이산화탄소 분압이 증가되어 있는 중증의 입원 영아에서는 이 치료를 고려해야 한다. Ribavirin으로 치료한 환아에서 RSV 특이 혈청 중화 항체가의 감소와 비인후 분비물에서 RSV 특이 IgE와 IgA 반응의 감소를 보일 수 있지만, 이 결과에 대한 임상적 의미는 아직 확실히 밝혀지지 않은 상태이다.

성인에서 경구용 ribavirin (600 mg, q 12 hours)은 만성 C형 간염에서 혈청 aminotransferase를 가역적으로 감소 시킬 수 있다. Interferon gamma (conventional 또는 pegylated)와 병용 투여 시 혈청 ALT 수치와 HCV RNA 역가를 점진적으로 감소시킬 수 있었다.

정맥 혹은 분무 형태의 ribavirin은 심한 인플루엔자 감염에서 효과를 보여왔고 합병증이 없는 인플루엔자에서 바이러스의 양과 질병의 경과를 호전시키는 것이 알려져 있다. 또한 A형 인플루엔자(H1N1, pandemic 09)의 치료에서는 amantadine과 oseltamivir를 ribavirin(경구 300 mg 일일 3회)과 함께 투여하였던 환자군의 치료 성적이 oseltamivir를 단독 투여했던 환자에 비해 효과적이었다. 또한 정맥 혹은 경구투여한 ribavirin은 parainfluenza 바이러스, measles, adenovirus, human metapneumovirus 폐렴 등에서 임상적인 호전을 관찰할 수 있었다.

Ribavirin의 정맥 투여는 adenovirus 관련 출혈성 방광염이나 폐렴의 치료에 사용되어 왔으나 중증 질환에서는 효과가 증명된 바 없었다.

8. 용법 및 용량

RSV 감염시 3일에서 7일 간 하루 18시간 동안 ribavirin 분무요법을 시행한다. Ribavirin 분무용 액체는 20 mg/mL의 농도가 적절하며 보다 높은 농도(60 mg/mL)에서는 2시간씩 일일 3회의 치료 요법이 가능하다.

9. 부작용

전신적 ribavirin 요법은 혈관외 용혈, 고용량에서는 적혈구적 요소(erythroid elements)의 골수 분비를 억제함으로서 용량 연관성 빈혈을 유발한다.

분무 ribavirin은 약한 결막자극, 발진, 일시적 천명, 폐기능의 가역적 손상 등을 일으킬 수 있다.

Ribavirin 분무에 의한 노출은 분무치료 중인 영아를 돌보는 보호자나 간병인에게 일어날 수 있다. 이 경우 노출은 호흡기나 vacuum-exhausted hood system보다는 oxygen hood에서 많이 일어나므로 마스크의 사용이 추천된다.

인공호흡기를 수시로 점검함으로써 ribavirin에 의한 호흡기밸브의 막힘과 튜빙(tubing)을 방지할 수 있다.

전임상 연구에서 ribavirin은 기형 발생적, 태아 독성적, 돌연변이적, 생식기 독성의 가능성이 있고 종양 유발이 가능하다. 임신 중에 사용은 금기이며 이 약제에 노출되거나 치료 받은 경우에는 적어도 6개월 이상 피임을 해야 한다.

Sorivudine

1. 항바이러스제명

Sorivudine (1-β-D-arabinofuranosyl-5-[(E)-2-bromovinyl]pyrimidine-2,4 (1H,3H) -dione, Usevir, Brovavir)

2. 구조 및 성상

Sorivudine은 nucleoside 유사체로 VZV에 대해 강력한 억제효과를 가지고 있다. 생체 외 실험에서 sorivudine의 억제 농도는 0.0001~0.0006 μg/mL의 범위이며, VZV에 대하여는 acyclovir보다 1,000배 이상 강력한 효과를 보인다. 임상적으로 VZV에 대한 억제 농도는 0.0013 μg/mL이며, 감염되지 않은 세포의 성장을 억제하는 데는 매우 높은 농도가 요구된다. 또한 sorivudine은 시험관 내에서 HSV-1과 EBV에 대하여 효과가 있는 반면 HSV-2와 CMV에 대하여는 그렇지 못하다. 원숭이를 이용한 VZV 감염 실험에서는 저용량(0.2 mg/kg/일)에서도 효과가 나타났다.

HSV 감염 세포는 비감염 세포보다 40배 이상 sorivudine을 많이 흡수한다. 바이러스 TK에 의한 인산화는 sorivudine의 축적 및 활성에 필수적이며, diphosphate화 과정은 viral TK 활성도에 좌우된다. Sorivudine triphosphate는 viral DNA 복제에 있어 dTTP에 대하여 경쟁적으로 억제하지만, acyclovir triphosphate와는 달리 viral DNA polymerase의 기질이 아니므로 viral DNA 내로 들어갈 수 없다. Sorivudine의 항바이러스 작용에 대한 내성은 아직 임상적으로 나타나지 않았지만, 시험관 내에서 TK결핍 변이 VZV에 내성을 나타냈다.

3. 약물 약동학

Sorivudine은 경구투여 시 잘 흡수된다. 경구투여 후 생체이용률은 평균 60% 정도이며 식사에 영향을 받지 않는다. 40 mg 하루 일 회의 경구투여 후 평균 최고 혈중농도와 최저 혈중농도는 1.8 μg/mL와 0.2 μg/mL이다. 25 mg 정맥 투여 시 40 mg 경구 용량과 비슷한 혈중농도를 보인다. 노년층에서는 반감기 및 area under the curve (AUC)가 20~30% 정도 증가한다. 투여 약물의 95% 이상이 혈중단백과 결합한다. 정맥 투여 용량의 60~75%의 약물이 대사되지 않은 채 소변에서 검출되며, 약 5% 미만이 대사물 BVU로 배출 된다. Sorivudine은 동물실험에서 5-fluorouracil (5-FU) 의 독성을 증가시키며, cyclophosphamide에 대하여도 가능성이 있다. 또한 5-FU와 sorivudine으로 치료를 받던 종양 환자에서 사망자가 발생하였다. 대사산물 BVU는 5-FU의 대사에 필요한 효소를 억제하여 5-FU의 효과를 증가시킬 수 있다. 사람에서 zidovudine이나 ganciclovir의 약동학 또는 약물 내성에는 어떠한 영향도 미치지 않는 것으로 알려져 있다.

4. 임상 적응증

Sorivudine은 주로 herpesvirus인 Herpes simplex virus type I (HSV-1), Varicella zoster virus (VZV), Epstein-Barr virus (EBV) 치료제이다.

5. 부작용과 금기

경구용 sorivudine에 대부분 잘 견뎌내며, 단기 투여에서는 중대한 부작용은 없는 것으로 알려지고 있다. 오심, 구토, 설사 등의 위장관 증상과 두통이 가장 흔하게 나타나는 부작용으로 보고되었고, 일부 환자에서 간 효소치의 상승이 있었다.

설치류를 대상으로 한 임상 전 실험에서, 고용량(사람

용량을 체중으로 조정하여 75~750배의 용량으로)의 sorivudine을 장기 투여하였을 때 간과 고환 신생물의 증가와 연관이 있었다. 임상 전 실험에서 sorivudine은 돌연변이 유발능, 기형유발능 또는 배아 독성이 없었으나, 사람에서 임신 시에 안정성이 확립되어 있지 않다.

Trifluridine

1. 항바이러스제명

Trifluridine (trifuorothymidine, 5-trifluoro-methyl-2'-deoxyuridine; Viroptic)

2. 구조 및 성상

Trifluridine은 fluorinated pyrimidine nucleoside로서, 시험관 내에서 HSV-1, HSV-2, CMV, vaccinia virus에 대한 억제 효과가 있고, 약한 정도지만 일부 adenovirus에 대해 억제 작용을 가지고 있다. 0.2~10 μg/mL의 농도에서 acyclovir 내성 변이종을 포함한 herpesviruses의 복제를 억제한다.

항바이러스 작용 기전은 바이러스 DNA 합성을 억제하는 것으로, trifluridine monophosphate는 thymidylate 합성효소를 비가역적으로 저해하며, trifluridine triphosphate는 thymidine triphosphate에 대하여 경쟁적으로 DNA 중합 효소를 저해한다. Trifluridine은 바이러스 DNA 및 일부 세포 내 DNA에 들어가며, 비교적 낮은 농도에서 세포 DNA의 합성을 억제한다. 또한 실험실에서 기형유발, 돌연변이 유발, 항암 작용이 있는 것으로 나타났다. Trifluridine 내성 HSV가 실험을 통해 발견되었으나 임상적 의의는 아직 분명치 않다.

3. 임상 적응증

Trifluridine의 임상적 이용은 국소적 HSV 감염증의 치료에 국한되고 있으며, 미국에서는 HSV-1, HSV-2에 의한 각결막염과 재발성 epithelial keratitis의 치료에 사용되고 있다. HSV 안구 감염에서 국소적 trifluridine이 idoxuridine보다 작용이 더 우수하나, 국소적 vidarabine 치료의 효능과 비교한 실험에서는 큰 차이점은 나타나지 않았다. Trifluridine의 국소 치료는 idoxuridine 또는 vidarabine으로 임상적 반응이 없던 일부 환자에서 효과가 있는 것으로 나타났다.

Trifluridine 국소 치료는 acyclovir 내성 HSV 피부감염증 환자의 일부에서 유용한 것으로 보인다. Trifluridine과 IFN-α의 병용치료는 생체 외 실험에서 HSV 복제의 억제에 상승작용을 보이며, 약제 내성을 보이는 HSV의 안구 및 점막피부 감염증 치료에 이용되고 있다.

4. 부작용과 금기

부작용으로는 점적에 따른 불편감, 안검 부종, 드물게 과민반응, 자극성, 표재성 punctate 또는 epithelial keratopathy가 있다.

Lamivudine

1. 항바이러스제명

Lamivudine, β-L-2', 3'dideoxy-3'-thiacytidine, 3TC

2. 구조 및 성상

Lamivudine은 강력한 deoxycytidine (nucleoside) 유사 구조의 역전사효소 억제제이다. Lamivudine은 만성 B형 간염 및 HIV 치료에 이용되고 있다.

3. 작용 기전

Lamivudine은 deoxycytidine의 유사체이며 체내에서 인산화되어 3TC-triphosphate로 존재하며 HBV DNA polymerase의 활성도를 억제하고 또한 chain terminator로 작용함으로서 HBV DNA의 성숙(elongation)과 HBV 증식을 억제하는 작용 기전을 갖고 있다. 약물이 HBV pregenomic RNA로부터 역전사되는 바이러스의 DNA 염기서열 내로 삽입되면 더 이상 HBV DNA 합성이 진행되지 못하는 작용 기전을 갖는 반면 lamivudine 내성 바이러스는 돌연변이를 통해 Pol 활성 부위의 주요 아미노산 잔기가 바뀌어 lamivudine이 중합 효소과의 결합을 방해하게 되고 따라서 중합 반응의 기질로 사용되지 못하게 된다.

4. 약물 약동학

혈청 반감기는 2.5시간이나 세포 내 반감기가 11~14시간으로 긴 편이며 70% 이상이 신장으로 배설된다. 성인에서 86% 이상의 경구생체이용율을 보이며 혈뇌장벽을 통과할 수 있다.

5. 임상 적응증

1) HBeAg 양성 만성 B형 간염

ALT가 상승한 간염 환자의 lamivudine 1년 치료 성적은 HBeAg 혈청 전환율이 16~21%(위약군 5% 내외), HBeAg 혈청 소실률이 17~35%, ALT 정상화율이 약 60%이다. 혈청 HBV DNA가 검출되지 않는 PCR 방법으로 검사한 경우(400 copies/mL 이하) 36%였다. lamivudine을 1~3년 간 투여하면 50% 이상의 환자는 조직 소견이 호전되었다. lamivudine을 3~5년간 계속 투여하면 HBeAg 혈청전환이 40~50%에서 일어나지만, 내성발현율도 증가한다. 유전자형 내성이 생기면 시간이 경과할수록 치료로 인한 초기 조직 소견의 호전이 상쇄된다.

2) HBeAg 음성 만성 B형 간염

lamivudine을 1년간 투여했을 때, PCR 방법으로 검사한 경우 혈청 HBV DNA의 미검출률이 60~89%, ALT의 정상화율이 60~80%, 조직 소견이 호전된 경우가 60% 정도였다. lamivudine을 2년 이상 투여하였을 때에는 혈청 HBV DNA 미검출률이 56~74%(대조군 11%)로 감소하며, ALT 정상화율이 66~74%(위약군 36%)였다. lamivudine을 4년 간 투여했을 때 혈청 HBV DNA 미검출률이 34%, ALT 정상화율이 36%였다.

3) 대상 간경변증

간경변증 환자를 대상으로 32개월(중앙값) 동안 시행한 무작위 대조군 연구에서 lamivudine 치료는 위약에 비해 간경변증 합병증의 발생률과(3.4% vs. 8.8%) 간세포암종의 발생률을 유의하게 낮추었으나(3.9% vs. 7.9%), lamivudine 내성은 lamivudine의 유익한 치료 효과를 경감시켰다.

4) 비대상 간경변증

비대상 간경변증 환자에서 lamivudine 치료는 간기능을 호전시키고 간 이식의 필요성을 줄인다. 그러나, 치료 효과가 나타나는데 3~6개월이 필요하므로 간기능 악화가 너무 진행된 경우에는 lamivudine 치료가 도움이 되지 않을 수 있다.

6. 용법 및 용량

HBV 치료는 Lamivudine 100 mg을 하루 한 번 경구로 복용하고 HIV 치료는 150 mg을 12시간마다 복용하거나 300 mg을 하루 한 번 복용한다.

7. 부작용 및 약물상호작용

Lamivudine은 대개 성인에서는 부작용이 드물지만 간의 steatosis를 동반한 젖산 산증(lactic acidosis)는 치명적이며, 두통, 현훈, 피곤감 등이 흔한 것으로 알려졌다.

■ 참고문헌

1. 대한간학회 만성 B형간염 치료 가이드라인 위원회: 만성 B형간염의 치료 The Korean Journal of Hepatology 2007;13:447-88.

2. Bennett, John E., MD, MACP: Mandell, Douglas, and Bennett's Principles and Practice of Infectious Diseases, 8th Edition, p531-75, PA: Churchill Livingstone/Elsevier. Philadelphia.

3. Dienstag JL, Goldin RD, Heathcote EJ, Hann HW, Woessner M, Stephenson SL, et al.: Histological outcome during long-term lamivudine therapy. Gastroenterology 2003;124:105-17.

4. Papatheodoridis GV, Dimou E, Dimakopoulos K, Manolakopoulos S, Rapti I, Kitis G, et al.: Outcome of hepatitis B e antigen-negative chronic hepatitis B on long-term nucleos (t)ide analog therapy starting with lamivudine. Hepatology 2005;42:121-9.

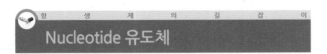

Nucleotide 유도체

이꽃실 (명지병원 감염내과)

Cidofovir

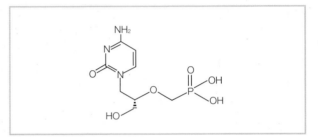

그림 1. Cidofovir의 구조

1. 작용 범위

Cidofovir ([s]-1-[3-hydroxy-2- (phosphomethoxy) propyl] cytosine dihydrate) ; (HPMPC, Vistide)는 cytosine의 phosphonate nucleotide 유사체이다(그림 1). 이는 숙주 세포의 효소를 이용하여 cidofovir diphosphate로 인산화되고, deoxycytidine triphosphate에 대해 경쟁적 저해제로 바이러스 DNA 중합효소에 작용하여 DNA 사슬을 조기에 중단시킨다(그림 2).

Cidofovir는 주로 CMV 치료에 사용되며, 현재 사용 허가된 모든 약제 중에서 CMV에 가장 좋은 효과를 보인다(시험관 내에서 foscarnet보다 100배 강력하고 100배 선택적인 효과를 보인다). 실험실 내에서 ganciclovir나 foscarnet과 동시 투여 시 CMV에 상승 작용이 있음을 보고하였다. Acyclovir에 내성인 HSV와 ganciclovir, foscarnet에 내성인 CMV 감염증에도 효과적이며 무엇보다도 일주일에 한번 투여하는 장점을 가지고 있다. 또한 papovavirus (polyomavirus 및 papillo-ma-virus), adenovirus, herpesvirus, Epstein-Barr virus, iri-

dovirus 및 poxvirus 등에 대한 억제력이 있으며, vaccinia, variola (smallpox)에도 효능이 있어 생물테러 측면에서도 관심이 높다(표 1).

CMV, poxviruses, adenovirus의 cidofovir 내성은 DNA polymerase의 point mutation과 관련이 깊고, ganciclovir에 고도 내성 CMV의 경우는 UL54 mutation에 의하며 이는 cidofovir와도 교차 내성을 보인다. Cidofovir의 사용과 관련해서 생기는 내성은 흔하지 않지만, CMV 망막염의 경우 3개월 치료 후 29%에서 생기는 것으로 알려져 있다.

2. 약물동력학

Cidofovir는 경구 흡수율이 낮아서 정맥주사로 사용하는데, 정맥주사 후 혈중 cidofovir의 농도는 1.0에서 10.0 mg/kg까지 용량에 비례하여 증가하고, 약물은 지수형 소실의 형태로 제거되며, 혈장 반감기는 2.6±1.2 h

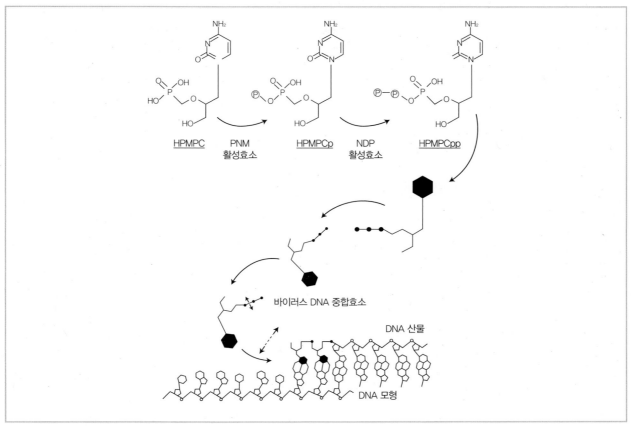

그림 2. Cidofovir의 작용 기전

세포에 흡수된 후 세포내에서 인산화 되어(pyrimidine nucleoside monophosphate [PNM] kinase후에 NDP kinase가 작용할 것으로 추측됨) diphosphoryl derivative HPMPCpp가 되며, 이는 3′ 말단에(CMV에서 보여진 바와 같이) 두 번 연이어 HPMPC가 삽입됨으로써 DNA 사슬 연장이 정지된다.

(n=25)이다.

주사 용량의 약 90%가 24시간 내에 그대로 소변으로 배출되며, 이는 사구체 여과와 신세뇨관 분비 모두를 통해 배설된다. 약물의 체내 분포용적은 500 mL/kg 이며, 이는 체내 총 수분 함량 전체에 걸쳐 골고루 분포한다. 단백결합력은 7% 미만으로 낮고, 경구투여 시 생체이용률은 5% 미만이다. Probenecid와 cidofovir를 5 mg/kg로 동시에 투여한 경우 최고 혈중농도는 19.6 μg/mL이다. 용량의 50%가 혈액투석 혹은 복막투석으로 제거된다.

Cidofovir는 세포 내 반감기가 48시간 이상으로 길어서 일회 투여 후, 수일 혹은 수 주까지 항바이러스 작용을 나타내므로 적은 투여 횟수로도 효과적이다. 이러한 장기간의 항바이러스 작용은 세포 내에 축적되는 cidofovir의

대사물들인 HPMPCp (반감기, 24시간), HPMPCpp (반감기, 65시간), HPMPCp choline (반감기, 87시간)에 의한 것이다.

3. 약물상호작용

Cidofovir와 probenecid의 약물상호작용은 수분공급을 충분히 한 환자에서 cidofovir의 정맥 내 투여와 probenecid 경구투여를 동시에 실시하였을 때 3.0 mg/kg 용량 수준에서는 아무런 약동학적 이상을 보이지 않았으나, 5.0 mg/kg 용량에서는 probenecid가 cidofovir의 세뇨관 분비를 억제하고 신장을 통한 제거를 감소시켰다. 또한 cidofovir와 probenecid를 같이 투여한 경우 zidovudine

표 1. Cidofovir의 항바이러스 효과 범위

Virus의 종류	항바이러스 효과
Polyomaviridae	
Murine polyomavirus	있음
Human polyomavirus	있음
Papillomaviridae	
Rabbit papillomaviridae	있음
HPV (several types)	있음
Adenoviridae (several types)	있음
Herpesviridae	
HSV-1	있음
HSV-2	있음
VZV	있음
CMV	있음
HCMV	있음
HHV-6	있음
HHV-7	있음
TK-HSV	있음
TK-VZV	있음
PK-HCMV	있음
SVV	있음
EHV-1	있음
BHV-1	있음
BHV-2	있음
MCMV	있음
RCMV	있음
GPCMV	있음
Iridoviridae	
African swine fever virus	있음
Hepadnaviridae	
HBV	없음*
Poxviridae	
Vaccinia virus	있음

TK-, thymidine kinase deficient; PK-, protein kinase deficient; MCMV, murine CMV; RCMV, rat CMV; GPCMV, guinea pig CMV.

*억제 효과가 없거나 매우 약함.

의 약물동력학에 변화를 주어 zidovudine 용량을 50% 정도 감량해야 한다.

기존에 foscarnet을 투여한 경우 신독성에 대한 위험도가 증가하며, tacrolimus, amphotericin-B, pentamidine, aminoglycoside, vancomycin, NSAIDs, contrast dye를 투여했었던 경우는 적어도 1주일 간격을 두고 cidofovir를 투여해야 한다.

베타락탐계 항생제와 비스테로이드성 소염제, lorazepam, furosemide, methotrexate, theophylline, rifampin 등도 감량이 필요하다. Entecavir, tenofovir도 신장을 통해 일차적으로 배설되기 때문에 cidofovir와 동시 투여시 혈중농도가 증가하고, 부작용에 대한 주의 깊은 관찰을 요한다.

4. 부작용과 금기

부작용으로 용량-의존성 근위부 신세뇨관 독성을 보일 수 있어서 전신 투여 시 투여량을 제한하며, 48시간 이내의 혈청 크레아티닌 결과를 참고하여 용량을 결정한다. 이를 해결하기 위해서 체중 1 kg당 3 mg 이상 정주 투여 전에 pro-be-necid 투여와 다량의 수액을 정주하여 예방할 수 있다. 신독성은 근위 신세뇨관의 기능 이상으로 나타나게 되는데 단백뇨, 고질소혈증, 대사성산증, 드물게 fanconi 증후군을 보일 수 있다. 유지용량에서 약 12~39% 환자가 단백뇨가 발생하고 15~24% 환자에서 크레아티닌의 상승을 보인다. 단백뇨는 신기능이 나빠지고 있는 첫 번째 지표다. 그래서 cidofovir 투여 시 크레아티닌청소율이 55 mL/분 이하인 경우나 단백뇨가 2+이상인 경우 상대적 금기에 해당한다. 혈청 크레아티닌이 기저치보다 0.3~0.4 mg/dl 이상 상승한 경우 용량을 3 mg/kg으로 감량하고, 기저치보다 0.5 mg/dl 이상 상승한 경우나 단백뇨가 3+이상으로 발생하는 경우 정맥 투여를 중단한다.

또한 probenecid (sulfonamide의 side chain을 함유)나 sulfonamide에 과민반응이 있는 경우 cidofovir 투여는 금기이다.

그 외 구토(48%), 발열(35%), 발진(30%), 두통(27%), 탈모(16%), 근육통(16%), 단백뇨(23%) 와 호중구감소증

(15~29%) 등이 있었으며 빈혈, 혈소판감소증, 범혈구감소증도 발생할 수 있다. 호중구 감소를 유발할 수 있는 다른 약제 투여 시 주의가 필요하며, 단백분해효소억제제를 투여하고 있는 경우 포도막염과 홍체염의 위험도가 증가하므로 안과 검사도 필요하다. HIV 환자에서 유지 요법 기간 동안 이런 부작용으로 인해 25~35%에서 약재 투여를 중단하게 된다.

Cidofovir를 투여하는 중에는 말초혈액검사와 신기능 검사, 단백뇨 유무에 대한 검사가 필요하다.

Cidofovir의 전임상 동물 연구에 의하면 돌연변이, 생식계 독성, 배아세포 독성, 기형 발생이 생길 수 있으므로 가임 여성의 경우 사용 종료 후 1개월까지 피임을 해야 하며 모유 수유도 피해야한다. 남성이 Cidofovir를 사용하는 경우에도 사용 종료 후 3개월까지 피임이 필요하다. 남성에 있어서 고환의 무게가 감소하며, 정자수가 감소할 수 있기 때문에 불임의 가능성도 경고해야 한다. 60세 이상의 환자에 대해서는 안전성에 대해 연구된 것이 없다. 그리고 동물실험에서 피하로 약물을 투여 받은 암컷에서 유선암이 발생하였으므로 실제 임상에서 이 약물로 치료받은 환자들에 대한 자료 점검과 정밀한 추적 관찰이 필요하다.

5. 임상 적응증

Cidofovir는 주로 CMV 망막염에 쓰이지만, EBV, HHV-6, HHV-8, polyomavirus, adenovirus, poxvirus, human papillomavirus (HPV)에도 쓰인다(표 1).

미국 FDA로부터 AIDS 환자의 CMV 망막염 치료에 정맥주사제로 승인되었다. Cidofovir를 안구 내로 투여시 질병의 진행을 연기시킬 수는 있으나 독성이 심해 권하지 않는다. Acyclovir에 내성을 보이는 피부 점막 HSV 감염증이나 Ganciclovir 내성 CMV disease에서도 유효하다.

효과는 AIDS 환자에서 발생한 CMV 망막염과 장염의 치료에 70~90%의 치료 효과가 있고, 골수 이식환자에서 발생한 CMV 폐렴에서 면역 글로불린과 병행 투여시 50~70%의 치료 효과가 나타난다. 신장 이식 환자에서의 반복적인 BK virus 관련 신장병증과 줄기세포 이식 환자

표 2. Cidofovir의 주요 임상 적응증

국소 요법
피부점막 HSV 병변(HPMPC gel), 특히 acyclovir에 내성일 때
반복성성기헤르페스증(HPMPC gel)
피부점막 HPV 병변(HPMPC gel 또는 종양내 주사)
HSV 또는 adenovirus성 각막결막염(HPMPC eyedrops)
CMV 막망염(초자체 내 주사)
전신 요법(정맥주사)
면역저하 환자에서 CMV 막망염, 전신성 CMV 감염증
면역저하 환자에서 HSV 및 VZV 감염증(특히 acyclovir에 내성일 때)
Hairy leukoplakia같은 EBV와 연관된 질환

에서의 BK virus 관련 출혈성 방광염에서도 사용할 수 있다.

임상적으로 또 한가지 중요한 것은 Cidofovir가 HPV와 연관된 병변(papilloma, 항문 성기 HPV 감염 병변, genital wart)에 효과가 있다는 것이다. 후두 및 항문 주위의 HPV 병변에 대해 국소 부위 주사 또는 국소 도포 치료를 시행하고 있으며 인두유두종에서 Cidofovir이 효과가 있다는 보고가 있다. 또한 진행성 multifocal leukoencephalopathy와 카포시육종의 치료용으로 고려되고 있다. 이식 환자에서의 침습적 아데노 바이러스 감염에 대해서도 효과가 있다는 연구 결과가 있으며 1% Cidofovir 점안액이 아데노 바이러스성 각결막염 예방 효과가 있다는 연구 결과도 있다(표 2).

Pregnancy category C이다.

6. 용법 및 용량

CMV 망막염 치료 시 cidofovir를 5 mg/kg을 주 1회 probenecid와 함께 2주 간 투여하고(초기 요법) 이어서 2주에 한 번 5 mg/kg을 투여(유지 요법)하며, 투여 전후로 수액의 정주가 필요하다. 유지 요법은 HAART 치료 반응으로 CD4+>100~150 cells/mm³ 이상으로 6개월 이상 꾸준히 유지될 때 고려해 볼 수 있다. 중단 시에는 CMV 망막염의 재발을 초기에 진단하기 위해서 주기적 안과 검사

가 필수적이다.

골수 이식 후에 발생한 adenovirus 방광염과 장염의 경우 cidofovir 5 mg/kg을 일주일마다 투여한 결과 1~4주(평균 2.5주) 후 증상이 호전되었다.

항문성기 주변 사마귀에 cidofovir 1% 겔을 하루에 한 번씩 발랐던 경우 43일 후 84%에서 완전히 또는 부분적으로 호전을 보았다. 전염물렁증의 경우 cidofovir 1~3% 겔을 하루 한두 번 바른 경우 성공적이었다. Acyclovir 내성-피부 점막 HSV의 경우 1% cidofovir를 하루에 한 번, 5일 동안 바르도록 CDC에서 권장하고 있다.

간기능장애 시 용량 조절은 필요 없다.

Probenecid는 cidofovir를 투여하기 3시간 전에 경구로 2 g을 먹고, cidofovir 투여가 완전히 끝나고 2시간과 8시간째 각각 1 g을 복용한다. 생리 식염수는 cidofovir를 투여하기 바로 직전에 1리터를 1~2시간에 걸쳐 빠르게 주입하고, 여기에 잘 견디는 환자는 cidofovir 치료가 끝날 때 1~3시간에 걸쳐 1리터를 다시 주입한다. Cidofovir는 0.9% 생리 식염수 100 mL에 희석하고, 24시간 이내에 사용해야 한다.

Adefovir

1. 작용 범위

[9-(2-phosphonylmethoxyethyl) adenine] (PMEA, adefovir)는 adenosine monophosphate의 acyclic nucleotide의 유사체이다. Adefovir가 항바이러스 효과를 나타내기 위해서는 이인산화되어야 하는데, 이러한 반응은 Adefovir가 세포 내로 이동한 후 세포 내의 5-phosphoribosyl 1-pyrophosphate synthetase 또는 AMP kinase에 의해 이루어진다. 이인산화된 제제들은 HIV의 역전사효소(reverse transcriptase; RT)의 기질로 작용하여 DNA 사슬의 연장을 중지시킨다. 마찬가지로 HBV와 연관된 RT 반응에서 DNA 사슬을 중단시킨다. Hydroxyl기로 인한 internucleotide lin-kage에 의해 DNA 사슬

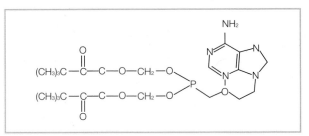

그림 3. Adefovir dipivoxil 의 구조.

에 삽입이 가능한 cidofovir와는 달리 DNA 사슬의 연장을 종료시키는 게 adefovir의 특징이다. 또한 adefovir는 natural killer cells과 endogenous interferon-alpha 생성을 자극한다.

Adefovir의 생체이용률을 개선시키기 위하여 여러 lipophilic ester pro-drug이 개발되었는데, 그 중 adefovir dipivoxil이 retrovirus의 감염증의 경구 치료제로 사용될 수 있게 되었다(그림 3).

항바이러스 작용 범위는 retrovirus와 hepadnavirus, 그리고 헤르페스 바이러스를 포함하므로 HIV와 HBV 또는 헤르페스 바이러스의 혼합 감염증, 폭스 바이러스를 포함하는 RNA와 DNA 바이러스에 실험실내 항균력이 있다. lamivudine 내성 B형 간염 바이러스에 대해서도 항균력이 있고, hepadnavirus 복제에 대해서도 용량-의존성 억제를 보인다. 실험실 내에서 adefovir와 lamivudine 또는 penciclovir의 병합 투여는 hepadnavirus에 대해 증가된 효과를 보인다.

HBV에 대한 adefovir의 내성은 실험실에서 유도하기 어렵다. 48~60주 동안 사용 시 내성에 대한 보고는 없으나, 144주 투여 시 3.9%에서 HBV DNA 중합 효소에 대한 돌연변이(N236T 또는 A181V)를 보이며, lamivudine, telbivudine, entecavir가 이런 변이를 억제한다.

2. 약물동력학

Adefovir는 사구체 여과와 능동 세뇨관 분비를 통해 신장으로 배설된다. Adefovir의 경구 생체이용률은 낮은 반면, 경구 adefovir dipivoxil은 빠르게 흡수되며 장내

또는 혈액의 esterase에 의해 adefovir로 다시 전환된다. Adefovir dipioxil의 경구 생체이용률은 약 30~60% 정도이며 같이 먹는 음식에 의한 영향은 없다. Adefovir이 세포 내로 이동한 후에 효소에 의해 diphosphate로 전환 후에 작용을 나타내는데 이 diphosphate의 $T_{1/2}$가 5~18시간으로 하루 한 번 투여가 가능하다. Adefovir dipovoxil을 경구로 투여했을 때 신장, 간, 장관계 등 주로 조직으로 분포가 이루어지고, 24시간까지 adefovir로 소변으로 배설되는 양이 30~45%, 혈장 내 반감기는 약 5~7.5 시간이며 신기능에 따라 용량 조절이 필요하다. 정맥으로 투여할 때 98% 이상이 24시간 이내에 소변으로 배설된다. 단백 결합은 4% 미만이고, 배설은 주로 신장을 통하며, 4시간 동안의 혈액투석 후에 35%가 제거되며, 복막투석에 대한 자료는 아직 없다.

Lamivudine, trimethoprim/sulfamethoxazole, 아세트아미노펜과 동시 투여 시 약물동력학의 변화에는 없다. 또 중등도 이상의 간기능장애가 있는 경우라도 약물동력학에는 건강한 사람과 큰 차이가 없다.

3. 약물상호작용

임상적으로 중요학 약물상호작용은 알려진 것이 없지만 adefovir는 신장으로 배설되므로, 신기능을 감소시키는 다른 약물 또는 세뇨관 능동 분비에 대해 경쟁적으로 작용하는 약물과 병용 투여하면, adefovir 또는 병용 투여되는 약물의 혈청 농도가 증가할 수 있다. 예를 들면 amiloride, cimetidine, digoxin, dofetilide, memantine, metformin, midodrine, morphine, procainamide, quinidine, ranitidine, triamterene, vancomycin 등이다.

이부프로펜은 adefovir의 경구 생체이용률을 증가시켜 C_{max} (33%)와 AUC (23%)를 증가시킨다. 사이클로스포린 및 타크로리무스 농도에 대한 영향에 대해서는 알려진 것이 없고, 일반적으로 CYP 450 효소를 저해하지 않고 CYP 450 효소를 유도할 가능성도 아직 알려져 있지 않다.

4. 부작용과 금기

Adefovir 혹은 이약의 다른 성분에 과민증이 있는 환자는 투여 금기로 되어있다. 부작용에 대한 연구는 만성 B형 간염 환자 522명을 대상으로 3% 이상의 환자에서 무력증, 두통, 복통, 구역, 설사, 소화불량 등이 있으며 검사상 이상 소견은 환자의 20%에서 기저 ALT보다 5배 이상의 상승이 있었고, 그 외 혈뇨, 아밀라제, AST, creatine kinase의 상승이 있다. 만성 B형 간염 환자의 치료 중단 후 간염의 악화가 동반될 수 있으며 드물게 심각한 간염이 발생할 수 있어 주의 깊은 모니터링이 필요하다.

정상 신기능을 가진 환자 중 혈청 크레아티닌의 상승을 볼 수 있으나, 0.5 mg/dL 이상 상승된 경우는 드물고, 치료를 지속하는 동안 회복되었다. 신독성은 adefovir 치료 중단의 주요 원인 중에 하나로써 장기간 adefovir 복용하는 경우 발생하며 점진적인 크레아티닌의 상승과 혈장 인의 감소를 특징으로 한다. 이는 HBV 감염을 치료하는 용량(10 mg/일)에서도 발생할 수 있지만 HIV 감염의 치료 용량(30~120 mg/일)에서 더 흔히 발생한다. 기존 신기능장애를 가지고 있거나, 사이클로스포린, 타크롤리무스, 아미노글리코사이드, 반코마이신 및 비스테로이드성 소염제를 병용 투여하는 경우 신독성의 위험이 증가한다. Nucleoside 유사체 및 다른 antiretroviral 제제와 adefovir를 동시 투여 시 유산증과 심한 간 종대를 동반한 지방증의 위험이 증가하며 치명적일 수 있어 중증 간 비대가 나타나는 경우는 약제의 투여를 중단한다.

Pregnancy category C로 유익성이 위험성을 상회하여 명백하게 투여가 필요하다고 판단될 때 투여를 고려하며, 모유로의 이행은 알려지지 않아서 투여 중에는 모유수유하지 않는 것이 바람직하다. 동물실험에서 정상 인체에 투여할 수 있는 용량의 20배를 투여하였을 경우 배아세포 독성과 기형 발생이 발생하지 않았으나 35배를 주사로 투여 시 배아세포 독성과 기형 발생을 보고하였다.

- 전신 : 무력증, 복통, 두통, 발열
- 위장관 : 구역, 구토, 설사, 간부전
- 대사 및 영양 : ALT 및 AST 상승

- 호흡기 : 기침 증가, 인두염, 부비동염
- 피부 : 가려움증
- 비뇨기계 : 크레아티닌 상승, 신부전

5. 임상 적응증

Adefovir dipivoxil은 혈청 아미노전이 효소(ALT 또는 AST)가 지속적으로 상승되거나 조직학적 활동성인 만성 B형 간염의 치료에 승인되었으며, 투여 시작 1주 이내에 바이러스의 복제를 용량-의존성으로 억제한다. 이전에는 lamivudine 내성 만성 B형 간염에 사용되었으나 현재는 더 효과적인 tenofovir로 대체되고 있으며 더 이상 first line agent로 추천되지 않는다.

6. 용법 및 용량

Adefovir dipivoxil은 신기능에 따른 용량 조절이 필요하며, 크레아티닌청소율이 50 mL/분 이상인 경우 24시간마다 10 mg 씩 투여하며, 신기능장애 정도에 따라 투여 간격을 조절한다(표 3). 간기능장애에 따른 용량 조절은 필요하지 않다.

12세 미만에서의 안전성 및 유효성은 확립되어 있지 않고, 65세 이상의 노인에 대해서도 충분한 연구가 아직 부족하므로 주의를 기울여야 한다.

표 3. 신기능에 따른 Adefovir Dipivoxil의 용량 조절

크레아티닌청소율(mL/분)	경구 용량	투여 간격
≥ 50	10 mg	24시간마다
20~49	10 mg	48시간마다
10~19	10 mg	72시간마다
혈액투석	10 mg	투석 후 일주일마다

Tenofovir

1. 작용 범위

Tenofovir (9-[-(R)-2-(phosphonomethoxy) propyl]adenine; PMPA)은 acyclic nucleotide 유사체이며, 인산화 작용을 거쳐 활성화된 tenofovir diphosphate로 전환된다(그림 4). 에스테르 전구 약물로 tenofovir disoproxil fumarate (이하, tenofovir DF)가 사용된다. tenofovir DF는 다이에스테르 가수분해에 의해 tenofovir로 전환되며 전환된 후 세포 내로 흡수되어 인산화 작용을 통해 tenofovir diphosphate (PMPApp) 형태로 활성화 된다. Tenofovir diphosphate는 자연 물질인 deoxyadenosin 5'-triphosphate (dATP)와 경쟁하여 바이러스의 reverse transcriptase를 저해하고 DNA chain terminator로써 작용한다. Tenofovir diphosphate는 mammalian DNA polymerase와 mitochondrial DNA polymease의 약한 저해제로도 작용한다.

HIV-1, HBV에 효과적이고 다른 항바이러스제와 상승 작용 또는 부가작용이 있다. 2001년 HIV-1 치료제로써 2008년 만성 B형 간염의 치료제로써 FDA의 승인을 받았다. 이는 이전의 약보다 월등하게 바이러스를 억제한다고 알려져 있지만 사용에 있어서 주의를 요하는데, abacavir, lamivudine, 그리고 tenofovir 조합, 혹은 didanosine,

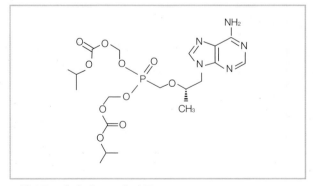

그림 4. Tenofovir disoproxil 의 구조.

lamivudine, tenofovir의 하루 일회 복용 요법으로 투여한 경우 바이러스 억제에 실패할 수 있다. 또한 기존 항바이러스 약물의 복용력이 없고 바이러스 수치가 높은 환자에 있어서 tenofovir, didanosine, efavirenz 또는 nevirapine의 병합 투여는 초기 바이러스 억제에 실패할 수 있기 때문에 피해야 한다. Tenofovir는 HIV 감염이 없는 HBV 감염 치료에서 5년 동안 내성이 발생하지 않았다. rtA194T mutation이 있는 HIV, HBV 동시 감염 환자에서 tenofovir 내성이 보고 되었으나 일관성 있는 결과로는 보이지 않으며 실험실 내에서 K65R mutation이 있는 HIV는 tenofovir에 대한 감수성이 3~4배 감소한다는 연구 결과가 있다.

2. 약물동력학

Tenofovir는 경구 흡수율이 낮지만, 전구 약물인 tenofovir DF는 복용 후 빠르게 tenofovir로 전환되며 공복 상태에서 흡수율을 25%까지 증가시키고, 지방이 많이 들어있는 음식물과 함께 투여 시 40%까지 증가시킨다.

Tenofovir는 세포 내에서 인산화 후 활동성 물질인 tenofovir diphosphate (PMPApp)로 변하는데 세포 내 반감기가 15~50시간 이상으로 길다. 혈장 반감기는 12~14시간이며, 세포 내의 반감기는 15시간 이상이기 때문에 300 mg 을 하루에 한 번 투여가 가능하다. 실험실 내에서 단백 결합은 7.2% 정도로 적은편이다. 신장을 통해서 일차적으로 배설되는데 주로 사구체 여과를 통해 배설되며 능동 신세뇨관 분비를 통해서도 배설된다. tenofovir를 정맥 주사 후 72시간 내에 70~80%가 소변으로 배출된다. 실험실 내에서 cytochorme P450 효소와 관련성은 없다.

3. 약물상호작용

Didanosine과 병합 투여하면 didanosine 혈중농도를 60%까지 증가시키므로 didanosine 관련 독성인 췌장염, 젖산혈증, 말초신경병증을 일으킬 수 있으며 CD4 cell 감소도 일으킬 수 있다. CD4 cell 감소를 일으키는 이유는 정확히 밝혀지지 않았다. Didanosine과의 병합 투여를 피하는 것이 좋으며 만약 병합 투여시 didanosine의 용량을 감소시키고 주의 깊은 관찰이 요구된다. 또한 일부 단백분해 억제제인 lopinavir, ritonavir, atazanavir 등의 혈중농도도 감소시킨다.

Tenofovir는 didanosine, nelfinavir와는 중등도의 상승 작용이 있으며, zidovudine, amprenavir, 모든 NNRTI와는 고도의 상승 작용이 있다.

4. 부작용과 금기

비교적 부작용이 적으며, 전반적 안전성은 adefovir와 비슷하다. 간혹 피로감, 두통, 설사, 구토, 복부 팽만 등이 있다. 드물게 신기능장애(저인산혈증 포함)와 Fanconi 증후군이 있으며, 기존에 신기능장애를 가지고 있다면 신독성이 발생할 가능성이 높아지는데 이는 Tenofovir가 가지고 있는 축적성 신독성에 의한 것으로 보인다. acyclovir, amphotericin B, anminoglycosides, cidofoir, cisplatin, cyclosporin, foscarnet, ganciclovir, probenecid, salicylate, tacrolimus, valacyclovir, valganciclovir, vancomycin 같은 신독성 약물을 이전에 사용했거나 동시에 투여하는 것은 피하는 것이 좋으며 동시에 투여해야된다면 주의를 요한다. 하지만 신독성이 발생할 가능성은 높지 않다. HBV 치료를 대상으로 한 연구 결과에서 신독성이 발생한 경우는 1%를 넘지 않았다. Didanosine과 병합 투여시 췌장염과 유산증이 생기는지 관찰이 필요하다. NRTI 약제와 동시 투여시 발생할 수 있는 유산증이나 지방증을 동반하는 심각한 간종대시에는 치명적일 수 있다.

드물지만 HIV 치료시 골밀도 감소가 관찰되므로 병적 골절의 과거력이 있거나, 골감소증, 골다공증, 골연화증의 위험도가 있는 경우 주기적 골밀도 검사가 필요하다.

HIV와 HBV 동시 감염이 있는 환자에서 tenofovir를 갑자기 중단한 경우 감염의 급성 악화를 경험할 수 있기 때문에 수개월 동안 증상 및 증후에 대한 추적이 필요하다.

Tenofovir DF의 검사실 이상 소견은 26%의 환자에서 관찰되는데, hypertriglyceridemia (>750 mg/dl) 8%, creatine kinase ($>$782 U/L) 12%, hyperamylasemia ($>$175 U/L) 5%, 간 효소 상승 2~4%, glycosuria (3+ 또는 4+) 3%, 호중구 감소($<$650/mm^3) 1% 등이 관찰되었다.

5. 임상 적응증

HIV 감염 치료에 승인된 최초의 nucleotide 유사체이다. HIV-1 RNA가 400~100,000 copies/mL 사이인 환자에서 tenofovir를 추가한 경우 HIV-1 RNA가 0.6 log10 copies/mL까지 감소되었고 이는 48주까지 유지되는 것을 관찰하였다.

HBV 치료에도 FDA 승인을 받았으며 현재 HBV 초치료제로 권고되고 있다. 2010년에 2세 이상의 HIV 치료에도 FDA 승인을 받았으며 2012년에 12세 이상의 HBV 치료에도 FDA 승인을 받았다. HIV와 HBV 동시 감염치료에도 사용할 수 있으며 HIV prophylaxis, HIV 감염 임산부, Adefovir 치료 실패 HBV 치료, Nucleoside analogue resistance HBV 치료에도 사용할 수 있다.

고강도항레트로바이러스제(highly active antiretroviral therapy, HAART) 치료 시 HBV 동시 감염 환자에서 좋은 치료제이나 내성의 우려 때문에 단독 치료는 권장되지 않는다. 또한, emtricitabine, efavirenz의 혼합약제 개발(Atripla)로 하루 일회 투여가 가능하게 되었고, Atripla는 HIV 생활사의 각기 다른 부분에 작용을 해서 약제 내성을 낮추는 작용도 한다. Emtricitabine과 tenofovir 혼합제인 Truvada도 HIV 환자의 사용에 대해 FDA의 승인을 받았다.

6. 용법 및 용량

18세 이상에서는 300 mg 캡슐 1정을 하루에 한 번 복용하며, 식사와 무관하게 복용할 수 있으며, 공복시 25% 지방이 많은 식사 시 40%의 경구 흡수율을 보인다. 신기능장애(크레아티닌청소율이 50 mL/분 이하인 경우)나 말기 신부전에 있는 경우는 C$_{max}$와 AUC가 유의하게 증가하기 때문에 투여 간격의 조정이 필요하다(표 4). 간기능장애

표 4. 신기능에 따른 Tenofovir disoproxil fumarate의 용량 조절

크레아티닌청소율(mL/분)	경구 용량	투여 간격
≥ 50	300 mg	24시간마다
30~49	300 mg	48시간마다
10~29	300 mg	일주일에 두번
혈액투석	300 mg	투석 후 일주일마다

표 5. 2세 이상의 소아에서 Tenofovir disoproxil fumarate의 용량 조절

체중(kg)	경구 용량	투여 간격
35 kg 이상	300 mg	
34 kg	280 mg	
32~33 kg	260 mg	
29~31 kg	240 mg	
27~28 kg	220 mg	
24~26 kg	200 mg	
22~23 kg	180 mg	하루 1번
19~21 kg	160 mg	
17~18 kg	140 mg	
14~16 kg	120 mg	
12~13 kg	100 mg	
10~11 kg	80 mg	

시 용량 조절은 필요없다.

2세 이상의 HIV 치료와 12세 이상의 HBV 치료에 사용할 수 있으며 용량 조절은 다음과 같다(표 5). tenofovir DF의 pregnancy category B이나 사람에 대한 연구 결과가 부족한 단계로 임산부에 대한 사용은 다른 치료제를 고려하기 어려운 경우 사용해야 된다.

□ 참고문헌

1. Benhamou Y, Bochet M, Thibault V, et al: Safety and efficacy of adefovir dipivoxil in patients co-infected with HIV-1 and lamivudine-resistant hepatitis B virus: an open-label pilot study. Lancet 358:718-23, 2001.

2. Bennett JE, Dolin R, Blaser MJ, et al: Principles and Practice of Infectious Diseases. 8th ed. Philadelphia, PA: p546-75, 1622-41 Elsevier Inc, 2015.

3. Cundy KC, Petty BG, Flaherty J, et al: Clinical pharmacokinetics of cidofovir in human immunodeficiency virus-infected patients. Antimicrob Agents Chemother 39;1247-52, 1995.

4. Hadziyannis SJ, Tassopoulos NC, Heathcote EJ, Chang TT, Kitis G, Rizzetto M, et al: Adefovir Dipivoxil for the treatment of Hepatitis B e Antigen-Negative Chronic Hepatitis B. N Engl J Med 348:800-7, 2003.

5. Kahk J, Lagakos S, Wulfsohn M, et al: Efficacy and safety of adefovir dipivoxil with antiretroviral therapy- a randomazed controlled trial. JAMA 282:2305-12, 1999.

6. Korutis AP, Bulterys M, HU DJ, et al: HIV-HBV coinfection-a global challenge. N Engl J Med 366 (19) :179-52, 2012.

7. Lalezari J, Schacker T, Feinberg J, et al: A randomized, double-blind, placebo-controlled trial of cidofovir gel for the treatment of acyclovir-unresponsive mucocutaneous herpes simplex virus infection in patients with AIDS. J Infect Dis 176:892-8, 1997.

8. Marcellin P, Chang TT, Lim SG, Tong M, Sievert W, Shiffman ML, Jeffers L, et al: Adefovir Dipivoxil for the treatment of Hepatitis B e Antigen-Positive Chronic Hepatitis B. N Engl J Med 348:808-16, 2003.

9. Mulato AS, Ho ES, Cihlar T: Nonsteroidal anti-inflammatory drugs efficiently reduce the transport and cytotoxicity of adefovir mediated by the human renal organic anion transporter 1. J Pharmacol Exper Ther 295:10-5, 2000.

10. Rivkina A and Rybalov S: Chronic hepatitis B: Current and future treatment options. Pharmacotherapy 22:721-37, 2002.

11. Snoeck R, Bossens M, Parent D, et al: Phase II double-blind, placebo controlled study of the safety and efficacy of cidofovir topical gel for the treatment of patients with human papillomavirus infection. Clin Infect Dis 33:597-602, 2001.

12. Tang MW, Kanki PJ, Shafer RW: A review of the virological efficacy of the 4 World Health Organization-recommended tenofovir-containing regimens for initial HIV therapy. Clin Infect Dis 54 (6):862-75, 2012.

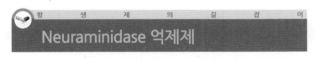

Neuraminidase 억제제

송준영 (고려대학교 의과대학 내과학교실)

1. 항생제명

Oseltamivir (tamiflu®), zanamivir (relenza®), peramivir (peramiflu®)

2. 구조 및 작용 기전

인플루엔자 바이러스는 표면 당단백 항원으로 hemagglutinin (HA)과 neuraminidase (NA)를 갖고 있으며, 이 두 가지 당단백이 숙주세포의 감염과 바이러스 복제에 있어 중요한 역할을 한다. 인플루엔자 바이러스가 숙주세포 내에서 복제가 된 후 완성된 바이러스 입자가 인접한 호흡기 상피세포로 확산되기 위해서는 세포 밖으로 유리되어야 한다. 이때, 숙주세포의 표면에 존재하는 당단백질 잔기인 시알산(sialic acid, Neu5Ac2en)과 바이러스 HA의 결합을 끊는 단계에서 NA가 작용을 한다. NA 억제제는 시알산유사구조물질로 인플루엔자 바이러스 표면의 NA를 경쟁적으로 억제함으로써 인플루엔자 A와 B 모두에 효과를 보인다.

최초의 NA 억제제인 tamiflu® (oseltamivir phosphate)는 전구약물로 그 자체로는 NA 억제를 못하지만 간에서 가수분해를 통해 활성형인 oseltamivir carboxylate로 전환이 되어서 NA와 시알산의 반응을 억제할 수 있다. 시알산의 -COOH기는 NA와 이온 결합을 하는 중요한 부위이고, -OH기는 HA과 공유 결합을 하는 부위이다. Zanamivir (relenza®)는 활성화 부위 4번째 탄소 원자의 hydroxyl기를 guanidinyl기로 대체하여서 NA 활성 부위에 더욱 강력하게 결합할 수 있다(표 1). Peramivir (peramiflu®)는 다른 NA 억제제와 구조적으로 다른 부가

표 1. Neuraminidase 억제제의 화학적 구조와 약학적 특성

종류	Oseltamivir	Zanamivir	Peramivir
화학 구조			
제형	경구 캡슐/현탁액	흡입제(분말 형태)	주사제
50% 억제농도(IC_{50})			
A/H1N1	0.3~1.0 nmol/L	0.5~2.5 nmol/L	0.2~1.4 nmol/L
A/H3N2	0.2~0.8 nmol/L	0.9~5.6 nmol/L	0.5~0.9 nmol/L
B	1.7~18.3 nmol/L	1.0~7.9 nmol/L	0.6~11.0 nmol/L
최고농도 도달시간(T_{max})	2.5~6시간	1~2시간	30분
혈중 최고 농도(C_{max})	~350 ng/mL	30~50 ng/mL	46,800 ng/mL
분포용적(V_d)	23~26 L	16 L	13 L
반감기($T_{1/2}$)	6~10시간	2.5~5.1시간	20시간
단백결합	3%	<10%	30%
주 배출 경로	신장	신장	신장
신기능 저하 시 용량 조절	감량 필요	불필요	감량 필요
간기능 저하 시 용량 조절	경도/중등도: 불필요	불필요	불필요

oseltamivir 75mg, zanamivir 10mg, peramivir 600mg 투여 후 평가하였음

적인 치환기를 갖고 있어서 NA의 여러 활성부위에 오랜 시간 강력한 반응을 할 수 있다.

3. 약물동력학

Oseltamivir phosphate는 활성이 없는 전구약물로 경구투여 시 신속하게 흡수되어 위장관, 간, 혈액 내에 있는 esterase에 의해서 활성 형태인 oseltamivir carboxylate로 변환된다. 생체이용률은 80%이며 약제의 흡수는 음식의 섭취에 영향을 받지 않는다. 혈중 최고 농도에 도달하는 시간은 평균 2~4시간이며, 6~10시간의 반감기를 보인다(표 1). 분포용적(volume of distribution, Vd)은 23~26 L이고, 활성형인 oseltamivir carboxylate의 단백 결합률은 3%로 매우 낮다. oseltamivir carboxylate의 90% 이상이 신장으로 배설이 되므로 신기능 저하에 따른 용량조절이 필요하다.

Zanamivir는 경구 생체이용률이 매우 낮아서 분말형태의 약제를 호흡기로 흡입한다. 통상의 용량(10 mg bid)을 흡입하면 약 13%가 기관지와 폐에 나머지는 구강 인후 부위에 침착되며, 4~17%가 전신으로 흡수된다. 상용량을 투여했을 때, 기관지 상피세포와 객담의 약물농도는 IC_{50} (50% 바이러스 억제 농도)의 100~1,000배 높게 도달하며, 반감기는 2.5~5.1시간이다(표 1). 주로 신장을 통해서 배설이 되지만 전신흡수가 제한적이므로 신기능 저하 환자에서 용량조절은 필요하지 않다.

Peramivir는 30분 이내에 빠르게 최고 농도에 도달하기

때문에 중증 감염에 빠른 효과를 얻을 수 있고, 반감기가 20시간으로 길기 때문에 단회 투여로 치료를 할 수 있는 장점이 있다. 90%의 약물이 체내 대사 없이 신장으로 배설이 되므로 신기능 저하 수준에 따른 감량이 필요하다.

인플루엔자 바이러스에 대한 IC_{50}을 고려하면, oseltamivir, peramivir는 A/H3N2 바이러스에, zanamivir는 A/H1N1, B 인플루엔자 바이러스에 상대적으로 높은 활성을 갖는다(표 1).

4. 약물상호작용

Oseltamivir, zanamivir, peramivir 모두 인플루엔자 생백신의 효능을 감소시키므로 생백신 접종 48시간 전에는 투여를 중단해야 하고, 생백신 접종 2주 이내에는 재투여를 하지 말아야 한다. Probenecid는 신장에서 신세뇨관 분비를 감소시킴으로써 oseltamivir carboxylate의 혈중 농도를 높이게 된다. NA 억제제는 간의 cytochrome P-450 효소에는 영향을 미치지 않으며, 그밖에 특이한 약물상호작용은 알려지지 않았다.

5. 내성 기전

Oseltamivir는 zanamivir에 비해서 A/H3N2 인플루엔자 바이러스에 대한 활성도가 높지만 A/H1N1 바이러스에 대해서 H275Y 변이와 관련해 내성이 생길 수 있는 우려가 있다. Zanamivir는 내성 장벽이 상대적으로 높고, A/H1N1, B 인플루엔자 바이러스에 활성도가 높지만 흡입제의 경우는 폐 조직과 전신 흡수가 10% 정도에 불과하기 때문에 폐렴 등 중증 감염에 사용하는데 제한적이다. Peramivir는 정맥주사 투여가 가능하다는 장점이 있지만 oseltamivir의 hydrophobic 그룹, zanamivir의 guanidino 그룹을 모두 곁사슬(side chain)로 갖고 있기 때문에 두가지 항바이러스제에 각각 교차 내성을 가질 수 있는 단점이 있다.

현재 내성 변이와 임상적 연관성이 밝혀져 있는 유전자 변이로는 N1 NA의 H275Y 변이뿐인데, A/H1N1 계절 인플루엔자 바이러스뿐 아니라 판데믹의 우려가 있는 A/H5N1 조류 인플루엔자의 경우도 H275Y 변이를 통해서 oseltamivir 내성을 보일 수 있다. 항바이러스제 감수성을 감소시키는 A/H3N2 바이러스의 N2 NA 변이로는 E119V, R292K가 대표적인데, oseltamivir에만 내성을 일으킨다. 인플루엔자 B 바이러스의 경우는 R150K, D197, I221T 등이 항바이러스제 감수성을 낮추는 것으로 알려져 있다. Zanamivir는 NA 접합 부위의 구조적인 변형 없이 달라 붙어서 바이러스 억제 효과를 낼 수 있지만, oseltamivir의 경우는 E176의 회전과 R224 아미노산과의 접합에 의해서 만들어지는 변형이 있어야 표적 부위에 반응을 해서 작용을 할 수 있다. 그런데, R292K, H275Y, N294S 등의 변이가 생기면 구조적인 변형이 불가능해져서 내성이 유발되는 것이다.

2008년 말까지 유행했던 A/H1N1 계절 인플루엔자 바이러스는 대부분의 국가에서 90% 이상 H275Y 변이에 의한 oseltamivir 내성을 갖고 있었다. 그러나 H275Y 변이를 갖고 당시 유행하던 A/H1N1 인플루엔자 바이러스는 복제와 전파력이 떨어져서 2009년 대유행 이후 판데믹 A/H1N1 인플루엔자 바이러스로 대치가 되고 자취를 감추게 되었다. 현재 일본을 제외한 대부분의 나라에서 1% 미만의 낮은 oseltamivir 내성률을 보이고 있다. H275Y 변이에 의해서 oseltamivir에 내성을 보이는 경우엔 peramivir에도 교차 내성을 보일 가능성이 높지만, zanamivir 내성은 매우 드물며 국내에서 보고된 바 없다.

6. 부작용과 금기

Oseltamivir, zanamivir, peramivir 등 NA 억제제 투약과 관련된 부작용의 빈도는 낮게 보고되었다. Oseltamivir의 경우에 가장 흔한 부작용은 2~15% 정도에서 나타나는 구역, 구토이고, 보통 투약 후 1~2일에 국한하여 경증으로 나타나고 투약을 중지해야 하는 경우는 매우 드물다. 2006년 oseltamivir 생산회사에서는 일본의 청소년에서 이 약을 복용한 후 이상 행동과 치명적인 자해 행위를 보인 증례들을 보고하였다. 현재까지 이 약과의 인과관계를 설명할만한 근거는 없으나 어린이를 포함한 청소년에서 투약 후 관찰이 필요하다. 그 밖에 1% 이하에서 당뇨악화, 부정맥, 간염, 위막성 대장염, 발진, 발작 등이 나타났다. Zanamivir는 우유단백(락토오스)에 과민반응이 있는 경우는 투약을 금해야 한다. 또한 기도 삽관을 하고 있는 환자에서 인공호흡기 또는 네뷸라이저를 이용해 zanamivir를 투약하면 튜브가 막힐 수 있으므로 금해야 한다. Zanamivir의 주요한 이상반응은 기관지 수축으로, 만성 호흡기 질환을 가지고 있는 환자는 가능한 zanamivir 흡입제 이외에 다른 항바이러스제를 우선 선택하고 불가피한 경우에는 투여 전 흡입용 기관지 확장제를 사용하도록 한다. 그 밖에 흡인 후 흔한 부작용으로는 두통(치료 2%, 예방 13~24%), 인후통(예방 8~19%), 기침(치료 2% 미만, 예방 7~17%) 등이 보고되었다. Peramivir 투약과 관련해서는 경도의 고혈압(2%), 불면증(3%), 당뇨 악화(5%), 설사(8%), 호중구 감소(8%) 등이 보고 되었다. 과거에 시알산 구조에 기반한 NA 억제제에 과민반응을 보이는 경우에는 재투여를 피해야 한다.

NA 억제제는 세 가지 종류 모두 임신의 미국식품의약안전처(FDA) 분류 C에 속한다. 즉, 임신에서의 안전성 여부에 대한 임상적인 연구가 없다. 따라서 임신중의 사용은 장점과 단점을 평가하여 개별적으로 결정되어야 한다. 아직까지는 임신중에 NA 억제제의 사용으로 인해 부작용이 발생하거나, 태아에게 부작용이 있었다는 보고는 없다.

7. 임상 적응증

1) 인플루엔자의 치료

인플루엔자 환자에 대한 항바이러스제 투여 여부는 환자의 중증도, 증상 발생 후 경과 시간, 환자의 기저 질환 등을 감안하여 임상적으로 결정되어야 한다. 조기에 검사 결과를 알 수 있는 신속 항원 검사의 경우에는 민감도가 낮아 위음성이 많기 때문에 음성 결과로 인플루엔자 감염 여부를 배제할 수 없으며, 실험실적인 확진 검사 결과를 확인 후 항바이러스제 투여 여부를 결정하게 되면 적절한 투여시기를 놓칠 수 있다. 따라서 항바이러스제 투여 대상

은 인플루엔자로 확진된 환자뿐만 아니라 인플루엔자 유행 기간 중 인플루엔자양 증상(influenza-like illness, ILI)의 기준에 합당한 소견을 보이거나 인플루엔자 감염이 강력히 의심되는 환자를 포함해야 한다.

합병증을 동반하지 않은 인플루엔자 환자의 경우에도 항바이러스제를 투여하면 질병 경과를 단축시키고 증상을 완화시키는 효과를 얻을 수 있지만, 중증 감염과 고위험군의 경우에는 항바이러스제 치료를 보다 강력히 권고해야 한다. 항바이러스제 투여를 적극적으로 권고해야 하는 고위험군에는 2세 미만 소아, 65세 이상 노인, 만성호흡기질환자, 만성심장질환자, 만성신질환자, 만성간질환자, 만성대사질환자, 이상혈색소증환자, 신경계질환자, 악성종양환자, 면역억제제를 복용 중이거나 HIV 감염인과 같은 면역저하자, 장기간 아스피린 투여 중인 소아, 장기 요양 시설 거주자, 임신부와 출산 2주 이내의 산모 등이 포함된다.

NA 억제제인 oseltamivir, zanamivir, peramivir는 인플루엔자 바이러스의 표면 당단백 항원인 neuraminidase의 작용을 억제하므로 A형 및 B형 인플루엔자 모두에 효과적이다. 건강한 성인 인플루엔자 환자에 대한 임상연구 결과 oseltamivir나 zanamivir를 사용하는 경우 증상 기간이 약 1일가량 단축되는 결과를 보였다. 자료가 제한적이지만 zanamivir나 oseltamivir가 심각한 인플루엔자 합병증을 예방하는 데 효과적이라는 보고도 있다. 위약대조 이중맹검 임상 시험 10개 연구를 분석한 결과에 의하면 실험실적으로 확진된 인플루엔자 환자가 oseltamivir를 복용하는 경우 위약을 복용한 환자에 비해 폐렴 발생 위험은 50%가량 낮았으며 입원율도 유사한 정도로 감소되는 결과를 보였다. 천식이 있는 소아를 대상으로 한 연구에서는 인플루엔자 바이러스에 감염된 환자에게 oseltamivir를 투여하는 경우 위약투여군에 비해 폐 기능이 빠르게 개선되었고 천식의 급성 악화가 적게 나타났다는 보고도 있다. Peramivir는 일부 국가에서만 허가되어서 임상 자료가 많지 않으나 우리나라, 일본, 대만의 성인 인플루엔자 환자 1,091명을 대상으로 oseltamivir와 비교한 임상 연구에서는 oseltamivir와 비교하여 열등하지 않은 결과를 보였다.

2) 인플루엔자의 예방

인플루엔자의 예방은 백신 접종을 원칙으로 하고 있고 항바이러스제를 이용한 화학적 예방이 이를 대체할 수는 없다. 그러나 2009년 인플루엔자 A (H1N1) 대유행처럼 유행 초기 백신 공급이 어렵거나, 항원의 변이로 유행하는 인플루엔자 바이러스주와 백신 바이러스주의 항원성이 일치하지 않아 예방 접종의 효과가 낮은 것으로 예상되는 상황처럼 백신의 공급 또는 효과의 제한이 있는 경우가 있다. 또한, 계란 또는 백신 성분에 아나필락시스와 같은 과민반응이 있는 경우, 예방접종 후 심각한 발열이 있었던 경우, 이전 인플루엔자 예방접종 후 6주 이내에 Guillain-Barre 증후군을 경험했던 경우처럼 백신 사용에 개인적인 제한이 있을 때는 고위험군을 대상으로 항바이러스제를 이용한 예방을 시행할 수 있다.

항바이러스제의 예방적 사용은 노출 전 예방(pre-exposure prophylaxis 또는 seasonal prophylaxis)과 노출 후 예방(post-exposure prophylaxis)으로 구분한다. 노출 전 예방은 인플루엔자 바이러스 감염에 노출이 가능한 시기에 고위험군을 대상으로 인플루엔자의 유행이 끝날 때까지 또는 백신 접종 후 효과가 나타날 때까지 예방적 용량의 항바이러스제를 투약하는 것이다. 인플루엔자의 노출 전 예방에 대해서는 요양원 또는 가족 안에서의 연구 결과들이 있으며 비교적 효과적인 것으로 알려져 있다. 인플루엔자의 유행 시기 동안 요양원에서 항바이러스제를 투약하여 인플루엔자를 예방하였을 경우에 92% 이상 환자에서 인플루엔자의 합병증을 감소시킨다는 연구결과가 있다. 그러나 노출 전 예방은 6~8주 이상의 유행 기간 동안 장기간 항바이러스제를 사용해야 하기 때문에 비용이나 장기 사용에 의한 부작용, 내성 발생의 우려로 일반적인 적용은 어렵다. 노출 후 예방은 인플루엔자 유행 시기에 인플루엔자 감염자에 노출된 사람에게 예방적 용량의 항바이러스제를 투약하는 것을 말한다. 노출 후 예방을 위해서 oseltamivir를 사용하였을 경우 68~89%, Zanamivir를 사용하였을 경우 79~81%의 예방 효과가 있었다. 이러한 효과를 근거로 고위험군 노출자에 대한 항바이러스제의 예방적 사용을 고려할 수 있으나 의료비용, 약제 내성 증가 등에 대한 우려가 있으므로 유행 상황 및 환자의 상태에 따라 사례별로 적용해야 한다.

8. 용법 및 용량

Oseltamivir, zanamivir, peramivir의 투여 용량은 투여 목적, 연령과 체중을 고려해서 결정해야 한다(표 2, 3).

표 2. 연령, 체중에 따른 neuraminidase 억제제 치료 용법

연령	Oseltamivir	Zanamivir	Peramivir
1~6세	1일 2회 체중에 따른 1회 투여 용량[a]을 5일간 경구투여	NA	허가 사항 없음
7~9세	1일 2회 체중에 따른 1회 투여 용량[a]을 5일간 경구투여	매회 2번씩,1일 2회(1일 총용량 20 mg) 5일간 흡입 투여	허가 사항 없음
10~12세	1일 2회 체중에 따른 1회 투여 용량[a]을 5일간 경구투여	매회 2번씩, 1일 2회(1일 총용량 20 mg) 5일간 흡입 투여	허가 사항 없음
13~17세	1일 2회 75 mg씩 경구투여	매회 2번씩, 1일 2회(1일 총용량 20 mg) 5일간 흡입 투여	허가 사항 없음
18세 이상 성인	1일 2회 75 mg씩 경구투여	매회 2번씩, 1일 2회(1일 총용량 20 mg) 5일간 흡입 투여	300~600 mg[b] 1회 정맥주사

[a]체중에 따른 1회 투여 용량은 다음과 같음: 체중 ≤15 kg, 30 mg; 15 kg < 체중 ≤23 kg, 45 mg; 23 kg < 체중 ≤40 kg, 60 mg; 40 kg < 체중, 75 mg
[b]국내에서는 300 mg 1회, 미국의 경우는 600 mg 1회 투여로 허가를 받았음

표 3. 연령 및 체중에 따른 neuraminidase 억제제 예방 용법

약제	연령 및 체중	예방적 투여 용량
Oseltamivir	성인	75 mg 1일 1회
	3개월 미만	허가사항 없음[a]
	3~12개월 미만	허가사항 없음[a, b]
	12개월 이상 소아	
	15 kg 이하	30 mg 1일 1회
	15~23 kg	45 mg 1일 1회
	23~40 kg	60 mg 1일 1회
	40 kg 이상	75 mg 1일 1회
Zanamivir (흡입제)	성인	10 mg (2회 흡입) 1일 1회
	5세 이상 소아	10 mg (2회 흡입) 1일 1회
Peramivir	예방 목적으로는 허가를 받지 않았음	

[a] 1세 이하 영아에 대한 oseltamivir의 응급 사용은 2009년 인플루엔자A (H1N1) 대유행 동안 한시적으로 허가되었다. 인플루엔자로 인한 위험이 높은 상황이라면 위험과 이득을 고려하여 oseltamivir를 투여할 수 있다.

[b] 미국 CDC에서는 3~12개월 미 소아에게 하루 1회 3mg/kg/dose 투여를 권고하고 있다.

1) 치료 요법

Oseltamivir는 75 mg 용량의 캡슐 제제와 12 mg/mL의 현탁액 형태로 5일간 경구투여하며 표 2에 제시된 투여 용량을 따른다. Zanamivir는 7세 이상의 소아 및 성인에서 한 번에 2회씩 하루 2회(10 mg씩 하루 2회)를 5일 동안 흡인한다(표 2). Peramivir는 주사용 NA 억제제로 우리나라는 300 mg을 1회, 미국의 경우 600 mg을 1회 투여 하는 것으로 성인에서 허가를 받았다.

중증 인플루엔자 환자에서 고용량 항바이러스제 치료에 대한 자료가 불충분하지만, A/H5N1 조류인플루엔자 감염에 대해서는 경구 흡수율 감소와 고용량 투여에 대한 안전성 자료를 근거로 고용량 oseltamivir (150 mg 하루 2회) 치료를 권고해 왔다. 그러나 중증의 2009년 대유행 인플루엔자 A/H1N1 감염 환자를 대상으로 시행된 중국의 대규모 전향적 코호트 연구에서 고용량 oseltamivir (>3.8 mg/kg/d) 투여군의 생존율이 상용량 투여군에 비해 높지 않았으며, 동남아시아 지역에서 수행한 다기관 이중맹검 무작위 배정 연구에서도 중증 인플루엔자 입원환자에 대한 oseltamivir 고용량(150 mg 하루 2회) 치료는 상용량(75 mg 하루 2회) 치료와 비교해 치료적 이점을 보이지 않았다. 홍콩의 18세 이상 성인 인플루엔자 입원 환자를 대상으로 고용량과 상용량 oseltamivir의 치료 효과를 비교한 연구에서도 치료 5일째 바이러스 검출율, 바이러스 배양음전율, 발열 지속 기간 및 입원 기간 등에서 차이를 보이지 않았다. 이 연구는 중증의 위독한 환자를 대상으로 하지 않았다는 제한점이 있지만 혈중 oseltamivir 최대 및 최저 농도를 측정하여 75 mg 하루 2회 상용량을 투여한 경우에도 90% 바이러스 억제 농도(90% inhibitory concentration)보다 8~18배 높은 결과를 보고하였다. 따라서, 이 같은 자료들을 바탕으로 중증 인플루엔자 감염 환자에서도 상용량 oseltamivir 치료를 권하고 있다. 정맥주사용 항바이러스제인 peramivir와 흡입제 zanamivir의 고용량 요법에 대해서는 유효성을 판단할 만한 자료가 부족하다.

2) 예방 요법

Oseltamivir는 1세 이상에서 예방적 사용이 허가되었으며, 1세 미만 또는 미숙아에서의 예방적 사용은 전문가와 상의하여 약제 사용에 의한 위험과 이득을 고려하여 결정해야 한다(표 3). Zanamivir는 치료 목적으로 사용

표 4. 신기능에 따른 neuraminidase 억제제 용량 조절

약제	사구체 여과율(mL/분/m²)	치료 용법	예방 용법
Oseltamivir	> 30~60	1일 30 mg 2회, 5일 간 투여	매일 30 mg 투여
	> 10~30	1일 30 mg 1회, 5일 간 투여	격일로 30 mg 투여
	혈액투석	진단 즉시 투여하고, 매 투석 직후 반복 투여 (최대 5일 간)	격 투석일(한번씩 걸러서)로 투석 직후 30 mg 투여
	지속적 신대체요법(CRRT)	1일 30 mg 1회, 5일 간 투여 또는 75 mg을 48시간 간격으로 5일 간 투여	자료 없음
	복막투석	투석액 교환 직후 30 mg 1회 투여	주 1회 투석액 교환 직후 30 mg 투여
Zanamivir(흡입제)		신기능에 따른 용량 조절 필요 없음	
Peramivir	30~49	200 mg 1회 투여	허가 사항 없음
	10~29	100 mg 1회 투여	허가 사항 없음

CRRT, continuous renal replacement therapy

할 경우에는 7세 이상에서 가능하나 예방적 사용은 5세 이상을 대상으로 임상 연구가 진행되었으며, 국내에서도 5세 이상에서 사용하도록 허가되었다. Peramivir는 예방 목적의 사용에 대해서 허가되어 있지 않다.

노출 후 항바이러스제의 사용기간은 10일을 권장한다. Oseltamivir의 노출 후 예방에 대한 임상 연구는 주로 7일 또는 10일 간 투여하는 연구로 진행되었으며, zanamivir에 대한 연구는 5일, 10일 간 투여하는 연구가 진행되었다. 각 약제에 대하여 투여 기간별로 비교한 연구는 없었으며, 주로 10일 간 투여에 의한 연구로 진행되어서 국내 인플루엔자 항바이러스제 사용 지침에서도 10일 투여를 권하고 있다.

3) 환자의 주요 신체 장기 기능에 따른 용량 조절

신기능이 저하된 환자에게 oseltamivir 또는 peramivir를 투여하는 경우 혈액 내 약물농도가 증가할 수 있다. 따라서 신기능 저하자에게 oseltamivir 또는 peramivir를 투여하는 경우 사구체 여과율에 따라 투여 용량을 감량해야 한다(표 4). 흡입제 zanamivir는 전신적으로 흡수되는 양이 제한적이기 때문에 신기능 저하자에 있어 약물이 축적되어 문제를 일으킬 가능성은 높지 않다. 실제 제조사의 설명서와 미국 질병관리본부의 인플루엔자 항바이러스제 투여 지침에서도 5일간의 일정으로 신기능 저하자

에게 zanamivir 흡입제를 사용하는 경우 용량 조절이 필요하지 않다고 기술하고 있다.

간기능 저하자에게 oseltamivir나 zanamivir를 투여하는 경우 안전성이나 효능에 관한 자료는 거의 없다. Peramivir는 대개 간에서 대사되지 않기 때문에 간기능 저하에 따른 용량 조절을 필요로 하지 않는다.

참고문헌

1. Centers for DiseaseControl and Prevention (CDC). Prevention and control of influenza. Recommendations of the Advisory Committee on Immunization Practices (ACIP), 2007. MMWR Recomm Rep. 2007;56 (RR-6):1-54.

2. Chairat K, Tarning J, White NJ, Lindegardh N.: Pharmacokinetic properties ofanti-influenza neuraminidase inhibitors. J ClinPharmacol. 2013;53 (2) :119-39.

3. Choi WS, Baek JH, Seo YB, et al.: Severe influenza treatment guideline. Korean JIntern Med. 2014 Jan;29 (1) :132-47.

4. Choi WS, Lee J, Lee HY, et al. Clinical Practice Guideline for Antiviral Treatment and Chemoprophylaxis ofSeasonal Influenza. Infect Chemother. 2012;44 (4) :233-249.

5. Moscona A.: Neuraminidase inhibitors for influenza. N Engl J Med. 2005;353 (13) :1363-73.

6. Song JY, Noh JY, Choi WS, Cheong HJ, Kim WJ.: Antiviral therapy in seasonalinfluenza and 2009 H1N1 pandemic influenza: Korean experiences and perspectives. Expert Rev Anti Infect Ther. 2015; 13(11): 1361-72.

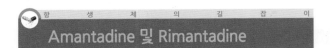

Amantadine 및 Rimantadine

김경효 (이화여자대학교 의과대학 소아과학교실)

1. 항바이러스제명

Amantadine, Rimantadine

2. 구조 및 성상

Amantadine(1-adamantanamine hydrochloride)과 rimantadine(α-methyl-1-adamantane methyl-amine hydrochloride)은 매우 낮은 농도(≪ 1 µg/mL)에서 인플루엔자 A 바이러스의 증식을 억제하는 대칭적 구조를 가지는 삼환계 아민이다(그림 1). 그러나 과거와 달리 2008~2009년 이후 인플루엔자 A/H1N1과 H3N2, 조류 H5N1, A (H1N1) pdm09는 이 약물들에 모두 내성이 있다. 인플루엔자 B와 C 바이러스는 이 약물에 원래 내성이 있다. Plaque assay에 의하면 사람 인플루엔자 A 바이러스에 대한 억제 작용은 약물농도 0.1~0.4 µg/mL 이하에서 일어난다. 어떤 검사에서는 rimantadine이 amantadine보다 4~10배 정도 그 활성도가 높은 것으로 나타났다. 이 두 가지 약물 모두 1918년 전세계적으로 유행했던

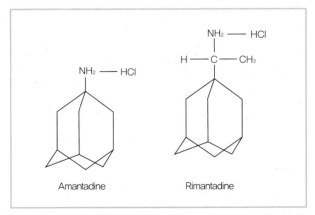

그림 1. Amantadine hydrochloride와 rimantadine hydrochloride의 화학 구조

바이러스종이 포함하고 있는 M 단백질에 대해 억제 작용을 일으켜 효과를 나타낸다.

생체 외 연구에서는 이들 약물이 고농도(10~50 µg/mL)에서 파라인플루엔자, 인플루엔자 B, 풍진, 뎅기 같은 피막을 가진 다른 바이러스에 대해서도 억제 효과가 있었으나 임상적으로는 이 농도에 도달할 수 없을 뿐 아니라 세포 독성을 일으킬 수 있다. Rimantadine은 약 1 µg/mL의 농도에서 산도 의존적으로 트리파노소마 살상 효과가 있다. Amantadine은 인체에서 C형 간염 바이러스의 증식을 일시적으로 억제한다.

동물의 인플루엔자 A 바이러스 감염 연구에서 이들 약제를 경구적 혹은 비경구적으로 투여 시 예방 및 치료 효과가 있었다. 생체 외 연구와 동물 모델에서도 M2 억제제와 뉴라미니다제 억제제 및 ribavirin을 복합 투여하면 항바이러스 효과 및 치료 효과가 향상됨을 보여주었다.

3. 작용 기전

Amantadine과 rimantadine은 저농도와 고농도에서 각기 다른 항인플루엔자 작용을 가진다. 저농도에서는 인플루엔자 A 바이러스의 M2 단백의 이온 통로 기능을 억제하는데, 이 M2 단백은 바이러스 증식의 두 단계에서 작용한다. 첫 번째 효과는 바이러스 탈피의 억제나 세포 내 이입(endocytosis) 동안 바이러스 입자의 분해에 관여한다. 두 번째는 H5와 H7 바이러스 아형에 대한 혈구응집소(hemagglutin, HA) 성숙과 바이러스 합성에 대한 효과로 경-골지 조직(trans-Golgi network)의 pH 조절 변경을 통해 이루어진다. Amantadine과 rimantadine은 양자 투과를 방해하고 M2를 매개로 하는 pH 변화를 막는다. 이 작용은 바이러스 증식 초기 엔도좀 내 매트릭스 단백의 pH 매개성 리보핵단백 복합체로부터의 분리 저해와 감염 후기 바이러스 수송 시 pH 유도 혈구 응집의 강화를 설명해준다.

Amantadine과 rimantadine은 포유동물 세포의 라이소좀 분획에 농축된다. 약물로 인해 라이소좀 내의 pH가 증가하면 바이러스로 인한 막 융합이 저해되고 높은 농

도에서는 항바이러스 스펙트럼이 더 넓어진다. 반면에, 주변 매개물로부터 약물을 제거하면 선택적 항인플루엔자 A 바이러스 효과는 빠르게 사라지므로 바이러스 증식 주기 초기의 세포 외액의 약물 존재는 매우 중요하다.

Amantadine은 저농도에서 C형간염 바이러스의 p7 단백의 이온 통로 활성을 억제하며, 이 기전이 생체 내에서 보고된 항 C형 간염 바이러스 효과를 설명해 줄 수 있다. 생화학 검사에서 amantadine은 C형 간염 바이러스의 효소 작용을 억제하거나 내부로의 리보솜 유입을 저해하지 않는다.

4. 내성(resistance) 기전

Amantadine 내성 바이러스는 약물의 존재 시 쉽게 선택된다. 억제 농도가 100배 이상 되는 내성은 M2 단백의 막통과 부위의 중요한 지점(26, 27, 30, 31, 34번 자리)에서 한 개의 아미노산이 바뀌어서 생긴다. amantadine과 rimantadine은 서로 교차 내성이 있다. 조류 모델에서 내성이 있는 바이러스는 독성이 강하며 유전적으로 안정성이 있고 야생형 바이러스와 경쟁하기 때문에 약물 투여를 중단한 후에도 약제 내성 바이러스 전파가 일어날 수 있다.

2003년 전까지는 치료를 받지 않은 환자들 중 소수(<1%)에서 내성이 있는 바이러스에 감염되었다. 외래에서 약물치료를 받는 소아와 성인 환자 중 약 30%와 입원한 소아환자 혹은 면역 저하자의 80%에서 내성이 있는 바이러스를 배출한다. 정상 면역을 가진 사람들은 내성이 있는 바이러스를 배출하더라도 병에서 빨리 회복되는 반면, 면역 저하자에서는 바이러스 배출도 오래 지속되며 회복 기간도 오래 걸린다. M2 억제제에 내성을 갖는 바이러스 전파는 약물 예방치료의 실패 원인이 될 수 있는데 가족 내 접촉과 탁아소 내 접촉에서 발생한다. 내성 변이종은 전형적인 인플루엔자 질환을 일으킬 수 있다. 치료받은 환자는 감염에 민감한 고위험자들과의 접촉을 피하는 것이 좋으며 같은 가족 내에서 치료(특히 어린 소아들)와 노출 후 예방치료도 피해야 한다.

2003년 이후, amantadine 내성 비율은 지역별, 바이러스 형에 따라 차이가 있으나 점차 증가되었다. 세계적으로 H3N2 분리주 중 amantadine 내성은 2003년 12%에서 2005년 91%까지 증가되었고 2008~2009년에는 95% 이상이 되었다. 미국에서는 2009년 3월 이전 대부분의 A/H1N1 분리주는 amantadine에 감수성이 있었으나 현재 A (H1N1) pdm09 바이러스를 포함한 거의 모든 A/H1N1 분리주는 내성을 가지게 되었다. 비유행형 H1N1 분리주들 중 amantadine 내성 비율은 2004~2005년에 세계적으로 4%, 2005~2006년에는 16%로 한국에서는 2%인데 비하여 중국에서는 72%를 보였다. Amantadine 내성의 증가와 이의 세계적 전파의 이유는 불분명하다. Amantadine의 부적절한 사용과 변이의 축적이 이러한 현상에 기여했을 것으로 생각된다. Ribavirin과 뉴라미니다제 저해제인 zanamivir와 oseltamivir 카르복실레이트는 M2 저해제 내성 바이러스종에 대해 생체 외 연구에서 활성을 보였다.

5. 약물동력학

표 1에 amantadine과 rimantadine의 임상적 약물동력학 특성을 나타내었다.

1) Amantadine

Amantadine은 캡슐, 정제, 시럽 형태로 경구투여 후 잘 흡수된다. 100 mg 하루 2회 복용을 하는 건강한 젊은 성인에서 안정 상태 최고 혈장 농도는 평균 0.5~0.8 μg/mL이다. 노인에서는 젊은 성인의 혈장 농도 최저치 0.3 μg/mL 도달에 필요한 체중 보정 용량의 반 정도만 요구된다. Amantadine의 혈장 단백 결합은 약 67%이며, 체내 용적 분포는 4~5 L/kg로 큰 편이다. 비 분비물과 침에서의 농도는 혈청 내 농도와 거의 비슷하다. 뇌척수액에서의 농도는 혈장 농도의 52~96%를 차지하며, 모유로 분비된다.

Amantadine은 사구체 여과와 세뇨관 분비에 의해 소변으로 배설된다. 혈장 내 반감기는 약 12~18시간이며 크레아티닌청소율과 관련이 있다. 연령에 따른 신기능 저하

표 1. 건강한 성인에서 amantadine과 rimantadine의 임상적 약물동력학 특성

특성	amantadine		rimantadine	
	젊은 성인	노인	젊은 성인	노인
상대적 경구 생체이용율(%)	62~93	53~100	75~93	NA
체내 용적 분포 (L/kg, 200 mg/일 투여 시)	6.1±2.1	3.6±1.1	18.4±9.6	11.5±2.9
혈장단백결합(%)	67	NA	40	NA
청소율(mL/분/kg)				
혈장 또는 전체	5±2.1	2±0.9	6.1±1.9	4.7±2
신장	6.4±3.7	2±1.1	1.2 ±0.4	NA
비신장	0	0	6.4 ±1.4	NA
대사되지 않은 약물의 요로배설(%)	62~93	53~100	8.3~43	NA
혈장 반감기(시간)	14.8±6.2	26.1±9.7	29.1±9.7	36.5±14.5
치료 농도(ng/mL)				
최고농도				
200 mg/일 투여 시	475±110	—	416±108	447±108
100 mg/일 투여 시	—	362±158	—	—
최저농도				
200 mg/일 투여 시	302±80	—	300±75	310±87
100 mg/일 투여 시	—	301±75	—	—

NA, not available.

로 노인에서 반감기가 2배까지 증가하며 신기능 저하가 있는 환자에서는 더 늘어날 수도 있다. 신기능 저하가 있는 경우에는 표 2와 같이 용량 감량이 필요하다. Amantadine은 혈액투석이나 복막투석을 통한 제거가 비효율적이므로 투석 시 추가 투여는 필요하지 않다. 이런 환자들에게서 혈장 내 농도 감시는 이상적이지만 현실적으로 잘 시행되지 않는다.

Amantadine의 약물동력학은 건강한 성인 지원자나 안정적인 면역 저하자에서 oseltamivir와 ribavirin의 병용에 의해 영향을 받지 않는 것으로 알려져 있다.

2) Rimantadine

Rimantadine은 잘 흡수되나 흡수가 느려서 최고 혈장 농도에 이르는 데 평균 2~6시간이 걸린다. 약물의 흡수는 식사에 의해 감소되지 않는다. 100 mg 하루 2회 복용으로 건강한 성인에서 안정 상태 최고 혈장 농도는 0.4~0.5 µg/mL, 지속 농도는 0.2~0.4 µg/mL이다. 영아에서는 하루 3 mg/kg 복용 시 최고 혈청 농도가 0.1~0.6 µg/mL이다. 노인이나 소아에서 나이와 관련된 중요한 약동학적 변화는 발견되지 않았다. 그러나 요양원에 있는 노인이 100 mg을 하루 2회 복용하는 경우 안정 상태 혈장 농도가 건강한 성인보다 2배 더 높아(평균 1.2 µg/mL) 이들 환자에서 감량이 필요하다는 것을 알 수 있었다. 혈장 단백 결합은 약 40%이다. Rimantadine은 약 12 L/kg의 매우 큰 용적 분포를 가지며, 비점액 내 농도는 혈장보다 평균 50% 더 높다.

Amantadine과 달리, rimantadine은 신장으로 배설되기 전 수산화, 포합, 글루쿠론산화에 의한 광범위 대사작용을 거친다. Rimantadine의 혈장 내 반감기는 평균 24~36시간이다. 심한 간 세포 기능장애가 없는 만성 간질

표 2. Amantadine의 예방 용량과 신 장애에서의 변화

상태	추천용량
신 장애가 없는 경우	
소아, 1~9세	5 mg/kg/일 2회 분복(최대 150 mg/일)
10~64세	100 mg 1일 2회
65세 이상	100 mg 1일 1회*
크레아티닌청소율(mL/분/1.73m²)†	
≥80	100 mg (1.4 mg/kg) 1일 2회
79~35	100 mg 1일 1회
34~25	100 mg 2일마다
24~15	100 mg 3일마다
<15	100 mg 7일마다
고령 성인과 크레아티닌청소율(mL/분/1.73m²)‡	
≥80	100 mg 1일 1회
60~79	100 mg, 50 mg 격일로
40~59	100 mg 2일마다
30~39	100 mg 1주일에 2회
20~29	50 mg 1주일에 2회
10~19	100 mg, 50 mg 격주로

* 체중 50 kg 미만 환자에서는 체중 보정 용량을 사용한다. (1.4 mg/kg/일)

† 성인 용량 200 mg/일을 기준. 저용량을 쓰는 노인과 소아에서는 비례에 맞게 감량한다.

‡ 이 용량은 캐나다 가이드라인에 의하며 부작용이 덜 심한 것으로 나타났다.

환 환자에서 임상적으로 중요한 약동학의 차이는 없다. 심한 신기능 저하가 있는 혈액투석 환자에서 rimantadine 제거는 40%까지 감소되며 반감기는 55% 증가한다. 심한 간기능장애나 신기능장애(CrCl<10 mL/분) 환자는 절반 정도(예를 들면 100 mg/kg)로의 감량이 추천된다. 혈액투석 시 rimantadine은 아주 소량 제거되므로 용량의 증가는 필요하지 않다.

6. 약물상호작용

Amantadine을 항히스타민제, 항우울제, 항콜린성 약물 및 기타 중추신경계 기능에 영향을 주는 다른 약물과 함께 복용 시 중추신경계 부작용의 위험이 증가한다.

Rimantadine은 확실하지 않으며 가능성이 있다. Trimethoprim-sulfamethoxazole 혹은 triamterene-hydrochlorothiazide와 함께 복용 시, 신장을 통한 amantadine 제거가 감소하여 중추신경계 독성을 일으킬 수 있다. 시메티딘은 혈장 내 rimantadine 농도를 15~20% 증가시키며 아스피린이나 아세트아미노펜은 10% 감소시킬 수 있으나 이런 변화는 크게 중요하지는 않다.

10일 동안 amantadine, oseltamivir, ribavirin의 추천용량을 함께 복용하는 것은 큰 문제가 없이 잘 순응된다.

7. 부작용과 금기

Amantadine 또는 rimantadine을 5일 요법으로 사용하는 것은 젊은 성인에서는 일반적으로 문제 없다. 그러나 계절적 예방으로 6주 사용과 같이 긴 기간 사용하거나 80세 이상의 노인과 같은 요양기관 거주하는 약한 노인들에게 10일 간 유행 조절을 위해 사용하는 경우에는 약물 부작용과 중단이 빈번하다.

12개월 미만의 영아들을 대상으로 한 환자-대조군 연구에서 amantadine과 rimantadine은 oseltamivir와 마찬가지로 잘 순응되는 것으로 나타났다.

Amantadine 복용으로 인한 가장 흔한 부작용은 위장 관계와 중추신경계의 불편감으로 신경쇠약, 현기증, 집중력저하, 혼돈, 불면증과 식욕 저하 및 오심 등이 있고 심하지 않으며 용량과 관계 있다. 주로 복용 첫 주에 많이 생기고 계속 복용하는 경우 시간이 지나면 좋아지며 약 복용 중단 시 회복된다. 중추신경계 부작용은 amantadine을 하루 200 mg 복용할 경우 약 5~33%에서 발생하나 이는 rimantadine에서보다 훨씬 덜 흔한 편이다. 외래 성인 환자의 인플루엔자 예방에 사용 시 하루 200 mg 복용자 중 6~11%가 부작용으로 약물 사용을 중단하게 된다. 부작용은 하루 100 mg 사용 시에는 견딜 만하고 인플루엔자 예방 효과도 있다. Amantadine 감량 투여(하루 100 mg)는 노인에서 필요하나 요양원에 있는 환자들의 20~40%는 신기능 저하 시 사용하는 적은 용량에서도 심각한 부

작용을 겪는다. 따라서, 이러한 인구 집단에서는 추가 용량감량은 크레아티닌청소율에 따라 결정되어야 한다.

신기능 저하 혹은 높은 용량에서 amantadine의 과다 혈장 농도(1.0~5.0 μg/mL)로 인해 섬망, 공격성, 망상, 진전, 간대성근경련, 간질, 혼수, 부정맥, 사망에까지 이르는 신경독성 반응이 일어날 수 있다. 신경독성은 physostigmine 투여로 금방 회복될 수 있으며 심실성 부정맥을 치료하기 위해서는 lidocaine을 쓸 수 있다. 장기간의 amantadine 복용은 망상피반, 말초부종, 체위성저혈압, 그리고 드물게 울혈성심부전, 시력상실, 소변저류 등을 일으킬 수도 있다. 말초부종, 망상피반은 amantadine에서 rimantadine으로 약제를 변경하면 좋아질 수도 있다. 이전에 간질이 있었던 환자는 amantadine 복용 중에 주요 운동 발작이 더 자주 나타날 수 있어서 감량이 필요하다. 파킨슨병이 있는 환자에서의 정신적 부작용과 정신분열병 환자에서의 정신병 악화가 amantadine의 사용으로 발생할 수 있다. 발진과 백혈구 감소가 드물게 관찰된다.

Rimantadine의 투여는 amantadine과 비슷하게 용량과 관련된 부작용이 있으나, 1일 200 mg 혹은 300 mg 용량에서도 rimantadine은 중추신경계 부작용이 더 적다. 예방 요법 중 중단률은 대개 5% 미만이다. 요양원의 노인들에게는 하루 200 mg 용량이 높은 부작용 발생률과 관계가 있고 하루 100 mg 용량에서는 적다. 드물게 rimantadine은 이전에 항경련제를 복용한 적이 없는 사람에게서 경련을 일으킬 수 있고, 설명이 되지 않는 높은 사망률이 rimantadine 사용과 관계가 있었다는 보고가 한 연구에서 발표되었다.

급성 amantadine 과다 복용에서 구갈, 동공확장, 독성정신병, 소변저류가 나타나는 것은 인간에서 항콜린작용이 있다는 것을 말해준다. Amantadine은 중추와 말초신경계에서 카테콜아민의 축적, 방출, 재흡수에 영향을 주어 교감신경계에 작용을 한다. Amantadine 과량 복용 후 악성심실부정맥이 사람에게서 보고되어왔다.

Amantadine과 rimantadine 모두 실험에서는 돌연변이를 유발하지는 않는 것으로 나타났으나 발암성에 대한 연구는 아직 없었다. Amantadine은 쥐에서 기형을 유발

할 수 있고 배아 독성이 있었으며, rimantadine은 토끼에서 기형유발효과 및 설치류에서 고용량 사용 시 모체 독성과 함께 배아 독성이 있었다. 두 약물 모두 임신 중 약물 카테고리 C에 포함된다. 임신 기간 중 amantadine에 노출 후 출생 기형이 보고된 바 있다. Amantadine과 rimantadine 모두 임신에 대한 안전성이 확립되지 않았다. 모유로 분비되기 때문에 수유부에서는 추천되지 않는다.

8. 임상 적응증

1) 인플루엔자 A

Amantadine과 rimantadine은 젊은 건강한 성인에서 인플루엔자 A 바이러스 감염의 예방과 치료에 유용하게 사용되어 왔다. 성인과 소아를 대상으로 한 연구들의 체계적인 문헌 고찰에서 예방 효과와 적절한 치료 효과가 증명된 연구 결과는 소아에서만 있는 것으로 결론지어졌다. 노인에서는 amantadine의 예방적, 치료적 효능을 뒷받침할 연구 결과들이 없었다. 유행형 A (H1N1) pdm09 바이러스의 amantadine 내성처럼 인플루엔자 A/H3N2 분리주에서 대부분이 amantadine 내성이 생기고 확산되고 있기 때문에 형이 확인되지 않은 인플루엔자 A의 유행 때 amantadine의 경험적 사용은 추천되지 않는다. 성인에서 하루 200 mg을 복용하면 전 세계적 유행형을 포함한 감수성 있는 다양한 인플루엔자 A 바이러스의 아형이 원인일 경우, 약 70~90%에서 두 약제가 모두 효과가 있었다. 예방 요법은 인플루엔자의 병원 감염을 예방하고 원내 유행을 축소하는 데에도 효과적이었다. 예방효과는 백신 효과에 부가적인 효과가 있는 것으로 보인다.

Rimantadine은 장기 요양 기관에 있는 성인에서 인플루엔자 A 질환의 발생 수를 줄이는데 zanamivir보다 덜 효과적이다. 보호 효과의 차이는 주로 rimantadine 예방 요법 실패를 일으키는 rimantadine 내성 바이러스의 출현 때문이다. Zanamivir 내성 바이러스는 분리된 적이 없다. 학동기 소아에게 rimantadine을 투여하면(5 mg/kg/일) 투여받은 소아와 가족 내 접촉에서 인플루엔자 A 바이러스 질환 위험을 감소시킬 수 있다. 그러나 접촉 후

예방 요법 시행 시에는 가족 내 접촉에 대한 방어 효과는 감염된 소아의 치료 여부에 따라 달라진다. 하루 100 mg 복용 시 인플루엔자 A 바이러스 질환에 대한 예방 효과가 있으면서 성인에서 부작용 발생의 감소도 가능하다.

Amantadine과 rimantadine은 모두 합병증이 없는 인플루엔자 A 질환의 치료에 효과적이지만 고위험군에서 이들 약물의 투여가 합병증 발생의 위험을 줄일 수 있는지, 그리고 폐합병증을 가진 환자에서도 효과가 있는지는 확실하지 않다. 외래 성인 환자에서 조기 치료(하루 200 mg, 5일 간)는 발열과 전신 증상 기간을 1~2일까지 단축시키며 바이러스 배출을 줄이고 일상 활동으로 회복되는 시간을 줄일 수 있다. H3N2 아형 인플루엔자 바이러스에 의한 질환에서 기관지과민성을 제외한 말초 기관지 기능 장애는 amantadine으로 치료한 환자에서 더 빨리 회복되었다. 백혈병이나 조혈모세포 이식을 받은 성인에서 amantadine이나 rimantadine으로 치료 시 폐렴의 위험을 낮출 수 있으나 최근 자료에서는 조혈모세포이식을 받은 사람들에서 초기 뉴라미니다제 억제제투여는 admantanes보다 선호된다. 이는 폐렴의 진행을 막고 바이러스 배출을 줄여 환자의 인플루엔자 관련 사망을 줄이고 병원 내 감염 전파를 막을 수 있기 때문이다. 소아에서 rimantadine 치료 시, 아세트아미노펜만 투여 시 보다 치료 첫 2일 간 증상과 발열, 그리고 바이러스 역가를 낮출 수 있으나 바이러스 배출은 더 오래 지속되었다. 치료는 일반적으로 감염에 대한 면역 반응에 영향을 주는 것 같지는 않지만 분비 항체 농도를 낮출 수도 있다.

Amantadine 또는 rimantadine의 간헐적 에어로솔 투여는 합병증이 없는 환자에게서 치료적으로 유용해 보인다. 두 약제 모두 사용 가능한 주사제형은 없다.

2) 그 외의 바이러스

Amantadine은 만성 C형 간염 치료에 여러 번 시도되었다. 치료를 받은 적이 없는 환자에서 인터페론에 amantadine(하루 200 mg 1회, 혹은 분복)을 추가하거나 인터페론과 ribavirin 복합치료에 추가 시 생화학적 반응과 sustained viral reponse (SVR)이 약간 증가할 수 있다. 인터페론 비반응군의 재치료에서 인터페론과 amantadine의 복합치료는 효과적이지 않으나 인터페론과 ribavirin에 amantadine의 추가는 10~25%에서 SVR과 관련이 있었다. Amantadine과 pegylated interferon (pegIFN), ribavirin 복합치료는 pegIFN과 ribavirin만 투여한 군에 비해 치료 경험이 있는 환자에서 SVR이 약간 증가한다. Bornavirus 감염과 관련된 신경정신적 증상에 대한 효과에 관해서는 연구가 필요하다.

9. 용법 및 용량

1) 인플루엔자의 예방

Amantadine과 rimantadine 모두 성인과 1세 이상 소아에서 사용이 가능하다. 성인은 100 mg을 1일 2회 복용한다. 1~9세 소아는 1일 체중당 5 mg으로 최대 150 mg까지. 10세 이상 또는 40 kg 이상 소아는 최대 200 mg까지 두 번으로 나누어 복용한다.

2) 인플루엔자의 치료

Amantadine은 성인은 1일 200 mg의 용량을 2회로 나누어 사용한다. 1~9세 소아는 1일 체중당 5 mg으로 최대 150 mg까지 두 번으로 나누어 복용한다.

Rimantadine은 성인은 100 mg씩 1일 2회 복용한다. 13세 미만 소아에서는 사용하지 않는다.

▣ 참고문헌

1. Alves Galvao MG, Rocha Crispino Santos MA, Alves da Cunha AJ: Amantadine and rimantadine for influenza A in children and the elderly. Cochrane Database Syst Rev. Jan 18;1:CD002745, 2012.
2. Aoki FY: Antiviral Drugs for Influenza and Other Respiratory Virus Infections. In: Bennett JE, Dolin R, Blaser MJ. editors. Mandell, Douglas, and Bennett's Principles and Practice of Infectious Diseases. New York: 8th ed, p531-45, Saunders, 2015.
3. Centers for Disease Control and Prevention. Antiviral Agents for the Treatment and Chemoprophylaxis of Influenza: Recommendations of the Advisory Committee on Immunization Practices (ACIP). MMWR 60:1-28, 2011.

4. Hayden FG and Aoki FY: Amantadine, rimantadine and related agents. In: Yu VL Merigan TC White NJ et. al. Antimicrobial Therapy and Vaccines. Baltimore: p1344-65, Williams & Wilkins, 1999.

5. Hayden FG, Aoki FY. Amantadine, rimantadine, and related agents. In: Yu VL, Edwards D, McKinnon S, et al, eds. Antimicrobial Therapy and Vaccines. 2nd ed. Pittsburgh: E Sun Technologies; 2002:714.

6. Wu MJ, Ing TS, Soung LS, et al. Amantadine hydrochloride pharmacokinetics in patients with impaired renal function. Clin Nephrol 1982;17:19-23.

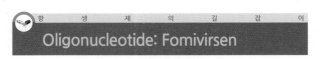

Oligonucleotide: Fomivirsen

허지안 (영남대학교 의과대학 내과학교실)

Fomivirsen (ISIS2922; Vitravene (비트라빈; fomivirsensodium intravitreal injectable))은 거대세포바이러스의 핵심 유전자의 부호화 구역으로부터 바꾸어지는 전령 RNA의 상보적 연쇄에 결합하여 바이러스의 전령 RNA (mRNA)의 전사를 차단하는 올리고핵산염(oligonucleotide)이다. 미국 식품의약국에 의해 승인된 최초의 안티센스 항바이러스제이다.

1. 항바이러스제명

Fomivirsen (ISIS 2922; Vitravene, 비트라빈; fomivirsensodium intravitreal injectable)

2. 구조 및 성상

21-nucleotide phosphorothioate oligonucleotide이다. 유리체강 내에 주입하는 주사제로 사용한다.

3. 작용 기전

1) 안티센스(antisense) 기전을 통해 거대세포바이러스의 증식을 억제한다.

Fomivirsen의 뉴클레오티드 연쇄는 거대세포바이러스의 유전자 발현의 조절을 담당하는 단백질을 암호화하는 주요 즉시-조기 영역 2 (major immediate-early region 2)를 전사하는 전령 RNA 연쇄에 RNA의 거울상 배열이다. 이러한 안티센스(antisense) 기전을 통해 fomivirsen이 거대세포바이러스의 주요 즉시-조기 영역 2 (major immediate-early region 2)에 결합하면 단백합성이 억제되고 결과적으로 거대세포바이러스 복제가 억제된다. 기존의 항바이러스제와는 다른 작용 기전으로 ganciclovir, foscarnet, cidofovir에 내성을 가진 거대세포바이러스의 복제도 억제한다.

2) 그 외의 기전

항바이러스 작용의 다른 기전으로 비안티센스(nonantisense), 연쇄-의존적 바이러스 복제 억제(sequence-dependent inhibition of virus replication), 연쇄-비의존적 세포로의 바이러스 흡수 억제(sequence-independent inhibition of virus absorption)가 포함될 수 있다.

4. 약물동력학

Fomivirsen은 유리체강 내 주사로 투여한다. 사람에 대한 약동학 연구는 현재까지 없고 동물에서는 7~10일 후 눈에서 제거되었다. 주사 후 수 시간 내에 망막에서 검출되고 3~5일에 걸쳐 농도가 증가하였다.

눈에 투여 시 165 µg, 330 µg을 주입 시 1시간째 농도는 각각 5.5 µmol/L와 11.6 µmol/L이다. 반감기는 약 55시간이다. 눈에서 주된 배설은 핵산말단분해효소(exonuclease)에 의한 대사이며 전신 노출은 측정되지 않고 소량이 소변에서 검출된다. 혈중 단백과 결합된 상태로 존재한다.

5. 임상 적응증

후천면역결핍증후군 환자의 거대세포바이러스 망막염의 유리체강 내 주입 시 말초 망막염의 진행을 지연시킨다. 안티센스라는 새로운 항바이러스 작용 기전으로 ganciclovir, foscarnet, cidofovir에 내성을 보여 기존의 항바이러스제를 투여할 수 없거나 치료에 실패한 경우에 투여할 수 있다. 사용 시 반대편 눈이나 안구 외 거대세포바이러스 감염에 대한 감시가 필요하다.

6. 용법

일주일에 165 μg씩 3주 동안 투여한 후 이후부터는 2주에 한 번씩 투여한다.

재활성되거나 다른 약제 치료에도 망막염이 지속되는 경우에 3주 동안 매주 330 μg을 투여하고, 이후 2주마다 투여하는 경우와 1일과 15일에 330 μg을 투여하고, 이후 4주마다 투여하는 두 가지 요법을 비교하였더니 적은 용량의 요법이 내약성이 더 좋고 더 편리하였고 더 효과적이었다.

7. 부작용

홍채염, 포도막염, 유리체염이 가장 흔하며 용량-의존 염증으로 국소 스테로이드 치료에 반응한다. 안압 상승이 흔하여 적절한 감시가 필요하다. 망막색소상피병증과 박리가 보고되었다.

8. 금기

수유부, 임산부, 소아, 녹내장, 망막 출혈 환자에서는 추천되지 않는다. 2~4주 내에 cidofovir를 투여 받은 환자에서는 안구염증의 위험이 높기 때문에 fomivirsen 사용을 추천하지 않는다.

◼ 참고문헌

1. 항생제 길잡이 전판의 oligonucleotide: fomivirisen 부분 Curr Opin Investig Drugs. 2008 Feb;9 (2) :132-45. Novel inhibitors of human CMV. Andrei G1, De Clercq E, Snoeck R.
2. Geary RS, Henry SP, and Grillone LR: Fomivirsen: clinical pharmacology and potential drug interactions. ClinPharmacokinet 2002; 41:255-60.
3. Gerald L. Mandell: Fomivirsen, In : Frederick GH. Principle and practice of infectious diseases. 8thed, New York, p526, Churchill Livingstone, 2005 Physician' s desk reference, 59nd ed, Thomson Healthcare, 2005.
4. Perry CM, and Balfour JAB: Fomivirsen. Drugs 1999; 57:375-80.
5. Randomized dose-comparison studies of intravitreousfomivirsen for treatment of CMV retinitis that has reactivated or is persistently active despite other therapies in patients with AIDS. Am J Ophthalmol 2002;133:475-83.

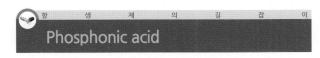

Phosphonic acid

이혁 (동아대학교 의과대학 내과학교실)

1. 항바이러스제명

Foscarnet (trisodium phosphonoformate)

2. 구조 및 성상

Foscarnet의 일반명은 phosphonoformate이고 무기 pyrophosphate 유사체이다. Foscarnet은 주로 acquired immune deficiency synodrome (AIDS) 또는 이식환자들에서 발생하는 ganciclovir 내성 cytomegalovirus (CMV) 감염 치료에 사용된다.

3. 작용 기전

Foscarnet은 바이러스나 세포의 효소에 의해 인산화되는 과정없이 바로 DNA 중합효소 또는 역전사 효소를 억제하여 항바이러스 작용을 나타내는데 구체적인 작용 기전은 결합 후에 deoxynucleotide triphosphates로부터 pyrophosphate 분리를 막아 DNA chain의 복제를 중지시키는 것으로 알려지고 있다. Foscarnet은 선택적으로 바이러스 polymerase를 억제한다; 세포 DNA polymerase를 억제하는 데는 CMV 복제를 막는데 필요한 foscarnet 농도의 100배가 필요하다고 한다. 따라서 세포 효소에는 거의 영향을 주지 않는다.

4. 작용 범위

Foscarnet은 시험관 내에서 herpes 계열 바이러스들, hepatitis B virus, 그리고 HIV에도 억제 효과를 보인다. 임상적으로 ganciclovir를 사용할 수 없는 CMV 감염, acyclovir 내성 herpes simplex virus (HSV) 그리고 varicella zoster virus (VZV) 치료에 사용된다. Zidovudine과 병합 시 HIV 억제에 상승 작용이 있는 것이 시험관 내에서 보고되었으나 HIV의 실제 치료제로서는 사용되지 않는다.

5. 내성 기전

유전자 검사(genotypic testing)를 시행해서 foscarnet의 효과를 예측할 수 있는 돌연변이를 확인할 수 있다. 이 방법으로 초기 치료에 실패한 환자들의 항바이러스 치료를 안내할 수 있다. Foscarnet 내성은 CMV UL54 유전자의 돌연변이에 의한다. 이 유전자는 바이러스 복제에 중요한 DNA polymerase의 유전자를 부호화(encoding)한다. 이 유전자의 돌연변이는 바이러스에 대한 친화력을 감소시킨다. UL54 돌연변이는 장기간 foscarnet 치료를 지속하는 경우에 발현될 수 있고 ganciclovir에 장기간 노출될 경우 UL97 돌연변이가 생겨 내성이 생기는 것으로

알려지고 있다. HIV 치료제로 사용되지 않지만 HIV reverse transcriptase의 돌연변이는 foscarnet에 HIV 내성을 유발한다. CMV에서 보이는 UL97 phosphotransferase 돌연변이가 있는 경우나 HSV 또는 VZV에서 보이는 thymidine kinase 돌연변이가 존재할 경우 foscarnet 내성은 관찰되지 않는데 이것은 foscarnet이 항바이러스 효과를 위해 세포 내 phosphorylation을 필요로 하지 않기 때문인 것으로 보인다.

6. 약물동력학

경구 생체이용률이 7~9%로 매우 낮기 때문에 주사제로 투여된다. 60 mg/kg의 용량을 8시간 간격으로 정주 시 평균 최고 혈중농도는 400~700 μmol/L이고 최저 농도는 80~150 μmol/L이다. 평균 항정 상태 혈중농도의 개인차가 심하다. 혈장 단백 결합률은 15% 정도로 정주한 다음 평균 분포용적은 0.4~0.7 L/kg이다. 뇌척수액 내 농도는 변화가 심해 항정 상태에서 혈중농도의 평균 66%에 이른다. Foscarnet은 삼상성(triphase)으로 소실되는데 처음 두 번의 반감기는 0.5~1.4시간과 3.3~6.8시간으로 짧고 세 번째는 88시간으로 매우 길다. 이는 15~20% 가량이 뼈에 축적되기 때문이다. 정주한 총량의 대부분이 약제를 끊은 후 1주일 내에 변화 없이 소변으로 배설되는 것으로 보아 간에서는 대사되지 않는 것으로 보인다. 신장기능이 저하되면 소실 반감기가 10배까지도 증가된다. 혈액투석으로 35% 가량이 제거되므로 혈액투석 후 보충량을 투여해야 한다.

7. 부작용

신독성이 가장 흔한 부작용이다. 신기능장애는 약제를 끊으면 대부분은 회복된다. Foscarnet은 콩팥요세관 세포에 직접적인 독성을 나타내는 것으로 알려졌다. 신기능장애는 6~15일째에 대부분 발생한다. 어떤 경우에는 콩팥기원요붕증(nephrogenic diabetes insipidus)이 creatinine 농도 증가 없이 나타나기도 한다. 신독성은 0.5~1 L

식염수를 동시에 정주하면 어느 정도 예방할 수 있다. 신독성이 가장 문제가 되므로 신독성이 우려되는 aminoglycoside, amphotericin B, pentamidine, cyclosporine 같은 약제와는 동시에 투여하면 안 된다.

Foscarnet은 금속 이온을 킬레이트화시키기 때문에 혈청 전해질의 불균형, 특히 저칼슘혈증, 저마그네슘혈증, 저칼륨혈증 등이 흔하다.

AIDS 임상 연구에서 경련 발생 보고가 있었으나 이것이 직접적인 약독성, 저칼슘혈증, 또는 다른 기저 질환의 효과인지는 불분명하다.

생식기 궤양은 요중 foscarnet 농도가 높은 것 때문에 발생하며, 치료를 중단하면 호전된다. 빈혈이 흔하게 보고되지만 ganciclovir와 흔하게 동반되는 백혈구감소증은 foscarnet 치료에서는 흔치 않다. 구역, 구토, 복통, 두통, 주사 부위의 국소 자극과 혈전성 정맥염 등도 자주 보는 부작용이다.

Foscarnet을 정주할 때에는 주입 펌프(infusion pump)를 이용하여 최대 1 mg/kg/분 이하의 속도로 주입하며, 혈중 전해질 농도를 주기적으로 모니터링하여야 한다.

동물실험에서 태아골격계 이상과 치아 발생에 이상을 가져왔고 수유로 배설되므로 임신이나 수유 중에는 사용할 수 없다(임신 범주 C 등급).

8. 임상 적응증

Foscarnet 60 mg/kg 8시간마다 2~3주 간 투여 후 90 mg/kg 1일 유지 요법으로 AIDS 환자 망막염을 90% 늦출 수 있다. 유지 요법을 사용하지 않으면 한 달 내에 재발된다. 임상적으로 호전되지 않거나 재발된 망막염 환자에서 ganciclovir (5 mg/kg/일)와 foscarnet (90 mg/kg/일) 병용요법이 각 약제를 고용량으로 단독 치료하는 것보다 효과가 우월했다.

CMV로 인한 위장관계 질환, 췌장염, 대장염 등에 효과를 보이고 재발도 적다. 치료 효과는 80% 정도로 ganciclovir와 유사한 것으로 보고된다. 망막염과는 달리 유지요법으로 질환의 진행을 예방할 수 없다. CMV간염에 효과를 보이고 ganciclovir와의 병용 요법에 효과가 있다.

조혈모세포이식 환자에서 CMV 감염의 예방 치료로서 약 50% 환자에서 임상적인 호전을 보이며 CMV 항원혈증에서도 효과가 증명되었다.

AIDS 환자에서 acyclovir 내성 HSV, VZV에 의한 피부 및 점막 감염에서 효과를 보이나 감염된 후 초기에 투여해야 하고 병변이 치유된 이후에도 2주 이상 투여해야 한다. 일부 AIDS 환자에서 카포시육종(Kaposi's sarcoma), B형 간염 환자에서 효과가 보고되었다.

■ 참고문헌

1. Arevalo JF, Gonzalez C, Capparelli EV, et al.: Intravitreous and plasma concentrations of ganciclovir and foscarnet after intravenous therapy in patients with AIDS and cytomegalovirus retinitis. J Infect Dis 1995;172:951.
2. Berns JS, Cohen RM, Stumacher RJ, Rudnick MR.: Renal aspects of therapy for human immunodeficiency virus and associated opportunistic infections. J Am Soc Nephrol 1991;1:1061.
3. Goldfarb DS, Coe FL.: Foscarnet crystal deposition and renal failure. Am J Kidney Dis 1998;32:519.
4. Le Page AK, Jager MM, Iwasenko JM, et al.: Clinical aspects of cytomegalovirus antiviral resistance in solid organ transplant recipients. Clin Infect Dis 2013;56:1018.
5. Maurice-Estepa L, Daudon M, Katlama C, et al.: Identification of crystals in kidneys of AIDS patients treated with foscarnet. Am J Kidney Dis 1998;32:392.
6. Meyer PR, Matsuura SE, Zonarich D, et al.: Relationship between 3'-azido-3'-deoxythymidine resistance and primer unblocking activity in foscarnet-resistant mutants of human immunodeficiency virus type 1 reverse transcriptase. J Virol 2003;77:6127.
7. Trifillis AL, Cui X, Drusano GL.: Use of human renal proximal tubule cell cultures for studying foscarnet-induced nephrotoxicity in vitro. Antimicrob Agents Chemother 1993;37:2496.
8. Wagstaff AJ, Bryson HM.: Foscarnet. A reappraisal of its antiviral activity, pharmacokinetic properties and therapeutic use in immunocompromised patients with viral infections. Drugs 1994;48:199.

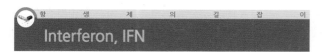

김기환 (가톨릭대학교 의과대학 소아과학교실)

1. 항바이러스제 명

Interferon, IFN

2. 구조 및 성상

IFN은 1957년 바이러스가 다른 바이러스의 증식을 억제하는 바이러스 간섭 현상의 매개체로서 발견된 후 항바이러스 작용, 면역 조절 작용, 항 증식 작용을 지닌 강력한 사이토카인의 하나로 잘 알려져 왔다. IFN은 다양한 유도 물질에 의해 자극을 받은 세포에 의해 생산되는 단백으로, 세포는 IFN에 의해 비특이적인 항바이러스 상태가 될 수 있도록 생화학적 변화를 만들게 된다. IFN은 TypeⅠ, type Ⅱ 그리고 type Ⅲ의 subfamily가 있다. Type Ⅰ IFN은 가장 큰 subfamily로 사람에서는 13종류의 sub-type의 IFN-α들과 IFN-β가 포함된다. Type Ⅱ에는

IFN-γ가 포함이 되고, type Ⅲ는 가장 최근에 알려졌으며 IFN-λ를 포함한다.

IFN-α와 IFN-β는 거의 모든 세포에서 만들어지는데, 바이러스 감염과 dsRNA, 박테리아, 원생동물, 마이코플라즈마, polyanion, 저분자 유기화합물, 특정 사이토카인이나 성장인자(예, IL-1, IL-2, 종양괴사인자(TNF)) 등의 다른 다양한 자극에 의해 생성된다. IFN-γ은 항원의 자극, mitogen, IL-2과 같은 특정 사이토카인에 의해서 생성되는데 T 림프구와 자연 살해 세포(natural killer cell, NK cell)에서 생성된다. 주된 항바이러스 IFN인 IFN-α와 IFN-β는 아미노산 서열이 대략 30% 정도 동일하다. 사람의 IFN-α는 상당한 정도로 아미노산 서열이 동일한 (70% 이상) 종류의 집단이지만 생체 외 실험에서는 항바이러스 효과와 생물학적 효과는 다양하게 관찰된다. IFN-γ은 IFN-α와 IFN-β보다 항바이러스 효과는 낮지만 항원에 대한 대식세포의 활성화, classⅡ 주조직 적합성 복합체(MHC) 발현, 국소 염증반응의 중재에 관해서는 더 강력한 면역 조절 효과가 있다. 임상적으로 이용되는 IFN은 대부분 재조합 DNA 기술로 생성되고 있다(표 1).

표 1. 사람 인터페론의 종류

	IFN-α	IFN-β	IFN-γ
	Type I, leukocyte	Type I, fibroblast	Type Ⅱ, immune
종류	13가지 이상	1가지	1가지
분자량(kDa)	16~27.6	20~23	15.5~25
산 안정성	안정적	안정적	비안정적
수용체의 코딩 염색체	21번	21번	6번
임상적 사용	rIFN-α2a	IFN-β1a	rIFN-γ1b
	rIFN-α2b	IFN-β1b	rIFN-γ
	Le-IFN-αn3	rIFN-β1a	
	Ly-IFN-αn1	rIFN-β1b	
	rIFNalfacon-1	Peg-IFN-β1a	
	Peg-IFN-α2a		
	Peg-IFN-α2b		

3. 작용 기전

DNA 바이러스는 IFN의 항바이러스 작용에 상대적으로 덜 민감하지만, 많은 종류의 동물 바이러스가 IFN의 항바이러스 작용에 민감하고, 그 효력은 바이러스 종류에 따라 차이가 있다. IFN의 활성도는 세포 배양 시스템에서 항바이러스 효과가 어떤지 측정하게 된다. 전형적으로 IFN 활성도 1 단위(Uint)는 특정 세포에서 바이러스 증식 또는 발현이 50% 감소시키는 시약 희석액에 있는 양을 말한다. 이것은 WHO 표준 단위에 준해서 국제단위(international unit, IU)로 표시된다.

항바이러스 상승 작용은 IFN-α 또는 IFN-β와 IFN-γ, 다양한 합성 항바이러스제제, TNF와 병합 투여 시 나타난다. 복합 작용은 다른 사이토카인과도 일어난다.

IFN은 직접적으로 항바이러스 작용을 나타내는 것이 아니라 노출된 세포에서 단백질을 생성하며, 이러한 단백질이 바이러스에 저항성을 갖게 한다. 그러기 위해서는 IFN이 특정한 세포 표면의 수용체와 우선 결합해야 한다. Type I IFN (IFN-α, β)의 경우 IFNAR1/2, type II IFN (IFN-γ)는 IFNGR1/2를 이용하고, type III IFN (IFN-λ)는 IL10R2와 IFNLR1으로 구성된 수용체 복합체를 통해 신호를 전달한다. IFN 수용체는 JAK-STAT 신포전달과 연관되어 있고, 이런 신호는 여러 단계를 거쳐서 100여 종류의 IFN 조절 유전자를 발현을 증가시킬 수 있는 전사인자를 활성화하게 된다.

IFN 조절인자군이 존재하고 있고 또 다른 여러 경로를 통해서 IFN 반응을 조절할 수 있는데, 생체 외 반응의 예를 보면 많은 유전자들이 IFN-β에 의해 발현이 증가되지만, IFN-α나 IFN-γ에 의해서는 발현 증가되지 않는 것을 microarray법에 의해 알 수 있었다. IFN에 의한 항바이러스 작용 시작은 빠른 시간에 시작되고, IFN에 노출되면 20여 종류 이상의 단백 물질을 생성하게 한다. 많은 바이러스들에서 생체 외 실험을 보면, 주된 항바이러스 효과는 바이러스 단백 생산을 억제함으로써 일어난다. 바이러스와 세포 종류에 따라 IFN의 항바이러스 효과는 바이러스 침투나 탈피각(uncoating), mRNA의 합성이나 메칠화, 바이러스 합성과 방출을 억제 또는 방해하면서 일어난다.

IFN 유발 단백질 중 잘알려진 2'-5'-oligoadenylate (2-5[A]) synthetase와 protein kinase PKR은 dsRNA가 있으면 단백질 합성을 억제한다. 2-5 (A) synthetase는 latent cellular endoribonuclease (RNase L)를 활성화시켜 세포와 바이러스의 ssRNA를 분해시키는 adenylate oligomer를 생산하게 하는데 결국은 단백 합성을 억제하게 된다. 활성화된 PKR은 단백질 합성에 관여하는 단백질인 eukaryotic initiation factor-2 (eIF-2)를 선택적으로 인산화시키고 비활성화시켜서 유전자 부호 해석(translation)을 방해한다. 또한 활성PKR은 전사 인자 억제자 IκB (transcription factor inhibitor IκB)를 인산화하고 NF-κB의 dsRNA 유도 활성을 매개한다. 또한 IFN은 메틸 전이 반응을 억제함으로써 mRNA의 capping을 막을 수 있다. 그리고 IFN은 human guanylate binding protein-1을 유도할 수 있는데, 이는 여러 RNA바이러스에 대한 항바이러스 기능을 매개한다. Phosphodiesterase의 IFN 유도는 tRNA를 분리하여 펩타이드 연장을 저해하고 단백질 합성의 억제에 관여한다. Nitric oxide synthase의 유도는 IFN-γ의 실질적인 항바이러스 효과를 중재하는 것으로 나타난다.

그러나 Mx protein과 인플루엔자 바이러스, 2-5 (A) synthetase//RNase-L과 picornavirus를 제외하고 특정 효소의 유도와 특정한 바이러스에 대한 저항성 사이에는 일정한 연관성은 없다. 특정한 바이러스는 여러 단계에 걸쳐 억제되는데 특정 바이러스에 대한 주된 억제 효과는 바이러스 종류에 따라 다르다. 많은 바이러스들은 IFN 유도 단백의 신호전달과 생성을 억제함으로써 IFN의 효과에 맞설 수도 있다. HCV의 NS5A 단백은 IFN 유발 PKR의 기능을 억제하고 다른 HCV 단백인 E2는 경쟁적으로 PKR kinase 활성을 억제한다. 인플루엔자바이러스의 NS1 유전자는 IFN 생성을 억제하기 위해 dsRNA에 결합하는 IFN 길항제의 역할을 한다.

바이러스 IFN과 면역 IFN 시스템은 기능적으로 중복되어 있지 않고, IFN들 사이에서 그리고 IFN과 면역의 다른 부분들 사이에서 복합적 상호작용이 존재한다. IFN은

MHC class I의 발현을 증강시키고 세포 독성 T세포 반응을 증진하며, T세포 반응에 영향을 주고 Toll 수용체의 발현을 변화하고 자연 살해 세포의 세포 독성을 증가시키고 수지상세포와 Th1 림프구의 분화를 촉진하는 여러 사이토카인과 케모카인의 발현을 조절한다.

IFN-α는 대식세포에 의해 만들어지고 대식세포의 기능을 조절할 수 있고, 탐식 기능과 세포 융해 능력을 증가시키게 된다. 결론적으로 IFN은 직접적인 항바이러스 기능과 면역 반응을 통해서 바이러스 감염을 제거할 수 있다. IFN유도 MHC항원의 발현의 변화는 항원제공(antigen presentation)과 세포독성 T림프구의 용해 작용을 증가시킴으로써 IFN의 항바이러스 작용을 하게 하는 것이다. IFN-α, IFN-β, IFN-γ는 class I MHC 분자의 발현을 증가시키지만, IFN-γ만은 class II 발현도 증가시킬 수 있다. 거대세포바이러스(cytomegalovirus, CMV), VZV를 포함하는 여러 바이러스들은 이런 INF-γ의 MHC 발현작용에 길항적으로 반응한다. 그리고 IFN은 세포사멸에 관련된 유전자를 유도할 수 있어서, IFN-α와 IFN-β은 p53을 유도하는 등 세포사멸의 중요한 매개체가 된다.

일반적으로 IFN은 바이러스가 최고 역가를 보인 후 또는 체액성 항체반응 이전에 바이러스가 증식되는 부위에서 나타난다. IFN은 바이러스 감염과 관련된 전신 증상 발현에 관여되기도 하고, 바이러스 질환에서 면역학적 반응에 의한 조직손상을 일으킬 수도 있다. 고농도의 IFN 수치가 보인 뒤 바이러스 역가가 감소하게 되지만, 어떤 만성 또는 급성 바이러스 감염(예; 출혈성 발열)에서는 지속적으로 높은 IFN이 관찰되기도 한다.

4. 약물동력학

IFN의 지속적인 생물학적 효과는 혈청 농도나 다른 전통적인 약동학 매개변수와 쉽게 연관되지 않는다. IFN-α을 근육주사나 피하주사하면 흡수율은 80%를 초과한다. 혈중농도는 양과 관계되어 4~10시간에 최고치에 도달해서 18~36시간에는 기저치로 돌아간다. 말초혈단핵구에서 2-5 (A) synthetase는 IFN에 대한 생물학적 반응성의 지표로 사용되어 왔는데 1회 용량으로 6시간에 증가하기 시작하여 4일 간 지속된다. 세포에서 항바이러스 상태는 주사 후 1시간에 시작하여 24시간에 최고 혈중농도에 도달하며 천천히 감소한 뒤 주사 6일째에 기저치로 된다. IFN-β를 근육 내 또는 피하로 주사하게 되면 비록 2-5 (A) synthetase의 증가가 있어날 수 있긴 해도 혈중농도는 무시할 만한 수준이다. 경구투여로는 혈중 IFN 상승이나 말초혈단핵구에서 2-5 (A) synthetase 증가를 보이지 않는다.

전신 투여 후 호흡기분비물, 뇌척수액, 눈, 뇌에서도 IFN은 저농도로 검출된다. 정맥 투여에서는 뇌척수액에서 검출되는 양은 혈중농도의 1% 미만 수준이다. INF-β와 IFN-γ가 쉽게 활동성을 잃는 반면에 IFN-α은 대부분의 체액 내에서 안정적인 편이다. 그러나 특정한 부위에서 측정할 수 있는 IFN치가 항바이러스나 다른 생물학적 활동성을 반영하는지는 알 수 없다.

정맥 투여 후 IFN-α와 IFN-β은 빠르게 복잡한 방법에 의해 제거되기 시작한다. 백혈구에서 정제된 IFN-α과 재조합 IFN-α의 혈중 $T_{1/2}$elim은 대략 3~8시간이다. IFN 제거는 다양한 체액에 의한 비활성화, 세포흡수, 여러 장기 들에 의한 대사에 의하여 일어나는데 이러한 장기들 중 주로 신장에서 이루어진다. 그러나 소변에서의 생물학적으로 활성이 있는 IFN은 거의 발견되지 않는다. IFN-α2는 혈액투석 환자에서는 제거율이 64~79%까지 감소한다.

IFN에 polyethylene glycol을 붙이면 흡수를 늦추고, 제거율을 감소시키고 $T_{1/2}$elim을 증가시켜서 혈중농도를 더 높게 오랫동안 유지시킬 수 있게 하여 1주에 1회 투여만으로도 효과가 있게 할 수 있다. 현재 두가지 peg-IFN-α가 승인되어 있는데 peg-IFN-α2a와 peg-IFN-α2b이다. Peg-IFN-α2a가 좀 더 안정적이고 용액에 녹아있는 반면, peg-IFN-α2b는 사용 전에 녹여 사용해야 한다. Peg-IFN-α2a가 주로 간에서 제거되고 peg-IFN-α2b는 30% 정도가 신장에서 제거된다. Peg-IFN-α2a의 경우 투여 후 45시간 정도면 최고 26 ng/mL의 혈중농도에 다다르며 $T_{1/2}$elim은 약 80~90시간이다. 매주 투여하기 시작하면서 5~8주 후면 안정적인 혈중농도를 유지할 수 있다. 중등도의 신장애와 간경화가 약물역동학에 영향을 미치지 않지만 혈액투석을 하는 신부전 환자에서는 제거율이 25~45% 감소된다. Peg-IFN-α2b의 경우 투여 후 15~55시간에 최고 26 ng/mL의 혈중농도에 다다르며, 약 30~40시간의 $T_{1/2}$elim을 가지거나 IFN-α2b 것보다 10배 이상 시간이 더 지나면서 혈중농도가 감소한다. 말기 신질환 환자에서는 2종류의 peg-IFN의 용량 감량이 필요하다.

5. 임상 적응증

IFN은 감염, 악성종양 및 여러 다른 질환에서 임상 연구가 진행되었고 IFN의 종류에 따라서 식약청의 승인을 받아 사용되고 있다. 재조합형과 자연형 IFN-α들이 첨규콘딜로마(condyloma acuminatum), 만성C형간염, 만성B형간염, HIV에 감염된 환자의 카포시육종, 악성종양(melanoma 등) 등에 인증을 받았다. 피하 peg-IFN-α (주 1회, 피하주사)와 ribavirin의 병합치료는 만성C형간염의 표준 치료로 현재 사용되고 있는데, 유전형 1 또는 4에 의한 HCV감염은 ribavirin과 병합하여 peg-IFN-α2a (180 μg/주, 피하) 또는 IFN-α2b (1.5 μg/kg/주, 피하) 으로 48주 과정으로 치료하고, HCV RNA 수치가 낮고 치료에 반응이 좋을 경우나 2, 3유전형에 의한 감염의 경우엔 24주 과정으로 치료할 수도 있다. HBV 감염에서도 peg-IFN-α 또는 전통적 IFN-α가 사용되고 있고, 장기간 치료가 필요할 경우에는 peg-IFN-α가 더 선호되고 있다. IFN-α는 첨규콘딜로마와 같은 papillomavirus에도 효과적인 치료이며 병변 부위에 주입할 수 있고, 호흡기 감염에서는 비강 내 스프레이 형태로 사용할 수 있다. 재조합 IFN-γ은 IFN-γ-1b로 사용되는데 만성육아종 환자에서 예방적 치료로 승인 받았다. IFN-β은 다발성경화증에 사용된다. 최근에는 peg-IFN-β-1a가 재발성 다발성경화증의 치료에 완치 목적보다도 재발 회수의 감소와 뇌병변 축적의 저속화를 위해 사용되고 있다.

6. 부작용 및 약물상호작용

자연형과 재조합형 IFN은 용량과 연관되어 즉시형과 지연형 독성이 나타난다. 5×10^6 IU (MU)/일 미만의 용량에서는 부작용은 대개 경미하고 가역적이다. 1~2 MU 이상 근주와 피하주사 시 주로 첫 1주 동안에 발열, 오한, 근육통, 두통, 관절통, 구역, 구토, 설사 같은 인플루엔자 유사 증상이 나타난다. 이러한 증상은 주사 후 수 시간 내 보이며 8~24시간 후에 가장 분명하게 나타난다. 40℃ 이상의 고열이 있으나 12시간 내 회복된다. Peg-IFN 경우 혈중농도는 더 오래 지속되지만 인플루엔자 유사 증상이 지속 기간은 전통적 IFN들과 비슷하다. 대부분 환자에서 몇 주 내에 내약성이 나타난다. 발열은 해열제의 전처치로 조절할 수 있다. 외음부사마귀와 같은 병변 내 투여에서도 환자의 1/2에서 인플루엔자 증상이 나타나며, 투여 부위에 불편함이나 백혈구감소증이 나타날 수 있다.

사용량이나 기간을 제한할 만한 주요 독성으로는 과립구감소와 혈소판감소가 동반되는 골수억제, 기면, 경련, 행동장애, 뇌파변화와 드물지만 경련 등 신경독성 등이 있다. 심한 피로, 식욕부진, 체중감소, 근육통 등의 가역적인 신경쇠약증, 갑상선 기능 이상과 자가 면역 갑상선염도 생길 수 있고, 저혈압, 부정맥, 가역적인 심근병증의 심혈관 독성도 있다. 정신적 장애와 우울증은 이미 가지고 있던 경우에 더 잘 생기지만, 건강했던 사람들에게도 생길 수 있다. 간 효소와 중성지방 증가, 망막이상도 흔하다. IFN 사용은 면역학적 질환을 일으킬 수 있는데, 사르코이드증(sarcoidosis), 전신홍반성루푸스, 건선, 백반증, 편평태선과 습진양피부질환등이 생길 수 있다. 드물지만 호흡계 증상으로 간질성폐렴, 모세기관지염, 폐쇄기질화폐렴, 천식, 흉막삼출이 생길 수 있다. 탈모증, 단백뇨, 신부전, 간질성신염, 자가항체형성, 세균감염, 간독성이 나타난다. 급성 알레르기반응은 드물다. HCV 항체에 위양성을 가질 수 있는 자가면역만성간염환자의 경우 IFN으로 치료하면서 질환이 더 악화될 수도 있다.

용량과 연관되어 중성구감소와 혈소판감소, 주사 부위 반응은 더 흔하긴 하지만, peg-IFN의 부작용은 전통적인

IFN의 부작용과 비슷하다. 만성C형간염의 peg-IFN 치료 환자의 50% 정도가 피로감, 전신적 증상을 보이며, 20~30%가 우울증 또는 다른 정신학적 반응을 보이고, 10~16% 정도가 부작용 때문에 특히 정신학적 질환 때문에 치료를 그만두게 되었다. Peg-IFN-α2a는 우울증 빈도가 덜 자주 있는 것 같다.

외부의 IFN 투여에 대한 중화항체 생성은 IFN의 종류, 용량, 투여 경로에 따라 차이가 있지만 INF-α2a 투여에서 더 흔히 생성된다. 중화항체 생성으로 인해 임상적 호전이 보이다가 마는 현상은 드물다고 할 수 있겠지만 상관이 있을 수 있다. Pegylation이 IFN의 면역원성을 감소시킬 수 있으며, 항PEG 항체의 발견은 드문 것 같다.

IFN은 수정 능력을 손상시킬 수 있으며 여성에서 호르몬치를 변화시킬 수 있다. 임신중 안정성이 확보되어 있지 않았으며, 임부약물 카테고리 C로 분류된다.

IFN과 그 유도체는 cytochrome P-450 oxidase 에 의하여 약물 대사를 저하시킬 수 있고, 특히 CYP 1A2매개 theophylline 대사를 감소시킬 수 있다. IFN은 riba-virin에 의한 빈혈의 위험을 증가 시키는 등 여러 약물의 신경독성, 혈액 독성 또는 심장독성 등의 부작용을 증가시킬 수 있다.

■ 참고문헌

1. Bernard NF, David MK, Peter MH : Virology. 3rd ed. p375, Philadelphia, Lippincort-Raven, 1996.
2. Janeway CA, Travers P, Walport M, Capra JD : Immunobiology. 4th ed. p385, NewYork, Garland, 1999.
3. Mandell GL, Bennett JE, Dolin R : Principles and Practice of Infectious Diseases. 8th ed., New York, Churchill Livingstone Inc., 2014.

■ ■ ■ ■

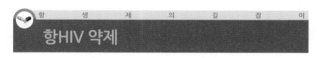

항HIV 약제

김남중 (서울대학교 의과대학 내과학교실)

에이즈의 원인 미생물인 Human Immunodeficiency Virus (HIV)는 Family Retorviridae에 속하는 RNA 바이러스이다. HIV를 억제하는 약제를 항레트로바이러스제 (antiretroviral agent) 혹은 항HIV 약제라고 한다. 항HIV 약제가 처음 개발된 시점은 1987년이며 현재까지 20여 종 이상의 약제가 개발되어 사용 중이다.

항HIV 약제는 작용 부위에 따라 여러 가지 계열로 분류되며 작용 부위를 이해하려면 HIV 증식 과정을 알아야 한다. HIV가 증식하는 과정을 도식화하면 그림과 같다. ① HIV가 표적 세포의 수용체에 결합하고 바이러스의 막과 표적 세포의 막이 융합한다. 융합에 관여하는 바이러스 단백질은 gp120, gp41이며 숙주세포 단백질은 CD4로 알려진 수용체와 CCR5 혹은 CXCR4라고 알려진 보조수용체이다. HIV는 표적 세포에 침입할 때 CCR5, CXCR4 중한 가지 보조수용체 혹은 두 가지 보조 수용체의 도움을 필요로 한다. ② HIV가 세포 내로 침입한 후 바이러스의 RNA가 숙주세포의 세포질로 방출된다. ③ 바이러스 단백인 역전사 효소의 도움으로 바이러스 RNA를 주형으로(-) DNA를 만들고 이를 주형으로(+) DNA를 만들어 DNA 이중쇄가 만들어진다. ④ DNA 이중쇄(proviral DNA)가 바이러스 단백인 통합 효소(integrase)의 도움을 받아 숙주세포의 염색체로 들어간다. ⑤ Proviral DNA는 숙주세포가 다양한 면역자극으로 활성화되면 RNA 중합효소를 이용하여 mRNA로 전사되고 바이러스 단백질이 만들어진다. ⑥ 미숙한 바이러스 단백질이 바이러스 단백인 단백분해효소(protease)의 도움으로 기능할 수 있는 단백질로 바뀐다. ⑦ 바이러스 단백질이 새로 만들어진 바이러스 RNA와 결합하여 새로운 바이러스 입자가 생성된 후 숙주세포를 파괴한 후 다시 다른 숙주세포를 감염시킨다.

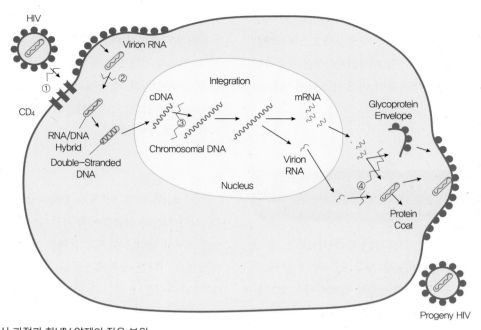

그림 1. HIV의 증식 과정과 항HIV 약제의 작용 부위.
① 부착 또는 융합 단계 저해제, ② 역전사 효소 억제제, ③ 통합 효소 억제제, ④ 단백분해효소억제제

한 가지나 두 가지 항HIV 약제를 투여하면 HIV 증식 억제 효과가 일시적이지만 세 가지 항HIV 약제를 투여하면 지속적으로 HIV 증식을 억제함이 알려져서 현재는 세 가지 약제 병합 투여가 표준치료로 인정받고 있다. 세 가지 항HIV 약제를 병합 투여하면 환자 혈장의 HIV 역가가 감소하게 되고 CD4+ T 림프구수가 증가하게 되며 그 결과 기회 감염이 줄어들고 환자의 생명이 연장된다. HIV 감염환자에서 항HIV 약제를 투여한 후 치료 효과의 지표는 혈장 바이러스 역가의 감소와 CD4+ T 림프구수의 증가이다. 약제 내성이 없는 경우 치료 6개월이 지나면 혈장 HIV 역가가 40 copies/mL 미만으로 감소되고 CD4+ T 림프구수는 해마다 100~150개/mm³ 증가하게 된다.

항HIV 약제는 작용부위에 따라 크게 ① 융합억제제, ② CCR5 억제제, ③ 역전사 효소 억제제, ④ 통합 효소 억제제, ⑤ 단백분해효소억제제로 구분되며 역전사 효소 억제제는 구성 성분에 따라 뉴클레오시드 역전사효소 억제제와 비뉴클레오시드 역전사 효소 억제제로 구분된다. 2015년 7월 현재 우리나라에서 사용 가능한 항HIV 약제는 역전사 효소 억제제와 통합효소 억제제, 단백분해효소

억제제이다.

HIV 증식을 억제하기 위해서는 세 가지 항HIV 약제를 병합 투여해야 한다. 미국의 Department of Human Health Services, International Antiviral Society-USA panel, European AIDS Clinical Society와 같은 전문가 단체는 주기적으로 항HIV 약제 조합에 대한 추천을 발표하고 있으며 대한에이즈학회에서도 주기적으로 국내 항HIV 약제 투여에 관한 지침을 발표하고 있다. 항HIV 약제 투여력이 없는 HIV 감염 환자에게 전문가 단체에서 공통적으로 추천하고 있는 항HIV 약제 조합은 두 가지의 뉴클레오시드 역전사 효소 억제제와 한 가지의 비뉴클레오시드 역전사 효소 억제제, 두 가지의 뉴클레오시드 역전사 효소 억제제와 한 가지의 단백분해효소억제제, 두 가지의 뉴클레오시드 역전사 효소 억제제와 한 가지의 통합효소 억제제이다. 항HIV 약제를 선정하려면 ① HIV 감염환자가 가지고 있는 다른 질병이 있는가? 예컨대 HBV 동시 감염이 있다면 tenofovir, lamivudine 혹은 tenofovir, emtricitabine 조합을 추천한다. ② 항HIV 약제와 약물상호작용을 일으킬 수 있는 약제를 복용중인가? ③

약물 순응도가 좋을 것인가? 순응도가 나쁠 것으로 예상하는 경우라면 내성 장벽이 높은 단백분해효소억제제를 투여하다 ④ 임신 중 혹은 가임 여성인가? 이런 경우라면 efavirenz 투여를 피한다와 같이 여러 요소들에 대한 고려가 필요하다.

뉴클레오시드 역전사 효소 억제제 (Nucleoside analogue reverse transcriptase inhibitor; NRTI)

뉴클레오시드 유사체는 HIV 감염증을 치료하는 데 기본이 되는 치료약제이다. 이들은 모두 HIV의 역전사효소가 작용하지 못하도록 방해함으로써 항바이러스 효과를 나타낸다. 여기에 속하는 약제는 안전하며 복용하기 쉽고 다른 약과 함께 투여하면 환자의 생명을 연장시킬 수 있다. 또한 HIV가 단백분해효소억제제나 다른 항HIV약제에 대해서 내성을 나타내지 못하도록 막는 데도 효과적이다.

항HIV 약제 투여력이 없는 HIV 감염 환자의 치료에는 두 가지의 뉴클레오시드 역전사 효소 억제제 조합에 비뉴클레오시드 역전사 효소 억제제, 단백분해효소억제제, 또는 통합 효소 억제제 중 한 가지를 병합한 3제 요법이 권장된다. 대한에이즈학회에서 발간한 진료 지침과 미국 질병관리본부/미국감염학회에서 발간한 진료 지침에서는 두 가지의 뉴클레오시드 역전사 효소 억제제 조합으로 tenofovir/emtricitabine 또는 abacavir/lamivudine을 가장 추천하고 있으며, 국내 진료 지침에서는 추가적으로 zidovudine/lamivudine을 대안 치료제로 추천하고 있다.

1. Zidovudine (3'-azido-2', 3'dideoxythymidine, azidothymidine; AZT, ZDV)

HIV의 증식을 억제하는 효과가 있다고 알려진 최초의 약제이며, 1987년부터 치료에 사용되기 시작하였다.

1) 약물동력학

위장관에서 잘 흡수되며(생체이용률 63%), 태반을 통과한다. 뇌척수액으로 침투가 잘 되어서 뇌척수액에 혈중 농도의 20~30%가 나온다. 최고 혈중농도는 1.06 µg/mL이다. 일부가 신장으로 배설되므로 신부전 환자에서는 용량을 줄여야 한다. 혈청에서 반감기는 1시간으로 짧지만 세포 내의 반감기는 3~4시간으로 길어서 하루에 2번만 투여해도 효과가 있다.

2) 용법 및 용량

300 mg씩 하루 2번 또는 200 mg씩 하루 3번 복용한다. 식사 시간과 상관없이 투여할 수 있다. HIV에 감염된 엄마에게서 태어난 아기의 감염을 예방할 목적으로 신생아에게 투여하는 경우에는 2 mg/kg씩 하루에 4번, 생후 6주까지 투여한다.

3) 부작용과 약물상호작용

심각한 부작용으로 골수 억제, 근육병증, 간의 지방증(steatosis)과 젖산 산증(lactic acidosis)이 알려져 있다. 약을 먹는 거의 모든 환자에서 적혈구 용적(MCV)이 커지는데, 이러한 변화는 비타민 부족과 무관하다. 심각한 빈혈과 백혈구감소증도 발생할 수 있는데, 이들 부작용은 진행된 HIV 환자이거나 골수를 억제할 수 있는 다른 약물(trimethoprim/sulfamethoxazole, ganciclovir, pyrimethamine)을 복용하고 있는 환자에게 더 자주 발생한다.

근육병증은 상대적으로 흔하지 않지만 장기간 사용한 환자에게 발생할 수 있는 심각한 부작용이다. 점차로 근육의 힘이 약해지는데 근위부 근육이 먼저 약해지는 것이 특징이다. 크레아티닌 키나아제(creatinine kinase) 수치는 올라가지 않을 수도 있다. 약을 끊으면 근력이 회복된다. Zidovudine을 6개월 이상 복용한 환자 중 6~18%에서 발생한다.

드물지만 간의 지방증(steatosis)를 동반한 젖산산증은 치명적인 부작용이다. 위장관 부작용 중 가장 흔한 구역은 무증상 감염자 중에서는 5%, 진행된 HIV 환자에서는 50%까지 나타난다. 그 외에도 피곤, 권태감, 불면증, 두통 등이 부작용으로 나타난다. 피부와 손톱이 짙은 색으로 변한다. 이런 모든 부작용은 약을 끊으면 회복된다. 동물 실험에서 발암성이 알려져 있다.

Zidovudine의 혈액학적 부작용을 악화시킬 수 있는 약물은 amphotericin B, dapsone, flucytosine (5FC), ganciclovir, hydroxyurea, primaquine, pyrimeth-amine, sulfadiazine, trimethoprim/sulfamethoxa-zole 등이다. Zidovudine과 phenytoin을 함께 투여하면 phenytoin의 혈중농도가 감소한다. Fluconazole은 zid-ovudine의 혈중농도를 높인다.

2. Didanosine (2', 3'- dideoxyinosine: ddI)

1) 약물동력학

경구 생체이용률은 30~40%이며, 태반을 통과해서 엄마 혈중농도의 30~50%가 태반에 나온다. 단백결합률은 5% 미만이며, 대사 과정은 알려져 있지 않다. 혈청반감기는 1.5시간으로 짧지만 세포 내의 반감기는 8~24시간으로 길어 하루에 한 번만 투여해도 된다. 최고 혈중농도는 1.6±0.4 μg/mL이다. 신장으로 50%가 배설된다. 산에 약하기 때문에 위산을 중화시키는 데 필요한 중화제가 약에 포함된 액체형이나 정제형 또는 위장을 통과한 다음 장에서 흡수되도록 만든 창자도착 알약(enteric coated tab-let)형이 있다.

2) 용법 및 용량

체중이 60 kg 이상이면 400 mg 정제를 하루에 1번(중화제가 포함된 분말형이면 250 mg을 하루에 2번) 투여한다. 체중이 60 kg 미만이면 250 mg 정제를 하루에 1번 투여한다. 음식과 함께 복용하면 혈중농도가 반으로 준다. 그러므로 공복에(식사 1시간 전, 또는 식사 후 2시간 지난 다음) 복용한다.

3) 부작용과 약물상호작용

췌장염과 말초신경병증이 가장 심각한 부작용이다. 약을 복용하는 환자 가운데 amylase 상승을 나타내는 환자는 20%로 높지만, 췌장염은 1년간 ddI로 치료받은 환자

가운데 약 7%에서만 발생한다. 췌장염으로 사망한 환자도 있으며, 과거에 췌장염을 앓았거나, 알코올 중독에게 췌장염이 발생할 위험성이 높다.

말초신경병도 비교적 흔한 부작용이다. 초기 증세는 찌릿찌릿하거나 타는 듯한 느낌, 통증이나 얼얼한 느낌이 다리에 나타난다. 처음에는 이런 증세가 가끔 나타나지만 나중에는 증세가 없어지지 않고 계속된다. 신경병증이 생기면 몹시 아프고, 하지를 쓸 수 없기 때문에 신경병증이 나타난 환자에게는 ddI를 중단해야 한다. ddI를 중단하면 2~12주 후에는 회복된다. 설사와 구역도 흔한 부작용이다. 피부 발진은 5~10%에서 발생한다. 드물지만 간의 지방증을 동반한 젖산 산증은 치명적인 부작용이다. Pacli-taxel, pentamidine, vinca alkaloids는 췌장염이 발생할 위험성을 높인다.

3. Lamivudine (2', 3'-dideoxy-3'-thiacytidine; 3TC)

1) 약물동력학

생체이용률은 어른에서 86%, 소아에서 66%이며, 동물실험에서는 태반을 통과한다. 단백 결합률은 36%이며, 세포 내에서 인산화(phophorylation)로 대사된다. 혈청 내에서 반감기는 어른 2.5시간이지만, 세포 내에서는 반감기가 11~14시간으로 길다. 체중 kg당 2 mg을 투여했을 때 얻을 수 있는 최고 혈중농도는 어른 1.5 μg/mL, 소아 1.1 μg/mL이다. 투여량의 70%가 신장으로 배설된다.

2) 용법 및 용량

150 mg씩 하루에 2번, 또는 300 mg을 하루에 1번 투여한다. 식사와 상관없이 투여할 수 있다(HBV 치료에도 lamivudine을 사용하지만, 그 용량은 하루에 100 mg으로 HIV 치료 용량보다 더 낮음에 유의할 것).

3) 부작용과 약물상호작용

부작용은 비교적 드물다. 일부 환자는 두통, 현기증, 피로감을 호소하기도 한다. 간의 지방증을 동반한 젖산 산증은 드물게 발생하지만 치명적인 부작용이다. Zidovudine과 trimethoprim/sulfamethoxazole은 lamivudine의 농도를 높이지만 임상적으로는 문제가 되지 않는다. HBV/HIV 중복 감염 환자에서 lamivudine을 사용하다가 중단한 경우에는 HBV의 악화를 모니터해야 한다.

4. Abacavir (ABC)

1) 약물동력학

Guanosine 뉴클레오시드 유사체이며, 위장관에서 잘 흡수된다(생체이용률 86%). 혈청 반감기는 1.5시간으로 짧지만, 세포 내 반감기는 3.3시간이다.

2) 용법 및 용량

300 mg씩 하루에 2번 또는 600 mg씩 하루에 1번 경구투여한다. 식사와 무관하게 투여할 수 있다.

3) 부작용과 약물상호작용

환자가 비교적 잘 복용하는 약물이다. 가끔 두통, 구역, 불면증, 복통을 호소하는 환자가 있다.

가장 심각한 부작용은 abacavir에 대한 과민반응이다. 과민반응은 투약 후 1~4주 후에 나타나는데, 발열, 피부 발진, 전신 증세(권태감, 피로감, 근육통, 관절통), 위장관 증세(구역, 구토, 설사), 호흡기 증세(기침, 인두통, 숨가쁨) 등이 나타난다. 검사에서 림프구감소증, 간 효소치 상승, 크레아티닌 키나아제 상승을 볼 수 있다. 과민반응이 의심되면 즉시 약을 끊어야 한다. 만일 다시 투여하면 훨씬 더 심한 증세가 몇 시간 만에 재발할 수 있고 사망에 이르기도 한다. Abacavir 과민반응은 HLA-B*5701 대립 유전자를 가진 환자에서 호발하는 것으로 알려져 있는데, 우리나라의 HIV 환자 중에서는 그 분율이 매우 낮다는 보고가 있다.

5. Tenofovir (9-[- (R)-2- (phosphonomethoxy) prophyl]adenine; PMPA)

Adenine 뉴클레오타이드 유사체이며, 인산화(phos-phorylation)를 2단계만 거쳐도 생물학적으로 활성을 갖는 tenofovir diphosphate가 된다. 이 형태로는 위장관 흡수가 좋지 않아서 tenofovir disoproxil fumarate인 전구체로 투여한다.

1) 약물동력학

빈 속에 먹으면 tenofovir disoproxil fumarate 25%가 위장관에서 흡수된다. 식사를 한 다음에 먹으면 생체이용률이 39%로 올라간다. 신장으로 배설된다. 혈청 반감기는 12~14시간이며, 세포 내 반감기도 12시간 이상으로 길어서 하루에 1번만 투여한다.

2) 용법 및 용량

300 mg씩 하루에 1번 투여한다. 식사와 함께 복용하면 흡수가 더 잘 된다.

3) 부작용과 약물상호작용

환자가 비교적 잘 복용할 수 있는 약물이다. 구역, 설사, 구토, 복부 팽만 등 위장관 증세를 호소하는 환자가 있다. 신기능의 저하가 보고되었으며, 골밀도 감소와의 관련성에 대한 보고도 있다.

6. Emtricitabine ([-]-2', 3'-dideoxy-5-fuoro-3'-thiacytidine; FTC)

Cytidine 뉴클레오시드 유사체이며, 구조가 lamivudine과 비슷하다.

1) 약물동력학

위장관 흡수가 좋아서 생체이용률이 93%로 높다. 혈청 반감기는 12시간이며, 세포 내 반감기는 24시간 이상으로 길어서 하루에 1번만 투여해도 된다. 신장으로 배설되므로 신기능이 저하된 환자에게는 투여 간격을 늘린다.

2) 용법 및 용량

200 mg을 하루에 1번씩 투여한다.

3) 부작용과 약물상호작용

부작용은 비교적 적어서 환자가 약을 잘 먹는다. 구역, 두통, 그리고 손바닥 발바닥에 색소 침착이 나타날 수 있다. HBV에도 항바이러스 효과가 있어서 HBV/HIV 중복 감염환자에서 emtricitabine을 사용하다 중단하면 HBV의 급성 악화 여부를 모니터해야 한다.

비뉴클레오시드 역전사 효소 억제제 (Non-nucleoside reverse transcriptase inhibitor; NNRTI)

뉴클레오시드 유사체가 아니며 역전사 효소와 비경합적으로 결합함으로써 효소 작용을 억제한다. 뉴클레오시드 유사체와 다르게 세포 내에서 인산화(phosphorylation)가 되지 않더라도 활성을 나타낸다. 뉴클레오시드 유사체와 같은 효소를 억제하지만 뉴클레오시드와 교차 내성은 없다. 이 계열에 속하는 약제는 단독으로 투여하면 빠른 시간 내에 바이러스가 내성을 획득하게 되므로 반드시 다른 계열의 항HIV 약제와 함께 투여한다.

대한에이즈학회에서 발간한 진료 지침에서는 2가지의 뉴클레오시드 역전사 효소 억제제와 efavirenz 혹은 rilpivirine과 같은 비뉴클레오시드 역전사효소 억제제 병합을 가장 추천하는 초기 항HIV 약제 조합 중 한 가지로 추천하고 있다. 하지만 미국의 Department of Human Health Services에서 발간한 진료 지침에서는 2가지의 뉴클레오시드 역전사 효소 억제제와 한 가지의 통합 효소 억제제 혹은 ritonavir boosted darunavir 병합을 초기 항HIV 약제 조합으로 가장 추천하고 있으며 efavirenz 혹은 rilpivirine 병합을 대안 치료제 조합 중 한 가지로 추천하고 있다. Rilpivirine은 HIV 바이러스 역가가 높거나 CD4+ T 림프구수가 낮은 경우에는 치료 효과가 낮음이 보고된 바 있어 치료 전 HIV-1 바이러스 역가가 100,000 copies/mL 미만이고 CD4+ T 림프구세포가 200개/mm³를 초과한 환자에서만 적절한 초치료제 조합

으로 추천되고 있다.

1. Efavirenz

1) 약물동력학

경구 생체이용률은 잘 알려지지 않았다. 간의 cytochrome P450에 의해서 대사된다. 혈중 반감기는 40~55시간이다. 14~34%가 소변으로 배설되고, 16~61%는 대변으로 배설된다.

2) 용법 및 용량

600 mg씩 하루에 한 번 투여한다. 식사와 무관하게 투여할 수 있다. 자기 전에 투여하면 중추신경계의 부작용을 줄일 수 있으므로 처음 2~4주 동안은 자기 전에 투여하기를 권장한다.

3) 부작용과 약물상호작용

중추신경계 부작용과 피부 발진이 가장 흔한 부작용이다. Efavirenz를 복용한 환자 중 57%가 어지러움증, 두통, 불면증, 이상한 꿈, 집중력 감소 등과 같은 중추신경계 부작용을 호소하였고, 2.6%는 이런 부작용으로 약을 중단하였다. 발진은 투약 후 처음 2주 이내에 발생하며 시간이 지나면 점차로 사라지는 것이 보통이다. 그러나 투약을 중단해야 할 정도로 심한 발진도 가능하며 Stevens-Johnson 증후군과 같은 심각한 피부 발진이 생길 수 있다.

Efavirenz는 CYP3A4의 활성을 유도한다. 그러므로 이 효소에 의해서 대사되는 약물은 efavirenz와 함께 투여하면 그 농도가 낮아진다. CYP3A4의 활성을 유도하는 약물(phenobarbital, rifampin, rifabutin)은 efavirenz의 혈중농도를 낮춘다. 동물에서 기형을 유발하므로 가임기 여성에게 추천하지 않는다. 하지만 가임기 여성에게 투여된 사례들을 정리한 결과 기형을 유발하였다는 보고가 없어 efavirenz 투여 중 임신하게 된 경우 반드시 약을 교체할 것을 추천하지는 않고 있다.

2. Rilpivirine

1) 약물동력학

경구 생체이용률은 알려져 있지 않으나, 보통 혹은 고칼로리 식사와 함께 섭취할 경우 흡수율이 40%가량 상승한다. 단백 결합률은 99.7%이며 반감기는 50시간이다. CYP3A4에 의해 대사되므로 이 효소의 작용에 영향을 미치는 약물과 함께 투여하는 경우 주의가 필요하다. 85%가 대변으로 배설되며 신장 기능에 따른 용량 조절이 불필요하다.

2) 용법 및 용량

25 mg을 하루 1회 투여한다. Rifabutin과 함께 투여하는 경우 50 mg으로 증량한다.

3) 부작용과 약물상호작용

하루 25 mg 이상 복용하는 경우 QTc 연장을 일으킬 수 있으므로 torsades de pointes의 위험을 높이는 약물과의 병용은 주의를 요한다. 10% 정도에서 고지질혈증이 생기거나 간 효소 수치가 상승한다. Rifabutin을 제외한 rifamycin 유도체, 항경련제나 양성자 펌프 억제제는 rilpivirine의 혈중농도를 감소시키므로 병용을 피한다.

3. Etravirine

다른 비뉴클레오시드 역전사 효소 억제제에 내성이 입증된 환자에서만 사용을 고려하며, 반드시 두 종류 이상의 다른 항HIV 약제와 병합하여 사용한다.

1) 약물동력학

경구 생체이용률은 알려져 있지 않으나, 음식과 함께 섭취하면 흡수율이 50%가량 상승하므로 식사 후 복용한다. 단백 결합률은 99.9%이며 반감기는 41시간이다. CYP2C19, CYP2C9, CYP3A4에 의해 대사되며 이들의 활성도에 영향을 미친다. 94%가 대변으로 배설되며 신장 기능에 따른 용량 조절이 불필요하다.

2) 용법 및 용량

200 mg씩 1일 2회 식후에 투여한다.

3) 부작용과 약물상호작용

약 10%에서 피부 발진, 고지질혈증, 고혈당 등이 유발된다. CYP2C19 및 CYP2C9의 활성을 억제하고 CYP3A4의 활성을 촉진하므로 이들 효소에 의해 대사되는 약물을 함께 투여하는 경우 주의해야 한다.

▣ 참고문헌

1. European AIDS Clinical Society. European guidelines for treatment of HIV-infected adults in Europe. Available at http://www.eacsociety.org Accessed 15 July 2015.

2. Park WB, Choe PG, Song KH, et al: Should HLA-B*5701 screening be performed in every ethnic group before starting abacavir? Clin Infect Dis. 48:365-7, 2009.

3. Panel on Antiretroviral Guidelines for Adults and Adolescents. Department of Health and Human Services. Guidelines for the use of antiretroviral agents in HIV-1 infected adults and adolescents. Available at http://www.aidsinfo.nih.gov/ContentFiles/AdultandAdolescentGL.pdf. Accessed 15 July 2015.

4. The Korean Society for AIDS. The 2015 Clinical guidelines for the diagnosis and treatment of HIV/AIDS in HIV-infected Koreans. Infect Chemother 47:205-11, 2015.

5. Thompson MA, Aberg JA, Hoy JF, Teleti A, Benson C, Cahn P, Eron JJ, Gunthard HF, Hammer SM, Reiss P, Richman DD, Rizzardini G, Thomas DL, Jacobsen DM, Volberding PA.: Antiretoviral treatment of adult HIV infection: 2012 recommendations of the international Antiviral Society-USA panel. JAMA 308:387-402, 2012.

단백분해효소억제제
(Protease inhibitors; PI)

최준용 (연세대학교 의과대학 내과학교실)

단백분해효소억제제는 HIV 증식을 강력히 억제할 수 있는 항바이러스제이다. 3가지 항HIV 약제를 투여(소위 '칵테일 요법')함으로써 환자의 혈중에서 HIV가 검출되지 않을 정도로 강력한 치료가 가능하게 된 것도 단백분해효소억제제가 개발된 이후의 일이다. 다른 여러 가지 약물과 상호작용을 하고, 오래 사용하면 지방의 체내 분포가 변하고, 지질 대사에 이상이 나타난다는 단점이 있다. 한가지 단백분해효소억제제에 내성을 획득한 바이러스주는 다른 단백분해효소억제제에 대해서도 내성을 보이는 경우(교차 내성)가 비교적 흔하다.

1. Saquinavir

1) 약물동력학

Saquinavir는 CYP3A 효소에 의해서 대사된다. 초기에 개발된 hard gel formulation (Invirase)은 생체이용률이 매우 낮았다(4%). 나중에 개발된 연질 캡슐약(soft gel capsule, Fortovase)은 생체이용률이 초기의 경질 캡슐약(hard gel capsule)에 비해서 세 배 더 높아졌다.

2) 용법 및 용량

Invirase 400 mg씩 하루 2번(ritonavir와 함께 투여할 경우에만), 그 외에는 Fortovase 1,200 mg씩 하루에 세 번 투여한다.

3) 부작용과 약물상호작용

Saquinavir-경질 캡슐약은 복용하기 쉽다. 부작용으로 설사, 구역, 위장관장애, 발진이 보고되었는데, 이런 부작용은 대부분 가볍고, 발생 빈도가 드물다.

Saquinavir-경질 캡슐약은 검사실 성적에 이상을 초래하는 일이 드물다. Saquinavir-연질 캡슐약은 설사, 구역, 위장관장애 등이 주요 부작용이다. 고혈당, 지질대사와 체지방 분포의 이상이 발생할 수 있다.

CYP 3A4의 활성을 유도할 수 있는 약물이면 saquinavir의 혈중농도를 낮출 수 있다. 이런 작용을 나타내는 대표적인 약물이 rifampin이며, rifabutin도 비슷한 효과를 나타낸다. 따라서 이들 약물을 saquinavir와 동시에 투여하지 않도록 한다. 반대로 cytochrome P450 3A4의 활성을 억제하는 약물은 saquinavir의 혈중농도를 높일 수 있는데, 여기에 대표적인 예가 ketoconazole이다. Ritonavir는 cytochrome P450 3A4의 활성을 강력하게 억제할 수 있어서 saquinavir의 혈중농도를 크게 높일 수 있다.

Saquinavir는 CYP3A의 활성을 억제하며, 따라서 이 효소에 의해서 대사되는 약물의 혈중농도가 올라간다. 이런 약물상호작용 때문에 terfenadine, astemizole, cisapride, midazolam, triazolam은 saquinavir와 함께 투여하지 않는다.

2. Ritonavir

1) 약물동력학

공복이나 식후 모두 흡수가 잘 된다. 식후에 복용하면 생체이용률이 15% 더 올라간다. Ritonavir는 cytochrome P450을 강력히 억제하기도 하면서 동시에 활성을 유도하므로 매우 많은 약물과 상호작용을 한다. 특히, ritonavir는 자기 자신의 대사를 유도한다. Ritonavir는 투여한 후 처음 2주 간은 약물의 농도가 가장 높다. 약물의 부작용도 이 처음 2주 간이 가장 빈번하다. 이런 이유로 ritonavir는 처음에는 적은 양부터 시작하여 2주에 걸쳐 증량한다. 혈중 반감기는 3~5시간이다. 과거에는 단백분해효소억제제 중 하나로 항바이러스 효과를 얻기 위해 사용되었으나, 현재는 100~200 mg 하루 2회 복용하는 방법으로 CYP3A4를 억제하여 다른 단백분해효소억제제의 반감기를 증가시키기 위해 사용된다.

2) 용법 및 용량

첫날과 둘째 날은 300 mg씩 2번 투여하고, 3~5일은 매일 400 mg씩 2회, 6~13일은 매일 500 mg씩 2회, 14일째부터는 하루에 600 mg씩 2번 투여한다. ddI와 2시간 간격을 두고 투여한다.

3) 부작용과 약물상호작용

설사, 구역, 구토, 식욕저하, 두통, 무기력, 입맛 변화가 흔한 부작용이다. 입 주위의 이상 감각도 흔하다. 한 임상시험에서 환자의 17%가 부작용 때문에 약을 계속해서 복용할 수 없었다. Ritonavir는 saquinavir와 함께 투여하면 용량을 적게 투여할 수 있고, 부작용도 줄일 수 있다. 크레아티닌 키나아제, 간 효소치의 상승도 나타난다. 고혈당, 지질대사와 체지방 분포의 이상이 발생할 수 있다 혈우병환자의 출혈 소인을 높일 수 있다. 다른 단백분해효소억제제의 반감기를 증가시키기 위해 적은 용량으로 사용될 경우에는 부작용의 빈도가 낮아진다.

Ritonavir는 CYP3A를 포함하여 cytochrome P450 CYP isoforms의 여러 효소를 강력히 억제함으로써 여러 약물의 혈중농도를 높인다. 따라서 astemizole, terfenadine, cisapride는 ritonavir와 함께 투여하지 않는다. 부정맥 치료제(amiodarone, encainide, flcainide, quinidine), 진정제, 수면제(예; alprazolam, diazepam, flunazepam, midazolam, triazolam)도 병용하지 않는다. Ritonavir는 rifabutin의 농도를 3.5배 높이므로 rifabutin에 의한 독성을 초래한다. 따라서 이 두 약물은 함께 투여하지 않는다. Ritonavir는 ethinyl estradiol의 농도를 낮추며, ergotamine의 독성은 높인다. Rifampin은 CYP3A cytochrome의 활성을 유도한다. Ritonavir는 물론이고, saquinavir, indinavir, nelfinavir, darunavir, atazanavir 도 모두 이 효소에 의해서 대사되므로 이들 약물을 rifampin과 함께 투여하면 이들 단백분해효소억제제의 혈중농도가 낮아진다. Nelfinavir를 제외한 단백분해효소억제제들은 ritonavir와 같이 사용하여 반감기를 증가시키고, 내성 발현을 감소시킨다. Ritonavir 제형에는 알코올이 있어서 disulfiram 또는 metronidazole에 의해서 심한 반응을 보일 수 있다.

3. Indinavir

1) 약물동력학

생체이용률은 60~65%이며, 단백 결합률은 60%이다. 산성 환경에서 용해가 잘 되며, 지방이나 단백은 흡수를 방해한다. 간에서 대사된다(CYP3A4). 혈청 내의 반감기는 1.8시간이며, 최고 혈중농도는 12,617 nM이다. 배설은 20% 미만이 신장으로 된다.

2) 용법 및 용량

800 mg을 8시간마다 투여한다. 음식물(특히 지방질이나 단백질)과 함께 투여하면 흡수율이 떨어진다. 따라서 식전 1시간 또는 식후 2시간이 지나서 투여한다. 100 mg의 ritonavir와 동시에 투여하면 800 mg을 12시간마다 투여할 수 있고, 음식물과 관계 없이 투여할 수 있다.

3) 부작용과 약물상호작용

가장 흔한 부작용은 약물에 의한 신결석(4~9%)이다. 구역, 설사, 복통과 같은 위장관계 장애도 있다. 간접 빌리루빈치가 올라가지만 간염이나 간의 손상은 드물다. 고혈당, 지질대사와 체지방 분포의 이상이 발생할 수 있다. 신결석의 빈도를 감소시키기 위해 매일 다량의 수분 섭취가 필요하다.

여러 약물과 상호작용을 한다. 따라서 투약 전에 현재 사용 중인 다른 약물이 있는지, 그리고 어떤 상호작용을 할지 확인해야 한다.

4. Nelfinavir

1) 약물동력학

경구 생체이용률은 70~80%이다. 음식물과 함께 복용하면 혈중농도가 2~3배 증가한다. 혈중 반감기는 3.5~5시간이다. Nelfinavir는 2NRTI와 병용하였을 경우 efavirenz, lopinavir/ritonavir, fosamprenavir/ritonavir에 비해서 바이러스 억제 효과가 열등하다.

2) 용법 및 용량

1,250 mg씩 하루에 2번 또는 750 mg씩 하루에 3번 경구투여한다. 음식물과 함께 복용한다. Ritonavir와 같이 투여하는 방법으로 사용되지 않는다.

3) 부작용과 약물상호작용

비교적 안전하고 환자가 약을 잘 견딘다. 가장 흔한 부작용은 설사인데, loperamide로 조절할 수 있다. 고혈당, 지질대사와 체지방 분포의 이상이 발생할 수 있다. 혈우병 환자의 출혈 소인을 높일 수 있다.

약물상호작용은 indinavir와 비슷하다. 다른 단백분해효소억제제와 마찬가지로 nelfinavir도 terfenadine, astemizole, cisapride, potent benzodiazepine (triazolam, midazolam)과 함께 투여하지 않는다. Rifampin과 rifabutin은 nelfinavir의 혈중농도를 낮추므로 이들 약물과 함께 투여하지 않는다. Nelfinavir는 ethinyl estradiol의 농도를 낮춘다.

5. Fosamprenavir

1) 약물동력학

Amprenavir의 phosphorylated prodrug이다. 장에서 amprenavir로 전환된다. 위장관 흡수가 잘된다. 식사와 상관없이 복용할 수 있으나, 지방이 많이 함유된 식사를 하면 흡수가 떨어질 수 있다. 혈청 반감기는 7~11시간이다. 간의 P450 효소계를 통해서 대사가 일어난다.

2) 용법 및 용량

100 mg의 ritonavir와 함께 700 mg씩 12시간마다 경구투여한다. 1,400 mg을 ritonavir 100~200 mg과 함께 투여하면 하루 한 번 투여할 수 있으나, 하루 2회 투여가 선호된다.

3) 부작용과 약물상호작용

가장 흔한 부작용은 설사, 중성지방 혈증, 발진 등이다. Sulfonamide 알러지가 있는 경우 피부 부작용이 나타날 수 있으므로 주의를 요한다.

6. Lopinavir+ritonavir

1) 약물동력학

Ritonavir와 함께 들어있는 정제(lopinavir 200 mg/ritonavir 50 mg) 형태로 시판된다. Ritonavir는 lopinavir의 혈중농도를 높이는 역할을 한다. 과거에는 식사와 함께 투여하면 생체이용률을 높일 수 있어서 식사와 함께 투여하도록 하였으나, 최근 사용되는 열에 안정한 tablet 제형은 식사와 무관하게 투여할 수 있다. 혈청 반감기는 5~6시간이다.

2) 용법 및 용량

Lopinavir 400 mg/ritonavir 100 mg을 하루에 두번 경구투여한다. 식사와 상관없이 복용할 수 있다. 알약을 깨뜨리거나 씹어서 먹지 말고 통째로 삼킨다.

3) 부작용과 약물상호작용

가장 흔한 부작용은 구역, 구토, 설사와 같은 위장관 장애이다. 혈청 콜레스테롤의 상승, 중성지방의 상승이 비교적 흔하다. 지방 분포의 이상으로 버팔로혹(buffalo hump), 사지 위축과 복부 비만을 초래할 수 있다.

간의 P450 효소계를 통해서 대사되므로 여러 가지 약물과 상호작용을 한다. 따라서 이 약을 먹는 환자에게 다른 약물을 투여할 경우에는 반드시 약물상호작용을 확인해 보아야 한다. P450 효소의 활성을 유도하는 efavirenz, rifampin은 lopinavir의 농도를 낮춘다. P450 효소의 활동을 억제하는 약물(ritonavir가 대표적임)은 lopinavir의 혈중농도를 높인다.

7. Atazanavir

1) 약물동력학

위장관에서 흡수가 잘 되고, 가벼운 식사와 함께 복용하면 흡수가 증가한다. 반감기는 7시간 정도로 길어서 하루에 한 번만 투여할 수 있다. 간의 P450 효소계를 통해서 대사되며, ritonavir와 함께 투여하면 atazanavir의 농도가 몇 배 더 높아진다.

2) 용법 및 용량

하루에 400 mg씩 한 번 경구투여한다. 이전에 HIV 치료를 받은 적이 있는 환자에게는 300 mg을 100 mg의 ritonavir와 같이 하루 한 번 투여한다.

3) 부작용과 약물상호작용

다른 단백분해효소억제제와 비교하면 부작용이 적은 편이다. 가장 흔한 부작용은 설사와 구역이다. 혈청 빌리루빈이 상승하는 것도 비교적 흔한데, 이는 빌리루빈 대사에 관여하는 효소를 억제하여 나타나는 Gilbert 증후군의 발생 기전과 비슷한 기전으로 발생한다. 간 손상을 초래하거나 증세를 유발하지 않으며, 약을 끊으면 회복된다. 그러나 피부 색깔이 노랗게 변하여 약을 중단하는 환자도 있다.

다른 단백분해효소억제제가 혈중 지질 농도를 올리는 데 비해서 atazanavir는 지질대사에 미치는 영향이 비교적 작다.

H2 수용체 길항제와 함께 투여하는 경우에는 atazanavir를 2시간 먼저 투여하거나, 10시간 지난 후에 투여해야 약물상호작용을 피할 수 있다. Cisapride, ergot 유도체(dihydroergotamine, ergonovine, ergotamine, methylergonovine), midazolam, pimozide, triazolam 과 함께 투여하지 않아야 한다. 약물상호작용을 고려하여 indinavir, irinotecan, lovastatin, proton pump inhibitors, rifampin, simvastatin도 병용을 추천하지 않는다. tenofovir와 같이 투여할 경우에도 atazanavir 혈중농도가 감소한다. Atazanavir를 tenofovir와 같이 투여할 때에는 반드시 ritonavir와 같이 써야 한다. 그 이외에도 여러 가지 약물과 상호작용을 하므로 다른 약물을 투여할 경우에는 확인이 필요하다.

8. Tipranavir

1) 약물동력학

혈청 반감기는 5~6시간이다. 간의 P450 효소계를 통해서 대사되며, ritonavir와 함께 투여하면 tipranavir 농도가 높아진다. 다른 단백분해효소억제제에 내성이 있는 바이러스에 효과가 우수하다.

2) 용법 및 용량

Ritonavir 200 mg과 tipranavir 500 mg을 하루에 두 번 투여한다. 지방이 많은 음식과 같이 복용해야 한다. 냉장 보관이 필요하다.

3) 부작용과 약물상호작용

심각한 부작용으로는 간독성과 뇌출혈이 있다. 출혈성 경향이 있거나 뇌출혈의 위험이 있는 환자에서는 사용해선 안 된다. 설사, 오심 등의 위장관 부작용도 흔하다. Sulfonamide 알러지가 있는 경우 주의를 요한다.

P-glycoprotein 유도, CYP3A4 억제를 통해 다양한 약물과 상호작용이 있다. Rifampin, 몇몇 항부정맥 약제, lopinavir, saquinavir, amprenavir 등과 같이 투여하면 안 되고, methadone이나 경구 피임약의 농도도 감소시킬 수 있다. 이외에도 여러 가지 약물과 상호작용을 하므로 다른 약물을 투여할 경우에는 확인이 필요하다.

9. Darunavir

1) 약물동력학

Ritonavir와 같이 사용하였을 때 혈청 반감기는 15시간이다. 간의 P450 효소계를 통해서 대사되며, ritonavir와 함께 투여하면 darunavir 농도가 높아진다. 다른 단백분해효소억제제에 내성이 있는 바이러스에 효과가 우수하고, 치료 경험이 없는 환자에서도 사용 가능하다.

2) 용법 및 용량

치료 경험이 없는 환자에서는 darunavir 800 mg과

ritonavir 100 mg을 하루 한 번 투여한다. 치료 경험이 있는 환자에서는 내성 바이러스에 대한 효과를 얻기 위해서 darunavir 600 mg과 ritonavir 100 mg을 하루 2회 투여한다.

3) 부작용과 약물상호작용

다른 단백분해효소억제제와 비교하면 부작용이 적은 편이다. 설사, 오심, 두통, 코인두염 등이 나타날 수 있는 부작용이고, 0.5%에서 급성 간염이 생겼다.

다른 단백분해효소억제제와 마찬가지로 CYP3A4를 통해 대사되므로 이와 관련한 다양한 약물상호작용이 있을 수 있다. Atazanavir, efavirenz, etravirine 등과 같이 사용하는 것은 가능하나, lopinavir/ritonavir, saquinavir, lovastatin, simvastatin 등과는 같이 사용하지 않는다. Sulfonamide 알러지가 있는 경우는 주의를 요한다.

통합 효소 억제제 (Integrase strand transfer inhibitors)

표적 세포 내로 침투한 HIV는 역전사 효소를 이용하여 RNA 가닥에서 DNA 가닥으로 바뀌고, 이 DNA 가닥이 표적세포의 핵 내로 이동하여 숙주의 염색에 DNA에 끼어든다. 이때 작용하는 효소가 통합 효소(integrase)인데, 통합 효소를 억제하는 약물이 개발되었다. Raltegravir는 처음 승인된 통합 효소 억제제이고, 이외에도 elvitegravir, dolutegravir가 승인되어 사용 중이다.

단백분해효소억제제나 비뉴클레오시드 역전사 효소 억제제에 비해서, 효능, 안전성, 약물상호작용 면에서 장점이 많아 우선적으로 선택할 수 있는 약제이다.

1. Raltegravir

1) 약물동력학

처음 승인된 통합 효소 억제제이다. 반감기는 9시간이

다. UGT1A1-mediated glucuronidation을 통해 대사된다.

2) 용량 및 용법

400 mg씩 하루에 두 번 투여한다. 음식물과 연관된 주의는 필요하지 않다.

3) 부작용과 약물상호작용

비교적 부작용이 드문 약제이다. 임상 시험에서 피로감, 코인두염, 발진, 대상포진, ALT 상승, 크레아티닌 키나제 상승, 중성지방혈증, 근육통, 근위근병증 등이 위약군에 비해 빈도가 높게 나타났다. 심각한 과민반응도 드물게 보고된 바 있다. 횡문근 융해도 보고된 바 있어 주의를 요한다.

Cytochrome P450을 유도하거나 억제하지 않지만, glucuronidation을 통해 대사되기 때문에, glucuronidation enzyme을 유도하는 약제들(rifampin, rifabutin, phenytoin, phenobarbital 등)과의 상호작용이 있다. 알루미늄이나 마그네슘이 포함된 제산제와 같이 사용하면 흡수가 저해될 수 있으므로 같이 사용하면 안 된다.

2. Elvitegravir

1) 약물동력학

Elvitegravir를 cobicistat 150 mg과 같이 복용하면 반감기가 9시간으로 증가한다.

2) 용량 및 용법

Elvitegravir 150 mg, tenofovir 300 mg, emtricitabine 200 mg, cobicistat 150 mg이 들어있는 복합제제만 사용 가능하다. 복합 제제를 하루 한 알씩 1회 복용한다. 음식물과 같이 복용해야 elvitegravir 흡수가 증가되므로 음식물과 같이 복용한다. Cobicistat은 CYP3A 억제제로서 elvitegravir의 반감기를 증가시킨다. 크레아티닌청소율이 70 mL/분 미만으로 낮은 환자에서는 이 복합제제를 사용하면 안된다.

3) 부작용과 약물상호작용

Elvitegravir/tenofovir/emtricitabine/cobicistat 복합제에 포함된 cobicistat은 크레아티닌의 상승을 일으킬 수 있으나, 이는 신기능 저하로 인한 것은 아니다. 오심과 설사가 흔한 부작용이다.

Cobicistat은 ritonavir와 마찬가지로 CYP3A 억제제로 작용하여 여러 약물과 상호작용을 일으킬 수 있으며, lovastatin, simvastatin, rifampin 등과 함께 사용해서는 안된다. 이외에도 여러 가지 약물과 상호작용을 하므로 다른 약물을 투여할 경우에는 확인이 필요하다. 알루미늄, 칼슘, 마스네슘 같은 성분이 들어있는 제산제를 동시 복용하면 약물농도가 감소할 수 있다.

3. Dolutegravir

1) 약물동력학

단독 사용으로도 반감기가 14시간으로 길다. 다른 통합효소 억제제에 내성이 있는 바이러스에도 효능이 유지될 수 있다. UGT1A1-mediated glucuronidation을 통해 대사된다.

2) 용량 및 용법

50 mg씩 하루 1회 투여하고, 음식물과 관련 없이 복용 가능하다.

3) 부작용과 약물상호작용

흔한 부작용으로는 불면과 두통이 있다. 크레아티닌의 상승을 일으킬 수 있으나, 이는 신기능 저하로 인한 것은 아니다.

Cytochrome P450을 유도하거나 억제하지 않지만, glucuronidation을 통해 대사되기 때문에, glucuronidation enzyme을 유도하는 약제들과의 상호작용이 있다. 알루미늄, 칼슘, 마스네슘 같은 polyvalent cation 성분이 들어있는 약제를 동시 복용하면 약물농도가 감소할 수 있다.

결합 융합 억제제
(Entry inhibitors)

HIV가 증식하기 위해서는 먼저 바이러스가 표적 세포인 CD4+ T 세포에 침투해야 한다. 바이러스가 표적 세포에 침투하기 위해서는 ① HIV의 gp120과 CD4+ T 세포 표면 수용체의 결합, ② HIV의 세포막과 CD4+ T 세포의 세포막이 서로 융합되어야 한다.

현재 세포막 융합을 저해하는 약제로는 enfuvirtide가 사용되고 있다. 표적세포 표면의 바이러스 수용체로는 CCR5 수용체와 CXCR4 수용체가 알려져 있으며, 이들 수용체를 차단할 수 있는 약제가 개발되고, maraviroc이 현재 사용되고 있는 CCR5 수용체 억제제이다.

1. Enfuvirtide (T-20)

1) 약물동력학

합성 펩티드가 36개 아미노산을 구성하고 있으며 피하주사로 투여한다. HIV-1에는 효과가 있으나 HIV-2에는 듣지 않는다. 피하 주사의 생체이용률은 84%이며 혈청반감기는 3.8시간이다.

분말 형태로 공급되며 주사를 위해서는 무균주사액에 녹힌 다음에 투여한다.

2) 용량 및 용법

90 mg을 하루에 2번 피하에 주사한다. 인슐린을 주사할 때처럼 팔, 허벅지, 배를 돌아가면서 주사한다.

3) 부작용과 약물상호작용

가장 흔한 부작용은 주사 부위의 통증, 발적, 가려움증, 결절, 딱딱함, 멍과 같은 국소 반응인데, 주사를 맞는 환자는 거의 다 국소 반응이 나타난다. 전향적인 연구에서 enfuvirtide를 맞는 환자군에서 세균성 폐렴의 발생 빈도가 더 높았다. 과민반응으로 발진, 발열, 구역, 구토, 저혈압, 간 효소치의 상승 등이 드물게 나타난다.

2. Maraviroc

1) 약물동력학

처음 승인된 CCR5 억제제이다. 경구 생체이용률은 33%이고 반감기는 14~18시간이다. 사용 전에 바이러스가 CCR5, CXCR4 중에서 어떤 보조 수용체를 사용하는지 검사하고, CCR5 보조 수용체를 사용하는 바이러스에 대해서만 사용할 수 있다.

2) 용량 및 용법

300 mg 씩 하루 2회 투여한다.

3) 부작용과 약물상호작용

임상 시험에서 기침, 발열, 상기도 감염, 발진, 근골격계 증상, 복통, 어지러움 등이 대조군에 비해 빈번하게 나타났다. 간 효소 수치나 빌리루빈의 상승도 나타났다.

CYP3A를 통해 대사되므로 단백분해효소억제제, ketoconazole, clarithromycin 과 같은 CYP3A 억제제와 같이 투여할 경우에는 150 mg씩 하루 2회 투여하는 식으로 용량을 줄여야 하고, efavirenz, nevirapine, 항경련제와 같은 CYP3A 유도제와 동시 투여할 경우에는 600 mg 씩 하루 2회 투여하는 식으로 용량을 늘려야 한다.

▣ 참고문헌

1. DHHS: Guidelines for the use of antiretroviral agents in HIV-1-infected adults and adolescents. (Assessced Dec 10 2015, at http://www.aidsinfo.nih.gov).
2. The Korean Society for AIDS: The 2015 clinical guidelines for the diagnosis and treatment of HIV/AIDS in HIV-infected Koreans. Infect Chmother 2015;47(3):205-211.

단일 정제와 기타
(Single-Tablet Regimens and others)

신소연 (가톨릭관동대학교 의과대학 내과학교실)

1. 단일 정제(Single-Tablet Regimen)

HIV 감염 환자의 치료는 두 가지의 뉴클레오시드 역전사 효소 억제제(NRTI) 조합에 비뉴클레오시드 역전사 효소 억제제(NNRTI), 단백분해효소억제제(PI), 또는 통합효소 억제제(INSTI) 중 한 가지를 병합한 3제 요법이 권장된다. 이렇게 여러 약제를 같이 투여하는 고강도 항레트로바이러스제 치료(HAART)는 용법이 복잡하고, 환자의 복용 부담(pill burden)이 증가하며, 약물상호작용과 약제 부작용 때문에 환자의 복약 순응도가 떨어지는 단점이 있었다. 이러한 이유로 HIV치료제는 환자의 복약 편의성 및 순응도를 개선하는 방향으로 꾸준히 발전해 왔으며 최근 단일 정제를 사용하는 경우 환자의 복약 순응도와 삶의 질이 유의하게 증가함이 증명되어 다양한 단일정제들이 개발되고 있다. 2006년 Atripla®를 시작으로 Complera®, Stribild®, Tiumeq®이 개발되어 사용되고 있으며, 국내에서는 2014년에는 Stribild®가, 2015년에는 Tiumeq®이 출시되어 현재 사용되고 있다.

1) Atripla® (efavirenz/tenofovir/emtricitabine)

Atripla® 는 1세대 단일정제로 비뉴클레오티드 역전사 효소 억제제(NNRTI)인 efavirenz (EFV) 600 mg와 뉴클레오시드 역전사효소 억제제(NRTI)인 tenofovir disoproxil fumarate (TAF) 300 mg와 emtricitabine (FTC) 200 mg의 복합 제제이다. 2006년도에 미FDA에서 승인되어 사용되기 시작하였다. 국내에서는 시판되지 않았다.

(1) 약물동력학

Atripla®의 효능은 tenofovir disoproxil, emtricitabine, efavirenz를 각각 복용했을 때와 동일하다. 공복에 복용할 때와 비교하여 음식과 같이 복용할 때 tenofovir와 efavirenz의 최고 혈중농도(C_{max})와 AUC(Area Under the Curve, 혈중농도–시간 곡선하 면적)가 증가하며, emtricitabine의 최고 혈중농도가 감소한다. Efavirenz는 식사와 함께 복용 시 C_{max}가 증가하므로 주로 공복(자기 전)에 복용하는 것이 추천되며 Atripla®의 경우도 마찬가지이다.

Atripla®를 사용한 경우, efavirenz와 NRTI/NtRTI와 병합 요법을 한 경우와 비교하여 바이러스 반응은 더 좋았고, 부작용은 더 적었으며, 더 높은 복약 순응도를 보였다.

(2) 용법 및 용량

1일 1회 1정을 공복에 복용한다. 자기 전 복용하는 것이 추천된다.

(3) 부작용과 약물상호작용

Atripla®의 부작용은 비교적 적은 편이며 각각의 구성 약제에 의한 부작용이 나타난다. Efavirenz에 의한 부작용이 비교적 초기에 나타나며 불면, 집중력 감소, 이상한 꿈, 기분이상과 같은 중추신경계장애와 피부 발진이 나타날 수 있다. Tenofovir 부작용인 신기능장애가 나타날 수 있으며 판코니증후군(Fanconi syndrome; 근위신세뇨관장애)이나 심한 저인산혈증, 골밀도감소, 골연화증 등이 나타날 수 있다. 그 외, NRTI의 드물지만 심각한 부작용인 유산증(Lactic acidosis)/지방간을 동반한 심한 간비종대가 보고된 바 있다.

Efavirenz는 CYP3A4의 활성을 유도한다. 그러므로 이 효소에 의해서 대사되는 약물은 efavirenz와 함께 투여하면 그 농도가 낮아진다. CYP3A4의 활성을 유도하는 약물(phenobarbital, rifampin, rifabutin)은 efavirenz의 혈중농도를 낮춘다.

(4) 사용상 주의사항

12세 이상, 40 kg 이상에서 사용한다.
크레아티닌청소율 추정치(estimated CrCL)가 50 mL/분 미만인 경우 tenofovir 용량 조절을 위해 단일 정제가 아닌 개별 성분의 약제로 나누어 사용한다.

Atripla®의 경우 M184V/I (emtricitabine 내성 유발), K103N (efavirenz 내성 유발), K65R (tenofovir 내성 유발) 내성 변이가 있는 경우 효능이 떨어지므로 사용하지 않는다.

Efavirenz는 동물에서 기형을 유발함이 증명되어, 임신 가능성이 있거나, 임신부나 수유부에서는 사용을 금한다.

약물상호작용으로 voriconazole의 농도가 낮아지므로 같이 사용을 금한다.

2) Complera®/Eviplera® (rilpivirin/emtricitabine/tenofovir disoproxil fumarate)

Complera®는 비뉴클레오티드 역전사 효소 억제제(NNRTI)인 rilpivirin 25 mg와 뉴클레오시드 역전사 효소 억제제(NRTI)인 tenofovir disoproxil fumarate (TDF) 300 mg와 emtricitabine (FTC) 200 mg의 복합 제제이다. 혈중 바이러스 농도가 비교적 낮은(<100,000 copies/mL) 환자에서 부작용이 없이 사용될 수 있다. 2011년에 미 FDA 승인을 받아 사용되기 시작하였다. 국내에서는 시판되지 않았다.

(1) 약물동력학

Complera®의 효능은 tenofovir disoproxil, emtricitabine, rilpivirin을 각각 복용했을 때와 동일하며, 경구 섭취 후 2~4.5시간 최고 혈중농도(C_{max})에 도달하였다. 음식과 함께 복용 시 흡수율이 상승하므로 식사와 함께 복용하는 것이 추천된다. Rilpivirin의 경구 생체이용률은 잘 알려져 있지 않으나 식사와 함께 섭취할 경우 흡수율이 40%가량 상승하며 단백 결합률은 99.7%이다. Emtricitabine와 tenofovir의 경구 생체이용률은 각각 93%, 공복시 약 25%로 알려져 있다. Rilpivirin은 CYP3A4에 의해 대사되며, 85%가 대변으로 배설되고 6%정도가 소변으로 배출된다. Emtricitabine과 tenofovir는 주로 신장으로 배설된다. Rilpivirin은 미토콘드리아 DNA 중합 효소를 억제하지 않아 미토콘드리아 독성이 나타나지 않는다.

Rilpivirine은 HIV 바이러스 역가가 높거나 CD4+ T 림프구수가 낮은 경우에는 치료 효과가 낮음이 보고된 바 있어 Rilpivirin을 포함한 Complera®도 치료 전 HIV-1 바이러스 역가가 100,000 copies/mL 미만이고 CD4+ T 림프구 세포가 200개/mm³를 초과한 경우에서만 적절한 초치료제 조합으로 추천되고 있다.

(2) 용법 및 용량

1일 1회 1정을 음식(되도록 400칼로리 이상)과 함께 복용한다.

(3) 부작용과 약물상호작용

비교적 부작용이 적고 내약성이 좋다.

가장 흔한 부작용은 두통과 불면증이다. 그러나 Tenofovir를 포함하는 Atripla® 보다 중추신경계 부작용과 발진, 고지혈증이 적게 나타난다. 그 외 설사, 오심, 피로, 어지러움증, 우울증등이 나타날 수 있다. Tenofovir 부작용인 신기능장애가 나타날 수 있으며 판코니증후군(Fanconi syndrome; 근위신세뇨관장애)이나 심한 저인산혈증, 골밀도감소, 골연화증 등이 나타날 수 있다. 그 외, 유산증(Lactic acidosis), 지방변성(steatosis)을 동반한 심한 간비종대가 보고된 바 있다.

Rilpivirin은 주로 CYP3A에 의해 대사되므로 CYP3A를 억제나 활성을 유도하는 약물(예; 항경련제, 리팜핀 등)과 함께 복용 시 rilpivirin 혈중농도에 영향을 미칠 수 있다. 또한 위장 pH를 증가시키는 프로톤펌프 억제제의 경우 rilpivirin의 혈중농도를 유의하게 낮춰, 이 약의 치료 효과를 감소시킬 수 있다.

(4) 사용상 주의 사항

혈중 바이러스 농도가 〈 100,000 copies/mL이고 NNRTI, emtricitabine, TDF에 내성 변이가 없는 환자에서 사용한다.

하루 25 mg 이상 복용하는 경우 QTc 연장을 일으킬 수 있으므로 torsades de pointes의 위험을 높이는 약물과의 병용은 주의를 요한다.

크레아티닌청소율 추정치(estimated CrCL)가 50 mL/분 미만인 경우 tenofovir 용량 조절을 위해 단일 정제가 아닌 개별 성분의 약제로 나누어 사용한다.

Rifabutin을 제외한 rifamycin 유도체, 항경련제나 양성자 펌프 억제제는 rilpivirine의 혈중농도를 감소시키므로 병용을 피한다. Rifabutin과 복용하는 경우 Complera®를 1일 1회 2정으로 증량하여 음식과 함께 복용하고, rifabutin과의 병용 투여가 중단되면 이 약의 용량을 1일 1정으로 감량하여 복용한다.

3) Stribild® (elvitegravir/cobicistat/tenofovir/emtric-itabine)

Stribild®는 융합 효소 억제제(INSTI)인 Elvitegravir (EVG) 150 mg와 뉴클레오시드 역전사 효소 억제제(NRTI)인 tenofovir disoproxil fumarate (TDF) 300 mg와 emtricitabine (FTC) 200 mg, 그리고 cobicistat (COBI) 150 mg의 복합 제제이다. 2012년에 미 FDA 승인을 받아 사용되기 시작하였으며 국내에서는 2014년 3월부터 사용되고 있다.

(1) 약물동력학

Elvitegravir 경구 생체이용률은 식사와 함께 복용 시 증가하며 가벼운 음식과 복용 시 34%, 고지방 식이와 함께 복용 시 87%가 증가하는 것으로 알려져 있다. Stribild® 복용시 EVG의 최고 혈중농도는 4시간 후 도달한다. EVG의 단백 결합률은 98~99%로 주로 알부민과 결합하며 95%이상이 대변으로 배설된다. EVG는 CYP3A4에 의해 주로 대사되며 UGT1A1/3에 의해 글루크론산화(glucuronidation)된다. EVG는 반감기가 3시간으로 짧은데 Stribild® 의 경우와 같이 EVG가 Cobicistat과 같은 약동학 강화제와 함께 쓰이면 반감기가 9시간까지 늘어나게 된다.

(2) 용법 및 용량

1일 1회 1정을 음식과 함께 복용한다.

(3) 부작용과 약물상호작용

부작용은 비교적 드물다. 가장 흔한 부작용은 오심과 설사이다. 이 약의 구성 성분인 NRTI의 부작용인 드물지만 치명적인 간의 지방증을 동반한 젖산 산증이 나타날 수 있다. Tenofovir에 의한 신 장애의 발생과 악화가 있을 수 있으며 골밀도 감소, 골연화증등이 나타날 수 있다. 최근 Tenofovir disoproxil fumarate (TDF)를 부작용이 적은 Tenofovir alafenamide (TAF)로 교체한 단일 정제의 비열등성 평가 3상 임상 시험 결과가 발표되었다.

이 약의 구성 성분인 cobicistat에 의해 신사구체 기능에 영향 없이 약간의 혈청 크레아티닌 증가 및 크레아티닌 청소율 추정치 감소가 있을 수 있으며, 혈청 크레아티닌이 기저치 대비 0.4 mg/dL 이상 증가한 것으로 확인된 환자에 있어서는 신장 안전성을 면밀히 모니터링해야 한다.

(4) 사용상 주의 사항

크레아티닌청소율 추정치(estimated CrCL)가 70 mL/분 미만인 환자에 투약을 시작하는 것은 권장되지 않는다. 이 약의 투약 중 크레아티닌청소율 추정치가 50 mL/분 미만으로 감소하는 경우 투여를 중단한다.

Stribild®는 약동학 강화제인 cobicitat이 포함되어 있어 타약제와의 약물상호작용을 유의해야한다. 알파1-교감신경 수용체 길항제(알푸조신), 항결핵제(리파부틴, 리팜핀, 리파펜틴), 맥각 유도체(디하이드로에르고타민, 에르고노빈, 에르고타민, 메틸에르고노빈), 위장관 운동 활성제(시사프라이드), 천연물 의약품(세인트존스워트) , HMG CoA 환원 효소 억제제(로바스타틴, 심바스타틴), 신경이완제(피모짓), 폐동맥 고혈압 치료제인 PDE-5 억제제(실데나필, 타다라필), 진정제/수면제(미다졸람, 트리아졸람) 등과의 병용 사용을 금한다.

4) Triumeq® (dolutegravir/abacavir/lamivudine)

Triumeq®은 융합 효소 억제제(INSTI)인 dolutegravir (DTG) 50 mg과 뉴클레오시드 역전사 효소 억제제(NRTI)인 abacavir (ABC) 600 mg와 lamivudine (3TC) 300 mg의 복합 제제이다. Triumeq®은 높은 내성 장벽과

바이러스 억제 효과를 가지며 부작용이 적어 약물 순응도가 좋은 것으로 알려져 있다. 2014년에 미 FDA 승인을 받아 사용되기 시작하였으며 우리나라에서는 2015년 11월부터 사용되고 있다.

(1) 약물동력학

Triumeq®의 효능은 dolutegravir, abacavir, lamivudine을 각각 복용했을때와 동일하다. Dolutegravir, abacavir, lamivudine은 경구 복용 시 빠르게 흡수되어 최고 혈중농도(C_{max})가 각각 2~3시간, 1.5시간, 1시간에 도달한다. 성인의 경우 abacavir와 lamivudine의 경구 생체이용률은 대략 80~85% 정도이다. Dolutegravir의 경구생체이용률은 아직 잘 알려져 있지 않다. Dolutegravir의 경우 혈장 단백과 매우 잘 결합하여 단백 결합율이 99%이상으로 매우 높으나, abacavir와 lamivudine의 경우 각각 약 50%, 36%미만으로 전신적으로 잘 분포한다. Dolutegrevir는 UGT1A1을 통해 대사되고 일부 CYP3A4을 통해 대사되며 64%가 대변으로 배설되고 31.6%가 소변으로 배설된다. Dolutegravir는 NRTIs, NNRTIs 뿐만 아니라 raltegravir나 elvitegravir에 내성이 있는 경우에도 효과적이다.

(2) 용법 및 용량

1일 1회 1정을 식사와 관계없이 복용한다.

(3) 부작용과 약물상호작용

가장 흔한 부작용은 불면증, 두통, 피로감이다. 이 약제에 포함되어 있는 abacavir에 의해 심각한 과민반응이 일어날 수 있으므로 HLA-B*5701의 스크리닝이 필요하다. NRTI의 부작용인 간의 지방증을 동반한 젖산 산증은 드물게 발생하지만 치명적인 부작용이다. HBV/HIV 동시 감염 환자에서 Triumeq®을 사용하다 중단하는 경우 HBV의 급성 악화가 발생할 수 있으므로 주의를 요한다.

(4) 사용상 주의 사항

- INSTI 내성 변이를 가지고 있는 환자의 경우에서의

triumeq®의 사용은 dolutegravir의 용량이 충분하지 못하여 추천되지 않는다.

- 크레아티닌청소율 추정치가 50 mL/분 미만인 경우 사용하지 않는다.
- Abacavir에 과민반응이 있었던 환자의 경우 사용하지 않는다.
- 간기능 이상이 있어 abacavir의 용량 조절이 필요한 경우 개별 약제의 조합으로 치료한다.

5) 기타 개발 중인 약제

Tenofovir alafenamide (TAF)는 Tenofovir diso-proxil fumarate (TDF)의 프로드럭(prodrug)으로 낮은 혈중농도에도 간세포와 림프구에 높은 약물농도를 가능하게 하여 TDF의 부작용을 줄인 약으로 TAF 25 mg은 TDF 300 mg보다 바이러스 억제 효과가 더 높다. 현재, elvitegravir/cobicistat/emtricitabine/tenofovir alaf-enamide (EVG/c/FTC/TAF), darunavir/cobicistat/emtricitabine/tenofovir alafenamide (D/c/FTC/TAF)의 임상 시험이 진행 중에 있다.

2. 약동학 강화제(phamacokinetic enhancer)

1) Tybost® (Cobicistat)

Typost® (Cobicistat)은 약동학 강화제로 atazanavir, darunavir와 같이 쓰이거나 Stribild®의 성분으로 사용된다.

(1) 약물동력학

Tybost® 자체는 HIV에 작용하지 않으나 CYP3A4을 억제시켜 약물의 분해를 억제함으로써 동시에 투여하는 다른 HIV 약제의 효능을 증대시킨다. Stribild®로 투약되는 경우 cobicistat의 반감기는 3시간이나 CYP3A4를 억제하여 약동학 강화 효과가 24시간이상 지속된다. 투약 후 4.5시간 후에 혈중 최고 농도에 도달하며 단백 결합능은 97~98%이고 80% 이상 대변을 통해 배설된다.

(2) 용법 및 용량

Atazanavir나 darunavir와 함께 150 mg 하루에 한 번 투약한다. Stribild®에는 150 mg의 cobicistat이 포함되어 있다.

(3) 부작용과 약물상호작용

약동학 강화제로 사용되는 Norvir® (Ritonavir)에 비해 CYP3A4만 억제하기 때문에 약물상호작용이 비교적 적다.

부작용으로는 오심, 구토, 설사와 같은 소화기계 증상이 있으며 신세뇨관에서의 크레아티닌(creatinine)의 분비를 감소시켜 투약 후 첫 2~4주 동안 혈중 크레아티닌의 수치가 증가한다.

2) Norvir® (Ritonavir)
p 503~504 참조.

■ 참고문헌
1. Abacavir/Dolutegravir/Lamivudine Single-Tablet Regimen: A Review of Its Use in HIV-1 Infection. Drugs (2015) 75:503-14.
2. Astuti N, Maggiolo.: Single-Tablet Regimens in HIV therapy. Infect Dis Ther (2014) 3;1-17.
3. Deeks ED.: Emtricitabine/Ripivirine/TenofovirDisoproxil Fumarate Single-Tablet Regimen: A Review of Its Use in HIV infection. Drugs (2014) 74:2079-95.
4. Horberg MA, Klein DB.: An update on the use of Atripla® in the treatment of HIV in the United States. HIV AIDS (Auckl) 2010;2:135-40.
5. Murrel DE, Moorman JP, Harirforoosh S. Stribild®: A review of component characteristics and combination drug efficacy. European Review for Medical and Pharmacological Sciences 2015;19:904-14.
6. Perry CM.: Elvitegravir/Cobistat/Emtricitabine/Tenofovir Disoproxil Fumarate Single-Tablet Regimen (Stribild®): A Review of Its Use in the Management of HIV-1 Infection in Adults. Drugs (2014) 74:75-97.
7. Sax PE, Wohl D, Post F. et al.: Tenofovir alafenamide versus tenofovir disoproxil fumarate, coformulated with elvitegravir, cobicistat, and emtricitabine, for initial treatment of HIV-1 infection: two randomised, double-blind, phase 3, non-inferiority trials. Lancet 2015; 385 (9987):2606-15.

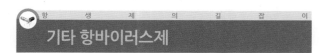

기타 항바이러스제

윤기욱 (서울대학교 의과대학 소아과학교실)

Docosanol

1) 구조 및 작용 기전

22-carbon-aliphatic alcohol ($C_{22}H_{46}O$)인 docosanol (n-docosanol 또는 behenyl alcohol, Abreva®)은 다양한 식물 추출물로부터 유래하였다. 지방 친화성이 높고 크림 제제일 때 조직 투과성이 매우 우수하다. 주로 HSV에 의한 입술염에 사용되는 이 약은 acyclovir와 같은 뉴클레오시드 유사체들이 HSV의 DNA synthesis 과정에 관여해서 바이러스의 증식 자체를 막는 것과는 달리, 숙주세포에 작용하여 간접적으로 항바이러스 효과를 나타낸다. 숙주세포막의 지질을 안정화시킴으로써 숙주세포가 바이러스의 융합과 침입에 높은 저항성을 갖도록 만든다. HSV는 숙주세포에 결합된 후 오랜 시간 세포 안으로 들어오지 못하게 되면서 증식이 크게 저하된다. 바이러스에 직접 작용하는 것이 아니므로 내성 발생의 위험이 거의 없고, HSV 뿐만 아니라 지질막으로 둘러싸인 다른 바이러스(VZV, CMV, HHV6, influenza A, RSV, HIV 등)에도 증식 억제 효과를 나타내는 것으로 알려져 있다.

2) 약물동력학 및 상호작용

Docosanol은 돌연변이 및 기형유발성을 비롯해 특별한 독성을 가지고 있지 않으며, 임상적으로도 매우 우수한 안전성을 보인다. 세포막으로 병합되어 들어간 후 시간-의존성으로 완전히 대사된다. 크림 형태로 피부에 바르면 오랜 시간 표면에 남아서 작용한다. 상호 보완적인 작용 기전으로 인해, acyclovir 등의 nucleoside analogue를 같이 사용했을 때는 synergistic effect가 있는 것으로 생각된다.

3) 임상 적응증

Docosanol은 10% 크림 제제로서 면역이 정상인 사람의 재발성 입술 헤르페스에 사용할 수 있다. 2000년 7월에 FDA로부터 이 적응증에 대해 일반 의약품(over-the-counter, OTC drug)으로 승인받아 사용되고 있으나, 아쉽게도 2015년 7월 현재 국내에는 출시 전이다.

전구기나 발적이 나타나는 질병 초기부터 시작하면 완치까지의 시간을 0.7일 감소시키며, 통증, 화끈거림, 가려움 등의 증상 기간을 0.5일 감소시킨다. 또한 궤양, 딱지 등의 심한 증상이 지속되는 기간을 줄이기도 한다. 그러나 입 안이나 생식기의 재발성 헤르페스에는 아직 허가되지 않았다. HIV 감염자에서 카포시육종에 대한 치료로 사용해 일부 효과를 보였다는 보고도 있으나 아직 연구가 더 필요한 실정이다.

4) 용법 및 용량

Docosanol 10% 크림을 국소적으로 입술 헤르페스 병소 부위에 완치될 때까지 매일 5회 펴 바른다.

5) 부작용과 금기

2% 미만에서 발진, 가려움증, 피부 건조, 여드름 등 도포 부위에 국소적 이상반응이 나타날 수 있으나 일반적으로 무난하다. Docosanol에 과민반응을 보이는 환자에게는 금기이고, 그 외 국소 약제들에 대한 알레르기를 보이는 환자에서는 주의가 필요하다. Docosanol은 입술헤르페스 치료에만 허가되었으며 다른 질환에 대한 효과 및 안전성은 아직 확립되지 않았다.

Imiquimod

1) 구조 및 작용 기전

Imiquimod는 imidazoquinoline에 속하는 합성 화합물로서, 화학식은 1-(2-methylpropyl)-1H-imidazo[4,5-c]quinolin-4-amine ($C_{14}H_{16}N_4$)이고 분자량은 240.3 Daltons이다. 매우 안정적인 무취, 백색 화합물로 물과 대부분의 유기 용매에 녹지 않는다.

Imiquimod는 합성 뉴클레오시드 유사체로서 toll-like receptor (TLR)-7 agonist로 작용한다. 선천 면역 반응과 후천 면역 반응을 연결해 주는 역할을 하고, 다양한 싸이토카인들(특히 IFN-α, TNF-α, IL-12)의 분비를 촉진하여 숙주의 세포 면역 및 염증 반응을 강화한다. 이를 통해 주로 표피 세포의 세포자멸사(apoptosis) 및 복구 (repair) 기능이 향상되는 것으로 알려져 있다. 다시 말해 imiquimod는 바이러스 감염과 종양 발생을 막는 강력한 면역 보조제라 할 수 있다.

2) 약물동력학 및 상호작용

국소 제제 사용 시 전신 흡수는 미미하다. 자기 전에 적용하고 8시간가량 유지한 후에 물과 비누로 남은 약을 제거한다.

3) 임상 적응증

Imiquimod 5% 외용 크림(Aldara®)은 1997년에 외성기 및 항문주위사마귀의 치료에 허가되었고, 이후 2004년에 광선각화증(actinic keratosis)과 표재성 기저세포암종 (superficial basal cell carcinoma)의 치료에도 적응증을 추가로 인정받았다. 이외에도 전염물렁종(molluscum contagiosum), 성기헤르페스(genital herpes), 흑색종 (melanoma) 등에도 효과가 있는 것으로 알려져 있다.

항문생식기사마귀(anogenital warts, condyloma acuminatum)는 주로 human papillomavirus type 6 과 11에 의해 발생하는데, imiquimod는 이들에 대한 직접적인 억제 효과는 없지만 앞서 언급한 면역 조절/강화 기능을 통해 간접적이지만 강력한 항바이러스 효과를 나타낸다. 몇몇 위약 대조군 연구에서 imiquimod 5% 크림을 국소적으로 도포한 후 37~52%의 환자에서 항문생식기사마귀가 완치되었다. 3개월과 6개월 후 추적 관찰 시 재발률은 각각 8.8%와 23%였으며, 재발한 환자를 imiquimod로 재치료한 경우 치료 성공률은 70%였다. Imiquimod는 외성기사마귀의 치료에 있어 국소 제거 시술보다 효과가 더 좋은 것으로 알려져 있으며, 영아 및 소아에서도 효과가 있다.

4) 용법 및 용량

5% 크림 제제(Aldara®)가 사용 중이며, 12.5 mg의 imiquimod가 250 mg의 크림에 포함된 낱개 비닐 포장으로 되어 있다. 한 개 포장 용량으로 386 cm²의 피부 범위에 바를 수 있다.

면역이 정상인 사람은 총 16주 동안 주당 2~5일 밤에 크림이 보이지 않도록 얇게 펴 바른다. 8~10시간 동안 방치한 후 물과 비누로 닦아낸다. 병변이 제거될 때까지 걸리는 시간은 보통 8~10주이다.

5) 부작용과 금기

대부분 imiquimod 외용제는 안전성이 높고 전신적인 독성이 거의 없다. 부작용으로 적용 부위에 경도-중등도의 국소 자극 증상이 있을 수 있으나 돌연변이 유발성이나 염색체 상해 효과는 없다. 임상 시험에서는 약 33~80%에서 도포 부위에 국소적인 경미한 홍반, 자극감, 소양감, 동통, 화끈한 느낌, 딱지 등이 나타났다. 이러한 부작용은 도포 횟수에 비례하고, 약물 사용 중단 후 2주 이내에 보통 사라진다. 통증, 발적, 흉터 등과 같은 심한 국소 반응은 드물다. 10% 미만에서 피로, 오심, 두통, 근육통 등의 전신 증상을 호소하였다. 임신 중 사용에 대한 안전성은 아직 확립되어 있지 않다. 콘돔 등 피임 기구의 기능을 약화시킬 수 있으며, 피부에 크림이 잔존한 경우에는 성 접촉은 가능한 피하도록 한다.

Pleconaril

1) 구조 및 작용 기전

Pleconaril은 3-{3,5-dimethyl-4-[3-(3-methyl-5-isoxazolyl)propoxy]phenyl}-5-(trifluoromethyl)-1,2,4-oxadiazole로서, 1980년대 후반에 picornavirus의 분자생물학적 구조가 확인되면서 이 바이러스의 증식을 막기 위한 물질로 제작되었다. Pleconaril은 picornavirus의 캡시드(capsid) 내에 있는 소수성(hydrophobic) 주머니 안에 특이적으로 부착함으로써 바이러스가 탈외피

(uncoating)하는 것을 억제하고 이로써 바이러스 RNA의 복제를 막는다. 또한 대표적인 picornavirus인 rhinovirus에 대해서는 세포 수용체인 ICAM-1의 부착기능을 억제함으로써 바이러스의 감염력을 저하시킨다.

Pleconaril은 picornavirus 중에서도 특히 enterovirus와 rhinovirus 감염을 치료하기 위해 개발되었는데, 수막염, 위장관염, 호흡기감염, 심낭염 등에서 분리된 enterovirus에 대한 실험실 연구 결과 0.01 μg/mL과 0.1 μg/mL 농도에서 각각 50%와 95% 이상의 바이러스가 증식이 억제되었다. 이후 연구에서 rhinovirus에 대해서도 임상에서 달성할 수 있는 혈장 농도인 0.21~0.78 μg/mL에서 대부분의 바이러스 증식이 억제되었다.

2) 약물동력학 및 상호작용

Pleconaril은 자체적인 화학적 변형을 통해 약제의 대사와 분해를 막음으로써 높은 생체이용률과 긴 혈장 반감기를 갖는다. 99% 이상 혈장 단백과 결합하여 체내에서 광범위하게 분포하고, 중추신경계에도 매우 좋은 투과성을 갖는다.

성인에서 200~400 mg을 1회 경구투여하였을 때 생체이용률은 70%이며, 1.5~5시간 후에 최고 혈장농도(1.1~2.4 μg/mL)에 도달하고, 반감기는 약 25시간이다. 소아에서는 5 mg/kg을 1회 경구투여하였을 때 최고 혈장농도는 1.3 μg/mL에 이르고, 반감기는 약 6시간으로 성인에 비해 짧다. 신생아에서도 흡수가 잘 되나 생체이용률은 더 낮기 때문에 높은 용량이 필요하다. 음식 섭취, 특히 기름진 음식과 함께 복용하면 흡수가 증가하며, 배설은 대변과 소변으로 이루어 진다.

3) 임상 적응증

Pleconaril은 1990년대 후반에 enterovirus 수막염/뇌염을 가진 선천성면역결핍환자들을 치료하기 위해 처음 사용되었고, 이후로 enterovirus에 의한 심근염에도 사용되었다. 초기의 임상 경험들은 매우 고무적이었으나, enterovirus 중 약 10%가량은 pleconaril의 혈장 농도(약 2 μg/mL)에 저항성을 갖는 것이 확인되었다. 2000년 대에는 주로 rhinovirus에 의한 호흡기감염에 대해 임상 시험들이 이루어졌는데, 감기 증상의 완화에 어느 정도 효과가 있는 것으로 보고하였다.

그러나 호흡기감염에 대한 6주 예방요법 임상 시험에서 pleconaril 복용군에서 월경 불순이 증가하였고, 이는 cytochrome P-450 3A의 유도에 의한 것으로 확인되었다. 따라서 pleconaril이 경구 피임약 및 HIV 치료제의 대사를 증가시켜서 그 효과를 감소시킬 수 있는 것으로 보고되었고, 2003년 FDA는 호흡기 증상의 경감에 비해 이러한 위험성이 더 높다고 판단, pleconaril의 감기 치료제로서의 사용을 승인하지 않았다. 더욱이 pleconaril에 대해 picornavirus 중 일부가 자연 내성을 가지고 있을 뿐 아니라, 치료제로서 단독으로 사용했을 때에는 빠르게 내성이 유도되어 결국 더욱 병독성이 강한 enterovirus가 지역사회에 출현할 수 있다는 우려도 있었다.

한편, 최근 신경학적 합병증을 잘 일으키는 enterovirus 71형의 대규모 유행과 하부 호흡기감염을 주로 일으키는 새로운 rhinovirus C형의 발견으로 다시 pleconaril에 대한 관심이 높아졌으나, enterovirus 71형은 pleconaril에 자연 내성을 갖고 있는 것으로 확인되었고, rhinovirus C형에 대한 효과에 대해서는 연구가 더 필요하다.

2001년 6월에 신생아의 enterovirus sepsis syndrome에서 경구 pleconaril의 효과에 대한 임상 시험이, 2006년 8월에는 성인에서 천식의 발생 및 악화를 막기 위한 pleconaril 비강분무제의 효과에 대한 임상 시험이 각각 시작되었고 이미 종료가 되었는데, 신생아에서의 연구는 아직 결과가 보고되지 않았고 성인에서의 연구는 위약에 비해 유의한 차이가 없는 것으로 최근 보고되었다.

4) 용법 및 용량

모든 연령에서 경구투여에 잘 순응하고, 성인에서는 200~400 mg/회, 3회/일, 7일 투여하며, 소아에서는 5~7.5 mg/kg/회, 2~3회/일, 7일 투여한다.

5) 부작용과 금기

가장 흔한 이상반응은 두통, 구역, 설사 및 복부 불편

이다. Cytochrome P450 3A isoenzyme을 유도해 경구
용 피임제를 포함한 다른 약제들의 혈중농도에 영향을 줄
수 있다. 심한 독성은 보고되지 않았으며 기형 발생이나
태아독성은 없었다.

■ 참고문헌

1. Abzug MJ. The enteroviruses: problems in need of treatments. J Infect 68: S108-14, 2014.

2. Cantisani C, Lazic T, Richetta AG, et al. Imiquimod 5% cream use in dermatology, side effects and recent patents. Recent Pat Inflamm Allergy Drug Discov 6: 65-9, 2012.

3. Gaspari A, Tyring SK, Rosen T. Beyond a decade of 5% imiquimod topical therapy. J Drugs Dermatol 8: 467-74, 2009.

4. Hengge UR, Benninghoff B, Ruzicka T, et al. Topical immunomodulators: progress towards treating inflammation, infection, and cancer. Lancet Infect Dis 1: 189-98, 2001.

5. Marcelletti JF. Synergistic inhibition of herpesvirus replication by docosanol and antiviral nucleoside analogs. Antiviral Res 56: 153-66, 2002.

6. Thibaut HJ, De Palma AM, Neyts J. Combating enterovirus replication: state-of-the-art on antiviral research. Biochem Pharmacol 83: 185-92, 2012.

7. Treister NS, Woo SB. Topical n-docosanol for management of recurrent herpes labialis. Expert Opin Pharmacother 11: 853-60, 2010.

8. Vidal D. Topical imiquimod: mechanism of action and clinical applications. Mini Rev Med Chem 6: 499-503, 2006.

9. Webster AD. Pleconaril: an advance in the treatment of enteroviral infection in immuno-compromised patients. J Clin Virol 32: 1-6, 2005.

10. Wildenbeest JG, van den Broek PJ, Benschop KS, et al. Pleconaril revisited: clinical course of chronic enteroviral meningoencephalitis after treatment correlates with in vitro susceptibility. Antivir Ther 17: 459-66, 2012.

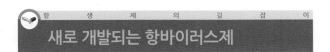

새로 개발되는 항바이러스제

손경묵, 김연숙 (충남대학교 의학전문대학원 내과학교실)

1. Brivudin

1) 구조 및 성상

Brivudin은 티미딘(thymidine) 유사체로서 varicella zoster virus (VZV)에 대해 선택적인 효과가 있는 약제이다. Tans configuration에 bromine이 위치한 2(E)2-bromovinyl group은 BVDU의 선택적인 항바이러스 제제 역할을 나타내는 데 중요한 요소이다(그림 1).

2) 작용 기전

Brivudin은 HSV-1과 VZV 등의 바이러스에 내재되어 있는 티미딘 활성 효소에 대해 높은 친화성을 가진다. 이

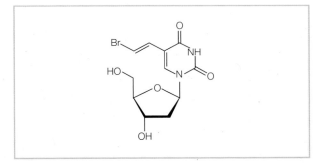

그림 1. Brivudine의구조

들 바이러스의 티미딘 활성 효소에 의해 2회의 인산화 과정을 거쳐 5-diphosphate (DP-BVDU)가 된 후에 세포 내 kinase에 의해 한 번 더 인산화되어 BVDU 5-triphosphate (TP-BVDU)를 형성한다. 이는 deoxythymidine triphosphate를 경쟁적으로 대체해 MP-BVDU 형태로 바이러스의 DNA구조에 삽입됨으로써 바이러스의 DNA 중합 효소에 의한 바이러스의 핵산합성을 저해하게 되어 항바이러스 효능을 나타낸다.

3) 약물동력학

TP-BVDU는 반감기가 10시간으로 acyclovir(반감기가 2~3시간)보다 훨씬 더 길다. 시험관 내에서 brivudin은 VZV에 대해 acyclovir 및 penciclovir보다 강력하다. 임상바이러스 균주에서 brivudin의 IC_{50} (50% inhibitory concentration)는 0.0002~0.011 μmol/L로서 acyclovir (0.93 μmol/L)나 penciclovir (3.6 μmol/L)에 비해 각각 280배 및 1,100배 낮다.

Brivudin은 복용 후 거의 모두 흡수되어 1일 1회 복용함으로써 5일 이내에 항정 상태 농도에 도달한다. Brivudin 125 mg을 1일 1회 투약한 후 1시간이 지나면 평균 최고 혈장 농도(1.7 μmol/L)에 도달한다. 약물 흡수는 음식에 의한 영향을 거의 받지 않는다. 흡수 후 brivudin의 생체이용률은 30% 정도인데, 그 이유는 간에서 first-pass 대사가 많이 일어나기 때문이다. 혈장 단백질에 95% 이상이 결합하며 다른 약제를 같이 투여해도 변화되지 않는다. 흡수 후 brivudin은 간에서 빠르게 bromovinyluracil로 대사되며 65%가 소변으로 배설되고 21%는 대변으로 배설된다.

4) 임상 적응증

Brivudin은 HSV-1에 대해 항바이러스 효과가 강력하지만 HSV-2에는 작용하지않는다. 그 이유는 HSV-2에 내재되어 있는 티미딘 활성 효소에 의한 인산화 작용이 일어나지 않기 때문이다.

Brivudin은 현재까지 알려진 것 중 가장 강력한 VZV 억제제이다. 치료 효과에 대해 acyclovir와 비교 연구 결과, 투약 이후 마지막 수포 병변의 형성까지의 시간에 있어서는 acyclovir보다 더 효과가 있었다. 대상포진 병변의 치료, 포진과 관련된 급성 통증의 완화와 포진 후 통증(postherpetic neuralgia; PHN)의 평균 지속 기간에 있어서는 acyclovir와 동등한 효과를 보였다. Famciclovir와의 비교연구에서 마지막 수포의 발생시간이나 대상포진 병변의 치료에 걸리는 시간, PHN의 발병률에 있어서 같은 결과를 보였다.

Brivudin은 면역 저하 환자에서는 사용이 제한되고 있으나 경구 brivudin은 정주용 acyclovir에 상응하는 효과를 나타낸 것으로 알려져 있다.

5) 용법 및 용량

면역이 정상인 성인에서 대상포진의 치료로 brivudin 125 mg을 1일1회 7일간 투여하는 것이 권고되고 있다. 치료는 피부병변이 발생하기 시작한 지 72시간 이내 혹은 첫째 수포가 발생한 지 48시간 이내에 시작되어야 한다. 항암 화학요법이나 면역 요법을 받고 있는 면역 저하 환자에서는 금기이다.

6) 부작용과 금기

가장 흔한 부작용은 오심이다. 위장관장애, 복용(2.6%), 구토(0.8%) 및 두통(1.0%) 등이 brivudin치료와 관련이 있을 것으로 생각되는 흔한 부작용이다.

Brivudin은 5-FU 혹은 다른 fluoropyrimidine 유도체(fluoxetine, tegafur, capecitabine, flucytosine)과의 병용투여는 금기이다. 이는 brivudin의 주요 대사물에 의해 피리미딘 유도체의 대사를 조절하는 효소인 DPD (dihydropyrimidine dehydrogenase)가 억제되어 이들 약물이 축적되고 그로 인한 독성이 증가되기때문이다. 따라서 brivudin의 치료와 fluoropyrimidine 유도체의 투여사이에는 최소 4주 간의 휴지기간이 필요하며, 최근 brivudin을 투여받았던 환자들에서 피리미딘 유도체를 포함한 약물 치료를 할 때에는 DPD 효소의 활성이 확인되어야 한다. Brivudin은 현재 유럽 일부 국가와 중미 지역에 판매 허가가 되어있다.

2. Brincidofovir (CMX001)

1) 구조 및 성상

Brincidofovir (CMX001, 3-hexadecyloxy-1-propanol-cidofovir)는 cidofovir의 전구 약(prodrug)이다. Cidofovir의 phosphonate 부위에 지질(lipid)을 결합(conjugation)시켜놓은 형태이다(그림 2).

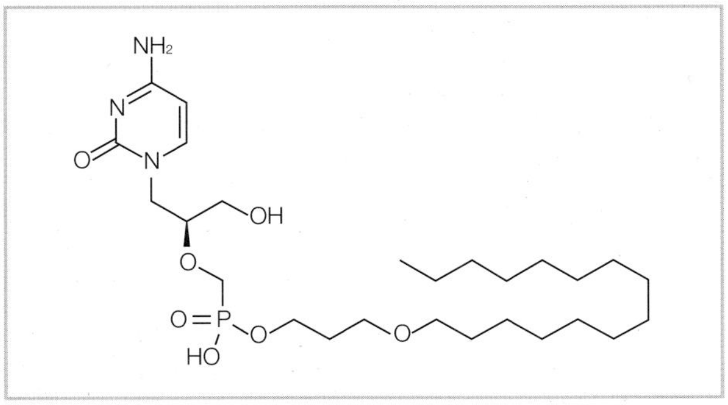

그림 2. Brincidofovir의 구조

2) 작용 기전

Brincidofovir는 지질부위로 인해 경구 생체이용률과 세포 내 흡수가 증가한다. 일단 세포 내로 흡수되면 포스포리파아제(phospholipase)에 의해 cidofovir로 분해되며 뒤이어 두 번의 인산화 반응을 거쳐 활성화된 cidofovir phosphate가 되어 DNA 바이러스에 작용하게 된다.

3) 약물동력학

Brincidofovir (CMX001)는 복용 후 최대 혈장 농도에 이르는 시간이 2~3시간이다. 1상 연구에 따르면 음식물 섭취 후 CMX001의 C_{max}는 약 48%, AUC는 약 28% 감소하였다. 또한 음식물은 약물의 혈장 농도가 최고점에 이르는 시간을 2배 연장시켰다. CMX001을 1회 복용하였을 경우 C_{max}와 1 AUC는 용량에 비례하여 증가한다(C_{max} 2.58~350 ng/mL, AUC 21.3~2650 ng·hr/mL). 반감기는 0.025 mg/kg일 때 6.15시간에서 1.5 mg/kg일 때 32.7시간으로 증가한다. CMX001이 cidofovir로 변환된 후 cidofovir가 최대 혈장 농도에 이르는 시간은 7~15시간이며, cidofovir의 C_{max}와 AUC는 용량에 비례하여 증가한다(C_{max} 1.76~31.1 ng/mL, AUC 195~1740 ng·hr/mL). 6일 간격으로 여러 번 투여하여도 혈장 내 CMX001이나 cidofovir의 의미 있는 축적은 없었다. 2상 연구에서도 투여 3시간 후 용량에 비례하여 평균 혈장 CMX001 농도가 증가하였으며, 11주간 반복적인 투여에도 CMX001이나 cidofovir의 축적은 없었다.

사람에서 CMX001은간에서 CMX104, cidofovir, CMX064의 세 가지 물질로 대사된다. CMX001은 신장으로 배설되지 않아 혈중농도는 신기능과 상관이 없고 혈액 투석에도 영향을 받지 않는다. 그러나 cidofovir는 신장으로 배설되어 CMX001을 첫 회 투여한 후 신기능 저하 시 cidofovir의 농도는 증가한다(정상신기능 시 AUC:236.4 ng·hr/mL, 중등도에서 중증 신기능장애 시 AUC: 1330.5 ng·hr/mL, 투석시 AUC: 1017.3 ng·hr/mL).

4) 임상 적응증

(1) 거대세포 바이러스(CMV)

성인에서 골수이식을 받은 환자들을 대상으로 한 CMV 예방 연구에서 일주일에 100 mg 두 번 복용한 군에서 CMV event의 빈도가 가장 낮았다.

(2) 아데노 바이러스(adenovirus)

cidofovir를 사용할 수 없는 생명을 위협하는 adenovirus 감염 환자들을 대상으로 1~3 mg/kg/주의 용량으로 CMX001을 투여한 결과 치료 한달 후 약 77%에서 적어도 1 $\log_{10}$의 바이러스양(viral load, VL)의 감소가 있었고, 8주 후에는 70%에서 혈장 VL가 기저치보다 99%이상 감소하였다. 바이러스 반응이 있는 환자들이 없는 환자들보다 3배 이상 생존 기간이 길었다. 2015년 현재 아데노바이러스 감염 치료에 대한 3상 임상 연구(phase III open-label study)가 진행 중이다.

(3) Polyomavirus: JC virus, BK virus

2상 임상 연구를 후향적으로 분석한 연구에 따르면 CMX001은 BK virus가 소변에서 검출되는 환자에서 혈뇨, 신기능 악화의 진행 속도, 혈청 크레아티닌의 변화를 모두 감소시켰다. 진행성다초점백색질뇌증(progressive multifocal leukoencephalopathy)이 있는 후천성면역결핍증환자에서 CMX001과 IL-17을 함께 사용한 결과 혈청 바이러스양이 감소하고 신경학적 증상이 안정화되었다.

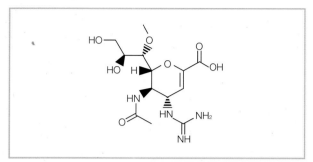

그림 3. Laninamivir의구조

(4) Vaccinia 바이러스 (두창 바이러스)

Vaccinia 예방 접종을 받은 미국 해병대 군인이 접종 12일째 급성 골수성 백혈병을 진단받았는데, 예방 접종 부위 병변에 발생한 국소 병변이 악화되어 CMX001을 투여한 후 호전된 예가 있다.

(5) Molluscumcontagiosum virus

면역이 떨어져 있는 파종성 MCV병변이 있는 환자에서 얼굴 병변이 호전되었다.

(6) 에볼라 바이러스

실험실에서 에볼라 바이러스에도 효과가 있다는 것이 발견되었다. 실제 현장에서 favipiravir 및 회복기 혈장 치료와 함께 비교 실험이 진행중이며 사람에 대한 효과는 아직 보고되지 않았다.

5) 용법 및 용량

약동력학과 안전성 연구에서 일주일에 2회 100 mg을 투여하는 것이 가장 효과적이고 부작용이 적었다.

6) 부작용과 금기

동물실험에서 중요한 용량 제한 독성은 설사, 식욕 및 체중감소와 같은 위장관계 부작용이었다. 주로 소장을 침범하는 장염과 위염의 조직학적 소견이 있었다. 건강한 성인을 대상으로 한 연구에서 2 mg/kg 1회 투여와 1 mg/kg를 여러 번 투여했고 심각한 부작용은 없었으나 골수이식을 받은 환자들에서는 설사나 다른 위장관 부작용이 흔히 발

생하였다. CMX001을 3.5 mg/kg 초과 투여한 환자들에서 설사가 빈번하였다. AST, bilirubin 변화없이 ALT만 상승할 수 있다. CMX001은 cidofovir에서 관찰되는 눈이나 신장 독성은 없었고, 심각한 골수 억제의 증거도 없었다.

3. Laninamivir

1) 구조 및 성상

Laninamiviroctanoate (CS-8958)은 옆가의 C-3 위치에 octanoic acid ester를 가지고있는 laninamivir의 전구약(prodrug)이다(그림 3). Laninamiviroctanoate를 흡입하면 폐에서 laninamivir로 전환이 된다.

2) 작용 기전

Laninamivir는 neuraminidase (NA) 억제제이다. 다른NA 억제제인 oseltamivir나 peramivir, zanimivir보다 NA에 더 안정적으로 결합하여 효과를 나타낸다.

3) 약물동력학

동물실험에서 laninamiviroctanoate를 비강 내 흡입시켰을 때 폐의 laninamivir의 반감기는 41.4시간이었고, 120시간 후에도 0.915 nmol/g (1100 nM)의 농도로 남아있었다. 장기간 작용하는 기전은 아직 명확하지 않으나 친수성이어서 기도에서 금방 사라지는 laninamivir와 zanamivir와는 달리 laninamiviroctanoate의 소수성 부위 때문에 세포 내 소체에 오래 머무는 것으로 추측된다.

건강한 성인을 대상으로 한 연구에서 전구약(prodrug)은 투약 30분에 혈장에 최고농도를 보이고 반감기는 약 2시간이었다. 반면 활성화된 형태인 laninamivir는 흡인 4시간 후 혈장에서 최고농도에 이르고 반감기는 약 3일이며 144시간동안 측정된다. 사람의 폐에는 적어도 5일 이상 laninamivir가 높은 농도로 존재하는 것으로 생각된다.

4) 임상 적응증

인간인플루엔자감염에 사용하며, 동물실험에서는 고병

원성 조류독감인 H5N1에도 효과적이었다.

5) 용법 및 용량

첫째 날 한 번만 흡입한다. 각 흡입기는 10 mg의 건조 파우더가 담긴 두 개의 용기로 구성되어 있다. 두 개의 용기를 각각 두 번 흡입하게 되며, 소아의 경우 총 4번의 흡입이 필요하고 성인은 두 개의 흡입기를 사용해야 하므로 8번의 흡입이 필요하다(≥10세: 40 mg, 〈10세: 20 mg).

6) 부작용과 금기

건강한 성인과 소아에서는 비교적 안전하게 투여할수 있다. 설사, 구역, 구토 등의 위장관 증상이 5~8%에서 나타났으며 oseltamivir군과 큰 차이는 없었다. 의미 있는 혈액학적 변화는 없었다.

4. Letermovir

Letermovir는 viral terminase subunit pUL56을 억제하여 CMV에 효과를 나타낸다. 이 효소는 DNA의 packing과 cleavage에 관여하는 것으로 사람에게는 존재하지 않는다. 골수이식 환자들을 대상으로 한 CMV 예방효과를 본 2상 임상 연구에서 120 mg과 240 mg을 복용한 환자군에서 위약군과 비교하여 CMV 예방 실패가 의미있게 낮았으며 안전성도 위약군과 차이가 없었다.

5. Favipiravir

Favipiravir (T-705, Avigan)은 RNA 바이러스의 복제를 억제는 뉴틀레오타이드 유사체로 일본에서 인플루엔자 치료제로 승인이 나 있고, 인플루엔자 치료를 위한 3상 임상 연구가 진행중이다. T-705 (Favipiravir)는 세포 배양에서 에볼라 바이러스를 억제하고, 에볼라 바이러스에 감염된 쥐에게 투여했을때도 바이러스를 억제하고 100% 사망을 막아주었다. 원숭이에서 연구가 진행되었으나 결과는 보고되지 않았으며, 현재 brincidofovir 및 회복기 혈

장 치료와 함께 사람을 대상으로 한 비교 연구가 진행중이다. 경구 복용이 가능하여 에볼라 환자 접촉자에서 예방효과에 대해서도 평가중이다.

6. Miravirsen

miR-122는 특징적으로 사람의 간에서 풍부하게 발현되고 HCV RNA를 증가(upregulation)시킨다. 모든 유전형의 HCV에서 miR-122 결합 부위가 보존되어 있어이론적으로 유전형에 상관없이 사용가능하다. miR-122에 길항 작용을 하는 oligonucleotide인 Miravirsen은 침팬지에서 HCV RNA를 억제함이 확인되었고 내성도 관찰되지 않았다. HCV 유전자 1형을 대상으로 한 2상 임상 연구에서 투여용량에 비례하여 HCV RNA level을 감소시켰다. 바이러스내성이나 부작용은 관찰되지않았다. 간 세포로의 흡수가 더 잘 되도록 조작한 또 다른 miR-122 길항제인 RG-101은 32명의 환자를 대상으로 한 연구에서 HCV RNA level을 감소시킨다는것이 확인되었다. 경구 복용이 불가능하고 주사를 맞아야 한다는 단점이 있다.

▣ 참고문헌

1. Chemaly RF, Ullmann AJ, Stoelben S, Richard MP, Bornhauser M, Groth C, et al. Letermovir for cytomegalovirus prophylaxis in hematopoietic-cell transplantation. N Engl J Med. 2014;370(19):1781-9.
2. Florescu DF, Keck MA. Development of CMX001 (Brincidofovir) for the treatment of serious diseases or conditions caused by dsDNA viruses. Expert Rev Anti Infect Ther. 2014;12(10):1171-8.
3. Haffizulla J, Hartman A, Hoppers M, Resnick H, Samudrala S, Ginocchio C, et al. Effect of nitazoxanide in adults and adolescents with acute uncomplicated influenza: a double-blind, randomised, placebo-controlled, phase 2b/3 trial. Lancet Infect Dis. 2014;14(7):609-18.
4. Ikematsu, H. and N. Kawai,Laninamiviroctanoate: a new long-acting neuraminidase inhibitor for the treatment of influenza. Expert Rev Anti Infect Ther. 2011;9(10): 851-857.
5. Janssen HL, Reesink HW, Lawitz EJ, Zeuzem S, Rodriguez-Torres M, Patel K, et al. Treatment of HCV infection by targeting microRNA. N Engl J Med. 2013;368(18):1685-94.

CHAPTER 05

항진균제

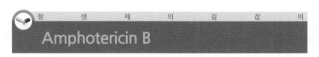

Amphotericin B

백경란 (성균관대학교 의과대학 감염내과)

Amphotericin B는 1956년에 개발된 polyene 계열의 항진균제로 *Streptomyces nodosus*에 의해 생성된다. 처음에는 경구용 약제로 개발되었으나 임상적 효과가 좋지 않아서 정주용 약제를 개발하게 되었다. Amphotericin B deoxycholate는 광범위한 항균력을 가지고 있으나, 신독성 등 부작용이 흔하여 임상적 사용에 어려움이 있다. 이러한 부작용을 줄이고, 중추신경계, 비강, 복막 등 치료 부위에 투과력이 좋은 제형으로 amphotericin B 지질 복합체(lipid formulation)가 개발되어 amphotericin B의 부작용을 부분적으로 극복할 수 있게 되었다. 지질 복합체의 제형은 3가지(liposomal amphotericin B, amphotericin B lipid complex, amphotericin B colloidal dispersion)가 있는데, 각 제형의 특성은 표 1과 같다. 현재 국내에서는 liposomal amphotericin B만 생산된다. Amphotericin B lipid complex (Abelcet®), Amphotericin B colloidal dispersion (Amphocil®, Amphotec®)은 국내에서

표 1. Amphotericin B 제형별 특성

특성	ABD	ABLC	ABCD	LAMB
구조	Micelles	Ribbons	Disks	Unilamellar vesicles
정맥 주입과 연관된 부작용	+++	++	++	+
신독성	++++	+/-	+/-	+/-
빈혈	++++	+/+	+/-	+/-

ABD, amphotericin B deoxycholate; ABLC, amphotericin B lipid complex; ABCD, amphotericin B colloidal dispersion; LAMB, liposomal amphotericin B

사용 가능하지 않으므로 여기에서는 소개하지 않는다.

1990년대에는 독성이 적은 azole 항진균제가 개발되었고, 2000년대에는 침습성 아스페르길루스증이나 칸디다증 치료에 효과가 우수하면서 부작용이 적은 항진균제(azole 제제, echinocandin 제제)가 개발되어 amphotericin B deoxycholate의 사용이 감소하고 있는 추세이다. 그러나 amphotericin B는 새로운 항진균제에 비하여 항균범위가 더 광범위하고 azole 계열에 비하여 약물상호작용이 적다는 장점을 가지고 있어서 중증 전신성 진균감염증 치료제로서 임상적 유용성을 가지고 있다. 환자의 상

태와 진균 감염증의 종류에 따라 용량과 치료 기간을 정하고, 치료 중에 신기능 검사 등을 시행하여 신독성 발생 여부를 관찰한다. 신독성으로 인하여 amphotericin B deoxycholate를 지속적으로 투약하지 못하거나, amphotericin B deoxycholate 제제의 투여에도 불구하고 치료에 실패했을 때 amphotericin B 지질 복합체를 사용할 수 있다. 최근 amphotericin B의 부작용을 줄이고 효과를 높이기 위한 나노 제형이 개발 연구 단계에 있다.

Amphotericin B deoxycholate

1) 항생제명

Amphotericin B deoxycholate (훈기존®)

2) 구조 및 성상

Amphotericin B는 막대 모양으로 생긴 지용성 물질이다(그림 1). 수용성 용매에 잘 녹지 않고 강산성 또는 강염기성 상태에서는 불안정하다. 따라서 amphotericin B deoxycholate는 분산 물질로 deoxycholate를 첨가하고 완충제로 sodium phosphate를 첨가한 것이다. Amphotericin B 50 mg과 deoxycholate 41 mg, sodium phosphate 25.2 mg이 혼합된 백색 분말의 형태로 제조, 공급되는데, 정맥주사를 위하여 포도당 용액에 용해시켜야 한다. 용해된 용액은 맑은 노란색을 띤다. 전해질에 의해서 콜로이드가 응집되어 혼탁해지므로 전해질 용액을 용매로 사용하여서는 안 된다.

3) 작용 기전

Amphotericin B는 지용성 물질로서 세포막 내로 삽입되어 세포막의 ergosterol에 결합, 세포막의 투과성을 증가시킨다. 낮은 농도에서는 칼륨 채널의 활성도를 증가시켜서 가역적인 정균 작용을 나타낸다. 높은 농도에서는 세포막의 합성을 억제하고 세공을 형성, 세포 내 물질들이 밖으로 새어 나가게 함으로써 살균 작용을 나타낸다. 또한 고농도에서는 세포막에 결합, 반응성 산소기를 생성하여 세포에 손상을 주기도 한다. 인체의 세포막 콜레스테롤에 결합하여 부작용 및 독성을 나타내지만 콜레스테롤에 비하여 진균의 ergosterol에 친화도가 높다. Amphotericin B 지질복합체는 인체의 세포막보다 진균의 세포막에 좀 더 선택적으로 작용한다.

4) 내성 기전

내성 기전은 진균 세포막의 ergosterol 성분에 양적 또는 질적인 변화가 생김으로써 amphotericin B와의 결합력이 변하거나, 살균 작용을 나타내는 기전에 변화가 와서 내성을 나타낸다. 내인성 내성은 주로 *Aspergillus terreus*, *Scedosporium apiospermum*, *Scedosporium proliferans*, *Trichosporon* 종에서 발견된다. 칸디다 종 중에는 *Candida lusitaniae*가 amphotericin B에 대한 내인성 내성을 종종 갖는다. 획득 내성은 드물지만 중증의 혈액종양 환자와 후천성면역결핍 환자의 칸디다 감염증(*C. tropicalis*, *C. glabrata*)에서 보고된 바 있고, 후천성 면역결핍 환자의 재발성 *Cryptococcus* 감염증에서 amphotericin B에 내성인 *C. neoformans*가 보고되었

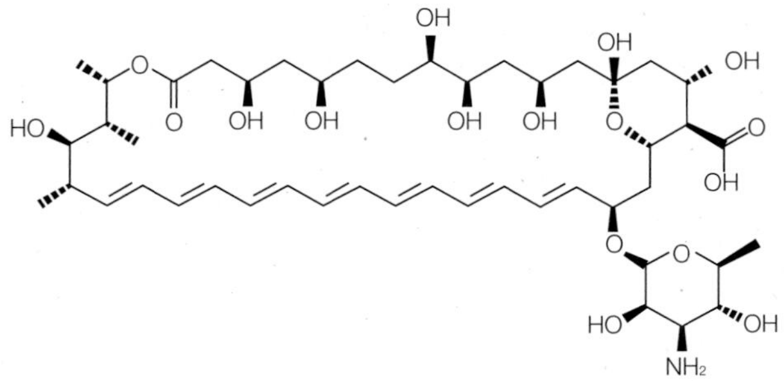

그림 1. Amphotericin B의 구조

다. 내성 획득이 과거에 생각하던 것처럼 매우 드물지는 않은 것으로 보고되고 있다. 따라서 진균감염증이 amphotericin B의 치료에 기대했던 반응을 보이지 않거나 감수성 양상이 다양한 것으로 알려진 균종이 분리되면 감수성 검사를 시행하는 것이 좋다. *Candida*의 amphotericin B에 대한 시험관 내 감수성 결과는 임상 효과와 비교적 잘 일치한다. *Aspergillus*와 같은 사상균의 감수성 검사는 검사 방법이 까다로워서 일반적인 검사실에서 시행되고 있지 않다. 용이하게 검사를 시행하기 위한 방법으로 디스크 확산법, E 테스트의 유용성에 대해 연구되고 있다. *Candida parapsilosis*는 정균 농도보다 살균 농도가 32배 이상 높은 관용(tolerance)을 나타낸다.

5) 작용 범위

임상에서 흔히 분리되는 대부분의 효모균과 사상균에 대한 항균력이 매우 우수하다. *Candida albicans*와 *C. parapsilosis*, *C. tropicalis*는 일부 내성을 획득한 균주 외에는 일반적으로 감수성이 우수하다. *C. glabrata*는 용량 의존성 감수성을 보여서 고용량 투여가 필요하다. *C. lusitaniae*의 일부 균주는 내인성 내성을 갖는 경우가 있어서 amphotericin B를 1차 약제로 권고하지 않는다. *Aspergillus*에 대한 항균력이 우수하다. *A. flavus*, *A. fumigatus*, *A. nidus*는 감수성이고 *A. terreus*는 용량 의존성 감수성을 갖는다. *Cryptococcus*, *Malassezia*, *Saccharomyces cerevisiae*, *Histoplasma*, *Coccidioides*, *Blastomyces*, *Sporothrix*에 대한 우수한 항진균 작용이 있다. *Mucor*, *Trichosporon*은 감수성이 있는 것으로 생각되지만 내성 균주도 보고된 바 있다. *Fusarium*은 균주에 따라서 다양한 결과를 보이는데 내성과 임상적 치료 실패가 보고된 바 있다. 원충인 *Leishmania*에 대해서도 항균력을 갖는다.

6) 약물동력학

경구나 근주로 투여하는 경우 흡수율이 매우 낮아서 전신감염증의 치료에는 정주 투여를 해야 한다. 인체에 정주로 투여된 amphotericin B는 deoxycholate에서 분리되어 95% 이상이 혈청의 단백, 특히 지단백과 결합한다. 약제의 대부분은 콜레스테롤 성분의 세포막에 결합하여 혈청에서 빠르게 제거된다(12시간 이후에 10% 미만이 남는다). 약제는 간이나 다른 장기에 저장되어 있다가 서서히 혈액 내로 다시 들어가는데, 간, 비장, 폐, 신장, 근육, 피부, 부신에 널리 분포한다. 염증이 있는 복막액, 늑막액, 활막액의 농도는 혈청 농도의 2/3 정도이다. 뇌막 투과율이 낮고 뇌척수액의 농도는 혈청 농도의 2~4%이지만, 지용성 물질이므로 뇌막의 농도는 이보다 높을 것으로 생각된다. 배설 과정은 2상(biphasic)으로 나타나는데 1차 반감기는 약 24시간, 2차 반감기는 15일에 이른다. 배설 경로에 대해서는 알려진 것이 별로 없고, 5~10% 이하가 신장과 담도를 통하여 배설되는 것으로 생각되며 알려진 대사물질이 없다. 신부전이나 간부전, 혈액투석으로 인하여 혈중농도가 영향을 받지 않는다.

7) 약물상호작용

Amphotericin B가 세포막의 투과성을 증가시켜서 flucytosine의 항진균 작용을 상승시킨다. 시험관내 실험과 동물실험에서 *Candida*와 *Cryptococcus*에 대하여 amphotericin B와 flucytosine의 상승작용이 보고되었다. Azole 항진균제와 amphotericin B 병합 투여는 이론적으로는 길항작용이 나타날 것으로 생각되나, 실제 임상에서 치료에 잘 반응하지 않는 침습성아스페르길루스증에서 치료 효과가 있었다고 보고되고 있다. Amphotericin B 저농도와 voriconazole 고농도일 때 상승작용을 보이고 amphotericin B 고농도와 voriconazole 저농도일 때 길항 작용을 보인다는 연구가 있어서 이를 고려한 투여전략이 도움이 될 수 있겠다. Rifampicin과 amphotericin B는 시험관내에서는 상승 작용을 보였으나 동물실험에서는 증명되지 않았다. Amphotericin B는 aminoglycoside, cyclosporin 등에 의한 신독성을 증가시키므로 신독성을 유발할 수 있는 다른 약제와의 병용 투여를 가능하면 피한다.

8) 부작용과 금기

(1) 정맥 주입과 관련된 부작용

정맥 주입을 시작하여 30~45분 후에 발열, 오한, 두통, 근육통, 관절통, 구토, 저혈압 등의 부작용이 50~90%의 환자에서 나타난다. 이는 약제가 단핵구에서 prostaglandin E_2를 생성하도록 유도하여 발생하는 것으로 생각된다. Acetaminophen이나 비스테로이드성 소염 진통제, meperidine으로 오한과 고열 증상을 경감시킬 수 있다. 예방적으로 투여하는 항히스타민제(diphenhydramine 25 mg)나 acetaminophen (650~1,000 mg)은 amphotericin B deoxycholate 투여 30분 전에 경구로 투여한다. 심한 오한이 발생했던 경우에는 hydrocortisone 25 mg을 amphotericin B deoxycholate 투여 30분 전에 정주로 투여하여 반응을 줄일 수 있다. 주입을 반복하다보면 발열과 오한의 정도가 감소한다. 따라서 정맥 주입과 관련된 부작용 발생을 예방하기 위한 약제를 투약하는 경우 그 필요성을 3~7일마다 재평가한다. Meperidine은 예방적으로 사용하지는 않고 오한 발생 시 치료적으로 25 mg 정주로 투여한다(15분마다 투여하여 1시간 동안 100 mg까지 투여할 수 있다).

임상적으로 불안정한 환자에서 저혈압 등이 발생할 것을 우려하여 초회 투여는 1 mg을 15분 이상 천천히 주입한 후에 1시간 이상 관찰을 한다. 말초 혈관으로 주입 시 주사 부위의 정맥염은 환자의 5%에서 발생한다. 정맥염의 발생을 줄이기 위하여 주사액의 농도를 0.1 mg/mL 이하로 희석하여야 하고, heparin (500~1,000 units/L)을 섞어서 주입하면 예방이 되기도 한다. 장기간 투여를 위해서는 중심 정맥관을 삽입하는 것이 도움이 된다.

(2) 신독성

신기능장애가 약 80%의 환자에서 나타난다. 신 세동맥의 혈관 수축 작용에 의해서 신 혈류와 신 배설 기능이 감소하고, 전해질의 재흡수에 장애가 생겨 칼륨과 마그네슘의 손실이 발생한다. 용량 의존성으로 신기능 감소가 일어나고 신기능장애는 대부분 가역적이다. 그러나 총 용량이 다량 투여된 경우에는 신 세뇨관의 손상에 의해서 비가역적인 신기능 저하가 초래되기도 한다. 나트륨을 다량 주입(생리식염수 1 L/일)하면 신 혈류와 신기능에 미치는 영향을 줄일 수 있으나 칼륨의 손실은 증가한다. 생리식염수 500 mL을 amphotericin B deoxycholate 투여 전, 후에 주입한다. 환자에 따라서 나트륨이 다량 주입되면 심부전, 부종, 복수 등이 심해질 수 있으므로 임상적으로 판단하여 생리식염수 투여가 해로울 가능성이 있는 환자에서는 피하도록 한다. Cyclosporine이나 aminoglycoside와 같은 신독성이 있는 약제를 동시에 투여하면 신독성이 증가한다. 주 2회 신기능 검사와 전해질 검사를 시행한다. 진균 감염증 환자에서 amphotericin B deoxycholate 투여에 의해서 신기능에 장애가 올 때, 기저 신질환이 없던 성인 환자에서는 혈청 크레아티닌치가 대개 2~3 mg/dL 정도에서 유지되고 이 수치 이상 증가하지 않으면 투약을 중단할 필요 없다.

(3) 기타 부작용

장기간 주사하면 erythropoietin의 생성을 억제하여 빈혈을 유발한다. Erythropoietin을 투여하면 amphotericin B 연관성 빈혈을 호전시킬 수 있다. 드물게 혈소판 감소증이나 백혈구감소증이 나타난다. 투여 초기 반응으로 호흡곤란이 나타날 수 있고, 천식이나 만성 폐쇄성 폐질환 환자에서 드물게 급성 기관지 경련이나 심한 호흡 곤란이 발생한다. 간기능 이상이나 anaphylaxis는 매우 드물게 나타난다.

9) 임상 적응증

(1) 효모 균증(Cryptococcosis)

Amphotericin B deoxycholate (1일 용량 0.6~0.8 mg/kg)가 선택적 약제이다. Flucytosine (1일 100 mg/kg, 4회 반복)을 병용 투여하는 경우, 완치율을 높이고 치료 실패율이나 재발율을 줄일 수 있다는 보고가 있다. 후천성 면역 결핍증 환자에서는 14일 째 뇌척수액 음전율은 높았으나 사망률에는 차이가 없었다. 소규모 연구에서 고용량의 amphotericin B deoxycholate (1 mg/kg)와 flucytosine을 2주 간 투여한 후 fluconazole로 바꾸어 투약하였을 때 93%의 치료 성공율을 보였고 현재 표준 치료법으로 권장되고 있다.

(2) 칸디다증(Candidiasis)

최근 광범위 항균제의 사용, 중심 정맥관의 빈번한 사용, 면역결핍 환자의 증가와 함께 칸디다증의 빈도가 많이 증가하고 있다. 칸디다혈증이 단 한 번이라도 증명되면 항진균제로 치료하는 것이 좋다. *Candida* 균종에 따라서 항진균제에 대한 감수성 양상이 다르므로 치료하기 전에 균종을 동정하는 것이 좋다. Fluconazole과 echinocandin 제제가 개발되기 전에는 amphotericin B deoxycholate가 전신 칸디다감염증이나 중증 감염증의 선택적 치료 약제이었다. 칸디다혈증의 치료에서 amphotericin B deoxycholate (1일 용량 0.5~0.6 mg/kg) 또는 fluconazole (1일 400 mg 정주)을 2주 간 투여하였을 때 치료 효과가 유사하다는 보고가 있어 fluconazole을 투여하는 경우가 많으나, *C. albicans*를 제외한 다른 *Candida* 종에서 감수성 결과를 알 수 없는 경우나 azole에 내성인 균주에 의한 경우는 amphotericin B deoxycholate 또는 echinocandin 제제를 투여하는 것이 안전하다. 중증 칸디다증 치료에서는 echinocandin 제제가 더 효과적이라는 연구 결과가 있어서 echinocandin 제제 투여를 1차적으로 권고하기도 한다. 합병증이 없는 칸디다혈증의 치료 시에는 혈액배양 음성 전환 후 14일 동안 치료하는 것이 권고된다. 백혈구감소증 환자에서 발생한 칸디다혈증은 파종성감염증으로 생각하고 바로 치료를 시작하여야 하고, amphotericin B deoxycholate를 1일 0.5~1 mg/kg씩 투여한다. 칸디다방광염의 치료에서 과거에는 amphotericin B deoxycholate (50 mg/L)로 5일 간 방광 세척을 하였으나 fluconazole이 투여하기 편하고 비슷한 치료 효과를 가지므로 fluconazole 투여가 선호된다. Fluconazole 내성 균종에 대해서는 amphotericin B deoxycholate를 이용한 방광 세척이 유용할 것이다. Amphotericin B deoxycholate로 2일 동안 방광 세척을 한 후에 칸디다뇨가 치료되지 않으면 신 칸디다증을 의심하여야 한다.

(3) 아스페르길루스증(Aspergillosis)

최근 voriconazole이 1차 치료제로 권고되고 있으나 voriconazole 투여가 어려운 경우 amphotericin B deoxycholate를 사용할 수 있다. 1일 1~1.5 mg/kg 투여하고 임상 증상과 방사선 소견이 호전될 때까지 치료한다. Amphotericin B deoxycholate의 부작용으로 인하여 지속적인 투여를 할 수 없거나 amphotericin B deoxycholate 치료에 실패한 침습성 아스페르길루스증 환자는 liposomal amphotericin B, voriconazole, echinocandin 계열의 제제로 치료한다.

(4) 모균증(Mucormycosis)

Voriconazole이나 echinocandin 제제는 모균증에 대한 항균력이 없으므로 고용량의 amphotericin B deoxycholate (1.0~1.5 mg/kg/일)가 선택적 치료 약제이다. 수술을 병행해야 한다.

(5) 지속적 발열성 호중구감소증

광범위 항균제를 투약하였는데도 발열이 지속되는 호중구감소증 환자에서 경험적 항진균제를 투여하게 되는데, amphotericin B deoxycholate (0.5~1.0 mg/kg/일)가 1차 치료 약제이다. 해당 환자에서 amphotericin B deoxycholate 외에 itraconazole이나 caspofungin, liposomal amphotericin B를 사용할 수 있다.

(6) 기타 침습성 진균 감염증

Trichosporon, *Fusarium* 등에 의한 감염증은 드물지만 대부분 면역 저하 환자에서 발생하기 때문에 중증 감염으로 나타난다. Amphotericin B deoxycholate (1~1.5 mg/kg/일)가 1차 치료 약제이다.

10) 용법 및 용량

정주 투여 시 5% 포도당 용액에 용해시키는데, 말초 혈관으로 투여할 때는 정맥염 발생을 줄이기 위하여 농도가 0.1 mg/mL를 넘지 않도록 한다. 용해된 amphotericin B deoxycholate를 포함하는 수액병을 빛으로부터 차단할 필요는 없다. 급성 과민반응은 드물게 발생하지만, 시험 용량으로 1 mg을 15분 동안 투여하고 1시간 동안 부작용을 관찰한다. 시험 용량 투여 후 1일 투여 용량을 저용량에서 시작하여 수일 동안 점차 증량하여 목표 용량에 도달하는 용법이 일반적으로 사용되었으나 정맥 주입과 관련된 부작용을 줄이는 효과가 증명된 바 없고 적정 치료가 지연될 수 있다는 문제점이 있어서, 시험 용량 투여 시 상태가 안정적이면 나머지 1일 투여량을 바로 투여한다. 정맥 주입과 관련된 부작용의 발생을 줄이기 위하여 2~4시간 동안 서서히 주입하는데, 4시간 동안 주입을 잘 견디면 2시간 이하로 줄여서 주입할 수 있다. 정맥 주입시 부작용이 심하면 주입 시간을 늘려서 투여한다. 1일 투여 용량의 2배를 격일로 투여하는 방법이 있는데, 이때 1회 용량이 1.5 mg/kg를 넘지 않도록 한다. 치료 용량은 진균감염증 종류에 따라 다르게 권고되고 있고 앞 장의 임상적 적응증에서 기술하였다.

수막염 치료 시 척수강 내 투여를 병행하기도 하지만 신경계 부작용을 초래할 수 있으므로 주의를 요한다. 진균성 안내염 환자에서는 5~10 µg을 안구 내 주입하기도 한다. 복막투석과 연관된 복막염 치료 시 투석액에 섞어서 사용하기도 한다. 항암 치료 후 백혈구감소증 환자나 조혈

모세포 이식을 받은 환자에서 폐 아르페르길루스증을 예방하기 위한 목적으로 aerosol 치료법이 시도되기도 한다. Nebulizer를 이용하면 amphotericin B의 충분한 양이 말단 기관지와 부비동에 도달할 수 있다. Amphotericin B의 aerosol 요법의 부작용으로는 좋지 않은 맛과 구역, 구토 등이 있는데, 심한 점막염이 있는 경우에 부작용이 더 심하다. 폐 아르페르길루스증의 예방 효과에 대해서는 일관적이지 않은 결과를 보인다.

Liposomal amphotericin B

1) 항생제명

Liposomal amphotericin B (암비솜, AmBisome®)

2) 구조 및 성상

Liposomal amphotericin B는 liposome 내에 amphotericin B를 삽입시킨 제형으로, liposome은 lecithin, cholesterol, distearoylphosphatidylglycerol 성분으로 구성되어 있다(그림 2). Amphotericin B 지질 복합체 중, amphotericin B lipid complex (ABLC)은 amphotericin B와 phospholipid가 같은 분자 비율로 리본 모양의 구조를 형성한다. Amphotericin B colloidal dispersion (ABCD)은 amphotericin B를 같은 분자 비

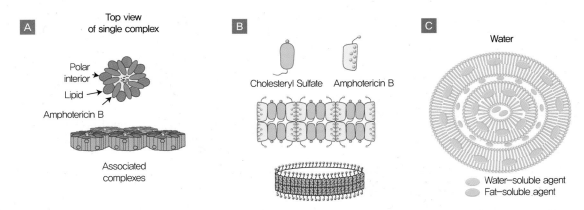

그림 2. Amphotericin B lipid formulation의 구조 (A) ABLC, amphotercin B lipid complex; (B) ABCD, amphotericin B colloidal dispersion; (C) LAMB, liposomal maphotericin B

율의 cholesterol이 디스크 모양으로 싸고 있는 콜로이드 형태이다.

3) 작용 범위

Candida, *Cryptococcus*, *Aspergillus*, *Mucor*, *Blastomyces*, *Histoplasma* 등에 대한 항진균 작용을 갖는다. *Candida*에 대한 시험관 내 항진균 작용이 amphotericin B deoxycholate와 동량으로 비교하였을 때, 4~8배 약하다는 연구가 있다. 다른 보고에 의하면, *Candida*에 대한 최소 억제 농도와 최저 살균 농도는 유사하나, 시간-살균 연구(time-kill study)에서 살균 작용이 감소되어 있었다.

4) 약물동력학

Amphotericin B deoxycholate보다 분포용적이 적어서 혈중농도가 높고, 간과 비장의 농도가 특히 높다. 배설반감기가 상대적으로 짧다. 토끼에서 뇌조직의 농도가 amphotericin B deoxycholate와 비교하여 약 6배의 농도를 보인다. 따라서 *Cryptococcus* 수막염 치료에 우월한 효과를 보일 가능성이 있으나 높은 뇌조직 농도의 임상적 의미에 대해서는 연구가 필요하다.

5) 부작용 및 약물상호작용

Amphotericin B deoxycholate와 비교하여 신독성이 적다. Amphotericin B deoxycholate 뿐 아니라 ABLC, ABCD에 비해서도 정맥 주입 시 나타나는 발열과 오한의 부작용이 더 적은 빈도로 발생한다. 빈혈, 호흡 곤란 등의 부작용은 amphotericin B deoxycholate보다 드물게 나타난다. 이식 환자에서 cyclosporine의 신독성을 증가시키지 않는다는 보고가 있다.

6) 임상 적응증

국내에서는 1997년부터 사용되고 있다. 비싼 약가 때문에 다른 amphotericin B 지질 복합체와 마찬가지로 1차 약제로 선택하기는 어렵고, amphotericin B deoxycholate 치료의 적응증을 가진 환자에서 신독성으로 인하여

amphotericin B deoxycholate 투약이 불가능하거나 amphotericin B deoxycholate 제제로 치료해서 실패했을 때 사용한다.

지속적 발열성호중구감소증 환자에서 경험적 항진균제의 투여로 amphotericin B deoxycholate와 liposomal amphotericin B의 임상 효과를 비교한 연구에서 전체적인 치료 효과는 유사하였으나 속발성 진균감염증의 발생과 신독성, 정맥 주입 관련 부작용의 발생은 liposomal amphotericin B군에서 유의하게 적었다. 최근 이런 환자에서 liposomal amphotericin B를 1차로 사용할 수 있게 되었다.

Cryptococcus 수막염의 치료 시, amphotericin B deoxycholate (0.7 mg/kg/일)보다 liposomal amphotericin B (4 mg/kg/일)가 효과가 더 우수하고 부작용이 적었다는 보고가 있다. 면역결핍 환자에서 발생한 침습성칸디다증이나 침습성아스페르길루스증이 amphotericin B deoxycholate에 호전을 보이지 않거나 부작용으로 인하여 투약을 중지하여야 하는 경우 liposomal amphotericin B을 투여하여 임상적 효과가 있었다는 보고가 있다. 침습성진균감염증과 침습성아스페르길루스증 환자에서 liposomal amphotericin B와 amphotericin B deoxycholate를 비교한 연구에서 liposomal amphotericin B 군에서 일부 더 우수하거나 유사한 치료 효과를 보였다.

침습성아스페르길루스증 환자에서 liposomal amphotericin B 저용량(1 mg/kg/일)과 고용량(4 mg/kg/일)의 치료 효과를 비교한 연구에서 양 군 사이에 임상적 치료 효과는 유사하였다. 뇌 조직의 농도가 높기 때문에 중추신경계 아스페르길루스증의 치료에 효과적일 가능성이 있다. Mucormycosis 환자에서 5 mg/kg/일을 투여하는 것으로 부족하고 10 mg/kg/일 용량 투여가 필요하다는 자료도 있다.

7) 용법 및 용량

개발된 초기에는 고용량을 투약한 연구가 많이 시행되었으나, 저용량(1 mg/kg/일)을 투여하는 경우도 고용량

(3~4 mg/kg/일)을 투여하는 것과 효과가 유사하다는 결과도 보고되고 있다. Liposomal amphotericin B의 적정 용량에 대해서는 좀 더 많은 경험이 축적되어야 하지만 통상 1~5 mg/kg/일을 투여한다. 용매는 전해질 용액을 사용하면 안 되고, amphotericin B 지질 복합체 중 정맥 주입 시 수액 세트에 필터를 사용해도 되는 제제인데, 필터의 세공 크기는 1 μm 이상 되어야 한다. 1~2 mg/mL의 농도로 2시간 이상 점적하는 것을 권장하는데 환자가 잘 견디는 경우에는 60분까지 시간을 단축하여 투여할 수 있다.

■ 참고문헌

1. Dupont B : Overview of the lipid formulation of amphotericin B. J Antimicrob Chemother 49:S31-6, 2002.

2. Ellis D : Amphotericin B: spectrum and resistance. J Antimicrob Chemother 49:S7-S10, 2002.

3. Gupta P, Khare V, Kumar D, et al.: Comparative evaluation of disk diffusion and E-test with broth micro-dilution in susceptibility testing of amphotericin B, voriconazole and caspofungin against clinical Aspergillus isolates. J Clin Diagn Res 9:DC04-7, 2015.

4. Hamill RJ: Amphotericin B formulations: a comparative review of efficacy and toxicity. Drugs 73:919-34, 2013.

5. Siopi M, Siafakas N, Vourli S, et al. : Optimization of polyene-azole combination therapy against aspergillosis using an in vitro pharmacokinetic-pharmacodynamic model. Antimicrob Agents Chemother 59:3973-83, 2015.

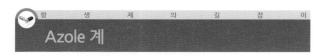

Azole 계

이동건 (가톨릭대학교 의과대학 내과학교실)

지난 수 십 년 간 침습성 진균감염의 발생률은 현저히 증가했다. 진균감염의 증가 원인으로는 기저 질환(예; 암, 에이즈, 당뇨병)의 상태에 의해 방어기전이 손상된 면역 저하 환자 증가, 만성 질환 유병률이 높은 노인인구 증가, 진균 진단법의 개발과 발전, 의학 발전으로 새로운 치료법, 항생제, 항암제, 이식 기술 개발과 발전 등이다.

1980년대에 개발되어 사용된 imidazole 항진균제는 진균감염의 새로운 전기를 마련하였다. 첫 imidazole 항진균제인 miconazole은 피부 진균증 치료에 사용되는 국소 제제로 1972년 주사용 제제가 개발되어 사용되기 시작하였으나 이상반응이 많았다. 1981년부터 사용되기 시작한 ketoconazole은 imidazole계로 오랫동안 각종 진균감염 치료제로 사용되어왔으나 역시 많은 이상반응과 약물상호작용으로 독성이 적고 항균 범위가 넓은 triazole 계 항진균제로 사용이 대체되었다.

1990년 fluconazole, 1992년 itraconazole 등 새로운 triazole 계 항진균제 사용이 가능해졌다. 이들 1세대 triazole은 넓은 항진균 범위, 적은 이상반응, 투여의 간편성 등으로 침습성 진균 감염 치료에 중요한 위치를 차지하게 되었다. 최근 2세대 triazole이 개발되었고 많은 임상 경험이 쌓이면서 침습성 진균감염 치료 성적이 괄목할 정도로 향상되었다. 침습성 진균감염의 치료는 amphotericin B, fluconazole, itraconazole 등이 주요 치료약제로 자리잡아 왔으나 약제의 독성(amphotericin B), 제한된 항균력(fluconazole), 예측할 수 없는 생체이용률(itraconazole) 등의 약제 자체의 약점과 최근 Candida spp.에서의 내성률 증가로 항균력이 개선된 2세대 azole의 개발과 임상 적응이 가속화 되었다.

1. 항생제명

Miconazole, ketoconazole, econazole, clotrimazole, fluconazole, itraconazole, voriconazole, posaconazole 등이 있다. 전신 항진균 작용이 있는 ketoconazole, fluconazole, itraconazole, voriconazole, posaconazole 등

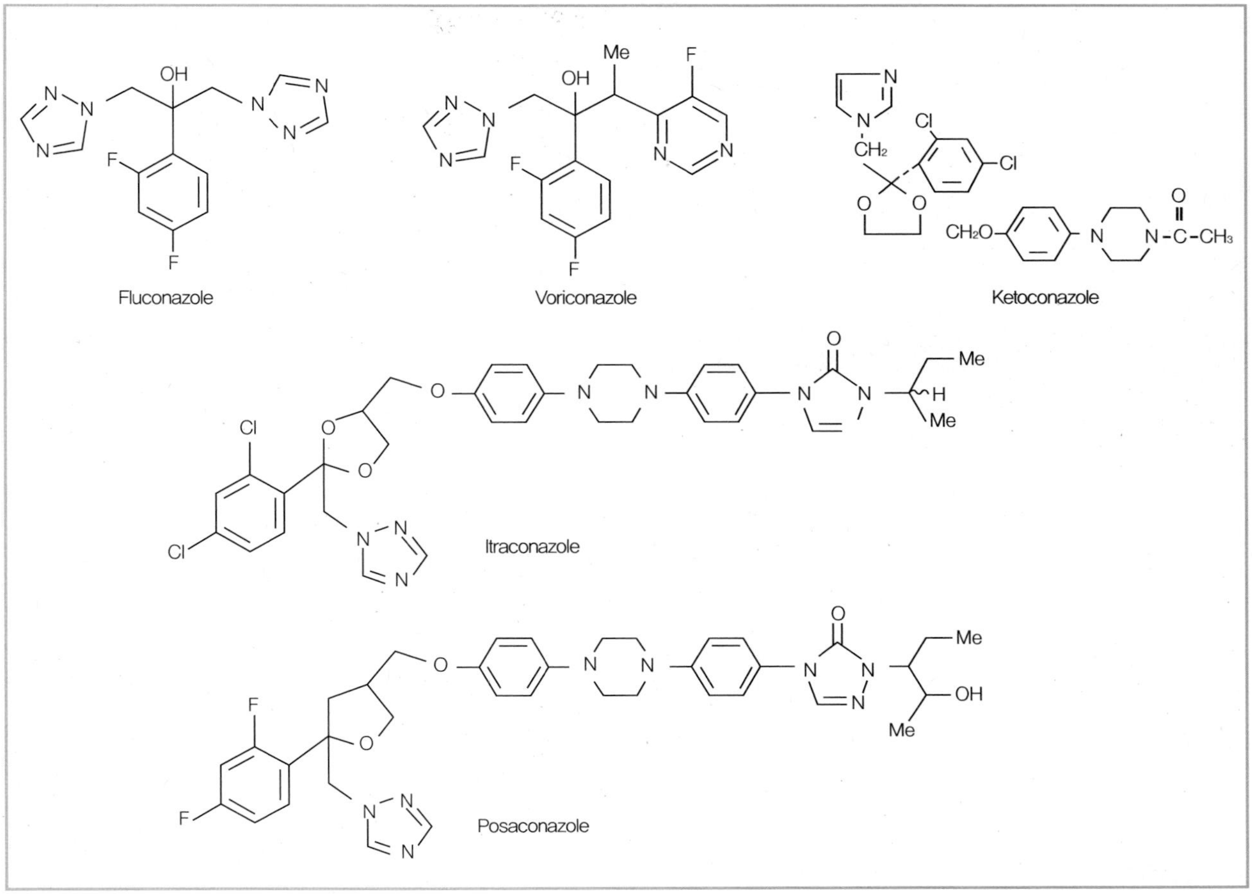

그림 1. Azole의 구조

을 언급하고, 2015년 현재 국내에 허가가 아직 없는 isa-vuconazole 등은 "새로이 개발되는 항진균제" 장에서 설명하기로 한다.

2. 구조 및 성상

Azole 계 항진균제의 화학 구조(그림 1)는 5각형 azole 환의 기본 구조에, 2개 또는 3개의 nitrogen 원자 존재 여부에 따라 각각 imidazole (clotrimazole, miconazole, ketoconazole)과 triazole (fluconazole, itraconazole, voriconazole, posaconazole)로 구분한다. Voriconazole 은 fluconazole 유도체, posaconazole은 itraconazole 유도체이다.

3. 작용 기전

Azole의 작용 기전은 14-α-demethylase 억제제로 lanosterole의 14-α-demethylation을 억제하여 14-α-methylsterol의 축적과 진균세포막의 구성에 필수적인 ergosterol의 생합성을 억제한다. 결과적으로 진균 세포막 합성을 억제하여 투과성을 변화시키게 된다. 또한 azole은 lanosterol로부터 세포막과 호르몬 전구 물질의 중요 구성분인 cholesterol로 전환시키는 인체 효소도 약하게 억제하므로 인체에 여러 가지 이상반응을 나타내게 된다.

4. 내성 기전

14-α-sterol demethylase를 coding하는 유전자의

돌연변이(mutation)와 유출 펌프(efflux pump) 단백 발현 증가 등이 내성을 유발한다. *Candida krusei*는 fluconzole에 선천 내성을 가지고 있고, *Candida glabrata* 역시 fluconazole 내성을 고려해야 한다. Azole간 교차 내성이 있을 수 있어 주의가 필요하다.

Ketoconazole

1) 작용 범위

합성 dioxolane iminazole로 분자량 531.4으로 정균 효과를 나타낸다.

시험관내에서 *Blastomyces dermatitis*, *Cryptococcus neoformans*, *Histoplasma capsulatum*, *Coccidioides immitis*, *Paracoccidioides braziliensis*, *Sprothrix schenckii* 및 대부분의 *Candida* spp.에 효과적이다. 그러나 *C. krusei*, *C. glabrata* 등 비-albicans *Candida* spp. 및 *Aspergillus* spp.에는 효과가 없다.

2) 약물동력학

경구투여만이 가능하며, 위산이 존재하는 산성 조건에서 체내 흡수가 이루어진다. 저산증, 무산증 환자에서 또는 제산제 등 위산 분비 억제제와 병용 시 약물 흡수가 방해된다. 음식은 체내 흡수에 많은 영향을 미친다. 탄산음료와 동시 복용 시 흡수가 증가된다. 경구 투약 후 1~2시간에 최고 혈중농도에 도달하며(400 mg 투여 2시간 후 체내 농도 5~6 mg/L), 혈장 반감기는 6~10시간이다. 지용성으로 95% 이상 혈청 단백과 결합하며, 유리형은 대부분의 조직에 잘 분포된다(분포용적 0.36 L/kg). 혈중 약물농도는 개인 간 차이가 매우 심하다. 대부분 간에서 배설되어 비활성 물질로 담즙을 통해 대변으로 배설된다. 경구투여 용량의 < 1%에서 대사되지 않은 상태로 소변으로 배설된다. 약물 대사는 신부전, 복막투석, 경증 간부전에 의해 영향을 받지 않는다. 뇌척수액 내 약물농도는 미미하다.

3) 약물상호작용

제산제, H$_2$ 차단제, omeprazole, lansoprazole, sucralfate와 병용 투여할 때 ketoconazole의 흡수를 방해한다. 강력한 CYP3A4 억제제로 이 효소에 의해 대사되는 약제를 병용했을 때 약물농도를 높인다. Phenytoin, warfarin, digoxin, cyclosporine, prednisolone, midazolam, triazolam, alprazolam 등이 대표적이다. Ketoconazole과 terfenadine, astemizole, triazolam의 병용은 금기이다. 반면 rifampin, carbamazepine 등의 약물은 간내 미세소체 효소의 유도에 의해 azole의 혈중농도를 낮춘다.

4) 부작용과 금기

식욕 부진, 구역, 구토 등 위장 관계 부작용이 가장 흔하다(3~10%). 발진, 소양감, 일시적인 간 효소치 증가(2~10%) 등도 보고된다. 일반적으로 간독성의 발생률은 약 10,000~15,000명 중 1명이다. 가장 중증의 부작용은 전격성 간염으로 치명적일 수 있다. 태반을 통과하고 임신 약물제한 C등급으로 분류되어있고, 모유수유 중일 때 금지이다.

5) 임상 적응증

피부 진균감염증(손발톱 무좀 등), 구강, 질 및 식도 칸디다증, 만성 점막-피부칸디다증, 면역기능이 정상인 사람의 일부 histoplasmosis, blastomycosis, coccidioidomycosis, paracoccidioidomycosis 등에서 일차 치료제로 유효한 효과를 나타낸다. Triazole계 항진균제가 개발된 후 국내에서 ketoconazole 경구 제제는 사용이 현저히 줄었고, 주로 국소 치료제(연고, 비듬 샴푸 등)로 사용하고 있다.

6) 용법 및 용량

성인은 1일 1회 400 mg 사용한다. 샅백선증(tinea cruris)과 몸백선증(tinea corporis)에 1일 200 mg씩 4주 투여가 효과적이다. 손발톱진균증에 대해 4~6개월 투여가 권장된다. 과민성 점막-피부 칸디다증에는 1일 200

표 1. Fluconazole, itraconazole, voriconazole, posaconazole의 약역학적 특징비교

	Fluconazole	Itraconazole	Voriconazole	Posaconazole
흡수	위산의 영향 받지 않는다. 경구 생체이용률 >90%	위 pH가 중요; 경구 생체이용률은 캡슐보다 용액이 더 좋다. 캡슐은 식후 복용, 현탁액은 식전 복용	경구 생체이용률 >90%, 식전 복용	지방식과 같이 복용할수록 흡수율 높아짐. 식사 중 복용
반감기	25~30시간	20~30시간	6시간	25~35시간
단백 결합률	11~20%	99%	58%	99%
중추신경계 통과	> 60%	< 10%	> 50%	낮다
대사	CYP3A4, CYP2C8/9	CYP3A4, CYP2C8/9; 대사물질인 hydroxy-itraconazole도 활성 대사물	다양(CYP3A4, CYP2C19, CYP2C8/9); 유전자 다형태가 인종 간 차이가 있다. 한국인 poor metabolizer 12~15%	CYP3A4 (glucuronidation)
배설	신장, 대사되지 않은 상태로 소변으로 배설(80%), 11%는 대사물질	대사 물질로 배설(신장 35%, 대변 54%)	대사 물질로 배설(신장 78%, 대변 22%)	신장
용량 조절(신부전)	Ccr<50 mL/분 일 때 조절	정맥주사 시 Ccr<30 mL/분 일 때 주의, 혈액투석시 권장하지 않음	정맥주사 시 Ccr<50 mL/분 일 때 주의, 혈액투석 시 권장하지 않음	용량 조절 필요 없음
용량 조절(간부전)	주의 필요	주의 필요	주의 필요	주의 필요 혹은 필요 없음

mg, 질칸디다증은 1일 400 mg씩 5일 간 투여한다. 칸디다 식도염은 1일 400 mg씩 2주간 투여한다.

Fluconazole

1) 작용 범위

Fluconazole은 대부분이 *C. albicans*, *C. neoformans*에 대하여 효과가 우수하며, *C. immitis*, *H. capsulatum*, *B. dermatitidis*, *P. brasiliensis*, *S. schenckii* 등에 다양한 정도의 감수성을 나타낸다. Fluconazole은 ketoconazole에 비하여 *Candida* 및 피부진균에 대하여 10배 활성이 더 높다. 단, fluconazole은 *C. krusei*, *Aspergillus* spp.에 대해서는 효과가 없다. 또한 *C. glabrata* 등 비-albicans *Candida* spp.에서는 내성이 있을 수 있다.

2) 약물동력학

분자량 306.3인 합성 triazole로 경구용과 정맥주사용이 있다.

수용성이고, 경구투여 시 90% 이상이 신속하게 체내흡수된다. 체내 흡수가 위 내 음식 또는 산성 pH의 영향을 받지 않는 특징이 있다. 최고 혈중농도는 투여 용량에 비례하여 경구투여 2~4시간 후에 도달하며, 혈청 단백 결합률은 11~20%로 낮아 체내 수분의 분포용적과 유사하다. 대부분의 조직과 체액내 약물농도는 혈중농도의 50% 이상을 나타내며 특히 뇌척수액과 소변 중 농도는 매우 높다. 혈관-뇌 장벽 투과성도 우수하여 뇌척수액 내 농도는 혈중농도의 60% 이상이다(표 1).

주로 신장을 통해 배설되고 약 80%는 대사되지 않은 채로, 11%는 대사체의 형태로 소변으로 배설된다. 따라서 소변 내 농도는 100 µg/mL 이상으로 다른 경구용 azole보다 매우 높다. 정상 신기능 시 반감기는 25~30시간으로

매우 길어 하루 한 번 투여가 가능하고 부하용량이 필요하다. 중증 신기능장애가 있을 때는(Ccr⟨20 mL/분) 혈중 반감기가 98시간까지 증가되므로 신부전 환자에서는 감량이 필요하다. 혈액투석으로 효과적으로 제거되지만 복막투석으로는 제거율이 낮다.

3) 약물상호작용

Fluconazole의 약물상호작용은 ketoconazole, itraconazole보다 적다. 또한 fluconazole의 위장관 흡수는 위산의 영향을 받지 않는다. 간 CYP3A4 동종효소의 활성을 억제하여 약물 대사를 변화시켜 병용 약물의 혈중농도를 변화시킨다. 이에 따른 약물상호작용 정도는 환자, azole의 투여량, 약물에 따라 다양하게 나타나므로 예측이 불가능하다. Fluconazole은 phenytoin, warfarin, digoxin, cyclosporine, prednisolone, theophylline, zidovidine, sulfonylurea 경구용 혈당 강하제 등의 혈중농도를 높인다. 일례로 azole은 장기이식 환자에서 cyclosporine과 병용 시 혈중 cyclosporine의 농도를 증가시킨다. 반면 rifampin (rifabutine은 아님), carbamazepine 등의 약물과 병용하였을 때, 간내 미세소체효소(microsomal enzyme)의 유도에 의해 azole의 혈중농도를 낮출 수도 있다. Rifampin은 fluconazole의 혈중농도를 25% 정도 낮춘다.

4) 부작용과 금기

Fluconazole은 일반적으로 안전하며, 내약성이 좋다. 구역, 구토, 복통, 설사 등 위장 관계 부작용이 가장 빈번하며(5%), 그 외 알레르기성 발진, 두통, 일시적인 간 효소치의 증가(3%) 등이 있을 수 있다. 황달 등 증상을 동반한 간독성은 빈번하지 않으나, 기저 간질환 환자 또는 간독성이 있는 약제와 같이 사용하면 발생할 수 있다.

Fluconazole과 항히스타민제인 terfenadine과 astemizole 및 benzodiazepine 계 midazolam과 triazolam의 병용은 금기이다. Fluconazole과 cisapride의 병용은 torsades de pointes와 같은 치명적인 심부정맥의 위험 때문에 금기이다.

Fluconazole은 임신 위험도 C등급 약물이다.

5) 임상 적응증

아래 여러 가지 피부, 점막, 전신 진균감염증에 적응증이 있다. 칸디다증과 크립토콕쿠스증에 주로 사용되고, 진균감염증 예방을 위해서도 널리 사용되고 있다. 칸디다증에 사용할 경우 종(species)를 확인하고 fluconazole에 감수성이 있는지를 아는 것이 중요하다. 특히 비-albicans 종의 경우 내성을 주의해야 한다. Fluconazole은 소변 중에 활성 약제 농도가 높아 신장 칸디다증 또는 칸디다 요증 환자의 치료에 매우 효과적이다. 또한 뇌척수액 내 투과성이 매우 우수하여 크립토콕쿠스 수막염 치료에도 효과적이다. Blastomycosis에 대해 ketoconazole 또는 itraconazole에 비해 효과가 낮다. Fluconazole은 Coccidioides 수막염 치료에 효과가 있다는 보고가 있으나 좀 더 많은 환자를 대상으로 한 임상 연구 결과가 필요하며, 아스페르길루스증에는 효과가 없다.

(1) 손발톱진균증, 무좀(족부백선), 체부백선, 완선(샅백선), 어루러기 및 피부칸디다증을 포함한 피부 진균감염증

(2) 급성 또는 재발성 질 칸디다증

(3) 면역 기능이 정상인 환자 및 면역 기능 저하 환자의 구강 인두, 식도, 비침습성 기관지 폐 감염과 칸디다 뇨증, 피부 점막 및 만성 위축성 구강 칸디다증(의치로 인한 구강 내 통증) 등을 포함한 점막 칸디다증

(4) 칸디다혈증, 파종성 칸디다증 및 그 외의 다른 침습성 칸디다 감염증(복막, 심내막, 폐, 비뇨기계 등)을 포함한 전신성 칸디다증

(5) 면역기능이 정상인 환자 및 면역 기능 저하 환자(에이즈(AIDS), 장기 이식 환자 또는 그 밖의 다른 면역억제 요법을 받는 환자 등)의 크립토콕쿠스 수막염 및 폐, 피부 등 신체 다른 부위의 크립토콕쿠스증

(6) 에이즈 환자의 크립토콕쿠스증의 재발을 방지하기 위한 유지요법

(7) 세포 독성 화학요법이나 방사선 요법, 골수이식으로 인한 호중구감소증으로 인해 진균감염의 위험이 있는 면역기능저하환자의 진균감염증 예방

6) 용법 및 용량

손발톱진균증에는 1주 1회 150 mg씩 투여하며, 투여 기간은 손, 발톱이 다시 자랄 때까지(감염되지 않은 새로운 손, 발톱이 자랄 때 까지) 투여한다. 족부백선, 체부백선, 샅백선, 피부 칸디다증을 포함한 피부 진균감염증에는 보통 1일 1회 50 mg 또는 1주 1회 150 mg을 2~4주간 투여한다. 질칸디다증에는 150 mg 단 회 경구투여한다. 구강 인두 칸디다증에는 100~200 mg/일, 식도 칸디다증에는 200~400 mg/일을 투여한다.

칸디다혈증, 파종 칸디다증 및 그 외의 침습성 칸디다 감염증(복막, 심내막, 폐, 비뇨기계 등)을 포함한 전신 칸디다증에는 800 mg (12 mg/kg) 정맥 내 부하용량 투여 후 다음 날부터 400 mg 정맥 내 투여한다. 호전되면 경구 제제로 전환 투여한다. 투여 기간은 임상적 반응과 의학적 판단에 따라 결정하지만 일반적으로 혈액 배양에서 음전된 후 적어도 2주 이상 치료한다.

크립토콕쿠스 수막염과 다른 부위의 크립토콕쿠스증에는 첫날 400 mg을 1회 정맥 내 혹은 경구투여하고 다음 날부터 1일 1회 200~400 mg을 투여한다. 치료 기간은 임상 반응과 진균학적 반응에 의해 결정되나 통상적으로 최소 6~8주 간 투여한다. 에이즈 환자의 크립토콕쿠스 수막염 재발 방지를 위해서는 환자가 기초 치료를 모두 받은 후 1일 최소 100~200 mg을 무기한 투여한다.

세포 독성 화학요법이나 방사선 요법, 조혈모세포 이식으로 인한 호중구감소증으로 인해 진균감염증의 위험이 있는 면역 저하 환자의 진균감염증 예방으로 사용할 수 있고 환자의 진균감염증에 걸릴 위험 정도에 따라 1일 50~400 mg을 투여한다. 전신 진균감염증의 위험이 매우 높은 환자, 즉 조혈모세포 이식과 같이 호중구감소증이 심하거나 호중구감소증 기간이 길 것으로 예상되는 환자에게는 1일 400 mg을 권장한다.

Fluconazole은 변화하지 않은 채 주로 소변을 통해 배설된다. 투여 첫날에는 상용량를 투여하고 다음 날부터는 다음과 같이 용량 조절을 한다. 1) 크레아티닌청소율 〉 50 mL/분, 상용량의 100%, 2)≤50 mL/분 (투석하지 않음), 상용량의 50%, 3) 정기적인 투석 환자, 각 투석 후에 상용량의 100%, 투석하지 않는 날에는 크레아티닌청소율에 따라 감량하여 투여한다.

Itraconazole

1) 작용 범위

Itraconazole은 *C. albicans*, *C. neoformans*, *C. immitis*, *H. capsulatum*, *B. dermatitidis*, *P. brasiliensis*, *S. schenckii* 등에 효과적이다. 특히 아스페르길루스증에 효과가 있다. Itraconazole이 ketoconazole, fluconazole보다 나은 장점은 항진균 범위가 더 넓은 것이다. *C. krusei*, *C. glabrata* 등 비-albicans *Candida* spp.에서는 내성이 있을 수 있다.

2) 약물동력학

분자량 705.6인 합성 triazole로 경구용(캡슐과 현탁액)과 정맥주사용이 있다.

지용성으로 물에 잘 용해되지 않는다. 경구투여 시 위에서 흡수가 잘 되며, 위 내 음식이 있으면 흡수가 증가된다. 위내 흡수 시 다소 위산의 영향을 받으며 위 pH를 높이는 약제(제산제, H$_2$ 차단제)에 의해 흡수가 감소한다(표 1). 경구 캡슐 제형은 흡수가 불규칙(erratic)하여, 중증 감염 치료 시 약물이 충분히 흡수되었는지를 확인하기 위해 혈중 약물농도 측정이 필요하다. 지용성 분자 cyclodextrin과 결합된 경구 현탁액 제형은 흡수력이 향상되어 더 높은, 신뢰할 수 있는 약물농도를 나타내며, 공복 시 흡수가 가장 잘 된다. 주사용 itraconazole 역시 cyclodextrin 혼합물로 만들어졌다.

99%가 혈청 단백, 특히 알부민과 결합하고, 반감기는 20~30시간으로 길다. 광범위한 조직 내 분포로 조직-혈청 농도비가 2~3 이상을 나타낸다. 지용성이므로 소변과 뇌척수액 내 농도가 낮다. 대부분 간으로 대사되며 54%는 대변으로 35%는 소변으로 배설된다. Itraconazole 대사물질은 30여 종 이상이 되고 hydroxy-itraconazole은 항진균 효과가 있다. 신부전 또는 혈액투석으로 혈중농도에 영향을

미치지 않으므로 약제 투여량 조절은 필요하지 않지만 주사용 제형은 크레아티닌청소율이 < 30 mL/분의 경우 cyclodextrin이 축적되므로 사용을 권장하지 않는다.

3) 약물상호작용

Itraconazole은 강력한 CYP3A4 억제제이고, P-당단백질 억제제로 약물상호작용이 빈번하다.

(1) Itraconazole 혈장농도를 감소시킬 수 있는 약물

제산제나 H_2-수용체 길항제, 프로톤펌프 억제제와 같은 위산 분비 억제제처럼 위산도를 높이는 약물은 itraconazole의 흡수를 방해한다. 위산도를 높이는 약물과 함께 투여 시 콜라(다이어트 콜라 제외) 같은 산성 음료를 복용하고, 제산제는 투여 1시간 전이나 2시간 후에 복용하는 것을 권장한다. 강력한 CYP3A4 효소 유도제와의 병용은 치료 효과를 크게 감소시킬 정도로 itraconazole의 생체이용률을 낮출 수 있다. 강력한 CYP3A4 효소 유도제로는 isoniazid, rifabutin, rifampin, carbamazepine, phenobarbital, phenytoin, efavirenz, nevirapine 등이 있다.

(2) Itraconazole 혈장 농도를 증가시킬 수 있는 약물

강력한 CYP3A4 억제제는 itraconazole의 생체이용률을 증가시킬 수 있다. 강력한 CYP3A4 억제제로는 ciprofloxacin, clarithromycin, erythromycin, ritonavir-boosted darunavir, ritonavir-boosted fosam prenavir), indinavir, ritonavir 등이 있다.

4) 부작용과 금기

위장관계 부작용이 가장 빈번하며(5~15%), 소양감, 두통, 현기증, 일시적인 간 효소치 증가, 발기부전, 저칼륨혈증, 피부건조, 쇠약감, 감각이상, 발진, 성욕감퇴가 있을 수 있다. 대부분의 간 효소치 증가는 약제 중단 시 회복된다. 그러나 itraconazole과 관련된 간독성으로 간기능 부전과 사망이 보고된 바 있으므로 주의가 필요하다. 1일 600 mg의 많은 용량을 투여하는 경우 미네랄코르티코이드 과다증후군(저칼륨혈증, 고혈압, 부종)과의 관련성이 보고되었다. 건강한 피험자에게 투여했을 때 심근수축력 감소가 관찰되었고, 울혈성 심부전과 같은 심실 기능 저하 환자 또는 울혈성 심부전 병력 환자는 투여하지 않고, 투여 중 울혈성 심부전의 증상 및 징후 발생시 중지한다.

Itraconazole과 terfenadine, astemizole 및 cisapride와 병용은 심부정맥의 위험 때문에 금기이다. 맥각알칼로이드, midazolam, triazolam, alprazolam, irinotecan, simvastatin, lovastatin과의 병용도 금기이다.

5) 임상 적응증

구강 및 식도 칸디다증, 칸디다 질염, 백선부터 아스페르길루스증 등의 전신 진균감염증에 효과가 있다. 또한 경구 생체이용률이 개선된 현탁액은 호중구감소증 및 조혈모세포 이식 환자에서 진균감염증 예방에도 허가를 받았다. 특히 점막염 등으로 흡수가 낮을 것으로 예상되는 경우에는 혈중농도가 낮아져 충분한 효과를 얻을 수 없을 가능성이 있어 주의가 필요하며, 약물농도 측정이 도움이 될 수 있다. 제형별로 허가 사항이 달라 주의가 필요하다.

(1) 캡슐

칸디다성 질염, 어루러기, 피부사상균에 의한 체부백선, 고부백선 수부백선, 족부백선, 구강 칸디다증, 진균성 각막염, 손발톱진균증, 전신 진균감염증(아스페르길루스증, 칸디다증, 크립토콕쿠스증, 파라콕시디오이드미시스증)

(2) 현탁액

HIV 양성 또는 기타 면역 저하 환자의 구강 그리고/또는 식도 칸디다증의 치료

호중구감소증이 예상되는 혈액 종양 환자 또는 조혈모세포 이식을 진행 중인 환자에 대하여 심재성 진균감염증의 예방

(3) 주사제

전신 진균감염증: 아스페르길루스증
전신 진균증이 의심되는 호중구감소증 환자의 발열

표 2. 전신 진균감염증에 사용하는 itraconazole의 용법, 용량

적응증	용량	평균치료기간	비고
아스페르길루스증	200 mg, 1일 1회	2~5개월	칩습성 또는 파종성 질환의 경우 1회 200 mg, 1일 2회로 증량
칸디다증	100~200 mg, 1일 1회	3주~7개월	칩습성 또는 파종성 질환의 경우 1회 200 mg, 1일 2회로 증량
크립토콕쿠스 수막염	200 mg, 1일 2회	2개월~1년	유지 요법: 200 mg, 1일 1회
파라콕시디오이드미시스증	100 mg, 1일 1회	6개월	

6) 용법 및 용량

(1) 캡슐

① 단기투여
- 칸디다성 질염: 1회 200 mg을 1일 2회(아침, 저녁) 1일 간 투여하거나 또는 1일 1회 200 mg을 3일간 투여
- 어루러기: 1일 1회 200 mg을 7일 간 투여
- 체부백선, 고부백선(완선), 수부백선(지간형), 족부백선(지간형): 1일 1회 100 mg을 15일간 투여
- 수부백선, 족부백선: 1일 1회 100 mg을 30일간 투여 또는 1회 200 mg을 1일 2회 7일 간 투여
- 구강칸디다증: 1일 1회 100 mg을 15일 간 투여
- 진균성 각막염: 1일 1회 200 mg을 21일 간 투여

② 손발톱진균증
- 주기 요법: 1회 200 mg씩 1일 2회 1주 간 투여한 후 3주간을 휴약하는 방법을 1주기로 하여, 손톱에만 감염된 경우에는 2주기까지, 발톱에 감염된 경우에는 3주기까지 투여
- 연속 요법: 1일 1회 200 mg 씩 3개월 간 투여

③ 전신 진균감염증(표 2)

호중구감소증, 에이즈, 장기이식 환자와 같이 면역기능이 저하된 환자의 경우에는 경구 생체이용률이 저하될 수 있으므로 필요한 경우 용량을 2배로 증량하여 투여

(2) 현탁액

흡수율을 높이기 위하여 이 약은 식사와 함께 투여하지 않는다. 약 20초간 입안에 머금어 입안 전체에 약물이 접촉되도록 한 후 삼키고, 삼킨 후에는 약물이 오랫동안 머물도록 입 안을 헹구지 않는다.

- 구강, 식도 칸디다증: 1일 200 mg (20 mL)을 1~2회에 나누어 복용한다.
- fluconazole 내성 구강, 식도 칸디다증: 1일 200~400 mg (20~40 mL)을 1~2회에 나누어 복용한다.
- 진균감염증의 예방: 1일 5 mg/kg을 2회로 나누어 투여한다. 호중구감소증 환자에서 약물동력학 수치는 개체 간의 차이가 상당히 커, 특히 위장관 손상 환자, 설사 환자 및 현탁액을 장기간 투여할 경우에는 혈중농도 모니터링을 고려한다.

(3) 주사제

아스페르길루스증 치료나 전신 진균증이 의심되는 호중구감소증 환자의 발열에서는 1일 2회, 1회 200 mg씩, 2일간 총 4회 투여하고 이후 200 mg을 1일 1회 투여한다.

Voriconazole

1) 작용 범위

Candida spp., *Aspergillus* spp., *Fusarium* spp., *Scedosporium* spp.에 의한 감염에 사용이 허가되었다. Zygomycetes에는 효과가 없다. *C. krusei, C. glabrata, C. guilliermondii, C. famata, C. inconspicua, C. norvegensis* 등 fluconazole에 내성 빈도가 높은 균주에도 voriconazole에 대한 감수성 빈도가 높다. *Cryptococcus neoformans, Saccharomyces cerevisiae, Trichospron* spp.에 대해 fluconazole에 비해 감수성률이 높다. Dimorphic fungi(*Blastomyces drmatitidis,*

Coccidioides immitis, *Sprothrix schenckii*, *Histoplama capsulatum*)와 다른 moulds (*Fusarium* spp., *Cladophilalophora carrionii*, *Penicillum* spp., *Paecilomyces* spp., *Pseudallscheria bodyii*)에도 시험관 내에서 좋은 효과를 보인다.

2) 약물동력학

분자량 349.3인 합성 triazole로 경구용과 정맥주사용이 있다.

경구투여 후 빠르게 흡수되어 2시간 내에 혈중 최고농도에 도달하며(400 mg 경구투여 2시간 후 2 mg/L 혈중농도), 경구 생체이용률은 96%이다(표 1). 지방식(fat meal)과 경구 약제를 같이 복용하면 최고 혈중농도가 34%, AUC가 24% 감소하므로 공복에 복용한다. 혈중 단백 결합률은 58%이며 항정 상태 분포용적은 4.6 L/kg이다. 폐의 epithelial lining fluid, 흉막 조직, 뇌척수액, vitreous fluid 등에 우수한 침투력을 보이며 *Candida*와 *Aspergillus*의 MIC_{90} 이상의 농도를 얻을 수 있으며 타액 내의 최고 농도는 혈중 최고 농도의 60%에 이른다.

간 CYP isoenzyme (CYP2C19, CYP3A4, CYP2C9)에 의해 거의 대부분 대사되며 2% 이내만이 대사되지 않고 소변으로 배설된다. 일차 대사물은 *N*-oxide로 혈장 내 대사물중 72%를 차지한다. 주요 효소인 CYP2C19의 유전적 다형태(genetic polymorphism)에 의해 대사가 영향을 받을 수 있다. Poor metabolizer의 경우 AUC(area under curve)가 4배 증가하게 되며, 아시아인의 15~20%, 백인의 3~5%가 poor metabolizer이다. 한국인 중 poor metabolizer는 12~15%로 알려져 있다. 성별이나 연령에 따른 흡수의 차이는 없다. 복용하는 사람마다 약물농도가 다르고 예측이 되지 않아 약물농도 모니터링이 필요하다.

3) 약물상호작용

Voriconazole은 CYP450을 통해 대사되므로 약물상호작용이 빈번하다. 따라서 표 3에 따라 병용 투여금기 약제를 숙지하고 병합 투여 시 약물농도의 변화가 예상되는 경우 주의깊게 관찰하여야 한다.

4) 부작용과 금기

(1) 심혈관계

혈압 상승 또는 혈압 저하, 말초부종, QTc 간격 연장, torsades de pointes가 각각 2% 이내로, 빈맥이 2.4%의 빈도로 보고되어 있다.

(2) 피부

투여환자의 6%에서 경증에서 중등도의 피부 발진이 보고되어 있다. 피부 발진이 있는 경우 광과민반응이 발생할 수 있으므로 직접적인 햇빛 노출을 피한다. 매우 드물게 pseudoporphyria, Steven-Johnson syndrome, toxic epidermal necrosis가 발생할 수 있다. 최근 장기간 사용시 피부암과 관련될 수 있다는 보고가 있다.

(3) 소화기계

구역(5.9%), 구토(4.8%), 설사(1.1%), 복통(1.7%)

(4) 조혈계

호중구증가증과 발열이 있었던 증례가 보고되어 있다.

(5) 간담도계

alkaline phosphatase (3.6%), hepatic enzyme (1.9%), serum glutamic-oxaloacetic transaminase (1.9%), serum glutamic-pyruvic transaminase (1.8%) 상승이 보고되어 있다. voriconazole 투여와 관련하여 의미 있는 간 효소의 상승은 13.4% 정도이며 이로 인한 약제 중단은 4~8%이다. 간기능 이상은 높은 혈중농도와 투여량과 관련이 있을 수 있다.

(6) 신경계

두통(3.2%)

(7) 시각

시각장애(visual disturbance)가 30%의 환자에서 보고되어 가장 흔한 부작용이다. 색분별장애, 흐리게 보이거

표 3. Voriconazole의 약물상호작용

	Voriconazole	병용약제	권고
CYP3A4 억제 약물			
Rifabutin, rifampicin, efavirenz	감소	증가	병용 금기
Ritonavir (400 mg, 1일 2회)	감소	-	병용 금기
기타 HIV protease inhibitor	indinavir의 경우 유의한 영향 없음. in vitro 실험의 경우 감소 가능	indinavir의 경우 영향 받지 않음. in vitro 실험의 경우 감소 가능	indinavir의 경우 용량 변경은 필요없으나 부작용 발현에 대한 잦은 monitoring 필요
기타 NNRTIs	증가 가능	증가가능	monitoring
Terbinafine, astemizole, cisapride, pimozide, quinidine		증가	병용 금기, QT 연장 가능, 드물게 torsades de pointes
Sirolimus		증가	병용 금기
Cyclosporin		증가	시작 용량을 1/2로 감량. cyclosporin 혈중농도 monitoring
Tacrolimus		증가	용량을 1/3로 감량. tacrolimus 혈중농도 monitoring
Methadone		증가	monitoring, 필요에 따라 methadone 감량
Benzodiazepine, statin, dihydropyridine calcium channel antagonists, sulfonylurea agents, vinca alkaloid agents		증가 가능	monitoring, 필요에 따라 감량
CYP2C9 억제 약물			
Phenytoin	감소	증가	phenytoin 농도 monitoring
Warfarin		증가, PT 연장	PT monitoring, 필요에 따라 warfarin 용량 조절
CYP2C19/CYP3A4 억제약물			
Omeprazole		증가	1일 40 mg 이상 사용 시 omeprazole 용량 1/2로 감량
CYP 억제 혹은 유도 약물			
Carbamazepine	감소 가능		병용 금기
Ergot alkaloids		증가 가능	병용 금기

나 눈부심(photophobia), 지그재그 형태의 선을 호소한다. 대부분 약제 투여 초기에 나타나 수 분간 지속되나 약제를 지속적으로 투여하여도 소실된다. 시각 이상은 높은 혈중농도와 투여량과 관련이 있을 수 있다.

(8) 신장

중증 환자에서 voriconazole을 투여한 경우 급성신부전(0.5%)이 보고되어 있으나 이들 환자의 특성상 다른 신독성 약제 투여 및 신기능 저하가 원인이 되었을 수 있다.

(9) 생식기계

임신부에서의 사용은 category D로 태아에게 위중한 영향을 미칠 수 있으므로 voriconazole 사용이 유의하게 이득이 있지 않는 한 임신부에게는 사용하지 않는다.

5) 임상 적응증

침습성 아스페르길루스증, 호중구감소증이 없는 환자에서의 칸디다혈증 및 다음의 칸디다 감염: 피부의 파종성 감염 및 복부, 신장, 방광벽, 상처부위의 감염, 식도 칸디다증, *Scedosporium apiospermum* (*Pseudallescheria boydii*의 무성 생식형)과 *Fusarium* 속(*Fusarium solani* 포함)에 의한 중증 진균감염, 급성 백혈병, 림프종 실패 또는 만성 골수성 백별병으로 인한 조혈모세포 이식 환자에서의 침습성 진균감염증의 예방 등에 사용이 허가되어 있다.

(1) 침습성 아스페르길루스증

침습성 아스페르길루스증에 1차 치료제로 가장 많이 사용된다. 면역 저하자에 병발된 침습성 아스페르길루스증에서 voriconazole 6 mg/kg, 1일 2회 부하용량, 4 mg/kg, 1일 2회 정주 후 200 mg 1일 2회 경구투여 요법과 amphotericin B deoxycholate 1~1.5 mg/kg 1일 1회

정주 요법을 비교한 무작위 연구에서 voriconazole은 52.8%, amphotericin B deoxycholate는 31.6%의 치료 성공률을 보여 voriconazole이 더 우수한 효과를 나타냈다. 비교군 없이 침습성 아스페르길루스증 환자를 대상으로 voriconazole 6 mg/kg, 1일 2회 부하, 3 mg/kg, 1일 2회 정주 후 200 mg 1일 2회 경구투여 요법으로 48%의 치료 효과를 보고한 자료가 있다.

(2) 침습성 칸디다증

Voriconazole 3~6 mg/kg, 1일 2회, 3일 이상 정맥 투여 후 200 mg, 1일 2회 경구투여 용법과 amphotericin B deoxycholate 0.7~1.0 mg/kg/일 3~7일 간 정맥 투여 후 fluconazole 400 mg, 1일 1회 정맥/경구투여 용법을 비교한 연구에서(호중구감소증이 동반되지 않은 환자) 비 열등 효과를 보였다(연구종료 시 성공률 voriconazole 70%, amphotericin B + fluconazole 74%). 등록 후 14 주 내 사망률 역시 차이를 보이지 않았다.

6) 용법 및 용량

Voriconazole 적응증과 사용 용법, 용량은 표 4와 같다. 노인 환자에 대해서는 용량 조절이 필요하지 않다.

표 4. Voriconazole 적응증, 용법 및 용량

적응증	부하용량	유지용량	
	주사제	주사제	정제[1]
침습성 아스페르길루스증 및 *Scedosporium apiospermum*과 *Fusarium*속에 의한 중증 진균감염	6 mg/kg, 12시간 간격 (최초 24시간 동안)	4 mg/kg, 12시간 간격	200 mg, 12시간 간격
호중구감소증이 없는 환자에서의 칸디다혈증 및 다른 심부 조직의 칸디다 감염	6 mg/kg, 12시간 간격 (최초 24시간 동안)	3~4 mg/kg, 12시간 간격[2]	200 mg, 12시간 간격
식도 칸디다증	[3]	[3]	200 mg, 12시간 간격
급성 백혈병, 림프종 실패 또는 만성 골수성 백별병으로 인한 조혈모세포 이식 환자에서의 침습성 진균감염증의 예방	6 mg/kg, 12시간 간격 (최초 24시간 동안)	4 mg/kg, 12시간 간격	200 mg, 12시간 간격

[1] 체중이 40 kg 이상인 환자는 200 mg을 12시간 간격으로 투여하고, 40 kg 미만인 환자는 100 mg을 12시간 간격으로 투여한다.

[2] 임상 시험에서 칸디다혈증 환자는 1차 요법으로서 3 mg/kg을 12시간 간격으로 투여받은 데에 비해 다른 심부 조직의 칸디다 감염 환자의 경우는 구제 요법(salvage therapy)으로서 4 mg/kg을 12시간 간격으로 투여 받았다. 감염의 정도와 특성에 따라 적절한 용량을 투여해야 한다.

[3] 식도 칸디다증 환자에 대해 평가되지 않았다.

(1) 간기능장애 환자에 대한 투여

경도 내지 중등도의 간 경화 환자(Child-Pugh A, B)의 경우 부하용량은 표준 용량으로 투여하고 유지용량은 표준 용량의 반을 투여하도록 권장한다. Chid-Pugh C, 만성 B형 간염 또는 만성 C형 간염 환자를 대상으로는 연구되지 않았다.

(2) 신기능장애 환자에 대한 투여

경구투여 시 약물 동태가 신기능장애에 의해 영향을 받지 않는다. 따라서 경도 내지 중등도의 신기능장애 환자에 대해서 경구투여하는 경우 용량 조절이 필요하지 않다. 중등도 이상의 신기능장애 환자(creatinine clearance<50 mL/분)에서 주사제의 용해 보조제인 sulphobutyl ether β-cyclodextrin (SBECD)이 축적될 수 있다. 따라서 이들 환자에서의 주사제 투여는 예상되는 이득과 위험성에 대한 평가가 있어야 한다. 혈액투석 시 121 mL/분의 속도로 제거된다. 4시간에 걸친 혈액투석으로는 용량 조절이 필요할 정도로 많은 양의 voriconazole이 제거되지는 않는다.

Posaconazole

1) 작용 범위

Itraconazole의 hydroxylated analoque로 fluconazole, itraconazole 내성 *Candida* spp., *C. neoformans*, *Aspergillus* spp., *Scedosporidium* spp., *Fusarium* spp., *B. dermatitidis*, *C. immitis*, *H. capsulatum* 등에 효과가 있다. Mucormycosis (*Mucor*, *Rhizopus*)에도 효과를 보여 voriconazole과 차이를 보인다.

2) 약물동력학

분자량 700.8인 합성 triazole로 2015년 현재 국내에서 현탁액만이 사용 가능하며 공복에 복용 시 생체이용률은 8~47%이나 지방식과 함께 복용하면 400%까지 증가하게 된다(표 1). 따라서 일반식과 함께 복용하면 혈중 최고 농도는 3배까지, 지방식과 함께 복용하면 4배까지 상승한다.

주로 간을 통해 대사되며 66%가 변화되지 않은 상태로 변으로 배출된다. 단백 결합률은 99%로 주로 알부민과 결합한다. 분포용적(volume of distribution)은 1,774 L로 혈관 외 분포와 조직 침투력이 뛰어나다. 혈장 반감기는 25~35시간이다. 2015년 현재 국내에서 사용 중인 현탁액 제형은 지방식 복용 중이 아니거나, 식사를 못하는 경우 약물농도가 낮아질 수 있어 약물농도 측정과 모니터링이 필요하다. 미국, 유럽에서 시판되어 사용 중인 정제는 흡수가 개선되어 약물농도 유지가 현탁액보다 더 수월하다고 알려져 있다.

3) 약물상호작용

Terfenadine, astemizole, cisapride, pimozide, halofantrine, quinidine 등의 약물과 병합 사용 시 QT 간격 연장과 torsades de pointes 유발 가능성이 있으므로 함께 투여할 수 없다. Ergot alkaloids (dihydroergotamine, ergoloid mesylate, ergonovine, ergotamine 등)와 함께 투여하면 맥각중독(ergotism)의 위험성이 증가하여 같이 사용할 수 없다. 칼슘 통로 차단제(calcium channel bloker; amlodipine, diltiazem, felodipine, nifedipine, verapamil 등)와 같이 사용하면 이들 약제의 농도를 높이므로 용량을 줄이고 부작용이 나타나는지 관찰해야 한다. Cyclosporine, sirolimus, tacrolimus 등도 같이 사용하면 이들 약제의 농도를 높이므로 이들 약제를 감량 사용하고 혈중농도를 측정하여야 한다. Statin (atovastatin, lovastatin, simvastatin 등), midazolam, vinca alkaloid 역시 같이 사용하면 이들 약제의 농도가 증가한다. Cimetidine을 같이 사용하면 posaconazole의 혈중농도가 감소하며, phenytoin이나 rifabutin은 같이 사용하면 posaconazole의 농도를 감소시키고 이들 약제의 혈중농도가 높아지므로 주의를 요한다.

4) 부작용과 금기

(1) 심혈관계: 부종, 혈압상승, 혈압저하, 빠른 부정맥(tachyarrhythmia), QT 간격 연장 등이 관찰되었으나 fluconazole이나 itraconazole과 차이를 보이

지는 않는다. 드물게 torsades de pointes가 보고되었다.

(2) 피부: 가려움증, 발진

(3) 내분비: 저칼륨혈증, 저마그네슘혈증, 고혈당, 저칼슘혈증 등이 보고되었다. 드물게 부신기능 부전이 발생하였다.

(4) 소화기계: 설사, 구역, 구토, 복통, 변비, 점막염, 소화불량, 식욕부진, 입마름 등이 보고되었다.

(5) 호흡기계: 기침, 호흡곤란, 비출혈

(6) 조혈계: 빈혈, 호중구감소증, 혈소판감소증, 출혈반

(7) 간담도계: 중등도의 aspartate aminotransferase, alanine aminotransferase, alkaline phosphatase, 총 빌리루빈 상승 등이 보고되었다. 간 효소 수치의 상승은 대부분 가역적이어서 이로 인한 약제 투여 중단은 거의 없었다. 중증의 기저질환을 가진 환자에서 쓸개즙정체(cholestasis), 간기능 상실과 같은 중증 부작용이 매우 드물게 보고되었다.

(8) 근골격계: 관절통, 요통, 관절통

(9) 신경계: 혼돈, 현기증, 졸음, 두통, 불면 등이 보고되었다. Cyclosporine이나 tacrolimus를 같이 투여받던 환자에서 발작이 보고되었다.

(10) 비뇨생식계: creatinine 상승(2%), 질출혈, 질염, 임신부에서의 사용은 category C로 태아에게 위중한 영향을 미칠 수 있으므로 posaconazole 사용이 유의하게 이득이 있지 않는 한 임신부에게는 사용하지 않는다.

(11) 약물상호작용에 의해 병용 금기로 명기된 약제와는 함께 투여할 수 없으며, posaconazole을 포함한 azole계 약물에 과민성(hypersensitivity)이 있는 경우에는 투여할 수 없다.

5) 임상 적응증

아래의 침습성 진균감염증의 예방과 치료에 사용한다.

장기간의 호중구감소증의 예측되거나 침습성 진균감염증에 걸릴 위험이 높은, 급성 골수성 백혈병이나 골수이형성증후군으로 관해 유도 화학요법을 받고 있는 환자에서의 침습성 진균감염증 예방, 이식편대숙주 질환(graft-versus-host disease)으로 고용량 면역 억제 요법을 받고있는 조혈모세포 이식 환자로서 침습성 진균감염질환에 걸릴 위험이 높은 환자에서의 침습성 진균감염증 예방, amphotericin B 또는 itraconazole에 불응성이거나 이들 치료제에 불내성인 침습성 아스페르길루스증 환자의 치료, 구강 인두 칸디다증: 질환이 중증이거나 면역 기능이 저하된, 국소 요법의 효과가 적을 것으로 예측되는 환자의 치료.

기타 주사제와 정제가 침습성 아스페르길루스증의 1차 치료제로 3상 임상 시험 중이다.

(1) 호중구감소증 시기의 침습성 진균감염증 예방

급성 골수성 백혈병이나 골수이형성증후군으로 관해 유도 화학요법을 받고 있는 환자에서 장기간 호중구감소증이 유지되는 시기에 posaconazole과 fluconazole/itraconazole의 효과를 비교한 임상 시험에서 진균감염(proven, probable category) 발생이 2% 대 8%로 의미있게 차이가 있었다. 특히 침습성 아스페르길루스증은 1% 대 7%로 낮았고 전체 생존률도 posaconazole군에서 더 높았다. 최근의 국내 단일 기관 후향적 연구에서도 2.2% 대 14.6%로 의미 있게 침습성 진균감염 발생이 줄었다.

(2) 조혈모세포 이식 후 이식편대숙주 질환으로 치료 중 침습성 진균감염증 예방

동종 조혈모세포 이식 후 이식편대숙주 질환으로 면역 억제제를 복용 중인 환자를 대상으로 경구 posaconazole과 경구 fluconazole의 효과를 비교한 연구에서 전체 진균감염 예방은 두 군 간 차이가 없었으나(5.3% 대 9.0%), 침습성 아스페르길루스증(proven, probable category) 예방은 posaconazole군에서 더 효과적이었다(2.3% 대 7.0%). 또한 돌발 진균 감염(breakthrough invasive fungal infection) 발생 역시 posaconazole군에서 낮았고(2.4% 대 7.6%, 특히 침습성 아스페르길루스증에서 낮았다(1.0% 대 5.9%), 전체 사망률은 두 군에서 비슷했으나 침습성 진균 감염으로 사망한 환자는 posaconazole군

에서 낮았다(1% 대 4%).

6) 용법 및 용량

- 경구용 현탁액은 투여하기 전에 잘 흔든다.
- 침습성 진균감염증의 예방: 200 mg (5 mL)씩 1일 3회 투여한다. 이 약 1회 분량은 식사 중 복용한다.
- 불응성 혹은 불내성 침습성 진균 감염증: 400 mg (10 mL)씩 1일 2회 투여한다. 식사나 영양 보충제를 먹을 수 없는 환자의 경우 1회 200 mg (5 mL)씩 1일 4회 투여한다.
- 구강 인두 칸디다증: 유도 요법으로 200 mg (5 mL)를 첫째 날 1일 1회 투여한 후, 이후 13일 동안 100 mg (2.5 mL)를 1일 1회 투여한다.

(1) 간기능장애 환자에 대한 투여

권장되는 용량 조절 방법은 없으나, 임상 시험에 포함된 소수의 간 장애 환자에서 간기능 저하 시 약물 노출 및 반감기 증가가 관찰되었으므로, 중증의 간기능장애 환자의 경우 신중히 투여해야 한다.

(2) 신기능장애 환자에 대한 투여

신기능장애 시 약동학적 영향은 예상되지 않아 별도의 용량 조절은 권장되지 않는다.

▣ 참고문헌

1. 이동건, 김성한, 김수영 등: 국내자료를 근거로 한 호중구감소성 발열 환자의 경험적 치료 지침. Infect Chemother 43:285-321, 2011.
2. Brüggemann RJ, Alffenaar JW, Blijlevens NM, et al.: Clinical relevance of the pharmacokinetic interactions of anzole antifungal drugs with other coadministered agents. Clin Infect Dis 48:1441-58, 2009.
3. Cornelly OA, Maetens J, Winstone DJ, et al.: Posaconazole vs. fluconazole or itraconazole prophylaxis in patients with neutropenia. N Engl J Med 356:348-59, 2007.
4. Cronin S, Chandrasekar PH.: Safety of triazole antifungal drugs in patients with cancer. J Antmicrob Chemother 65:410-6, 2010.
5. Girmenia C.: New generation azole antifungals in clinical investigation. Expert Opin Investig Drugs 18:1279-95, 2009.
6. Herbrecht R, Denning DW, Patterson TF, et al.: Voriconazole versus amphotericin B for primary therapy of invasive aspergillosis. N Engl J Med 347:408-15, 2002.
7. Kontoyiannis DP.: Invasive mycoses: strategies for effective management. Am J Med 125:S25-38, 2012.
8. Lass-Flörl C. Triazole antifungal agents in invasive fungal infections: a comparative review. Drugs 71:2405-19, 2011.
9. Lewis RE,: Current concepts in antifungal pharmacology. Mayo Clin Proc 86:805-17, 2011.
10. Ullmann AJ, Lipton JH, Vesole DH, et al.: Posaconazole or fluconazole for prophylaxis in severe graft-versus-host disease. N Engl J Med 356:335-47, 2007.

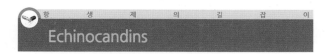

김상일 (가톨릭대학교 의과대학 내과학교실)

1. 항생제명

이 계열의 항생제로는 caspofungin, micafungin, 그리고 anidulafungin이 있다(그림 1).

2. 구조 및 성상

Echinocandin은 분자량 1200 정도의 크기가 큰 반합성 cyclic lipopeptide 물질로서 hexapeptide nucleus에 연결된 linoleoyl 그룹과 aminal 그룹 두 개의 주요 화학 물질로 구성되어 있다. Caspofungin은 fatty-acid 측쇄

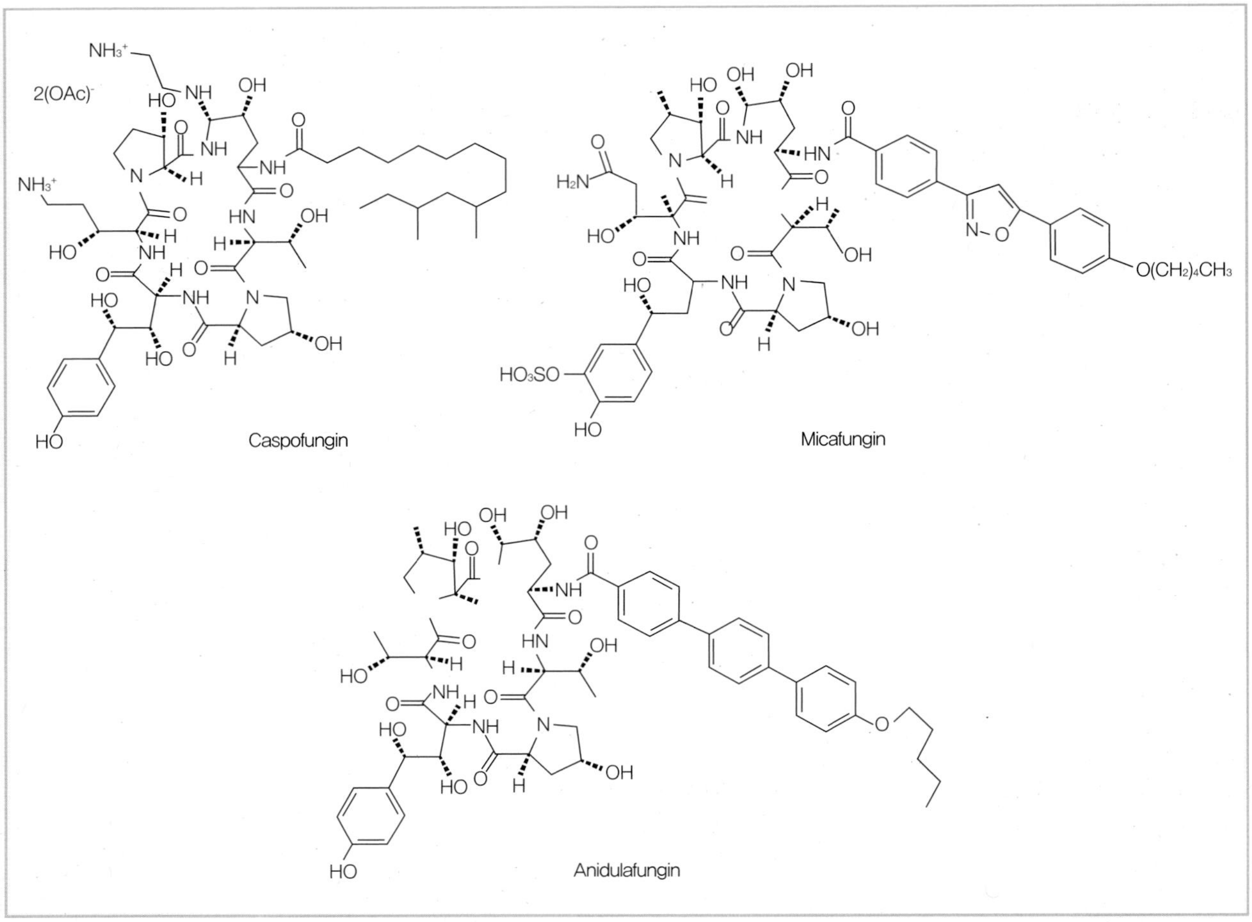

그림 1. Caspofungin, micafungin, anidulafungin의 화학 구조식

를, micafungin은 3,5-diphenyl-substituted isoxa-zole의 복합 aromatic 측쇄를, 그리고 anidulafungin은 alkoxytriphenyl (terphenyl) 측쇄를 가지고 있다. Caspofungin은 물과 메탄올에 잘 용해되나 에탄올에는 덜 용해되며, micafungin은 물에 잘 용해되지만 anidu-lafungin은 물에 용해되지 않는다.

3. 작용 기전

작용 기전은 진균의 세포벽 구성성분 중 β-(1,3)-D-glucan을 만드는 효소인 β-(1,3)-D-glucan 합성 효소를 억제하는 것이다. 세포벽은 포유류에는 존재하지 않고 진균에만 존재하므로 다른 항진균제에 비해 사람에게의 영향이

최소한으로 할 수 있다는 장점이 있으며, 특히, 신독성 등의 부작용을 최소한으로 할 수 있는 장점이 있다. Echino-candin은 β-(1,3)-D-glucan 합성 효소를 부호화(encod-ing)하는 유전자인 *FKS1*에 작용하는데, 결국 세포벽이 불완전하게 되고 그 결과 삼투압을 유지할 수 없게 되어 항진균 작용을 보인다.

4. 작용 범위

Candida 종에는 살균 효과를 보이며, aspergillus 종에는 정균 작용을 보인다. 주요 *Candida* 종과 aspergil-lus 종에 대한 최소 억제 농도는 표 1과 같다.

Echinocandin은 시험관 내에서 대부분의 candida에

표 1. 주요 candida 및 aspergillus 종에 대한 echinocandin의 MIC[a]

	Caspofungin	Micafungin	Anidulafungin
Candida 종	MIC_{50}, MIC_{90}	MIC_{50}, MIC_{90}	MIC_{50}, MIC_{90} (range)
C. albicans	0.03, 0.06	0.015, 0.03	0.03, 0.06 (0.03~0.25)
C. glabrata	0.03, 0.06	0.015, 0.015	0.06, 0.12 (0.03~1)
C. tropicalis	0.03, 0.06	0.03, 0.06	0.03, 0.06 (0.06~2)
C. krusei	0.12, 0.25	0.06, 0.12	0.06, 0.06 (0.12~1)
C. parapsilosis	0.25, 1	1, 2	1, 2 (0.12 to >2)
C. guilliermondii	0.5, 1	0.5, 1	1, 2 (1~4)
C. lusitaniae	0.25, 0.5	0.06, 0.12	0.5, 0.5 (0.125~2)
C. dubliniensis	-, 0.5	-, 0.03	-, 0.06
Aspergillus 종	MIC_{90} (range)	MIC_{90} (range)	MIC_{90} (range)
A. fumigatus	0.12 (0.007~1)	0.03 (0.007~0.25)	0.03 (0.007~0.12)
A. flavus	0.06 (0.007~1)	0.015 (0.007~1)	0.015 (0.007~0.25)
A. terreus	0.03 (0.007~2)	0.015 (0.007~0.25)	0.015 (0.007~0.5)

aMIC; minimum inhibitory concentration, MIC50; minimum inhibitory concentration at which the growth of 50% of the isolates tested were inhibited; MIC90; minimum inhibitory concentration at which 90% of isolates tested were inhibited

표 2. Echinocandin 의 항진균 효과

매우 효과적인 균	효과적인 균	일부 효과 있음	효과 없음
Candida albicans	Candida parapsilosis	Coccidioides immitis	Zygomycetes
Candida glabrata	Candida gulliermondii	Blastomyces dermatididis	Cryptococcus neoformans
Candida tropicalis	Aspergillus fumigatus	Scedosporium spp	Fusarium spp.
Candida krusei	Aspergillus flavus	Paecilomyces variotii	Trichosporon spp.
Candida kefyr	Aspergillus terreus	Histoplasma capsulatum	
Pneumocystis carinii*			

'매우 효과적'이란 살균 작용과 함께 매우 낮은 최소 억제 농도를 보이면서 생체 내에서도 효과가 좋은 경우를 말하며, '효과적인'이란 최소 억제 농도는 낮으나 살균 효과는 없는 경우, '일부 효과'란 효과를 보이기는 하지만 어떤 경우에는 다른 약제와 병합 투여에서만 보이는 경우를 포함하며, '효과 없음'이란 자연 내성을 가진 경우를 말함. 단, 개개의 진균은 분리 균주에 따라, 또한 echinocandin의 종류에 따라 차이를 보일 수 있음.
*낭(cyst) 형태에 대해서만 효과가 있으므로 예방적 목적으로만 유용함

좋은 효과가 있는데, *C. glabrata* 같은 amphotericin B 혹은 fluconazole, itraconazole에 내성을 가진 candida 에도 효과가 있다. 그러나 *C. parapsilosis*나 *C. guilliermondii*에는 잘 듣지 않으며, 세포벽에 β-glucan이 없는 *Cryptococcus* 나 *Trichosporon*, *Zygomyces*에는 항진균 작용이 없다. 또한 일반 상용량에서는 *Blastomyces*, *Histoplasma*, *Coccidioides* 등의 이형 진균에도 항진균 효과가 없다. *Fusarium*이나 *Scedosporium*에서는 종에 따라 상당히 다른 항진균 효과를 보인다(표 2).

4. 약물동력학

Echinocandin의 주요 약물동력학 지표는 표 3과 같다.

C_{max} 는 anidulafungin보다 caspofungin과 micafungin이 높게 나온다. 반감기는 caspofungin과 micafungin이 비슷하며 주로 폐로의 재분포율에 따라 달라진다. 특징적으로 세 가지 약제 모두 단백질과의 결합 비율이 높다.

Echonicandin은 주로 간에서 대사되며 일부가 부신이

표 3. Echinocandin의 약동학적 지표(성인)

지표	Caspofungin	Micafungin	Anidulafungin
C_{max} (mg/L)[50mg단독 투여 시]	7.64	4.95	2.07~3.5
Bioavailability (%)	<10	<10	2–7
반감기(시간)	9–11	11~17	24~26
Vd (L/kg)	0.14	0.22~0.24	0.5
AUC (mg·hr/L)	87.9~114.8	111.3	44.4~53
단백결합(%)	96~97	99.8	>99
대사	Slow peptide hydrolysis, N-acetylation and spontaneous degradation to inactive product	Catechol-O-methyltransferase pathway	Not metabolized Slow chemical degradation to inactive metabolites
Cl_T	0.15	0.185	0.26
제거	35% 대변, 41% 소변	40% 대변, <15% 소변	주로 대변, 1% 소변
뇌척수액 투과(% 혈장)	낮음	낮음	<0.1%
신기능 저하 환자에서 용량 조절	필요 없음	필요 없음	필요 없음
고령자에서의 용량 조절	필요 없음	필요 없음	필요 없음

AUC= area under the plasma concentration-time curve; Cl_T = total clearance; C_{max} = maximum concentration; Vd = volume of distribution

나 비장에서 대사된다. 신장으로 배설되지 않으므로 신부전 환자에서도 사용할 수 있으며 투석에 의해 제거되지 않으므로 투석과 상관없이 사용한다. 그러나 심한 간부전 환자에서는 용량을 줄여야 하는데 caspofungin의 경우 첫 부하용량 이후 용량을 반으로 줄여서 투여해야 한다. 최근 경구로 투여 가능한 새로운 echinocandin이 연구 중에 있다.

5. 약물상호작용

세 가지 모두 cytochrome P 동종 효소 활동과 영향이 없거나 최소인 것으로 보고 되고 있다. 그러나 약물 간 상호작용이 조금 있는 것으로 보아 cytochrome P 동종효소와 관계가 있는 것으로 추정된다. 또한 소장이나 조직 P-glycoprotein과도 영향이 없으므로 azole에 비해 약물상호작용이 적다. 각각의 약제에 대한 약물상호작용은 각론에 기술된다.

표 4. Echinocandin 계열 약제의 부작용 빈도(%)*

부작용의 종류	Caspofungin	Micafungin	Anidulafungin
백혈구감소증	6.2	2.7	0.7
호중구감소증	1.9	1.2	1.0
구역	6.0	2.3	1.0
구토	1.2	1.2	0.7
두통	6.0	2.7	1.3
발열	3.6	1.9	0.7

*부작용의 빈도는 식도 candida 환자에서 fluconazole과의 비교 임상연구에서 보고된 바에 따른 빈도임

6. 부작용과 금기

주사와 관련된 부작용으로 안면부종, 발진, 혈관 확장 등이 있으며 히스타민 분비에 의한다. 이러한 현상의 대부분은 주사 시작 후 수 분 이내에 일어나며 주입을 멈추면 수 분 이내에 사라진다. 이 경우 투여 금기는 아니며 항히스타민제 등의 투여로 호전된다. 혹은 주입 속도를 줄이는 것도 도움이 된다. 세 가지 약제 모두 간 효소치의 상승을

표 5. Echinocandin의 적응증

	Caspofungin[1]	Micafungin[2]	Anidulafungin[3]
면역 저하 환자	호중구감소증환자의 발열 시 진균 감염이 추정되는 경우 경험적 투여	조혈모세포 이식 환자에서 candida 감염의 예방. 단, 칸디다 이외의 진균에 대한 효과는 아직 확립되어 있지 않음.	임상 연구 중
식도 칸디다증	식도칸디다증의 치료	식도칸디다증의 치료	식도칸디다증의 치료
기타 칸디다 감염	칸디다 혈증 및 칸디다에 의한 복부 농양, 복막염, 늑막 감염. 단, 칸디다에 의한 심내막염, 골수염, 수막뇌염에서는 아직 연구가 되어 있지 않음	칸디다 혈증, 급성 파종성 칸디다증, 칸디다 복막염과 농양. 단, 칸디다에 의한 심내막염, 골수염, 수막뇌염에서는 아직 연구가 되어 있지 않음	칸디다 혈증 및 칸디다에 의한 복부농양 및 복막염 단, 칸디다에 의한 심내막염, 골수염, 수막염에서는 아직 연구가 되어 있지 않음
Aspergillus 감염	침습성 아스페르길루스증에서 다른 약제 (amphotericin B, lipid formulations of amphotericin B, 그리고/혹은 itraconazole)에 치료 실패 혹은 투여가 불가능한 경우 단, 침습성 아스페르길루스증의 일차 치료제로는 아직 연구가 되어 있지 않음	확립되지 않음	

1. 2014년 10월 23일 현재 미국 FDA 승인 적응증
2. 2013년 6월 21일 현재 미국 FDA 승인 적응증
3. 2012년 7월 20일 현재 미국 FDA 승인 적응증

가져올 수 있다. 따라서 투여 시 간 효소치의 측정 및 모니터가 필요하며 상승한 경우 이득과 실을 따져 투여를 결정해야 한다. 표 4는 일반적인 부작용의 빈도이다.

7. 임상 적응증

FDA에서 승인받은 적응증은 세 가지 약제가 조금씩 다르다(표 5).

8. 내성 기전

In vitro 연구에서 일부 칸디다 종에 대한 내성이 보이지만 실제 임상에서 문제가 되는 경우는 드물다. 보고된 칸디다 치료 실패 증례의 경우 한 환자에서 장기간 광범위 항진균제를 사용한 경우 MIC가 점진적으로 증가하면서 발생했거나 일부 echinocandin 투여 중 breakthrough 감염이 발생했다. 칸디다의 FKS1 gene subunit의 변이가 발생하면(일부 FKS2) Fkslp 부위의 아미노산의 치환이 일어나고 이에 따라 glucan synthase 효소의 약제감수성의 저하를 일으켜 내성을 보이게 되는 것으로 알려져 있다. 한 가지 echinocandin에 내성을 가지게 되면 다른 echinocandin에도 교차 내성이 생기는 것으로 보인다. 또한 칸디다 내성은 chitin synthase gene expression에 의해 chitin 생산이 많아지거나, RER1 (regulator of echinocandin resistance)과 CDR2 efflux pump gene의 overexpression에 의해서도 발생하는 것으로 보고된다.

Caspofungin

1) 작용 범위

대부분의 *Candida*종에 대하여 살균 효과를 보이며 *Aspergillus*종에 대하여는 정균 효과를 보인다. *C. albicans*를 비롯한 대부분의 *Candida*종에 대한 MIC가

amphotericin B와 fluconazole 보다 훨씬 낮으며, *C. parapsilosis*와 *C. guilliermondii*는 비슷한데, *C. albicans*에 대한 MIC는 0.004~0.015 mg/mL 이며, *C. parapsilosis*와 *C. guilliermondii*에 대하여는 0.5~2.0 mg/mL 이다. Amphotericin B, fluconazole 혹은 itraconazole에 내성을 보이는 *C. glabrata*도 MIC가 0.25~1 mg/mL 정도로 낮다. 항진균 작용은 매우 빠르며 항생제 후 효과(postantifungal effect)가 있다. 그러나 아직 표준화된 감수성 검사가 아직 확립되어있지 않아 분리된 종에 따라 MIC의 차이가 있을 수 있으므로 임상적으로 판단을 해야한다.

Aspergillus 종에 대한 MIC는 매우 낮아서 0.008 mg/mL에서도 억제되는 것으로 보고되며, 시험관 내 실험에서 *A. fumigatus*, *A. flavus*, *A. terreus*에 효과가 있다. 동물실험에서는 *A. fumigatus* 폐렴 모델에서 생존률을 증가시키는 것으로 나타났으나 조직에서의 진균은 남아있는 것으로 보고 되었다.

*P. jiroveci*에 대해서 효과가 있는 것으로 보고되나 적응증에는 포함되어 있지 않다. *Coccidioides immitis*에 대해서는 농도에 따른 억제 효과를 보이며, *Histoplasma*에 대해서는 일부 효과가 보고되기도 하였다. 그 외에도 *Scedosporium* spp, *Alternaria* spp, *Bipolaris* spp, *Cladophialophora bantiana*, *Phialophora* spp, *Exophiala* spp, *Fonsecaea pedrosoi*, *Paecilomyces variotii*, *Acremonium strictum*, *Blastomyces dermatididis*에 효과가 있었다고 하나 추가 연구가 필요하다. *Cryprococcus neoformans*, *Trichosporon* spp, *Fusarium* spp, 그리고 기타 *Zygomycetes*에 대해서는 효과가 없다.

2) 약물동력학

투여 후 약물농도는 다상성(polyphasic)으로 변한다. 대부분(97% 이상)은 알부민에 결합하며, 70 mg을 투여한 경우 36~48시간에 걸쳐 92%가 조직으로 분포된다. 투여 후 35%는 대변으로 41%는 소변으로 배설되며 가수분해와 N-아세틸화에 의해 대사된다.

성별, 나이, 인종에 따른 약물동력학에 차이는 보이지 않았다.

3) 약물상호작용

시험관 내 연구에서 cytochrome P450 효소를 억제하지 않았으며, 다른 약제의 cytochrome P450 3A4 대사를 유도하지 않는 것으로 나타났다.

효소 유도 약제인 rifampin, efavirenz, nevirapine, phenytoin, dexamethasone, 혹은 carbamazepine을 caspofungin과 같이 사용하는 경우 섭취 운반(uptake transport) 과정에서 caspofungin의 배출을 유도하므로 caspofungin 용량을 하루 70 mg으로 증량하여야 한다.

Tacrolimus: caspofungin과 함께 tacrolimus를 투여한 연구에서 tacrolimus 혈중농도를측정한 결과 0에서 12시간까지의 혈중농도 곡선 하 면적(AUC; area under the concentration-time curve)을 20% 정도 감소시키며, 최대 혈중 약물농도(C_{max})를 16%, 12시간 혈중농도(C_{12hr})를 26%까지 감소시켰다. 따라서 두 가지 약제를 동시에 투여하는 경우 tacrolimus의 혈중농도를 주기적으로 모니터해야 한다.

Cyclosporine: 두 가지의 임상 연구에서 약제를 동시에 투여한 경우 간 효소치의 증가가 관찰되었다. Caspofungin이 cyclosporine의 혈중농도를 올리지는 않으나 caspofungin의 혈중농도 곡선 하 면적이 35%가량 증가되었다. 이는 cyclosporine에 의해 간세포에서 caspofungin의 섭취(uptake)를 억제함에 의한 것으로 생각된다. 두 가지 약제를 써야하는 경우 위험성과 이득을 고려해서 신중해야 한다.

4) 부작용과 금기

약제 투여와 관련된 부작용은 amphotericin B나 triazole 계열의 약보다는 경미하다. 투여와 관련된 부작용으로 안면 홍조, 발적, 혈관 확장 등의 증상은 히스타민 분비와 관련되어 일어날 수 있다. 보통 주입 후 수 분 이내에 일어나며 중단하면 수 분 내 사라진다. 이는 투여 금기가 아니며 항히스타민 제제로 조절 가능하다. 투여 중 간 수치의 상승이 있을 수 있으므로 이를 모니터해야 한다. 만약 간수치 상승이 일어나면 이득과 손실을 따져 투여 여부를 결정해야 한다.

금기는 echinocandin에 과민반응이 있는 경우이다.

5) 임상 적응증

여러 가지 임상 연구가 진행 중이나 현재까지 FDA에서 허가된 적응증은 표 5와 같다. 향후 임상 연구의 결과에 따라 적응증이 넓어질 수 있을 것으로 보인다.

6) 용법 및 용량

Caspofungin은 50 mg과 70 mg의 두 가지 용량으로, 가루가 들어있는 바이알로 출시되며 사용 시 0.9% 생리식염수, 무균 증류수, 0.9% 벤질 알코올이 함유된 증류수에 희석하여 사용한다.

녹인 후 250 mL 의 0.9% 생리식염수나 0.45%, 혹은 0.225% 생리식염 용액에 희석하여 사용한다. 상온에 보관하는 경우 24시간 동안 안정하며 냉장 보관 하는 경우 48시간까지도 안정하다. 주입 속도는 1시간 이상 서서히 하도록 한다.

칸디다혈증이나 기타 *Candida* 감염, 침습성 aspergillosis, 그리고 호중구감소증 환자의 발열에서 초회 투여량은 70 mg 1회 투여 후 이후 하루 50 mg을 투여한다.

식도 칸디다증에서는 하루 50 mg씩 투여한다. 이 경우 부하용량은 연구되지 않았다.

(1) 신기능 저하 환자

신기능 저하 환자에서 용량 조절은 필요없다. Caspofungin은 투석으로 제거되지 않으므로 투석 후 추가 투여가 필요 없다.

(2) 간기능 저하자

경증의 간기능 저하가 있는 환자(Child-Pugh score 5 혹은 6)는 용량 조절이 필요 없다. 중증도의 경우(CP score 7~9) 하루 35 mg으로 줄여서 사용하는 것이 바람직하며 이 경우 부하용량 70 mg을 첫날 투여하도록 한다.

(3) 소아 환자

3개월에서 17세 사이의 환자에서 모든 적응증에 대하여 투여 가능하며, 최초일 70 mg 1회 투여하고 이후 하루 50 mg을 투여한다. 안전성과 효과는 확립되어 있지 않다.

(4) 노인 환자

임상 연구에서 65세 이상의 환자에서 젊은 환자와 비교하여 효과의 차이가 있는지 충분히 연구되지 않았다. 그러나 건강한 65세 이상에서 혈중농도가 약간(AUC가 약 28%) 증가하는 것으로 조사되었다.

지금까지 조사된 바에 따르면 노인 환자에서 용량 조절은 필요하지 않으나 주의를 기울이는 것이 좋다.

(5) 임산부

FDA C등급 약물이다. 쥐나 토끼를 대상으로 한 실험에서 배아 독성이 관찰되어 반드시 투여해야 하는 경우 위험성과 이득을 생각하여 결정한다.

Micafungin

1) 작용 범위

시험관 내 연구에서 *C. albicans*, *C. glabrata*, *C. krusei*, *C. parapsilosis*, 그리고 *C. tropicalis*,에 효과가 있었다. 그러나 아직 β-(1,3)-D-glucan 합성 억제제에 대한 표준화된 감수성 검사 방법이 확립되어 있지 않아 임상에서의 효과를 결정하기에는 연구가 더 필요하다.

임상 연구는 주로 HIV 감염 환자의 식도 칸디다증에서 실시되었는데 남아프리카 연구에서 하루 100 mg을 투여했을 때 임상적 치료율이 94.7%로 나타났다. 523명을 대상으로 한 비교, 비열등 연구에서는 micafungin 150 mg 정주와 fluconazole 200 mg 경구투여를 비교 했을때 내시경적 치료율은 각각 87.7%와 88.0%였다. 침습성 칸디다증에 대하여 micafungin 100 mg 정주와 liposomal amphotericin B 3 mg/kg/일 정주를 비교한 결과 임상적 반응률과 미생물학적 반응률이 각각 89.6%와 89.5%였다.

*Aspergillus*에 대하여는 일본에서 시행한 임상 연구에서 임상적 반응률은 60%였다. 침습성 아스페르길루스 환자에서 구제 요법으로 사용한 경우 임상적 반응률은 37%였으나 대부분의 환자가 amphotericin B를 동시 투여하고 있었고 대상 환자군이 중증의 환자가 대부분이어서 평가를 하기에는 적절하지 않은 것으로 생각된다. 증례 보고에서 기존의 항진균제 치료에 반응이 없거나 부작용으로 투여 할 수 없었던 환자에서 성공적으로 치료했다는 보고가 있다.

조혈모세포 이식 환자의 진균 감염 예방 목적으로 사용한 이중 맹검 연구에서 micafungin 50 mg와 flucon-azole 400 mg을 비교한 결과 80%와 73.5% (p=0.025)에서 효과가 있었다.

2) 약물동력학

Micafungin의 주요 약동학적 수치는 표 3과 같다. Micafungin은 시험관 내에서 99% 이상이 단백질과 결합하며 대부분은 알부민이다. 대사는 arylsulfatase에 의해 M-1 catechol 형태로, catechol-O-methyltransferase에 의해 M-2 methoxy 형태로, 그리고 cytochrome P450 (CYP) 동종효소에 의해 대사되어 측쇄(ω-1 posi-tion)가 가수분해되면서 M-5로 대사된다. 배설은 71.0%가 대변으로 배설된다. 성별, 나이, 인종에 따른 약물동력학에 차이는 보이지 않는다.

3) 약물상호작용

Micafungin과 동시 투여된 mycophenolate mofetil, cyclosporine, tacrolimus, prednisolone, sirolimus, nifedipine, fluconazole, ritonavir, 혹은 rifampin은 상호작용이 없었고 micafungin의 약동학도 변화가 없다.

4) 부작용과 금기

투여와 관련된 부작용으로 발진, 가려움증, 안면 부종 그리고 혈관 확장 등의 증상이 히스타민 분비와 관련되어 일어날 수 있다. 이외에도 호중구 감소(1.2%), 빈혈(<1%), 혈소판 감소(<1%), 백혈구 감소(<1%)등이 있을 수 있으며, 소화기 증상으로 구역(2.4%), 구토(2.1%), 복통(<1%)이, 혈액 검사상 고빌리루빈 혈증(2.8%), 간 효소치 증가(<1%), 저칼륨혈증(1.9%),저칼슘 혈증(<1%) 등의 부작용이 보고 되었다.

말초혈관으로 투여하는 경우 정맥염 혹은 혈전정맥염이 보고되므로 중심정맥관으로 투여하는 것이 바람직하다.

금기는 micafungin 성분에 과민반응을 보이는 경우이며, 쇽을 포함한 아나필락시스가 보고되어 있어 주의가 요구된다.

5) 임상 적응증

여러 가지 임상 연구가 진행 중이나 현재까지 FDA에서 허가된 적응증은 표 5와 같다. 향후 임상 연구의 결과에 따라 추가될 수 있을 것으로 예상된다.

6) 용법 및 용량

바이알(250 mg)당 50 mg의 micafungin이 들어있는 제제로 생리식염액 혹은 5% 포도당에 희석하여 사용한다. 생리식염액 5 mL을 바이알에 넣어 10 mg/mL 용액을 만든 후 1개에서 3개를 100 mL 생리식염액 혹은 5% 포도당에 넣어 1시간 이상에 걸쳐 점적주사 한다.

Micafungin은 다른 약과 동시 투여하거나 혼합해서 사용하면 안 된다. 식도 칸디다증의 치료에는 하루 150 mg을 투여하며, 조혈모세포 이식 환자의 칸디다 감염 예방 목적으로 투여하는 경우 하루 50 mg을 투여한다.

신기능 저하 환자에서 용량 조절이 필요하지 않으며 투석에 의해 제거되지 않는다.

경증(Child-Pugh score 5 혹은 6) 혹은 중증도(CP score 7~9)의 간기능 저하가 있는 환자에서도 용량 조절은 필요없다. 중증 환자에서는 아직 연구된 바 없다.

임신과 관련된 위험도는 카테고리 C이며 쥐에서는 유즙으로 분비되는 것이 관찰되었으나 사람에서의 연구는 없다. 따라서 수유를 하는 경우 이에 대한 주의가 필요하다. 소아에서의 사용은 확립되어 있지 않다.

Anidulafungin

1) 작용 범위

시험관 내 연구에서 *C. albicans*, *C. glabrata*, *C. parapsilosis*, *C. tropicalis* 에 효과가 있었다. 그러나 아직 표준화된 감수성 검사 방법이 확립되어 있지 않아 임상에서의 효과를 결정하기에는 연구가 더 필요하다. 그러나 생체 내 연구에서 fluconazole 내성 *C. albicans*에 의한 구인두식도 칸디다 감염 모델에서 진균의 감소를 보였다.

임상연구에서 무작위, 이중 맹검법으로 실시한 식도 칸디다 환자 연구에서 fluconazole과 비교하여 내시경으로 확인한 결과 anidulafungin 그룹의 97.2%에서, fluconazole 그룹의 98.8%에서 성공적으로 치료 되었다. 한편 triazole치료에 실패한 점막 캔디다 환자 19명 중 18명에서 치료 효과를 보였고, 또 다른 연구에서는 HIV 음성 식도 칸디다 환자에서 fluconazole과 비교한 결과 임상적 완치가 anidulafungin은 94.7%, fluconazole은 88.9% 였다.

2) 약물동력학

투여 후 약동학적 수치는 표 3과 같다. Anidulafungin은 다른 echinocandin과 마찬가지로 99% 이상이 혈장 단백과 결합한다. 시험관 내에서 반감기는 약 24시간이며 생체 내에서는 고리가 열리면서 펩타이드로 분해되어 제거된다. 배설은 약 9일에 걸쳐 대변으로 30%가 배설된다. 성별, 나이, 인종에 따른 약물동력학에 차이는 보이지 않았다.

3) 약물상호작용

시험관 내 연구에서 cytochrome P450이나 간 세포에 의해 대사되지 않으므로 관련된 약과의 상호작용은 보고되지 않았다.

Cyclosporine이나 tacrolimus의 대사에 영향을 미치지 않으므로 두 가지 약을 동시에 투여하더라도 용량 조절은 필요하지 않다.

이외에도 voriconazole, liposomal amphotericin B, 그리고 rifampin과 동시 투여 시 anidulafungin의 용량 조절은 필요 없다.

4) 부작용과 금기

일반적인 부작용은 다른 echinocandin과 유사하며 금기는 echinocandin 계열의 약제에 과민반응이 있는 경우이다.

5) 임상 적응증

여러 가지 임상 연구가 진행 중이나 현재까지 FDA에서 허가된 적응증은 표 5와 같다.

6) 용법 및 용량

Anidulafungin은 50 mg 바이알과 15 mL 희석액이 같이 포장되어 있거나, 100 mg 바이알과 30 mL 희석액이 같이 들어 있다.

희석액과 약을 섞은 후에는 상온에 보관해야 하며 얼리거나 냉장 보관해서는 안되며 24시간 내에 투여해야 한다. 희석액을 생리식염액이나 5% 포도당액에 섞어 사용하며 50 mg은 100 mL에, 100 mg은 250 mL에, 200 mg은 500 mL에 희석하고 분당 1.1 mg 이상 투여하지 않도록 해야 한다.

칸디다 혈증이나 기타 칸디다 감염증에서는 첫날 200 mg을 부하용량으로 투여하고 이후 하루에 100 mg을 투여한다. 식도 칸디다증에서는 첫날 100 mg을 투여하고 이후 50 mg을 투여한다.

신기능 저하환자에서 용량조절이 필요하지 않으며 투석에 의해 제거되지 않는다.

경증에서 중증까지의 Child-Pugh class A, B, C 환자에서 간기능장애를 보이지 않았으며 용량조절도 필요하지 않다. 경증도 혹은 중등도의 간기능 저하 환자에서도 용량조절은 필요 없으나 중증환자에서는 아직 연구된 바 없다.

임신과 관련된 위험도는 카테고리 C이며 쥐에서는 유즙으로 분비되는 것이 관찰되었으나 사람에서의 연구는 없다. 따라서 수유를 하는 경우 이에 대한 주의가 필요하다. 소아에서의 사용은 확립되어 있지 않다.

Aminocandin

Aminnocandin은 최근 개발되어 연구 중인 echino-candin 계열의 항진균제로 *Aspergillus sydowi*로부터 추출된 반합성 제제이다. 시험관 내 연구에서 itracon-azole 내성 *Aspergillus* 및 azole과 amphotericin B 내성 *Candida*에 대해서도 항진균효과가 있는 것으로 보고되고 있다. 99% 이상이 단백질과 결합하며 다른 echino-candin과 마찬가지로 간에서 대사되지 않고 cytochrome P450 효소를 억제하거나 다른 약제의 cytochrome P450 대사를 유도하지 않는 것으로 나타났다. 다른 echino-candin 과는 달리 반감기가 48~58시간으로 길다.

Enfumafungin

현재까지 사용되는 echinocandin은 모두 정맥주사용으로만 개발되었다. 그러나 또 다른 β−(1,3)−D−glucan 합성 효소 억제제인 enfumafungin은 북반구에 널리 퍼져있는 향나무 속에 속하는 Juniperus communis라는 나무의 잎의 내생 곰팡이(endophytic fungi)에서 발견된 trit-erpene glycoside 화합물로 경구 흡수가 가능할 것으로 보인다. 시험관에서 칸디다와 아스페르길루스 모두에 강한 항진균 작용을 보였고 파종성 칸디다 마우스 모델에서도 효과가 있는 것으로 보고되었고 아직 연구 중에 있다.

▣ 참고문헌

1. Chen SC, Slavin MA, Sorrell TC.: Echinocandin antifungal drugs in fungal infections: a comparison. Drugs 71:11-41, 2011.
2. Denning DW.: Echinocandin antifungal drugs. Lancet 362:1142-1151, 2003.
3. Morris MI, Villmann M.: Echinocandins in the management of inva-sive fungl infections, part 1. Am J Health Syst Pharm 63:1693-1703, 2006.
4. Pasqualotto AC, Denning DW.: New and emerging treatments for fungal infections. J Antimicrob Chemother 61 (Suppl 1):i19-30, 2008.
5. Spanakis EK, Aperis G, Mylonakis E.: New agents for the treat-ment of fungal infections: clinical efficacy and gaps in coverage. Clin Infect Dis 43 (8):1060-1068, 2006.
6. Sucher AJ, Chahine EB, Balcer HE. Echinocandins: the newest class of antifungals. Ann Pharmacother 43 (10):1647-57, 2009.

항 생 제 의 길 잡 이
Allylamines 및 Thiocarbamates

최영주 (국립암센터 내과)

Allylamines 및 Thiocarbamates는 구조적으로 서로 연관되어 있는 항진균제로 squalene epoxide에 작용하여 ergosterol 생합성을 억제하여 squalene을 축적시킴으로서 항진균력을 나타내는 약물이다.

Naftifine은 allylamine 제제의 원조격 약제이며 ter-binafine은 naftifine의 합성물이다.

Thiocarbamate 유도체로는 tolnaftate가 있다.

Terbinafine이 가장 효과가 강해 naftifine에 비해 10~100배의 효력이 있다.

Butenafine은 allylamine 유도체인 Benzylamine 합성물로 Terbinafine, naftifine에 비해 dermatophytes에 대해 더 강력한 살균력을 가지며, candida spp에 대해서도 더 강력한 정균 효과를 보인다.

1. 항생제명

Naftifine, Terbinafine (Allylamnes), Tolnaftate (Thiocarbamate), Butenafine (Benzylamine)

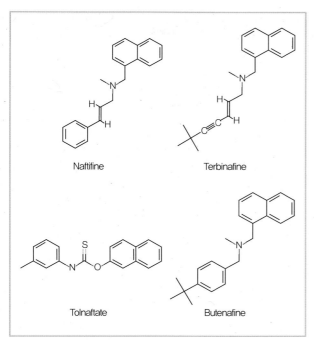

그림 1. Allylamines와 Thiocarbamates의 구조

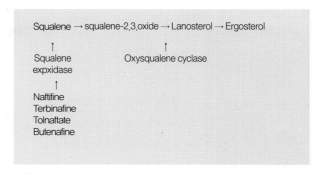

그림 2. Allylamines 및 Thiocarbamates의 작용 기전

2. 구조 및 성상

Naftifine의 화학명은(E)−N−Cinnamyl−N−methyl (1−naphthylmethy)amine hydrochloride이다. Terbin−afine의 화학명은(E)−N−(6,6−dimethyl−2−hepten−4−ynyl)−N−methyl−1−naphthalenemethanamine hydrochloride이며, naftifine의 phenyl ring을 tert−butyle acetylene으로 바꾼 구조이다.

Tolnaftate의 화학명은 O−2 naphthyl m,N−dimethylthiocarbanilate이다. Butenafine의 화학명은 N−4−tert−butylbenzyl−N−methyl−1−naphthalene−methyl−amine hydrochloride이다.

각 약제의 구조는 그림 1과 같다.

3. 작용 기전

Squalene epoxidase를 가역적으로 억제하여 세포 내에 squalene이 축적되고 진균 세포막의 주성분인 ergos−terol이 감소한다(그림 2).

4. 내성 기전

감수성이던 병원체가 내성을 획득하는 경우는 아직 발견되지 않았다.

Naftifine

1) 작용 범위

피부 사상균에 대해 효과적이어서, *Trichophyton rubrum, T. mentagrophytes, T. tonsurans, Micro−porum canis, Epidermophyton floccsum* 등을 1.0 μg/mL 이하의 농도에서 99% 살균한다.

*Aspergillus spp., Sporothrix schenckii*에 대해서도 최소 억제 농도는 비교적 낮다.

*Candida spp.*에 대한 최소 억제 농도는 1.56 ng/mL,에서 100 μg/mL까지 다양한데, 임상적으로 흔한 대부분의 *candida*에는 효력이 없다.

2) 약물동역학

전신 투약용 약제는 없다. 1% 피부 도포용 약제를 바른 후 전신적으로 흡수되는 비율은 약 2~6%이나 이로 인한 전신 부작용은 보고된 바 없다. 최근에는 naftifine 2% 피부용 도포제가 FDA 승인을 받았다. 흡수된 약은 소변으로 40~60% 배설되고, 40~60%가 담도계를 통해 대변으로 배설된다. 표피로 잘 투과하며 피부 도포 후 피부 사

표 1. Naftifine의 용법 및 용량

체부백선 및 완선	1% 크림 1일 1회 또는
	1% 겔 1일 2회 2~4주간 도포
	2% 크림 1일 1회 또는
	2% 겔 1일 1회 2주간 도포
족부백선	1% 크림 1일 1회 또는
	1% 겔 1일 2회 4~6주간 도포
	2% 겔 1일 1회 또는
	2% 크림 1일 1회 2주간 도포

상균을 억제할 수 있는 농도가 적어도 24시간(길게는 5일) 지속된다.

3) 임상 적응증

체부 백선, 완선, 족부 백선의 치료에 효과적이다.

1% naftifine 을 하루 2회식 4주간 또는 2% naftifine 을 하루 2회씩 2주 간 도포하면 70%~80%의 세균학적, 임상적 효과를 얻을 수 있다. Econazole, clotrimazole보다도 더 빠른 효과를 나타낸다. 치료 중단 후에도 그 효과가 4주 이상까지 지속되며 완치율이 지속적으로 상승하며 재발율도 낮다.

Griseofulvin, azole 등으로 치료가 잘 안 되는 *T. rubrum* 만성 피부진균증에도 효과적이다.

4) 용법 및 용량

일반적으로 권장되는 투여법은 표 1과 같다.

5) 부작용

부작용은 드물며 경미하다.

도포 부위에 작열감, 찌르는 느낌 등이 약 2~6%의 환자에서 발생한다. 기타 홍반, 건조감, 소양감, 알레르기성 접촉성 피부염 등이 나타날 수 있다.

Terbinafine

1) 작용 범위

Trichophyton, Microsporum, Epidermophyton 등 피부 사상균에 아주 낮은 최소 억제 농도를 나타낸다. *Aspergillus, Cladiosporium bantianum, Wangiella dematitidis, Dactylaria constricta* 등 기타 사상균에 대한 시험관 내 효과는 좋으나, 동물실험상 생체 내 효과는 좋지 않다.

*Cryptococcos neoformans*는 감수성을 보이나 *Candida* 는 대부분 내성을 보인다.

*Histoplasma capsulatum, Blastomyces dermatitidis*에 살균력이 있다.

*Sporothrix schenckii*에 시험관 내 약효가 있지만 생체 내 효과는 없다.

기타 *Pneumocystis carinii*, 원충(*Leishmania mexicana, Trypanosoma cruzi*), 세균(*Staphylococcus aureus, Enterococcus faeclalis, Propionibacterium acnes, Escherichia coli, Pseudomonas aeruginosa*) 등에도 약효가 있다.

2) 약물동력학

경구용과 도포용 제제가 있다.

경구투여 시 흡수는 빠르며 음식을 섭취해도 흡수에 장애를 받지 않는다. 피부를 통해 전신적으로 흡수되는 비율은 5% 미만이다.

주로 간에서 대사되며 cytochrome PIA2 효소계를 이용하여 대사된다.

혈장 내 평균 반감기는 17일이며, 주로 신장외 기전으로 대사되고 대사물질의 80%가 신장으로 제거된다. 20% 정도는 담도계를 통해 대변으로 배설된다.

혈장단백 결합률이 99% 정도로 매우 높아, 피부, 체모, 조갑 등에 높은 농도로 분포하며 피지와 체모에서의 농도가 가장 높다. 투여를 중단해도 각질층과 피지에 살균농도가 2~3주 지속되며 조갑에서는 3개월까지도 지속된다.

3) 임상 적응증

(1) 체부백선, 완선, 족부백선, 두부백선

T. rubrum, *T. mentagrophyes*, *E. floccosum* 감염의 경우 경구용 약제로는 90~95%, 국소 도포 약제로는 80~90%의 세균학적 및 임상적 효과를 얻을 수 있다.

*Microsporum canis*에는 효과가 다소 적다(세균학적 효과 86%, 임상적 효과 50%). Griseofulvin (경구), clotrimazole (국소 도포)보다도 효과가 좋고 재발이 거의 없다.

(2) 조갑백선

경구 terbinafine 250 mg을 1일 1회, 6주간 복용한 환자에서 손톱감염엔 90~100%의 효과를, 12주간 복용한 환자에서 발톱감염에 70~100% 효과를 나타낸다. 발톱조갑백선에서 terbinafine으로 치료를 받은 환자군은 griseofulvin 1일 500~1,000 mg 1년 또는 itraconazole 1일. 200 mg을 12주 간 치료받은 환자군보다 우수한 효과를 보였다.

그러나 피부 사상균이 아닌 다른 병원체에 의한 조갑백선에는 효과가 적고 재발도 잦다.

(3) 어루러기(pityriasis vesicolor)

Pityrosporum orbiculare, *Pityrosporum ovale* 등에 의한 어루러기(전풍)에는 경구용 약제는 효과가 없고 국소 도포용은 80%의 효과를 나타낸다.

(4) 피부칸디다증

피부칸디다증에는 경구용과 도포용 약제 모두 60~70%의 세균학적, 임상적인 치료 효과를 보인다.

4) 용법 및 용량

일반적으로 권장되는 투여법은 표 2와 같다.

사구체 여과율이 50 mL/분 이하인 경우 용량을 반으로 줄인다. 투석으로 제거되는지는 잘 알려져 있지 않으며, 사구체 여과율이 20 mL/분 미만인 환자에서 투여한

표 2. Terbinafine 용법 및 용량

완선, 체부 백선	1% 크림: 해당 부위에 하루 1~2회, 1~2주 도포	
족부 백선, 수부백선	경구: 1일 250 mg씩 2~4주 복용	
조갑 백선(손톱)	경구: 1일 250 mg씩 6주 간 복용	
(발톱)	경구 : 1일 250 mg씩 12주 간 복용	
피부칸디다증	1% 크림: 1일 1~2회 1~2주 도포	
소아 용량	몸무게	경구 용량
	<20 kg	62.5 mg
	20~40 kg	125 mg
	>40 kg	250 mg

경험이 없으므로 투여하지 않는 것이 좋겠다. 만성 간질환이 있는 경우 혈장 제거율이 30% 감소하므로 용량을 절반으로 줄인다.

5) 부작용

(1) 전반적으로 부작용은 드물다.

(2) 위장관계 부작용: 구역, 구토, 복통, 팽만감, 설사, 궤양

(3) 맛감각의 소실: 0.13%에서 발생하는데 짠맛, 쓴맛부터 소실되어 단맛, 신맛이 1주일 후 소실된다. 약을 중단하면 2~5주 내에 회복되고 소실되었던 순서로 회복된다.

(4) 두드러기, 소양감, 다형성홍반, 광과민성 발진, 과민반응, 스티븐스존슨증후군, 고정약진

(5) 도포용 약제 사용시 작열감, 찌르는 느낌 등이 발생할 수 있지만 대부분 경미하다.

(6) 일시적인 간 효소치의 증가, 담즙 울체성 간염, 황달, 혼합형 간염-매우 드묾

(7) 신경계 부작용: 두통, 어지러움증, 졸림, 무력감

(8) 호중구 감소, 무과립구증-매우 드묾

6) 약물상호작용

Terbinafine은 5% 미만이 cytochrome P450효소에 의해 대사되기 때문에 거의 다른 약물들과 상호작용을 일으키지 않는다. 하지만 개별적인 연구에서 다음과 같은 약

물들과 상호작용이 있는 것이 보고되었다.

(1) 에탄올: 잠재적인 간독성을 증가시킬 수 있음.

(2) 간독성이 있는 약제들: HIV 단백 억제제, nevirapine, INH, telithromycin 등

(3) cyclosporin: cyclosporin 의 혈중농도를 감소시킬 수 있음. 동시 투여 시 cyclosporin 혈중농도를 자주 측정해봐야 한다.

(4) Rifampin: 현저하게 terbinafine 혈중농도를 감소시킨다. 같이 사용 시에는 terbinafine의 치료적인 반응을 모니터해야 한다.

(5) Cimetidine: 동시 투여 시 terbinafine의 혈중농도를 증가시킬 수 있다. 동시 투여할 때는 대신 H2 차단제 투여를 고려해보는 것이 좋다.

Tolnaftate

1) 작용 범위

피부 사상균을 낮은 최소 억제 농도에서 억제시키며, 동물실험상에서도 그 효과가 증명되었다. *Aspergillus spp.* 에 대해서는 다양한 효과를 나타내며, *candida spp.* 에는 효과가 없다.

2) 약물동력학

전신투여 약제는 없으며 피부 도포용 약제만 있다.

3) 임상 적응증

*T. rubrum, T. mentagrophytes, E. floccosum*에 의한 족부백선, 체부백선, 완선 등에서 93%의 세균학적 효과, 53~70%의 임상적 효과를 얻을 수 있다.

4) 용법 및 용량

족부백선과 완선에 1% 크림 용액, 분말을 1일 2회 2~6주간 병변 경계의 2 cm 이상 범위까지 도포한다.

5) 부작용

부작용은 드물며 주로 국소 부작용으로 피부 자극 또는 접촉성 피부염을 일으킬 수 있다.

Butenafine

1) 작용 범위

Trichophyton rubrum, T.meningrophyes, T. tonsurans, Epidermophyton floccosum, Microsporum canis 등 사상균과 *C. parapsilosis, C. albicans, Malassesia spp.* 등에 살균 효과를 나타낸다.

2) 약물동역학

경구용 약제는 없으며 피부 도포용 약제만 있다.

1일 1회 1%의 크림을 14일간 도포하였을 때 평균 혈장 농도가 0.91 μg/L이다.

3) 임상 적응증

(1) 족부백선: 1일 1회, 4주 도포 혹은 1일 2회 1주간 도포시 족부백선에 효과적이다. 또한 발가락 사이 무좀에도 효과적이다. 특히 발가락 사이 무좀에서 4주 치료 후 91%의 임상적 완치율을 보였으며, 치료를 중단한 후 4주 후에도 83%에서 완치상태가 유지되었다.

(2) 체부 백선 및 두부 백선: 1% 도포용 크림을 하루 1회 2주 간 도포하였을 때 2주 후 세균학적 완치율이 88%이며, 치료 중단 후에도 재발률이 매우 낮다.

(3) 어루러기(전풍): 1%의 크림을 1일 1회 2주 간 치료 시 세균학적 및 임상적 완치율이 각각 55% 와 51%이다.

4) 용법 및 용량

(1) 족부백선: 1%의 크림 1일 1회 4주, 또는 1일 2회 2주 간 도포한다

(2) 체부백선 및 수부백선: 1%의 크림을 1일 1회 2주 간 도포한다.

(3) 어루러기(전풍): 1%의 크림을 1일 1회 2주 간 도포한다.

5) 부작용

부작용은 드물며 주로 국소 부작용으로 2% 미만의 환자에서 도포 부위에 경미한 작열감을 일으킨다.

■ 참고문헌

1. A.K.Gupta.: Butenafine: An update of its use in superficila mycosis. Skin Therapy Lett 7:1-2, 2002.

2. Del Rosso JQ, Kircik LH.: Optimizing topical antifungal therapy for superficial cutaneous fungal infections: focus on topical naftifine for cutaneous dermatophytosis. J Drugs Dermatol. 12(11 Suppl):s165-71, 2013.

3. Gupta AK, Einarson TR, Summerbell RC, et al.: An overview of topical antifungal therapy in dermatomycoses. A North American perspective. Drugs 55:645-74, 1998.

4. McClenllan KJ, Wiseman LR, Markham A.: Terbinafine, An update of its use in superficial mycosis. Drugs 58:179~202,1999.

5. Routt ET, Jim SC, Zeichner JA, Kircik LH. What is new in pharma-cotherapeutics? J Drugs Dermatol. 13:391-5; quiz 396, 2014.

6. Syed TA, Maibach HI: Butenafine hydrochloride: for the treatment of interdigital tinea pedis. Expert Opin Pharmacother 1:467-73, 2000.

7. Wendy McNeely, Caroline M. Spencer :Butenafine . Drugs 55:405-12, 1998.

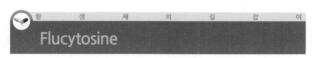

Flucytosine

이상오 (울산대학교 의과대학 내과학교실)

1. 항생제명

5-Fluorocytosine (5-FC, Ancobon)

2. 구조 및 성상

불소 원자가 결합된 cytosine 구조를 갖는 fluorinated pyrimidine이며 1957년에 백혈병 치료제 목적으로 개발된 대사 억제 약물이다(그림 1).

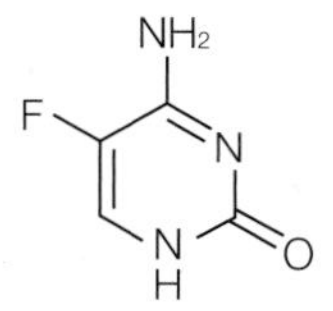

그림 1. Flucytosine의 구조

3. 작용 기전

5-FC는 진균 세포벽을 통과한 후 사람 세포에는 없고 진균 세포질 내에만 존재하는 cytosine deaminase이라는 효소에 의해 5-fluorouracil (5-FU)로 변환된다. 이후 몇 단계의 변환 과정을 거쳐 5-fluorodeoxyuridylic acid monophosphate가 되어 DNA 합성을 억제하거나 5-fluouridine triphosphate가 되어 RNA 전사 과정에 이상을 초래한다.

4. 내성 기전

5-FC를 단독으로 사용하는 경우 약제 내성이 흔하게 생길 수 있으며 치료 실패로 이어질 수 있다. 약제 내성은 flucytosine이 진균 세포막을 통과하기 위해 필요한 cytosine permease의 기능이 소실되는 기전 때문이거나 세포질 내에서 분자 구조의 변환 과정에 필요한 효소의 생성이 억제되기 때문인 것으로 알려져 있다. 치료 전 분리된

Candida, *Cryptococcus* spp.가 감수성을 보이더라도 5-FC를 단독으로 치료하면 내성이 바로 생기므로 중증 감염 치료에서는 단독 요법으로 사용할 수 없다.

5. 작용 범위

5-FC의 항진균력에 대한 감수성 결과는 과거에는 검사 방법에 따라 많은 편차를 보였으나 미국 Clinical and Laboratory Standards Institute (CLSI)에서 검사 방법을 표준화한 이후 보다 일관된 정보를 갖게 되었다. *Candida krusei* 종을 제외한 *Candida* spp.의 85~96% 정도가 5-FC에 대해 감수성을 보이며, 대부분의 *Cryptococcus neoformans*도 감수성을 갖는다. 실험실 연구 및 임상 시험에서 5-FC와 amphotericin B의 병합 치료는 최소한 부가 효과(additive effect) 이상의 효과가 있는 것으로 확인되었지만 azole계 약물과의 병합 효과는 일관되지 않는 결과를 보였다. *Aspergillus* spp.는 대부분 중등도 이상의 내성을 보이지만 amphotericin B 또는 caspofungin과의 병합 투여 시 감수성이 향상된다는 실험실 결과도 있다. 또한 chromoblastomycosis의 원인이 되는 melanin-pigmented molds에도 감수성이 있다.

6. 약물동력학

경구투여 시 80~90% 정도의 우수한 흡수율을 보이며 투여 후 1~2시간 후에 혈장 내 최대 약물농도를 보인다. 단백 결합률이 낮아(약 4%) 체내 분포도가 매우 우수하여 신체의 수분 영역에 골고루 분포한다. 특히 뇌-혈류 장벽을 잘 통과하여 뇌척수액 내 농도가 혈청의 60~80% 정도까지 이르며 골과 척추 추간판에도 충분히 침투한다. 최대 96%의 약물이 변화되지 않고 소변으로 배출되므로 신장 기능이 감소된 환자에서는 약제의 축적 위험이 있어 용량 감량이 필요하다. 약물은 혈액투석과 복막투석 방법에 의해 잘 제거되는 것으로 알려져 있다. 간기능이 저하된 환자에서는 투여 용량을 변경할 필요가 없다. 모유로의 약물 배출은 정확히 알려져 있지 않아 수유는 권장되지 않는다.

7. 임상 적응증

5-FC는 일반적으로 amphotericin B와의 병합 요법이 권장된다. 병합 요법에 따른 상승 작용과 함께 amphotericin B의 용량을 줄일 수 있어 독성 감소의 효과를 얻을 수 있다. 또한 5-FC에 대한 내성 획득을 억제하는 효과를 얻을 수 있다. Amphotericin B와 5-FC의 병합 요법의 이러한 효과는 *Cryptococcus* 수막염에서 잘 입증되어 있다. AIDS 환자에서 발생한 *Cryptococcus* 수막염의 무작위 대조연구에서 amphotericin B 단독 또는 fluconazole 병합치료에 비해 5-FC 병합 치료가 뇌척수액의 멸균 효과에 더 우수한 것으로 확인되었다. 이에 따라 최근의 치료지침에서는 AIDS 환자에서 발생한 *Cryptococcus* 수막염의 치료에서 초기 2주 동안 amphotericin B와 5-FC를 병합하도록 권고하고 있다. 그 외 심한 전신적인 *Candida* 감염증(특히 수막염)에서도 대체 치료제로 5-FC와 amphotericin B 병합 용법이 제한적으로 사용될 수 있다.

8. 용법 및 용량

경구로만 투여가 가능하다. 국내에서는 한국희귀의약품센터를 통해서 구할 수 있다. 체중에 따라서 결정된 용량을 투여하는데 *Cryptococcus* 수막염 치료의 경우 신장 기능이 정상인 환자에서는 25 mg/kg씩 매 6시간마다, 즉 하루에 100 mg/kg를 투여한다. 신장 기능의 장애가 있는 환자들에서는 용량을 감소시켜야한다(표 1). 혈중농도와 관련되어 골수 기능의 부작용이 발생하므로 혈중 약물농도를 정기적으로 측정하는 것이 좋다. 약물 투여 후 2시간 뒤에 측정하는 최대 혈중농도를 100 μg/mL 이하로 유지할 것을 추천하고 있다. 특히 치료 중 신기능의 변화가 있는 경우에는 주 2회 정도 백혈구 및 혈소판 수치와, 간기능 검사를 측정하는 것이 좋다.

표 1. 신기능장애가 있는 환자에서 5-FC의 권장 용량

크레아티닌청소율(mL/분)	일회 용량(mg/kg)	투여 간격(시간)	1일 총 사용량(mg/kg)
>40	25	6	100
20~40	25	12	50
10~20	25	24	25
<10	25	48	12.5
혈액투석*	25~50	48~72	-

*혈중 약물농도를 30~80 μg/mL로 유지시킨다.

9. 부작용

중요한 부작용은 백혈구감소증, 혈소판감소증, 간기능 장애와 위장장애이다. 경구로 복용한 5-FC가 사람의 장관 내에서 세균에 의해 5-fluorouracil로 전환되는데, 이 때 불충분한 전환이 골수나 위장관 부작용과 관련이 있다.

1) 간기능장애

약 5%의 환자에서 aminotranferase나 alkaline phosphatase 수치의 상승이 발생하나 대부분 무증상이고 가역적이다. 그러나 치명적인 간 괴사의 보고도 있으므로 심각한 간기능 저하 환자에서의 5-FC 사용은 주의가 필요하다.

2) 백혈구감소증, 혈소판감소증

약물 용량과 관련이 있는 치명적인 부작용이며 골수 기능에 장애가 있는 환자에서 더 자주 발생한다. 면역결핍증 환자에서 *Cryptococcus* 수막염의 치료로 amphotericin B와 병합 사용할 때 amphotericin B에 의한 신기능 저하로 5-FC가 축적되면서 용량과 관련된 부작용의 위험이 커진다.

3) 위장장애

주로 경한 정도의 설사가 흔하다. 그러나 일부 환자에서는 설사, 식욕 부진, 오심, 구토, 복통 등이 심하게 발생할 수 있다.

4) 기형 발생

5-FC는 동물실험에서 기형유발의 보고가 있으므로 임신 중에는 사용하지 말아야한다(임신 위험 분류 C).

5) 기타

약물 용량과 비례하여 신독성이 있을 수 있으며 과민반응에 의한 피부 발진도 가능하다. 두통과 진정, 환각과 같은 중추 신경계 부작용도 보고되어 있다.

■ 참고문헌

1. Brouwer AE, Rajanuwong A, Chierakul W, et al : Combination antifungal therapies for HIV-associated cryptococcal meningitis: a randomised trial. Lancet 363:1764-7, 2004.

2. Dismukes WE, Cloud G, Gallis HA, et al.: Treatment of cryptococcal meningitis with combination amphotericin B and flucytosine for four as compared with six weeks. N Engl J Med 317:334-41, 1987.

3. Perfect JR, Dismukes WE, Dromer F, et al.: Clinical practice guidelines for the management of cryptococcal disease: 2010 update by the infectious disease society of America. Clin Infect Dis 50:291-322, 2010.

4. Rex JH, Stevens DA: Drugs active against fungi, Pneumocystis, and microsporidia, In: Bennet JE, Dolin R, Blaser MJ eds. Principles and Practice of Infectious Diseases 8th ed, p479, Elsevier, 2015.

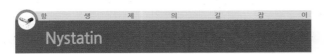

Nystatin

정진원 (중앙대학교 의과대학 내과학교실)

1. 구조 및 성상

Nystatin은 amphotericin B와 유사한 구조를 갖는 polyene 계열의 항진균제이다(그림 1). 1950년에 *Streptomyces noursei*로부터 분리되어 처음에는 fungicidin이라고 명명되었던 제제이다. Nystatin은 불용성 노란색 가루로 메탄올과 에탄올에만 녹는다. 주사제로는 사용할 수 없고, 경구투여 시 흡수가 안 되어 구인두, 식도, 소화관 등의 점막 칸디다증 치료에 국부 도포제로 사용된다.

2. 작용 기전

Nystatin은 진균 세포막에 있는 ergosterol에 결합해 합성을 방해해 세포막의 투과성을 변화시킴으로써 세포안의 포타슘을 포함한 주요 전해실 손실을 유발하게 하여 항진균 효과를 나타낸다.

3. 내성 기전

Nystatin에 내성을 나타내는 *Candida* spp.는 amphtericin B와 같은 다른 polyene 계열의 항진균제와 교차 내성을 나타낸다고 보고되었으나 항상 교차 내성을 나타내는 것은 아니다. 최근 연구에 의하면 구조와 작용 기전이 유사하나 nystatin 내성을 유발하는 유전자 변이는 amphtericin B 내성 유발 유전자 변이와 다른 것으로 밝혀졌다. Nystatin 내성 유전자 변이가 발생되면 ergosterol 구성의 변화가 생겨서 내성이 발생하는 것으로 알려져 있다.

C. albicans, *C. tropicalis*, *C. glabrata* 등 임상 검체에서 분리되는 *Candida*의 7.4%가 nystatin 내성을 보이고 있고, 특히 화상 환자를 전담하는 중환자실에서는 nystatin의 사용 증가에 따른 nystatin 내성 *Candida rugosa*의 분리가 증가되었다는 보고가 있다.

4. 작용 범위

Nystatin은 여러 종의 진균에 대해 항진균 작용을 가지고 있다. *Candida* spp.와 *Cryptococcus neoformans* 같은 효모, *Aspergillus*, *Trichophyton*, *Epidermophyton*, *Microsporum*과 같은 사상균 및 *Histoplasma sapsulatum*, *Blastomyces dermatitidis*, *Coccidioides immitis* 등의 이형상 진균에도 감수성이 있다.

5. 약물동력학

Nystatin은 위장관에서 거의 흡수되지 않는다. 다량(약 천만단위)을 복용한 경우도 소량의 nystatin만이 흡수되어 일반적인 사용량으로는 전신적인 치료적 효과를 나타내기에는 불충분하고 전신독성이 있어서 전신 진균 감염 치료제로는 사용하기 어렵다. Liposomal nystatin (10 mg 인지질당 500 μg nystatin을 포함하는 multilamellar vesicles)은 시험관 내에서는 사상균과 효모에 대해 기존의 nystatin과 동일하거나 우수한 항균력을 보였으며 전신 투여에 따른 독성도 현저히 개선되었다. 침습성 아스페르길루스증의 구제치료에 있어 비경구용 제제로 암포테리신 B와 비교한 연구에서 28%의 치료 성공률을 보였으나 신기능 악화나 저칼륨혈증의 부작용을 흔하게 보였다.

6. 임상 적응증

1) 칸디다 피부감염증

Nystatin 크림은 기저귀 피부염과 각구순염을 포함한 표재성 칸디다증의 치료에 적합하다.

2) 구강칸디다증

구인두칸디다증을 치료하기 위해서는 10~15 mL 현탁액으로 구강 세척하거나 삼키도록 한다. Nystatin은 구강의 칸디다 상재를 감소시키고 구강칸디다를 치료할 수 있으나 조직 깊은 곳의 칸디다는 여전히 80% 정도가 존재한다. 따라서 구강의 침습적 시술을 시행할 때는 더욱 효과적인 클로로헥시딘 등의 소독제를 사용한다. HIV 감염자의 구강칸디다증은 50만 단위, 5회/일을 사용할 수 있으나 전신항진균제인 azole 제제를 더 많이 사용한다.

3) 질칸디다증

질정제와 질크림을 사용한다.

4) 예방적 사용

항암 화학 치료 중인 악성 종양 환자에서 전신적 칸디다증을 예방하기 위해 경구 nystatin이 사용되었다. 그러나 면역 저하자에서의 예방적인 nystatin의 사용은 구인두 또는 전신적 칸디다증의 위험을 줄이지 못해 그 효과가 의문시되었고, 저농도의 nystatin 노출은 내성을 유발시킬 수 있다. 호중구감소증의 위험이 높은 성인에서 전향적 무작위 연구를 시행한 결과 fluconazole이 nystatin 제제에 비해 구인두 칸디다증의 예방에 있어서 보다 효과적이라는 연구들이 발표되면서 더 이상 전신 진균 감염의 예방을 위해 nystatin 제제는 사용되지 않고 있다. 그러나 화상 환자에서는 nystatin을 예방적으로 사용한 후 칸디다로 인한 창상감염과 패혈증의 빈도를 감소시킬 수 있는 것으로 보고되고 있다. 또한 선택적 장오염 제거의 목적으로 nystatin을 사용할 수 있는데 치료의 적정 용량은 확립되지 않았으나 초기에는 하루에 1,200만 단위로 대변에서의 nystatin 농도를 20 μg/mL 이상으로 유지하고 서서히 하루에 400만 단위까지 감량하는 방법이 있다. 일부 병원에서는 간 이식과 같은 수술 이전에 경구 quinolone과 nystatin으로 선택적 장오염 제거를 시행하고 이식 후 4주 동안 유지하기도 한다.

7. 용법 및 용량

각 질환에 따른 nystatin의 용법과 용량은 표 1과 같다.

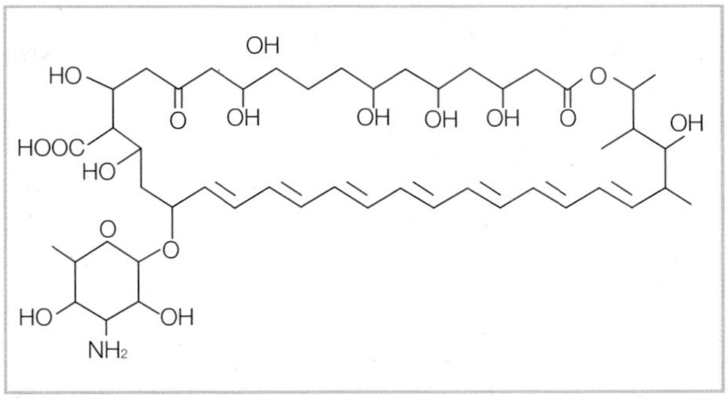

그림 1. Nystatin 구조

표 1. Nystatin의 용법과 용량

적응증	용법 및 용량
피부감염증	3~4회/일, 7~10일
각구순염	3~4회/일, 7~10일
기저귀 피부염	크림(10만 단위/g), 10일
구강칸디다증	현탁액 20~100만 단위, 4회/일
질칸디다증	질 정제 2회/일 삽입, 14일 질 크림 10만 단위/1~4 g, 14일

8. 부작용

약간의 오심, 구토, 설사가 nystatin 복용량이 500만 단위를 넘을 때 나타날 수 있다. 국소 도포용 크림과 연고 제제는 오래 사용해도 부작용은 극히 드물다. 알레르기성 접촉성 피부염, 스티븐스-존슨증후군, 고정약진도 국소 도포나 경구 nystatin 투여 후 보고된 바 있다.

▣ 참고문헌

1. Chanmilos G, Kontoiannis DP: Update on antifungal drug resistance mechanisms of Aspergillus fumigatus. Drug Resist updat 8:344-58, 2005.

2. Ellepola AN, Samaranayake LP: Oral candidal infection and antimycotics. Crit Rev Oral Biol Medl 1:172-98, 2000.

3. Fritz O, Vladimir K, Marc B, et al: Liposomal nystatin in patients with invasive aspergillosis refractory to or intolerant of amphotericin B. Antimicrob Agents Chemother 48:4808-12, 2004.

4. Hapala I, Klovucnikova V, Mazanova K, Kohut P, et al.: Two mutants selectively resistant to polyenes reveal distinct mechanisms of antifungal activity by nystatin and Amphotericin B. Biochem Soc Trans 33:1206-9, 2005.

5. Kucers A, Crowe S, Grayson ml, et al.: The Use of Antibiotics. 5th ed, p1295, Oxford, Butterworth Heinemann, 1997.

6. Mandel GL, Bennett JE, Dolin R: Principles and Practice of Infectious Diseases. 7th ed, p717, p3227, New York, Churchill Livingstone, 2010.

7. Root RK, Waldvogel D, Corey L, Stamm WE, et al.: Conicial Infecious Disease-Approach. p387, New York, Oxford Uinversity Press, 1999.

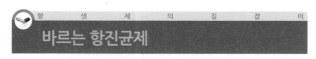

바르는 항진균제

정진원 (중앙대학교 의과대학 내과학교실)

표재성 피부 진균증의 치료에 전신성 항진균제뿐 아니라 바르는 항진균제를 사용할 수 있는데 이는 적은 부작용, 적은 약물상호작용, 치료의 국소화 등의 장점이 있다.

Imidazoles

Imidazoles 제제는 1970년 초부터 사용되기 시작해 가장 흔하게 사용되는 광범위 효과의 항진균제로 고농도에서는 살균 효과를 내기도 하지만 대부분 정균 작용을 보인다. 국소용 항진균제로 clotrimazole, econazole, ketoconazole, miconazole, oxiconazole, sulconazole, sertaconazole 등이 사용 가능하다.

1) 작용 기전

세포막을 구성하는 ergosterol 형성에 필요한 cytochrome P450 의존성 효소인 lanosterol 14α- demethylase를 억제해 항진균 효과를 낸다.

바르는 imidazole계 약물은 중성구의 chemostaxis, calcimodulin 작용, leukotrienes과 prostaglandin 합성을 억제하는 항염 증효과도 있다. 또한 제한적으로 그람 양성균에 대한 항균 효과를 보인다.

2) 작용 범위

피부 사상균과 효모균에 광범위한 항진균 작용을 나타내어 피부진균증, 체부백선, 전풍, 피부 및 점막 칸디다증과 지루성피부염에 국소 도포용 치료제로 많이 사용하는데 크림이나 로션으로 사용할 수 있다.

3) 임상 적응증

(1) 표재성 피부진균증

Imidazole계 국소 도포용 제제(로션, 크림)는 체부백선, 수족부백선, 완선 등의 치료제로 사용된다. 1일 1~2회씩 도포해 체부백선과 완선은 약 2주, 수족부백선은 4주 이상 치료를 하는데 치료는 증상이 소실된 후 최소 1주 이상 지속해야 한다. 피부진균증의 완치율은 연구마다 다양한데 63~100%까지 보고되고 있다.

(2) 피부칸디다증

Imidazole계 로션이나 크림제가 효과적이며, 1일 1~2회 환부에 도포한다.

(3) 질칸디다증

1% clotrimazole, 0.4% terconazole 크림과 6.5% tioconazole 연고를 사용해 치료한다. 1일 1~2회씩 1~2주 도포한다.

4) 용량 및 용법

국소용 imidazole 제제는 크림, 로션, 샴푸와 정제로 사용이 가능하다. 로션은 넓은 범위에 도포하여 사용하기 쉽지만 제한된 일부 연구에서는 크림이 보다 효과적이라고 보고하였다. 환부에 하루 1회 또는 2회 도포해 사용한다.

5) 부작용과 금기

피부 건조감, 작열감, 가려움 등 피부 자극과 홍반, 피부 박리, 부종, 두드러기, 수포 등 과민증 및 알레르기반응을 일으킬 수 있다. Imidazole 유도체에 과민증의 과거력이 있는 사람은 금기이다.

Ciclopirox olamine

Hydroxypyridone계 항진균제로 치환체인 ciclopirox의 ethanolamine 수용체가 ciclopirox olamine이다. 살균과 정균 효과가 모두 있는 광범위 항진균제로 케라틴에 쉽게 흡수되어 진피층에서 10~15배 농축된 최소 억제 농도(MIC)를 나타낸다.

1) 작용 기전

Ciclopirox olamine은 다른 항진균제와 다르게 진균의 세포막에 작용하는데 Fe^{3+}와 같은 3가 양이온에 결합해 독성 대사산물을 분해하는데 필요한 금속 의존 효소들을 방해하고 이에 의한 세포막 형성과 투과성, 호흡 과정을 변화시켜 항진균 효과를 나타낸다. 또한 Ciclopirox olamine 역시 prostaglandin과 leukotrien을 억제해 항염증 작용도 나타내고, imidazole이나 allylamines보다 ultraviolet B에 대한 홍반을 효과적으로 억제해 준다.

2) 작용 범위

피부사상균, 효모균과 사상균에 광범위한 항진균 작용을 나타내며, 피부진균증, 피부칸디다증과 전풍에 국소 치료제로 많이 사용된다. 병원성 효모균인 *Cryptococcus neoformans*, *Candida albicans*와 이형상진균 중에서는 *Blastomyces dermatitidis*, *Histoplasma capsulatum* 등에 항균력이 있다. 모든 피부 사상균에 대해 강한 항균력을 보이나 *Aspergillus* spp.에는 중등도의 항균력을 보이고, *Fusarium*에는 효과가 없다.

3) 임상 적응증

(1) 표재성 피부진균증

1% ciclopirox olamine은 피부 진균증, 족부 백선에서 50~85%의 임상적, 진균학적 완치율을 보인다.

(2) 피부칸디다증

1% 크림제가 효과적이며, 진균학적 치유율은 85%, 임상적 반응률은 68~100%로 보고되고 있다.

(3) 조갑진균증

*T. rubrum*에 의한 조갑진균증에 1% ciclopirox olamine 로션과 크림을 1일 수 회씩 도포한다. 13주 간의 도포 후 치유율은 57%로 보고되고 있다. 8% ciclopirox olamine 락커를 사용해 치료하기도 하지만 48주 치료 시 5.5~8.5%만이 치료되어 완치율이 낮다. 최근 연구에서 경구용 terbinafine과 같이 치료 시 효과가 더 좋았다고 보고하였다.

(4) 어루러기(전풍)

1일 2회씩 14일 간 도포한다. 1% ciclopirox olamine 크림으로 치료 시에 임상적, 진균학적인 치유율은 49%로 보고되고 있으며 이것은 clotrimazole 1% 크림제제보다 우수한 결과를 나타낸다.

(5) 질칸디다증

1% ciclopirox olamine 크림으로 1일 1회 1~2주 간 치료한다. 진균학적으로 72~91%의 완치율을 보이는데 이것은 1% miconazole 크림과 유사한 효과이다.

4) 용법 및 용량

족부백선, 체부백선, 완선 등의 치료는 1% 크림 또는 로션을 1일 2회 4주 간 도포하며 전풍의 치료는 1% 크림 또는 로션을 1일 2회, 2주 간 도포한다. 피부칸디다증의 치료는 1% 크림 또는 로션 1일 2회 2~4주 간 도포해 치료한다.

5) 부작용

소양증, 작열감, 홍반, 동통 등의 국소 반응이 1~4%에서 일시적으로 나타나며, 드물게 알레르기성 접촉 피부염이 발생하기도 한다.

Amorolfine

Amorolfine은 ergosterol의 생합성을 억제하는 합성 morpholine이다.

1) 작용 기전

Amorolfine은 ergosterol의 생성 과정 중 sterol Δ14-reductase와 sterol Δ7-Δ8-isomerase를 억제한다. 그 결과 진균 세포막의 ergosterol 성분을 결핍시키고, 생체막의 24-methylene ignosterol을 축적시키며 항진균 작용은 Δ14-reductase의 억제에 의해 생긴다. Amorolfine은 Trichophyton 세포 내에 squalene을 축적시키지만, *C. albicans*에서는 그런 작용이 없는데 이것은 squalene epoxidase에 다른 억제 효과를 나타내기 때문으로 생각된다.

2) 작용 범위

피부사상균과 몇 종의 사상 진균, 효모균에 작용해 살균 작용과 정균 작용을 나타낸다. 병원성 효모균인 *Cryptococcus neoformans*, *C. albicans*, *C. tropicalis*에 대해 항균력을 보인다. 또한 이형상 진균인 *Histoplasma capsulatum*과 *Blastomyces dermatitidis*에 항균력이 있으며 피부 사상균에 대해 강력한 살균력을 발휘한다.

3) 임상 적응증

(1) 표재성 피부진균증

0.25% amrolfine 크림은 족부백선, 완선, 체부백선의 치료에 효과적이다. 원인균과 감염부위, 약물의 농도는 치료에 큰 영향이 없다.

(2) 조갑진균증

조갑진균증은 1주일에 한번씩 6개월 간 2%나 5%의 amorolfine 락커를 발라 치료한다. 균주로 볼때는 *T. rubrum*의 치료율이 *T. mentagrophytes*나 *C. albcans*보다 떨어지며, 손톱이 발톱보다 치료가 잘되는 것으로 알려져 있다.

(3) 질 외음부 칸디다증

Amorolfine 크림을 사용한다.

4) 용법 및 용량

표재성 피부진균증의 경우는 0.25% 크림으로 1일 2회, 2~6주간 도포하며 조갑 진균증은 5% 손톱 락카를 1주 1회 바르는데 손톱이 재생될 때까지 도포함을 원칙으로 한다. 일반적으로 손톱은 6개월, 발톱은 12개월 정도의 시간이 소요된다.

5) 부작용과 금기

국소 amorolfine 크림 투여 시에 5~7%에서 국소 부작용이 발생할 수 있는데 작열감, 소양증, 홍반, 동통, 각질화 등이며 드물게는 부종, 수포 습진양 반응과 피부염도 발생할 수 있다. 손톱 락카는 부작용이 거의 없으며 도포 1~2주 후에 극히 소수의 환자에서 국소 자극 증상이 나타날 수 있다. Amorolfine 제제에 과민증을 보인 경우와 영유아, 소아와 임산부는 사용을 금한다.

Allylamines

가장 최근에 개발된 국소 항진균제로 선택적으로 squalene epoxodase를 억제해 항진균 효과를 나타내며, 항염증 효과와 자외선에 의한 홍반을 억제하는 효과가 있다. 피부 사상균, 완선, 체부백선과 족부백선 등 피부 진균

감염의 국소 치료에 사용된다. Naftifine과 terbinafine 두 종류의 제제가 사용된다.

1) 작용 기전

Squalene epoxidase를 선택적으로 억제함으로써 항진균 효과를 나타낸다. Ergosterol 생합성을 방해하여 정균 작용을 나타내고 세포 안의 squalene이 축적되면서 살균 작용을 나타낸다. Allylamines 제제는 항진균 효과 외에도 항염증 효과를 나타내고 UVB에 의한 홍반을 억제하는 효과가 있다.

2) 작용 범위

(1) Naftifine

피부사상균 감염의 치료제로 피부 도포를 위한 크림과 겔제제가 사용되며 전신 투여를 위한 경구나 주사제는 없다. 표피를 잘 통과하고 피부 도포 후 피부사상균을 억제하는 농도가 오래 지속되며, 완선, 체부백선과 족부백선의 치료에도 효과적이다. 실험실에서의 피부진균 80균주에 대한 MIC는 naftifine이 clotrimazole이나 ketoconazole보다 우수했다. Naftifine은 지질 친화성이 있어서 모낭 깊은 곳까지 침투한다. 스테로이드 함유 miconazole 제제와 naftifine을 비교한 한 연구에서는 naftifine이 염증성 피부 진균증에 현저히 우세한 효과를 보였다.

(2) Terbinafine

가장 최근에 개발된 allylamines 제제로 피부사상균, 완선, 체부백선과 족부백선 등 피부 진균 감염의 치료에 사용된다. 경구투여 시 흡수가 빠르고 음식을 섭취해도 흡수에 장애를 받지 않아 경구 제제로도 사용된다. 혈장단백과 강하게 결합하고 피부, 체모, 조갑 등에 높은 농도로 분포하며 피부와 체모의 농도가 가장 높다. 투여를 중단해도 각질층과 피지에 살균 농도가 2~3주 지속되며 조갑에서는 3개월까지도 지속된다. Terbinafine은 naftifine과 유사한 작용을 하지만 10~100배 높은 효과를 실험실에서 보여준다. 여러 연구에서 allylamines 제제가 국

소 imidazole 제제와 비교해 비슷하거나 약간 우위의 효과를 나타낸다고 보고하였다. 족부백선에 대한 대규모 다기관연구에 의하면 clotrimazole에 비해 terbinafine이 현저히 높은 치유율과 낮은 재발률을 보고하였다. 과각질 족부백선에서 1% terbinafine 크림을 도포하면 치료에 필요한 MIC의 50,000배 높은 농도를 보인다. Imidazole계 제제가 칸디다감염증에 더 효과적이지만 allylamines도 칸디다감염에서도 중증도 이상의 효과를 나타낸다.

3) 임상 적응증

(1) 표재성 피부진균증

1% naftifine 제제를 1일 1회 피부에 도포하며 증상이 소실된 후까지 치료한다. 1% terbinafine 제제는 과각화된 족부백선에 높은 투과율과 농도를 보여서 치료에 사용되고, 한 연구에서는 clotrimazole 제제보다 높은 완치율과 낮은 재발률을 보였다.

(2) 피부칸디다증

피부 칸디다감염에서도 중등도 이상의 효과를 나타내어 국소 치료제로 사용할 수 있으나 고가이므로 일차 약제로 사용되지는 않는다.

(3) 조갑진균증

T. rubrum에 의한 조갑진균증에 terbinafine 국소 제제는 사용되지 않고, 경구 제제를 사용해 치료할 경우 2년 완치율이 87.5%를 보인다. 1% naftifine 용액을 도포해 사용할 수 있으나 단독 치료 시 완치율은 낮다.

4) 용법 및 용량

1% naftifine 크림을 1일 1회 도포한다. 1% terbinafine 크림을 1일 1~2회 도포한다.

5) 부작용과 금기

부작용으로 소양증, 접촉성 피부염, 건조감과 타는 듯한 느낌 등이 있으나 심각한 부작용은 드물다. Allylamines 제제에 과민증의 기왕력이 있거나 임산부는 금기이다. Terbinafine 경구 복용 시에는 위장관 증상이 흔하고, 범혈구감소증이 발생할 수 있지만 드물다.

기타 바르는 항진균제-Benzylamine

가장 최근의 국소용 항진균제로 구조가 allylamine과 유사하다. 작용 기전 역시 squalene epoxidase를 억제해 살균과 정균 작용을 나타낸다. 역시 항염증 작용과 UVB에 의한 홍반을 감소시킨다. 임상 적응증 및 치료 효과 역시 allylamine과 유사하다.

1) Budenafine hydrochloride

합성 benzylamine 항진균제로 as Tinea pedis, Tinea corporis와 Tinea cruris 치료에 국소 치료에 사용된다. 또한 Candida albicans에 terbinafine, naftifine 보다 우월한 효과를 보이나 Cryptococcus와 Aspergillus

에는 낮은 최소 억제 농도를 보이고 있다. Budenafine 은 1% 국소 크림으로 사용된다. .

▣ 참고문헌

1. 김기홍, 전재복, 유희준 : 피부 및 심재성 진균증 In: 피부과학. 개정4판, p310, 서울, 여문각, 1994.
2. Avner S, Nir N, Henri T: Combination of oral terbinafine treatment and topical ciclopirox compared to oral terbinafine for the treatment of onychomycosis. J Dermatolog treat 16:327, 2005.
3. Del Oakacui A, Lopez-Gomez S, garcia-Bravo M, et al.: Single dose treatment of vaginal cadidosis:randomised comparison of amorolfine (50 mg and 100 mg) and clotrimazole in patients with vulvovaginal cadidosis. Mycoses 34:85, 1991.
4. Finch JJ, Warshaw EM: Toenail onychomycosis: current and future treatment options. Dermatol Ther 20:31-46, 2007.
5. Fitzpatrick JE: Topical antifungal agents In: Freedberg IM, Eisen AZ, Wolff K eds. Dermatology in General Medicine. 6th ed, p2677, New York, The McGraw Hill, 2012.
6. Kucers A, Crowe S, Grayson ml, Hoy J: The Use of Antibiotics. 5th ed, Oxford, Butterworth Heinemann, 1997.

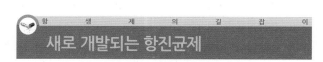

새로 개발되는 항진균제

최수미 (가톨릭대학교 의과대학 내과학교실)

면역 저하 환자의 증가와 광범위 항생제 사용으로 침습성 진균감염증 빈도가 점차 증가하고 있다. 그러나 침습성 진균감염증의 높은 치명률에 비해 임상에서 사용할 수 있는 기존 항진균제는 그 항균 범위와 부작용면에서 많은 제한점들을 가지고 있다. 2000년 이후 여러 가지 새로운 항진균제가 개발되어 이미 임상에서 사용되고 있으나, 내성 문제와 각 약제들의 한계점이 여전히 존재한다. 따라서 앞으로도 새로운 항진균제가 필요함은 명백하고 당연하나,

항진균제로서의 가능성을 보인 수많은 물질들이 임상에 도입될 때까지는 많은 시간이 필요하며, 개발된 물질들도 앞으로 어떻게 될지 예측이 불가능하다. 여기서는 새로 개발 중이거나 임상 시험 중인 항진균제들을 소개하고자 한다(표 1).

Isavuconazole (BAL4815, Cresemba)

1) 구조 및 성상

전구체인 isavuconazonium sulfate (BAL8557)과 활성형인 isavuconazole (BAL4815)의 구조는 그림 1과 같고, isavuconazonium 투여 후 바로 혈장 esterase에 의

표 1. 현재 개발 중이거나 임상 시험 중인 항진균 화합물과 그 작용 기전

I. 진균 세포막을 표적으로 한 항진균 물질		
Triazoles	isavuconazole albaconazole ravuconazole	ergosterol 합성 억제
Polyene antibiotics	liposomal nystatin	ergosterol과 상호작용, aqueous channel 형성으로 일가 양이온에 대한 세포막 투과성의 증가로 결국에는 세포 사멸을 일으킴
Pradimicins	benanomycin A	세포벽의 mannoprotein과 pradimicin이 칼슘 의존적 복합체를 형성하여 세포막을 파괴시키고 결국에는 세포 사멸을 일으킴. 임상전 시험에서는 관찰되지 않았던 예측하지 못한 간독성이 발견되어 임상 시험이 초기에 중지됨. 현재 다른 pradimicin 유도체들의 항바이러스 효과에 대한 연구가 진행 중.
II. 진균 세포벽을 표적으로 한 항진균 물질		
Acidic triterpenes	enfumafungin ascosteroside arundifungin ergokonin A	β-(1,3)-D-glucan synthase 억제
Nikkomycins	nikkomycin Z	chitin synthase 억제로 진균 성장을 억제하고 삼투압 취약성을 유발
III. 진균의 단백 합성을 억제하는 항진균 물질		
Sordarins		진균의 elongation factor 2만을 억제하는 선택적 단백 합성 억제제
IV. 핵산을 억제하는 항진균 물질		
Icofungipen		세포 내 isoleucyl-tRNA synthetase를 억제
Yatakymicin		DNA 분자 알킬화

해 가수분해되어 활성형으로 전환된다.

2) 작용 기전

다른 아졸계 약물과 같이 isavuconazole은 진균 세포막의 ergosterol 합성에 필수적인 cytochrome P450 의존성 14 α-lanosterol demethylation을 억제한다.

3) 작용 범위

*in vitro*와 *in vivo* 모델에서 활성화된 isavuconazole은 중요한 병원성 진균들(*Candida*, *Cryptococcus*, *Aspergillus*, *Absidia*, *Rhizopus*, *Rhizomucor* spp.와 dimorphic 진균)에 대해 광범위한 항진균력을 보였다(표 2). 특히 혈류 감염을 일으킨 칸디다종에 대해 기존의 항진균제(amphotericin B, fluconazole, itraconazole, voriconazole, flucytosine)에 비해 월등히 낮은 MIC를 보여 전신성 칸디다증에서 우수한 효과를 보일 것으로 예상된다.

4) 약물동력학

Isavuconazonium은 투여된 후 혈장에서 빠르게($T_{1/2}$ 〈 5분 이내) 활성형인 isavuconazole과 BAL8728 (분할 산물)로 전환된다(그림 1). 경구와 주사제가 모두 있으며, voriconazole, posaconazole과 달리 isavuconazonium은 수용성으로 cyclodextrin 같은 신독성을 일으키는 부형제의 첨가 없이 정맥주사할 수 있고, 경구투여 후에 거의 완전한 생체이용률(98%)을 갖는 수용성 전구 약물이다. 경구투여 시 음식섭취에 영향을 받지 않으며, 2~3시간이면 활성형인 isavuconazole이 최고 혈중농도에 도달한다. Isavuconazole은 혈장 단백 결합율이 99% 이상으로, 초기에 부하용량이 필요하며, 100~130시간의 긴 반감

표 2. Isavuconazole의 시험관 내 감수성 검사

균종	수	MIC$_{50}$, μg/mL	MIC$_{90}$, μg/mL	MIC 범위, μg/mL
Candida spp.				
C. albicans	1,249	0.015	0.03	≤0.008~1
C. glabrata	557	0.5	2	0.015~8
C. parapsilosis	498	0.06	0.12	≤0.008~1
C. tropicalis	252	0.06	0.12	≤0.008~4
C. krusei	77	0.5	1	0.06~2
C. lusitaniae	52	0.03	0.06	≤0.008~0.12
C. dubliniensis	35	0.015	0.03	≤0.008~0.06
C. kefyr	29	0.015	0.03	≤0.008~0.03
C. guilliermondii	22	0.5	1	0.12~4
Cryptococcus spp.				
C. neoformans	1308	0.03	0.06	<0.008~0.5
C. gattii	406	0.03	0.12	<0.008~0.5
Uncommon yeasts				
Trichosporon asahii	40	0.12	0.12	0.03~0.25
Trichosporon mucoides	10	0.06	0.25	0.03~0.25
Saccharomyces cerevisiae	20	0.06	0.25	0.03~1
Rhodotorula spp.	14	0.03	0.03	0.03~0.12
Aspergillus spp.				
A. fumigatus	855	0.5	1	0.06~≥8
A. flavus	444	0.5	1	0.12~4
A. nidulans	106	0.125	1	0.06~1
A. niger	207	1	2	0.06~≥8
A. vesicolor	75	0.25	0.5	0.03~≥8
A. terreus	384	0.25	0.5	0.06~2
Fusarium spp.	50	16	>16	1~>16
Scedosporium apiospermum	44	2	4	0.5~8
Mucorales				
Absidia spp.	80	1	8	0.03~16
Cunninghamella spp.	18	2	16	0.12~16
Mucor spp.	79	4	16	<0.015~>128
Rhizomucor spp.	29	2	16	0.015~64
Rhizopus spp.	199	1	4	0.12~32
Dematiaceous molds				
Exophiala spp	106	2	4	0.25~16
Alternaria alternata	30	1	1	0.5~2
Alternaria infectoria	50	4	4	2~4
Bipolaris spicifera	30	2	4	0.5~4
Curvularia lunata	24	2	4	1~4
Dimorphic fungi				
Blastomyces dermatitidis	6	...	...	0.5~4
Histoplasma capsulatum	28	0.5	2	0.12~2
Coccidioides posadasii	30	0.25	0.5	0.12~1

MIC, minimum inhibitory concentration

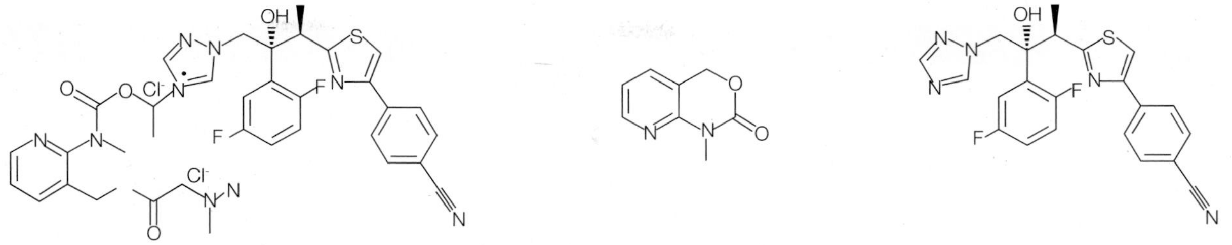

Isavuconazonium (pro–drug BAL–8557) BAL–8728 (pro–drug cleavage product) Isavuconazole

그림 1. 전구체인 isavuconazonium (BAL 8557)과 활성형 isavuconazole (BAL4815)

기를 가진다. Isavuconazole은 CYP3A4와 CYP3A5 isoenzyme에 의해 간에서 대사되며, 대사산물은 항진균력이 없다. 경도에서 중등도의 간기능장애(Child–Pugh class A, B)를 가진 환자는 isavuconazole 제거에 영향을 받지만, 감량은 권고되지 않는다. Child–Pugh class C 간질환자에서의 자료는 아직 없다. 인종에 따라 대사에 영향을 미치며, 건강한 백인과 비교하여 중국인은 낮은 청소률(2.6 L/시간 대 1.6 L/시간)을 보이며, 50% 높은 AUC를 보이나, 인종에 따른 용량 조절은 권장되지 않는다. 사람에서는 밝혀져 있지 않으나 동물에서는 대변을 통해 배출된다. 소변으로의 배출은 미미해서 요로감염 치료에는 효과가 없을 것으로 보인다. 임부에서 class C 약제이고, 동물실험에서 모유로 분비되므로 임부와 수유부에서 금기이다.

5) 약물상호작용

Isavuconazole은 CYP450계, 특히 CYP3A4, CYP2C9, CYP2C19을 저해한다. 그 결과 CYP3A4를 저해하거나 유도하는 병용 약물들과 양방향 상호작용을 일으키는 것으로 나타났다(표 3). 전반적으로 voriconazole이나 posaconazole보다 적은 약물상호작용을 보인다.

6) 부작용과 금기

Isavuconazole은 비교적 안전하고, 내약성도 양호하였다. 가장 흔한 부작용은 오심, 구토, 설사와 같은 소화기계 부작용이나 이로 인한 약물 중단은 드물었다. 그 외에 두통, 발진, 말초 부종이 관찰되나, voriconazole의 흔한 부작용인 시야 장애, 환각, 광과민성은 관찰되지 않았다. 간 효소 수치의 상승이 있을 수 있어 다른 아졸계 항진균제처럼 간 효소 수치의 모니터가 필요하다. 다른 아졸계 항진균제와 다른 점은 QTc 연장이 관찰되며, 이는 용량이 많을수록 심해진다. 그 외에 주사로 주입시 급성 호흡 곤란, 오한, 저혈압이 일부 환자에서 관찰되어, in–line filter (0.2~1.2 μm) 사용이 권장된다.

7) 임상 적응증

2015년 3월 미국 식약청으로부터 18세 이상 성인에서 침습성 아스페르길루스증과 털곰팡이증 치료제로 승인을 받았다. 식도 칸디다증이 발생한 면역 저하 환자에서 fluconazole과 isavuconazole의 비교 2상 임상 시험이 진행중이고, 전체적으로 96% 정도의 효과를 보인다고 하나, 점막 칸디다증에서 fluconazole의 효과를 고려할 때, isavuconazole의 역할이 그리 크지 않을 것으로 보인다.

8) 용법 및 용량

전구체인 isavuconazonium sulfate 372 mg이 isavuconazole 200 mg에 해당한다. 캡슐당 186 mg isavuconazonium sulfate (100 mg isavuconazole)를 함유한다. 권장 용량은 주사와 경구 모두 부하용량 600 mg 투여 후 2일 동안 200 mg, 8시간마다 투여하고, 이후 매일 200 mg을 투여한다.

표 3. Isavuconazole의 약물상호작용

약물상호작용	권고
Isavuconazole 농도를 상승시키는 약제	
Lopinavir/ritonavir	사용에 주의를 요함.
Isavuconazole 농도를 감소시키는 약제	
Rifampin	금기
Carbamazepine	
Long-acting barbiturates	
St. John's wort	
Isavuconazole에 의해 농도가 상승되는 약제	
Sirolimus	사용에 주의를 요함. 이 약제들의 혈중농도를 모니터하고, isavuconazole과 투여될 때는 용량을 조절할 것.
Tacrolimus	
Cyclosporine	
Mycophenolate mofetil	
Digoxin	
Colchicine	사용에 주의를 요함. 용량 조절을 요할 수 있음.
Dagibatran	
Atorvastatin	Isavuconazole과 투여 시 용량 조절이 필요치 않으나, 환자를 모니터 할 것.
Midazolam	
Isavuconazole에 의해 농도가 저하되는 약제	
Bupropion	사용에 주의를 요함. bupropion 증량이 필요할 수 있음.
Lopinavir/ritonavir	사용에 주의를 요함.

Ravuconazole (BMS-207147, ER-30346)

현재 2상 임상 시험 중인 약제로 fluconazole, voriconazole과 구조적 연관성을 갖는다. 시험관 내에서 칸디다, 크립토코쿠스 등 효모균에 효과적이다. 칸디다의 경우 amphotericin B, fluconazole, itraconazole에 비해 우월하고 voriconazole과 유사한 항진균 효과를 보인다. *Aspergillus* spp.에는 효과를 보이나 *Fusarium*, *Scedosporium*, 일부 *Mucorales*에는 제한적이다.

침습성 진균 질환에 대한 임상연구는 아직 진행되지 않았다. HIV 감염자에서 발생한 식도 칸디다증 대상으로 ravuconazole과 fluconazole 비교 연구에서 더 높은 치료 효과(86% 대 78%)를 보였다. 최근 동종 조혈모 세포 이식 환자에서 진균 감염 예방을 위한 1, 2상 연구가 종료되었고, Chagas' disease에서 치료 효과와 안정성을 평가하는 임상 연구가 진행 중이다.

Albaconazole (UR-9825)

우수한 경구 생체이용률을 보이는 새로운 triazole 계열 항진균제로 주사제가 없어, 급성 감염증에서 사용에 어려움이 있다. 대부분 onycomycosis, tinea pedis 대상으로 임상 연구가 진행되고 있다.

Liposomal nystatin

1) 구조 및 성상

1950년대 초반에 개발된 nystatin은 polyene계 항진균
제로 가장 먼저 사용되었지만, 불용성 독성 물질로 단지
methanol과 ethanol에만 녹는 노란색 가루이며, 비경구
로는 투여될 수 없었다. 따라서 주로 점막 감염의 치료에
국소적으로 사용되었고, 전신적 사용은 하지 못했다.
Nyotran® (Aronex pharmaceuticals, Texas, USA)은
nystatin, dimyristoyl phosphatidyl choline과 dimy-
ristoyl phosphatidyl glycerol로 구성된 multilamellar
liposomal formulation이다. Nyotran® 1 mL에 1 mg의
nystatin이 들어있다.

2) 작용 범위

1980년대 말 Metha 등이 동물실험을 통해 liposome-
encapsulated nystatin이 기존 nystatin보다 독성은 적
으면서, 생체 내 항진균 효과는 높아 전신 진균 감염증에
서 생존율을 증가시킨다고 하였다. Liposomal nystatin
은 시험관 내에서는 사상균과 효모에 대하여 기존의
nystatin과 동일하거나 오히려 우수한 항균력을 보였다.
1990년대 말 Denning 등이 A. fumigatus 감염 동물 모
델에서 liposomal nystatin이 기존 amphotericin B
deoxycholate보다 효과가 우수하다고 보고하였다. 이후
1990년대 말에 시행된 사람에서의 임상 시험 결과 면역능
이 정상인 환자와 호중구 감소가 있는 환자 모두에서 파종
성 칸디다증과 침습성 A. fumigatus 감염에 liposomal
nystatin이 효과적이었다. 불응성 호중구 감소성 발열 환
자에서 1상 임상 연구와 cryptococcal meningitis에서
amphotericin B와의 비교 3상 연구 등이 시행된 바 있으
나 아직 자료가 부족하다.

3) 약물동력학

사람에서 대부분의 의미있는 진균의 MIC 이상으로 최
고 혈중농도를 보였고, 1~7 mg/kg/일 용량에서 5~7시간
의 종말 반감기를 나타냈다.

4) 부작용과 금기

혈액종양 및 이식 환자에서 amphotericin B에 불응성
인 침습성 아스페르길루스증 치료시 30.4%에서 긍정적인
반응(완전 반응, 부분 반응)이 있었으나, 67%의 환자에서
오한, 한기, 발열, 오심, 구토 등의 최소 한 가지 이상의 주
입관련 독성이 관찰되었다. 경도의 신기능 저하가 30%에
서 관찰되었으며, 저칼륨혈증, 저칼슘혈증과 같은 전해질
장애도 각각 39%, 15%에서 관찰되었다.

5) 임상 적응증

혈액종양 및 이식 환자에서 amphotericin B에 불응성
인 침습성 아스페르길루스증 치료 시 사용되었다. 그러나
위와 같이 liposomal nystatin은 주입 관련 독성과 경도
의 신독성을 가지고 있는 반면, 최근 새로운 아졸계 항진
균제와 echinocandin의 등장으로 임상에서의 그 유용성
이 감소되었다.

6) 용법 및 용량

투여용량은 동물실험에서 2~4 mg/kg/일의 용량에서
조직의 진균 부하를 줄이고, 생존율을 높였으나, 1 mg/
kg/일의 저용량에서는 효과적이지 않았다. 사람에서는 침
습성 아스페르길루스증의 경우 4 mg/kg/일로 투여하며,
신독성이 나타날 경우 2 mg/kg/일로 감량한다.

Acidic triterpenes ; Enfumafungin과 Ascosteroside

1) 작용 기전

β-(1-3)-D-glucan synthase를 억제하는 항진균제는
크게 lipopeptides와 papulacandins의 두 가지 부류로
나눌 수 있다. Echinocandins은 1970년대에 처음으로 개
발된 lipopeptides로 이 계열을 모두 echinocandins으로
부르기도 한다. Glycolipid인 papulacandins은 활성도를
높이려는 노력에도 불구하고, 동물 모델에서 제한된 항균
력을 보여 더 이상 개발되지 못하였다. 이후 lipopeptides

나 papulacandins 보다 약물동력학적으로 더 우수한 β-(1-3)-D-glucan synthase 억제제를 찾으려는 연구가 계속되었고, 그 결과 다양한 acidic triterpenes이 발견되었다. 이들은 경구 생체이용률이 낮아 주사 투여만 가능했던 기존 echinocandins과 pneumocandins의 단점을 극복하고, 경구로도 효과적으로 투여할 수 있을 것으로 기대된다. Enfumafungin 유도체인 MK-3118이 echino-candin에 내성을 보이는 칸디다종에 대해 *in vitro* 효과가 있었고, 경구제로 개발 중이다.

2) 구조 및 성상

Terpenoid 천연물에는 L-767812로 알려진 *Ascotricha amphitricha*에서 분리된 ascosteroside, ergokonin A, arundifungin, *Hormonema* spp.에서 분리된 enfumafungin이 있다(그림 2).

3) 작용 범위

Enfumafungin 유도체인 MK-3118은 *in vitro*에서 *C. albicans*, *C. glabrata*, *C. guillermondii*, *C. krusei*, *C. lusitaniae*, *A. fumigatus*에 대해 활성도를 보이며 특히 echinocandin 내성 candida 종에 대해 caspofungin보다 좋은 활성도를 보였다.

Nikkomycins과 Polyoxins

1) 구조 및 성상

Nikkomycins은 *Streptomyces tendae*에서 분리되었으며, 이 계열에 20여 가지의 화합물이 있는데 이중 nikkomycin X와 nikkomycin Z가 가장 높은 활성도를 보인다(그림 3). Nikkomycin은 UDP-GlcNAc와 유사한 구조

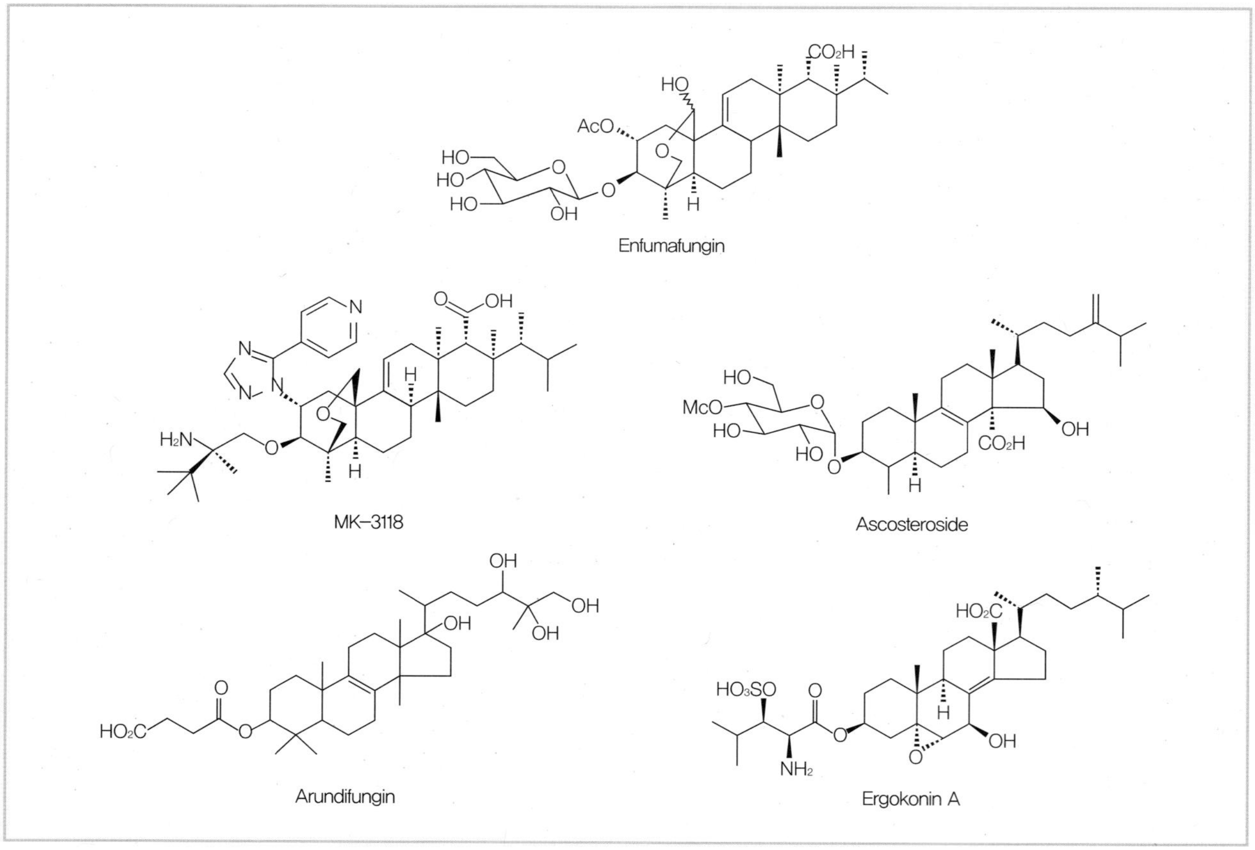

그림 2. terpenoid계 천연물의 화학 구조식

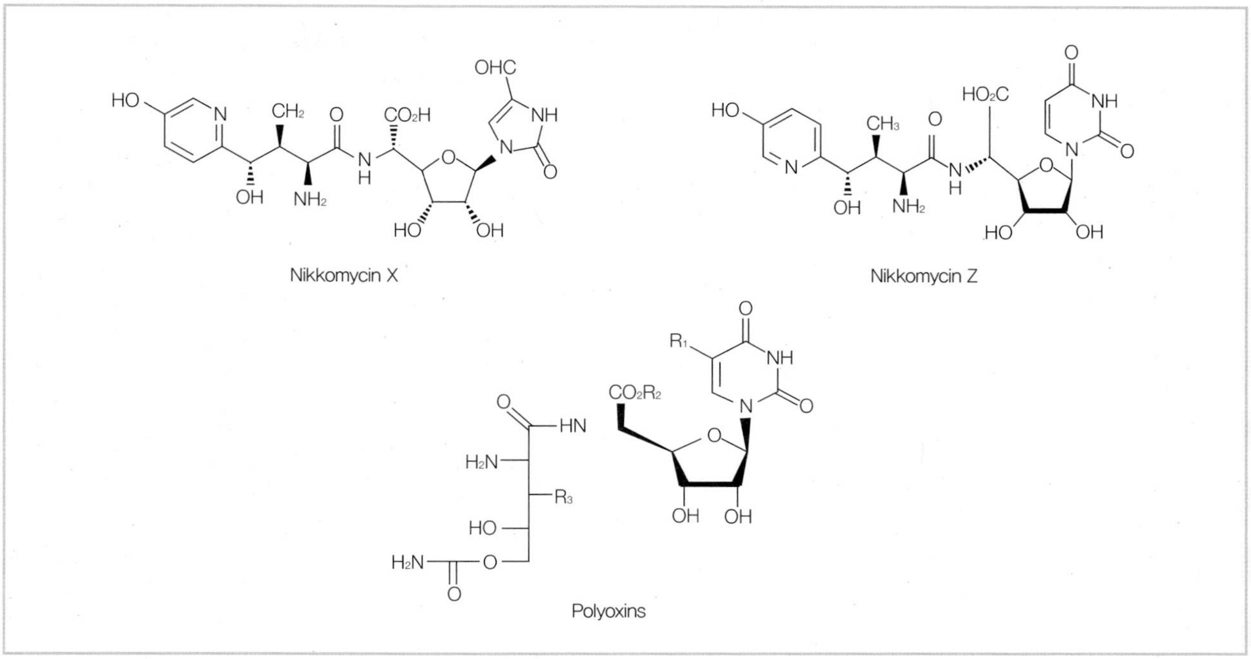

그림 3. Nikkomycin X, Nikkomycin Z와 Polyoxins

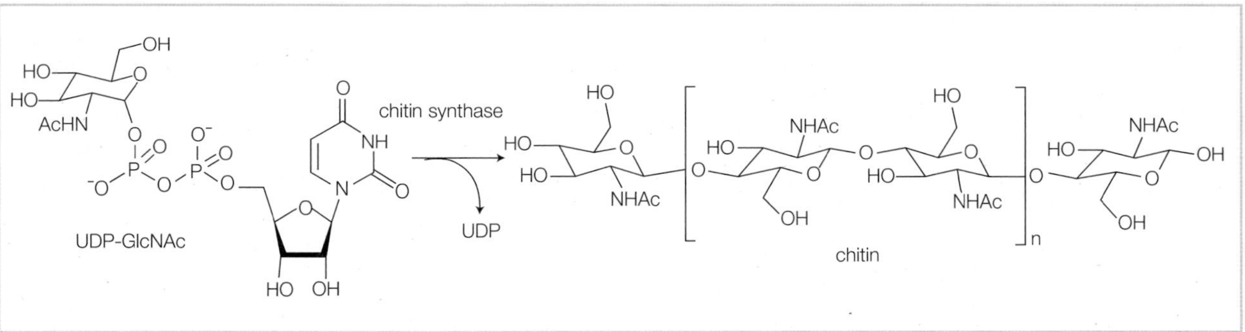

그림 4. Nikkomycin의 작용 기전

로, 짧은 펩타이드 부분과 연결된 pyrimidine nucleo-side로 구성되어 있다. Polyoxins은 nikkomycins과 유사한 화합물로 *Streptomyces cacaoi*로부터 분리된 항진균 물질이다.

2) 작용 기전

Chitin은 세포벽 구성 성분의 단지 1%에 불과하지만 진균 세포의 모양을 유지하고 cytokinesis를 위해 중요한 진균 세포벽의 필수적인 다당류로, β-(1,4)-linked *N*-acetylglucoamine 단위로 구성된 불용성의 homo-glycane polymer이며, chitin synthase에 의해 세포막의 세포질 표면에서 합성된다. Chitin은 진균에서는 필수적인 성분이나 인체 세포에는 없는 물질이다. 따라서 선택적인 항진균제로서 chitin synthase 억제제가 계속 연구되어 왔고, nikkomycins과 polyoxins 같은 peptide-nucleosides가 개발되었다. Nikkomycin은 dipeptide permeases를 통해 표적 세포 안으로 들어가 chitin 합성을 경쟁적으로 억제한다(그림 4).

3) 작용 범위

Nikkomycins Z는 *C. immitis*, *B. dermatitidis*, *H. capsulatum*과 같은 chitin이 많이 함유된 dimorphic 진 균에 효과가 있다. *C. albicans*, *C. tropicalis*, *Aspergillus* spp.에는 중등도의 활성도만을 갖는다고 알려져 있 었으나, 최근 *in vitro* 실험 결과 fluconazole, itraconazole 등과 병합 시 *Candida* spp., *C. neoformans*, *A. fumigatus*에 상승 효과가 있었다. 특히 nikkomycin Z 와 caspofungin 병합 시 *A. fumigatus*에 대해 fungicidal 상승효과를 보였다. Nikkomycin Z의 말단 아미노 산 부분(moiety)을 변경시키면 chitin synthase 억제력을 증가시킬 수 있는데, 이런 새로운 약제들은 *C. albicans*에 도 좋은 항균력을 보이며, 계속 새로운 변형 산물이 연구 되고 있다.

Polyoxins은 phytopathogenic 진균에 선택적인 항진 균 효과를 갖는다. *Candida*에 대한 항진균 작용은 매우 복잡한데, 완전한 칸디다 세포는 polyoxins에 의해 영향 을 받지 않지만, 따로 분리된 chitin synthase 효소는 polyoxin에 의해 활성이 저해되었다. 기타 진균에 직접 작 용 시에는 활성에 차이를 보였다. Polyoxin D는 500~2,000 μg/mL의 농도에서 *C. albicans*에 대해 항진 균력을 보였는데, 특히 *C. albicans*가 구강 상피 세포에 결합되는 것을 58%가량 감소시킨다고 한다.

4) 임상 적응증

이런 특징들로 미루어 앞으로 토착성 진균감염증과 타 항진균제와의 병합 요법으로 임상에 적용이 가능할 것으 로 보인다.

5) 용법 및 용량

최근 건강한 지원자에서 Nikkomycin Z를 하루 2 g 경구투여 시 내약성이 양호하였다.

Sordarins

1) 구조 및 성상

Sordarins은 1971년 *Sordaria araneosa*로부터 분리 된 진균 대사산물로 그 구조를 보면 tetracyclic diterpene aglycon of norbornane skeleton인 sordaricin이 β-(1,2-cis)-glycoside linkage를 통해 6-deoxy-glycoside residue에 연결되있다(그림 5).

2) 작용 기전

Sordarins는 포유류 세포에서의 단백 합성에는 영향 을 미치지 않으면서 진균의 단백 합성 연장기(elongation cycle)를 선택적으로 억제한다. 작용 기전은 elongation factor G (EF-G)와 일반적인 전위(translocation) 억제제 인 elongation factor 2 (eEF-2) 모두를 억제하는 fusidic acid와는 달리 eEF-2만을 억제하여 진균의 단백 합성을 억제하므로서 항진균 효과를 나타낸다. 또 eEF-2-GDP-ribosome complex를 안정화시킨다.

3) 작용 범위

Sordarins은 *in vitro*에서 *C. albicans*, *C. tropicalis*, *C. kefyr*와 *C. neoformans*의 translation을 억제하 나, *C. krusei*, *C. glabrata*, *C. parapsilosis*에는 효과가 없다. 이런 현상은 sordarins의 매우 특이적인 결합을 의 미하며, 포유류의 단백 합성은 억제하지 않으면서 진균만 을 억제하는 작용을 설명하기도 한다. *Sopfiella marina* 에서 분리된 천연 sordarins으로 zofimarin이 있으며, 이 는 *C. albicans*, *C. neoformans*에는 효과가 있으나 *Aspergillus* spp.에는 낮은 항진균력을 보인다. 따라서 몇 가지 합성 유도체가 개발되었고, GM 193663, GM 237354와 같은 sodarins 유도체는 *in vitro*에서 fluconazole에 내성을 보이는 칸디다종에서도 강력한 항진균력 을 보였다. 또 동물 모델에서 *C. neoformans*와 *P. carinii* strains에도 효과적이었으나, *A. fumigatus*에 대해서 는 여전히 낮은 항진균력을 보였다. *Morinia pestalozzioides*에서 분리된 천연 sordarins인 moriniafungin은

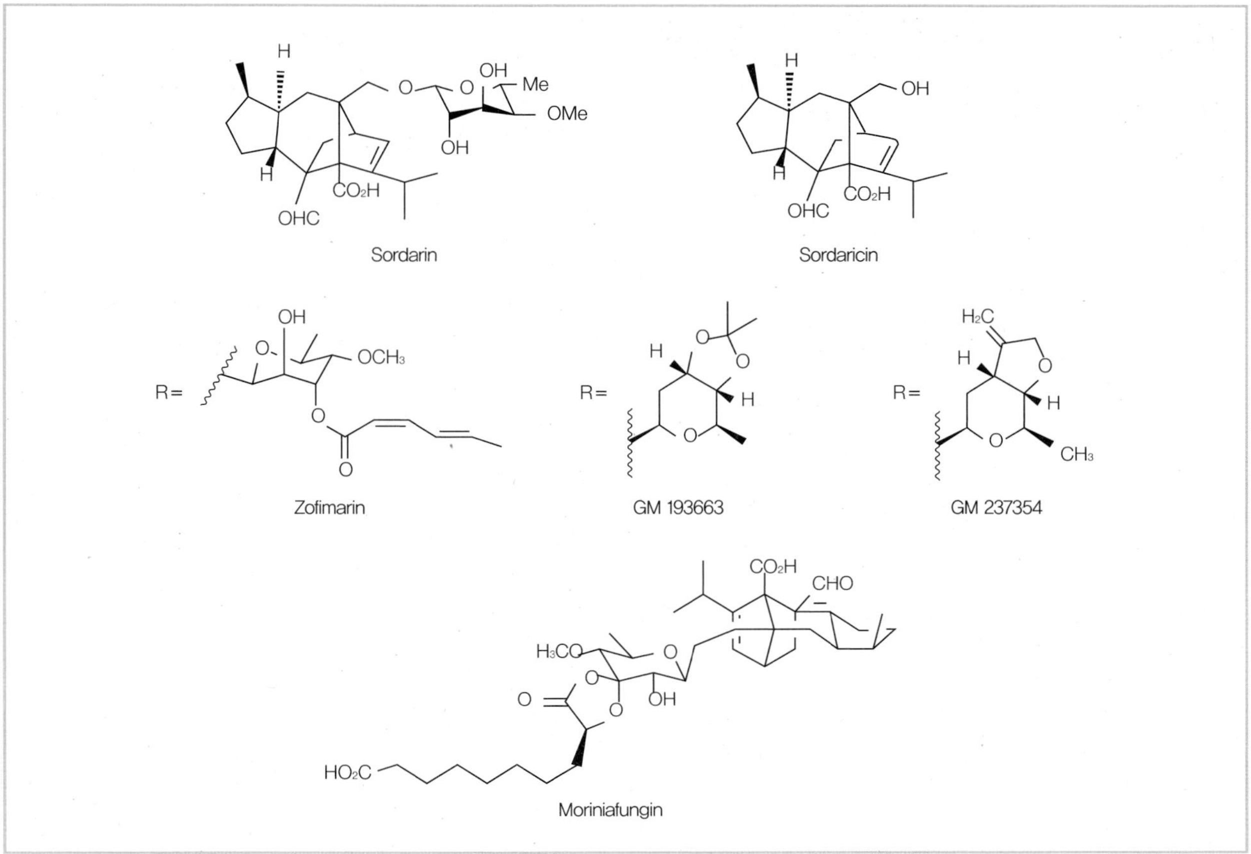

그림 5. Sordarin과 Sordaricin 그리고 sordarin 유도체들

*C. albicans*에 대해서 MIC 6 μg/mL, 그밖에 칸디다종에서는 IC_{50}이 0.9~70 μg/mL을 보였다. 현재 항균 범위와 항균력을 높이기 위해 여러 가지 sordarins 유도체들이 개발 중에 있다.

Icofungipen (PLD-118)

Icofungipen (PLD-118, Pliva Pharmaceutical Company, Croatia)은 이전에 BAY 10-8888 (Bayer, Germany)로 알려졌던 약제로, 원래는 1989년 Konishi 등이 *Bacillus cereus*에서 분리한 cyclic beta-amino acid인 cispentacin의 유도체이다. 작용 기전은 단백합성과 세포 성장에 필수적인 효소인 세포 내 isoleucyl-

tRNA synthetase를 억제하는데, 감수성인 진균 세포 내에서 능동적으로 축적되어 세포 내 억제 농도에 도달하여 결국에는 단백질 생합성을 방해하는 새로운 작용 기전을 갖는다. 동물실험에서 *C. albicans*에 우수한 효과를 보였고, azole 내성 칸디다에도 항균력이 있을 것으로 예상된다. 경구 생체이용률이 높아 앞으로 효모균 감염에서 경구 치료제로서의 가능성이 예상된다. 독일과 러시아에서 진행된 HIV 환자에서 발생한 구인두 칸디다증에 대한 fluconazole (150 mg/일)과의 대조 연구에서 icofungipen (150 mg, 12시간마다 또는 150 mg, 8시간마다, 2주 간) 투여 시 내약성은 우수하였으나, fluconazole 군에서 100% 효과를 보인 것에 비해 icofungipen은 각각 67%, 79%의 효과를 보였다.

Yatakemycin

Streptomyces spp. (TP−A0356) 배양 배지에서 분리된 새로운 계열에 속하는 물질로 작용 기전이 DNA 분자를 alkylation 시키는 항암제 일종인 duocarmycin과 구조적으로 유사하다. *in vitro*에서 *A. fumigatus*와 *C. albicans*에 대한 MIC가 기존 amphotericin B나 itra-conazole 보다 우수하여 앞으로 항진균제로서의 가능성에 대해 연구 중에 있다.

이 외에도 현재 항진균력을 가진 여러 물질들이 천연 자원에서 분리되거나(rustimicin, xylarin, SCH57404 등), 합성을 통해 변형된 형태(papulacandin 등)로 개발되어 연구 중에 있다.

■ 참고문헌

1. Bryskier A : Antimicrobial agents: antibacterials and antifungals, pp. 1288-1319, Washington DC., ASM Press, 2005.
2. Chaudhary PM, Tupe SG, Deshpande MV: Chitin synthase inhibitors as antifungal agents. Mini Rev Med Chem 13;222-36, 2013.
3. Lóránd T, Kocsis B: Recent advances in antifungal agents. Mini Rev Med Chem 7:900-911, 2007.
4. Miceli MH, Kauffman CA: Isavuconazole: A new broad-spectrum triazole antifungal agent. Clin Infect Dis 61(10):1558-65, 2015.
5. Neely MN, Ghannoum MA: The exciting future of antifungal therapy. Eur J Clin Microbiol Infect Dis 19:897-914, 2000.
6. Onishi J, Meinz M, Thompson J, Curotto J, Dreikorn S, Rosenbach M, Douglas C, Abruzzo G, Flattery A, Kong L, Cabello A, Vicente F, Pelaez F, Diez MT, Martin I, Bills G, Giacobbe R, Dombrowski A, Schwartz R, Morris S, Harris G, Tsipouras A, Wilson K, Kurtz MB: Discovery of novel antifungal (1,3)-β-D-Glucan synthase inhibitors. Antimicrob Agents Chemother 44:368-77, 2000.
7. Türel O: Newer antifungal agents. Expert Rev Anti Infect Ther 9(3);325-38, 2011.
8. Yeates C: Icofungipen (PLIVA). Curr Opin Investig Drugs 6:838-44, 2005.

항원충제 및 항기생충제

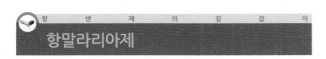

항말라리아제

염준섭 (성균관대학교 의과대학 내과학교실)

말라리아는 열원충(*Plasmodium*) 속(genus)에 속하는 열원충이 적혈구를 침범하여 감염을 유발하는 질환으로 사람에게 감염증을 유발할 수 있는 열원충은 모두 5가지 즉, 열대 열원충(*Plasmodium falciparum*), 삼일 열원충(*P. vivax*), 사일 열원충(*P. malariae*), 난형 열원충(*P. ovale*) 그리고 *Plasmodium knowlesi*가 있다. 2014년 세계보건기구에서 발행한 World Malaria Report에 의하면 세계적으로 33억 명 이상이 말라리아 위험 지역에 살고 있고 약 12억 명이 고위험 지역에 있으며 약 2백만 명의 환자 발생이 보고되었고 약 584,000명이 사망하였다. 사망자는 주로 열대 열원충에 감염된 위험 지역에 거주하는 어린이와 임산부들이며 말라리아 위험 지역을 여행하는 여행자들에서도 사망자가 발생하고 있다. 국내의 경우 1993년부터 삼일열 말라리아가 재출현하여 지금까지 주로 경기도 북부 휴전선 인근 지역을 중심으로 발생하고 있다. 발생 초기부터 매년 환자가 증가하여 2000년 약 4천여 명의 환자가 발생하였고 이후 감소하였으나 최근에는 연간 약 500~700여 명의 환자가 발생하고 있다. 말라리아의 치료 및 예방을 위해 많은 노력들이 이루어지고 있으나 열대열 말라리아가 발생하는 대부분의 지역에서는 약제 내성 열원충이 증가하면서 가장 기본적인 치료 및 예방 약제였던 chloroquine은 더 이상 사용하기 어려운 상황이 되었고, chloroquine을 대체하기 위해 사용된 약물에서도 내성 보고가 이어져 일부 지역에서는 sulfadoxine/pyrimethamine, mefloquine은 물론 artemisinin에 대한 내성마저 보고되고 있어 새로운 약제와 예방 백신의 개발이 절실한 실정이다.

현재까지 개발된 주요 항말라리아제의 작용 부위는 표 1과 같다. 혈액 및 조직 내 분열체에 작용하는 약제들은 주로 치료 목적으로 사용하고, 삼일 열원충 및 난원 열원충에서만 존재하는 휴면체에 작용하는 약제들은 재발(relapse)을 막기 위해 사용하며, 생식 모세포나 포자 생식에 관여하는 약제들은 전파를 막는 부가 효과가 있다. 이들 약제 중에서 안전성 및 예방 효과가 증명된 약제들은 예방약으로도 사용되고 있다.

치료 및 예방 약제의 결정은 숙주의 상태, 말라리아 발생 지역의 약제 내성, 약물의 안정성 등에 따라 선택해야

표 1. 항말라리아제의 종류 및 작용 단계

		간내 분열체/휴면체	적혈구내 단계	생식모세포/포자소체
4-aminoquinolines	Chloroquine	-/-	++	+[1]/-
	Amodiaquine	-/-	++	-/-
4-quinolinemethanol	Quinine	-/-	++	+[1]/-
	Quinidine	-/-	++	+[1]/-
	Mefloquine	-/-	++	+[1]/-
Phenanthrene methanol	Halofantrine	-/-	++	-/-
Artemisinin	Artemisinin	-/-	++	+/-
Antimetabolites	Proguanil	+/-	+	-/-
	Pyrimethamine	+/-	+	-/-
	Sulfadoxine	-/-	+	-/-
	Dapsone	-/-	+	-/-
Antibiotics	Tetracycline	+/-	+	-/-
8-aminoquinoline	Primaquine	+/+	-	+/-
	Tafenoquine	+/+	-	+/-
Atovaquone	Atovaquone	+/-	+	-/-

1: *P. vivax, P. ovale, P. malariae*에만 해당함

한다. 열대열말라리아가 발생하는 대부분의 지역이 chloroquine 내성이어서 이미 오래 전부터 sulfadoxine/pyrimethamine(Fansidar®), mefloquine과 같은 약물들이 치료제로 사용되어 왔고 이들에 대한 내성도 증가하기 시작하면서 2006년 세계보건기구에서는 치료지침을 개발하였다. 치료지침의 기본은 ACT(Artemisinin-based Combination Therapy)로, artemisinin 성분을 기본으로 하고 추가적으로 lumefantrine, amodiaquine, mefloquine, sulfadoxine/pyrimethamine, piperaquine과 함께 병용 투여하는 것으로 현재 여러 가지 경구용 복합제가 개발되어 사용되고 있다. 말라리아가 발생하지 않는 선진국에서는 주로 여행자에서 발생하며 약물의 판매가 제한적이어서 열대열말라리아의 치료법으로 atovaquone/proguanil, mefloquine, artemether-lumefantrine 혹은 quinine과 doxycycline을 같이 사용하는 방법을 권장하고 있다. 예방에는 atovaquone/proguanil, mefloquine, doxycycline 혹은 primaquine을 사용한

다. 삼일열말라리아의 치료에서는 대부분의 지역에서 chloroquine을 사용하고 간내 휴면체에 의한 재발을 막기 위해 primaquine을 같이 사용한다.

4-AMINOQUINOLINES(그림 1)

1. Chloroquine

1) 구조 및 성상

4-aminoquinoline 합성물로, 경구, 주사, 시럽, 좌제가 있다.

2) 작용 기전

열원충이 식공포 내에서 혈색소를 소화시키는 과정에서 열원충에 독성을 가지는 성분인 heme (ferroprotoporphyrin IX)이 만들어지며, 정상적으로는 해독 과정에

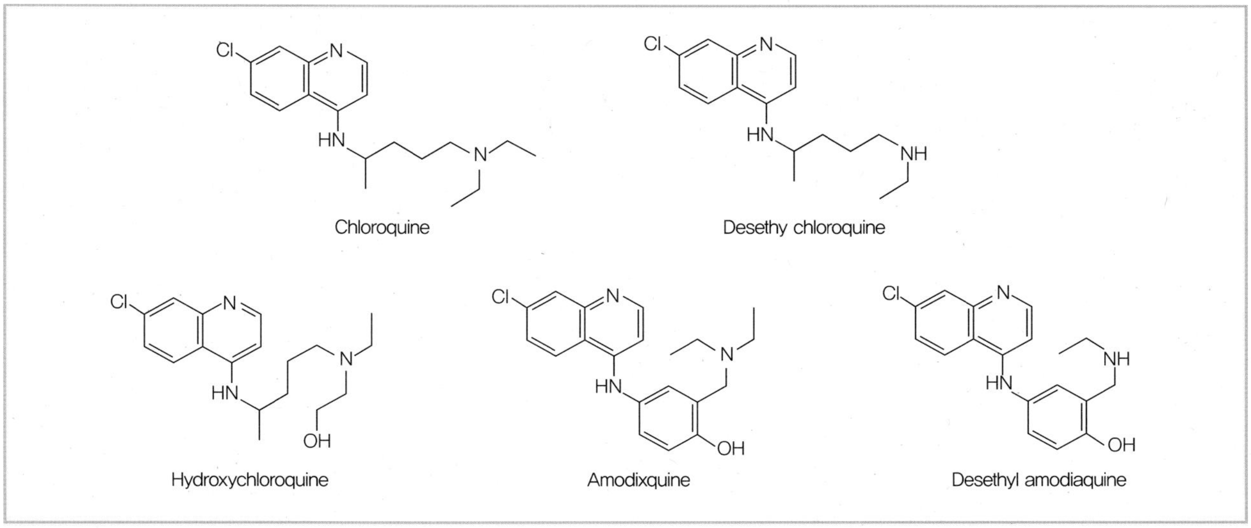

그림 1. 4-Aminoquinoline계 항말라리아 약물의 화학 구조

서 heme이 hemin (ferriprotoporphyrin IX)과 hemo-zoin으로 전환된다. 해독 과정에 관여하는 효소가 heme 중합 효소인데 chloroquine 및 quinoline 약물들이 이 효소를 억제하여 살균 작용을 나타내는 것으로 알려져 있다. 그러므로 열원충이 적혈구에 감염되어 있는 단계에서 만 효과가 있다.

3) 내성 기전

열대열말라리아가 발생하는 거의 모든 지역에서는 chloroquine 내성 열대 열원충이 보고되고 있다. 중동 아시아, 카리브해와 중부 아메리카 지역에서만 감수성이 있다. 삼일 열원충은 대부분 감수성이 있으나, 뉴기니 섬(파푸아뉴기니와 인도네시아)에서는 내성에 의한 치료 실패가 50%에 가깝다. 사일열이나 난형말라리아에서는 내성 보고가 없다. Chloroquine에 대한 내성과 다약제 내성 기전은 다르며 아직도 정확한 기전이 모두 밝혀져있지는 않다. Chloroquine 내성인 열원충의 식공포 내에는 chloro-quine의 축적이 감수성인 열원충보다 감소되어 있는데 열원충 안으로 chloroquine의 uptake, 식공포 안으로 chloroquine의 운반, influx, efflux 변화가 관여하는 것으로 생각되고 있다. Verapamil, 항히스타민제인 chlor-pheniramine, 삼환 항우울제가 실험실 상에서 chloro-

quine 내성 열원충을 감수성이 있는 열원충으로 역전시킨다. 그러나 내성 역전을 위해 투여해야할 이들 약물의 용량은 일반적으로 임상에서 사용하는 것 이상이어서 실제 사용될 수는 없다.

열대 열원충에서 chloroquine 내성에 관여하는 유전자는 *pfcrt*(chloroquine resistance transporter)로 이 유전자의 돌연변이(K76T)가 내성을 유도하는 것으로 알려져있다. 삼일 열원충에서의 chloroquine 내성 기전은 열대 열원충과는 다르며 관여하는 내성 유전자는 정확하게 밝혀져있지 않다.

4) 약물동력학

경구투여 시 약 90%가 장에서 흡수되며 근육 혹은 피하로 투여하여도 잘 흡수된다. 직장 안으로 투여할 경우 생체이용률이 경구투여한 것의 22~24% 밖에 되지 않지만 소아에서는 큰 차이가 없다는 보고도 있어 경구투여가 불가피한 경우에는 시도해볼 수도 있다. 분포용적이 매우 크고 46~74%가 혈중 단백과 결합하며 소실 반감기는 길다. 그러므로 치료 효과를 즉시 얻기 위해 부하용량이 필요하다. 경구투여 2~3시간 후 혈장의 약물농도는 치료적 농도에 도달하며 초기 반감기는 4일이다. 혈장 농도가 감소하면서 제거 속도도 감소하여 소실 반감기는 chloro-

quine 45~55일, 대사물인 desethylchloroquine 59~67
일에 달한다. 두 가지 대사물로 분해되는데 그 중 des-
ethylchloroquine은 항말라리아 효과가 있다. Chloro-
quine과 desethylchloroquine 모두 신장이 주요 배설 경
로이다.

5) 임상 적응증

가장 대표적인 치료 및 예방 약제이지만, 현재는 내성
이 늘어 사용하는 경우가 줄고 있다. Chloroquine 감수
성 열대열말라리아나 삼일열말라리아, 난형말라리아, 사일
열말라리아에서 예방 및 치료 목적으로 사용한다.

6) 용법 및 용량

치료 목적으로 사용할 때, 처음에는 chloroquine base
600 mg (10 mg/kg)을 경구로 투여하고 6, 24, 48시간 후
300 mg (5 mg/kg)씩 투여한다(10-5-5-5 방법). 다른
투여법으로 600 mg (10 mg/kg)을 하루 한 번 2일 간 투
여 후 5 mg/kg을 한 번 투여한다(10-10-5 방법). 먹을
수 없으면 정맥 투여할 수 있으나 국내에는 주사제가 없다.
10 mg/kg를 4시간에 걸쳐 정주하고 이후로는 12시간마다
5 mg/kg을 2시간에 걸쳐 정주한다. 직장으로 투여하는
방법도 있으며 성인에서는 혈중농도가 낮아 사용하지 않지
만 어린이에게는 사용할 수 있다. 전 세계적으로 chloro-
quine phosphate와 hydroxychloroquine sulfate가 판
매되고 있다. Chloroquine phosphate의 생산이 점차 줄
고 있는 반면 hydroxychloroquine은 동일한 효과를 가지
면서 장기 투여해도 부작용이 적으며 항염증 효과로 류마
치스성 질환에도 많이 사용되고 있어 hydroxychloro-
quine의 사용이 증가하고 있다. Chloroquine base 300
mg은 hydroxychloroquine sulfate 400 mg, chloro-
quine phosphate 500 mg이 같은 용량이다. 예방 약제로
사용할 때에는 chloroquine base 300 mg을 주 1회 투여
한다. 임산부에게도 투여할 수 있다.

7) 부작용

안전한 약제이며, 임산부나 어린이에게도 사용할 수 있

다. 오심, 시력 장애, 소양감이 생길 수 있고, 드물게 기립
성 저혈압이 생길 수 있다. 빨리 정주하는 경우에 수축기
혈압이 떨어질 수 있다. 망막에 대한 부작용을 제외하고
특별히 우려할만한 부작용은 없다. 총투여량이 100 g을
넘으면 망막 부작용이 발생할 수 있으므로 예방약으로 5
년 이상 복용했거나 시력 이상이 나타나면 시야 검사를 해
야 한다.

2. Quinine

1) 구조 및 성상

Cinchona alkaloid의 일종으로 quinolinemethanol
이며 가장 오래된 항말라리아 약제이다. Quinine sulfate
(300 mg/tab)는 경구용으로, quinine dihydrochloride
(600 mg/vial)는 정주용으로 사용된다.

2) 작용 기전

정확한 작용 기전은 모르나 헤모글로빈 소화를 억제하
는 것으로 생각된다. Chloroquine보다 독성이 강하고 효
과는 떨어져서 사용 빈도는 많이 감소하였지만 정맥 투여
가 가능하므로 중증 열대열말라리아의 치료에서 여전히
중요한 약물이다. 난형 열원충에 대한 효과가 가장 강력하
고 삼일 열원충, 사일 열원충, 열대 열원충 순으로 효과를
나타낸다. Quinidine보다는 항말라리아 효과가 떨어진다.
열대열말라리아의 특징은 감염된 적혈구가 비감염 적혈구
와 로제트(rosette) 형성하고 혈관 내피 세포와 부착
(cytoadherence)하여 모세혈관을 막아 뇌형말라리아가
발생하는 것으로 조기 치료를 통해 이런 병리 소견의 출현
을 억제하는 것이 치료에 중요한 의미를 갖는데, quinine
은 열원충의 성숙한 영양형(mature trophozoite) 단계에
작용하므로 적혈구의 로제트 형성은 억제되는 반면 부착
및 영향형 이후로 이어지는 발생 단계도 억제하지 못한다.

3) 내성 기전

동남아시아 및 서아프리카 지역에서 quinine 내성 열대
열원충이 증가하고 있다. 정확한 내성 기전은 밝혀져 있지

않으나 chloroquine보다는 mefloquine, halofantrine과 유사할 것으로 생각한다. 그 이유는 *pfmdr*2 유전자를 증폭시키면 mefloquine이나 halofantrine과 마찬가지로 내성이 발현되기 때문이다.

4) 약물동력학

경구 흡수율은 70~80%이며 1~3시간 내에 최고 혈중농도에 도달한다. 염기로 10 mg/kg을 투여하면 최고 7~17 mg/L에 도달한다. 혈중농도가 10mg/L 이상이 되면 부작용이 발생할 수 있다. 치료에 필요한 농도는 잘 밝혀지지 않았지만 8~15 mg/L면 안전하게 치료할 수 있다. 적혈구 내 농도는 혈중농도의 33~40% 정도이고 뇌척수액 농도는 2~5% 밖에 되지 않는다. 각종 약동학적 지표 값들은 정상인과 말라리아 환자에서 서로 다르다. 단백 결합률은 정상인에서는 75~80%이고 중증 말라리아에서는 90% 이상이다. 분포용적은 정상인에서 1.5 L/kg이지만 중증 말라리아에서는 0.8 L/kg로 줄어든다. 반감기는 중등도에 비례하여 늘어나는데 정상인에서는 11시간이고 합병증이 없는 말라리아에서는 16시간, 중증 말라리아에서는 18시간으로 늘어난다. 80%는 간에서 hydroxyl 대사물로 변하고, 20%만이 대사되지 않은 형태로 신장을 통해 배설된다. 주요 대사산물인 3-hydroxyquinine은 약한 항말라리아 효과를 갖는다.

5) 임상 적응증

중증 열대열말라리아 치료의 선택약이며 다른 말라리아 종, *Babesia* 감염증에서도 사용한다. 예방 목적으로는 사용하지 않는다.

6) 용법 및 용량

국내에서는 시판되지는 않고 있으며 해외 유입 감염병 치료제로서 국립중앙의료원을 통해서 경구용 및 정주용 제제를 받을 수 있다. 중증 말라리아 환자에서는 경구투여가 불가능하므로 정맥 투여하며, 이전 24시간 내에 quinine이나 mefloquine을 복용하지 않았다면, 부하용량으로 quinine dihydrochloride 20 mg/kg을 4시간에 걸쳐 정주하고, 이후 유지용량으로 8~12시간마다 10 mg/kg을 2~8시간에 걸쳐 정주한다. 하루에 1,800 mg 이상은 사용하지 않는다. 48시간 이상 사용할 예정이면 유지용량을 5~7 mg/kg으로 줄이거나 경구 치료로 바꾼다. 경구 제제는 맛이 쓰다. 경구 quinine salt 용량은 10 mg/kg (통상 성인 용량은 650 mg)으로 8시간마다 투여한다. 소아에게는 25 mg/kg/일을 3번에 나누어 투여한다. 주사제와 경구제를 합하여 3~7일 간 사용하며 이후로 다른 항말라리아 약제(tetracycline 250 mg 하루 4번 1주일 간, pyrimethamine-sulfadoxine 3정 한 번, clindamycin, mefloquine)를 사용한다. 정맥으로 주입하는 경우에는 반드시 주입 펌프를 이용하여 천천히 주입되도록 한다. 정맥 투여가 불가능한 경우에는 근주를 할 수도 있으나 쇼크를 동반한 중증 말라리아 환자에서는 흡수율이 일정하지 않을 수 있고 통증이 심하다. 약물이 경화를 일으킬 수 있으므로 희석(1:3~1:5)해서 근육 깊숙이 주사한다.

7) 부작용

예상 혈중농도에서도 고음 난청, 이명, 두통, 불쾌감, 어지럼증, 오심, 구토, 복통, 시력 장애 등 여러 불편한 증상들이 생길 수 있으며 일괄하여 quinine 중독증(cinchonism)이라고 한다. 이러한 부작용은 용량과 상관관계가 있고 가역적이다. 췌장에서 인슐린 분비를 증가시켜 저혈당증이 생길 수 있는데 중증 열대열말라리아의 증상으로 저혈당이 올 수 있으므로 사용할 때 각별한 주의가 필요하며 혈당을 주기적으로 측정하면서 사용해야 한다. 드물게 용혈성 빈혈, 혈소판감소증, 과민반응(천식, 담마진), 혈관염, 육아종성 간염, 광과민반응들이 생긴다. Primaquine과 같이 glucose-6-phosphate dehydrogenase (G-6-PD) 결핍 환자에서는 용혈성 빈혈을 유발할 수 있다. 임산부에게는 자궁 수축을 유발, 조기 분만을 일으킬 수 있으나 다른 적절한 열대열말라리아 치료제가 없으므로, 위험을 고려하여 투여한다. 과량을 투여한 경우에는 중추신경계 부작용(시력 감소, 의식 소실, 경련)과 심장 부작용(저혈압, 심전도 이상)이 드물게 생길 수 있으므로 quinine 치료 중에는 혈압과 맥박을 자주 관찰해야 하고 천천히 주입해야 한다.

3. Quinidine

부정맥 치료제로 사용되기에 병원에서 쉽게 구할 수 있다는 장점이 있었으나, 현재는 정맥용 quinidine이 점차 사용되지 않고 있어 구하기가 어렵다. 국내에는 현재 경구용 quinidine sulfate (200 mg/tab)이 판매되고 있고 정주용인 quinidine gluconate (80 mg/mL, 10 mL/bottle)는 국립의료원에서 받을 수 있다. Quinine 보다 항말라리아 효과가 더 강력하다. 성인 및 소아 중증 말라리아 환자에서 주로 사용하는데, 처음에는 부하용량으로 quinidine gluconate salt 10 mg/kg (base로 6.2 mg/kg, 최대 용량 600mg)을 300 mL normal saline에 섞어서 1~2시간에 걸쳐 정주하고 이후 지속 정주로 0.02 mg salt/kg/분을 최소 24시간 이상, 경구 투약이 가능해질 때까지 투여한다. 정주 시 심전도를 자주 찍어 QT간격의 연장 발생 여부를 관찰해야 하며 혈압도 주기적으로 측정하여 저혈압 발생 유무를 관찰해야 한다. 또한 quinine과 마찬가지로 저혈당도 유발할 수 있으므로 혈당을 규칙적으로 측정해야 한다. 중증 말라리아 환자의 상태가 호전되어 경구투여가 가능해지면 quinidine sulfate 650 mg을 8시간마다 3~7일 간 사용하며, doxycycline, clindamycin이나 pyrimethamine/sulfadoxine과 함께 사용한다.

4. Amodiaquine

1) 구조 및 성상
Mannich기를 갖는 4-aminoquinoline 유도체이다. Chloroquine내성 열대열말라리아 치료제이나 chloroquine과 교차 내성이 있다.

2) 작용 기전
Chloroquine과 유사한 작용 기전을 갖고 있는 약물이다(Chloroquine 작용 기전 참조).

3) 내성 기전
Pfcrt 유전자의 돌연변이가 내성과 관련이 있으나 정확한 기전은 알려져있지 않다.

4) 약물동력학
반감기는 5시간으로 짧고 간을 통해 신속하게 배설된다. Desethylamodiaquine이 대사물로 열원충에 대한 효과가 있으며 반감기는 성인에서 1~3주, 소아에서 3~12일로 알려져 있다.

5) 임상 적응증
Chloroquine내성 열대 열원충에도 효과가 있다는 것이 알려졌고 예방적 목적이 아닌 치료적 목적으로 단기간 사용될 경우 부작용 발생 정도는 chloroquine과 차이가 없다는 것이 알려지면서 chloroquine 내성 열대열말라리아의 치료제로 사용되고 있다.

6) 용법 및 용량
Artesunate-amodiaquine 복합제로 사용된다. 열대열말라리아 치료를 위해 체중 kg당 4 mg(범위 2~10 mg/kg)의 artesunate와 10 mg/kg(범위 7.5 to 15 mg/kg)의 amodiaquine base를 1일 1회 3일 간 투여한다. 3가지 다른 용량의 복합제가 판매되고 있으며 국내에는 없는 약물이다.

7) 부작용
가장 심각한 부작용은 간독성과 골수 억제(무과립증)이다. 이러한 부작용은 말라리아의 예방을 목적으로 장기간 투여된 경우에서 보고되었으나 치료적 목적으로 단기간 투여되는 경우에는 어느 정도 발생하는지 정확하게 알려져 있지 않다.

5. Piperaquine

1960년대 프랑스와 중국에서 합성되었고 주로 중국에서 사용되었다. 1970년대 중국에서 말라리아 퇴치를 위해 예방과 치료목적으로 대규모 사용되면서 말라리아 발생 감소에 기여하였으나 효과 감소와 열대 열원충의 내성 발현으로 이어져 1980년대 이후 사용이 중단되었다. 1990년대 이후 단일 제제가 아닌 artemisinin 과의 병용 투여 약물로 다시 연구되면서 최근에는 dihydroartemisinin과의 복합제(상품명 Euratesim)로 개발, 사용되고 있다.

1) 구조 및 성상
구조적으로 chloroquine과 연관이 있는 bisquinoline 4-aminoquinoline이다.

2) 작용 기전
Chloroquine과 유사한 작용 기전을 갖고 있는 약물이다(Chloroquine 작용 기전 참조).

3) 내성 기전
정확한 기전은 알려져있지 않으나 chloroquine과 유사할 것으로 생각된다. Chloroquine과 교차 내성이 있는 것으로 알려져 있으나 chloroquine 내성 열대/삼일 열원충에 효과가 있다. 최근 artemisinin 내성이 출현하고 있는 캄보디아 지역에서 효능이 감소하고 있는 것으로 알려지고 있다.

4) 약물동력학
분포용적이 chloroquine 보다도 커서 103~716 L/kg에 달한다. 소실 반감기는 성인 22일, 소아 20일로 길다. 지방 친화적이어서 고지방 식이와 같이 섭취하면 생체이용률이 2배로 증가한다.

5) 임상 적응증
Chloroquine 내성 열대 열원충에도 효과가 있다는 것이 알려졌고 예방적 목적이 아닌 치료적 목적으로 단기간 사용될 경우 부작용 발생 정도는 chloroquine과 차이가 없다는 것이 알려지면서 chloroquine 내성 열대열말라리아의 치료제로 사용되고 있다. 현재 체중 5kg 이상, 생후 6개월 이후 소아와 성인에서 발생한 합병증이 없는 열대열말라리아의 치료제로 승인 받았다.

6) 용법 및 용량
Dihydroartemisinin-piperaquine (Euartesim) 복합제로 사용된다. Dihydroartemisinin-piperaquine이 20/160 또는 40/320mg 포함된 두 재형의 복합제가 개발되어 있다. 체중이 25kg을 초과하는 소아와 성인에서는 1일 4 (범위 2~10) mg/kg bw dihydroartemisinin과 18 (범위 16~27) mg/kg bw piperaquine을 1일 1회 3일 간 투여한다. 체중이〈25 kg인 소아에서는 1일 4(범위 2.5~10) mg/kg dihydroartemisinin과 24(20~32) mg/kg bw piperaquine을 1일 1회 3일 간 투여한다. 체중에 따른 용량은 아래와 같다.

체중(kg)	Dihydroartemisins-piperaquine 1일 1회 용량(mg)
5~<8	20+160
8~<11	30+240
11~<17	40+320
17~<25	60+480
25~<36	80+640
36~<60	120+960
60~80	160+1280
>80	200+1600

7) 부작용
성인과 소아에서 모두 사용 가능하며 주요 부작용은 설사와 같은 소화기계 부작용이다. 경증의 QT 간격 연장을 유발할 수 있으나 임상적으로 의미있는 정도는 아니다. 그러나 이러한 부정맥 발생 가능성 때문에 유럽에서는 지나치게 높은 혈중농도에 도달하는 것을 예방하기 위해 음식과 함께 복용하지 말 것을 권고하였고 QT 간격이 연장될 위험성이 있는 환자에서는 사용에 주의를 요한다.

6. Pyronaridine
과거 중국에서는 단일 제제로 심각한 부작용이나 내성 발현 없이 말라리아 치료제로 사용되었던 약물이다. 현재는 artesunate와 혼합된 경구용 복합제(상품명 Pyra-max®)로 개발되어 사용되고 있다.

1) 구조 및 성상

Mannich 기를 갖는 1-aza-acridine으로, 중국에서 1982년에 개발된 약제이다.

2) 작용 기전

정확한 기전은 밝혀져있지 않다. 열원충의 식공포 변형, beta-haematin의 형성 억제, haematin과 복합체를 형성하여 용혈을 일으키는 기전이 복합적으로 작용할 것으로 생각된다. 열원충의 생활사에서 적혈구에 감염된 단계에 효과적이나 생식 모세포나 간 세포에 있는 단계에는 효과가 없다.

3) 내성 기전

정확한 기전은 알려져 있지 않다. Chloroquine과 교차 내성이 있다는 실험 실적 보고도 있으나 열대열원충에 대해 chloroquine보다 더 강력한 효과를 가지며 chloro-quine내성 열원충에도 효과를 보인다. 40여 년간 pyronaridine 단일 제제 또는 복합제로 사용되었던 중국에서 서서히 약물 효능이 감소하였다는 보고는 있으나 chloro-quine 보다는 더 오랜 기간 유지되었다.

4) 약물동력학

분포용적이 크고 말기 소실 반감기는 14~18일이다. 단백 결합률은 92~95%로 높다. 주 배설 경로는 대변(47.8%)이나 소변으로도 23.7% 배설된다.

5) 임상 적응증

Artesunate-pyronaridine은 체중이 20 kg 이상인 소아와 성인에서 발생한 합병증이 동반되지 않은 열대열, 삼일열말라리아의 치료에 사용된다.

6) 용법 및 용량

경구용 약물로 pyronaridine과 artesunate가 3:1 비율로 혼합된 복합제(상품명 Pyramax)가 개발되어 사용되고 있다. Pyramax®는 1정에 pyronaridine 180 mg과 artesunate 60mg이 포함되어 있으며 말라리아의 치료 목적으로 1일 1회 3일간 복용한다. 체중에 따른 복용량은 아래와 같다. 음식과 무관하게 복용할 수 있다. 복용 30분 이내 구토한 경우 동일 용량을 재복용해야 한다. 간질환이 있는 환자에게 적절한 용량은 알려진 것이 없으며, 간독성 발생 가능성이 있어 심한 간기능 저하자에서는 사용하지 않는다. 경증 또는 중등증의 신기능 저하자에서는 용량 조절 없이 사용 가능하나 주의가 필요하다.

체중	Pyramax® 복용량	복용 기간
20~< 24 kg	1정	1일 1회 3일간
24~< 45 kg	2정	1일 1회 3일간
45~< 65 kg	3정	1일 1회 3일간
≥ 65 kg	4정	1일 1회 3일간

7) 부작용

Artesunate-pyronaridine는 비교적 안전한 약물로 가장 흔한 부작용은 두통, 구토, 복통, 서맥, 저혈당 등이다. 검혈액 검사에서는 빈혈, 호중구 감소, 호산구 증가가 나타날 수 있다. 초기 동물실험과 임상 시험에서 간독성이 보고된 바 있다. 실험실적으로는 CYP2D6를 억제하여 이 효소를 통해 대사되는 약물의 농도를 증가시킬 수 있다. 그러나 primaquine과의 동시 투여에서는 특별한 약동학적 변화와 이상반응이 관찰되지 않아 동시 투여가 가능하다.

Quinoline-methanol(그림 2)

1. Mefloquine

1) 구조 및 성상

Fluorinated 4-quinolinemethanol이다. 화학 구조상 quinine, chloroquine, halofantrine과 유사하다. 비

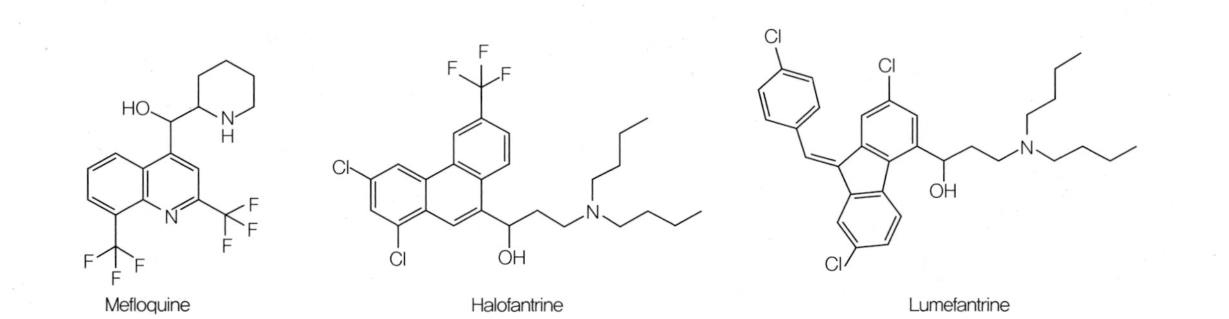

그림 2. Quinoline methanol계 화학 구조

수용성이며 경구제만 있다. 건조 상태를 유지해야 한다.

2) 작용 기전

Heme과 복합체를 형성한 것이 열원충에 독작용을 나타내는 것으로 생각되나 정확한 작용 기전은 밝혀지지 않았다. Chloroquine과는 다른 기전으로 생각되고 있다.

3) 내성 기전

1982년에 태국에서 처음으로 내성이 보고 되었다. 한때 태국에서 chloroquine 내성 열대 열원충의 치료제로 sulfadoxine-pyrimethamine(Fansidar®)과의 복합 제제(Fansimef®)로 사용되었으나 mefloquine의 체내 배설이 천천히 이루어지는 관계로 치료 농도 이하로 유지되는 시간이 길어 내성이 발생하는 문제점이 발견되었다. 정확한 내성 기전은 밝혀지지 않았으며 *pfmdr1* 유전자의 증폭이 mefloquine의 내성과 연관이 있다. Mefloquine 내성은 chlroquine 내성과 역상관관계에 있고 quinine이나 halofantrine과 교차 내성이 있다.

4) 약물동력학

경구투여 후 70~80%가 흡수되며 음식과 함께 투여하면 흡수율이 증가한다. 경구투여 17시간 후 최고 농도에 도달하며 반감기는 약 20일로 길다. 대부분 간에서 대사되어 대부분 대변으로 배설되고 10% 이하가 신장으로 배설된다. 주요 대산 산물인 2,8-bis-(trifluoromethyl)-4-quinoline carboxylic acid는 항말라리아 효과가 거의 없다. 단백 결합률은 98%이며 혈청보다 적혈구 안으로 축적되어 농도가 2~3배 높다.

5) 임상 적응증

열대열말라리아의 예방과 치료에서 효과가 증명되었으며, 특히 약제 투여의 간편성으로 1990년대 이후 열대열말라리아 예방에 1차 약물로 선택되고 있으나 부작용에 대한 우려가 있다.

6) 용법 및 용량

Lariam® (1정이 250 mg)이라는 상품명으로 해외 및 국내에서 판매 되고 있다. 예방 및 치료 목적으로 모두 사용할 수 있으며 용량은 표 4와 같다. 예방 목적으로는 말라리아 위험 지역으로 출발하기 1~2주 전부터 주 1회 복용하여 귀국 후에도 4주간 복용한다. 치료 목적으로 사용할 때에는 성인의 경우 1,250 mg을 1회 또는 2회로 나누어 투여할 수 있다. 신기능이 저하되어 있거나 혈액투석을 시행받는 경우에도 용량 조절은 필요하지 않다. Mefloquine과 pyrimethamine-sulfadoxine의 병용 제제(Fansimef®)가 있기는 하지만 치료 목적으로만 사용하며 국내에는 시판되고 있지 않다.

7) 부작용

예방 목적으로 투여하는 경우에는 주로 어지러움, 오심, 구토, 설사 등이 약 20%의 복용자에서 나타날 수 있으며 증상의 정도는 심하지 않으며 자연히 소실되기도 한

표 4. 체중에 따른 Lariam® 투여량

체중	예방	치료
>45 kg	1정(250 mg)	처음 750 mg, 6~12시간 후 500 mg 1회 투여
31~45 kg	3/4정(187.5 mg)	처음 15 mg/kg, 6~12시간 후 10 mg/kg 1회 투여
20~30 kg	1/2정(125 mg)	
15~19 kg	1/4정(62.5 mg)	
5~14 kg	5 mg/kg	

다. 그러나 약물을 복용한 지 1시간 이내에 구토를 한 경우에는 동일 용량을 재 투여해야 한다. 가장 심각한 부작용은 신경정신과적 부작용으로 어지러움, 균형 감각 소실, 이명, 정신병, 우울증, 환각, 경련, 뇌병증 등이 나타나는데 quinine과 마찬가지로 이 약물이 혈액뇌장벽을 통과하기 때문에 발생한다. 이러한 신경정신과적 부작용은 예방 및 치료 목적으로 사용할 때 모두 발생 가능한데, 예방적 투여인 경우에는 복용자의 0.01%에서 나타나는 반면 치료 목적인 경우에는 0.5%에서 발생한다. 증상의 정도는 경증부터 생명을 위협할 정도의 중증까지 다양하다. 특히 동양인에 비해 caucasian과 흑인에서, 그리고 남성보다는 여성에서 더 흔하다. 2013년 7월 미국 FDA(Food and Drug Administration)에서는 이러한 신경정신과적 부작용이 약물 투여가 중단된 이후에도 수개월에서 수 년간 드물게는 평생 지속될 수 있다는 것을 인지하고 약물 설명서의 내용을 강화하였다. 이외에도 순관기계 부작용으로 서맥, 부정맥 등이 나타날 수 있고 일시적인 간기능의 이상도 나타날 수 있다.

미국 CDC에서는 임산부에게 사용할 수 있는 약물로 허가되어 있고 WHO에서는 임신 첫 삼 개월 후부터 사용 가능한 것으로 되어 있으나, 사산 위험이 증가한다는 보고도 있어 주의를 요한다. 또한 반감기가 길어 복용 후 3개월 간은 임신을 피하는 것이 좋다. 과민반응이 있는 사람, 발작의 과거력이 있거나, 심한 신경정신과적 문제가 있는 사람, 다른 quinoline계 약물인 quinine, quinidine, halofantrine, chloroquine에 부작용이 있는 사람에게는 금기이다. Valproate로 발작을 조절중인 환자에게 mefloquine을 같이 투여하면 valproate의 혈중농도 감소로 발작의 위험성이 증가한다. Quinine, chloroquine과 같이 투여해도 발작의 위험성이 증가한다. 부정맥 환자나 운전 등 민첩한 행동이 필요한 사람에게도 투여 시 주의가 필요하다.

2. Halofantrine

1) 구조 및 성상
9-phenanthrene이다.

2) 작용 기전
미토콘드리아에 작용한다.

3) 내성 기전
내성 기전은 잘 알려지지 않았다. Halofantrine을 많이 사용하는 아프리카에서는 내성이 보고되었고, mefloquine과 교차 내성이 있어 태국과 같이 halofantrine을 사용하지 않은 지역에서도 내성이 보고되었다.

4) 약물동력학
흡수가 불규칙적이고 잘 되지는 않으며 사람마다 차이가 많이 난다. 8 mg/kg 이상 용량을 늘려도 혈중농도는 더 증가하지 않는다. 지방이 많은 음식과 같이 복용하면 6배 이상까지도 증가한다. 경구투여 후 6시간 이후에야 최고 혈중농도에 도달하며, 반감기는 건강한 사람에서 1~3일이며 말라리아 환자에서는 4일 정도이다. 간에서 대사되어 생산된 desbutyl 대사물은 항말라리아력을 갖고 반감기가 3~7일 정도로 길다. 신장으로 거의 배설되지 않는다. 다른 말라리아 약제와는 달리 적혈구 내에 축적되지 않는다.

5) 임상 적응증
경증, 중등도 다약제 내성 열대열말라리아 치료약이다. 예방 목적으로는 연구되지 않았다. 약효 자체는 quinine이나 mefloquine보다 우수하고 열대열말라리아를 단독제제로 치료가 가능하여 각광을 받았으나, 심장 부정맥을 일으킬 수 있다는 보고가 늘고 있어 부작용과 말라리아 위험성을 고려해서 사용해야 할 약이다. 삼일열말라리아에도 치료 효과가 있으며 chloroquine 내성 삼일열말라리아 치료에도 사용한다.

6) 용법 및 용량

8 mg/kg (성인에서 2정)을 6~8시간마다 3번 복용하고, 면역이 없는 사람에게는 재발을 막기 위해 1주일 뒤 반복 투여한다. 다약제 내성 말라리아에는 더 많은 양이 필요하지만 심장 부작용의 위험이 증가한다. 부정맥 환자, 임산부나 수유부에게는 투여하지 않는다. Mefloquine이나 quinine과 함께 사용하면 부작용이 심해지므로 같이 투여하지 않는다.

7) 부작용

위장관 부작용과 소양감이 흔한 부작용이다. 가장 심각한 부작용은 QT 간격 연장에 의한 부정맥이며 이로 인해 사망한 예가 있다. 혈중농도에 비례하여 발생하며, 음식과 같이 복용하거나 식후에 복용하면 혈중농도가 높아지므로 반드시 공복에 복용해야 한다.

3. Lumefantrine (Benflumetol)

Quinine, mefloquine, halofantrine과 같은 aryl aminoalcohol group의 약물로 fluorene (2,3-benzindene) 유도체이다. 정확한 작용 기전은 밝혀져있지 않으나 heme과의 상호작용을 통해 열원충의 식공포에 작용하는 것으로 생각된다. 경구 제제만 있고 artemether와의 복합제제로서 사용되고 있으나 국내에는 없는 약물이다. 경구투여 후 10시간 후에 최고농도에 도달하는데 지방 식이의 영향을 많이 받아 식후에 복용하면 흡수가 108% 증가한다. 반감기는 4.5시간이지만 개인별 차이가 크다. 약제 내성 열대열말라리아 치료제로 artemether와의 복합제로 (Riamet® 혹은 Coartem®라고 하며 artemether와 lumefantrine이 1:6의 비로 포함된 두 가지 제형 (20:120 mg과 40:240mg)이 있다) 개발되어 사용되고 있다. 치료

표 5. 체중 및 나이에 따른 artemether-lumefantrine의 용법, 용량

체중(kg)	1회 투여되는 artemether-lumefantrine 용량(mg)
5~<15	20+120
15~<25	40+240
25~<35	60+360
>35	80+480

효과는 95~100% 가량이며, 1일 2회, 3일간(총 6회) 투여가 권장된다. 첫 날은 8시간 간격을 두고 복용하고, 2일째부터는 아침, 저녁으로 복용한다. 체중 및 나이에 따른 투여 용량은 표 5와 같다. Arthemether-lumefantrine 제제는 체중 5kg 이상인 소아부터 사용 가능하며 지방과 함께 섭취해야 충분한 혈중농도에 오를 수 있으므로 우유 혹은 지방 식이와 함께 복용토록 교육하는 것이 중요하다.

8-AMINOQUINOLINE(그림 3)

1. Primaquine

1) 구조 및 성상

8-aminoquinoline이다. 이 계열의 약물로는 1926년 pamaquine이 최초로 합성되었으나 효과에 비하여 독성이 강하여 많이 사용되지 못했고 1945년대 들어 primaquine이 개발되어 현재까지 삼일열말라리아 및 난형열말라리아에 의한 재발을 막을 수 있는 유일한 치료제로 사용되고 있다. 정맥으로 투여할 경우 자극이 심해 경구투여만 가능하다.

2) 작용 기전

간에 있는 삼일 열원충과 난형 열원충의 휴면체에 대해 살균 작용이 있으며, 모든 열원충의 생식모세포에 대해서도 살균 작용을 갖는다. 이런 이유로 휴면체에 의한 재발 및 모기로의 생식모세포 전파를 차단하기 위해 주로 사용된다. 정확한 작용 기전은 밝혀져 있지 않은데 유사 성분

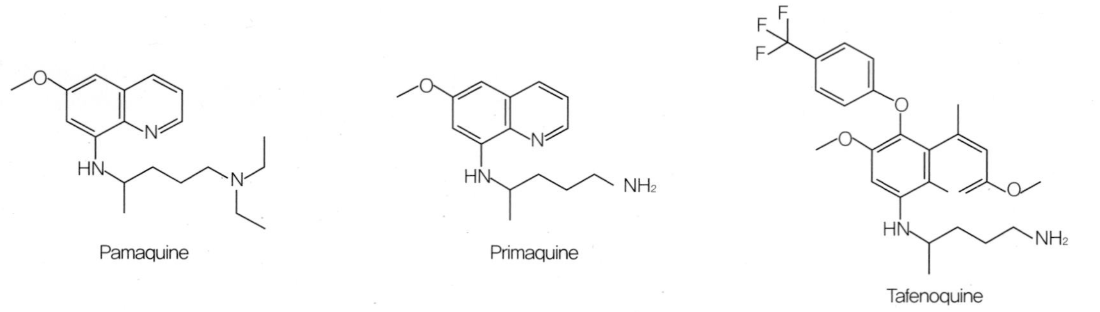

그림 3. 8-Aminoquinoline의 화학 구조

인 pamaquine 작용 기전도 유사하다면 , 미토콘드리아의 전자 전달계를 교란시키고 pyrimidine 합성에 관여할 것으로 생각된다.

3) 내성 기전

과거 내성이 의심되는 사례들이 약물 용량을 증량하여 사용할 경우 효과를 나타내는 것으로 보아 내성보다는 투여량, 지역별 열원충 균주의 감수성 차이 때문에 나타나는 현상으로 생각한다. 그러므로 내성 기전이 밝혀진 것도 없다.

4) 약물동력학

경구투여 후 즉시 흡수되어 흡수율은 75~100%이며 1~2시간 후 최고 농도에 도달한다. 간에서 즉시 car-boxyprimaquine으로 대사되며 반복 투여할 경우 체내에 축적된다. 소실 반감기는 8시간이다. Cytochrome P-450 CYP2D6에 의해 대사되며 slow metabolizer에서는 약물 효능이 감소되어 치료 실패와 연관된다는 보고가 있다.

5) 임상 적응증

삼일열말라리아와 난형열말라리아 치료에서 휴면체 제거를 통한 완치와 재발(relapse) 방지를 위해 사용한다. 또한 열대 열원충의 생식모세포에 대한 효과로 열대 열원충의 전파 차단을 위해 사용할 수 있다. 그러나 G6PD (glucose 6 phosphate dehydrogenase) 결핍 환자에서 용혈

성 빈혈을 유발할 수 있으므로 투약 전에 G6PD결핍에 대한 검사를 시행하는 것이 좋다. Clindamycin과 함께 사용해서 폐포자충 폐렴의 치료에도 사용할 수 있다.

6) 용법 및 용량

국내를 포함하여 온대지방에서 발생하는 삼일열말라리아의 재발(relapse) 방지를 위해서는 primaquine base 15 mg (소아는 0.3 mg/kg) (primaquine phosphate 26.3 mg)을 1일 1회, 14일간 투여한다. G6PD결핍이 있거나 의심되어 용혈성 빈혈의 위험이 있을 때에는 45 mg을 1주일마다 8주간 사용한다. 국내 삼일열말라리아에서 primaquine 투여 후에도 재발율은 2~3%로 알려져 있다. 열대 지방, 특히 파푸아뉴기니에서 발생하는 삼일열말라리아는 chesson strain으로 온대 지역에서 발생하는 것에 비하여 primaquine에 대한 감수성이 떨어져서 primaquine base 15mg/일로 투여할 경우 재발이 많다. 그러므로 재발 예방을 위해서는 30 mg을 1일 1회 14일간 투여한다. 투여 기간 보다는 총 투여량이 효과를 결정한다. 최근에는 환자의 체중이 70kg이 넘는 경우에는 상기 용법으로 투여할 경우 재발이 높은 것으로 알려지면서 체중에 따라 0.5 mg/kg (하루 30 mg)을 투여해야 한다는 주장도 있다.

태반을 통과하고 태아는 상대적으로 G6PD 결핍 상태이기 때문에 임산부에게는 사용하지 말아야 한다. 1세 이하 어린이에게도 사용하지 않는다. 그러므로 말라리아에 감염된 임산부에게는 chloroquine만으로 치료를 하고 재

발(relapse)을 막기 위해 사용하는 primaquine은 출산 후에 투여할 수밖에 없다. 임신 기간 중에는 재발을 억제 하기 위해서 chloroquine을 예방적 목적으로 정기적으로 투여할 수는 있다. primaquine이나 대사산물이 모유를 통해 배설되는지에 대해 잘 알려져 있지 않아 prima-quine 복용 중에는 모유 수유를 중단하는 것이 안전하다.

7) 부작용

오심, 구토, 복통 등의 위장관 부작용이 흔하며 특히 1 회 30mg 이상 복용할 때 심하다. 식사와 함께 복용하면 완화된다. 메트헤모글로빈혈증, 드물게 과립구 감소가 생 길 수 있다. 용혈성빈혈이 가장 치명적인 부작용이며, 열이 있거나 해열제와 함께 사용하면 심할 수 있어, 해열이 된 다음 투여하는 것이 원칙이며, G6PD 결핍이 있는 환자에 서 심하므로 투여 전에 검사가 권장된다. 사용 도중 배가 아프고 창백해지거나 소변이 검게 되면 중단해야 한다.

2. Tafenoquine

새롭게 개발된 8-aminoquinoline계 항말라리아제이 며, 휴면체에 대한 효과로 삼일열이나 난형열말라리아의 재발 방지를 위해 사용할 수 있다. 원숭이 실험을 통해 primaquine에 비해 휴면체에 대한 효과가 10배 강한 것 이 확인되었다. 작용 기전이 primaquine과 달라서 4-aminoquinoline과 유사하게 heme 중합을 억제하는 것으로 알려져있다. 분포용적이 크고 소실 반감기는 약 16

일로 길다. Primaquine과 달리 적혈구에 축적된다. Cytochrome P-450 CYP2D6를 통해 대사된다. 임상에 서의 사용을 위해 현재 임상 시험이 진행중이다. Prima-quine과 같이 오심, 구토, 두통, 근육통이 주요 부작용이 며 G6PD결핍 환자에서 용혈을 유발하므로 G6PD결핍 검 사 후에 사용해야 한다.

Artemisinin 및 유도체(그림 4)

1) 구조 및 성상

Sesquiterpene lactone peroxide이며, 이러한 구조는 다른 항말라리아 제제와는 상이하여 교차내성은 생기지 않으리라 생각된다. 중국에서는 오래 전부터 약용 식물로 사용되던 Qing hao로부터 추출한 성분으로 1972년 중국 과학자들에 의해 항말라리아 성분인 quinhaosu 즉 artemisinin이 추출, 정제되었고 이후 반합성 유도체들이 여러 가지 개발되어 사용되고 있다. 가장 먼저 개발된 것은 artemisinin으로 알약, 캡슐이나 좌제가 있는데 이후 반 합성된 유도체들이 더 우수한 효과를 보여 더 많이 사용되 고 있다. Artemether는 artemisinin이나 artesunate보 다 지용성이며 근주 및 경구용으로 사용하고 lumefan-trine과의 복합제제가 상용화되어 사용되고 있다. Arte-sunate는 경구, 주사 및 좌제가 있다. Dihydroartemis-inin은 경구 및좌제가 있다. 과거 arteether로 불렸던 artemotil은 지용성으로 근주용으로만 사용이 가능하다.

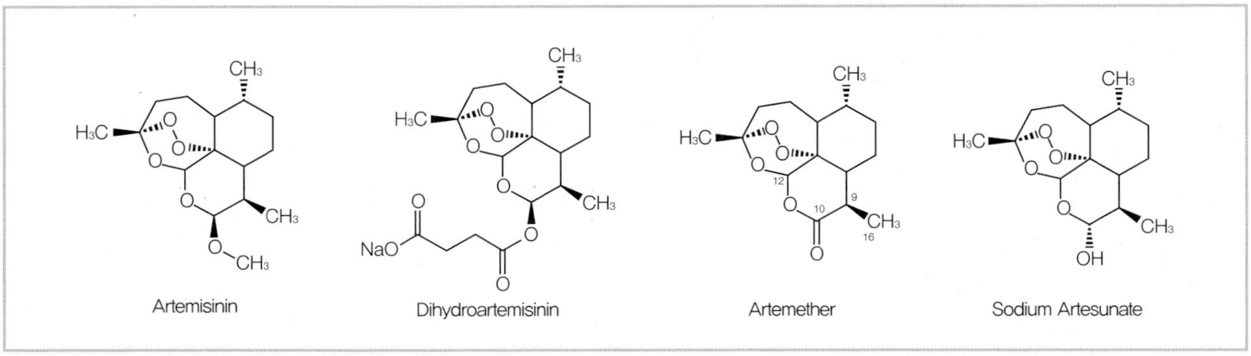

그림 4. Artemisinin계 항말라리아 약물의 화학 구조

2) 작용 기전

Artemisinin에 포함되어 있는 endoperoxide bridge는 원충내 heme-iron과 결합하여 분해되면서 산소자유기를 생성하고 산소자유기가 말라리아의 주요단백을 alkylation 시킴으로써 항말라리아 작용을 나타낸다. 다른 어떤 항말라리아 약물보다도 항균력이 10~100배 강하고 초기 영향형부터 분열체, 생식포세포까지 광범위한 항균 범위를 가지고 있다.

3) 내성 기전

중국과 캄보디아에서는 40여년 이상 사용되었고 최근 WHO의 치료 지침에 따라 아프리카 등에서도 사용이 증가하고 있다. 사용이 늘면서 효능 감소가 나타나고 있는데 캄보디아에서 보고되었고 이어서 태국과 미얀마의 국경지역, 메콩강 유역에서도 보고되고 있다. Artemisinin은 열대열 원충의 phosphatidylinositol-3-kinase (PfPI3K)를 강력하게 억제하는데 내성이 있는 열원충에서는 Kelch13 (PfKelch13)의 C580Y 돌연변이로 인해 PfPI3K가 증가되어 있는 것이 밝혀졌다. PfKelch13은 artemisinin 내성의 분자생물학적 표지자로 현재 많은 연구가 진행되고 있다.

4) 약물동력학

제제마다 약간의 차이가 있다. Artemisinin의 경우 경구투여 후 흡수가 빨라 3시간 이내에, 좌제의 경우 11시간 후에 최고 농도에 도달한다. 분포용적은 19.4 L/kg이며 평균 최고 농도는 391 μg/L이다. 반감기는 1.9~2.6시간이다. Artemether의 경우 경구투여 2~3시간 후에 최고 농도에 도달하고 근육주사하는 경우에는 환자의 상태에 따라 다양하여 약 6~18시간 후에 도달한다. Artemether는 활성 대사물인 dihydroartemisinin으로 대사되어 효과를 발휘하며 반감기는 약 1시간이다. Artesunate는 흡수가 빨라 경구, 좌제, 근주 했을때 각각 1.5시간, 2시간, 0.5시간 후 최고 농도에 도달한다. Artemether와 마찬가지로 대부분 dihydroartemisinin으로 대사되어 효과를 발휘하며 간기능 혹은 신기능이 저하된 환자에서도 용량 조절이 필요하지 않다. 반감기는 약 45분이다. Dihydroar-temisinin은 지용성으로 경구투여 시 2.5시간, 직장으로 투여 시 4시간 후 최고 농도에 도달한다. 반감기는 약 45분이다. Artemotil은 지용성이고 많은 연구가 이루어져있지 않다. 근육주사로만 사용 가능하며 흡수율이 일정하지 않아 투여 24시간 후에도 혈장에서 약물이 측정되지 않는 경우도 있다.

생체이용율은 정상인과 환자의 상태에 따라 다르다. Dihydroartemisinin은 정상인에 비해 말라리아 환자에서 2배로 증가한다. Artesunate는 말라리아에 감염된 산모에서 감염되지 않은 산모에 비해 4배 감소한다. Artesunate를 제외한 artemisinin 계열 경구용 약물은 투여 5일 후부터 생체이용률이 80% 이상 감소한다.

5) 임상 적응증

현재 WHO에서 권장하는 열대열말라리아의 일차 치료제이며 반감기가 대단히 짧아 예방약으로는 적절하지 않다. 삼일열말라리아에도 치료 효과가 있어 chloro-quine 내성 삼일열말라리아에서도 사용 가능하다. 현존하는 말라리아 약물중 가장 효과가 좋고 작용 시간이 빠르다. 그러나 소실 반감기가 대단히 짧아 단독 투여할 경우 최소 7일 이상의 장기간 투여가 필요하다. 이러한 이유로 반감기가 긴 또 다른 말라리아약과 병용 투여할 것을 권고하고 있다. 병용투여의 장점으로는 artemisinin 성분의 빠르고 강력한 효과를 통해 중증 말라리아로 진행하는 것을 억제하고 빠른 회복을 통해 병용 투여되는 다른 약물의 복용을 용이하게 하며 약제내성 출현을 억제하는 것이다. 또한 원충혈증을 빠르게 개선하여 생식모세포 출현을 억제, 전파를 차단하는 효과도 기대할 수 있다.

6) 용법 및 용량

Artemisinin, artemether, artesunate, artemotil과 같이 약리학적 특성을 개선한 약제들이 개발되어 있고 투여량은 각기 다르다. 단독으로 사용하면 짧은 반감기로 인해 약제 중단 후 재발이 흔하기에 mefloquine, lume-fantrine, amodiaquine, sulfadoxine-pyrimeth-amine, piperaquine 등과 같은 동반 약물을 같이 사용

하며 경구 복합제가 개발되어있다. 경구용 artemisinin 복합제는 합병증이 동반되지 않은 열대열말라리아의 치료를 위해 사용되며 총 3일 투여가 기본이다. 경구 복합제에서 artemether는 총 5~24 kg/체중이 투여되어야 하고, artesunate는 총 4 (범위 2~10) mg/체중이 투여되어야 한다. 중증 말라라아 환자는 경구용 약물을 사용할 수 없어 주사제로 치료한다. 정맥주사용으로는 arrtesunate가 있다. 체중이 20 kg 미만인 소아에서는 1일 3mg/kg을 사용하고 20kg 이상 소아와 성인에서는 2.4mg/kg을 투여한다. 최소 1일 투여하고 환자의 상태가 개선되어 경구 약물 복용이 가능해지면 artemisinin 복합제로 변경하여 치료한다. 국내에는 artemisinin 경구용 제제가 해외유입전염병 치료제로서 국립중앙의료원에서 공급되고 있다.

7) 부작용

경한 위장관 증상(오심, 구토, 설사), 어지러움, 이명, 그물적혈구감소증, 호중성백혈구감소증, 간기능 이상, 서맥, QT 간격의 연장 등이 발생할 수 있다. 가장 심각한 부작용은 1/3000명의 확률로 발생할 수 있는 과민반응이며, artemotil이나 artemether과 같이 지방친화적인 약제는 근주했을 경우 중추신경계 부작용이 동물에서 증명되었다. 이러한 신경독성이 사람에서 발생하는지는 명확히 밝혀져있지 않다. 심장독성도 크게 문제가 되지 않으며 경한 QT 간격의 연장이 나타날 수 있다. 동물 배아에 대한 독성이 있고, 사람에서는 임신 첫 3개월에 투여했을 때의 안정성이 평가되어 있지 않아 이 시기에 사용해서는 안 된다. 그러나 임신 2, 3기에서는 사용 가능하고 미얀마, 캠비아 등에서 말라리아에 감염된 산모를 대상으로 artemether, artesunate를 투여한 연구에서도 유산, 사산, 선천성기형의 증거는 나타나지 않았다. 중증말라리아의 치료를 위해 artesunate를 정맥주사한 경우 투여 1주 이후에 용혈현상이 나타날 수 있다.

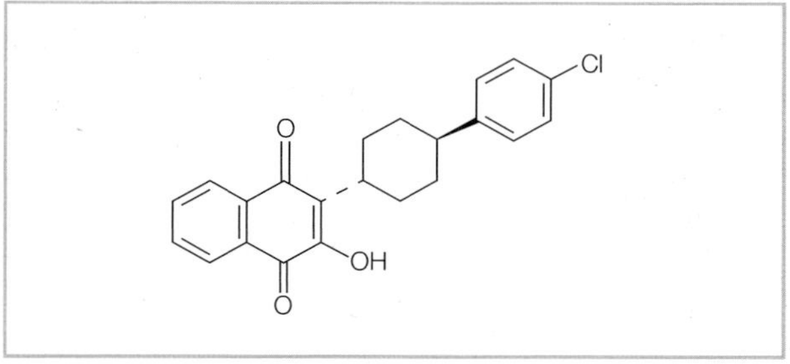

그림 5. Atovaquone의 화학 구조

기타 항말라리아제

1. Atovaquone (그림 5)

약제내성 열대열원충에 대한 효과가 알려지면서 항말라리아 약물로 개발된 약제이다. 특히 progunail과 같이 사용하는 경우 상승효과가 나타나서 말라리아의 치료제로서는 proguanil과 함께 복합제로 사용된다. 열원충 외에도 *Pneumocystis jirovecii*, *Toxoplasma gondii*, *Babesia microti*, *Cryptosporidium parvum*, *Leishmania donovani*, *Entamoeba histolytica*, *Trichomonas vaginalis* 등에도 효과가 있다.

1) 구조 및 성상

Chlorophenyl cyclohexyl hydroxynaphtho-quinone이다.

2) 작용 기전

열원충 미토콘드리아의 cytochrome bc1 complex에 선택적으로 작용하여 미토콘드리아의 전하 전달을 억제하고, ATP와 pyrimidine 생성을 줄이며, 미코콘드리아 막전하를 없애는 기전에 의해 열대열말라리아 증식을 억제한다. Proguanil과 함께 사용할 때 proguanil 자체는 막전하에 영향을 주는 약제가 아니지만 atovaquone의 막전하를 없애는 작용을 증강시킨다. 즉 proguanil은 이 경우 dihydrofolate reductase 억제제가 아니고 biguanide로 작용하는 것이며, 이런 상승 작용은 열대열 말라라아 원충이 proguanil에 대해 내성이어도 얻을 수 있다.

3) 내성 기전

Atovaquone 단독으로 사용했을 때 내성이 발생하는데, 미토콘드리아의 cytochrome b 유전자의 돌연변이에 의해 발현된다. Proguanil과 함께 사용하면 이러한 내성 발현이 억제된다. 다른 항말라리아 약제와의 교차 내성은 없다.

4) 약물동력학

경구 흡수율은 낮으며 지방 식이와 함께 투여할 경우 흡수가 2~3배 증가한다. 단백 결합율은 99%이며 반감기는 창자간순환 때문에 66~70시간으로 길며 대부분 대변으로 배설되고 1% 미만만이 소변으로 배설된다.

5) 임상 적응증

Proguanil과 함께 사용하여 상승 작용을 얻을 수 있다. 다약제 내성 열대열말라리아의 경구 치료제로 열이 떨어지는 속도는 다른 항말라리아제와 비슷하거나 우수하고, 원충 제거 속도는 더 느리다. *Toxoplasma gondii*와 *P. jirovecii*에도 치료 효과가 있다. 열대열말라리아의 예방에도 90~100%의 예방 효과가 있다. 부작용이 적고 약제내성 말라리아에 효과가 있어 최근 여행자의 말라리아 예방을 위해 많이 사용되고 있는 약물이다.

6) 용법 및 용량

Proguanil과 복합제제로 Malaron® (성인용: atovaquone 250 mg과 proguanil hydrochloride 100 mg, 소아용: atovaquone 62.5mg과 proguanil 25mg)으로 판매된다. Mefloquine 내성 열대열말라리아에 대한 효과도 있고 mefloquine과 비교하여 안정성이 높아 선진국에서는 열대열말라리아의 예방약으로 가장 먼저 추천되는 약물이다. 예방 목적으로는 Malaron®을 출국 1~2일 전부터 귀국 후 7일까지 매일 1일 1회 투여한다. 열대열말라리아의 치료에도 사용할 수 있는데, Malaron®을 1일 1회 3일간 투여한다. 체중에 따른 투여 용량은 표 6과 같다. Atovaquone 단독 제제는 Mepron이라는 상품명으로 판매되며 국내에는 없다.

표 6. 체중에 따른 Malaron® 1일 투여량

체중	예방	치료
> 40 kg	성인용 1정	성인용 4정
31~40kg	소아용 3정	성인용 3정
21~30 kg	소아용 2정	성인용 2정
11~20kg	소아용 1정	성인용 1정

7) 부작용

Atovaquone의 부작용으로는 복통, 오심, 구토, 설사, 피부 발진, 두통, 열, 불면증, 간기능 이상, 저나트륨혈증 등이 있을 수 있지만 대체로 안전한 약제이다. 드물게 빈혈, 호중구감소증이 나타난다. Malaron®의 부작용도 유사하여 주로 오심, 두통, 어지러움증 등이 있을 수 있다.

2. Proguanil 및 chlorproguanil(그림 6)

1) 구조 및 성상

Biguanide에 속하는 항말라리아제이며, 경구 약제만 있다.

2) 작용 기전

자체는 항말라리아력이 약하지만 있고, 대사 물질인 cycloguanil이 주 작용물질이며, dihydrofolate reductase억제제이다. 결과적으로 pyrimidine nucleotide가 고갈되어 핵산 형성을 억제한다.

3) 내성 기전

Dihydrofolate reductase의 변형에 의한다. Pyrimethamine도 내성 기전이 같으나 변이 부위가 다르기에 pyrimethamine에 내성이어도 proguanil에는 감수성이

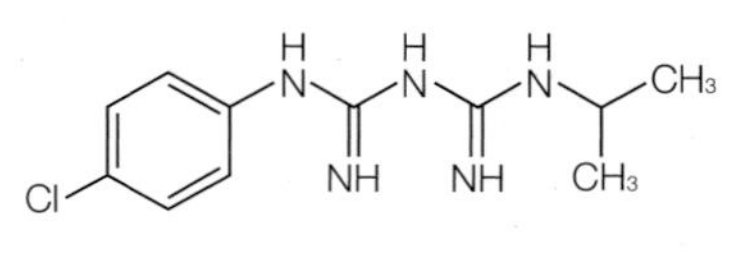

그림 6. Proguanil의 화학 구조

있을 수 있다. 내성률은 높은 편으로 열대열말라리아, 삼일열, 사일열말라리아에서 보고되었다.

4) 약물동력학

경구투여 후 90% 이상 흡수되며 투여 4시간 후에 최고 농도에 도달한다. 단백결합율은 75%이고 대사되어 항말라리아력을 나타내는 cycloguanil과 chlorcyclo-guanil로 변한다. 반감기는 약 20시간이며, 50%가 요로 배설된다. 장기 투여해도 조직에 누적되지는 않는데 예외로 적혈구 내에는 혈장보다 3배 이상 높은 농도가 유지된다. 소량이 모유에서 검출된다.

5) 임상 적응증

Proguanil은 atovaquone과 함께 열대열말라리아 치료 목적으로 사용하며, 예방 효과도 증명되었다. Dapsone-proguanil은 열대열말라리아 치료에 사용한다. Chloroquine 내성 열대열말라리아의 예방을 위해 chloroquine-proguanil을 사용한 결과, 안전성은 있었으나 예방 효과가 떨어져 임산부 외에서는 mefloquine으로 대치되었다.

6) 용법 및 용량

단일 제제로는 국내에 없는 약물이다. 태국이나 뉴기니에 있는 다제내성 열대열원충에는 효과가 없으며 최근에는 단일 제제 보다는 atovaquone과의 복합 제제로 사용된다. Dapsone (4 또는 8 mg/kg)과 함께 chloroproguanil (1.25 mg/kg)을 사용하여 열대열말라리아 치료용으로도 사용한다(Atovaquone-proguanil은 atovaquone 참조).

7) 부작용

안전한 약제로 임산부에게도 사용할 수 있다. 위장장애, 설사 등이 있을 수 있고 구강이나 성기 궤양, 탈모, 범혈구감소증이 보고되었다. Warfarin과 동시 투여할 경우 상호작용이 있을 수 있고 magnesium 제제와 함께 투여하면 흡수가 저하된다.

3. Sulfadoxine

Sulfonamide계열의 약물로 수용성이고 dihydropteroate synthase를 억제하여 항말라리아 효과를 나타낸다. Pyrimethamine과의 복합제제(Fansidar®)로 chloroquine 내성 열대열원충의 치료제로 많이 사용되었고 경구 및 근육주사로 투여할 수 있다. 국내에는 현재 시판되고 있지는 않으나 해외유입전염병 치료제로서 국립의료원에서 공급하고 있다. 경구투여할 경우 빨리 흡수되어 투여 4시간 후 최고 농도에 도달하며 단백결합율은 90~94%, 반감기는 4~9일로 길다. 주로 소변으로 배설되고 태반을 통과하며 모유에서 성분이 검출된다. 과거 많은 사용으로 이미 sulfadoxine-pyrimethamine 내성 열원충이 발견되는 지역이 많아 예방적 투여로는 권장되지 않고 있으며, 열대열말라리아의 치료 목적으로도 clindamycin을 복용할 수 없는 소아 및 여성 환자에서 제한적으로 quinine과 함께 사용한다. Fansidar 1정에는 sufladoxine 500mg과 25mg의 pyrimethamine이 들어있으며 50kg 이상 성인에서는 3정을 1회, quinine 투여 마지막 날에 복용한다. 체중이 5~10kg인 소아는 0.5정, 11~14kg인 경우 0.75정, 15~20kg인 경우에는 1정, 21~30kg 1.5정, 31~40kg 2정, 41~50kg 2.5정을 복용한다. 부작용으로 오심, 구토, 식욕부진, 설사 등의 위장관 증상과 함께 결정뇨, 가려움, 감광성, 탈락피부염, 결정홍반, 무과립구증, 저혈소판증 등이 있다. 과민반응인 피부 부작용은 중증으로 진행할 수 있으므로 발진이 시작되면 투약을 중단해야 한다.

4. Pyrimethamine

열 원충의 dihydrofloate reductase를 억제하여 효과를 나타내며 작용이 느리다. 자세한 내용은 항원충제를 참고하기 바란다.

5. Dapsone

한센병의 치료에 주로 사용되는 sulfone 계열 약물로 폐포자충 폐렴, 톡소포자충증, 피부리슈만편모충증 등의 치료에도 사용된다. 말라리아의 치료에는 chlorproguanil과의 복합제제(Lapdap™)가 chloroquine 내성 열대열원충의 치료에 사용되나 국내에는 시판되고 있지 않다. Sulfonamide와 마찬가지로 열원충의 dihydropteroate synthase를 억제하여 엽산 대사를 방해한다. 효과의 발현이 늦다. 경구로 투여할 경우 거의 대부분 흡수되어 2~8시간 후 최고 농도에 도달한다. 단백 결합율은 50~80%이고 반감기는 10~50시간으로 길다. 주로 신장으로 배설된다. 부작용으로 열, 용혈성빈혈, 메트헤모글로빈혈증, 골수 억제 등이 있고 G6PD결핍 환자에게 사용하면 안 된다.

6. Tetracycline 및 doxycycline

열대열말라리아와 삼일열말라리아 모두에 치료 및 예방 효과가 있지만, 치료 시작 후 반응이 늦기 때문에 단독으로는 사용하지 않고 다른 약제 (artemisinin, quinine 등)와 같이 사용해야 한다. 예방에서는 시간이 관여하지 않기 때문에 사용할 수 있지만, 매일 복용해야 하는 불편함 때문에 meflo-quine을 사용하지 못하는 사람이거나 mefloquine 내성 지역을 갈 때 사용한다.

치료 목적으로는 tetracycline 250~500 mg(성인), 6.25 mg/kg(8세 이상 소아)을 6시간마다 7일간 사용하며, doxycycline은 100 mg(성인), 2 mg/kg(8세 이상 소아)을 1일 2회 7일간 사용한다. 예방 목적일 때에는 위험지역으로 출발하기 1일 전부터 성인에서 doxycycline을 100 mg 1일 1회, 8세 이상의 소아에서는 2 mg/kg 1일 1회 투여하며 귀국 후 4주간 지속적으로 복용해야 한다.

7. Clindamycin

합병증이 없는 열대열말라리아의 치료제이다. 20 mg/kg/일을 7일간 사용한다. 작용이 느리므로 단독으로는 사용하지 않고 quinine이나 다른 항말라리아제와 함께 사용한다. 특히 *Babesia*의 치료시 quinine과 clindamycin을 병용하므로, *Babesia*와 열대열말라리아가 구분이 되지 않을 때 도움이 된다.

■ 참고문헌

1. 염준섭, 박윤규: 국내 삼일열말라리아의 치료. 대한의사협회지 *50:88-92, 2007.*

2. Baird JK: *Effectiveness of antimalarial drugs. N Engl J Med 352:1565-77, 2005.*

3. Boggild AK, Parise ME, Lewis LS, Kain KC: *Atovaquone-Proguanil; Report from the CDC expert meeting on malaria chemoprophylaxis (II). Am J Trop Med Hyg 76:208-33, 2007.*

4. Brunton LL: *Goodman & Gilman's The Pharmacological Basis of Therapeutics. 11th ed. New York, McGraw-Hill, 2006.*

5. Gargano N1, Cenci F, Bassat Q. *Antimalarial efficacy of piperaquine-based antimalarial combination therapies: facts and uncertainties. Trop Med Int Health 16:1466-73, 2011.*

6. Gilles HM, Warrell DA:*Esstential Malariology. 4th ed. p268-312, Arnold, London, 2002.*

7. Mandell GL, Bennett JE, Dolin R:*Mandell, Douglas, and Bennett's Principles and Practice of Infectious Diseases. 8th ed. p495-509, Philadelphia, Elsevier, 2015.*

8. Mbengue A, Bhattacharjee S, Pandharkar T, Liu H, Estiu G, Stahelin RV, Rizk SS, Njimoh DL, Ryan Y, Chotivanich K, Nguon C, Ghorbal M, Lopez-Rubio JJ, Pfrender M, Emrich S, Mohandas N, Dondorp AM, Wiest O, Haldar K. *A molecular mechanism of artemisinin resistance in Plasmodium falciparum malaria. Nature 520:683-7, 2015.*

9. White NJ: *Antimalarial drug resistance. J Clin Invest 113:1084-92, 2004.*

10. World Health Organization: *WHO Guidelines for the treatment of malaria. 3rd Ed. Geneve, Switzerland: WHO press, 2015.*

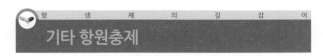

기타 항원충제

서 민 (단국대학교 의과대학 기생충학교실)

1. Amphotericin B

1) 개요
*Streptomyces nodulus*에서 추출한 약제로 진균의 막에 결합해 channel을 만듦으로써 칼륨, 나트륨, 염소, 수소이온 등의 농도를 교란시키는 게 작용 기전으로 알려져 있다. 항진균제로 널리 쓰이지만, primary amebic meningoencephalitis에 우선적으로 사용한다.

2) 임상 적응증
파울러자유아메바(*Naegleria fowleri*)에 의한 감염증에 1차적으로 쓰이며, 내장리슈만편모충증(visceral leishmaniasis, Kala-azar)에도 효과가 있다.

3) 용법 및 용량
kg당 1 mg을 정맥주사하며, 기간은 환자의 회복상태에 따라 다를 수 있다. 칼라아자 때는 kg당 3 mg을 1~5일간 정맥주사한다.

4) 부작용
정맥주사 시 고열과 오한이 있을 수 있고, 그밖에 저혈압, 오심, 구역, 구토, 두통, 호흡곤란, 빈호흡, 전신쇠약 등이 보고돼 있다.

2. Benznidazole

1) 개요
샤가스병(Chagas' disease)에 쓰는 약으로 free radical을 만들어 충체에 손상을 입히는 것이 작용 기전이다.

2) 임상 적응증
샤가스병에 사용하며, 급성기의 경우 치료성공률이 80%에 달한다.

3) 용법 및 용량
성인의 경우 하루에 체중 kg당 5 mg씩, 소아의 경우 하루에 체중 kg당 10 mg씩을 60일간 경구투여한다.

4) 부작용
피부 알레르기와 말초 신경병증이 있으나 모두 가역적이다.

3. Eflornithine

1) 개요
구조식이 D, L-alpha-difluoromethylornithine (DFMO)로 이는 얼굴의 다모증을 치료하는 약인데, 수면병(African trypanosomiasis)의 치료에도 쓰인다.

2) 임상 적응증
초기 및 후기 감비아형수면병(*Trypanosoma gambiense* infection)에 모두 효과가 있다. 수면병 환자들 중 비소계 치료제에 반응하지 않는 경우가 많은데, 이럴 때 eflornithine을 쓰면 효과가 좋다. 로데지아형수면병(*Trypanosoma rhodesiense* infection)에는 그다지 효과적이지 않다.

3) 용법 및 용량
매 6시간마다 체중 kg당 100 mg씩을 정맥 내로 2주간 투여한 후 매 6시간마다 체중 kg 당 75 mg씩을 경구로 3~4주간 투여한다.

4) 부작용
설사, 복통, 빈혈 등이 나타나지만 모두 가역적이어서 치료를 중단할 필요가 없다.

4. Meglumine antimoniate

1) 개요

5가 안티몬화합물로, sodium stibogluconate를 쉽게 구할 수 없는 지역에서 쓰인다. 항산화 능력을 떨어뜨리고 ATP 합성을 저해하는 게 작용 기전으로 추측되고 있다.

2) 임상 적응증

내장리슈만편모충증(visceral leishmaniasis, Kala-azar) 및 피부리슈만편모충증(cutaneous leishmaniasis)에 사용한다. 단, 후자의 경우 *Leishmania aethiopica* 감염은 제외이며, *L. amazonensis*에 의한 미만성 감염증, *L. braziliensis*에 의한 피부점막리슈만편모충증(mucocutaneous leishmaniasis)에 사용한다.

3) 용법 및 용량

체중 kg당 50 mg를 10~12일 간 매일 투여한다. 피부점막리슈만편모충증의 경우에는 같은 용량으로 meglumine을 15일 간 투여하고, 치유가 불완전하거나 점막 침범의 위험이 높을 때 15~20일 후 다시 15일 간 반복 투여한다.

4) 부작용

심전도 변화는 용량-의존성이고 가역적이며, T 파의 역전과 Q-T 간격의 연장이 부정맥 이전에 나타난다. 간 및 신기능의 장애가 있을 수 있고, 두통, 권태, 호흡곤란, 피부 발진, 안면부종, 복통이 있을 수 있다.

5. Melarsoprol

1) 개요

3가 비소계 약제로 체내에서 melarsen oxide로 대사돼 trypanothione reductase를 억제하는 것이 작용 기전으로 알려져 있다. 혈액-뇌 장벽을 통과할 수 있어 아프리카수면병의 치료에 쓰인다.

2) 임상 적응증

신경계가 침범된 감비아형수면병의 1차 선택약으로 쓰인다.

3) 용법 및 용량

약간의 중추신경계 증상만 있는 초기 환자에게는 매일 체중 kg당 3.6 mg을 3일간 정맥 투여하고 2주 후 다시 3일 간 투약한다. 흔히 나타나는 헤륵스하이머반응(Herxheimer's reaction)을 예방하기 위해 부신피질호르몬을 전처치한다.

4) 부작용

약과 감염된 뇌의 상호작용으로 반응성 뇌병증(reactive encephalopathy)가 흔히 나타날 수 있는데, 이는 혼돈과 흥분이 고조되는 것이 특징이다. 이 경우 일시적으로 치료를 중지하고 진정시키는 게 좋다. 비소의 독성에 의한 출혈성 뇌병증도 드물지만 보고된 바 있다.

6. Metronidazole

1) 개요

Nitroimidazole의 유도체로, 세균과 각종 원충을 치료하는 데 널리 쓰인다. 원충류의 DNA를 파괴함으로써 핵산합성을 방해하는 것으로 알려져 있다.

2) 임상 적응증

이질아메바증(amebiasis), 특히 장외아메바증에 효과가 있고, 람블편모충증(giardiasis), 질트리코모나스증(trichomoniasis) 등의 치료에 사용한다.

3) 용법 및 용량

이질아메바증의 장내감염은 성인의 경우 750 mg을 하루 3번씩, 7~10일 간 경구투여한다. 람블편모충증은 성인의 경우 250 mg을 하루 3번, 5일 간 경구투여한다. 질트리코모나스증일 때는 성인의 경우 2 g을 단일 경구투여하거나 500 mg을 하루 두 번씩 7일 간 투여하면 된다.

4) 부작용

오심, 구토, 설사, 체중감소, 복통 등과 더불어 입에서 금속성 맛이 나는 증상이 있을 수 있다. 고용량으로 장기간 사용하면 백혈구 숫자가 줄어들고 말초신경이상 등이 생길 수 있다. Mebendazd과 같이 사용시 스티븐 존슨 증후군이 생겼다는 보고도 있다. Metronidazole은 동물실험에서 암을 유발하는 것으로 알려져 있어 임신이나 수유시 사용하지 않는 것이 좋다. 약 복용시 술을 마시면 오심, 구토와 피부의 발적, 호흡곤란을 유발할 수 있으니 피하는 것이 좋다.

7. Nifurtimox

1) 개요

Nitrofurfurylidine 유도체로 조직배양시 크루스파동편모충(*Trypanosoma cruzi*)의 세포내 발육을 저해하는 게 알려짐으로써 샤가스병(Chagas disease) 치료에 널리 쓰이게 됐다. 장기간에 걸쳐 경구복용할 수 있고, 어린 환자들도 잘 견뎌낼 수 있어 각광을 받고 있다.

2) 임상 적응증

샤가스병의 치료에 쓰인다.

3) 용량 및 용법

급성기 소아에서는 체중 kg당 25 mg을 하루에 4회로 나누어 15일간 경구복용하고, 그 이후에는 체중 kg당 15 mg을 하루 4회로 나누어 75일간 복용한다. 만성기 소아에서는 처음 15일은 위와 같고, 그 이후에는 체중 kg당 15~18 mg을 하루 4회로 나누어 120일간 복용한다. 어른인 경우에는 급성과 만성 모두 체중 kg당 5~7 mg씩을 하루 4회로 나누어 120일간 복용하는데, 2주 간격으로 체중 kg당 15~17 mg이 될 때까지 2 mg/kg씩 양을 늘려나간다.

4) 부작용

식욕부진, 오심, 구토, 위통, 불면증, 두통, 어지러움,

홍분, 근육통, 관절통, 경련발작이 나타날 수 있고 다발성 말초신경염에 유의해야 한다. Aluminum hydroxide 제제를 동시에 투여하면 위장관계 증상을 줄일 수 있다.

8. Nitazoxanide

1) 개요

에너지 대사에 필요한 PFOR (pyruvate ferredoxin oxidoreductase)이란 효소의 작용을 방해하는 것이 작용 기전이다. 원래 조충 치료약으로 개발됐으나 와포자충에 대해 효과가 있다는 게 알려져 현재 와포자충 감염시 1차적으로 쓰인다.

2) 임상 적응증

면역결핍자나 어린아이가 와포자충에 걸렸을 때 사용한다. 람블편모충증(giardiasis)에서도 효과가 있다.

3) 용법 및 용량

와포자충증에는 500 mg을 하루 2회씩, 3일간 치료한다. 4~11세는 200 mg, 1~3세는 100 mg을 하루 2회씩, 3일간 치료한다.

4) 부작용

위통, 두통, 소변색깔의 변화, 발진, 가려움증 등이 보고돼 있다.

9. Paromomycin

1) 개요

Aminoglycoside 계열의 항생제로, 16s ribosomal RNA에 결합해 단백질 합성을 방해하는 주요 작용 기전이다.

2) 임상 적응증

와포자충증(cryptosporidiosis), 장내 아메바증 등에 쓰인다. 피부리슈만편모충증(cutaneous leishmaniasis)

에도 효과가 있다. 와포자충에는 위약과 비교할 때 효과가 없다는 보고가 있다.

3) 용법 및 용량

와포자충 치료시 kg당 25~35 mg을 하루 2~4회로 나누어 경구투여하며, 10~14일 간 치료한다. 아메바증에서는 같은 용량으로 7일 간 치료한다.

10. Pentamidine

1) 개요

에이즈 환자에서 폐포자충증의 예방과 치료에 쓰인다. 작용 기전은 알려져 있지 않다.

2) 임상 적응증

폐포자충증(*Pneumocystis jirovecii* infection)의 예방에 주로 쓰인다. 폐포자충으로 인해 폐렴이 심한 경우에도 사용할 수 있다. Pentamidine은 수면병의 치료에도 쓰이는데, 혈액 및 림프의 파동편모충에는 효과적이지만, 혈액-뇌 장벽을 뚫지 못해서 중추신경계 침범이 있는 경우에는 효과적이지 못하다.

3) 용법 및 용량

심한 폐포자충 감염시 kg당 하루 4 mg씩 21일 간 정맥주사한다. 수면병 치료시에는 kg당 4 mg을 10일 간 매일 근육주사한다.

4) 부작용

Pentamidine을 쓰는 환자의 60%에서 신장에 독성이 나타난다. 저혈압과 구역, 구토 등은 25%에서 보고된 바 있고, 그밖에 저혈당이 나타났다는 보고도 있다.

11. Pyrimethamine

1) 개요

원충의 folic acid reductase의 억제와 관련이 있다고

알려져 있다. 장기간 사용시 내성 주(strain)가 생길 수 있다. 역시 folic acid 생산을 억제하는 sulfonamide와 같이 쓰면 더 효과적이며, folinic acid를 같이 쓰는 경우 환자가 folic acid 결핍에 빠지는 부작용을 막을 수 있다.

2) 임상 적응증

면역억제자에서 톡소포자충 감염시 사용한다. 엽산결핍자나 간질환자에서는 사용을 금해야 하며, 임신 1기 때도 사용하지 말아야 한다.

3) 용법 및 용량

톡소포자충 감염시 매일 25~50 mg의 pyrimethamine을 한 달간, 매일 2~6 g의 trisulfapyrimedine과 병용 투여하는 게 유일한 치료방법이다. 급성 망막맥락막염의 경우 최초 3~5일 간 75 mg의 pyrimethamine을 투여한다.

4) 부작용

식욕부진, 복통, 구토, 운동실조종, 진전, 경련발작이 나타날 수 있고, 톡소포자충증 치료에 필요한 고용량으로 인해 혈소판감소증, 과립구감소증 및 거대적아구성빈혈이 유발될 수 있다.

12. Tinidazole

1) 개요

Metronidazole과 비슷한 구조를 가지고 있으며, 아메바를 비롯한 각종 원충을 치료하는 데 쓰인다.

2) 임상 적응증

이질아메바증, 람블편모충증, 질트리코모나스증에 쓰인다.

3) 용법 및 용량

하루 2 g을 3회로 나누어 3일 간 복용한다. 장외아메바증에서는 800 mg을 하루 3회씩, 3일 간 복용한다.

4) 부작용

Metronidazole과 비슷하나 치료기간이 짧아 상대적으로 부작용이 덜하다. 위통이 있고 쓴 맛이 나며 가려움증이 있을 수 있다. 임신 1기에는 써서 안되지만, 2기나 3기일 때는 치료가 꼭 필요한 경우 tinidazole을 사용할 수 있다.

13. Trimethoprim-sulfamethoxazole (co-trimoxazole)

1) 개요

Folate 합성을 방해함으로써 효과를 나타낸다. 여러 세균에 쓰이는 항생제이지만, 폐포자충증을 비롯한 원충 질환에도 효과가 있다.

2) 임상 적응증

폐포자충증과 사람등포자충증(isosporiasis)의 치료에 쓰이며, 톡소포자충증의 예방에도 효과가 있다.

3) 용량 및 용법

에이즈 환자에서 폐포자충에 감염된 경우 kg당 하루 100 mg의 sulfamethoxazole과 20 mg의 trimethoprim을 2~4회로 나누어 21일 간 경구복용한다. 에이즈 이외에 다른 면역결핍 상태에서는 치료기간을 14~17일로 한다. 증상이 가벼울 경우 경구투여로 해도 되지만, 증상이 심한 경우 처음 10일은 정맥주사로, 나머지 기간은 경구로 투여한다.

4) 부작용

다량 복용시 오심, 구토, 박탈성피부염, 설사, 설염, 구내염, 두통, 황달, 우울, 빈혈, 응고장애, 무과립구증 등이 유발될 수 있다. 신기능장애가 있는 사람은 주의를 요한다.

14. Sodium stibogluconate (antimony sodium gluconate, Pentostam™)

1) 개요

5가의 안티몬화합물의 하나이며, 이전에 사용되던 5가 안티몬 제제에 비해 독성이 덜해서 피부리슈만편모충증(cutaneous leishmaniasis) 치료에 널리 쓰인다.

2) 임상 적응증

에티오피아형 광범위 피부리슈만편모충증(*Leishmania ethiopica* infection)을 제외한 모든 피부리슈만편모충증과 내장리슈만편모충증(visceral leishmaniasis, Kala-azar)에 쓰인다.

3) 용법 및 용량

피부리슈만편모충증의 경우 체중 kg당 하루 20 mg씩 20일 간 근육주사 또는 정맥주사로 투여한다. 내성을 보이는 경우 이 과정을 10일 간격으로 3회 반복한다. 내장리슈만편모충증에서는 투약기간이 28일이다.

4) 부작용

기침, 두통, 구토 등이 흔한 부작용이다. 정맥주사 시 정맥을 손상시키는 부작용도 보고돼 있다.

15. Suramin

1) 개요

효소 저해제로, 파동면모충에게 선택적으로 흡수되지만 포유동물 세포에는 흡수되지 않는 것으로 알려졌다. 수면병에 쓰인다.

2) 임상 적응증

신경계 침범의 증거가 없는 초기단계의 수면병에 쓰인다. 만약 suramin의 치료 효과가 금방 나타나지 않는다면 pentamidine이나 melarsoprol로 대체를 고려해야 한다.

3) 용법 및 용량

정맥 내로 200 mg을 시험투여하여 환자가 잘 견뎌내면 성인은 1 g을, 어린이에게는 체중 kg당 20 mg을 치료제 1, 3, 7, 14, 21일에 정맥주사한다. 신장병이 있는 환자에게는 금기약물이며, 치료 중 단백뇨가 나타나면 치료를 중지해야 한다.

4) 부작용

발열, 간염, 발진, 가려움증, 부종, 손발바닥 통증, 안검염(blepharitis), 결막염, 눈부심, 눈물흘림 등의 부작용이 복돼 있다.

■ 참고문헌

1. 고원규, 공현희, 김진 등.: 의학기생충학(Merkell and Voge's Medical Parasitology). 정문각, 2006.

2. Bogitsh BJ, Carter CE, Oeltmann TN.: Human Parasitology. 4th ed. Academic Press, 2011.

3. Farrar J, Hotez PJ, Junghanss T, et al.: Manson's Tropical Diseases 23rd ed., Elsevier, 2014.

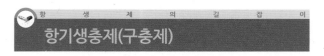

항기생충제(구충제)

서 민 (단국대학교 의과대학 기생충학교실)

1. Albendazole

1) 개요

지난 20여년 간 토양매개성 기생충질환에 가장 널리 쓰인 구충제이다. 원래 장내 선충류 감염에만 쓰였지만, 포충증(echinococcosis)이나 유구낭미충(cysticercosis) 같은 전신적인 감염에도 효과가 있다는 게 밝혀짐으로써 사용범위가 더 넓어졌다. Benzimidazole carbamate 유도체로, 소화관에서 잘 흡수되지 않고 간으로 가서 sulphoxide 대사체로 바뀌는데, 이것이 항연충 작용(anthelminthic effect)을 나타낸다. 세포 내에 있는 tubulin에 결합함으로써 기생충으로 하여금 흡수장애를 일으키는 것으로 알려져 있다.

2) 임상 적응증

선충류의 유충기 및 성충기에 두루 효과적이어서 회충증(ascariasis), 구충증(hookworm infections), 편충증(trichuriasis), 분선충증(strongyloidiasis), 요충증(entero-biasis), 동양모양선충증(trichostron-gyli-a-sis), 모세선충증(capillariasis) 등의 성충질환과 개회충증(toxocariasis), 선모충증(trichinellosis), 유구낭미충, 포충증 등의 유충질환에 우선적으로 쓰인다. 고래회충증(anisakiasis)에는 듣지 않는다.

3) 용법 및 용량

장내 선충증은 400 mg, 1회 경구투여하면 되나 유충질환에는 이보다 더 오랜 기간이 필요하다. 개회충증에는 400 mg을 최소한 5일 간 써야 하며, 선모충증에는 400 mg 8~14일 간 쓴다. 조충의 유충에는 용량과 사용기간이 더 길어져, 포충증은 10~15 mg/kg/일을 하루 2회씩 4주간 복용하며, 뇌유구낭미충증은 하루 15 mg/kg을 8~30일까지 경구투여한다.

4) 부작용

상복부 통증, 설사, 두통, 구역, 구토, 어지러움, 변비, 소양증, 구갈 등의 증상이 일시적으로 있을 수 있다. 동물실험에서는 기형을 유발한다는 연구결과가 있지만, 사람에서는 아직 그런 부작용이 나타난 바 없다. 치료가 시급히 필요한 경우에는 임신 3개월 이후의 임산부와 수유 중인 여성에게 투여하는 것도 가능하다. 12개월 된 아이에게 투여해도 안전하며, 권장되는 용량은 200 mg이다.

2. Diethylcarbamazine citrate

1) 개요

Diethylcarbamazine citrate (DEC)는 piperazine 유도체로 주로 사람과 개, 고양이의 사상충에 주로 쓰인다. 작용 기전은 아직 밝혀지지 않았지만, 미세사상충(microfiliaria)을 효과적으로 죽일 수 있으며, 성충은 천천히 제거한다. 시험관 내에서 DEC가 미세사상충을 죽이지 못하는 것으로 보아 생체 내에서의 약효는 숙주 면역이 같이 작용한 결과로 보이며, 실제 대부분의 미세사상충은 간의 세망내피계(reticuloendothelial system)에서 파괴된다.

2) 임상 적응증

림프계를 침범하는 사상충, 즉 반크롭트사상충(*Wuchereria bancrofti*), 말레이사상충(*Brugia malayi*), 티몰사상충(*Brugia timori*) 감염시 사용한다. 조직을 침범하는 로아사상충(*Loa loa*) 감염에도 사용하나, 회선사상충(*Onchocerca volvulus*) 감염시에는 죽은 충체가 격렬한 소양감을 유발하므로 사용해서는 안된다. 세계보건기구(WHO)에서는 사상충 유행지에서 예방 목적으로 DEC를 쓸 수 있다고 했으며, 이밖에 개심장사상충(*Dirofilaria immitis*)의 예방에도 쓸 수 있다.

3) 용법 및 용량

림프사상충의 경우 첫 날은 50 mg을 1회 복용하고, 이틀째 50 mg씩 3회, 3일째는 100 mg씩 3회 복용하고 4~14일째는 하루 6 mg/kg을 복용한다. 집단 치료 프로그램에서는 1년에 1회 투여하는 것으로 좋은 결과를 얻었다. 로아사상충 감염시 1~3일까지는 림프사상충과 같고, 4일째부터 21일까지 하루 9 mg/kg을 복용한다.

4) 부작용

사상충 감염에 의해 심한 알레르기 및 발열반응이 있을 수 있고, 그밖에 소화기장애가 보고된 바 있다. 드물지만 뇌병증(encephalopathy)과 시력상실도 있을 수 있다. 심장병의 병력이 있거나 소화장애, 알레르기가 있는 환자에서 사용시 주의를 요한다.

3. Ivermectin

1) 개요

'강가의 실명'으로 알려진 회선사상충증(onchocerciasis)에 주로 쓰이는 구충제다.

2) 임상 적응증

회선사상충에 특히 효과가 있다. Ivermectin은 미세사상충을 마비시켜 숙주 대식세포로 하여금 잡아먹게 만듦으로써 기생충의 항원이 혈액 속으로 유입되지 않게 해준다. 하지만 성충이 피부에 onchocercoma를 형성했을 때는 별 효과가 없다. 그밖에 림프사상충증(lymphatic filariasis)과 분선충증(strongyloidiasis)에도 쓸 수 있다. 회충증에도 효과가 있지만, 편충증이나 구충증에는 효과가 제한적이다. 최근 옴진드기에도 효과가 있는 것으로 밝혀졌다.

3) 용법 및 용량

회선사상충증에는 하루 150 ug/kg씩 6~12개월마다 반복한다. 5세 이하 혹은 15킬로 이하에서는 사용을 금한다. 수유 중이거나 간, 신장 이상이 있는 사람에서도 사용해선 안된다.

4) 부작용

발열, 소양증, 두통, 관절통 등이 있을 수 있고, 중추신경계 억제로 인한 증상이 보고된 바 있다.

4. Mebendazole

1) 개요

선충류의 성충 감염에 효과적이며, 유충 감염시에도 다소 효과가 있다. 선충이 포도당 흡수를 못하게 함으로써 구충 효과를 낸다. 경구투여 시 소량만이 흡수되며, 간에서 대사돼 비활성화된다.

2) 임상 적응증
Albendazole과 비슷하다.

3) 용법 및 용량
회충, 편충, 구충 등 선충류 성충의 감염시 100 mg씩 3일간 혹은 500 mg를 1회 경구투여한다. 단 요충증에는 100 mg을 1회 경구투여한다(2주 후 1회 더 경구투여가 필요하다).

4) 부작용
소화관 장애, 두통, 어지러움 등이 있을 수 있지만, albendazole에 비해 부작용은 덜한 편이다. 유행지에서 수유 중인 여성이나 임산부, 어린 아이들에게 우선적으로 권장된다.

5. Niclosamide

1) 개요
산소와 포도당섭취 억제와 관련이 있으며, 충체의 oxidative phosphorylation에 영향을 준다.

2) 임상 적응증
유무구조충증(taeniases), 광절열두조충증(diphyllo-bothriasis), 왜소조충증(hymenolepiasis) 등에 사용되나 유구낭미충증에는 효과가 없다.

3) 용법 및 용량
성인은 2 g을 1회 복용한다. 어린이는 kg당 50 mg을 1회 복용한다.

4) 부작용
가벼운 위장관계 증상이 있을 수 있다.

6. Piperazine

1) 개요
충체를 마비시켜 충체가 연동운동에 의해 빠져나가도록 만드는 약이다.

2) 임상 적응증
회충으로 인해 소장폐쇄가 있을 때 효과적이다.

3) 용법 및 용량
하루 75 mg/kg을 2일 간 경구투여한다.

4) 부작용
위장관계 증상이 있을 수 있고, 과민반응으로 피부 발진, 발열, 관절통 등이 종종 발생하며 치료를 즉시 중단해야 한다. 일시적인 신경계 증상이 나타날 수 있다. Piper-azine계 약제와 pyrantel계 약제는 길항작용이 있으므로 함께 투여해서는 안된다. 또한, chlorpromazine계 약제와 함께 투여하면 간질 발작의 위험을 증가시킨다. 과민반응, 간질, 신기능장애가 있는 환자에서는 사용할 수 없다.

7. Praziquantel

1) 개요
주혈흡충증(schistosomiasis)을 비롯한 흡충류 대부분과 조충류 감염에 쓰이는 구충제로, 세계보건기구의 '중요한 의약품'리스트에 올라 있다. 작용 기전은 정확히 알려져 있지 않지만, 주혈흡충에 사용했을 경우 세포막의 투과성이 증가되며 칼슘이 유입되는 것이 관찰됐다. 즉 기생충의 근육을 수축시켜 그 상태로 마비에 이르게 하는 것이 praziquantel의 구충기전으로 여겨진다.

2) 임상 적응증
주혈흡충증, 간흡충증(clonorchiasis), 폐흡충증(par-agonimiasis), 유구조충(*Taenia solium*) 감염증, 무구조충(*Taenia saginata*) 감염증, 광절열두조충(*Diphyllo-*

bothrium latum) 감염증 등에 쓰인다. 그밖에 유구낭미충증에도 쓸 수 있다.

3) 용법 및 용량

흡충증은 장흡충증의 경우 10 mg/kg을 1회 경구투여한다. 간 및 폐 흡충증의 경우 하루 75 mg/kg/일을 5시간 간격으로 세 번에 나누어 경구투여 한다. 필드에서 다량의 인원을 치료할 때는 40 mg/kg/일을 1회 경구투여하기도 한다. 조충증은 유무구조충증, 광절열두조충증의 경우 5~10 mg/kg을 1회 경구투여한다. 유구낭미충증의 경우 하루 50~100 mg/kg을 3회로 나누어 6일 간 경구투여(피하의 경우)하거나 하루 50 mg/kg을 3회로 나누어 14일 간 경구투여(뇌의 경우)한다. 다만 praziquantel은 간질(*Fasciola hepatica*) 감염증에는 높은 농도에서도 듣지 않는데, 이는 간질의 크기가 큰 데다 표피가 두껍고, 간질이 간기능을 일부 저해하기 때문으로 추정된다.

4) 부작용

복통, 복부불쾌감, 구역, 구토 등의 부작용이 있을 수 있지만 대개 경미하고, 있더라도 금방 회복된다. 그밖에 두통과 어지러움 등의 증상이 있을 수도 있고, 열, 소양증, 피부 발진 등의 부작용도 보고된 바 있다. 유구낭미충증(cysticercosis)의 경우는 유충의 사멸로 인해 국소적인 염증과 부종이 생길 수 있으며, 뇌에서는 이 부종이 급성 공간 점유성 병변의 증상과 유사한 증상을 유발할 수 있다.

8. Pyrantel pamoate

1) 개요

탈분극을 일으켜 기생충의 갑작스러운 수축과 마비를 유도하는데, 이로 인해 장벽을 물고 있던 기생충이 떨어져 대변으로 나오게 된다. 인체 소화기에서 잘 흡수되지 않아 소량만 써도 효과를 볼 수 있는 것이 장점이다.

2) 임상 적응증

장내 선충증, 특히 회충증, 요충증, 구충증 등의 치료에 사용한다. 충체 근육이 마비되어 투약후 1~2일 이내에 90% 이상의 충체가 대변으로 배출된다.

3) 용법 및 용량

500 mg을 1회 경구투여한다. 요충증의 경우 3주 간격으로 투여해야 하며, 가족도 같이 치료해야 한다.

4) 부작용

위장관계 증상, 두통, 현기증, 발진, 열 등이 있을 수 있다. 임산부의 경우에는 사용하지 않는 게 좋다.

9. Triclabendazole

1) 개요

간질(*Fasicola hepatica*)감염증에 비교적 잘 듣는다. 과거에는 bithionol이 간질의 치료에 많이 쓰였다.

2) 임상 적응증 및 용법

10~20 mg/kg로 두 차례 치료하면 별다른 부작용 없이 간질증을 치료할 수 있다.

▣ 참고문헌

1. 고원규, 공현희, 김진 등. 의학기생충학(Merkell and Voge's Medical Parasitology) 정문각, 2006.
2. Bogitsh BJ, Carter CE, Oeltmann TN. Human Parasitology 4th ed. Academic Press, 2011.
3. Farrar J, Hotez PJ, Junghanss T, et al. Manson's Tropical Diseases 23rd ed. Elsevier, 2014.

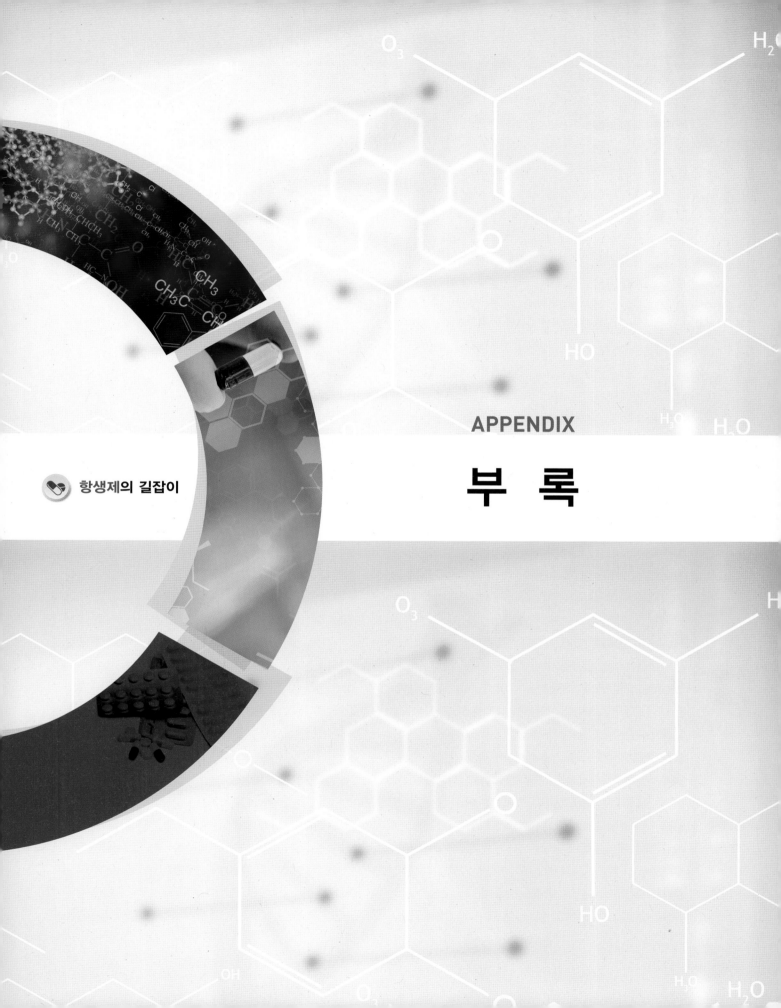

APPENDIX

부 록

항생제의 길잡이

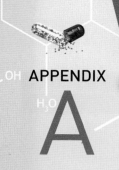

A

원인 균주에 따른
항균제 선택

김효열 (연세대학교 원주의과대학 내과학교실)

원인균	감염질환	추천 항생제	
		일차 선택제	대체 약제
Achromobacter xylo-soxidans (이전 *Alcalignes*)	수막염, 패혈증	· Imipenem/Meropenem · Doripenem (폐렴이 아닌 경우)	· TMP-SMX · Ceftazidime · 항녹농균 penicillin (Piperacillin-tazobactam)
Acinetobacter bau-mannii	인공호흡기 관련 폐렴, 패혈증, 화상에 의한 패혈증	· Imipenem/Meropenem · Doripenem (폐렴이 아닌 경우) · Colistin (다약제 내성인 경우)	· Ampicillin-sulbactam · Ceftazidime · 항녹농균 penicillin · Tigecycline
Actinomyces israelii 기타 *Actinomyces* species	방선균증(경부, 안면부, 흉부, 복부 및 골반)	· Ampicillin (Amoxicillin) · Penicillin G	· Doxycycline · Ceftriaxone · Clindamycin · Erythromycin
Aeromonas hydrophila	설사질환	· Fluoroquinolone (Ciprofloxacin/Levofloxacin)	· TMP-SMX · Tetracycline · Gentamicin
	균혈증	· Imipenem/Meropenem · Fluoroquinolone 정맥주사	· TMP-SMX · 3세대/4세대 Cephalosporin · Tigecycline
	연조직염/근육염/골수염	· Fluoroquinolone	· TMP-SMX
Arcanobacterium hae-molyticum		· Erythromycin, azithromycin	· Benzathine Penicillin G · Clindamycin

원인균	감염질환	추천 항생제	
		일차 선택제	대체 약제
Bacillus anthracis	호흡기 탄저	· Ciprofloxacin+[Linezolid/ Clindomycin]+Meropenem (2주 이상 정맥주사)→Ciprofloxacin/Doxycycline (경구, 60일)	· Ciprofloxacin+[Linezolid/ Clindomycin]+Penicillin G · Ciprofloxacin을 Levofloxacin/ Moxifloxacin으로 대체 가능 · 탄저균 면역글로불린(raxibacumab) 병용
	피부 탄저	· Ciprofloxacin/Levofloxacin (60일)	· Doxycycline (60일)
	탄저병의 예방	· Ciprofloxacin/Levofloxacin (60일)	· Doxycycline (60일)
Bacillus cereus *Bacillus* species	식중독	· 치료하지 않음	
	내안구염	· Clindamycin±Gentamicin (안구내주사)	· Imipenem · Fluoroquinolone
	패혈증, 심내막염	· Vancomycin	· Imipenem/Meropenem · Clindamycin
Bacteroides fragilis *Bacteroides species*	복강내 및 골반 농양, 패혈증	· Metronidazole · Piperacillin-tazobactam	· Doripenem/Ertapenem/Imipenem/ Meropenem · Amoxacillin-clavulanate
Bordetella pertussis	백일해	· Azithromycin/Clarithromycin	· TMP-SMX · Erythromycin
Borrella burgdorferi, B. afzelii, B. garinii	라임병	· Doxycycline · Amoxicillin · Cefuroxime axetil	· Penicillin G · Cefotaxime/Ceftriaxone · Azithromycin/Clarithromycin
Borrelia recurrentis	재귀열	· Doxycycline	· Erythromycin · Penicillin G
Brucella species	브루셀라증(척추염, 엉치엉덩 관절염, 수막염, 심내막염)	· Doxycycline+Gentamicin+Rifampin (척추염) · Doxycycline+Rifampin+Ceftriaxone (수막염) · 수술+Doxycycline+Rifampin+TMP-SMX+Gentamycin (심내막염)	· Doxycycline+Rifampin · TMP-SMX+Gentamicin · Ciprofloxacin+Rifampin · Ciproxacin+Doxycycline · 임신부: Rifampin 단독 또는 [Rifampin+TMP-SMX]
Burkholderia (Pseudomonas) cepacia	폐렴, 요로감염	· TMP-SMX · Meropenem · Ciprofloxacin	· Minocycline · Chloramphenicol
Campylobacter jejuni	위장관염	· Azithromycin	· Erythromycin · Ciprofloxacin
Campylobacter fetus	패혈증, 뇌수막염	· Gentamicin	· 3세대 cephalosporin (Ceftriaxone) · Meropenem · Ampicillin · Chloramphenicol
Chlamydophila (Chlamydia) pneumoniae	급성 인두염, 부비동염, 기관지염, 폐렴	· Doxycline	· Erythromycin · Fluoroquinolone · Azithromycin/Clarithromycin
Chlamydia psittaci	앵무새병	· Doxycycline	· Chloramphenicol

원인균	감염질환		추천 항생제	
			일차 선택제	대체 약제
Chlamydia trachomatis	비임균성 요도염, 부고환염, 골반내감염		· Doxycycline · Azithromycin	· Erythromycin · Ofloxacin/Levofloxacin
	성병림프육아종		· Doxycycline	· Erythromycin
	트라코마		· Azithromycin	· Doxycycline · Sulfonamide
	봉입체 결막염		· Erythromycin	· Sulfonamide
Citrobacter freundii, Citrobacter diversus	요로감염, 창상감염, 패혈증, 폐렴		· Imipenem/Meropenem/Doripenem (중증) · Fluoroquinolone (경증)	· TMP-SMX · 항녹농균 penicillin · Aztreonam · Tigecycline · Ceftriaxone/Ceftazidime/Cefepime · Gentamicin/Amikacin
Clostridium difficile	항생제 유발 설사, 거짓막결장염		· 경구 Metronidazole (경증) · 경구 Vancomycin (중증) · Fidaxomicin (중증)	· Bacitracin · Nitazoxanide · Rifaximin
Clostridium perfringens	식중독, 가스괴저, 패혈증		· Penicillin G ±Clindamycin	· Doxycycline · Chloramphenicol · Imipenem/Meropenem · 항녹농균 penicillin
Clostridium tetani	파상풍		· Metronidazole · Penicillin G	· Doxycycline (항생제의 역할이 불분명함)
Clostridium botulinum	보툴리눔독소증		Penicillin+말 항독소	
Corynebacterium diphtheriae	디프테리아		· Erythromycin+항독소	· Penicillin G+항독소 · Clindamycin · Doxycycline · Rifampin
Corynebacterium jeikeium	패혈증		· Vancomycin+Aminoglycoside	· Penicillin G+Gentamicin · Daptomycin · Fluoroquinolone · Macrolide
Corynebacterium ulcerans	인두염		· Erythromycin	
Coxiella burnetii	Q열	급성감염	· Doxycycline	· Chloramphenicol · Fluoloquinolone
		만성감염, 심내막염	· Doxycycline+Hydroxychloroquine	· Doxycycline+Rifampin · Doxycycline+Fluoroquinolone
Ehrlichia chaffeensis, Ehrlichia ewebguum, Anaplasma phagocytophilium	에를리히아증		· Doxycycline	· Rifampin · Fluoroquinolone · Chloramphenicol

원인균	감염질환	추천 항생제	
		일차 선택제	대체 약제
Elizabathkingae (*Chryseobacterium*) *meningosepticum*	균혈증	· Levofloxacin · TMP-SMX	· Ciprofloxacin · Minocycline
Enterobacter aerogenes, *Enterobacter cloacae*	패혈증, 폐렴, 창상감염	· Imipenem/Meropenem · 4세대 cephalosporin (Cefepime) · Aminoglycoside	· Tigecycline · Fluoroquinolone · Aztreonam · 3세대 cephalosporin · Piperacillin-tazobactam · TMP-SMX
	요로감염	· TMP-SMX · 3세대 cephalosporin	· 항녹농균 penicillin · Aminoglycoside · Fluoroquinolone · Imipenem · Tigecycline
Erysipelothrix rhusiopathiae	피부의 국소감염(유사단독)	· Amoxicillin · Fluoroquinolone	· Clindamycin · Imipenem
	심내막염/파종감염	· Penicillin (정주, 4-6주)	· 1세대 cephalosporin · Fluoroquinolone
Enterococcus faecalis *Enterococcus faecium*	요로감염	· Ampicillin/Amoxacillin	· Fosfomycin · Nitrofurantoin · Fluoroquinolone
	창상감염, 복강내감염, 담도계 감염, 균혈증	· Ampicillin ±Gentamicin (감수성이 있는 경우)	· Vancomycin · Daptomycin · Linezolid · Imipenem (E. faecalis) · Tigecycline · Teicoplanin
	심내막염	· [Penicillin G/Ampicillin]+[Gentamicin/Streptomycin]	· Vancomycin+Gentamicin/Streptomycin · Daptomycin
	Vancomycin 내성 *E. faecium*에 의한 균혈증	· Linezolid · Quinupristin-dalfopristin (*E. faecalis*는 내성) · Daptomycin (심내막염)	· Chloramphenicol · Tetracycline · Fluoroquinolone
Escherichia coli	요로감염	· Fluoroquinolone · TMP-SMX	· Aminoglycoside · Cephalosporin · Imipenem/Meropenem · Tigecycline
	여행자 설사	· Ciprofloxacin · TMP-SMX · Rifaximin	

원인균	감염질환	추천 항생제	
		일차 선택제	대체 약제
Escherichia coli	패혈증, 복강내감염, 창상감염	· Imipenem/Meropenem/Ertapenem/ Doripenem (ESBL 생성균) · Beta-lactam-BLI (Piperacillin-tazobactam) · 3세대 cephalosporin (감수성일 경우)	· Fluoroquinolone · Cefepime · Aztreonam · TMP-SMX (감수성일 경우) · Ampicillin (감수성일 경우)
Francisella tularensis	야생토끼병	· Streptomycin/Gentamicin (10일)	· Doxycycline · Ciprofloxacin (14일 이상) · Chloramphenicol · Rifampin
Gardnerella vaginalis	세균질증	· Metronidazole	· Clindamycin
Haemophilus aph-rophilus	패혈증, 심내막염	· [Penicillin/Ampicillin] ±Gentamicin · Ampicillin-sulbactam ±Gentamicin	· 3세대 cephalosporin ±Gentamicin · Ciprofloxacin/Levofloxacin
Haemophilus ducreyi	무른궤양(chancroid)	· Ceftriaxone (250 mg 근육주사, 1회) · Azithromycin (1 g 경구, 1회)	· Erythromycin (7일) · Ciprofloxacin (3일)
Haemophilus influen-zae	수막염, 후두개염, 관절염, 연조직염	· Cefotaxime, Ceftriaxone	· Meropenem · Chloramphenicol
	폐렴, 급성부비동염, 만성 기관지염의 급성 악화	· Telithromycin/Azithromycin/ Clarithromycin · 2,3세대 cephalosporin	· Fluoroquinolone · Beta-lactam-BLI
	경증감염: 중이염, 부비동염, 만성 기관지염의 악화	· 2,3세대 cephalosporin · TMP-SMX · Azithromycin/Clarithromycin	· Tetracycline · Fluoroquinolone · Amoxicillin-clavulanate/Ampicillin-sulbactam
Helicobacter pylori	소화궤양	· [Rabeprazole+Amoxicillin] (5일)→ [Rabeprazole+Clarithromycin+ Tinidazole] (5일) · Pantoprazole+Clarithromycin+ Amoxacillin+Metronidazole (7일)	· Bismuth+Tetracycline+Metronidazole +Omeprazole (10~14일)
Klebsiella pneumoni-ae *Klebsiella oxytoca*	패혈증, 병원내폐렴, 복강내감염, 요로감염	· Imipenem/Meropenem/Ertapenem/ Doripenem (ESBL 생성균) · 3세대 cephalosporin/Cefepime · Beta-lactam-BLI · Fluoroquinolone	· Aminoglycoside · TMP-SMX · Tigecycline · Aztreonam
Lactobacillus species	혈관내 장치 감염	· [Penicillin G/Ampicillin] ±Gentamicin	· Clindamycin · Erythromycin
Legionella species	폰티악열, 레기오넬라증(폐렴)	· Gemifloxacin/Moxifloxacin/ Gatifloxacin/Levofloxacin	· Azithromycin/Clarithromycin · Erythromycin ±Rifampin · Doxycycline · TMP-SMX,
Leptospira interro-gans	렙토스피라증, 경증	· Doxycycline · Amoxicillin	

원인균	감염질환	추천 항생제	
		일차 선택제	대체 약제
Leptospira interrogans	렙토스피라증, 중증	· Penicillin G · Ampicillin	· Ceftriaxone/Cefotaxime
Leuconostoc	균혈증, 창상감염	· Penicillin G · Ampicillin	· Clindamycin
Listeria monocytogenes	패혈증, 수막염	· Ampicillin · Ampicillin+Gentamicin	· TMP-SMX · Erythromycin · 고용량 Penicillin G · 항녹농균 aminoglycoside
Moraxella (Branhamella) catarrhalis	중이염, 부비동염, 기관지염, 폐렴	· Amoxacillin-clavulanate · 경구 2,3세대 cephalosporin · TMP-SMX	· Telithromycin/Azithromycin/ Clarithromycin · Erythromycin · Doxycycline · Fluoroquinolone
Morganella morganii	균혈증, 폐렴, 요로감염, 창상 감염	· Fluoroquinolone · Imipenem/Meropenem · 3세대 cephalosporin · Cefepime	· TMP-SMX · Aztreonam · 항녹농균 penicillin · Aminoglycoside · Beta-lactam-BLI
Mycobacterium abscessus	피부, 폐 감염	· Amikacin+Cefoxitin/Imipenem	· Clarithromycin ±Clofazimine
Mycobacterium avium-intracellulare	폐 감염	· [Clarithromycin/ Azithromycin]+Ethambutol ± Rifabutin/Ciprofloxacin	· Azithromycin · Amikacin · Ciprofloxacin/Ofloxacin/Levofloxacin · Streptomycin
	파종감염(에이즈)	· Clarithromycin+ethambutol ± Rifabutin/Ciprofloxacin	· Ethionamide · Cycloserine · Rifampin/Rifabutin · Amikacin
Mycobacterium chelonae	피부, 연조직감염	· Tobramycin+Cefoxitin/Imipenem	· Clofazimine · Clarithromycin · Sulfonamide · Rifampin · Doxycycline · Erythromycin
Mycobacterium fortuitum	연조직 및 창상감염, 폐 감염	· Amikacin+Clarithromycin · Clarithromycin/Ciprofloxacin/ Doxycycline	· Cefoxitin · Rifampin · Sulfonamide · Ethambutol · Linezolid · Doxycycline

원인균	감염질환	추천 항생제	
		일차 선택제	대체 약제
Mycobacterium ge-navense	파종감염(에이즈)	· Clarithromycin+다른 약제	· Isoniazid · Ethambutol · Rifampin · Ciprofloxacin · Pyrazinamide
Mycobacterium hae-mophilum	파종감염(피부, 뼈, 장, 림프절), 폐 감염(에이즈)	· [Rifampin/Rifabutin]+Amikacin+Ciprofloxacin	· Cycloserine
Mycobacterium kan-sasii	폐 감염	· Isoniazid+Rifampin ±[Ethambutol/Streptomycin]	· Clarithromycin/Azithromycin · Ethionamide · Cycloserine
Mycobacterium lep-rae	한센병	· Rifampin+Dapsone (희균나병) · Rifampin+Dapsone+Clofazimine (다균나병)	
Mycobacterium mari-num	연조직감염	· Minocycline	· Clarithromycin · Rifampin · TMP-SMX · Doxycycline
Mycobacterium tu-berculosis	결핵	· Isoniazid+Rifampin+Pyrazinamide+[Ethambutol/Streptomycin]	· Capreomycin · Kanamycin/Amikacin · Gatifloxacin/Moxifloxacin/Gemifloxacin · Ethionamide · PAS
Mycobacterium ulcer-ans	폐 감염	· Rifampin+Ethambutol · Amikacin+TMP-SMX	
Mycoplasma hominis	생식기감염	· Doxycycline	
Mycoplasma pneu-moniae	상부/하부 호흡기감염(비정형 폐렴)	· Doxycycline · Erythomycin/Clarithromycin/Azithromycin · Telithromycin	· Fluoroquinolone
Neisseria gonorrhoe-ae	임질	· Ceftriaxone (근육주사, 1회)	· 고용량 Azithromycin · Cefotriaxone/Cefotaxime (파종감염)
Neisseria meningitidis	수막염, 균혈증(수막알균혈증), 심낭염, 폐렴	· Ceftriaxone	· Meropenem · Chloramphenicol
	노출 후 예방	· Rifampin (600 mg bid, 2일)	· Ciprofloxacin (500 mg, 1회) · Ceftriaxone (250 mg, 근육주사, 1회)
Nocardia asteroides, *Nocardia brasiliensis*	노카르디아증, 폐감염, 농양 (피부, 폐, 뇌)	· TMP-SMX+Imipenem	· Linezolid · Amikacin+[Imipenem/Ceftriaxone/Cefotaxime] (뇌농양)

원인균	감염질환	추천 항생제	
		일차 선택제	대체 약제
Pasteurella multocida	동물에 물린 상처	· Penicillin G/Ampicillin/Amoxicillin	· Tetracycline · Fluoroquinolone · 경구 2,3세대 cephalosporin · Amoxacillin-clavulanate · Macrolide
	패혈증, 화농성 관절염/ 골수염	· Penicillin G	· 3세대 cephalosporin · Beta-lactam-BLI · Imipenem/Meropenem · Tigecycline
Peptostreptococcus	구강/치아/폐 감염, 복강내감 염, 부인과 감염	· Penicillin G/Ampicillin/Amoxicillin · Clindamycin	· 1세대 cephalosporin · Chloramphenicol · Macrolide · Moxifloxacin/Gatifloxacin · Vancomycin · Imipenem/Meropenem/Ertapenem · Tigecycline
Plesiomonas shigel-loides	설사, 장외 감염	· Ciprofloxacin	· TMP-SMX · Amoxicillin-clavulanate · Ceftriaxone · Chloramphenicol
Propionibacterium acnes	여드름, 수술부위감염, 인공 삽입물 관련 심부감염	· Penicillin · Ceftriaxone	· Vancomycin · Daptomycin · Linezolid · Tetracycline, 국소 clindamycin (여드름)
Proteus mirabilis, *Providencia* species	폐혈증, 요로감염, 복강내감 염, 창상감염, 폐렴	· Ciprofloxacin · Piperacillin-tazobactam	· Carbapenem Imipenem/Meropenem/ Ertapenem · Fluoroquinolone
Pseudomonas aerugi-nosa	패혈증, 폐렴, 복강내감염, 요 로감염	· 항녹농균 beta-lactam+[Tobramycin/ Amikacin/Ciprifloxacin] (중증 감염) · Piperacillin-tazobactam · Ceftazidime/Cefoperazone/Cefepime · Imipenem/Meropenem/Doripenem	· Ciprofloxacin · Aztreonam · Aminoglycoside
Rhodococcus equi	폐렴, 창상감염, 균혈증, 복막 염, 뇌농양, 수막염	· Azithromycin · Levofloxacin · Rifampin · (2개 약제를 병합 사용)	· [Vancomycin/ Imipenem]+[Azithromycin/ Levofloxacin/Rifampin]
Rickettsiae species (*Orientia tsutsugamu-shi, Rickettsia typhi* 등)	쯔쯔가무시병, 발진열, 발진티 푸스 등	· Doxycycline	· Chloramphenicol · Azithromycin/Clarithromycin · Rifampin
Salmonella typhi	장티푸스	· Fluoroquinolone (Ciprofloxacin, 10일) · Ceftriaxone/Cefotaxime (10-14일)	· Chloramphenicol · Amoxicillin/Amoxicillin · TMP-SMX · Azithromycin

원인균	감염질환	추천 항생제	
		일차 선택제	대체 약제
Salmonella typhi	보균자의 치료	· Ciprofloxacin (4-6주) · Amoxicillin (4-6주) · TMP-SMX (4-6주)	
Salmonella species (*S. typhi* 이외의 균주)	위장염	· Ciprofloxacin · Ceftriaxone · TMP-SMX	· Ofloxacin/Norfloxacin
	균혈증	· Ceftriaxone · Fluoroquinolone	
	보균자의 치료	· S. typhi와 같음	
Serratia marcescens	패혈증, 요로감염, 폐렴	· Piperacillin-tazobactam · Ciprofloxacin/Levofloxacin · Aminoglycoside · Carbapenem (내성 균주)	· Fluoroquinolone · Aztreonam · 항녹농균 penicillin+Amikacin
Shigella species	결장염, 설사질환 (세균성 이질)	· Fluoroquinolone (Ciprofloxacin) · Azithromycin ·	· Ceftriaxone · TMP-SMX (감수성 균주)
Staphylococcus aureus - methicillin 감수성	패혈증, 폐렴, 연조직염, 골수염, 화농성 관절염, 창상감염	· Nafcillin/Oxacillin	· 1세대 Cephalosporin · Clindamycin · Imipenem/Meropenem/Ertapenem · Fluoroquinolone · Erythromycin/Clarithromycin/ Azithromycin · Telithromycin · Daptomycin
	급성부비동염	· Amoxicillin · Cefixime/Cefpodoxime · Telithromycin	· TMP-SMX · Macrolide · Clindamycin
Staphylococcus aureus - methicillin 내성 (MRSA)	패혈증, 폐렴, 연조직염, 골수염, 화농성 관절염, 창상감염; 대부분 병원획득 감염	· Vancomycin±[Rifampin/Gentamicin] · Teicoplanin	· Daptomycin (폐렴은 제외) · Linezolid · Quinupristin-dalfopristin · TMP-SMX · Dalbavacin/Telavancin
	경증/중등도 감염	· [TMP-SMX/Doxycycline/Fucidin] ± Rifampin	· Clindamycin (지역사회획득 MRSA)
Staphylococcus epidermidis - methicillin 감수성	혈류감염, 인공삽입물감염	· Nafcillin/Oxacillin · 1세대 cephalosporin	· Beta-lactam-BLI · Fluoroquinolone · Imipenem/Meropenem/Ertapenem · Rifampin+[TMP-SMX/ Fluoroquinolone]
Staphylococcus epidermidis - methicillin 내성	혈류감염, 인공삽입물감염	· Vancomycin ±[Rifampin/Gentamicin]	· Daptomycin · Linezolid · Tigecycline · Dalbavancin/Telavancin

원인균	감염질환	추천 항생제	
		일차 선택제	대체 약제
Staphylococcus hae-molyticus	요로감염 (다른 부위 감염은 *S. epidermidis*에 준함)	· TMP-SMX, Fluoroquinolone, Nitrofurantoin	· 경구 cephalosporin
Staphylococcus lugdunensis	연조직감염, 심내막염, 골수염, 균혈증	· Nafcillin/Oxacillin · Penicillin G (감수성 균주)	· 1세대 cephalosporin · Vancomycin/Teicoplanin
Staphylococcus saprophyticus	요로감염	· TMP-SMX · Ampicillin/Amoxicillin · Amoxicillin-Clavulanate	· Cephalosporin (경구) · Tetracycline · Fluoroquinolone · Tigecycline
Stenotrophomonas (Xanthomonas) maltophilia	패혈증, 폐렴(인공호흡기 관련), 요로감염	· TMP-SMX · Tigecycline	· Ceftazidime · Fluoroquinolone · Ticarcillin-clavulanate · Aztreonam+Ticarcillin-clavulanate · Minocycline/Doxycycline
Streptococcus groups B, C, G, F; *Streptococcus bovis, Streptococcus milleri, Streptococcus viridans*	인두염, 연조직감염, 폐렴, 농양	· Penicillin G/Penicillin V	· 1세대 cephalosporin · Cefuroxime/Cefotaxime/Ceftriaxone · Erythromycin/Clarithromycin/Azithromycin · Clindamycin
	심내막염	· Penicillin G ±[Streptomycin/Gentamicin]	· Cefuroxime/Cefotaxime/Ceftriaxone · Vancomycin
Streptococcus pneumoniae - penicillin 감수성 (MIC ≤ 1.0 μg/mL)	폐렴, 중이염, 부비동염, 수막염	· Penicillin G/Amoxicillin · Cefotaxime/Ceftriaxone (수막염에서는 고용량 사용)	· Telithromycin · Macrolide · Cefpodoxime/Ceftibutin/Cefprozil · Fluoroquinolone · Clindamycin · Doxycycline · Piperacillin-tazobactam · TMP-SMX
Streptococcus pneumoniae - penicillin 내성 (MIC ≥ 2.0 μg/mL)	폐렴, 중이염, 부비동염	· Cefotaxime/Ceftriaxone/Cefepime · Telithromycin · Gemifloxacin/Gatifloxacin/Moxifloxacin/Levofloxacin	· Quinupristin-Dalfopristin · Linezolid · Amoxacillin (고용량)
	수막염	· Vancomycin	· Vancomycin+[Cefotaxime/Ceftriaxone]
Streptococcus pyogenes (group A)	인두염	· Penicillin V · Benzathine penicillin (근육주사)	· Erythromycin · Azithromycin/Clarithromycin · Telithromycin
	농가진, 연조직염	· Penicillin/Amoxicillin	· 1/2/3 세대 Cephalosporin · Penicillin G 단독 · Clindamycin 단독
	괴사성 근막염, 패혈증, 독소충격증후군	· Clindamycin+Penicillin G ±면역글로불린 정맥주사(IVIG)	· 1/2/3 세대 Cephalosporin · Penicillin G 단독 · Clindamycin 단독

원인균	감염질환	추천 항생제	
		일차 선택제	대체 약제
Treponema pallidum	초기 매독	· Benzathine penicillin G (240만 단위 근육주사, 1회)	· Doxycycline/Tetracycline (14일) · Ceftriaxone (8-10일)
	후기 매독(1년 이상)	· Benzathine penicillin G (240만 단위 근육주사, 1주 간격 3회)	· Doxycycline/Tetracycline (28일)
	신경매독	· Penicillin G (300-400만 단위 q4h, 정맥주사, 10-14일)	· Procaine penicillin G (240만 단위 근육주사, qd)+Probenecid (0.5 g 경구, qid) (10-14일) · Ceftriaxone (2 g qd, 정맥/근육주사, 10-14일)
Tropheryma whipplei	Whipple 병(설사, 관절통, 체중감소, 복통, 중추신경계 장애)	· Doxycycline+Hydroxychloroquine	
Ureaplasma urealyticum	생식기감염	· Doxycycline (200 mg qd, 7일)	· Macrolide
Vibrio cholerae	콜레라	· Doxycycline (300 mg, 1회) · Fluoroquinolone (1회)	· Azithromycin, Erythomycin · TMP-SMX
Vibrio parahemolyticus	설사(위장관염)	· 대부분 치료하지 않음 · Doxycycline	· Fluoroquinolone · Azithromycin
Vibrio vulnificus	패혈증, 창상감염, 위장관염	· Doxycycline+Ceftriaxone/Ceftazidime	· Cefotaxime/Ceftriaxone · Fluoroquinolone · 항녹농균 aminoglycoside+Ceftazidime
Yersinia enterocolitica	소장대장염, 패혈증	· Fluoroquinolone (Ciprofloxacin) · 3세대 Cephalosporin (Ceftriaxine)	· TMP- SMX · Gentamicin · Chloramphenicol · Doxycycline
Yersinia pestis	페스트(흑사병)	· Gentamicin/Streptomycin	· Doxycycline · Ciprofloxacin · Chloramphenicol
	노출 후 예방	· Doxycycline · Chloramphenicol	· Ciprofloxacin · TMP-SMX

· / : 또는
· 항녹농균 aminoglycoside : gentamicin, tobramycin, amikacin, netilmicin, isepamicin
· 항녹농균 penicillin : ticarcillin, piperacillin
· Tetracycline : tetracycline, doxycycline, minocycline
· 1세대 cephalosporin : cefazolin, cephapirin, cefadroxil (경구), cephalexin (경구)
· 2세대 cephalosporin : cefaclor (경구), cefamandole, cefranide, cefotetan, cefoxitin, cefuroxime (주사/경구), cefprozil (경구), loracarbef (경구)
· 3세대 cephalosporin (주사) : cefotaxime, ceftriaxone, ceftizoxime, ceftrazidime, cefoperazone, moxalactam
· 3세대 cephalosporin (경구) : cefixime, cefpodoxime, cefdinir, cefditoren, ceftibuten
· 4세대 cephalosporin : cefepime, cefpirome
· Carbapenem : imipenem, meropenem, ertapenem, doripenem
· Fluoroquinolone : norfloxacin, ciprofloxacin, ofloxacin, levofloxacin, trovafloxacin, gatifloxacin, gemifloxacin, moxifloxacin

- Beta-lactam-BLI (beta-lactam+beta-lactamase inhibitor) : amoxicillin+clavulanate, ticarcillin+clavulanate, ampicillin+sulbactam, piperacillin+tazobactam
- Macrolide : erythromycin, clarithromycin, azithromycin
- TMP-SMX : trimethoprim-sulfamethoxazole
- ESBL : extended spectrum bata-lactamase

APPENDIX B

신부전 환자에서 항생제 용량

김동민 (조선대학교 의과대학 내과학교실)

항생제	50~100GFR (mL/mi50n)				투석후 보충량		
	정상용량	>50	10~50	<10	혈액투석	복막투석	CAVH/CVVH
Aminoglycosides							
Amikacin	7.5mg/kg q 12h or 15mg/kg once a day	q 12h or 15mg/kg once a day	30~50: 7.5mg/kg q24h 10~30: 7.5mg/Kg q48h	7.5mg/kg q72h	7.5mg/Kg AD	15~20mg lost/L/d	7.5mg/kg q24h
Gentamicin	1.7mg/kg q 8h	q 8h	q 12~48h	q 48~72h	3mg/kg AD	3~4mg lost/L/d	q 12~48h
Netilmicin	2mg/kg q 8h	q 8h	q 12~24h	48h	1/2~2/3 normal after HD	3~4mg lost/L/d	Dose for GFR 10~50
Spectinomycin	2g q 24h	q 24h	q 24h	q 24h	None	None	None
Streptomycin	15mg/kg q 24h	7.5mg/kg q 24h	7.5mg q 24~72h	7.5mg q 72~96h	1/2 normal after HD	20~40mg lost/L/d	Dose for GFR 10~50
Tobramycin	1.7mg/kg q 8h	1.7mg/kg q 8h	1.7mg/kg q 12~48h	1.7mg/kg q 48~72h	3mg/kg AD	3~4mg lost/L/d	1.7mg/kg q 12~48h
Cephalosporins							
Cefaclor	0.25~0.5g q 8h	100% q 8h	50~100% q8h	50% q8h	250mg after HD	250mg q 8~12h	Dose for GFR 10~50
Cefadroxil	0.5~1g q 12~24h	q 12~24h	0.5g q 12~24h	0.5g q 24~48h	0.5~1g after HD	0.25~0.5g/d	Not applicable

항생제	50~100GFR (mL/mi50n)				투석후 보충량		
	정상용량	>50	10~50	<10	혈액투석	복막투석	CAVH/CVVH
Cefamandole	0.5~2g q 4~8h	q 4~8h	q 6~8h	0.5~1g q 12h	0.5~1g after HD	0.5~1g q 12h	Dose for GFR 10~50
Cefazolin	1~2g q 8h	q 8h	q 12h	q 24~48h	0.5~1g after HD	None or 0.5g q 12h	None or Dose for GFR 10~50
Cefepime	2g q 8~12h	2g q 8~12h	2g q12~24h	1g q 24~48h	1g after HD	1~2g q 48h	Not recommend
Cefixime	0.4g q 24h	q 24h	0.3g q 24h	q 48h	None or 200mg after HD	None or 200mg/d	Not recommend
Cefmetazole	2g q 6~12h	q 8~12h	q 12~24h	q 48h	Dose after HD	Dose for GFR<10	Dose for GFR 10~50
Cefoperazone	1~2g q 6~12h	q 6~12h	q 6~12h	q 6~12h	None	None	None
Cefotaxime	2g q 8h	q 8~12h	q 12~24h	q 24h	1g after HD	0.5~1g q 24h	None or 1~2g q 12~24h
Cefotetan	1~2g q 12h	q 12h	1~2g q 24h	1~2g q 48h	1g after HD	None or 1g/d	None or 0.75g q 12h
Cefoxitin	1~2g q 8h	q 8h	q 8~12h	q 24~48h	1g after HD	Dose for GFR 10~50	Dose for GFR 10~50
Ceftazidime	1~2g q 8h	q 8~12h	q 12~24h	q 48h	1g after HD	0.5g/d	Dose for GFR 10~50
Ceftizoxime	1~2g q 8h	q 8~12h	q 12~24h	q 24h	1g after HD	0.5~1g/d	Dose for GFR 10~50
ceftriaxone	0.5~2g q 12~24h	q 12~24h	q 12~24h	q 12~24h	None or Dose after HD	None or 750mg q 12h	None or Dose for GFR 10~50
Cefuroxim sodium	0.75~1.5g q 8h	q 8h	q 8~12h	q 24h	Dose after HD	None or Dose for GFR<10	1.5g, then 750mg q 24h
Cephalothin	0.5~2g q 4~6h	q 4~6h	1~1.5g q 6~8h	0.5g q 8~12h	Dose after HD	Dose for GFR 10~50	Dose for GFR 10~50
Cephadine	0.5~2g q 4~6h	q 6h	0.5g q 6h	0.25g q 12h	Dose after HD	Dose for GFR<10~50	Dose for GFR<10~50
Latamoxef	1~2g q 8~12h	q 8~12h	q 12~24h	q 24~48h	Dose after HD	Dose for GFR<10	Dose for GFR 10~50
Penicillins							
Amoxicillin	0.25~0.5g q 8h	q 8h	q 8~12h	q 24h	Dose after HD	250mg q 12h	Dose for GFR 10~50
Ampicillin	0.25~2g q 6h	q 6h	q 6~12h	q 12~24h	Dose after HD	250mg q 12h	Dose for GFR 10~50

항생제	50~100GFR (mL/mi50n)				투석후 보충량		
	정상용량	>50	10~50	<10	혈액투석	복막투석	CAVH/CVVH
Amoxicillin/ Clavulanate	500/125mg q 8h	500/125mg q 8h	250~500mg AM component q 12h	250~500mg AM component q 24h	Dose for GFR<10	GFR<30; do not use 875/125 or 1000/62.5 AM/CL	
Ampicillin (AM/ Sulbactam (SB)	2g AM+1g SB q 6h	q 6h	q 8~12h	q 24h	Dose after HD	2g AM + 1g SB q 24h	1.5 AM/0.75 SB q 12h
Azlocillin	2~4g q 4~6h	q 4~6h	q 6~8h	q 6~8h	Dose after HD	Dose for GFR<10	Dose for GFR 10~50
Dicloxacillin	0.25~0.5g q 6h	q 6h	q 6h	q 6h	None	None	Not applicable
Methicillin	1~2g q 4h	q 4~6h	q 6~8h	q 8~12h	None	None	None
Nafcillin	1~2g q 4~6h	q 4~6h	q 4~8h	q 4~8h	None	None	None
Penicillin G	0.5~4millionU q 4~6h	100%	75~100%	20~50%	Dose after HD	Dose for GFR<10	Dose for GFR 10~50
Piperacillin	3~4g q 4~6h	q 4~6h	q 6~8h	q 8h	Dose after HD	Dose for GFR<10	Dose for GFR 10~50
Piperacillin/ Tazobactam	2.5~4.5g q 6~8h		2.25g q 6h	2.25g q 8h	Dose for GFR<10 + 0.75g after HD	Dose for GFR<10	
Ticarcillin	3g q 4h		1~2g q 8h	1~2g q 12h	3g after HD	Dose for GFR<10	Dose for GFR 10~50
Ticarcillin/ Clavulanate	3.1g q 4~6h	3.1g q 4~6h	2g q 6~8h	2g q 12h	3.1g after HD	3.1g q 12h	
Quinolone							
Cinoxacin	0.25~0.5g q 6~12h	0.25g q 6~12h	0.25g q 12~24h	Avoid	Avoid	Avoid	Avoid
Ciprofloxacin	400mg q 12h	100%	50~75%	50%	200mg (IV), 250mg (PO) q 12h	200mg q 8h	400mg q24h
Fleroxacin	400mg q 12h	100%	50~75%	50%	400mg after HD	None or 400mg/d	Not applicable
Gatifloxacin	400mg q 24h	400mg q 24h	400mg then 200mg q 24h	400mg then 200mg q 24h	200mg q 24h after HD	200mg q24h	Dose for GFR 10~50
Gemifloxacin -po	320mg po q 24h	100%	50%	50%	160mg after HD	160mg q 24h	
Levofloxacin	750mg q 24h	750mg q 24h	750mg once then 750mg q 48h	750mg once then500mg q 48h	Dose for GFR<10	Dose for GFR<10	Dose for GFR 10~50
Lomefloxacin	400mg/d	100%	50~75%	50%	Dose for GFR<10	Dose for GFR<10	Not applicable

항생제	50~100GFR (mL/mi50n)				투석후 보충량		
	정상용량	>50	10~50	<10	혈액투석	복막투석	CAVH/CVVH
Nalidixic acid	1g q 6h	q 6h	q 6h	Avoid	Avoid	Avoid	Avoid
Norfloxacin	400mg q 12h	q 12h	q 12~24h	Avoid	Not applicable	Not applicable	Not applicable
Ofloxacin	200~400mg q 12~24h	100%	50% q 12h	25~50% q 24h	Dose after HD	None or Dose for GFR<10	Dose for GFR 10~50
Pefloxacin	400mg/d	100%	100%	100%	None	None	None
Macrolide&Clindamycin							
Erythomycin	250~500mg q 6h	100%	100%	50~75%	None	None	None
Azithomycin	0.25~0.5g/d	100%	100%	100%	None	None	None
Clarithomycin	500mg q12h	500mg q12h	500mg q12~24h	500mg q24h	None or Dose after HD	None	500mg q12~24h
Clindamycin-po	150~300mg q 6h	100%	100%	100%	None	None	None
Monobactam							
Aztreonam	1~2g q 8~12h	100%	12~18h	24h	0.5g after HD	Dose for GFR<10	Dose for GFR 10~50
Carbapenem							
Imipenem	0.5g q6h	0.25~0.5g q6~8h	0.25g q 6~12h	0.125~0.25g q 12h	Dose after HD	None or Dose for GFR<10	0.5~1g q 12h
Ertapenem	1g q24h	100%	50% (if CrCl <30)	50%	Dose for GFR<10		1g q 24h
Meropenem	1g q8h	1g q 8h	1g q 12h	0.5g q 24h	Dose after HD	Dose for GFR<10	Dose for GFR 10~50
Doripenem	0.5g q8h	0.5g q8h	30~50: 0.25g q8h 10~30: 0.25g q12h	none	none	none	0.5g q8h
Glycopeptide							
Teicoplanin	6mg/kg/d	q 24h	q 48h	q 72h	None or Dose for GFR<10	None or Dose for GFR<10	None or Dose for GFR 10~50
Vancomycin	1g q 12h	15~30mg/kg q 12h	15mg/kg q24~96h	7.5mg/kg q2~3days	Dose for GFR<10~50	Dose for GFR<10	0.5g q 24~48h
Miscellaneous							
Colistin base	3.5x[(1.5xCrCln)+30] xpatients BSA = total daily dose Divide and give q12h				105mg and 50mg AD	160mg q24h	675mg, divide & give q12h

항생제	50~100GFR (mL/mi50n)				투석후 보충량		
	정상용량	>50	10~50	<10	혈액투석	복막투석	CAVH/CVVH
Daptomycin	4~6mg/kg/d	4~6mg/kg/d	GFR<30; 4~6mg/kg q 48h		4~6mg/kg q 48h	4~6mg/kg q 48h	2.5mg/kg q 48h
Chloramphenic-ol	0.25~1g q 6h	100%	100%	100%	None	None	None
Doxycyclin	100mg q 12h	100%	100%	100%	None	None	None
Linezolid	600mg q 12h	100%	100%	100%	Dose for GFR<10	No dose adjustment	100%
Metronidazole	0.75g q 6h	100%	100%	50%	Dose after HD	Dose for GFR<10	100%
Nitrofurantoin	50~100mg	100%	Avoid	Avoid	Not applicable	Not applicable	Not applicable
Sulfamethoxazo-le	1g q 8h	q 12h	q 18h	q 24h	1g after HD	1g/d	Dose for GFR 10~50
Trimethoprim	100~200mg q 12h	q 12h	q 18h	q 24h	Dose after HD	24h	Dose for GFR 10~50
Trimethoprim-Sulfamethoxazole-DS							
treatment	5mg/kg IV q 8h	100%	50%	No recommend			
prophylaxis	1 tab po q 24h or 3 times/ week	100%	100%	100%			
Telithomycin	0.8g q 24h	0.8g q 24h	0.6g q 24h	0.6g q 24h	0.6g after HD	Unknown	
Tetracycline	250~500mg qid	q 8~12h	q 12~24h	q 24h	None	None	None
항결핵제							
Bedaquiline	400mg po qd x 2weeks then 200mg tiw x 22weeks	No adjustment for mild-moderate renal impairment Use with caution if severe renal impairment or ESRD					
Capreomycin	1g/d	q 24h	q 24~72h	q 48~72h	Dose after HD	unknown	Dose for GFR 10~50
Cycloserine	250mg q 12h	q 12h	q 12~24h	q 24h	None	None	None
Ethambutol	15mg/kg/d	q 24h	q 24~36h	q 48h	Dose after HD	Dose for GFR<10	Dose for GFR 10~50
Ethionamide	250~500mg q 12h	100%	100%	50%	None	None	None
Isoniazid	5mg/kg/d	100%	100%	50%	Dose after HD	Dose for GFR<10	Dose for GFR <10

항생제	50~100GFR (mL/mi50n)				투석후 보충량		
	정상용량	>50	10~50	<10	혈액투석	복막투석	CAVH/CVVH
PAS	50mg/kg q 8h	100%	50~75%	50%	Dose after HD	Dose for GFR<10	Dose for GFR <10
Pyrazinamide	25mg/kg/d	100%	100%	12~25mg/kg/d	25~30 mg/kg after HD	No reduction	No data
Rifampin	600mg/d	100%	300~600mg/d	300~600mg/d	None	Dose for GFR<10	Dose for GFR <10
Rifabutin	150~300mg q 24h	100%	50% q 24h	50% q 72h	Unknown	Unknown	Unknown
항진균제							
Amphotericin B							
Non-lipid	0.4~1mg/kg/d	q 24h	q 24h	q 24h	No dose	No dose	q 24h
ABLC	5mg/kg/d	q 24h	q 24h	q 24h	Adjustment	Adjustment	q 24h
LAB	3~5mg/kg/d	q 24h	q 24h	q 24h			q 24h
Fluconazole	100~400mg q 24h	100%	50%	50%	Dose after HD	dose for GFR<10	100~400mg q 24h
Flucytosine	37.5mg/kg q 6h	q 12h	q 12~48h	q 24h	Dose after HD	Dose for GFR 10~50	Dose for GFR 10~50
Itraconazole-po	100~200mg q 12h	100%	100%	50%	No adjustment with oral solution		
Itraconazole-iv	200mg q 12h	100%	GFR<30 ; IV not use		No adjustment with oral solution		
Ketoconazole	200~400mg/d	100%	100%	100%	None	None	None
Miconazole	200~1200 mg q 8h	100%	100%	100%	None	None	None
Voriconazole -iv	6mg/kg q 12h times 2, then 4mg/kg q 12h	100%	GFR<50-> switch to po		GFR<50-> switch to po		4mg/kg po q 12h
항원충제							
Pentamidine	4mg/kg/day	q 24h	q 24h	q 24~36h	None	None	None
Quinine	650mg q 8h	650mg q 8~12h	650mg q 8~12h	650mg q 24h	None or Dose after HD	None or Dose for GFR<10	None or Dose for GFR 10~50
항바이러스제							
Acyclovir	5~12.4 mg/kg q 8h	q 8h	q 12~24h	2.5mg/kg q 24h	Dose after HD	Dose for GFR<10	3.5mg/kg/d
Adefovir	10mg po q 24h	q 24h	q 48~72h	No data	q 7d after HD		
Amantadine	100mg q 12h	q 24~48h	q 48~72h	7d	None	None	None

항생제	50~100GFR (mL/mi50n)				투석후 보충량		
	정상용량	>50	10~50	<10	혈액투석	복막투석	CAVH/CVVH
Didanosine	100~200mg q 12h	q 12h	q 24h	150mg q 24h	Dose after HD	None or Dose for GFR<10	Dose for GFR<10
Cidofovir							
induction	5mg/kg once/wk for 2wks	5mg/kg once/wk	0.5~2mg/kg once/wk	0.5mg/kg once/wk	No data	No data	
maintenance	5mg/kg q 2wks	5mg/kg q 2wks	0.5~2mg/kg q 2wls	0.5mg/kg q 2wks	No data	No data	
Emtricitabine	200mg q 24h	200mg q 24h	200mg q 48~72h	200mg q 96h	Dose for GFR<10		
Emtricitabine +Tenofovir	200~300mg q 24h	No change	1 tab q 48h	Do not use			
Entecavir	0.5mg q 24h	0.5mg q 24h	0.15~0.25mg q 24h	0.05mg q 24h	0.05mg q 24h	0.05mg q 24h	Dose after dialysis
Famiciclovir	500mg q 8h	500mg q 8h	250~500mg q 12~24h	250mg q 24h	Dose after HD	Unknown	Dose for GFR 10~50
Foscarnet		CrCl >1.4 / >1.0 ~1.4	>0.8~ 1.0 / >0.6~ 0.8	>0.5~0.6			
induction	60mg/kg q 8h * 2~3wks	60 q 8h / 45 q 8h	50 q 12h / 40 q 12h	60 q 24h	Dose after HD	unknown	Dose for GFR 10~50
maintenance	90~120mg /kg/day	120q 24h / 90 q 24h	65 q 24h / 105 q 48h	80 q 48h			
Ganciclovir							
induction	2.5~5mg/kg q 12h	2.5~5mg/kg q 12h	1.25~2.5mg /kg q 24h	1.25mg/kg 3 times/wk	Dose after HD	Unknown	2.5~3.5mg/kg/d
maintenance	5mg/kg q 24h	2.5mg q12~24h	1.25~2.5mg/kg q 24h	0.625~1.25mg/kg q 24h	0.6mg/kg after HD	Dose for GFR<10	2.5mg/kg/d
Lamivudine	300mg po q 24h	300mg po q 24h	50~150mg po q 24h	25~50mg po q 24h	Dose after HD	No data	No data
Oseltamivir	75mg po bid	75mg q 12h	75mg q 24h	No data	No data	No data	
Ribavirin	use with caution in patients with GFR<10						
Rimantadine	100mg bid po	100mg bid	100mg q 24h~bid	100mg q 24h	No data	No data	Little data
Stavudine	30~40mg q 12h	100%	50% q 12~24h	>60kg;20mg/day <60kg;15mg/day	Dose for GFR<10	No data	Dose for GFR 10~50

| 항생제 | 50~100GFR (mL/mi50n) | | | | 투석후 보충량 | | |
	정상용량	>50	10~50	<10	혈액투석	복막투석	CAVH/CVVH
Tenofovir	300mg q 24h	300mg q 24h	300mg q 48h	No data	every 7 days or after total of 12h of dialysis		
Valacyclovir	1g q 8h	1g q 8h	1g q 12~24h	0.5g q 24h	Dose after HD	Dose for GFR<10	Dose for GFR 10~50
Valganciclovir	900mg po bid	900mg po bid	450mg q 24h to 450mg every other day	Do not use			
Zalcitabine	0.75mg q 8h	0.75mg q 8h	0.75mg q 12h	0.75mg q 24h	Dose after HD	No data	Dose for GFR 10~50
Zidovudine	300mg q 12h	q 12h	q 12h	100mg q 6~8h	Dose for GFR<10	None or Dose for GFR<10	100mg q 8h

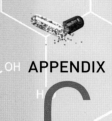

APPENDIX C

미국식품의약청(FDA)에서 정한 임신부에 대한 약물 위험도

김동민 (조선대학교 의과대학 내과학교실)

Antibacterial agents	
Aminoglycosides	D
amikacin	
gentamicin	
isepamicin	
netilmicin	
streptomycin	
tobramycin	
β-lactams	B
penicilins	
penicillins+β-lactamase inhibitors	
cephalosporins	
aztreonam	
Imipenem/cilastatin	C
Meropenem	B
Ertapenem	B
Doripenem	B
Chloramphenicol	C
Quinolones	C
ciprofloxacin	
ofloxacin	
levofloxacin	
gatifloxacin	
moxifloxacin	
gemifloxacin	
prulifloxacin	
Clindamycin	B

Colistin	C
Dalbavancin	C
Daptomycin	B
Fosfomycin	B
Fusidic acid	C
Linezolid	C
Macrolides	
erythromycin/azithromycin	B
clarithromycin	C
Metronidazole	B
Nitrofurantoin	B
Rifaximin	C
Sulfonamides/trimethoprim	C
Telithromycin	C
Tetracyclines,tigecycline	D
Tinidazole	C
Vancomycin	C
Antifungal agents	
Amphotericin B preparations	B
Azole	
fluconazole	C
itraconazole	C
ketoconazole	C
posaconazole	C
voriconazole	D

627

Echinocandins	
anidulafungin	C
caspofungin	C
micafungin	C
Flucytosine	C
Terbinafine	B
Antiparasite agents	
Albendazole/mebendazole	C
Atovaquone/proguanil atovaquone alone	C
Chloroquine,eflornithine	C
Ivermectin	C
Mefloquine	C
Miltefosine	X
Nitazoxanide	B
Pentamidine	C
Praziquantel	B
Pyrimethamine/pyrisulfadoxine	C
Quinidine	C
Quinine	X
Antimyobacterial agents	
Capreomycin	C
Clofazimine/cycloserine	C
Dapsone	C
Bedaquiline	B
Ethambutol	B
Ethionamide	C
INH,pyrazinamide	C
Rifabutin	B
Rifampin	C
Thalidomide	X
Antiviral agents	
Abacavir	C
Acyclovir	B
Adefovir	C
Amantadine	C
Atazanavir	B

Cidofovir	C
Darunavir	B
Delavirdine	C
Didanosine	B
Efavirenz	D
Emtricitabine	B
Enfuvirtide	B
Entecavir	C
Famciclovir	B
Fosamprenavir	C
Foscarnet	C
Ganciclovir	C
Indinavir	C
Interferons	C
Lamivudine	C
Lopinavir/ritonavir	C
Nelfinavir	B
Nevirapine	C
Oseltamivir	C
Ribavirin	X
Rimantadine	C
Ritonavir	B
Saquinavir	B
Stavudine	C
Tenofovir	B
Tipanavir	C
Valacyclovir	B
Valganciclovir	C
Zalcitabine	C
Zanamivir	B
Zidovudine	C

참고> A: 전혀 무해함: 임신중 안전성이 증명된 약제, B: 동물, 사람에서의 연구 결과 태아에서의 위험성이 보고된 바 없는 약제. C: 충분한 연구가 되어 있지 않아 태아에서의 위험성이 알려지지 않은 약제. D: 태아 위험성의 증거가 있는 약제. X; 태아 위험성이 입증되어 임신중 사용하면 안되는 약제

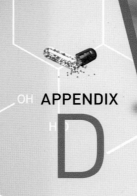

APPENDIX

D

희귀약품센터 리스트

염준섭 (성균관대학교 의과대학 감염내과)

1. 해외유입 전염병 치료제

약품명	용량/단위	대상 감염병
Quinine sulfate capsule	324 mg/Cap	말라리아, 바베스열원충
Quinine dihydrochloride (IV) Inj (Quinine Renaudin®)	600 mg/2ml/Amp	말라리아
Quinidine gluconate (IV) Inj	80 mg/ml/10ml/Vial	말라리아
Pyrimethamine-sulfadoxine (G-COSPE®)	25+500 mg/Tab	말라리아, 톡소플라스모시스
Artemether Inj. (Larither®)	80 mg/ml/Amp	말라리아
Artesunate Inj. (Artesun®)	60 mg/Vial	말라리아
Sodium stibogluconate Inj. (Pentostam®)	100 mg/ml, 100 ml/Bottle	리슈만편모충증
Nifurtimox(Lanpit®)	120 mg/Tab	샤가스병
Ivermectin(Stromectol®)	3 mg/Tab	회선사상충증, 분선충증
Thiabendazole Tab(Mintezol®)	500 mg/Tab	선충에 의한 호산구성 뇌수막염

출처: 국립중앙의료원 홈페이지 (2015.11월 23일자)

해외유입 기생충 감염병 치료용 희귀의약품
신청/배부 절차 및 유의사항 안내

해외유입 기생충 감염병 환자를 진단한 의료기관(본원 포함)에서 환자치료를 위해 희귀의약품이 필요한 경우, 해당 의료기관 직원이 직접 국립중앙의료원 약제과를 방문하여 진단서를 제출한 후 희귀의약품 배부 신청 및 수령할 수 있습니다. (※ 해당관리약품 9품목중 재고가 있는 약품)

1) 진단서 필수 기재사항 : 의료기관장 직인, 약품명, 용량 및 용법, 투여 일수 기재(처방내역 포함)

2) 희귀의약품은 진단서 첨부 시 14일분까지 무상지급 가능하며, 추가 필요량은 한국희귀의약품센터(Tel. 02-508-7316)에서 직접 환자부담으로 구입하셔야 합니다.

3) 희귀의약품 수령자는 반드시 진단서를 발급한 의료기관 직원에 한하며, 방문 시 꼭 직원증을 지참하고 수령자 확인 서명 시 근무부서와 연락처를 기재해 주셔야 합니다. (※ 환자분에게 직접 투약하지 않습니다.)

4) 희귀의약품 담당약사는 진단서 및 직원증을 확인한 후 직원증 사본에 확인 서명 후 약품을 배부하고, 해당 약품 재고관리 카드에 배부내역을 기록합니다.

5) ☎ 문의 전화: 국립중앙의료원 약제과 병동약국 02-2260-7385, 7389

2. 희귀약품센터에서 공급하는 희귀약품 목록(감염병 치료제)

제품명	성분명(영문 성분명)	적응질환
Moldamin® injection	Benzathine penicillin G 120만 unit/vial	매독, 류마치스열
Virazole® inhalation	Ribavirin 6g/vial	Respiratory syncytial virus 감염
VeroRAB®	Rabies vaccine	공수병
KamRAB®	Rabies immunoglobulin	공수병
Foscavir™ injection	Foscavir 250 ml/bottle	CMV 감염
Ancotil®	Flucytosine 500 mg	Cryptococcus 감염
Cidofovir®	Cidofovir 375 mg/vial	CMV retinitis
Cubicin®	Daptomycin 350 mg/vial	MRSA 감염
Cytotect®	CMV immunoglobulin G 100U/ml	CMV 감염
Daraprim®	Pyrimethamine 25 mg/tab	Toxoplasma 감염
Doxycycline Injection	Doxycycline 100 mg/vial	Rickettsia 감염 등
Egaton®	Triclabendazole 250 mg/tab	Faciola 감염 등
Humatin®	Paromomycin 250 mg/cap	Entamoeba 감염 등
Ketoconazole30	Ketoconazole 200 mg/cap	Coccidioidomycosis 등
Olysio®	Simeprevir 150 mg/tab	HCV 감염
Quinidine sulfate	Quinidine sulfate 200 mg/tab	말라리아
Retrovir® IV infusion	Zidovudine 200 mg/vial	HIV 감염
Retrovir® syrup	Zidovudine 50 mg/5mL	HIV 감염
Rifaldine® injection	Rifampicin 600 mg/vial	결핵
Sovaldi®	Sofosbuvir 400 mg/tab	HCV 감염
Sulfadiazin-Heyl®	Sulfadiazine 500 mg/tab	Toxoplasma 감염
Sunvepra®	Asunaprevir 100 mg/cap	HCV 감염
Tebesium-S® injection	Isoniazid 100 mg/vial	결핵
Erythrocin® 500mg	Erythromycin 500 mg/vial	세균감염
Erythrocin® 10%	Erythromycin 100 g/vial	세균감염

출처: 한국희귀의약품센터 홈페이지(2015.11.23)

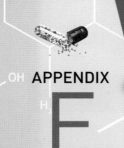

APPENDIX

E

국내에서 시판중인 항생제 목록

최영화 (아주대학교 의과대학 내과학교실)

투여	복지부 분류	성분명	제품명	업체명	전문/ 일반
내복	629	Abacavir + Lamivudine	키벡사정	(주)글락소스미스클라인	전문
내복	629	Abacavir	지아겐정	(주)글락소스미스클라인	전문
내복	629	Acyclovir	아시폴정	(주)드림파마	전문
내복	629		아시로빈정	(주)서울제약	전문
내복	629		씨크로정	(주)제이알피	전문
내복	629		파마킹아시클로버정	(주)파마킹	전문
내복	629		하원아시클로버정	(주)하원제약	전문
내복	629		코러스아시클로버정	(주)한국코러스제약	전문
내복	629		바크로비정	(주)한독	전문
내복	629		에크로바정	경동제약(주)	전문
내복	629		바이락스정	고려제약(주)	전문
내복	629		지오스정	구주제약(주)	전문
내복	629		국제아시클로버정	국제약품공업(주)	전문
내복	629		대원아시클로버정	대원제약(주)	전문
내복	629		대화아시클로버정	대화제약(주)	전문
내복	629		메노바정	동광제약(주)	전문
내복	629		동아조비락스정	동아에스티(주)	전문
내복	629		삼아아시클로버정	삼아제약(주)	전문
내복	629		삼천당아시클로버정	삼천당제약(주)	전문
내복	629		바크락스정	슈넬생명과학(주)	전문

투여	복지부 분류	성분명	제품명	업체명	전문/ 일반
내복	629	Acyclovir	신일아시클로버정	신일제약(주)	전문
내복	629		아크로빈정	에스케이케미칼(주)	전문
내복	629		영풍아시클로버정	영풍제약(주)	전문
내복	629		우리들아시클로버정	우리들제약(주)	전문
내복	629		아나시정	이연제약(주)	전문
내복	629		바시로바정	하나제약(주)	전문
내복	629		조이렉스정	한국유나이티드제약(주)	전문
내복	629		아시코정	한국콜마(주)	전문
내복	629		하피스정	한국프라임제약(주)	전문
내복	629		바이버정	한미약품(주)	전문
내복	629		한올아시클로버정	한올바이오파마(주)	전문
주사	629		에크로바주	경동제약(주)	전문
주사	629		조비락스정주	동아에스티(주)	전문
주사	629		클로바주	명인제약(주)	전문
주사	629		바크락스주	슈넬생명과학(주)	전문
주사	629		바시로바주사	하나제약(주)	전문
주사	629		조이렉스주사액	한국유나이티드제약(주)	전문
내복	629		진양아시클로버정	진양제약(주)	전문
내복	629		지나시드건조시럽	진양제약(주)	전문
내복	642	Albendazole	젠텔정	(주)유한메디카	일반
내복	642		올비스정	(주)일화	일반
내복	642		코러스알벤다졸정	(주)한국코러스제약	일반
내복	642		렉스정	오스틴제약(주)	일반
내복	642		오르원정	콜마파마(주)	일반
내복	642		알나졸정	태극제약(주)	일반
내복	119	Amantadine	아만타정	고려제약(주)	전문
내복	119		피케이멜즈정	한화제약(주)	전문
내복	629		파킨트렐캅셀	한불제약(주)	전문
주사	119		피케이멜즈인퓨전주	한화제약(주)	전문
주사	612	Amikacin	동아아미카신황산염주	동아에스티(주)	전문
주사	612		메이신주	(주)비티오제약	전문
주사	612		루카시놀주	(주)유영제약	전문
주사	612		유한아미카신황산염주사액	(주)유한양행	전문
주사	612		마카린주사액	(주)한국파마	전문
주사	612		아믹탐주사액	근화제약(주)	전문
주사	612		삼천당아미카신주	삼천당제약(주)	전문

투여	복지부 분류	성분명	제품명	업체명	전문/ 일반
주사	612	Amikacin	신일황산아미카신주사액	신일제약(주)	전문
주사	612		아주아미카신황산염주사	아주약품(주)	전문
주사	612		아디칸주사액	유니메드제약(주)	전문
주사	612		라믹킨주	한국유나이티드제약(주)	전문
주사	612		유니온아미카신주	한국유니온제약(주)	전문
주사	612		아미킨주	보령제약(주)	전문
주사	612		신풍아미카신황산염주사액	신풍제약(주)	전문
주사	612		중외아미카신황산염프리믹스주	제이더블유중외제약(주)	전문
내복	618	Amoxicillin	키목신캅셀	(주)유한양행	전문
내복	618		아목사펜캡슐	(주)종근당	전문
내복	618		파목신캡슐	동화약품(주)	전문
내복	618		일동아목시실린수화물캡슐	일동제약(주)	전문
내복	618		파목신시럽	동화약품(주)	전문
내복	618		곰실린캅셀	(주)대웅제약	전문
내복	618		종근당아목시실린캡슐	(주)종근당	전문
내복	618		파마아목시실린캅셀	(주)한국파마	전문
내복	618		휴온스아목시실린캡슐	(주)휴온스	전문
내복	618		파목신캡슐	동화약품(주)	전문
내복	618		에이씰린캅셀	보령제약(주)	전문
내복	618		중외아목시실린캅셀	제이더블유중외제약(주)	전문
내복	618		유목센캅셀	한국유나이티드제약(주)	전문
주사	618		폭소린주사	삼진제약(주)	전문
내복	618	Amoxicillin + Pivoxil sulbactam	썰타실린정	(주)넥스팜코리아	전문
내복	618		아목시탐정	(주)드림파마	전문
내복	618		아박탐정	(주)서울제약	전문
내복	618		프리목스정	(주)씨트리	전문
내복	618		타목실린정	(주)일화	전문
내복	618		파목스정	(주)파마킹	전문
내복	618		아목시브정	(주)하원제약	전문
내복	618		뉴피론정	(주)한국파비스제약	전문
내복	618		유로박탐정	구주제약(주)	전문
내복	618		썰타목스정	근화제약(주)	전문
내복	618		설박신정	대우제약(주)	전문
내복	618		썰박타민정	대웅바이오(주)	전문
내복	618		아목탐정	대한뉴팜(주)	전문
내복	618		이목스정	대한약품공업(주)	전문

투여	복지부 분류	성분명	제품명	업체명	전문/일반
내복	618	Amoxicillin + Pivoxil sulbactam	듀오셀탐정	대화제약(주)	전문
내복	618		맥시썰탐정	보령제약(주)	전문
내복	618		애니목스정	삼익제약(주)	전문
내복	618		오구목스정	성원애드콕제약(주)	전문
내복	618		락타박탐정	슈넬생명과학(주)	전문
내복	618		박타목신정	안국약품(주)	전문
내복	618		박타실린정	알리코제약㈜	전문
내복	618		유목스정	영일제약(주)	전문
내복	618		코은정	오스틴제약(주)	전문
내복	618		씨목스정	우리들제약(주)	전문
내복	618		썰박스정	이연제약(주)	전문
내복	618		아모피딘정	태극제약(주)	전문
내복	618		아모박실정	한국유니온제약(주)	전문
내복	618		프라목스정	한국프라임제약(주)	전문
내복	618		페니목스정	한국휴텍스제약(주)	전문
내복	618		썰타실린건조시럽	(주)넥스팜코리아	전문
내복	618		아모락탐건조시럽	(주)일화	전문
내복	618		썰타목스건조시럽	근화제약(주)	전문
내복	618		썰박타민건조시럽	대웅바이오(주)	전문
내복	618		맥시썰탐건조시럽	보령제약(주)	전문
내복	618		애니목스건조시럽	삼익제약(주)	전문
내복	618		박타목신건조시럽	안국약품(주)	전문
내복	618		설타몬건조시럽	제이더블유중외신약(주)	전문
내복	618		아모박실건조시럽	한국유니온제약(주)	전문
내복	618		프라목스건조시럽	한국프라임제약(주)	전문
내복	618	Amoxicillin + Potassium clavulanate	크목실린건조시럽	(주)종근당	전문
내복	618		자쿠텍스네오시럽	(주)테라젠이텍스	전문
내복	618		아모크라네오시럽	건일제약(주)	전문
내복	618		클라린네오시럽	삼아제약(주)	전문
내복	618		아모라닉이에스시럽	에스케이케미칼(주)	전문
내복	618		오그멕스네오시럽	한국유나이티드제약(주)	전문
내복	618		크라목신현탁정	신풍제약(주)	전문
내복	618		아목클란현탁정	한미약품(주)	전문
주사	618		목시클주	(주)대웅제약	전문
주사	618		크목실린주	(주)종근당	전문
주사	618		아모크라주	건일제약(주)	전문

투여	복지부 분류	성분명	제품명	업체명	전문/ 일반
주사	618	Amoxicillin + Potassium clavulanate	티라목스주	삼진제약(주)	전문
주사	618		일성오구멘틴주사	일성신약(주)	전문
내복	618		듀오넥스현탁정	대화제약(주)	전문
내복	618		맥시크란현탁정	보령제약(주)	전문
내복	618		카모딕스현탁정	삼아제약(주)	전문
내복	618		오구맥현탁정	진양제약(주)	전문
내복	618		메디크라정	(주)메디카코리아	전문
내복	618		유크라정3	(주)유한양행	전문
내복	618		페니멘틴정	(주)일화	전문
내복	618		휴온스아목시크라정	(주)휴온스	전문
내복	618		아목틴정	경동제약(주)	전문
내복	618		클라본정	구주제약(주)	전문
내복	618		클라씨린정	동광제약(주)	전문
내복	618		크라맥스정	동성제약(주)	전문
내복	618		크라모틴정	동아에스티(주)	전문
내복	618		파목클정	동화약품(주)	전문
내복	618		목시크란정	메딕스제약(주)	전문
내복	618		명문아모클란정	명문제약(주)	전문
내복	618		맥시크란정	보령제약(주)	전문
내복	618		카모딕스정	삼아제약(주)	전문
내복	618		아이실린정	삼익제약(주)	전문
내복	618		크라목스정	삼천당제약(주)	전문
내복	618		락타목스정	슈넬생명과학(주)	전문
내복	618		크라목신정	신풍제약(주)	전문
내복	618		아미클란정	아주약품㈜	전문
내복	618		아모라닉정	에스케이케미칼(주)	전문
내복	618		오메크라정	오스틴제약(주)	전문
내복	618		오구틴정	이연제약(주)	전문
내복	618		오구멘틴정	일성신약(주)	전문
내복	618		오메클정	한국콜마(주)	전문
내복	618		나노크라정	한올바이오파마(주)	전문
내복	618		크라부틴건조시럽	(주) 다산메디켐	전문
내복	618		목시클시럽	(주)대웅제약	전문
내복	618		오클라틴건조시럽	(주)서울제약	전문
내복	618		유크라건조시럽	(주)유한양행	전문
내복	618		자쿠텍스건조시럽	(주)테라젠이텍스	전문

투여	복지부 분류	성분명	제품명	업체명	전문/ 일반
내복	618	Amoxicillin + Potassium clavulanate	아모크라시럽	건일제약(주)	전문
내복	618		오메틴건조시럽	대우제약(주)	전문
내복	618		클라씨린건조시럽	동광제약(주)	전문
내복	618		파목클시럽	동화약품(주)	전문
내복	618		맥시크란시럽	보령제약(주)	전문
내복	618		크라목스건조시럽	삼천당제약(주)	전문
내복	618		락타목스시럽	슈넬생명과학(주)	전문
내복	618		크라목신건조시럽	신풍제약(주)	전문
내복	618		아미클란시럽	아주약품㈜	전문
내복	618		아모라닉시럽	에스케이케미칼(주)	전문
내복	618		크라모넥스네오건조시럽	영진약품공업(주)	전문
내복	618		아목타심건조시럽	일동제약(주)	전문
내복	618		오구멘틴시럽	일성신약(주)	전문
내복	618		목사멘틴시럽	제이더블유중외신약(주)	전문
내복	618		아목클란시럽	한미약품(주)	전문
내복	618		크라부틴듀오건조시럽	(주) 다산메디켐	전문
내복	618		목시클듀오시럽	(주)대웅제약	전문
내복	618		크로아난듀오건조시럽	(주)동구바이오제약	전문
내복	618		아모멘틴건조시럽	(주)드림파마	전문
내복	618		메디크라듀오시럽	(주)메디카코리아	전문
내복	618		바이크라듀오시럽	(주)바이넥스	전문
내복	618		아모시연듀오시럽	(주)비티오제약	전문
내복	618		오클라틴듀오건조시럽	(주)서울제약	전문
내복	618		유크라듀오건조시럽	(주)유한양행	전문
내복	618		아하쿨듀오건조시럽	(주)제이알피	전문
내복	618		아목스클린듀오건조시럽	(주)태준제약	전문
내복	618		자쿠텍스듀오건조시럽	(주)테라젠이텍스	전문
내복	618		글로실린듀오시럽	(주)한국글로벌제약	전문
내복	618		크라듀스시럽	(주)휴온스	전문
내복	618		아모크라듀오시럽	건일제약(주)	전문
내복	618		아목틴듀오시럽	경동제약(주)	전문
내복	618		듀오크라건조시럽	고려제약(주)	전문
내복	618		아모시달듀오시럽	광동제약(주)	전문
내복	618		클라본듀오건조시럽	구주제약(주)	전문
내복	618		포타신건조시럽	국제약품공업(주)	전문
내복	618		맥스실린듀오시럽	근화제약(주)	전문

투여	복지부분류	성분명	제품명	업체명	전문/일반
내복	618	Amoxicillin + Potassium clavulanate	오메틴듀오건조시럽	대우제약(주)	전문
내복	618		베아크라듀오시럽	대웅바이오(주)	전문
내복	618		아목시클건조시럽	대원제약(주)	전문
내복	618		아목클시럽	대한뉴팜(주)	전문
내복	618		듀오넥스건조시럽	대화제약(주)	전문
내복	618		클라씨린듀오건조시럽	동광제약(주)	전문
내복	618		아클란듀오시럽	동국제약(주)	전문
내복	618		크라맥스듀오시럽	동성제약(주)	전문
내복	618		크라모틴듀오건조시럽	동아에스티(주)	전문
내복	618		파목클듀오시럽	동화약품(주)	전문
내복	618		명문아모클란듀오시럽	명문제약(주)	전문
내복	618		맥시크란듀오시럽	보령제약(주)	전문
내복	618		오구실린듀오시럽	삼성제약(주)	전문
내복	618		클라린듀오시럽	삼아제약(주)	전문
내복	618		아이실린듀오건조시럽	삼익제약(주)	전문
내복	618		티라목스에스건조시럽	삼진제약(주)	전문
내복	618		크라목스듀오시럽	삼천당제약(주)	전문
내복	618		락타목스듀오건조시럽	슈넬생명과학(주)	전문
내복	618		크라목신듀오건조시럽	신풍제약(주)	전문
내복	618		아미클란듀오시럽	아주약품(주)	전문
내복	618		애니크라듀오시럽	안국약품(주)	전문
내복	618		아클라듀오건조시럽	알리코제약㈜	전문
내복	618		아모라닉듀오시럽	에스케이케미칼(주)	전문
내복	618		아목사듀오시럽	영일제약(주)	전문
내복	618		크라모넥스듀오건조시럽	영진약품공업(주)	전문
내복	618		오메크라듀오시럽	오스틴제약(주)	전문
내복	618		라모크린듀오건조시럽	우리들제약(주)	전문
내복	618		오멘건조시럽	유니메드제약(주)	전문
내복	618		오구틴듀오시럽	이연제약(주)	전문
내복	618		아목타심듀오건조시럽	일동제약(주)	전문
내복	618		오구멘틴듀오시럽	일성신약(주)	전문
내복	618		목사멘틴듀오시럽	제이더블유생명과학(주)	전문
내복	618		오구맥듀오건조시럽	진양제약(주)	전문
내복	618		크라몬듀오시럽	코오롱제약(주)	전문
내복	618		클라모듀오시럽	콜마파마(주)	전문
내복	618		아시크라듀오시럽	하나제약(주)	전문

투여	복지부 분류	성분명	제품명	업체명	전문/ 일반
내복	618	Amoxicillin + Potassium clavulanate	오그멕스듀오시럽	한국유나이티드제약(주)	전문
내복	618		클라목실듀오건조시럽	한국유니온제약(주)	전문
내복	618		오메클듀오시럽	한국콜마(주)	전문
내복	618		구멘틴시럽	한국프라임제약(주)	전문
내복	618		하이크라듀오시럽	한국휴텍스제약(주)	전문
내복	618		뉴클라시럽	한림제약(주)	전문
내복	618		아목클란듀오시럽	한미약품(주)	전문
내복	618		네오크라듀오건조시럽	한올바이오파마(주)	전문
내복	618		아목살린듀오시럽	한화제약(주)	전문
내복	618		아모크라듀오정	(주)펜믹스	전문
내복	618		포타신듀오정	국제약품공업(주)	전문
내복	618		맥스실린듀오정	근화제약(주)	전문
내복	618		명문아모클란듀오정	명문제약(주)	전문
내복	618		카모딕스듀오정	삼아제약(주)	전문
내복	618		아이실린에스정	삼익제약(주)	전문
내복	618		크라목신듀오정	신풍제약(주)	전문
내복	618		아미클란듀오정	아주약품(주)	전문
내복	618		아목사정	영일제약(주)	전문
내복	618		클라멘틴정	일양바이오팜(주)	전문
내복	618		목사멘틴정	제이더블유중외신약(주)	전문
내복	618		오그멕스듀오정	한국유나이티드제약(주)	전문
내복	618		클라목실정	한국유니온제약(주)	전문
내복	618		아목클란듀오정	한미약품(주)	전문
내복	618		아모시클듀오정	환인제약(주)	전문
주사	618		크라목신주	신풍제약(주)	전문
내복	618		크라부틴정	(주) 다산메디켐	전문
내복	618		목시클정	(주)대웅제약	전문
내복	618		크로아난정	(주)동구바이오제약	전문
내복	618		바이크라정	(주)바이넥스	전문
내복	618		오클라틴정	(주)서울제약	전문
내복	618		아크란정	(주)셀트리온제약	전문
내복	618		크목실린정	(주)종근당	전문
내복	618		자쿠텍스정	(주)테라젠이텍스	전문
내복	618		펜크라정	(주)펜믹스	전문
내복	618		에이크란정	(주)한국 파마	전문
내복	618		오멘틴정	(주)화이트제약	전문

투여	복지부 분류	성분명	제품명	업체명	전문/ 일반
내복	618	Amoxicillin + Potassium clavulanate	아모크라정	건일제약(주)	전문
내복	618		아모시달정	광동제약(주)	전문
내복	618		포타신정	국제약품공업(주)	전문
내복	618		맥스실린정	근화제약(주)	전문
내복	618		아목시클정	대원제약(주)	전문
내복	618		아목클정	대한뉴팜(주)	전문
내복	618		아클란정	동국제약(주)	전문
내복	618		마르틴정	미래제약(주)	전문
내복	618		티라목스정	삼진제약(주)	전문
내복	618		아미클란정	아주약품(주)	전문
내복	618		애니크라정	안국약품(주)	전문
내복	618		크라모넥스정	영진약품공업(주)	전문
내복	618		라모크린정	우리들제약(주)	전문
내복	618		오멘정	유니메드제약(주)	전문
내복	618		오구맥정	진양제약(주)	전문
내복	618		크라몬정	코오롱제약(주)	전문
내복	618		아시크라정	하나제약(주)	전문
내복	618		오그멕스정	한국유나이티드제약(주)	전문
내복	618		구멘틴정	한국프라임제약(주)	전문
내복	618		하이크라정	한국휴텍스제약(주)	전문
내복	618		뉴클라정	한림제약(주)	전문
내복	618		아목살린정	한화제약(주)	전문
내복	618		아모시클정	환인제약(주)	전문
주사	618		아목시브주	(주)하원제약	전문
내복	618		아모크라듀오정	건일제약(주)	전문
주사	618	Amoxicillin + Sodium sulbactam	썰타목스주	근화제약(주)	전문
주사	616	Amphotericin B (liposomal)	암비솜주사	길리어드사이언스코리아 유한회사	전문
주사	616	Amphotericin B deoxycholate	훈기존주사	(주)한국비엠에스제약	전문
주사	611	Ampicillin + Sodium sulbactam	암피박탐주	건일제약(주)	전문
주사	611		시너탐주	근화제약(주)	전문
주사	611		박시린주	삼성제약(주)	전문
주사	619		루카신주사	삼진제약(주)	전문
주사	611		박타신주	신풍제약(주)	전문
주사	619		유박신주	제일약품(주)	전문
주사	611		유바실린주	환인제약(주)	전문
주사	611		설바실린주	(주)대웅제약	전문

투여	복지부 분류	성분명	제품명	업체명	전문/ 일반
주사	611	Ampicillin + Sodium sulbactam	썰바신주	동광제약(주)	전문
주사	611		유포신주	삼천당제약(주)	전문
주사	611		락타실린주	슈넬생명과학(주)	전문
주사	611		암박탐주	에스케이케미칼(주)	전문
주사	611		유니설암주	한국유니온제약(주)	전문
주사	619		유나신주사	한국화이자제약(주)	전문
주사	611		유박탐주사	한미약품(주)	전문
내복	618	Ampicillin sodium	앰씰린캅셀	(주)종근당	전문
주사	618		펜브렉스주	영진약품공업(주)	전문
주사	629	Anidulafungin	에락시스주	한국화이자제약(주)	전문
주사	611	Arbekacin	하베카신주	제이더블유중외제약(주)	전문
내복	641	Artesunate + Pyronaridine phosphate	피라맥스정	신풍제약(주)	전문
내복	629	Atazanavir	레야타즈캅셀	(주)한국비엠에스제약	전문
내복	641	atovaquone + Proguanil HCl	말라론정	(주)글락소스미스클라인	전문
내복	614	Azithromycin	아지탑스정	일동제약(주)	전문
내복	614		아지로맥스정	제일약품(주)	전문
내복	614		아지로신정	코오롱제약(주)	전문
내복	614		지스로맥스정	한국화이자제약(주)	전문
내복	618		대웅아지트로마이신건조시럽	(주)대웅제약	전문
내복	618		아자스건조시럽	삼일제약(주)	전문
내복	618		아주스틴건조시럽	아주약품(주)	전문
내복	618		아스맥신건조시럽	안국약품(주)	전문
내복	614		지로맥스건조시럽	영일제약(주)	전문
내복	618		지트로신건조시럽	우리들제약(주)	전문
내복	614		아지탑스건조시럽	일동제약(주)	전문
내복	618		아지맥스건조시럽	한국콜마(주)	전문
내복	618		지스로맥스건조시럽	한국화이자제약(주)	전문
내복	614		비노지트정	한국노바티스(주)	전문
주사	614		아지탑스주사	일동제약(주)	전문
주사	614		지스로맥스주사	한국화이자제약(주)	전문
주사	612	Aztreonam	메작탐주사	(주)비티오제약	전문
내복	629	Balofloxacin	큐록신정	제이더블유중외제약(주)	전문
주사	611	Benzathine penicillin G	한올마이신주	한올바이오파마(주)	전문
내복	391	Bocepravir	빅트렐리스 캡슐	한국엠에스디(유)	전문
주사	629	Caspofungin	칸시다스주	한국엠에스디(주)	전문

투여	복지부 분류	성분명	제품명	업체명	전문/ 일반
내복	618	Cefaclor	제이클러과립	(주)제이알피	전문
내복	618		에스클러캡슐	(주) 다산메디켐	전문
내복	618		경보세파클러캡슐	(주)경보제약	전문
내복	618		세피클캡슐	(주)넥스팜코리아	전문
내복	618		세포린캡슐	(주)뉴젠팜	전문
내복	618		시클러캡슐	(주)대웅제약	전문
내복	618		동구세파클러수화물캡슐	(주)동구바이오제약	전문
내복	618		세파클캅셀	(주)드림파마	전문
내복	618		세클캡슐	(주)디에이치피코리아	전문
내복	618		세클엠캡슐	(주)마더스제약	전문
내복	618		메디카세파클러캡슐	(주)메디카코리아	전문
내복	618		바이넥스세파클러캡슐	(주)바이넥스	전문
내복	618		유니클러캡슐	(주)비씨월드제약	전문
내복	618		세이크캡슐	(주)비티오제약	전문
내복	618		세파로캡슐	(주)셀트리온제약	전문
내복	618		씨엠지세파클러캡슐	(주)씨엠지제약	전문
내복	618		씨트클러캡슐	(주)씨트리	전문
내복	618		알피세파클러캡	(주)알피코프	전문
내복	618		엘지세파클러캡슐	(주)엘지생명과학	전문
내복	618		세클린캡슐	(주)유영제약	전문
내복	618		유유세파클러캡슐	(주)유유제약	전문
내복	618		유한세파클러캅셀	(주)유한양행	전문
내복	618		일화세파클러캅셀	(주)일화	전문
내복	618		제이알세파클러캅셀	(주)제이알피	전문
내복	618		종근당세파클러캅셀	(주)종근당	전문
내복	618		오라클러캡슐	(주)테라젠이텍스	전문
내복	618		세라캡슐	(주)티디에스팜	전문
내복	618		파마킹세파클러캡슐	(주)파마킹	전문
내복	618		세러캡슐	(주)한국글로벌제약	전문
내복	618		비엠세파클러캡슐	(주)한국비엠아이	전문
내복	618		코러스세파클러캅셀	(주)한국코러스제약	전문
내복	618		파비스세파클러캡슐	(주)한국파비스제약	전문
내복	618		세파론캡슐	(주)한국피엠지제약	전문
내복	618		이트클러캡슐	(주)화이트제약	전문
내복	618		휴클러캡슐	(주)휴메딕스	전문
내복	618		휴세파캡슐	(주)휴비스트제약	전문

투여	복지부 분류	성분명	제품명	업체명	전문/일반
내복	618	Cefaclor	세파클린캅셀	경동제약(주)	전문
내복	618		광동세파클러캡슐	광동제약(주)	전문
내복	618		클리프캡슐	구주제약(주)	전문
내복	618		케모신캡슐	국제약품공업(주)	전문
내복	618		근화세파클러수화물캡슐	근화제약(주)	전문
내복	618		대우세파클러캅셀	대우제약(주)	전문
내복	618		대웅세파클러캡슐	대웅바이오(주)	전문
내복	618		원클러캡슐	대원제약(주)	전문
내복	618		세플러캡슐	대한뉴팜(주)	전문
내복	618		대화세파클러캡슐	대화제약(주)	전문
내복	618		시크렌캡슐	동광제약(주)	전문
내복	618		바이클러캡슐	동국제약(주)	전문
내복	618		세클렉스캅셀	동성제약(주)	전문
내복	618		동화세파클러캡슐	동화약품(주)	전문
내복	618		안티클러캡슐	메딕스제약(주)	전문
내복	618		명문세파클러수화물캡슐	명문제약(주)	전문
내복	618		명인세파클러캅셀	명인제약(주)	전문
내복	618		보령세파클러캡슐	보령제약(주)	전문
내복	618		삼남세파클러캡슐	삼남제약(주)	전문
내복	618		삼성세파클러캡슐	삼성제약(주)	전문
내복	618		미클라캅셀	삼일제약(주)	전문
내복	618		세바클캡슐	삼진제약(주)	전문
내복	618		파클캡슐	삼천당제약(주)	전문
내복	618		세나프캡슐	성원애드콕제약(주)	전문
내복	618		세로클캡슐	셀티스팜(주)	전문
내복	618		슈넬세파클러캡슐	슈넬생명과학(주)	전문
내복	618		아이세파캡슐	신신제약(주)	전문
내복	618		신일세파클러수화물캡슐	신일제약(주)	전문
내복	618		크린세프캅셀	신풍제약(주)	전문
내복	618		아주세파클러캡슐	아주약품(주)	전문
내복	618		안국세파클러캅셀	안국약품(주)	전문
내복	618		알리코세파클러캡슐	알리코제약(주)	전문
내복	618		뉴세파캡슐	에스에스팜(주)	전문
내복	618		에스피씨세파클러캡슐	에스피씨(주)	전문
내복	618		영일세파클러캡슐	영일제약(주)	전문
내복	618		영진세파클러캅셀	영진약품공업(주)	전문

투여	복지부 분류	성분명	제품명	업체명	전문/ 일반
내복	618	Cefaclor	영풍세파클러캡슐	영풍제약(주)	전문
내복	618		우리들세파클러캡슐	우리들제약(주)	전문
내복	618		위더스세파클러캡슐	위더스제약(주)	전문
내복	618		세크라캡슐	유니메드제약(주)	전문
내복	618		일동세파클러캅셀	일동제약(주)	전문
내복	618		일양바이오세파클러캡슐	일양바이오팜(주)	전문
내복	618		일양세파클러캡슐	일양약품(주)	전문
내복	618		파크러캡슐	제이더블유중외신약(주)	전문
내복	618		중외세파클러캅셀	제이더블유중외제약(주)	전문
내복	618		제이에스세파클러캡슐	제이에스제약(주)	전문
내복	618		세파캡슐	조아제약(주)	전문
내복	618		네오세프캡슐	진양제약(주)	전문
내복	618		케이엠에스세파클러캡슐	케이엠에스제약(주)	전문
내복	618		클렉스캡슐	코오롱제약(주)	전문
내복	618		세크런캡슐	콜마파마(주)	전문
내복	618		태극세파클러캡슐	태극제약(주)	전문
내복	618		준클러캡슐	태준제약	전문
내복	618		하나클러캡슐	하나제약(주)	전문
내복	618		넬슨세파클러캡슐	한국넬슨제약(주)	전문
내복	618		한국세파클러캡슐	한국약품(주)	전문
내복	618		유러클캡슐	한국웰팜(주)	전문
내복	618		뉴포린캡슐	한국유나이티드제약(주)	전문
내복	618		뉴클캡슐	한국유니온제약(주)	전문
내복	618		안티러캡슐	한국프라임제약(주)	전문
내복	618		세파록스캅셀	한국휴텍스제약(주)	전문
내복	618		올세파캡슐	한림제약(주)	전문
내복	618		크로세프캅셀	한미약품(주)	전문
내복	618		섹틴캡슐	한불제약(주)	전문
내복	618		프론클러캡슐	한화제약(주)	전문
내복	618		세프레캡슐	화일약품(주)	전문
내복	618		세크로신캅셀	환인제약(주)	전문
내복	618		경보세파클러건조시럽	(주)경보제약	전문
내복	618		시클러건조시럽	(주)대웅제약	전문
내복	618		센클라건조시럽	(주)드림파마	전문
내복	618		유유세파클러건조시럽	(주)유유제약	전문
내복	618		유한세파클러건조시럽	(주)유한양행	전문

투여	복지부 분류	성분명	제품명	업체명	전문/일반
내복	618	Cefaclor	일화세파클러건조시럽	(주)일화	전문
내복	618		종근당세파클러건조시럽	(주)종근당	전문
내복	618		오라클러건조시럽	(주)테라젠이텍스	전문
내복	618		싸이클러건조시럽	(주)하원제약	전문
내복	618		광동세파클러건조시럽	광동제약㈜	전문
내복	618		구주세파클러건조시럽	구주제약(주)	전문
내복	618		케모신건조시럽	국제약품공업(주)	전문
내복	618		대웅세파클러건조시럽	대웅바이오(주)	전문
내복	618		대화세파클러건조시럽	대화제약(주)	전문
내복	618		세클렉스건조시럽	동성제약(주)	전문
내복	618		동화세파클러건조시럽	동화약품(주)	전문
내복	618		슈넬세파클러건조시럽	슈넬생명과학(주)	전문
내복	618		신일세파클러수화물건조시럽	신일제약(주)	전문
내복	618		크린세프시럽	신풍제약(주)	전문
내복	618		에스케이세파클러건조시럽	에스케이케미칼(주)	전문
내복	618		영진세파클러시럽	영진약품공업(주)	전문
내복	618		세시드건조시럽	우리들제약(주)	전문
내복	618		일동세파클러건조시럽	일동제약(주)	전문
내복	618		세파라신건조시럽	조아제약(주)	전문
내복	618		네오세프건조시럽	진양제약(주)	전문
내복	618		클렉스건조시럽	코오롱제약(주)	전문
내복	618		한국유나이티드세파클러건조시럽	한국유나이티드제약(주)	전문
내복	618		크로세프건조시럽	한미약품(주)	전문
내복	618		프론클러건조시럽	한화제약(주)	전문
내복	618		시클러MR서방정	(주)대웅제약	전문
내복	618		동구세파클러수화물서방정	(주)동구바이오제약	전문
내복	618		메디카세파클러서방정	(주)메디카코리아	전문
내복	618		유한세파클러서방정	(주)유한양행	전문
내복	618		일화세파클러MR서방정	(주)일화	전문
내복	618		글로세파클러서방정	(주)한국글로벌제약	전문
내복	618		파마세파클러서방정	(주)한국파마	전문
내복	618		세파클린서방정	경동제약(주)	전문
내복	618		클리프서방정	구주제약(주)	전문
내복	618		바이클러서방정	동국제약(주)	전문
내복	618		삼익세파클러서방정	삼익제약(주)	전문
내복	618		아주세파클러MR서방정	아주약품(주)	전문

투여	복지부 분류	성분명	제품명	업체명	전문/일반
내복	618	Cefaclor	세파렉스서방정	오스틴제약(주)	전문
내복	618		세클러MR서방정	한국콜마(주)	전문
내복	618	Cefadroxil	뉴젠팜세파드록실캅셀	(주)뉴젠팜	전문
내복	618		세파딜캡슐	(주)드림파마	전문
내복	618		안파드록스캡슐	(주)유영제약	전문
내복	618		카멕스캅셀	(주)종근당	전문
내복	618		이텍스세파드록실캡슐	(주)테라젠이텍스	전문
내복	618		하원세파드록실수화물캡슐	(주)하원제약	전문
내복	618		글로세파드록실캡슐	(주)한국글로벌제약	전문
내복	618		세파실캡슐	(주)한국코러스제약	전문
내복	618		하나세프캡슐	고려제약(주)	전문
내복	618		광동세파드록실캡슐	광동제약(주)	전문
내복	618		유니드록실캡슐	구주제약(주)	전문
내복	618		국제세파드록실캅셀	국제약품공업(주)	전문
내복	618		드로세프캅셀	대우제약(주)	전문
내복	618		대웅세파록실캡슐	대웅바이오(주)	전문
내복	618		사파락실캡슐	대한뉴팜(주)	전문
내복	618		대화세파드록실캡슐	대화제약(주)	전문
내복	618		미래세파드록실캡슐	미래제약(주)	전문
내복	618		보령듀리세프캡슐	보령제약(주)	전문
내복	618		쎄파셀캅셀	삼성제약(주)	전문
내복	618		삼익세파드록실캡슐	삼익제약(주)	전문
내복	618		유리세프캡슐	성원애드콕제약(주)	전문
내복	618		슈넬세파드록실캡슐	슈넬생명과학(주)	전문
내복	618		아주세파드록실캡슐	아주약품(주)	전문
내복	618		유로세프캡슐	에스케이케미칼(주)	전문
내복	618		데록실캡슐	오스틴제약(주)	전문
내복	618		드로파캡슐	이연제약(주)	전문
내복	618		일양세파드록실캅셀	일양약품(주)	전문
내복	618		코니세프캡슐	코오롱제약(주)	전문
내복	618		메디세파캡슐	콜마파마(주)	전문
내복	618		한국콜마세파드록실캡슐	한국콜마(주)	전문
내복	618		쎄파실캡슐	한국휴텍스제약(주)	전문
내복	618		한불세파드록실캡슐	한불제약(주)	전문
내복	618		한올세파드록실수화물캡슐	한올바이오파마(주)	전문
내복	618		화일세파드록실캡슐	화일약품㈜	전문

투여	복지부 분류	성분명	제품명	업체명	전문/ 일반
내복	618	Cefadroxil	보령듀리세프건조시럽	보령제약(주)	전문
주사	618	Cefamandole	동광세파만돌나페이트주	동광제약(주)	전문
주사	618		슈넬세파만돌주	슈넬생명과학(주)	전문
주사	618		마도세프주	신풍제약(주)	전문
주사	618		만세프주	슈넬생명과학(주)	전문
내복	618	Cefatrizine propylene glycol	세프로캅셀	신풍제약(주)	전문
주사	618	Cefazedone Na	경보세파제돈나트륨주	(주)경보제약	전문
주사	618		유영세파제돈주	(주)유영제약	전문
주사	618		국제세파제돈주	국제약품공업(주)	전문
주사	618		제노세프주	신풍제약(주)	전문
주사	618		유니제돈주	유니메드제약(주)	전문
주사	618		이연세파제돈주	이연제약(주)	전문
주사	618		세프돈주	한국유나이티드제약(주)	전문
주사	618		케포돈주	한국유니온제약(주)	전문
주사	618		한올레포스포렌주	한올바이오파마(주)	전문
주사	618		파지돈주	(주)하원제약	전문
주사	618		파제론주사	한림제약(주)	전문
주사	618	Cefazolin Na	유한세파졸린주사	(주)유한양행	전문
주사	618		종근당세파졸린주	(주)종근당	전문
주사	618		세포졸주	(주)한국코러스제약	전문
주사	618		세파메진주	동아에스티(주)	전문
주사	618	Cefbuperazone Na	진페라존주	국제약품공업(주)	전문
주사	618		한올토미포란주	한올바이오파마(주)	전문
내복	618	Cefcapene pivoxil HCl	유로카펜정	(주)유한양행	전문
내복	618		세프피보정	경동제약(주)	전문
내복	618		세파목스정	신풍제약(주)	전문
내복	618		소아용세파목스세립	신풍제약(주)	전문
내복	618		레스카펜정	안국약품(주)	전문
내복	618		세로카펜세립	영진약품공업(주)	전문
내복	618		세로카펜정	영진약품공업(주)	전문
내복	618		소아용후로목스세립	일동제약(주)	전문
내복	618		후로목스정	일동제약(주)	전문
내복	618		세프렌정	코오롱제약(주)	전문
내복	618	Cefdinir	옵티르캡슐	(주)비씨월드제약	전문
내복	618		애니세프세립	(주)유한양행	전문
내복	618		애니세프캡슐	(주)유한양행	전문

투여	복지부 분류	성분명	제품명	업체명	전문/ 일반
내복	618	Cefdinir	세프다나세립	대웅바이오(주)	전문
내복	618		세프다나캡슐	대웅바이오(주)	전문
내복	618		동광세프디니르일수화물캡슐	동광제약(주)	전문
내복	618		바이세프세립	삼일제약(주)	전문
내복	618		바이세프캡슐	삼일제약(주)	전문
내복	618		디니세프캡슐	신풍제약(주)	전문
내복	618		하이디놀캡슐	아주약품(주)	전문
내복	618		오마세프캡슐	제이더블유중외신약(주)	전문
내복	618		옴니세프세립소아용	제일약품(주)	전문
내복	618		옴니세프캅셀	제일약품(주)	전문
내복	618		세프디어세립	한미약품(주)	전문
내복	618		세프디어캡슐	한미약품(주)	전문
내복	618	Cefditoren pivoxil	보령메이액트세립	보령제약(주)	전문
내복	618		보령메이액트정	보령제약(주)	전문
주사	618	Cefepime	세펨주사	(주)비씨월드제약	전문
주사	618		명문세페핌주	명문제약(주)	전문
주사	618		뉴세핌주	위더스제약(주)	전문
주사	618		아세핌주	한국유나이티드제약(주)	전문
주사	618		보령맥스핌주	보령제약(주)	전문
내복	618	Cefetamet pivoxil HCl	세페타트정	초당약품공업(주)	전문
내복	618		세페신정	한국유나이티드제약(주)	전문
내복	618	Cefixime	세넥심캡슐	(주)넥스팜코리아	전문
내복	618		동구세픽심캅셀	(주)동구바이오제약	전문
내복	618		바이넥스세픽심캡슐	(주)바이넥스	전문
내복	618		포세프캡슐	(주)종근당	전문
내복	618		이텍스세픽심캡슐	(주)테라젠이텍스	전문
내복	618		국제세픽심캡슐	국제약품공업(주)	전문
내복	618		동아슈프락스캡슐	동아에스티(주)	전문
내복	618		명문세픽심캡슐	명문제약(주)	전문
내복	618		슈넬세픽심캡슐	슈넬생명과학(주)	전문
내복	618		세라신캅셀	신풍제약(주)	전문
내복	618		시픽심캡슐	오스틴제약(주)	전문
내복	618		위더스세픽심캡슐	위더스제약(주)	전문
내복	618		유닉심캅셀	유니메드제약(주)	전문
내복	618		이연세픽심캡슐	이연제약(주)	전문
내복	618		넬슨세픽심캡슐	한국넬슨제약(주)	전문

투여	복지부 분류	성분명	제품명	업체명	전문/ 일반
내복	618	Cefixime	쎄팍심캡슐	한국휴텍스제약(주)	전문
내복	618		세픽스캅셀	한미약품(주)	전문
내복	618		한올세픽심수화물캡슐	한올바이오파마(주)	전문
내복	618		포세프산	(주)종근당	전문
내복	618		동아슈프락스산	동아에스티(주)	전문
내복	618		세픽스산	한미약품(주)	전문
주사	618	Cefmenoxime HCl	메녹씸정주	삼성제약(주)	전문
주사	618	Cefmetazole Na	세메타주	(주)비씨월드제약	전문
주사	618		메타키트주사	(주)유케이케미팜	전문
주사	618		세포타졸주	(주)종근당	전문
주사	618		원타졸주	대원제약(주)	전문
주사	618		셉타신주	신풍제약(주)	전문
주사	618		씨제이세프메타졸주	씨제이헬스케어(주)	전문
주사	618		중외세프메타졸주	제이더블유중외제약(주)	전문
주사	618		삼천당세프메타졸주	삼천당제약(주)	전문
주사	618	Cefminox Na	원녹스주	대원제약(주)	전문
주사	618		세녹스주	신풍제약(주)	전문
주사	618		세미녹스주	알리코제약(주)	전문
주사	618		메이세린주	영진약품공업(주)	전문
주사	618		세프노주	위더스제약(주)	전문
주사	618		세프미노주	이연제약(주)	전문
주사	618	Cefodizime Na	뉴디짐주	(주)대웅제약	전문
주사	618		모디짐주	슈넬생명과학(주)	전문
주사	618	Cefoperazone Na	유한세포페라존나트륨주사	(주)유한양행	전문
주사	618		쎄포린주사	삼성제약(주)	전문
주사	618	cefoperazone Na + Sulbactam Na	페라설주	(주)유케이케미팜	전문
주사	618		설포존주	(주)한국코러스제약	전문
주사	619		세라박탐주	건일제약(주)	전문
주사	619		페라탐주	국제약품공업(주)	전문
주사	618		썰바존주	동광제약(주)	전문
주사	619		세포라탐주사	삼진제약(주)	전문
주사	618		유니페라존주	한국유니온제약(주)	전문
주사	619		설페라존주사	한국화이자제약(주)	전문
주사	619		세포박탐주	한미약품(주)	전문
주사	618	Cefotaxime Na	코러스세포탁심나트륨주	(주)한국코러스제약	전문
주사	618		크라포란주사	(주)한독	전문

투여	복지부 분류	성분명	제품명	업체명	전문/ 일반
주사	618	Cefotaxime Na	국제세포탁심나트륨주	국제약품공업(주)	전문
주사	618		대우세포탁심나트륨주	대우제약(주)	전문
주사	618		대웅세포탁심나트륨주	대웅제약	전문
주사	618		슈넬세포탁심나트륨주	슈넬생명과학(주)	전문
주사	618		신풍세포탁심나트륨주	신풍제약(주)	전문
주사	618		아주세포탁심나트륨주사	아주약품(주)	전문
주사	618		영진세포탁심나트륨주	영진약품공업(주)	전문
주사	618		우리들세포탁심나트륨주	우리들제약(주)	전문
주사	618		한미세포탁심나트륨주사	한미약품(주)	전문
주사	618		대웅세포탁심나트륨주	(주)대웅제약	전문
주사	618		엘지세포탁심나트륨주	(주)엘지생명과학	전문
주사	618		하원세포탁심나트륨주	(주)하원제약	전문
주사	618		메디탁심주	구주제약(주)	전문
주사	618		세포탐주	삼천당제약(주)	전문
주사	618		경보세포탁심나트륨주	(주)경보제약	전문
주사	618		종근당세포탁심주	(주)종근당	전문
주사	618		씨제이세포탁심나트륨주	씨제이헬스케어(주)	전문
주사	618		한미세포탁심나트륨주사	한미약품(주)	전문
주사	618	Cefotetan Na	비씨세포테탄나트륨주	(주)비씨월드제약	전문
주사	618		종근당세포테탄주	(주)종근당	전문
주사	618		국제세포테탄나트륨주	국제약품공업(주)	전문
주사	618		야마테탄주	제일약품(주)	전문
주사	618		한국유나이티드세포테탄나트륨주	한국유나이티드제약(주)	전문
주사	618	Cefotiam HCl	경보세포티암염산염정주	(주)경보제약	전문
주사	618		곰티암주	(주)대웅제약	전문
주사	618		엘지세포티암정주	(주)엘지생명과학	전문
주사	618		치암키트주사	(주)유케이케미팜	전문
주사	618		종근당세포티암정주	(주)종근당	전문
주사	618		삼성세포티암주	삼성제약(주)	전문
주사	618		제티암주	삼진제약(주)	전문
주사	618		삼천당세포티암주	삼천당제약(주)	전문
주사	618		티아세프정주	신풍제약(주)	전문
주사	618		세라도란정주	씨제이헬스케어(주)	전문
주사	618		에스케이세포티암정주	에스케이케미칼(주)	전문
주사	618		세라돌주	이연제약(주)	전문
주사	618		유니온세포티암주	한국유니온제약(주)	전문

투여	복지부 분류	성분명	제품명	업체명	전문/ 일반
주사	618	Cefotiam HCl	폰티암정주	한미약품(주)	전문
주사	618		세포챰주	위더스제약(주)	전문
주사	618	Cefoxitin Na	제이틴주	삼진제약(주)	전문
주사	618		신풍세폭시틴나트륨주	신풍제약(주)	전문
주사	618		파세틴주	제이더블유중외제약(주)	전문
주사	618	Cefpiramide Na	유한세프피란주	(주)유한양행	전문
주사	618		세피라드주	(주)종근당	전문
주사	618	Cefpirome sulfate	한세롬주	한림제약(주)	전문
내복	618	Cefpodoxime proxetil	경보세프포독심프록세틸정	(주)경보제약	전문
내복	618		포독스정	(주)종근당	전문
내복	618		바난정	씨제이헬스케어(주)	전문
내복	618		프록틸정	안국약품(주)	전문
내복	618		세포세틸정	영진약품공업(주)	전문
내복	618		코프심정	코오롱제약(주)	전문
내복	618		세포독심정	한미약품(주)	전문
내복	618		포독스건조시럽	(주)종근당	전문
내복	618		반틴건조시럽	동화약품(주)	전문
내복	618		바난건조시럽	씨제이헬스케어(주)	전문
내복	618		프록틸건조시럽	안국약품(주)	전문
내복	618		세프독심건조시럽	에스케이케미칼(주)	전문
내복	618		세포세틸건조시럽	영진약품공업(주)	전문
내복	618		세파난건조시럽	제이더블유중외신약(주)	전문
내복	618		코프심건조시럽	코오롱제약(주)	전문
내복	618		세포독심건조시럽	한미약품(주)	전문
내복	618	Cefprozil	경보세프프로질정	(주)경보제약	전문
내복	618		프로질정	(주)넥스팜코리아	전문
내복	618		프로세프정	(주)서울제약	전문
내복	618		로지세프정	(주)유한양행	전문
내복	618		세란트정	(주)하원제약	전문
내복	618		세프론정	(주)한국피엠지제약	전문
내복	618		세프로질정	건일제약(주)	전문
내복	618		세푸질정	미래제약(주)	전문
내복	618		삼아세프프로질정	삼아제약(주)	전문
내복	618		투세프정	삼천당제약(주)	전문
내복	618		아나프로질정	아주약품(주)	전문
내복	618		세로파질정	영진약품공업(주)	전문

투여	복지부 분류	성분명	제품명	업체명	전문/ 일반
내복	618	Cefprozil	킹세프정	오스틴제약(주)	전문
내복	618		세포질정	코오롱제약(주)	전문
내복	618		프로세질정	한미약품(주)	전문
내복	618		프로세프건조시럽	(주)서울제약	전문
내복	618		세란트건조시럽	(주)하원제약	전문
내복	618		세프로질건조시럽	건일제약(주)	전문
내복	618		세프진시럽	대한뉴팜(주)	전문
내복	618		삼아세프프로질시럽	삼아제약(주)	전문
내복	618		투세프건조시럽	삼천당제약(주)	전문
내복	618		세피로질건조시럽	슈넬생명과학(주)	전문
내복	618		세로프건조시럽	영일제약(주)	전문
내복	618		세로파질건조시럽	영진약품공업(주)	전문
내복	618		세실프로건조시럽	제이더블유중외신약(주)	전문
내복	618		세포질건조시럽	코오롱제약(주)	전문
내복	618		프로질시럽	한국약품(주)	전문
내복	618		세파질건조시럽	한국콜마(주)	전문
내복	618	Cefroxadine	타이록신캅셀	삼진제약(주)	전문
주사	618	Ceftazidime	포텀주	(주)글락소스미스클라인	전문
주사	618		대웅세프타지딤주	(주)대웅제약	전문
주사	618		바이넥스세프타지딤주	(주)바이넥스	전문
주사	618		엘지세프타지딤주	(주)엘지생명과학	전문
주사	618		딤세프주	(주)종근당	전문
주사	618		글로지딤주	(주)한국글로벌제약	전문
주사	618		알파세프주	경동제약(주)	전문
주사	618		근화세프타지딤수화물주	근화제약(주)	전문
주사	618		동화세프타지딤주	동화약품(주)	전문
주사	618		세프다임주	보령제약(주)	전문
주사	618		세짐주	삼천당제약(주)	전문
주사	618		타지세프주	신풍제약(주)	전문
주사	618		세파짐주	씨제이헬스케어(주)	전문
주사	618		영진세프타지딤주	영진약품공업(주)	전문
주사	618		타지드주	위더스제약(주)	전문
주사	618		유니세파주	유니메드제약(주)	전문
주사	618		이연세프타지딤주	이연제약(주)	전문
주사	618		세프타짐주	한국유니온제약(주)	전문
주사	618		토프딘주	한국프라임제약(주)	전문

투여	복지부 분류	성분명	제품명	업체명	전문/일반
주사	618	Ceftazidime	타짐주	한미약품(주)	전문
주사	618		딤세프주	(주)종근당	전문
내복	618	Cefteram pivoxil	세테실정	신풍제약(주)	전문
내복	618		토미론세립	한올바이오파마(주)	전문
내복	618		토미론정	한올바이오파마(주)	전문
주사	618	Ceftezole Na	경보세프테졸나트륨주	(주)경보제약	전문
주사	618	ceftezole sodium 1g	세비론주사	(주)비씨월드제약	전문
주사	618		유영세프테졸나트륨주	(주)유영제약	전문
주사	618		유한세프테졸나트륨주	(주)유한양행	전문
주사	618		포스란주	(주)종근당	전문
주사	618		이텍스세프테졸나트륨주	(주)테라젠이텍스	전문
주사	618		케이테졸주	(주)한국코러스제약	전문
주사	618		경동세프테졸주	경동제약(주)	전문
주사	618		셉타졸주	구주제약(주)	전문
주사	618		세테졸주	국제약품공업(주)	전문
주사	618		대화세프테졸나트륨주	대화제약(주)	전문
주사	618		동광세프테졸주	동광제약(주)	전문
주사	618		동화세프테졸나트륨주	동화약품(주)	전문
주사	618		명문세프테졸나트륨주	명문제약(주)	전문
주사	618		슈넬세프테졸나트륨주	슈넬생명과학(주)	전문
주사	618		신일세프테졸나트륨주사	신일제약(주)	전문
주사	618		신풍세프테졸나트륨주	신풍제약(주)	전문
주사	618		세로스린주	씨제이헬스케어(주)	전문
주사	618		아주세프테졸나트륨주사	아주약품(주)	전문
주사	618		우리들세프테졸나트륨주	우리들제약(주)	전문
주사	618		유니테졸주	유니메드제약(주)	전문
주사	618		이연세프테졸나트륨주	이연제약(주)	전문
주사	618		한국유나이티드세프테졸주	한국유나이티드제약(주)	전문
주사	618		포테졸주	한국유니온제약(주)	전문
주사	618		한림세프테졸나트륨주	한림제약(주)	전문
주사	618		한올세프테졸주	한올바이오파마(주)	전문
주사	618	ceftezole sodium 500mg	세트라졸주사	삼진제약(주)	전문
내복	612	Ceftibuten	세프템건조시럽	일동제약(주)	전문
내복	612		세프템캡슐	일동제약(주)	전문
주사	618	Ceftizoxime Na	종근당세프티족심주	(주)종근당	전문
주사	618		세티심주	(주)화이트제약	전문

투여	복지부 분류	성분명	제품명	업체명	전문/ 일반
주사	618	Ceftizoxime Na	동광세프티족심나트륨주	동광제약(주)	전문
주사	618		에포세린주	동아에스티(주)	전문
주사	618		바루세파주	신풍제약(주)	전문
주사	618	Ceftriaxone Na	경보세프트리악손나트륨주	(주)경보제약	전문
주사	618		드림파마세프트리악손 나트륨수화물주	(주)드림파마	전문
주사	618		셉탁손주사	(주)비씨월드제약	전문
주사	618		유영세프트리악손나트륨주	(주)유영제약	전문
주사	618		이텍스세프트리악손주	(주)테라젠이텍스	전문
주사	618		하원세프트리악손주	(주)하원제약	전문
주사	618		로세핀주사	(주)한국로슈	전문
주사	618		코러스세프트리악손나트륨주	(주)한국코러스제약	전문
주사	618		세프탁손주	(주)한국파마	전문
주사	618		세프티손주	경동제약(주)	전문
주사	618		국제세프트리악손나트륨수화물주	국제약품공업(주)	전문
주사	618		근화세프트리악손나트륨수화물주	근화제약(주)	전문
주사	618		세파린주	대우제약(주)	전문
주사	618		대한뉴팜세프트리악손주	대한뉴팜(주)	전문
주사	618		대화세프트리악손주	대화제약(주)	전문
주사	618		동광세프트리악손주	동광제약(주)	전문
주사	618		동화세프트리악손나트륨주	동화약품(주)	전문
주사	618		명문세프트리악손나트륨수화물주사	명문제약(주)	전문
주사	618		보령세프트리악손주	보령제약(주)	전문
주사	618		삼성세프트리악손나트륨주	삼성제약(주)	전문
주사	618		악손주	삼천당제약(주)	전문
주사	618		슈넬세프트리악손주	슈넬생명과학(주)	전문
주사	618		세프악손주	신풍제약(주)	전문
주사	618		아주세프트리악손나트륨주사	아주약품(주)	전문
주사	618		영진세프트리악손주	영진약품공업(주)	전문
주사	618		우리들세프트리악손나트륨수화물주	우리들제약(주)	전문
주사	618		중외세프트리악손나트륨주점적용백	제이더블유생명과학(주)	전문
주사	618		뉴세프주	코오롱제약(주)	전문
주사	618		넬악손주	한국넬슨제약(주)	전문
주사	618		한국유나이티드세프트리악손주	한국유나이티드제약(주)	전문
주사	618		유니티악손주	한국유니온제약(주)	전문
주사	618		포리손주	한국프라임제약(주)	전문

투여	복지부 분류	성분명	제품명	업체명	전문/일반
주사	618	Ceftriaxone Na	트리악손주사	한미약품(주)	전문
주사	618		세트리손주	한올바이오파마(주)	전문
주사	618		대웅곰세핀주	(주)대웅제약	전문
주사	618		알지트리손주	(주)씨엠지제약	전문
주사	618		엘지세프트리악손나트륨주	(주)엘지생명과학	전문
주사	618		트리손키트주	(주)유케이케미팜	전문
주사	618		쎄릭손주	(주)종근당	전문
주사	618		케이악손주	(주)한국코러스제약	전문
주사	618		뉴락손주	구주제약(주)	전문
주사	618		세프렉스주	슈넬생명과학(주)	전문
주사	618		세핀주	한국유나이티드제약(주)	전문
주사	618		세프키존주사	삼진제약(주)	전문
주사	618		씨제이세프트리악손주	씨제이헬스케어(주)	전문
내복	618	Cefuroxime Axetil	진네트정	(주)글락소스미스클라인	전문
내복	618		베아세프정	(주)대웅제약	전문
내복	618		뉴록심정	(주)동구바이오제약	전문
내복	618		프록세틸정	(주)하원제약	전문
내복	618		글로세푸록심정	(주)한국글로벌제약	전문
내복	618		진세프정	국제약품공업(주)	전문
내복	618		동광세푸록심악세틸정	동광제약(주)	전문
내복	618		세푸심정	미래제약(주)	전문
내복	618		세푸로틸정	삼천당제약(주)	전문
내복	618		악세푸정	신일제약(주)	전문
내복	618		세록심정	신풍제약(주)	전문
내복	618		세프트정	오스틴제약(주)	전문
내복	618		세실정	제이더블유중외신약(주)	전문
내복	618		세푸틴정	한국유나이티드제약(주)	전문
내복	618		세프로심정	한국프라임제약(주)	전문
내복	618		세프틸정	한미약품(주)	전문
내복	618		곰세프건조시럽	(주)대웅	전문
내복	618		올세프건조시럽	(주)유한양행	전문
내복	618		세실건조시럽	제이더블유중외신약(주)	전문
주사	618	Cefuroxime Na	알포린주	(주)글락소스미스클라인	전문
주사	618		대화세푸록심나트륨주	대화제약(주)	전문
주사	618		신세프주	신풍제약(주)	전문
주사	618		종근당세푸록심나트륨주	(주)종근당	전문

투여	복지부 분류	성분명	제품명	업체명	전문/ 일반
주사	618	Cefuroxime Na	쎄록신주	경동제약(주)	전문
주사	618		삼천당세푸록심주	삼천당제약(주)	전문
주사	618		중외세푸록심주	제이더블유중외제약(주)	전문
내복	618	Cephalexin	케파신캅셀	(주)유한양행	전문
내복	618		팔렉신캡슐	동화약품(주)	전문
주사	618	Cephradine Na	판제딘주	(주)한국코러스제약	전문
주사	618		세푸딘주	구주제약(주)	전문
주사	618		트리세프주	국제약품공업(주)	전문
주사	618		사프딘주	대한뉴팜(주)	전문
주사	618		동광세프라딘주	동광제약(주)	전문
주사	618		신일세프라딘수화물주	신일제약(주)	전문
주사	618		신풍세프라딘주사	신풍제약(주)	전문
주사	618		유한세프라딘주사	유한양행	전문
주사	618		유니온세프라딘주	한국유니온제약(주)	전문
주사	618		한미주사용세프라딘	한미약품(주)	전문
내복	618		동구세프라딘캅셀	(주)동구바이오제약	전문
내복	618		유한세프라딘캡슐	(주)유한양행	전문
내복	618		트리세프캡슐	국제약품공업(주)	전문
내복	618		우리들세프라딘수화물캡슐	우리들제약(주)	전문
내복	618		메가세프캅셀	일동제약(주)	전문
내복	618		브로드세프(시럽용현탁용분말)	일성신약(주)	전문
주사	618		슈넬세프라딘주	슈넬생명과학(주)	전문
내복	618		뉴프라딘캡슐	(주)넥스팜코리아	전문
내복	618		일화세프라딘캅셀	(주)일화	전문
내복	618		세피론캡슐	(주)한국파비스제약	전문
내복	618		사프딘캡슐	대한뉴팜(주)	전문
내복	618		동화세프라딘캡슐	동화약품(주)	전문
내복	618		세리나제캡슐	보령제약㈜	전문
내복	618		삼익세프라딘캡슐	삼익제약(주)	전문
내복	618		삼천당세프라딘캡슐	삼천당제약(주)	전문
내복	618		신풍세프라딘캅셀	신풍제약(주)	전문
내복	618		아주세프라딘캅셀	아주약품(주)	전문
내복	618		세프젠캡슐	오스틴제약(주)	전문
내복	618		위더스세프라딘캡슐	위더스제약(주)	전문
내복	618		브로드세프캅셀	일성신약(주)	전문
내복	618		일양바이오세프라딘캡슐	일양바이오팜(주)	전문

투여	복지부 분류	성분명	제품명	업체명	전문/ 일반
내복	618	Cephradine Na	일양세프라딘캡슐	일양약품(주)	전문
내복	618		넬슨세프라딘캡슐	한국넬슨제약(주)	전문
내복	618		세프린캡슐	한국유나이티드제약(주)	전문
내복	618		코러스세프라딘캡슐	한국코러스제약	전문
내복	618		세프콜캡슐	한국콜마(주)	전문
내복	618		한미세프라딘캅셀	한미약품(주)	전문
내복	618		한올세프라딘수화물캡슐	한올바이오파마(주)	전문
내복	618		세라딘캡슐	화일약품(주)	전문
내복	641	Chloroquine phosphate	말라클로정	신풍제약(주)	전문
주사	629	Ciprofloxacin HCl	큐프론주	신풍제약(주)	전문
주사	629		사이톱신주	씨제이헬스케어(주)	전문
주사	629		씨록주사	한국유나이티드제약(주)	전문
주사	629		로푸신주	한국파마	전문
주사	629		시프록사신주	(주)하원제약	전문
주사	629		명문시프로플록사신주사	명문제약(주)	전문
주사	629		아주시프로플록사신주	아주약품(주)	전문
주사	629		중외시프로플록사신주	제이더블유중외제약(주)	전문
주사	629		유펙실주	제이텍바이오젠	전문
주사	629		유니시프로사신주사	한국유니온제약(주)	전문
주사	629		아시렌주	한국프라임제약(주)	전문
내복	629		씨트로정	(주)경보제약	전문
내복	629		싸이플록신정	(주)뉴젠팜	전문
내복	629		씨프러스정	(주)대웅제약	전문
내복	629		로프신정	(주)바이넥스	전문
내복	629		프로딘정	(주)씨엠지제약	전문
내복	629		시록신정	(주)제이알피	전문
내복	629		씨큐로베이정	(주)티디에스팜	전문
내복	629		싸이로칸정	(주)하원제약	전문
내복	629		싸이러스정	(주)한국비엠아이	전문
내복	629		코러스시프로플록사신정	(주)한국코러스제약	전문
내복	629		프록사신바이정	(주)휴온스	전문
내복	629		뉴록사신정	구주제약(주)	전문
내복	629		키포신정	국제약품공업(주)	전문
내복	629		케이사신정	근화제약(주)	전문
내복	629		베아신정	대웅바이오(주)	전문
내복	629		에프로신정	대한뉴팜(주)	전문

투여	복지부 분류	성분명	제품명	업체명	전문/일반
내복	629	Ciprofloxacin HCl	프로스코정	대화제약(주)	전문
내복	629		씨팍신정	동방에프티엘(주)	전문
내복	629		싸이프로정	동성제약(주)	전문
내복	629		시폭사신정	동화약품(주)	전문
내복	629		미래시프로플록사신정	미래제약(주)	전문
내복	629		씨프로바이정	바이엘코리아(주)	전문
내복	629		삼성시플로프록사신정	삼성제약(주)	전문
내복	629		키노스정	삼진제약㈜	전문
내복	629		씨에프정	삼천당제약(주)	전문
내복	629		신일시프로플록사신염산염수화물정	신일제약(주)	전문
내복	629		큐프론정	신풍제약(주)	전문
내복	629		사이톱신정	씨제이헬스케어(주)	전문
내복	629		알리코염산시프로플록사신정	알리코제약㈜	전문
내복	629		시로판정	에스케이케미칼(주)	전문
내복	629		푸로포신정	영풍제약(주)	전문
내복	629		메가록신정	오스틴제약(주)	전문
내복	629		참염산시프로플록사신정	유니메드제약(주)	전문
내복	629		시푸로신정	이연제약(주)	전문
내복	629		싸이신정	일동제약(주)	전문
내복	629		일양바이오염산시프로플록사신정	일양바이오팜(주)	전문
내복	629		제이록사신정	제이더블유생명과학(주)	전문
내복	629		싸이록사신정	제이더블유중외신약(주)	전문
내복	629		씨록신정	진양제약(주)	전문
내복	629		싸이스펙정	케이엠에스제약(주)	전문
내복	629		시프로민정	콜마파마(주)	전문
내복	629		태극염산시프로플록사신정	태극제약(주)	전문
내복	629		풍림시프로플록사신염산염수화물정	풍림무약(주)	전문
내복	629		씨프론정	하나제약㈜	전문
내복	629		씨로신정	한국바이오켐제약(주)	전문
내복	629		씨폭신정	한국약품(주)	전문
내복	629		시플록신정	한국콜마(주)	전문
내복	629		파마시프로플록사신정	한국파마	전문
내복	629		록신정	한국프라임제약(주)	전문
내복	629		싸이프로신정	한국휴텍스제약(주)	전문
주사	612		씨프러스주	(주)대웅제약	전문
주사	629		로푸신주	(주)한국파마	전문

투여	복지부 분류	성분명	제품명	업체명	전문/일반
주사	629	Ciprofloxacin HCl	대한시프로플록사신주	대한약품공업(주)	전문
주사	629		씨프로바이주사	바이엘코리아(주)	전문
주사	629		씨에프주	삼천당제약(주)	전문
주사	629		싸이신주사	일동제약(주)	전문
내복	629		씨프로유로서방정	바이엘코리아(주)	전문
내복	629		씨프록탄정	한국넬슨제약(주)	전문
내복	629		씨록정	한국유나이티드제약(주)	전문
내복	619	Clarithromycin	리마클로정	(주)경보제약	전문
내복	619		크래빅스정	(주)동구바이오제약	전문
내복	619		클라스타정	(주)바이넥스	전문
내복	619		클래리원정	(주)서울제약	전문
내복	619		유유클래리트로마이신정	(주)유유제약	전문
내복	618		씨클라린정	(주)유한양행	전문
내복	619		클래리틴정	(주)일화	전문
내복	619		클라로신정	(주)제이알피	전문
내복	619		클래로신정	(주)테라젠이텍스	전문
내복	619		잘리시드정	(주)파마킹	전문
내복	619		클라리신정	(주)하원제약	전문
내복	619		클래린정	(주)한국글로벌제약	전문
내복	619		크라로신정	(주)한국파마	전문
내복	619		클라리신정	(주)한국파비스제약	전문
내복	619		클래톤정	(주)화이트제약	전문
내복	619		클래비트정	(주)휴비스트제약	전문
내복	619		클라리스정	건일제약(주)	전문
내복	619		광동클래리스로마이신정	광동제약㈜	전문
내복	619		클래리미신정	구주제약(주)	전문
내복	619		클래미신정	대우제약(주)	전문
내복	619		동광클래리트로마이신정	동광제약(주)	전문
내복	619		헤라신정250밀리그램	동성제약(주)	전문
내복	619		클라리움정	삼아제약(주)	전문
내복	619		클라록신정	삼익제약(주)	전문
내복	619		레토스정	삼천당제약(주)	전문
내복	619		클로신정	신풍제약(주)	전문
내복	619		클래로정	에스케이케미칼(주)	전문
내복	619		영일클래리스로마이신정	영일제약(주)	전문
내복	619		클래씨드정	영진약품공업(주)	전문

투여	복지부 분류	성분명	제품명	업체명	전문/ 일반
내복	619	Clarithromycin	영풍클래리트로마이신정	영풍제약㈜	전문
내복	619		클로틴정	오스틴제약(주)	전문
내복	619		헤리코정	유니메드제약(주)	전문
내복	618		이연클래리스로마이신정	이연제약(주)	전문
내복	619		씨라클정	일동제약(주)	전문
내복	619		크래신정	일양바이오팜(주)	전문
내복	619		리스로마이신정	제이더블유중외신약(주)	전문
내복	619		크래리스정	코오롱제약(주)	전문
내복	619		클래이신정	콜마파마(주)	전문
내복	619		씨클린정	하나제약(주)	전문
내복	619		크래마정	한국프라임제약(주)	전문
내복	619		클라리드정	한올바이오파마(주)	전문
내복	619		리마클로건조시럽	(주)경보제약	전문
내복	619		클라스타건조시럽	(주)바이넥스	전문
내복	619		씨클라린건조시럽	(주)유한양행	전문
내복	619		헤리클로건조시럽	(주)종근당	전문
내복	619		클래로신건조시럽	(주)테라젠이텍스	전문
내복	619		클라리스건조시럽	건일제약(주)	전문
내복	619		클라로마건조시럽	고려제약(주)	전문
내복	619		클래리미신건조시럽	구주제약㈜	전문
내복	619		클래미신건조시럽	대우제약(주)	전문
내복	619		대웅바이오클래리트로마이신건조시럽	대웅바이오(주)	전문
내복	619		클래리로건조시럽	미래제약(주)	전문
내복	619		삼성클래리스로마이신건조시럽	삼성제약(주)	전문
내복	619		레토스건조시럽	삼천당제약(주)	전문
내복	619		슈넬클래리트로마이신건조시럽	슈넬생명과학(주)	전문
내복	619		클래씨드건조시럽	영진약품공업(주)	전문
내복	619		리스로마이신건조시럽	제이더블유중외신약(주)	전문
내복	619		크래리스건조시럽	코오롱제약(주)	전문
내복	619		클락신건조시럽	한국유나이티드제약(주)	전문
내복	619		클래리건조시럽	한미약품(주)	전문
내복	619		크래시드정	(주)드림파마	전문
내복	619		클라진정	(주)오스코리아제약	전문
내복	619		헤리클로정	(주)종근당	전문
내복	619		클래릭스정	(주)태준제약	전문

투여	복지부분류	성분명	제품명	업체명	전문/일반
내복	619	Clarithromycin	래리스정	(주)한독	전문
내복	619		클리스로정	(주)휴온스	전문
내복	619		파이로신정	경동제약(주)	전문
내복	618		클라로마정	고려제약(주)	전문
내복	619		제클라정	국제약품공업(주)	전문
내복	619		대웅바이오클래리트로마이신정	대웅바이오(주)	전문
내복	619		클래신정	대원제약(주)	전문
내복	619		클리어마이신정	동화약품(주)	전문
내복	619		크래리신정	명문제약(주)	전문
내복	619		클라릭정	보령제약(주)	전문
내복	619		클래스정	성원애드콕제약(주)	전문
내복	619		슈넬클래리트로마이신정	슈넬생명과학(주)	전문
내복	619		슈클래리정	안국약품(주)	전문
내복	619		영풍클래리트로마이신정	영풍제약(주)	전문
내복	619		클래팍신정	일양약품(주)	전문
내복	619		클래리시드엑스엘서방정	한국애보트(주)	전문
주사	619		클래리시드정주	한국애보트(주)	전문
내복	619		클래리시드필름코팅정	한국애보트(주)	전문
내복	619		클락신정	한국유나이티드제약(주)	전문
내복	619		클래스로신정	한국휴텍스제약(주)	전문
내복	619		마비드정	한림제약(주)	전문
내복	618		클래리정	한미약품(주)	전문
내복	619		크로마이신정	한화제약(주)	전문
내복	619		클래트론정	환인제약(주)	전문
내복	619		광동클래리스로마이신건조시럽	광동제약(주)	전문
내복	619		클래신건조시럽	대원제약(주)	전문
내복	619		헤라신건조시럽	동성제약(주)	전문
내복	619		클리어마이신건조시럽	동화약품㈜	전문
내복	619		클라리움건조시럽	삼아제약(주)	전문
내복	619		슈클래리건조시럽	안국약품㈜	전문
내복	619		클래리시드건조시럽	한국애보트(주)	전문
내복	391	Clevudine	레보비르캡슐	부광약품(주)	전문
내복	619	Clindamycin HCl	훌그램캡슐	삼진제약(주)	전문
주사	619	Clindamycin phosphate	훌그램주사	삼진제약(주)	전문
주사	612	Colistimethate Na	후콜리스티메테이트주	(주)서울메디칼	전문
주사	612		콜리스주	삼천당제약(주)	전문

투여	복지부 분류	성분명	제품명	업체명	전문/ 일반
내복	613	Cycloserine	하원시클로세린캡셀	(주)하원제약	전문
내복	613		크로세린캡슐	동아에스티(주)	전문
내복	623	Dapsone	태극답손정	태극제약(주)	전문
내복	629	Darunavir	프레지스타정	(주)한국얀센	전문
내복	629	Didanosine	바이덱스EC서방캅셀	(주)한국비엠에스제약	전문
주사	618	Doripenem	피니박스주사	일동제약(주)	전문
내복	615	Doxycycline	동구독시사이클린캡셀	(주)동구바이오제약	전문
내복	615		독시라마이신캡슐	(주)씨엘팜	전문
내복	615		독시정	(주)하원제약	전문
내복	615		신일모노독시엠캡슐	신일제약(주)	전문
내복	615		영풍독시사이클린정	영풍제약(주)	전문
내복	615		바이브라마이신-엔정	한국화이자제약(주)	전문
내복	615		모노신정	고려제약(주)	전문
내복	615	Doxycycline	국제독시사이클린하이클레이트수화물캅셀	국제약품공업(주)	전문
내복	629	Efavirenz	스토크린정	한국엠에스디(주)	전문
내복	629	Elvitegravir + Cobicistat + Emtricitabine + Tenofovir Disoproxil Fumarate	스트리빌드정	길리어드사이언스코리아유한회사	전문
내복	629	Emtricitabine + Tenofovir disoproxil fumarate	트루바다정	길리어드사이언스코리아 유한회사	전문
내복	629	Enoxacin 100mg	비마르크정	삼아제약(주)	전문
내복	391	Entecavir	바라크루드정	(주)한국비엠에스제약	전문
내복	391		엔테원정	씨제이헬스케어(주)	전문
주사	618	Ertapenem sodium 1.046g	인반즈주	한국엠에스디(주)	전문
내복	614	Erythromycin	보령에릭캡슐	보령제약(주)	전문
내복	614	Erythromycin estolate	에리스로캡슐	(주)종근당	전문
내복	614		아이로손시럽	영진약품공업(주)	전문
내복	622	Ethambutol HCl	튜톨정	(주)비씨월드제약	전문
내복	622		마이암부톨제피정	(주)유한양행	전문
내복	622		탐부톨정	(주)종근당	전문
내복	622		코러스염산에탐부톨정	(주)한국코러스제약	전문
내복	629	Etravirine	인텔렌스정	(주)한국얀센	전문
내복	629	Famciclovir	팜시론정	(주)넥스팜코리아	전문
내복	629		팜시쿨정	(주)뉴젠팜	전문
내복	629		대웅팜시클로비르정	(주)대웅제약	전문
내복	629		팜클로버정	(주)동구바이오제약	전문

투여	복지부 분류	성분명	제품명	업체명	전문/ 일반
내복	629	Famciclovir	파미클정	(주)메디카코리아	전문
내복	629		팜시로빈정	(주)서울제약	전문
내복	629		팜클리어정	(주)에스트라	전문
내복	629		팜시로바정	(주)오스코리아제약	전문
내복	629		팜클로정	(주)유영제약	전문
내복	629		팜빅스정	(주)유한양행	전문
내복	629		팜시나정	(주)이든파마	전문
내복	629		팜비르정	(주)일화	전문
내복	629		팜비나정	(주)제이알피	전문
내복	629		팜디오정	(주)티디에스팜	전문
내복	629		킹비어정	(주)파마킹	전문
내복	629		바이비어정	(주)하원제약	전문
내복	629		팜시날정	(주)한국글로벌제약	전문
내복	629		팜시크린정	(주)한국파비스제약	전문
내복	629		바이클린정	(주)화이트제약	전문
내복	629		휴팜시정	(주)휴비스트제약	전문
내복	629		팜크로바정	경동제약(주)	전문
내복	629		팜시르정	광동제약(주)	전문
내복	629		팜체어정	근화제약(주)	전문
내복	629		팜시벤정	대우제약(주)	전문
내복	629		베아클로버정	대웅바이오(주)	전문
내복	629		팜디악정	대한뉴팜(주)	전문
내복	629		대한팜시클로버정	대한약품공업(주)	전문
내복	629		팜노바정	동광제약(주)	전문
내복	629		팜클린정	동국제약(주)	전문
내복	629		클로비어정	동화약품(주)	전문
내복	629		팜비탈정	삼아제약(주)	전문
내복	629		페미르정	삼익제약(주)	전문
내복	629		팜헤르정	삼천당제약(주)	전문
내복	629		팜시로버정	슈넬생명과학(주)	전문
내복	629		아나클로버정	아주약품(주)	전문
내복	629		파비어정	알리코제약(주)	전문
내복	629		팜스나정	에스케이케미칼(주)	전문
내복	629		팜비드정	영일제약(주)	전문
내복	629		팜시빌정	오스틴제약(주)	전문
내복	629		팜피스정	우리들제약(주)	전문

투여	복지부 분류	성분명	제품명	업체명	전문/ 일반
내복	629	Famciclovir	팜시스정	위더스제약(주)	전문
내복	629		팜시크라정	이연제약(주)	전문
내복	629		팜시락정	일동제약(주)	전문
내복	629		일양바이오팜시클로비르정	일양바이오팜(주)	전문
내복	629		일양팜시클로버정	일양약품(주)	전문
내복	629		팜비신정	진양제약(주)	전문
내복	629		팜로버정	케이엠에스제약(주)	전문
내복	629		팜크로정	코오롱제약(주)	전문
내복	629		오라빌정	콜마파마(주)	전문
내복	629		태극팜시클로버정	태극제약(주)	전문
내복	629		클로팜정	하나제약(주)	전문
내복	629		파미렉스정	한국유나이티드제약(주)	전문
내복	629		팜시콜정	한국콜마(주)	전문
내복	629		팜시클로정	한국프라임제약(주)	전문
내복	629		바이크로정	한국휴텍스제약(주)	전문
내복	629		조스팜정	현대약품(주)	전문
내복	629		팜클로정	(주)씨트리	전문
내복	629		팜스터정	(주)종근당	전문
내복	629		팜비클로정	(주)태준제약	전문
내복	629		팜시정	(주)한국비엠아이	전문
내복	629		파미버정	(주)휴온스	전문
내복	629		팜시클정	고려제약(주)	전문
내복	629		팜크린정	신풍제약(주)	전문
내복	629		파비어정	알리코제약㈜	전문
내복	629		위더스팜시클로버정	위더스제약(주)	전문
내복	629		팜슈어정	제이더블유중외신약(주)	전문
내복	629		팜클러정	제이더블유중외제약(주)	전문
내복	629		팜비어정	한국노바티스(주)	전문
내복	629		팜시버정	한미약품(주)	전문
내복	629		헤르팜정	한올바이오파마(주)	전문
주사	618	Flomoxef Na	일동후루마린주사	일동제약(주)	전문
내복	642	Flubendazole	젤콤 정	종근당	일반
내복	642		버미플루 정	신풍제약(주)	일반
내복	642		알콤 정	일양약품(주)	일반
내복	642		젤콤 현탁액	종근당	일반
내복	642		후루콤 정	청계약품(주)	일반

투여	복지부 분류	성분명	제품명	업체명	전문/일반
내복	642	Flubendazole	훌벤 현탁액	태극제약(주)	일반
주사	629	Fluconazole	푸루나졸주	(주)대웅	전문
주사	629		원플루주	제이더블유중외제약(주)	전문
주사	629		프루칸주	한국유나이티드제약(주)	전문
주사	629		디푸루칸정맥주사	한국화이자제약(주)	전문
내복	629		디푸루칸건조시럽	한국화이자제약(주)	전문
내복	629		디스플루캡슐	(주)다산메디켐	전문
내복	629		대웅푸루나졸정	(주)대웅제약	전문
내복	629		디프나졸정	(주)메디카코리아	전문
내복	629		플루카졸정	(주)일화	전문
내복	629		네오코날정	(주)태준제약	전문
내복	629		후루존정	(주)테라젠이텍스	전문
내복	629		디푸코졸정	(주)파마킹	전문
내복	629		플루날정	(주)한국글로벌제약	전문
내복	629		칸디나캡슐	대원제약(주)	전문
내복	629		플루코졸정	동국제약(주)	전문
내복	629		푸라칸정	명문제약(주)	전문
내복	629		카나졸정	삼진제약(주)	전문
내복	629		플루디칸캡슐	슈넬생명과학(주)	전문
내복	629		플루테칸정	신풍제약(주)	전문
내복	629		플루코정	이연제약(주)	전문
내복	629		플루코팜정	일동제약(주)	전문
내복	629		플루맥스캡슐	제이더블유중외신약(주)	전문
내복	629		유코졸캡슐	진양제약(주)	전문
내복	629		플루나정	한국프라임제약(주)	전문
주사	629		엑소맥스주	아주약품(주)	전문
내복	629		마이코나졸캡슐	(주)경보제약	전문
내복	629		플라크캡슐	(주)그린제약	전문
내복	629		디프루졸캡슐	(주)뉴젠팜	전문
내복	629		푸루나졸캡슐	(주)대웅제약	전문
내복	629		디코나졸캡슐	(주)동구바이오제약	전문
내복	629		플로졸캅셀	(주)드림파마	전문
내복	629		푸나졸엠캡슐	(주)마더스제약	전문
내복	629		디프나졸캅셀	(주)메디카코리아	전문
내복	629		플루스타캡슐	(주)바이넥스	전문
내복	629		푸르나캡슐	(주)비씨월드제약	전문

투여	복지부 분류	성분명	제품명	업체명	전문/ 일반
내복	629	Fluconazole	다이플루캅셀	(주)서울제약	전문
내복	629		플렉스캡슐	(주)씨엠지제약	전문
내복	629		씨플루코캡슐	(주)씨트리	전문
내복	629		마이루칸캡슐	(주)씨티씨바이오	전문
내복	629		유유플루코나졸캡슐	(주)유유제약	전문
내복	629		플루카졸캡슐	(주)일화	전문
내복	629		푸라졸캡슐	(주)제이알피	전문
내복	629		뉴코나졸캡슐	(주)태준제약	전문
내복	629		후루존캡슐	(주)테라젠이텍스	전문
내복	629		칸디나졸캡슐	(주)티디에스팜	전문
내복	629		디푸코졸캡슐	(주)파마킹	전문
내복	629		프로난캡슐	(주)하원제약	전문
내복	629		플루날캡슐	(주)한국글로벌제약	전문
내복	629		플루나졸캡슐	(주)한국코러스제약	전문
내복	629		다나칸캡슐	(주)한국파마	전문
내복	629		파비스플루코나졸캡슐	(주)한국파비스제약	전문
내복	629		후코낙스캡슐	(주)한독	전문
내복	629		칸디노캡슐	(주)화이트제약	전문
내복	629		휴니즈플루코나졸캡슐	(주)휴니즈	전문
내복	629		플루칸캡슐	(주)휴메딕스	전문
내복	629		휴나졸캡슐	(주)휴비스트제약	전문
내복	629		루코졸캡슐	경동제약(주)	전문
내복	629		플루코나캡슐	고려제약(주)	전문
내복	629		프리나졸캡슐	광동제약(주)	전문
내복	629		유나졸캡슐	구주제약(주)	전문
내복	629		푸코졸캡슐	국제약품공업(주)	전문/ 일반
내복	629		근화플루코나졸캡슐	근화제약(주)	전문
내복	629		디카졸캡슐	넥스팜코리아	전문
내복	629		대우플루코나졸캡슐	대우제약(주)	전문
내복	629		웅코나졸캡슐	대웅바이오(주)	전문
내복	629		푸졸캡슐	대한뉴팜(주)	전문
내복	629		대화플루코나졸캡슐	대화제약(주)	전문
내복	629		티나졸캡슐	동광제약(주)	전문
내복	629		플루코졸캡슐	동국제약㈜	전문
내복	629		동성플루코나졸캡슐	동성제약(주)	전문
내복	629		디후렉스캡슐	동아에스티(주)	전문

투여	복지부 분류	성분명	제품명	업체명	전문/일반
내복	629	Fluconazole	디푸란캡슐	동화약품(주)	전문
내복	629		디푸칸캡슐	메딕스제약(주)	전문
내복	629		플로칸캡슐	미래제약(주)	전문
내복	629		후코날캡셀	보령제약(주)	전문
내복	629		부광플루코나졸캡슐	부광약품(주)	전문
내복	629		푸로날캡슐	삼성제약(주)	전문
내복	629		후코나졸캡슐	삼아제약(주)	전문
내복	629		후루칸캡슐	삼익제약(주)	전문
내복	629		카나졸캡슐	삼진제약(주)	전문
내복	629		로나졸캡슐	삼천당제약(주)	전문
내복	629		플루콘캡슐	성원애드콕제약(주)	전문
내복	629		슈넬플루코나졸캡슐	슈넬생명과학(주)	전문
내복	629		신코나졸캡슐	신일제약(주)	전문
내복	629		푸가졸캡슐	신풍제약(주)	전문
내복	629		클리코졸캡슐	씨제이헬스케어(주)	전문
내복	629		칸디놀캡슐	아주약품(주)	전문
내복	629		안국플루코나졸캡슐	안국약품(주)	전문
내복	629		플루졸캡슐	알리코제약(주)	전문
내복	629		디나칸캡슐	에스에스팜(주)	전문
내복	629		이노코나졸캡슐	에스피씨(주)	전문
내복	629		디로칸캡슐	영일제약(주)	전문
내복	629		디파졸캡슐	영진약품공업(주)	전문
내복	629		푸루코졸캡슐	영풍제약(주)	전문
내복	629		다코나졸캡슐	오스틴제약(주)	전문
내복	629		마이코졸캡슐	우리들제약(주)	전문
내복	629		후로졸캡슐	위더스제약(주)	전문
내복	629		유니코나졸캡셀	유니메드제약(주)	전문
내복	629		디나졸캡슐	유영제약	전문
내복	629		이연플루코캡슐	이연제약(주)	전문
내복	629		플루코팜캡슐	일동제약(주)	전문
내복	629		일양바이오플루코나졸캡슐	일양바이오팜(주)	전문
내복	629		디무로칸캡슐	일양약품(주)	전문
내복	629		원플루캡셀	제이더블유중외제약(주)	전문
내복	629		프로코나캡슐	제일약품㈜	전문
내복	629		루코나졸캡슐	종근당	전문
내복	629		비엠코나졸캡슐	㈜한국비엠아이	전문

투여	복지부 분류	성분명	제품명	업체명	전문/일반
내복	629	Fluconazole	유코졸캡슐	진양제약(주)	전문
내복	629		플코나졸캡슐	케이엠에스제약(주)	전문
내복	629		코니졸캡슐	코오롱제약(주)	전문
내복	629		루나졸캡슐	콜마파마(주)	전문
내복	629		태극플루코나졸캡슐	태극제약(주)	전문
내복	629		데이칸캡슐	하나제약(주)	전문
내복	629		디프라졸캡슐	한국넬슨제약(주)	전문
내복	629		산도스플루코나졸캡슐	한국산도스(주)	전문
내복	629		프루칸캅셀	한국유나이티드제약(주)	전문
내복	629		후루날캡슐	한국유니온제약(주)	전문
내복	629		후루졸캡슐	한국콜마(주)	전문
내복	629		디푸루칸캡슐	한국화이자제약(주)	전문
내복	629		휴텍스플루코나졸캡슐	한국휴텍스제약(주)	전문
내복	629		후나졸캡슐	한미약품(주)	전문
내복	629		한올플루코나졸캡슐	한올바이오파마(주)	전문
내복	629		푸로칸캡슐	화일약품(주)	전문
내복	618	Fosfomycin trometamol	모누롤산	(주)한국팜비오	전문
주사	629	Ganciclovir	싸이메빈정주	(주)한국로슈	전문
주사	629	Gemifloxacin mesylate	팩티브주	(주)엘지생명과학	전문
내복	629		팩티브정	(주)엘지생명과학	전문
주사	618	Gentamicin sulfate	건일겐타마이신주사	건일제약(주)	전문
주사	618		겐타프로주사	(주)휴메딕스	전문
주사	618		국제겐타마이신주	국제약품공업(주)	전문
주사	618		근화겐타마이신황산염주	근화제약(주)	전문
주사	618		신일겐타마이신황산염주사액	신일제약(주)	전문
주사	618		신풍겐타마이신주	신풍제약(주)	전문
주사	618		중외겐타마이신황산염주	제이더블유중외제약(주)	전문
내복	641	Hydroxychloroquine sulfate	클로퀸정	명인제약(주)	전문
내복	641		히로퀸정	(주)비씨월드제약	전문
내복	641		옥시퀸정	(주)비티오제약	전문
내복	641		듀록정	(주)한국피엠지제약	전문
내복	641		옥시크로린정	에리슨제약(주)	전문
내복	641		아루킨정	유니메드제약(주)	전문
내복	641		할록신정	한림제약(주)	전문
주사	618	Imipenem + Cilastatin Na	프리페넴주	제이더블유중외제약(주)	전문
주사	618		이미실키트주사	(주)유케이케미팜	전문

투여	복지부분류	성분명	제품명	업체명	전문/일반
주사	618	Imipenem + Cilastatin Na	뉴페넴주	대한뉴팜(주)	전문
주사	618		티펨주	명문제약(주)	전문
주사	618		실라신주사	비씨월드제약	전문
주사	618		스타페넴주	슈넬생명과학(주)	전문
주사	618		실라페넴주	제일약품(주)	전문
주사	618		티에남주	한국엠에스디(주)	전문
내복	629	Indinavir sulfate	크릭시반캡슐	한국엠에스디(주)	전문
내복	629	Inosiplex	이노푸릭스정	(주)제이알피	전문
내복	629		푸리노신정	(주)종근당	전문
내복	629		쎄리노신정	태극제약(주)	전문
내복	629		이노푸릭스시럽	(주)제이알피	전문
내복	629		푸리노신시럽	(주)종근당	전문
주사	421	Interferon α-2a	로페론-에이프리필드주	(주)한국로슈	전문
주사	421	Interferon α-2b	인트론에이멀티도스펜	한국엠에스디(유)	전문
주사	639	Interferon β-1a	레비도즈프리필드펜	머크(주)	전문
주사	639	Interferon β-1a	아보넥스펜주	한국유씨비제약(주)	전문
주사	639	Interferon β-1b	베타페론주사	바이엘코리아(주)	전문
주사	639	Interferon γ	인터맥스감마주	(주)엘지생명과학	전문
주사	618	Isepamicin sulfate	유한이세파마이신주사	(주)유한양행	전문
주사	618		이세프주사	일동제약(주)	전문
주사	618		마이세파주	대한뉴팜(주)	전문
주사	618		이파로신주	신풍제약(주)	전문
내복	622	Isoniazid	유한짓정	(주)유한양행	전문
내복	622		코러스이소니코틴산히드라짓정	(주)한국코러스제약	전문
내복	622	Isoniazid + Rifampicin	튜비스투정	(주)비씨월드제약	전문
내복	613	Isoniazid + Rifampicin + Pyrazinamide	유유리파터정	(주)유유제약	전문
내복	613	Isoniazid + Rifampicin + Pyrazinamide + Ethambutol HCl	튜비스정	(주)비씨월드제약	전문
내복	629	Itraconazole	이트코젠정	(주)뉴젠팜	전문
내복	629		스포넥스캡슐	(주)동구바이오제약	전문
내복	629		이라코정	(주)드림파마	전문
내복	629		더이트라정	(주)마더스제약	전문
내복	629		이트코나정	(주)메디카코리아	전문
내복	629		조트라정	(주)비씨월드제약	전문
내복	629		이트라코나정	(주)씨트리	전문

투여	복지부 분류	성분명	제품명	업체명	전문/일반
내복	629	Itraconazole	이카졸정	(주)일화	전문
내복	629		이펙트라캡슐	(주)종근당	전문
내복	629		트라존정	(주)테라젠이텍스	전문
내복	629		이라트졸정	(주)하원제약	전문
내복	629		글로트라정	(주)한국글로벌제약	전문
내복	629		스코나졸정	(주)한국비엠아이	전문
내복	629		휴온스이트라코나졸정	(주)휴온스	전문
내복	629		이타코나정	고려제약(주)	전문
내복	629		이트라센정	광동제약(주)	전문
내복	629		이트라콘정	국제약품공업(주)	전문
내복	629		아이트라정	근화제약(주)	전문
내복	629		트라콘정	대웅바이오(주)	전문
내복	629		대원이트라코나졸정	대원제약(주)	전문
내복	629		이코졸정	대한뉴팜(주)	전문
내복	629		대화이트라코나졸정	대화제약(주)	전문
내복	629		티나덤캡슐	동광제약(주)	전문
내복	629		스포라졸정	동성제약(주)	전문
내복	629		아일로정	미래제약(주)	전문
내복	629		보령이트라코나졸정	보령제약(주)	전문
내복	629		이타나졸정	삼익제약(주)	전문
내복	629		이트랄정	성원애드콕제약(주)	전문
내복	629		이코나졸캡슐	신풍제약(주)	전문
내복	629		트라녹스정	아주약품(주)	전문
내복	629		알트라졸정	알리코제약㈜	전문
내복	629		코나텍정	오스틴제약(주)	전문
내복	629		에스코졸정	우리들제약(주)	전문
내복	629		나코졸정	위더스제약(주)	전문
내복	629		라이포실캡슐	유한양행	전문
내복	629		이연이트라코나졸정	이연제약(주)	전문
내복	629		한트라졸정	일양바이오팜(주)	전문
내복	629		오니코나졸정	제이더블유중외신약(주)	전문
내복	629		히트라졸정	제이더블유중외제약(주)	전문
내복	629		제이코나정	제일약품(주)	전문
내복	629		스포트라정	케이엠에스제약(주)	전문
내복	629		코니트라정	코오롱제약(주)	전문
내복	629		히트코나졸정	콜마파마(주)	전문

투여	복지부 분류	성분명	제품명	업체명	전문/ 일반
내복	629	Itraconazole	스포코라정	하나제약㈜	전문
내복	629		스포나졸정	한국넬슨제약(주)	전문
내복	629		스포코나졸캡슐	한국바이오켐제약(주)	전문
내복	629		스포라녹스캡슐	한국얀센	전문
내복	629		스파졸정	한국유나이티드제약(주)	전문
내복	629		스파졸캡슐	한국유나이티드제약(주)	전문
내복	629		마이트라캡슐	한국콜마(주)	전문
내복	629		이트라코정	한국프라임제약(주)	전문
내복	629		이트릭스정	한국휴텍스제약(주)	전문
내복	629		이트라정	한미약품(주)	전문
내복	629		한올이트라코나졸정	한올바이오파마(주)	전문
내복	629		스포라녹스액	(주)한국얀센	전문
내복	629		스트라정	(주)씨티씨바이오	전문
내복	629		스포라원정	(주)엘지생명과학	전문
내복	629		티나덤정	동광제약(주)	전문
내복	629		이코나졸정	신풍제약(주)	전문
내복	629		뉴트라졸정	에스케이케미칼(주)	전문
내복	629		이나졸정	진양제약(주)	전문
주사	629		스포라녹스주사제	(주)한국얀센	전문
주사	613	Kanamycin sulfate	유한카나마이신황산염주	(주)유한양행	전문
주사	613		동아카나마이신황산염주	동아에스티(주)	전문
내복	629	Lamivudine	쓰리티씨정	(주)글락소스미스클라인	전문
내복	391		제픽스시럽	(주)글락소스미스클라인	전문
내복	391		제픽스정	(주)글락소스미스클라인	전문
내복	391		리벅스정	(주)오스코리아제약	전문
내복	391		라미픽스정	부광약품(주)	전문
내복	391		제라픽정	제일약품(주)	전문
내복	391		한미부딘정	한미약품(주)	전문
내복	629	Lamivudine + Zidovudine	컴비비어정	(주)글락소스미스클라인	전문
내복	629	Levofloxacin	레폭사신정	(주)넥스팜코리아	전문
내복	629		네보락신정	(주)뉴젠팜	전문
내복	629		대웅레보플록사신정	(주)대웅제약	전문
내복	629		동구레보플록사신수화물정	(주)동구바이오제약	전문
내복	629		레녹사신정	(주)드림파마	전문
내복	629		레록신정	(주)메디카코리아	전문
내복	629		레보트라정	(주)바이넥스	전문

투여	복지부 분류	성분명	제품명	업체명	전문/ 일반
내복	629	Levofloxacin	레보미신정	(주)유한양행	전문
내복	629		레사신정	(주)일화	전문
내복	629		태준레보플록사신정	(주)태준제약	전문
내복	629		글로비트정	(주)한국글로벌제약	전문
내복	629		레브록신정	(주)한국파마	전문
내복	629		휴록사신정	(주)휴비스트제약	전문
내복	629		레보바이정	(주)휴온스	전문
내복	629		레폭신정	경동제약(주)	전문
내복	629		레록사신정	광동제약(주)	전문
내복	629		유니레보정	구주제약(주)	전문
내복	629		레보탐정	근화제약(주)	전문
내복	629		원플록신정	대원제약(주)	전문
내복	629		레비신정	대한뉴팜(주)	전문
내복	629		카바스타정	대화제약(주)	전문
내복	629		레펙신정	동광제약(주)	전문
내복	629		레보라신정	동국제약(주)	전문
내복	629		동성레보플록사신정	동성제약(주)	전문
내복	629		엘폭사신정	동화약품(주)	전문
내복	629		레보푸라신정	명문제약(주)	전문
내복	629		레노보정	성광제약(주)	전문
내복	629		레보프록신정	슈넬생명과학(주)	전문
내복	629		레포신정	신풍제약(주)	전문
내복	629		크록사신정	아주약품(주)	전문
내복	629		레보파신정	알리코제약㈜	전문
내복	629		레보파정	영일제약(주)	전문
내복	629		레프로신정	영풍제약(주)	전문
내복	629		솔토정	오스틴제약(주)	전문
내복	629		레바록스정	우리들제약(주)	전문
내복	629		위더스레보플록사신정	위더스제약(주)	전문
내복	629		크라박터정	이연제약(주)	전문
내복	629		레보펙신정	일동제약(주)	전문
내복	629		노팍신정	일양약품(주)	전문
내복	629		라이록사신정	제이더블유중외신약(주)	전문
내복	629		제일크라비트정	제일약품(주)	전문
내복	629		플록피큐정	조아제약(주)	전문
내복	629		레트록신정	케이엠에스제약(주)	전문

투여	복지부분류	성분명	제품명	업체명	전문/일반
내복	629	Levofloxacin	레보타민정	콜마파마(주)	전문
내복	629		레나신정	하나제약(주)	전문
내복	629		레보록신정	한국유나이티드제약(주)	전문
내복	629		레보록정	한국콜마(주)	전문
내복	629		크라프록신정	한국휴텍스제약(㈜)	전문
내복	629		한올레보플록사신수화물정	한올바이오파마(주)	전문
내복	629		레크로신정	한화제약(주)	전문
내복	629		환인레보플록사신정	환인제약(주)	전문
내복	629		렉타신정	유니메드제약(주)	전문
주사	629		렉타신주	유니메드제약(주)	전문
주사	629		프로신주	한국유니온제약(주)	전문
주사	629		레브록신주	한국파마	전문
내복	629		레보박터정	(주)서울제약	전문
주사	629		레브록신주	(주)한국파마	전문
내복	629		레프록신정	(주)한독	전문
내복	629		하이록신정	(주)화이트제약	전문
내복	629		레보스타정	삼천당제약(주)	전문
주사	629		레보프록신주	슈넬생명과학(주)	전문
주사	629		씨제이레보플록사신주	씨제이헬스케어(주)	전문
주사	629		레보펙신주	일동제약(주)	전문
내복	629		크라비트정	제일약품(주)	전문
주사	629		크라비트주	제일약품(주)	전문
주사	629		레보록신주	한국유나이티드제약(주)	전문
내복	629		레복사신정	한미약품(주)	전문
내복	629		레보카신정	국제약품공업(주)	전문
주사	629		레보카신주	국제약품공업(주)	전문
주사	629		레포신주	신풍제약(주)	전문
주사	629		제이더블유레보플록사신주	제이더블유생명과학(주)	전문
내복	611	Lincomycin HCl	동구염산린코마이신캅셀	(주)동구바이오제약	전문
내복	611		린코신캡슐	(주)유유제약	전문
주사	611		린코마인주	(주)비티오제약	전문
주사	611		유유린코신주	(주)유유제약	전문
주사	611		휴메딕스린코마이신염산염주사	(주)휴메딕스	전문
주사	611		휴온스린코마이신염산염주사	(주)휴온스	전문
주사	611		국제린코마이신염산염수화물주	국제약품공업(주)	전문
주사	611		동광염산린코마이신주	동광제약(주)	전문

투여	복지부 분류	성분명	제품명	업체명	전문/ 일반
주사	611	Lincomycin HCl	신풍린코마이신주사	신풍제약(주)	전문
내복	611	Linezolid	씨네졸리드정	씨제이헬스케어(주)	전문
주사	611		씨네졸리드주	씨제이헬스케어(주)	전문
내복	611		리네졸린정	영진약품공업(주)	전문
내복	611		리녹사졸정	한국유나이티드제약(주)	전문
내복	618		자이복스정	한국화이자제약(주)	전문
주사	618		자이복스주	한국화이자제약(주)	전문
내복	611		한올리네졸리드정	한올바이오파마(주)	전문
주사	611		한올리네졸리드주	한올바이오파마(주)	전문
내복	629	Lomefloxacin HCl	로맥사신캡슐	코오롱제약(주)	전문
내복	629		이텍스염산로메플록사신정	(주)테라젠이텍스	전문
내복	629		로프로신정	대한뉴팜(주)	전문
내복	629		로메텍정	오스틴제약(주)	전문
내복	629		일양바이오염산로메플록사신정	일양바이오팜(주)	전문
내복	629		한국콜마로메플록사신염산염정	한국콜마(주)	전문
내복	629		한림염산로메플록사신정	한림제약(주)	전문
내복	629	Lopinavir + Ritonavir	칼레트라정	한국애브비(주)	전문
내복	618	Loracarbef	로라비드캡슐	(주)대웅제약	전문
내복	641	Mefloquine HCl	라리암정	(주)한국로슈	전문
주사	618	Meropenem	메펨주	(주)비씨월드제약	전문
주사	618		셀페넴주	(주)셀트리온제약	전문
주사	618		동광메로페넴주	동광제약(주)	전문
주사	618		메바페넴주	동아에스티(주)	전문
주사	618		메로신주	신풍제약(주)	전문
주사	618		포스페넴주	제이더블유중외제약(주)	전문
주사	618		뉴로페넴주	제일약품(주)	전문
주사	618		엠피엠주	한국유나이티드제약(주)	전문
주사	618		오로페넴주	한미약품(주)	전문
주사	618		한올메로페넴주	한올바이오파마(주)	전문
주사	618		대웅메로페넴주	(주)대웅	전문
주사	618		유한메로펜주사	(주)유한양행	전문
주사	618		메카펨주	(주)종근당	전문
주사	618		옴니페넴주	건일제약(주)	전문
주사	618		보령메로페넴주	보령제약(주)	전문
주사	618		영진메로페넴주	영진약품공업(주)	전문
주사	618		한림메로페넴주	한림제약(주)	전문

투여	복지부 분류	성분명	제품명	업체명	전문/ 일반
내복	618	Methylol cephalexin lysinate	세파메칠정	대화제약(주)	전문
내복	618		세파메칠캡슐	대화제약(주)	전문
내복	618		메섹신정	한림제약(주)	전문
내복	618		메섹신캅셀	한림제약(주)	전문
내복	641	Metronidazole	씨제이후라시닐정	씨제이헬스케어(주)	전문
주사	641		후라질주	근화제약(주)	전문
주사	641		메트리날주	대한약품공업(주)	전문
주사	641		박스터메트로니다졸주사	박스터	전문
주사	641		씨제이메트로니다졸주	씨제이헬스케어(주)	전문
주사	641		트리젤주	제이더블유중외제약(주)	전문
내복	619	metronidazole + Spiramycin	로도질정	(주)사노피-아벤티스코리아	전문
주사	629	Micafungin Na	마이카민주사	한국아스텔라스제약(주)	전문
내복	614	Midecamycin acetate	유유미오카마이신건조시럽	(주)유유제약	전문
내복	614		유유미오카마이신정	(주)유유제약	전문
내복	615	Minocycline HCl	미노씬캡슐	에스케이케미칼(주)	전문
주사	629	Moxifloxacin	목시록주	신풍제약(주)	전문
주사	629		모벨록신주	씨제이헬스케어(주)	전문
주사	629		제이더블유목시플록사신주	제이더블유생명과학(주)	전문
주사	629		모록사신주	한미약품(주)	전문
내복	629		퀴녹스정	(주)비씨월드제약	전문
내복	629		목시플로정	대화제약(주)	전문
내복	629		아벨록스정	바이엘코리아(주)	전문
내복	629		모벨록신정	씨제이헬스케어(주)	전문
내복	629		조이록신정	한국유나이티드제약(주)	전문
내복	629		모록사신정	한미약품(주)	전문
주사	629		아벨록스주	바이엘코리아(주)	전문
주사	618	Nafcillin Na	보령나프실린나트륨주	보령제약(주)	전문
주사	618	Netilmicin sulfate	유영네틸마이신주	(주)유영제약	전문
주사	618		휴온스네틸마이신황산염주사	(주)휴온스	전문
주사	618		광동황산네틸마이신주	광동제약(주)	전문
주사	618		대화네틸마이신주	대화제약(주)	전문
주사	618		동광네틸마이신주	동광제약(주)	전문
주사	618		네틸린주사액	동화약품(주)	전문
주사	618		삼성네틸마이신황산염주	삼성제약(주)	전문
주사	618		아주네틸마이신황산염주사	아주약품(주)	전문
주사	618		한국프라임네틸마이신주	한국프라임제약(주)	전문

투여	복지부 분류	성분명	제품명	업체명	전문/ 일반
주사	618	Netilmicin sulfate	네미론주	구주제약(주)	전문
주사	618		국제황산네틸마이신주	국제약품공업(주)	전문
주사	618		네티라신주	대한뉴팜(주)	전문
주사	618		명문네틸마이신황산염주사액	명문제약(주)	전문
주사	618		보령네틸마이신주	보령제약(주)	전문
주사	618		네소미신주	삼진제약(주)	전문
주사	618		삼천당네틸마이신주	삼천당제약(주)	전문
주사	618		네티신주	신풍제약(주)	전문
주사	618		위더네신주	위더스제약(주)	전문
주사	618		네틴주	유니메드제약(주)	전문
주사	618		아코신주	이연제약(주)	전문
주사	618		유니네틸주사	한국유니온제약(주)	전문
주사	618		한림네틸마이신황산염주사액	한림제약(주)	전문
주사	618		건일네틸마이신주	건일제약(주)	전문
내복	629	Nevirapine	바이라문정	한국베링거인겔하임(주)	전문
내복	629	Norfloxacin	종근당박시달정	(주)종근당	전문
내복	629		종근당박시달캡셀	(주)종근당	전문
내복	629		뉴사달정	(주)동구바이오제약	전문
내복	616	Nystatin	피엠에스 니스타틴 시럽	제이텍바이오젠	전문
내복	616		타로 니스타틴 시럽	명문제약(주)	전문
내복	629	Ofloxacin	뉴젠팜오플록사신정	(주)뉴젠팜	전문
내복	629		다비드정	(주)동구바이오제약	전문
내복	629		투록신정	(주)드림파마	전문
내복	629		비씨오플록사신정	(주)비씨월드제약	전문
내복	629		네가박트정	(주)유영제약	전문
내복	629		파비드정	(주)일화	전문
내복	629		오비드정	(주)제이알피	전문
내복	629		파비스오플록사신정	(주)한국파비스제약	전문
내복	629		플라신정	(주)한독	전문
내복	629		케플록신정	경동제약(주)	전문
내복	629		구주오플록사신정	구주제약(주)	전문
내복	629		텔비트정	대우제약(주)	전문
내복	629		대원오플록사신정	대원제약(주)	전문
내복	629		엑센정	대한뉴팜(주)	전문
내복	629		동광오플록사신정	동광제약(주)	전문
내복	629		동화오플록사신정	동화약품(주)	전문

투여	복지부 분류	성분명	제품명	업체명	전문/일반
내복	629	Ofloxacin	명문오플록사신정	명문제약(주)	전문
내복	629		삼익오플록사신정	삼익제약(주)	전문
내복	629		삼천당오플록사신정	삼천당제약(주)	전문
내복	629		신일오플록사신정	신일제약(주)	전문
내복	629		푸가신정	신풍제약(주)	전문
내복	629		프락신정	아주약품(주)	전문
내복	629		코아오플록사신정	에스에스팜(주)	전문
내복	629		영일오플록사신정	영일제약(주)	전문
내복	629		영풍오플록사신정	영풍제약(주)	전문
내복	629		오스틴오플록사신정	오스틴제약(주)	전문
내복	629		우리들오플록사신정	우리들제약(주)	전문
내복	629		타록시드정	위더스제약(주)	전문
내복	629		옥타신정	유니메드제약(주)	전문
내복	629		에펙신정	일동제약(주)	전문
내복	629		한국콜마오플록사신정	한국콜마(주)	전문
내복	629		안플레임정	한국프라임제약(주)	전문
내복	629		오라록신정	한국휴텍스제약(주)	전문
내복	629		퀴노비드정	한림제약(주)	전문
내복	629		오로신정	한미약품(주)	전문
내복	629		오플라정	화일약품(주)	전문
내복	629		코러스오플록사신정	(주)한국코러스제약	전문
주사	629		에펙신주	일동제약(주)	전문
내복	629		제일타리비드정	제일약품(주)	전문
내복	629		크라운오플록사신정	크라운제약(주)	전문
내복	629		넬슨오플록사신정	한국넬슨제약(주)	전문
주사	641	Ornidazole	토미졸주	아주약품(주)	전문
내복	629	Oseltamivir phosphate	타미플루캅셀	(주)한국로슈	전문
주사	629	Palivizumab	시나지스주	한국애브비(주)	전문
내복	622	P-aminosalicylate Calcium	스카이파스칼슘과립	(주)씨엠지제약	전문
내복	622		동인당파스과립	동인당제약(주)	전문
주사	639	Peginterferon α-2a	페가시스주	(주)한국로슈	전문
주사	639	Peginterferon α-2b	페그인트론 클리어클릭 주사	한국엠에스디(유)	전문
주사	611	penicillin G potassium	근화주사용페니실린지칼륨	근화제약(주)	전문
주사	616	Pentamidine isethionate	디비엘펜타미딘이세티온산염주	호스피라코리아(주)	전문
주사	618	Piperacillin Na	아코펙스주	(주)유한양행	전문
주사	619	Piperacillin Na + Sulbactam Na	콤비신주	삼성제약(주)	전문

투여	복지부 분류	성분명	제품명	업체명	전문/일반
주사	618	Piperacillin Na + Tazobactam	타조탐주	(주)씨티씨바이오	전문
주사	618		타박신주사	(주)펜믹스	전문
주사	618		타조페란주	(주)종근당	전문
주사	618		타박탐주	동광제약(주)	전문
주사	618		린박탐주	신풍제약(주)	전문
주사	618		타조락탐주	일동제약(주)	전문
주사	618		타조신주	제일약품(주)	전문
주사	618		타박신주사	펜믹스	전문
주사	618		타조브이주	한국화이자제약(주)	전문
내복	629	Posaconazole	녹사필현탁액	한국엠에스디(유)	전문
내복	642	Praziquantel	디스토시드정	신풍제약(주)	전문
내복	641	Primaquine phosphate	비바퀸정	명인제약(주)	전문
내복	641		말라프리정	신풍제약(주)	전문
내복	622	Prothionamide	구주프로티온아미드정	구주제약(주)	전문
내복	622	Pyrazinamide	유한피라진아미드정	(주)유한양행	전문
내복	641	Pyrimethamine	다라프림정	한국희귀의약품센터	전문
내복	641	Pyrimethamine + Sulfadoxine	팬시다정	한국희귀의약품센터	전문
내복	629	Raltegravir	이센트레스정	한국엠에스디(주)	전문
내복	629	Ribavirin	엘지리바비린캡슐	(주)엘지생명과학	전문
내복	629		대우리바비린캡셀	대우제약(주)	전문
내복	629		로바빈캡슐	신풍제약(주)	전문
내복	629		바이라미드시럽	일성신약(주)	전문
내복	629		바이라미드캡슐	일성신약(주)	전문
주사	618	Ribostamycin sulfate	리스타신주	(주)드림파마	전문
주사	618		리브타신주	구주제약(주)	전문
주사	618		국제리보스타마이신황산염주	국제약품공업(주)	전문
주사	618		동광리보스타마이신주	동광제약(주)	전문
주사	618		리오마이신주사	삼진제약(주)	전문
주사	618		슈넬리보스타마이신주	슈넬생명과학(주)	전문
주사	618		리보신주	신풍제약(주)	전문
주사	618		이연리보스타마이신주사액	이연제약(주)	전문
주사	618		일동리보스타마이신주사	일동제약(주)	전문
주사	618		리보스타주	한올바이오파마(주)	전문
주사	618		신일리보스타마이신주사	신일제약(주)	전문
내복	613	Rifabutin	유유마이코부틴캡슐	(주)유유제약	전문
내복	613	Rifampicin	리팜핀캡셀	(주)유한양행	전문

투여	복지부 분류	성분명	제품명	업체명	전문/일반
내복	613	Rifampicin	리포덱스캅셀	(주)종근당	전문
내복	613		리포덱스정	(주)종근당	전문
내복	613		리팜핀정	(주)유한양행	전문
내복	618	Rifaximin	노르믹스정	(주)삼오제약	전문
내복	629	Rilpivirine	에듀란트정	(주)한국얀센	전문
내복	629	Ritonavir	노비르연질캅셀	한국애브비(주)	전문
내복	629		노비르정	한국애브비(주)	전문
내복	614	Roxithromycin	록씨현탁액	대원제약(주)	전문
내복	614		록시타신정	(주)뉴젠팜	전문
내복	614		동구록시트로마이신정	(주)동구바이오제약	전문
내복	614		설리드정	(주)드림파마	전문
내복	614		엠록신정	(주)마더스제약	전문
내복	614		캐스터정	(주)메디카코리아	전문
내복	614		로페신정	(주)바이넥스	전문
내복	614		크라미드	(주)유영제약	전문
내복	614		로지드정	(주)일화	전문
내복	614		제이알록시스로마이신정	(주)제이알피	전문
내복	614		글록신정	(주)한국글로벌제약	전문
내복	614		록사민정	(주)한국파비스제약	전문
내복	614		루리드정	(주)한독	전문
내복	614		록사이신정	(주)화이트제약	전문
내복	614		록스트정	(주)휴비스트제약	전문
내복	614		로시스정	(주)휴온스	전문
내복	614		록스린정	경동제약(주)	전문
내복	614		록시스린정	국제약품공업(주)	전문
내복	614		로미신정	대우제약(주)	전문
내복	614		록시티로신정	대한뉴팜(주)	전문
내복	614		록신마이신정	대화제약(주)	전문
내복	614		동광록시스로마이신정	동광제약(주)	전문
내복	614		록시마이신정	동화약품(주)	전문
내복	614		록페리신정	미래제약(주)	전문
내복	614		록시나정	삼성제약(주)	전문
내복	614		삼아록시트로마이신정	삼아제약(주)	전문
내복	614		로미록신정	삼익제약(주)	전문
내복	614		스키드마이신정	삼진제약(주)	전문
내복	614		로이드정	삼천당제약(주)	전문

투여	복지부 분류	성분명	제품명	업체명	전문/ 일반
내복	614	Roxithromycin	로마이신정	성원애드콕제약(주)	전문
내복	614		해록신정	슈넬생명과학(주)	전문
내복	614		로큐신정	신일제약(주)	전문
내복	614		에스리드정	신풍제약(주)	전문
내복	614		록미신정	아주약품(주)	전문
내복	614		록시키드정	안국약품(주)	전문
내복	614		록시로신정	알리코제약㈜	전문
내복	614		록소드린정	영일제약(주)	전문
내복	614		록스신정	영풍제약(주)	전문
내복	614		록시맥스정	오스틴제약(주)	전문
내복	618		록스탑정	우리들제약(주)	전문
내복	614		록사이드정	유니메드제약(주)	전문
내복	614		일동록시트로마이신정	일동제약(주)	전문
내복	614		제이록시정	제이더블유중외신약(주)	전문
내복	614		록시틸정	코오롱제약(주)	전문
내복	614		록시스로정	한국콜마(주)	전문
내복	614		스로진정	한국프라임제약(주)	전문
내복	614		록사신정	한국휴텍스제약(주)	전문
내복	614		한림록시트로마이신정	한림제약(주)	전문
내복	618		록세미신정	한미약품(주)	전문
내복	614		한올록시트로마이신정	한올바이오파마(주)	전문
내복	614		화일록시트로마이신정	화일약품(주)	전문
내복	614		로미타신과립	(주)테라젠이텍스	전문
내복	614		소아용루리드현탁정	(주)한독	전문
내복	614		소아용록시티로신과립	대한뉴팜(주)	전문
내복	614		록신마이신과립	대화제약(주)	전문
내복	614		록시마이신과립	동화약품(주)	전문
내복	614		록시그란과립	삼아제약(주)	전문
내복	614		록시키드과립	안국약품(주)	전문
내복	614		록미신과립	위더스제약(주)	전문
내복	614		소아용록시틸과립	코오롱제약(주)	전문
내복	614		소아용록시틸정	코오롱제약(주)	전문
주사	619	Sisomicin sulfate	사이소민주	(주)종근당	전문
주사	619		엑소마이신주사	삼진제약(주)	전문
내복	611	Sodium fusidate	후시딘정	동화약품(주)	전문
주사	619	Spectinomycin	국제스펙티노마이신염산염수화물주	국제약품공업(주)	전문

투여	복지부 분류	성분명	제품명	업체명	전문/ 일반
주사	613	Streptomycin sulfate	종근당황산스트렙토마이신주	(주)종근당	전문
내복	621	Sulfadiazine	설파디아진정	한국희귀의약품센터	전문
주사	621	Sulfamethoxazole + Trimethoprim	코트림주사액	대원제약(주)	전문
내복	621		셉트린정	삼일제약(주)	전문
주사	621		세바트림주	제이텍바이오젠	전문
내복	621		셉트린시럽	삼일제약(주)	전문
내복	621	Sulfasalazine	살라진정	(주)메디카코리아	전문
내복	621		사라조피린EN정	일성신약(주)	전문
내복	621		조피린장용정	한림제약(주)	전문
내복	618	Sultamicillin tosylate	토실린정	(주)바이넥스	전문
내복	618		유나신정	한국화이자제약(주)	전문
내복	629	Taurolidine	삼진 타우로린 주	삼진제약(주)	전문
주사	611	Teicoplanin	타이코신주	(주)대웅제약	전문
주사	611		타고시드주	(주)사노피-아벤티스코리아	전문
주사	611		타고닌키트주	(주)유케이케미팜	전문
주사	611		타이콘주사	동국제약(주)	전문
주사	611		테코닌주	명문제약(주)	전문
주사	611		테이코신주	일동제약(주)	전문
주사	611		타고실린주	한국유나이티드제약(주)	전문
주사	611		타고신주	한올바이오파마(주)	전문
주사	611		타포신주	씨제이헬스케어(주)	전문
주사	611		타이코닌주	이연제약(주)	전문
내복	391	Telbivudine	세비보정	한국노바티스(주)	전문
내복	629	Tenofovir disoproxil fumarate	비리어드정	길리어드사이언스코리아 유한회사	전문
내복	629	Terbinafine	라모난정	(주)동구바이오제약	전문
내복	629		텔비나정	(주)드림파마	전문
내복	629		터핀엠정	(주)마더스제약	전문
내복	629		센토스정	(주)메디카코리아	전문
내복	629		터비넥스정	(주)씨트리	전문
내복	629		에르나핀정	(주)씨티씨바이오	전문
내복	629		큐라실정	(주)유한양행	전문
내복	629		테바핀정	(주)일화	전문
내복	629		레스포정	(주)하원제약	전문
내복	629		라미틴정	(주)한국글로벌제약	전문
내복	629		테비나정	(주)한국비엠아이	전문
내복	629		테르졸정	(주)한국파마	전문

투여	복지부 분류	성분명	제품명	업체명	전문/ 일반
내복	629	Terbinafine	라미휴정	(주)휴비스트제약	전문
내복	629		터빈정	경동제약(주)	전문
내복	629		터비나정	고려제약(주)	전문
내복	629		리메신정	대우제약(주)	전문
내복	269		터비클린정	대웅바이오(주)	전문
내복	629		미코실정	대원제약(주)	전문
내복	629		비나실정	대한뉴팜(주)	전문
내복	629		티비에프정	동화약품(주)	전문
내복	629		삼성테르비나핀정	삼성제약(주)	전문
내복	629		테미실정	삼익제약(주)	전문
내복	629		셀비나정	셀티스팜(주)	전문
내복	629		베라핀정	영일제약(주)	전문
내복	629		테르나정	위더스제약(주)	전문
내복	629		나무졸정	제이더블유중외신약(주)	전문
내복	629		태극테르비나핀염산염정	태극제약(주)	전문
내복	629		라미실정	한국노바티스(주)	전문
내복	629		터나빈정	한국콜마(주)	전문
내복	629		무조날정	한미약품(주)	전문
내복	629		테나빈정	한올바이오파마(주)	전문
내복	629		라피덤정	환인제약(주)	전문
내복	615	Tetracycline HCl	테라싸이클린캅셀	(주)종근당	전문
내복	618	Thiamphenicol	울파마이신 캅셀	한올바이오파마(주)	전문
주사	618	Ticarcillin Na + Potassium clavulanate	티오크라주	삼성제약(주)	전문
주사	618	Tigecycline	타이가실주	한국화이자제약(주)	전문
내복	641	Tinidazole	파소질정	영풍제약(주)	전문
내복	641		오스틴티니다졸정	오스틴제약(주)	전문
내복	641		티니다진정	신일제약(주)	전문
주사	612	Tobramycin sulfate	토브라주	(주)대웅제약	전문
주사	612		토프라신주	한국유니온제약(주)	전문
주사	612		대한뉴팜황산토브라마이신주	대한뉴팜(주)	전문
주사	612		유한토브라마이신주사액	(주)유한양행	전문
주사	612		트로나마이신주	국제약품공업(주)	전문
주사	612		근화황산토브라마이신주	근화제약(주)	전문
주사	612		테네브라주사액	동화약품(주)	전문
주사	612		삼진토브라마이신주사	삼진제약(주)	전문

투여	복지부 분류	성분명	제품명	업체명	전문/일반
주사	612	Tobramycin sulfate	중외토브라마이신황산염프리믹스주	제이더블유중외제약(주)	전문
주사	612		토비시란주	한국유나이티드제약(주)	전문
주사	612		토부신주	한국프라임제약(주)	전문
내복	629	Tosufloxacin tosylate	오젝스정	에스케이케미칼(주)	전문
내복	629	Valaciclovir HCl	발트렉스정	(주)글락소스미스클라인	전문
내복	629		발라렉스정	(주)비씨월드제약	전문
내복	629		발타빅스정	(주)유한양행	전문
내복	629		발트란정	(주)테라젠이텍스	전문
내복	629		발락시정	(주)하원제약	전문
내복	629		발시콜정	(주)한국비엠아이	전문
내복	629		바시클로버정	(주)휴온스	전문
내복	629		발라클로정	국제약품공업(주)	전문
내복	629		헤르포지정	신풍제약(주)	전문
내복	629		발비루스정	안국약품㈜	전문
내복	629		발라실정	영진약품공업(주)	전문
내복	629		발렉스정	오스틴제약(주)	전문
내복	629		발트리스정	제이더블유중외신약(주)	전문
내복	629		발트라정	제일약품(주)	전문
내복	629		발트크로정	코오롱제약(주)	전문
내복	629		피엠에스발라시클로버정	파마사이언스코리아(주)	전문
내복	629		바렉스정	한국유나이티드제약(주)	전문
내복	629		발라시정	한국프라임제약(주)	전문
내복	629		발시버정	한미약품(주)	전문
내복	629		발크로버정	환인제약	전문
내복	629	Valganciclovir	발싸이트정	(주)한국로슈	전문
주사	611	Vancomycin	비씨반코마이신염산염주	(주)비씨월드제약	전문
주사	618		반코키트주	(주)유케이케미팜	전문
주사	611		하노마이신정주	삼진제약(주)	전문
주사	611		반코트린주	슈넬생명과학(주)	전문
주사	611		씨제이반코마이신염산염주	씨제이헬스케어(주)	전문
주사	611		한국유나이티드염산반코마이신주	한국유나이티드제약(주)	전문
주사	611		화이자반코마이신주	한국화이자제약(주)	전문
주사	611		호스피라반코마이신염산염주	호스피라코리아(주)	전문
내복	611		반코진캡셀	한국유나이티드제약(주)	전문
주사	611		유영반코마이신염산염주	(주)유영제약	전문
주사	611		휴메딕스반코마이신염산염주	(주)휴메딕스	전문

투여	복지부 분류	성분명	제품명	업체명	전문/ 일반
주사	611	Vancomycin	휴온스반코마이신염산염주사	(주)휴온스	전문
주사	611		동아반코마이신염산염주	동아에스티(주)	전문
주사	611		삼성반코마이신염산염주	삼성제약(주)	전문
주사	611		반코신시피정주	한국메나리니(주)	전문
내복	629	Voriconazole	브이펜드정	한국화이자제약(주)	전문
주사	629		브이펜드주사	한국화이자제약(주)	전문
내복	629	Zidovudine	아지도민캡슐	슈넬생명과학(주)	전문

찾아보기 INDEX

영문

A

기타